U0189600

Modern Basic Nursing and Disease Nursing

# 现代基础护理与疾病护理

主编 刁咏梅 崔 焕 张晨晨
郑 伟 丁 会 张 婷

中国海洋大学出版社
·青岛·

**图书在版编目（CIP）数据**

现代基础护理与疾病护理 / 刁咏梅等主编. —青岛：
中国海洋大学出版社，2022.3
ISBN 978-7-5670-3126-5

Ⅰ．①现… Ⅱ．①刁… Ⅲ．①护理学 Ⅳ．①R47

中国版本图书馆CIP数据核字（2022）第047806号

| | | | | |
|---|---|---|---|---|
| 出版发行 | 中国海洋大学出版社 | | | |
| 社　　址 | 青岛市香港东路23号 | | 邮政编码 | 266071 |
| 出 版 人 | 杨立敏 | | | |
| 网　　址 | http://pub.ouc.edu.cn | | | |
| 电子信箱 | 369839221@qq.com | | | |
| 订购电话 | 0532-82032573（传真） | | | |
| 策划编辑 | 韩玉堂 | | | |
| 责任编辑 | 韩玉堂　王　慧 | | 电　　话 | 0532-85902349 |
| 印　　制 | 朗翔印刷（天津）有限公司 | | | |
| 版　　次 | 2023年3月第1版 | | | |
| 印　　次 | 2023年3月第1次印刷 | | | |
| 成品尺寸 | 185 mm×260 mm | | | |
| 印　　张 | 33.5 | | | |
| 字　　数 | 858千 | | | |
| 印　　数 | 1～1000 | | | |
| 定　　价 | 218.00元 | | | |

发现印装质量问题，请致电0532-5651533，由印刷厂负责调换。

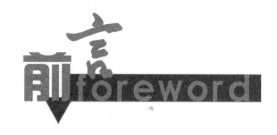

前言 foreword

　　护理学是医学科学领域中一门自然科学和社会科学相结合的、独立的综合性应用学科,是研究护理现象及其发生、发展规律的学科。护理学的发展得益于护理前辈对护理的概念、理论、模式等方面的完善与创新。社会的进步和科学的发展,护理教育水平的不断提高,护理研究的广泛开展,护理实践的复杂性增加,护理知识体系的完善和扩展,都推动着护理学成为一门独立的学科。随着我国现代化建设进程的不断加快和人民文化水平、生活水平的日益提高,人们的健康观念发生了巨大改变,健康生活成为社会关注的热点问题。同时,医学的目的已由"救死扶伤,实行人道主义"转变为"延长寿命,提高生命质量和健康促进"。这是观念的更新,也是历史的进步。因此,为适应护理工作的需要,我们组织编写了《现代基础护理与疾病护理》。

　　本书从基础出发,首先介绍了常见护理工作模式;然后阐述了心理护理、精神科护理、心内科护理等临床护理内容;最后对手术室护理、护理管理及健康管理的内容进行了介绍。本书不仅融汇了编者们多年的临床护理经验和体会,还汲取了当今国内外临床护理学的新理论、新知识、新方法,其内容规范、信息量大、简明扼要、深入浅出,具有针对性、实用性和可操作性,可以作为临床护理人员、实习人员及在校学生的参考用书,对于提高护理人员的工作水平有重要意义。

　　由于编写者的学识和工作实践有局限性,书中难免存在不足之处。为了进一步提高本书的质量,诚恳地希望各位读者不吝赐教,提出宝贵意见。

《现代基础护理与疾病护理》编委会
2022 年 1 月

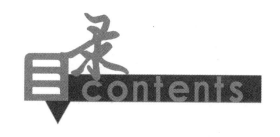
目录
contents

# 第一章

# 常见护理工作模式

## 第一节 临床护理路径

临床护理路径(CNP)是一种科学、高效的医学护理管理模式,是综合多学科的医疗护理管理计划,属于临床路径的范畴。临床护理路径和临床路径是相辅相成的,对临床路径的全面理解和学习能更好地促进对临床护理路径的掌握。

### 一、临床路径

临床路径的概念起源于美国。20 世纪 70 年代早期,美国高速发展的医疗技术、医疗体制及不断增加的慢性病和老年人口等因素,导致医疗费用高和健康服务资源被不适当地利用。美国政府为了降低医疗费用的增长,采取了一系列控制医疗资源利用的措施。在工业生产中应用广泛的关键路径技术遂被引入临床工作中,临床路径因而诞生。其基本原则是根据疾病严重程度的标准和医疗护理强度的标准,政府根据相应的疾病只对医院提供的适当的临床健康服务项目补偿医疗费用,以调控医院的临床服务,控制它的过度利用。其基础是由耶鲁大学研发的"诊断关联群"。因此,医院只能改变内部结构和运作方式,不断寻求提高医院的营运效率、提高医疗服务质量、降低医疗成本的措施。

临床路径是经过护理人员仔细地调查、核准,经医疗专家科学论证并经多学科组成员共同商讨制定的疾病康复路径图,是针对某一个病种(或手术),以时间为横轴,以入院指导、诊断、检查、治疗、护理、教育和出院计划等手段为纵轴,制订的标准化的治疗护理流程(临床路径表)。它以缩短平均住院日、减少医疗费用支出、节约医疗资源为目的,增强了诊疗活动的计划性,从而有效地降低医疗成本和有效地运用资源,同时也有利于医疗服务质量的控制和持续改进。

医院拥有领导的重视和支持,并且做好充分的思想动员与培训后方可开展临床路径。开展临床路径应遵循以下步骤:①充分尊重患者的意见;②选择要推行的疾病或手术;③选择开展临床路径的团队人员;④绘制临床路径图;⑤确定预期目标,建立评价标准;⑥收集与记录资料;⑦进行阶段评估与分析。

随着中国医疗卫生事业的发展,以患者为中心的整体医疗与整体护理作为一种先进的服务理念广为应用。我国已于 2009 年 12 月试点启动临床路径,2010 年 1 月—2011 年 10 月组织开展试点实施,现已完成评估总结工作,获得了丰富的经验。

## 二、临床护理路径(CNP)

CNP 是患者住院期间的护理模式,是有计划、有目的、有预见性的护理工作。它通过依据每天护理计划标准,为患者制定从入院到出院的一整套医疗护理整体工作计划和健康教育的路线图或表格,使护理工作更加标准化、规范化。

### (一)CNP 的产生和发展

1985 年美国波士顿新英格兰医疗中心的护士赞德和她的助手们最先运用护理程序与工业中关键路径的概念。之后,CNP 逐渐在欧美等国家和地区得以应用和推广,到 20 世纪 80 年代末,CNP 已经成为美国开发的护理标准化工具。虽然 CNP 已于 20 世纪 90 年代传入中国大陆,但直到 2002 年在北京召开了临床路径研讨会后,临床路径才开始应用于医疗护理服务。随着 CNP 在国内许多医院不断被推广和研究,CNP 作为医院医疗质量与服务质量管理改革的一项重要工具,已取得了明显的效果。

### (二)CNP 的实施

1.CNP 的制定

CNP 是指导临床护理工作的有效工具,它的制定必须满足以下条件。

(1)体现以患者为中心的原则。

(2)由多学科组成的委员会共同制定护理路径。

(3)以取得最佳护理效果为基本标准。

(4)依据现有的国际、国内疾病护理标准。

(5)有委员会签署发布的文字资料,能结合临床实践及时予以修改。

(6)由委员会定期修订,以保证符合当前的护理标准。

2.CNP 的内容

CNP 通常包括查看前一天护理路径记录、实验室检查、实施治疗护理措施、用药、健康教育等。

3.CNP 的步骤

(1)患者入院后,主管医师、责任护士对患者进行评估,建立良好的护患关系,解释 CNP 的有关内容、目的和注意事项等,患者和家属同意实施 CNP 后,请患者签订知情同意书。

(2)护理小组长协同责任护士在 24 h 内制定护理计划。

(3)把 CNP 护理篇放于护理病历中,便于当班护士按照 CNP 上的参考时间落实措施,将 CNP 患者篇悬挂于床尾,告知患者在各时间段医师和护士将要为他们做的治疗和护理。

(4)护理小组长按每阶段内容认真执行和评估,病区医师、护士共同参与 CNP 的实施,并得到科主任的指导。

(5)护士长通过每天的护理查房督查是否达到预期目标并对护理人员进行指导,科护士长不定时检查与指导。对不能达到预期目标者,质量控制小组人员共同分析,修改、补充或重新制定护理计划和措施,完善和更新 CNP。

(6)出院前护士长对 CNP 的成效进行总结评价。

（三）CNP 的作用

CNP 作为一种提高医疗护理质量,降低医疗护理成本的全新医疗护理服务模式,现已受到越来越多的医院管理者和护理人员的青睐。CNP 主要有以下几个作用。

1.有利于健康教育的规范化,显著地提高护理效果

实施 CNP 之后,护士有更多的时间深入病房,按设置好的程序有序执行,保证临床护理工作持续改进和提高,使健康教育有章可循,明显提高了整体护理质量。和以往对患者灌输式的健康教育不同,CNP 中的健康教育是通过个别指导、讲解、操作示范、让患者观看录像等方法,使健康教育模式向多向式交流转化。

2.有利于提高患者的生活质量

CNP 的制定须遵循以患者为中心的原则,在具体的临床工作中护理人员也应以患者为中心指导、协调护理工作。CNP 以严格的时间框架为指导,使患者明确自己的护理目标,充分尊重了患者的知情权和监督权。不同的护理人员在 CNP 的帮助下也能很好地交流、传递信息,保证对患者的护理工作的延续性。

3.有利于护理工作的标准化,提高护理质量

CNP 是经多学科委员会审定的科学、实用、表格化的护理路线图。护理人员有预见性、有计划地、主动地、连续地实施护理,帮助患者以最快的速度完成各项检查、诊疗,掌握好相关健康知识,对疾病发展、转归、预后进一步了解,使患者变被动为主动地配合治疗和护理,并能有效地减少护理疏漏。CNP 使记录简单、一目了然,减少了书写护理文件的时间,让护理人员有更多的时间按设置好的程序执行。CNP 克服了部分护理人员知识的缺陷,有章可循,明显提高了整体护理质量。

4.有利于增强护理人员团结协作的精神

CNP 让护理人员能够全面、准确地观察患者的病情,能及时向医师提供对患者全面、准确地分析的信息,从而减少不必要的医疗处置,避免浪费资源,同时减少患者住院时因护理人员的处理程序不同而产生的各种变异情况。护理人员团结协作的精神得到增强,保证了患者住院期间医护工作的连续性和协调性,从而提高了服务质量和工作效率。

5.有利于有效地减少护理差错,提高患者对医院工作的满意度

CNP 可使单病种的诊疗过程更加标准化、规范化、程序化。医务人员可以按照规程指导为患者提供医疗服务,以此来规范医疗行为。患者在住院期间能得到最有效、最有利的医疗护理服务,从而避免医疗纠纷或医疗事故的发生。

我国很多地区已经尝试实施 CNP,不少患者在其中接受人性化的护理服务,能真切地感受到护理人员的关爱,能获得极大的满足感和安全感,这充分体现了“以人为本”的护理内涵。

## 三、对变异的处理

患者在住院期间不一定完全都能按照预先设计好的路径接受诊疗和护理,个别患者在假设的标准中出现偏差或在沿着标准临床路径接受医疗照护的过程中有所变化的现象称为变异。

根据引起变异因素的来源,临床路径研究人员将变异分为三类,即与医院系统相关的变异、与医务人员相关的变异和与患者相关的变异。

一旦出现负性变异,医务人员应迅速科学而全面地分析变异原因,结合客观实际,找出解决变异的最佳措施,不断修改、完善临床路径,积累经验。处理变异的成效如何,很大程度上取决于所有医疗服务人员对变异的认识和接受程度以及医院各个部门的合作与协调。需特别强调的

是,对于变异的处理应因人而异、因地制宜,任何情况下都不能偏离科学的论据与论断,只有这样,才能使临床路径得到不断的完善和发展。

(李 烨)

# 第二节 系统化整体护理

系统化整体护理是 20 世纪 90 年代早期发展起来的一种护理模式,是以现代护理观为指导,以护理程序为核心,将临床护理服务与护理管理科学地结合起来,以患者为中心,为患者解决问题,系统地实施整体护理的临床护理组织管理模式。

## 一、系统化整体护理的产生和发展

20 世纪 70 年代,世界范围内的医学思想发生了巨大的变化,世界卫生组织对健康赋予了新的含义,而生物-心理-社会医学模式的诞生,使以疾病为中心的护理模式向以人的健康为中心的系统化整体护理转变。1994 年袁剑云教授将系统化整体护理引入我国。自此,我国护理界掀起了一场改革的浪潮——从功能制护理向系统化整体护理的转变。它是一项提高护理质量、改善护士形象、促进护理事业发展的举措。系统化整体护理在我国的发展大致经历了以下 3 个阶段。

**(一)引进学习阶段**

1994 年在原卫生部和中华护理学会的协助下,袁剑云先后在北京、山东、上海等十多个省市举办"系统化整体护理与模式病房建设"研习班,帮助护理人员学习和理解系统化整体护理的内涵和实质。

**(二)模式病房试点阶段**

受过培训的护理管理者及护理骨干们回院后纷纷以不同的方式、最快的速度宣传、推广系统化整体护理。1995-1996 年整体护理模式病房的试点工作在全国各大医院相继开展起来。

**(三)模式病房全面推广阶段**

模式病房的试点工作取得了显著成效后,原卫生部加大了对模式病房建设的支持,还成立了全国整体护理协作网及全国整体护理专家指导组,对具体工作进行指导,以确保整体护理的顺利进行。

## 二、系统化整体护理的内涵

系统化整体护理是以现代护理观为指导,以护理程序为核心将护理临床业务和护理管理的各个环节系统化的工作模式。核心是护理程序,以"整体性、系统化"为基础,目的是为患者解决问题。

**(一)整体性**

狭义的整体性是指护理应把服务对象视为生物的、社会的、文化的、发展的人,强调以人为中心,护理就是要解决人的整体的健康问题。广义的整体性是指护理专业的整体性,指护理行政与业务、护理管理与品质保证、护理教育与研究以及临床护理业务等环节都应紧密联系,相互配合,协调一致,以保证整体护理水平的提高。其内涵包括以下 4 点:①应把患者作为一个整体。②注重人的一生的整体。③注重社会的人的整体。④护理制度、护理管理、服务质量、护士素质等是一个整体。

### (二)系统化

护理本身是由一些相互关联和相互作用的部分组成的一个系统的整体。"系统化"可分3个层次来理解。第一个层次是在临床的工作上,"护理程序"必须系统化,护士对每个工作环节都要做到以护理程序为框架,环环相扣。第二个层次是在医院管理上系统化,在确立护理管理制度、护理职责、护士行为考核标准,考虑护士的调配与组织,进行护理质量评价时都应以护理程序为框架。第三个层次是在实施系统化整体护理时,为使中国护理改革向前推进,必须在国家政策法规和各级行政管理方面系统化。

## 三、系统化整体护理的影响

### (一)转变了护士单纯执行医嘱的从属地位

系统化整体护理以护理程序为核心,护理程序包括评估、诊断、计划、实施和评价5个步骤。它的出现标志着护士从单纯的"操作者"转变为"思考者"。实施整体护理后,护士有了自己的护理诊断,有了自己的工作模式——护理程序,除了执行医嘱外,把更多的时间用于对患者的诊断和健康问题的解决上。

### (二)将健康教育纳入护士的日常工作,使护患关系密切

系统化整体护理要求护士把健康教育贯穿于护理操作的全过程。健康教育使护士更好地了解患者,正确地评估、照顾患者,建立良好的护患关系。

### (三)规范了护理表格,便于评价护理效果

系统化整体护理以护理程序为框架设计各种护理表格,如患者入院评估表、健康教育表、住院评估表。每一份表格都有自己的作用,各表相互联系。这些表格不仅详细地记录了患者住院期间的护理全过程,及时、准确地反映了患者的情况,还在护理记录中把患者的问题、护理措施与结果评价联系起来,以体现出患者经护理的最终效果。

## 四、责任制护理与系统化整体护理的异同

### (一)共同点

责任制护理与系统化整体护理均以现代护理观为指导,按照护理程序的理论与方法开展工作。它们强调护士不是被动的执行者,而是主动的思考者;护士应对患者负责,而不是仅对医师负责;护理不是单纯的技术操作和疾病护理,而是涉及生理、心理、社会等层面的整体护理;恢复健康的过程不是护理人员单方面的活动,而是护理人员及患者的亲属共同参与和合作的活动过程。

### (二)区别点

1.责任制护理的特点

责任制护理强调责任护士应由业务水平高、临床经验丰富的护士承担,强调对患者的护理应有连续性。

2.系统化整体护理的特点

系统化整体护理认为每个护士都可以做责任护士;重视健康教育,视护理为护患合作性活动;采用标准化护理表格,以减少护士用于病历书写的时间。

（李　烨）

# 第三节 循 证 护 理

循证护理是 20 世纪 90 年代受循证医学影响而产生的一种护理理念,直译为"以证据为基础的护理"。Muhall 将其定义为"护理人员在计划其护理活动时,将科研结论与临床经验、患者需要相结合,获取实证,作为临床护理决策的过程。"

## 一、循证护理的产生与发展

循证护理的产生源于循证医学。1991 年加拿大麦克马斯特大学的内科医学博士 Guyatt 在前人的基础上最先提出了"循证医学"这一术语。同校的大学护理系的 Dicenso 教授最早将循证医学应用于护理工作,提出循证护理的概念,之后其观点迅速得到了广泛的关注和研究。循证护理在 20 世纪 90 年代迅速兴起和发展得益于两个条件:信息与网络技术的发展和政府的重视。

如今循证观念正在向许多其他学科渗透,其中循证护理既是循证医学的重要组成部分,又是独立的实践与研究领域,已引起世界上许多国家的重视。

随着中国护理事业的发展,临床护理、护理科研和护理教育体系不断完善,以实证为基础的循证护理已经开始受到学术界和临床护理工作者的高度重视。因此,积极探讨循证护理实践与研究,提出切实可行的对策,对促进中国循证护理的运用和发展、提高护理质量具有重要意义。

## 二、循证护理的概念与内涵

### (一)概念

循证护理又称实证护理或以证据为基础的护理,其定义为慎重、准确、明智地应用当前所获得的最佳的研究依据,并根据护理人员的个人技能和临床经验,考虑患者的价值、愿望与实际情况,将三者结合起来制定出完整的护理方案。其核心是运用现有最新、最好的科学证据为服务对象提供服务,即以有价值的、可信的科学研究结果为证据,提出问题,寻找实证,并且运用实证,对患者实施最佳的护理。

### (二)内涵

循证护理包含 3 个要素:可利用的最适宜的护理研究依据,护理人员的个人技能和临床经验,患者的实际情况、价值观和愿望。护理人员在制订患者的护理计划时应将这 3 个要素有机地结合起来,树立以科学研究指导实践、以科学研究带动实践的观念,促进护理学科的发展。同时,专业护理人员的经验积累也是护理实践不可缺少的财富。整体护理的中心理念是以患者为中心,从患者的实际情况出发,这同样也是循证护理的基本出发点,如果只注重统一化的所谓最佳行为,就会忽视个体化的护理。

## 三、循证护理的实践程序

### (一)实践循证护理的原则

循证护理的操作原则是根据可靠的信息决定护理活动,实践循证护理应遵循的原则包括以下几点。

（1）根据有关护理信息提出相应问题。

（2）根据最优资料和临床资料，搜索最佳证据。

（3）评价各种证据的科学性和可靠性。

（4）结合临床技能和患者的具体特点，将证据应用于临床实践。

（5）评价实践后的效果和效率并进行改进。

**（二）循证护理的实践程序**

一个完整的循证护理程序由 5 个基本步骤组成：①确定临床护理实践中的问题；②检索有关文献；③分析与评价研究证据；④应用最佳证据指导临床护理实践；⑤实践反馈，对应用的效果进行评价。

**（三）循证护理应用方法举例**

根据临床问题和情况，按照循证护理程序的实践步骤实施，举例如下。

例如，对创伤性骨折患者出现患肢肿胀、疼痛问题进行循证护理实践。

（1）确定问题：多数创伤性骨折患者急诊入院时患肢肿胀明显，疼痛难忍，治疗上通常静脉滴注 20％甘露醇或 β-七叶皂苷钠，5～7 d 肿胀消退方可进行手术，不仅增加了患者的经济负担和护理人员的工作量，还影响到病房床位周转。

（2）检索证据：查阅相关资料，获得具体检索结果。

（3）分析、评价证据：冷疗可以使局部创面迅速降温，并可抑制组胺类炎性递质的释放，抑制微血管的通透性，减轻水肿，抑制高代谢，使局部温度降低到皮肤疼痛阈值之下，从而有效地缓解肿胀与疼痛。

（4）应用证据：对有急性创伤（伤后 24～48 h），患肢明显肿胀、疼痛，但末梢循环良好的患者进行冷疗，同时可将患肢抬高 15°～20°，观察肿胀消退及末梢血运情况。

（5）评价护理效果：患肢 2 d 后明显消肿，疼痛减轻，第 3 天可以进行手术。

## 四、循证护理对护理工作的促进

**（一）促进护理科研成果在临床中的应用**

在循证护理的过程中，护理人员查找期刊资料和网络资源，也在临床实践中运用了关于护理的先进理念和科研成果，这些科研成果又在临床实践中得到验证、推广及修正，并再次用于指导临床护理实践。

**（二）促进护理人员知识更新及科研水平的提高**

循证护理是科学指导护理实践的方法，使以经验为基础的传统护理向以科学为依据的现代护理发展。在循证护理实践时，护理人员要打破基于习惯、轻视研究的传统。这就要求护理人员具备扎实的医学知识、专业技能和临床护理知识，不断提高自己的专业水平，完善知识结构。

**（三）改进护理工作效率，提高护理服务质量**

推行循证护理能提高临床护理工作的质量和卫生资源配置的有效性。将证据应用于临床护理实践，可以避免一些不必要的工作步骤，一些低效率的操作也能被经过实践证明更有效的操作所取代，同时还可以减少不必要的试验性治疗。因此，花费在低效率操作和试验性干预上的时间和费用就可大大缩减，使护理实践工作在效率和效益两方面受益。

**（四）促进护患关系的改善**

循证护理改变了以往护理人员掌握主动权而患者只能被动接受治疗和护理的传统观念。护理人员有义务和责任将收集、获取的信息、证据告知患者及其家属,使其了解当前有效的诊疗方法、不良反应及费用等,护患双方相互交流互动,使患者及其家属根据自己的意愿和支付能力酌情进行选择,有利于获得患者及其家属的信任,达到最佳护理效果。因此,循证护理使传统的护患关系发生了质的变化。

### (五)循证护理促进护理学科的发展

许多护理手段停留在约定俗成的习惯与经验阶段,缺乏科学依据。循证护理理念的出现打破了传统的思维和工作模式,为护理学的发展指明了方法论,使临床护理发展科学化,它以科学的方式促使经验向理论升华,从而促进了护理学科的发展。

### (六)具有很大的经济学价值和法律意义

循证护理的理念是将科学与技术结合起来,为成本-效益提供依据,有利于节约资源,控制医疗费用的过快增长,具有经济学价值。此外,循证护理是通过正确利用及分析大量的临床资料来制定护理决策的,在此基础上进一步做出判断以指导临床各项治疗、护理措施,这一过程有着严格的事实依据。在法律规范日臻完善和患者维权意识日益增强的今天,将循证护理运用于临床不失为临床护理人员维护患者利益和保护自身合法权益的有力的措施。

循证护理同整体性护理一样,应渗透到护理的各个领域,一旦为护理人员所认同和接受,将使护理行为产生巨大的转变。

（李　烨）

# 第二章

# 心 理 护 理

## 第一节　肿瘤患者的心理护理

### 一、心理因素与肿瘤的关系

随着生物-心理-社会医学模式的普及,学者们在对待疾病与健康问题上、在对待慢性病尤其是肿瘤的问题上,认识到个体与其生活的环境是不能分割的,个体的生理与心理因素是相互统一的,而大脑把内、外环境联系在一起,大脑的高级心理功能——认知把外界的社会因素和内部生理因素变为心理社会因素和心理生理因素。这两个因素在肿瘤的发生、发展和转归过程中的作用已成为近年国际上的研究热点,探讨生活事件引起的心理应激作用便是其中一个重要课题。

20世纪50年代中期,美国著名心理学家莱西曾对一组肿瘤患者的生活史做过调查,他发现这些患者的一个共同点是从童年时便留下了不同程度的心理创伤,他们或早年丧母,或青年失恋,或中年丧偶,或老年丧子。这些精神刺激使他们变得沉默寡言、顾影自怜,对生活失去信心,对工作缺乏热忱,进而抑郁、悲伤、情绪紧张、精神压力大。德国科学家巴特鲁施博士在研究白血病患者的心理时发现,病情比较严重的10位患者中,有9个与绝望、孤独的心情有关。美国国立癌症研究所对早期施行手术治疗的恶性黑色素瘤患者进行预后观察,结果显示对治疗表示怀疑、情绪压抑、忧虑者常常复发且预后不良。美国一位学者曾对8 000名肿瘤患者进行调查,其中大多数肿瘤的临床表现都发生在失望、孤独、遭受其他沉重打击与精神压力大的时期。我国大庆的一项调查发现胃癌患者中,在被确诊前的8年内有76%的患者报告遇到过对其有重要影响的生活事件;在被确诊前的3年内有62%的患者报告遇到过对其有重要影响的生活事件。姜乾金等(1987年)的临床对照调查显示,癌症患者较对照组有更多的病前生活事件。湖南医科大学精神卫生研究所的一些研究者在1987年调查了245名癌症住院患者,并以232例结核住院患者为对照组,发现81.2%的癌症住院患者病前经历了生活事件,而对照组的该项数据为69.0%。这些研究充分证明了生活事件引起的负性心理因素与肿瘤的密切关系。那么心理因素为什么能引起肿瘤的发生?根据目前的研究,当这些人遇到重大生活事件后,往往不能进行有效的应对,以至于长期积压造成心理负荷过重。这种长期的负性情绪往往会伴随着心理、生理反应,使机体的免疫功能下降,免疫监视系统不能有效地发现癌细胞,自然杀伤细胞杀伤癌细胞的能力下降,造成了适合癌细胞生长的机体内环境,使癌细胞有条件发生、发展。

由此可见,能够经常保持良好的情绪,培养和维护健全的人格及社会适应能力,对于预防肿瘤的发生是非常重要的。诚如美国达克萨斯州的癌症研究所所长 katzberg 所说:"如果人们从儿童时期就学会克服紧张心理的话,肿瘤的发生就会相应地降低。"

## 二、肿瘤患者的个性特征

自古以来,就有人注意到癌症的发生与个性有关。早在公元 2 世纪,Galen 就观察到抑郁的女性易得乳腺癌。国外学者 Hagnel 对 2 550 名瑞典人进行为期 10 年的人格前瞻性研究。他将肿瘤患者在发病前出现的典型性格称为癌前期性格,这种性格的特点是丧失稳定性,当情绪抑郁时因无法表达自己的情感常常转为退缩,这是人格内向的一种表现。Kissen 在比较肺癌与一般肺部疾病患者的心理特征时,观察到肺癌患者比较多疑、急躁,尤其是表现为克制和压抑的人,即使吸烟不多也易患肺癌。英国学者 Greer 等人结合自己的研究,总结了肿瘤患者的人格特征,提出了肿瘤易感行为特征——C 型行为特征的概念(A 型是冠心病患者易感行为特征,B 型与 A 型相反,又称健康人格。C 型又称癌症性人格,另外 C 也是癌症的英文单词——carcer 的第一个字母)。C 型行为主要表现为社会化过度,过度忍耐、回避冲突、追求完美、过度服从,这种人总是以满足别人的需要为自己的行为准则,为了跟别人合作可以牺牲自己的利益,为合作而合作;为了能和所有人搞好关系,即使有人对他做了不可原谅的事,他也能对别人的这种行为表示理解并原谅;因为愤怒、焦虑、悲观等负性情绪的表达会损害人际关系,他一旦体验到这种情绪,就尽量把情绪藏在内心,甚至否定它的存在。

我国在 1987 年就开始了对胃癌与心理因素关系的调查,发现爱生闷气在胃癌的发展中起很重要的作用。我国从 1990 年开始根据国情修订了 C 型行为量表,并开始了对癌症与心理关系的系统研究。在对乳腺癌和胃癌的研究中发现个性在癌症的发生和发展中起着很重要的作用。

研究表明肿瘤患者要比一般人更加抑郁。虽然到目前为止,尚没有足够的证据证明抑郁一定导致肿瘤,但大部分的研究表明抑郁可提高肿瘤的患病率和患者的死亡率,即抑郁可使人易患肿瘤或加速肿瘤的发展。抑郁与肿瘤的关系也表现在患者患病后易抑郁。这种抑郁反过来可加速肿瘤的发展。

研究表明患癌组和健康组在愤怒体验上无明显差异,但在愤怒表达上有极显著的差异。患癌组倾向于不表达愤怒,把愤怒藏在内心,并加以控制。愤怒的表达方式在肿瘤发生中的作用越来越受到重视,肿瘤与愤怒的压抑,不对外表达、内泄有关,对这种表达方式,患者本人是意识不到的,是否定的,既然不承认存在愤怒情绪,也就不存在对外表达的问题。但这种否定的情绪还是存在的,有可能通过躯体化——癌的形式表达出来。这种对愤怒的否定可表现为与别人过分合作,原谅一些不该原谅的行为,生活和工作中没有主意和目标,对别人过分耐心,尽量回避各种冲突,不表现负性情绪,特别是愤怒,会屈从权威等。

## 三、肿瘤患者的心理反应特点

### (一)不同临床阶段的心理反应

虽然一些癌症现在已能被控制,但离攻克癌症尚有很大一段距离,对于很多肿瘤,在目前的医疗条件下,尚没有理想、有效的方法。因此,癌症诊断对患者是一个强大的刺激,患者可出现多种心理反应,但我国的调查发现患者的心理反应总体还是比较稳定、积极的。在一项对100例癌症患者的调查中,发现在患者待诊时,有57％的人情绪稳定,34％的人不相信自己会得癌症;即使在确诊得了癌症时,也有32％的人表现稳定,有20％的人表示要与癌症斗争,但也有24％的人表现惊恐、不知所措;在治疗过程中,有一半的人积极、努力地与癌症拼搏,当病情好转时,这类人的占比上升到69.8％,但当病情恶化时这类人只占21％,大部分人(58.3％)表现为悲观、消极。

就肿瘤患者的心理反应特点来说,有相当一部分人在待诊时所表现的"不相信自己会得癌症",可能是他们"善于使用否认的心理防御机制"来缓解内心的焦虑和不安的结果。肿瘤患者的另一个特点"过度社会化"则要求他们的表现符合社会的需要,不要给家属、单位等添麻烦,所以为了不让别人为他担心和忧虑,尽管他自己的内心可能已体验到极度的忧郁和烦恼,他也会极力表现出镇静,积极配合医治。

一旦患者的一切努力没有起到应有的效果,尽管他们已经遵守医嘱,积极配合治疗,但病情不但没有好转反而恶化时,患者就再也控制不了内心的悲哀和失望,表现愤怒、妥协、听天由命,也有些人不甘心,开始乱投医,寻求民间的偏方、验方,使很多患者不但倾家荡产,而且家破人亡,这种消极、失控的心理加速了疾病的恶化和死亡的过程。

**(二)性别不同的患者的心理反应**

虽然性别不同的肿瘤患者有很多相同的心理反应,但还是存在一些差异。女性的反应比男性的反应更趋于积极、稳定。这可能与文化熏陶有关。一般来说,女性是贤惠的,而只有心理相对稳定,能够忍耐委屈和打击才能做到贤惠;女性是亲社会的,宽容,富有怜悯心和同情心,女性是家庭和社会稳定的重要力量。正因为这些特点,当她们遇到重大打击时,也更能承受打击和压力。

有一半以上的男性患者病后觉得自己已无能为力,觉得前途没有希望,悲观、失望的情绪比较严重,而有此感觉的女性比有此感觉的男性少。虽然女性的地位有了很大提高,大部分女性也和男性一样参加工作,而且同工同酬,但大部分男性和女性都认为养家糊口是男人的事,男性应挑起家庭和社会两副重担。也许正因为这样,男性患癌后心理压力要大于女性。

有近1/3的男性患者出现不同的社交障碍,甚至把自己和社会隔离开来,而只有10％的女性有这种情况。出现这种差异可能与中国社会更多地允许女性表达出各种各样的情绪有关。女性可以当众哭泣,可以把自己的焦虑、忧郁、痛苦和不幸倾泻给自己的丈夫和其他亲友,以求得别人的同情和安慰;而一般来说男性认为男儿有泪不轻弹,更不需要别人的同情和安慰,否则,就是无能的表现。

**(三)不同文化程度患者的心理反应**

文化程度不同的肿瘤患者具有一些不同的心理反应。一般来说,文化程度高的患者在接受自己患癌后,能主动寻找关于癌的书籍和杂志,详细询问自己的病情,努力了解自己患癌的原因、治疗方法和效果、治疗过程中所出现的不良反应、预后等。而文化程度低的人则把这一切交给医师,认为这是医师的事,与自己无关,所以当病情恶化时,则埋怨医师没好好治疗或医术不高,要求换医师或医院,甚至觉得医师没用,于是开始相信并寻找民间的偏方和验方。

文化程度低的患者可能由于认识错误,产生情绪障碍。例如,在一项对妇科肿瘤患者的调查中发现:子宫肿瘤患者,在切除子宫后,由于不了解子宫的功能,道听途说,认为这会导致肥胖,失去女性的特征和价值等;更有甚者,认为生殖道癌症会传染而不敢进行正常的性生活。

文化程度低的患者也会因认识错误而导致行为不当。例如,出现对疾病的不重视,表现在不积极治疗或采用一种治疗方式后即认为已完成治疗,而影响生存期。在我国大庆对胃癌的一项调查中发现,患者比健康人饮酒多;喝茶和咖啡比健康人少;在吸烟方面胃癌患者与健康人之间无显著差异。这说明患者患癌症后,了解了一些医学知识,认为对胃有刺激的饮食与胃癌的发生和发展有关,故尽量控制喝茶和咖啡。但因许多人好酒,有些人已成瘾,故控制饮酒比较困难,而且他们比健康人喝得多,这说明他们的酒瘾比一般人大,也说明了酒可以作为胃癌的致癌物。他们在吸烟方面没有控制,这可能是因为他们还没有认识到吸烟也可以引发胃癌,或者由于成瘾而难以控制。

## 四、肿瘤不同治疗阶段的心理需求及护理

### (一)治疗前阶段的心理需求及护理

患者的心理反应受疾病的影响很大,与疾病的严重程度、治疗方法及预后密切相关。

癌症是严重威胁患者生命健康的疾病,确诊后或待诊阶段患者常常被负性情绪所控制,表现出恐惧、悲观、疑虑等心理反应。患者既希望尽快治疗,又担心治疗的安全性和可能给身体带来的各种痛苦。患者处在一种极其矛盾的心理状态,所以有的患者表现抑郁,有的易出现激惹状态。

1.一般患者的心理需求

人在生病后,高层次需求受挫,低层次需要相对突出,一般患者的心理需求有以下特点。

(1)需要被重视:每个人都希望被他人特别是医务人员和亲人的重视,得到及时诊治。

(2)需要较高水平的治疗:一旦诊断明确,患者便有尽快康复的愿望。良好的医疗护理条件、优秀的治疗水平给患者以权威性和依赖感,能增强战胜疾病的信心。

(3)需要关怀和爱护:患者的依赖性增强,情感变得脆弱。他们盼望亲友探视,盼望护理人员热情、亲切的服务,帮助他们创建清洁、舒适的休养环境。

(4)需要安全感:患者害怕误诊,害怕痛苦的检查、处置和手术,害怕医疗事故发生在自己身上。患者有需要受保护的权利和愿望。

(5)需要社会信息:人有社会属性,时时需要与社会保持密切联系,所以患者十分关心疾病信息以及家庭、社会等问题。护理人员、病友应做好信息传递,让患者适当了解情况,以免患者猜疑或产生隔绝之感。

2.护理要点

护理人员从第一次与患者接触开始就要遵循心理护理的原则,采用恰当的心理护理技术,重视并实施心理护理,尽快建立良好的护患关系。语言及非言语行为要恰当、得体,热情接待患者,认真做好各种细节工作,包括对患者的生活及住院环境的安排,在各种检查前主动做好知识宣教,讲明检查的目的、方法及注意事项。对患者的各种顾虑要做好解释,注意观察患者的各种情绪和行为反应,及时、有针对性地做好心理疏导。若遇到患者以不合适的方式表达情绪,甚至向自己迁怒,护理人员要理解,这是患者无助感的投射,千万不能把他个人化,甚至针锋相对。心理护理要求护理人员帮助患者用积极的、有利于身心健康的、有利于人际关系的方式应对疾病带来的消极情绪,语气平和地引导患者想象自己行为的后果,并自觉纠正自己的行为,尽量稳定患者的情绪,使之顺利度过治疗前的准备阶段。

（二）治疗阶段的心理需求及护理

1.治疗阶段的心理需求

肿瘤的治疗手段很多。据临床观察,患者对治疗手段的恐惧、担忧比较普遍。一些患者对治疗手段的相关知识了解得不多,再加上道听途说,所以对即将进行的治疗,一方面要求医师给予最好的特效治疗,不惜代价求根治;另一方面对手术、化疗和放疗所带来的肉体创伤和严重不良反应忧心忡忡,怕自己忍受不了。特别是需要手术治疗的患者,其手术无论大小,对患者及其家属来说都是一次重大的人生挫折,是一种强烈的应激,求生存、保平安的欲望会使患者和家属过分担忧手术的安全性。为此,他们会对医务人员产生强烈的依赖心理,渴望技术高明的医师为自己主刀,渴望护理人员对自己的关心和重视。此阶段患者较顺从,易合作,与护理人员的关系和谐。

2.护理要点

接受不同治疗手段的患者会有较大的心理差异,护理人员应根据不同治疗要求向患者讲解治疗计划、治疗方法、目的、可能出现的不良反应以及预防或解决的方法,并给予患者治愈的希望,使患者及其家属做好思想准备并增强战胜疾病的信心。对患者因缺乏知识而出现的过度恐惧和担忧等心理,护理人员应给予科学的解释,消除患者的顾虑。

当治疗过程中出现某些较重的并发症时,患者可能会表现急躁、缺乏信心,护理人员应及时给予情感方面的支持,给予更多的关心和同情,请接受同样治疗的患者谈治疗过程中的感受,鼓励患者坚持治疗,讲解治疗的有效性、安全性。对某些根治性手术可能造成的机体正常功能改变等,应说明手术的必要性及通过术后功能锻炼会逐渐适应正常功能改变,不会影响今后的正常生活,以消除患者的顾虑,增强患者战胜疾病的信心,提高患者的心理健康水平。

（三）康复阶段的心理需求及护理

肿瘤患者的治疗周期长,在治疗的各个阶段有间歇期或集中治疗后进入康复阶段,患者出院后仍需要一些简单的治疗和护理,或在生活方式上仍需要调理。因此,他们可能在欣慰之余,又会产生一些忧虑。例如,怕恢复得不彻底,一旦出现问题,担心自己和家人处理不了;担心疾病复发,要求晚出院;对医院产生依赖,对出院后的康复问题担心。

（1）护理人员在患者住院期间,应有意识地了解患者出院后关心的问题,在系统评估的基础上,制定出院指导计划,确保患者出院后治疗和护理的连续性,解除患者的后顾之忧。

（2）与患者和家属制定切实可行的康复计划。

（3）向家属宣传家庭护理中的心理护理知识,了解家庭的心理支持对患者康复的意义,重视家庭人际关系和谐和家庭环境布局,让患者在良好的家庭环境中休养。

（4）鼓励患者多参加各种力所能及的社会活动,适当锻炼,循序渐进,陶冶情操,保持身心愉快。

（5）有条件的肿瘤专科医院应开设护理门诊,为康复期患者构建护患联系平台,及时为患者处理可能遇到的各种护理及心理问题。

## 五、肿瘤患者的个性化护理

希波克拉底说过,了解一个什么样的人生病比了解一个人生了什么病更重要。可见个体差异与疾病的关系。护理人员要有的放矢地实施心理护理就要尽可能详细地了解患者,如其年龄、职业、文化程度、疾病严重程度、经济状况。尤其要掌握患者的基本性格特征,是内向还是外向、乐观还是消极、平和还是易怒、坚强还是懦弱等。因为不同性格易出现的心理问题的种类、原因、过程和解决问题的策略有关,也影响护理人员所采取的护理策略。临床工作中,护理人员要根据患者的这些差异采用不同的护理对策,主要应考虑以下几种因素。

**(一)年龄差异**

**1.儿童和青年**

年龄较小的儿童由于意识尚未充分形成,往往没有复杂的心理活动,且不善于描述心理感受,心理问题表现得比较直观,一般不担心疾病的预后;年龄较大的儿童或青年,当得知肿瘤是一种严重疾病时,往往会产生很强烈的情绪反应,多表现为恐惧、垂头丧气、爱发脾气、以我为中心,情绪易受家长或外界干扰。护理人员应密切注意患者的情绪变化,多给予关心爱护,善于从微小变化中发现问题。护理人员要具备熟练的专业知识和技能,减少患者的痛苦;与他们交流时要注意与其建立平等、友好的关系,态度温和并掌握交流方向,多采用鼓励的方法,避免责备,并教育家长注意控制消极情绪。

**2.中年人**

中年人工作繁忙,家务繁重,人际关系复杂,经常处于社会、家庭、事业的多重压力之中。一旦得了肿瘤,思想顾虑多,压力大,情绪反应突出。中年患者常常表现角色紊乱、焦虑、抑郁、易怒等。

护理人员要以同情、诚恳的态度给予患者以心理支持,鼓励其树立豁达的人生观,举一些治愈的实例,增加患者战胜疾病的信心。积极做好健康知识宣教,提高患者对疾病的认识,帮助患者树立癌症不等于死亡的信念,以良好的心态积极配合护理人员治疗,用毅力去战胜疾病。动员家属和单位多给予患者关怀和支持。

**3.老年人**

老年人多较固执,需要被人尊重,有强烈的独立感,对住院后多种方面受到限制感到不满,对配偶、子女是否常来探望十分敏感,担心自己被冷落,担心死亡,对治疗缺乏信心。护理人员应充分了解老年患者的个性,尽量满足其需要,多给予心理支持。对老年人不能直呼床号或姓名,可根据不同身份给予亲切的称呼,及时解除悲观情绪,开导患者按照医师的治疗计划进行检查治疗。动员患者的配偶、子女多来看望患者。

**(二)不同文化社会背景**

人的心理行为受到文化、社会因素的制约,因此,充分考虑到社会文化背景和个体人生观、价值观是必要的。护理人员要根据患者的教育程度、社会背景,采取适宜的护理技术,帮助患者达到身心最佳状态。比如,对文化水平低、理解能力不强的患者,不能讲过于复杂的知识,用通俗的语言,少用专业术语,多打比方、多举例子让患者理解;对文化水平高的患者则可以讲解一些理论知识或提供一些健康知识宣教材料供患者自己阅读。

患者住院后往往因生活习惯不同,对医院的饮食、作息制度、病房环境感到不适应。护理人员不要简单、生硬地要患者被动执行,而应充分了解和尊重患者的习惯,在制度允许的条件下合理安排患者的生活。患者之间因存在各种差异,会有一些矛盾产生,护理人员应做好协调工作,鼓励患者互相尊重、互相理解、互相帮助。

**（三）人格差异**

每个人都通过心理活动认识外界事物,反映这些事物和自己的关系,体验各种情感,支配自己的活动。但是,个人在进行这些活动的时候,都表现出了与他人不同的特点。有人善于记住事物的形象,有人容易记住抽象的概念;有人思维敏捷,有人迟钝;有人脾气大,有人温和;有人意志坚强,有人意志薄弱。凡此种种,说明每个人都有自己的心理特点,这些特点构成了个体之间的心理差异。

人格是各种心理特点的总和,也是各种心理特性的一个相对稳定的组织结构,在不同的时间和地点,它都影响着一个人的思想、情感和行为,使其具有区别于他人的、独特的心理品质,即人格差异。因此,具有不同人格特征的人患病后,对疾病的态度和情感反应都会有不同的表现。比如,内向型人格容易形成条件反射,因而易形成这种性质的行为:焦虑、沮丧、抑郁等。外向型人格不易形成条件反射,易出现冲动和难以控制的倾向等。因此,在实施心理护理时考虑人格差异是非常必要的,针对不同人格易出现的临床心理问题,采取适宜的心理护理技术,才能收到良好的效果。

## 六、肿瘤患者对待肿瘤的不同应对策略

肿瘤是对人类构成极大威胁的疾病,肿瘤的诊断对于个人的生活是一种灾难性事件,也是一种刺激原,这个刺激原,可因个人经历、人格特征不同而表现各异。常见的应对策略如下。

**（一）斗争精神**

患者采取积极的态度寻求关于疾病和治疗的信息,不断调整自己的心态,使自己能与护理人员主动配合,争取早日康复。这是最积极、有效的应对方式。

**（二）否认**

患者否认癌症的诊断,不愿接受现实,不愿承认癌症的不良预后,生怕别人知道自己患病。该策略对疾病的正面影响较小。

**（三）宿命论**

患者接受癌症的诊断,但采取听天由命,个人无能为力的态度,不去主动探索有关疾病的信息,这是不利于身心健康或康复的应对方式。

**（四）无助、绝望**

患者完全被癌症的诊断所压倒,精神上陷于崩溃,这是最不利于健康或康复的一种应对方式。

## 七、护理人员对肿瘤患者的危机干预

**（一）对危机的评估**

护理人员要收集患者的资料,找出发生危机的原因,评估危机的程度,根据危机的临床表现和社会支持系统状况,制定可行的干预计划。

**（二）制定干预计划**

了解患者及家属对危机的态度,他们是否承认处于危机状态,制定计划最好争取家属配合。干预计划要对实施的具体干预方法作周密安排,并确定具体干预目标。

### (三)对各种不同应对策略实施有效干预

**1.对持否认态度的患者**

由于否认属于心理防卫机制,是患者为了减轻紧张程度、保持心理平衡状态而采取的应对策略,护理人员不应急于纠正患者的否认,以免对患者造成突然的打击。但当患者的否认影响了下一步治疗计划,如拒绝治疗时,或因极力否认而出现其他心理异常时,护理人员应进行干预。护理人员可先与患者的家属或患者最信赖的人交谈,了解患者的个性特征,找出最佳的方式对患者告知病情,使患者能正视现实,接受治疗。对心理转变过程中出现的一般心理问题或不同程度的心理危机,有针对性的采用不同的心理护理及干预技术。

**2.对持宿命论的患者**

宿命论是一种消极应对策略,长时间处于被动状态会使患者情绪压抑,对治疗失去信心,并使自己陷入自责的痛苦心境之中。护理人员应帮助患者积极关心自己的治疗计划,向患者提供积极的治疗信息,让患者诉说自己的想法,为患者提出容易实现的近期目标;使患者看到自己所取得的进步,增加对治疗的信心。向患者介绍有相似疾病治疗经过的病友,帮助患者建立信心,逐步转入积极的应对状态。

**3.对悲观绝望的患者**

无助、无望是消极、不利身心健康的应对策略,极易出现自杀倾向,护理人员应高度重视这类患者并给予及时、有效的干预,例如,提供疏泄机会,认真倾听,给予共情、鼓励及各种心理支持,找出发生问题的关键点,必要时给予可能的日常生活中的帮助,积极帮助患者获得新的信息和知识,纠正认知偏差,让患者了解癌症不等于死亡。用各种鲜活的案例鼓励患者增强信心、战胜疾病。必要时可请专业从业心理人员协助治疗。对由人格因素引起的对疾病的错误认知及行为反应,可采用系统心理治疗的方法(如认知行为方法),逐渐改变人格的深层次问题。

### (四)对干预效果评估

通过总结危机干预过程,使患者增强克服危机的信心,掌握解决问题的技巧,患者的心态已恢复到危机产生前的水平,可以确认危机干预成功。

### (五)危机干预的社会支持系统

帮助患者解除危机,除护理人员外,家人、同事、朋友都占有重要地位。社会支持是应激的有效缓和剂,强有力的社会支持网可以帮助有困难的人渡过困境。另外,有相同经历的病友也会对肿瘤患者提供积极的信息和有益的帮助,例如,参加抗癌俱乐部的活动,可以调动患者的积极因素,解脱危机,维持健康。护理人员有责任帮助患者建立社会支持系统,包括帮助患者接受亲人的关心和结交新朋友。

### (六)关于解决危机的教育

由于多种应激原可能导致危机产生,护理人员应掌握有关危机产生的理论,加强有关危机的健康知识宣教,减少或排除不正确的应对策略。

(1)让患者了解哪些策略对解决危机有害,如抑郁退缩、听天由命是不适当的。

(2)教患者学会倾诉,将自己的想法告诉护理人员或家人、朋友。

(3)教会患者使用松弛术,如听音乐、培养爱好、散步。

(刁咏梅)

# 第二节　不同年龄阶段患者的心理护理

## 一、患儿的心理特点及心理护理

### （一）心理特点

1.耐受力低，反应性强

3岁以内的婴幼儿因为神经系统发育不完整，耐受力低，对外界刺激的反应十分强烈，有不适或疼痛时，表现烦躁，常以哭闹来反映生理、心理的需要。6岁左右的学龄前期儿童的脑神经发育接近完善，患儿进院后，突然离开了朝夕相处的母亲和小朋友，往往不能控制情感，产生急躁、发脾气等反抗心理。

2.紧张、恐惧、不安

疾病的疼痛等不适造成患儿情绪紧张。打针、服药以及各种有疼痛性的检查、治疗等更加剧了患儿的恐惧心理。他们依恋亲人，害怕陌生人和陌生环境。有的患儿由于患病身体衰弱，自主性减弱，依赖性增强，甚至造成行为上的退化，常出现尿床、拒食、哭闹等行为。

### （二）心理护理

儿童的心理活动差异较大，临床上应根据年龄的不同，采取相应的心理护理措施。

1.婴儿的心理护理

首先护理人员要尽量使患儿在生理和心理需要上得到满足，不使患儿因住院而留下精神上的创伤。心理学家认为，人际间的接触和抚摸是婴儿很重要的心理需求，有人将这种需求称为"皮肤饥饿"。婴儿在家庭中可以从父母的搂抱、抚摸、亲吻中得到满足。在医院里，护理人员应根据婴儿的这种需求，采取多种方式给予情感上的满足，例如，经常抱一抱他们，拍一拍他们，或抚摸其头部、后背，与其讲话、微笑等。这些都能使患儿大脑的兴奋和抑制变得十分和谐、自然，使他们能产生如同在母亲身边一样的安全感、依恋感。这样能使患儿很快地适应环境，消除不良情绪，同时，对疾病的迅速恢复也有积极的意义。

2.幼儿的心理护理

对这个年龄的患儿护理人员要主动去接近他们，向他们讲明生病需要住院的道理，帮助他们熟悉环境，为他们介绍小伙伴，设法尽快解除患儿的紧张、不安情绪。

游戏是这个年龄阶段孩子的基本活动，也是最适合他们身心发育的活动形式。在病情允许的情况下，组织患儿做游戏，讲故事，使患儿感到犹如在家里一样快活，以此来减轻他们的思念。

3.学龄儿童的心理护理

这个年龄阶段的儿童较大，懂得一些事理。他们入院时可以告诉他们生病、住院、治疗等大概情况，并动员家属一起做好这项工作，让他们理解治疗疾病的重要性，帮助他们做好心理上的准备。

在住院期间，为了不使孩子们感到医院生活枯燥、乏味，应组织一些有趣味的娱乐活动来调节他们的精神生活，如组织他们学习、讲故事、下棋、唱歌、跳舞、做游戏。

总之，因为患儿的特点是病情急，变化快，又不善于表达，所以儿科护理人员要具有高度的责任感，机智，灵敏，善于观察，发现细微的变化，采取措施，以防止突然事故的发生。儿科护理人员对患儿要多加鼓励。患儿住院后往往出现强迫性的依赖,因而出现行为上的退化,应帮助他们恢复其自主性和独立性,保护其自尊心,要成为患儿的贴心人。病房内应有玩具,护理人员要带领患儿玩耍,给患儿打针、治疗时要利用儿童的注意力易被转移及儿童喜欢被表扬、鼓励等特点,尽量减轻他们的疼痛感。

不同年龄的儿童个性差异极大,其心理特点也很不相同。因此,只能从他们的言语和行为(表情、目光等)中仔细体会、理解他们的心理状态,儿科护理人员应懂得儿童心理学。

## 二、青少年患者的心理特点及心理护理

### (一)心理特点

#### 1.焦虑情绪

疾病发生在青少年身上时,青少年由于缺乏心理准备,往往表现急躁、焦虑,在患病初期往往不能很快地适应患者角色,有时甚至怀疑医师的诊断。青少年大多初尝疾病的痛苦,对病痛反应强烈。在治疗过程中,由于疾病的折磨,他们常发脾气,往往迁怒于家长或护理人员。

青少年富于理想和抱负,患病会影响他们的学习或工作,这对他们的打击很大。当青少年患者不能正确认识和对待这种挫折时,焦虑情绪加重,甚至导致心理上的失衡,由急躁、焦虑转为沮丧、抑郁。

在治疗过程中,他们常常幻想能很快根治疾病,渴望早日痊愈出院。如果不能如期好转,他们就会再次陷入急躁、焦虑之中。

#### 2.寂寞、孤独感

青少年活泼好动,要求有宽阔的生活领域和社会活动范围,尤其需要刺激感和新鲜感。他们生病住院后,离开熟悉的家庭环境,尤其病房是一个狭小的天地,有许多必要的限制,周围没有熟悉的同学和朋友,他们平时又不能常和家人见面,他们对这一切是很难适应的。入院初期他们对周围环境感到"窒息"、茫然,而后又感到寂寞、无聊,甚至出现思维紊乱或幻觉。

#### 3.悲观情绪

患慢性病或有后遗症的青少年会产生悲观、失望的情绪。少年患者多因患病中途辍学,深感不如同龄人,产生失落心理。如果失学时间较长,又常为自己的前途而忧虑,会出现自卑、抑郁的心理。青年患者的心理活动更为复杂,他们为自己的前途、工作、生活、婚姻等问题忧虑、痛苦,深感前途渺茫而悲观、失望。有的患者甚至产生自暴自弃的心理,变得异常忧郁,拒绝一切治疗和照顾,陷于极度痛苦之中。

#### 4.思念心理

年龄较小的少年患者,由于未离开过父母,生活上对父母的依赖性还很强,一旦住院时间过久,他们就会产生思念心理。他们思念父母、同学、伙伴,渴望外界自由自在的生活。当父母来医院探望时,他们常迫切要求出院。

### (二)心理护理

#### 1.正确对待疾病,消除忧虑

护理人员应当针对患者的性格、文化水平、经历,向他们介绍有关疾病的知识,使他们能正确地对待自己的疾病,主动配合治疗和护理,消除不必要的忧虑。

#### 2.消除孤独感

青少年较注重友谊,具有向群性。根据这一特点,护理人员应尽量把他们安排在同一个病

房,同龄人在一起,能有共同的语言、兴趣和爱好。这样能使他们之间相互交流思想,增进友谊,活跃疗养生活,让患者从孤独中解脱出来。

3.消除寂寞感

护理人员可以让患者进行适当的娱乐活动,如下棋、听音乐、看电视、讲故事、户外散步,以此来转移患者对疾病的注意力,激发他们对生活的情趣,消除寂寞。

4.满足患者操作的需要

在允许的范围内,让患者做一些力所能及的活动,如照料自己的日常生活,帮助病友做些事情,为病房做一些公益活动。这样能减轻患者的焦虑,又能满足操作的需要。

## 三、中年患者的心理特点及心理护理

### (一)心理特点

中年人肩负着社会的各项重任,被称为"社会的脊梁"。由于有沉重的家庭和社会负担,加之生理上开始向老年过渡,他们患病后会出现一系列复杂的心理反应。

1.忘我

中年是出成果的时期,中年患者患病后可能停止一切工作,他们认为这是无法忍受的痛苦和损失,因而可能对疾病抱无所谓的态度,迫切要求早检查、早治疗、早出院;有的中年患者在病中仍坚持工作,或不等痊愈带病出院工作。这些都不利于身体康复。

2.忧郁

患病给家庭带来了许多困难,给工作也带来一定损失,牵挂家人和工作使患者考虑过多,如病后能否继续工作、自己是否会成为家庭的累赘。这一切都加重了患者心理上的负荷。

3.多疑

中年人处于一个应激时期,体力及心理的稳定常趋向紊乱。中年期也是诸多疾病的发病期,给诊断和治疗带来了一定困难,患者对多种检查顾虑重重,怀疑自己患有不治之症。这种多疑心理常使患者心神不安、食欲减退、失眠多梦等。若得知身患绝症,自我实现已不可能时,患者更会悲观、失望。

4.回避

有些患者担心因病失去原来的职位和工作,不承认有病;有的患者为了减轻亲友的痛苦,常常隐瞒病情,回避现实,表现出少有的工作干劲,对亲友也会出现少有的关心。其所做的一切意在掩饰自己的病情,争取工作和生活时间。

### (二)心理护理

1.解除患者后顾之忧

护理人员应配合患者的工作单位尽量安排好工作,若病情允许,可同意患者将工作带到病房做,并为之创造工作条件。适当的工作有时能起到一种调节身心的作用,帮助患者从疾病的困扰中解放出来。

要嘱咐患者的子女定期探视,汇报学习和工作情况,使患者安心疗养。

2.对有些患者不应隐瞒病情

特别是对那些乐观、开朗的患者,应向他们讲明病情性质、严重程度,以使患者合理安排工作与生活,并有充分的心理准备。一般来说,中年人的心理比较成熟,心理承受力相对强一些,但在具体实施时,还是要视其具体情况而定。

**3.安排适当的活动**

人到中年,躯体各器官功能开始衰退,如果不注意有规律地生活,适当地补充营养,进行体育锻炼,则会过早出现体力下降、旧病复发等。

## 四、老年患者的心理特点及心理护理

### (一)心理特点

**1.否认**

有些老年患者怕遭到儿女们的嫌弃而不承认患病,尤其是老年女患者。她们在病前一直操持家务,患病后为表明自己无病,仍勉强干活,以让人觉得她们仍是家庭的主人。

**2.强烈自尊**

有些老年患者认为自己为社会、为家庭辛劳一生,理应受到家里晚辈和社会上人们的尊敬,喜欢听恭维话,喜欢家人对自己百依百顺和得到无微不至的照顾,稍不如意就会发脾气。

**3.颓废**

一般而言,老年患者几十年来辛勤工作,十分忙碌,一旦退休,就会产生一种茫然和空虚感,对突然改变的生活规律极不适应。如果患病住院,由于其生活常规被扰乱,安全感也受到影响,与他人交往的机会减少,便会产生一种颓废、孤独、无望的心理。

**4.惧死**

生老病死本是人生不可抗拒的规律,但有的老年患者表现出强烈的惧死心理,如不喜欢人家说自己老、年龄大,走路不愿让人扶,生活上尽量表现能自理等。还有的老年患者隐瞒病情,极力表现身体状态良好。有的老年患者则相反,常为死亡而恐惧,从而失去生活的愿望和乐趣,极少数人甚至怀有自杀的心理倾向。

### (二)心理护理

**1.重视和尊敬老年患者**

护理人员对老年患者的称呼须有尊敬之意,与其谈话不怕麻烦,听他们说话要专心,回答其询问要慢,态度要和蔼、耐心,声音要大一些。

**2.要关心老年患者的生活**

对住院的老年患者,护理人员要为他们调理好生活,如安排合理的生活程序表,介绍关于防止衰老的知识和长寿经验;教会老年患者做一些合适的体育活动(如练气功、打太极拳);在生活上给予其特别的关怀,如病房地面要防滑,要精心制作餐食,以适合老年患者的口味。

**3.疗养环境应舒适、安全**

老年患者住院后应为他们设置一个安静、整洁、舒适的疗养环境,消除因住院引起的烦恼。病区应为老年患者设置一些自助设备,如扶手、手杖,使他们感到方便,并使之获得安全感及独立感。

护理人员的辛勤劳动将换来老年患者的良好心境,利于医患配合,更好地促进老年患者康复。

**(刁咏梅)**

# 第三章

# 精神科护理

## 第一节　癔　症

### 一、疾病概述

癔症是指一类精神因素(如重大生活事件、内心冲突、情绪激动、暗示或自我暗示)作用于易病个体引起的精神障碍。主要表现为意识范围缩小,选择性遗忘或情感暴发等精神症状或各种各样的躯体症状,但不能查出相应的器质性损害。症状具有做作、夸大、富有情感色彩等特点,有时可由暗示而诱发或消除,有反复发作的倾向。

#### (一)临床表现

癔症的临床表现复杂、多样,主要表现为运动感觉功能障碍,提示患者可能存在某种神经系统或躯体疾病,但体格检查、神经系统检查都不能发现其内脏和神经系统有相应的损害。其症状和体征不符合神经系统解剖生理特征。症状在被发现时常常加重,患者对症状的焦虑增加时症状也趋于加重。

#### (二)临床分型

1.癔症性精神障碍(分离性障碍)

(1)癔症性意识障碍:表现为患者的意识范围缩小,时空感知局限,其言行多只反映精神创伤内容,而患者对外界其他事物反应迟钝。此种状态突然发生,历时数十分钟,然后自行终止,恢复后患者对发病经过通常不能完全回忆。

(2)情绪暴发:常在遭遇精神刺激时发作,患者哭喊吵闹、捶胸顿足,甚至撕毁衣服,撞墙,尽情发泄心中的愤懑,有人劝阻或围观时症状更为剧烈,此种状态历时数十分钟后自行缓解,患者事后部分遗忘。

(3)癔症性遗忘:并非由器质性因素引起的记忆缺失。患者单单遗忘了某一个阶段的经历或某一性质的事件,而那一段经历或事件对患者来说往往是创伤性的。

(4)癔症性漫游:此症发生在白天觉醒时,患者离开住所或工作单位,外出漫游。在漫游过程中患者能保持基本的自我料理,如饮食、保持个人卫生,并能进行简单的社会交往,如购票乘车。

21

通过短暂而肤浅的接触看不出患者有明显的失常。此种漫游事先无任何目的和构想,开始和结束都是突然的,一般历时数小时至数天。患者清醒后对发病经过不能完全回忆。

(5)癔症性双重人格或多重人格:患者突然失去自己原来的身份,而以另一种身份进行日常活动。两种身份各自独立、互无联系、交替出现。

(6)癔症性假性痴呆:一种在精神刺激后突然出现的、非器质性因素引起的智力障碍。患者对于简单的问题给予错误的回答,给人以做作的印象。

**2.癔症性躯体障碍(转换性障碍)**

其主要指运动障碍和感觉障碍等转化性症状,也包括躯体、内脏障碍等躯体化症状。查体和神经系统检查以及实验室检查均不能发现相应的器质性损害,且神经症状也不符合神经解剖生理特点。

(1)运动障碍。①痉挛发作:受到精神刺激或暗示时发生,患者缓慢倒地,全身僵直或肢体抖动,或成角弓反张姿势。患者表情痛苦,眼角含泪,一般持续数十分钟。②局部肌肉的抽动或阵挛:表现为肢体的粗大颤动或某一群肌肉的抽动,症状可持续数分钟至数十分钟,或中间停顿片刻,不久又可持续。③肢体瘫痪:可表现为偏瘫、单瘫或截瘫,伴有肌张力增强。患者常固定某种姿势,被动运动时出现明显抵抗,病程久者出现失用性肌萎缩。④行走不能:患者坐、躺时双下肢正常,但不能站立行走,站立时若无人支撑则缓缓倒地。⑤缄默症、失音症:患者不用语言而用书写和手势与人交流,想说话但发不出声音,或者仅仅是发出嘶哑、含糊、细微的声音。患者声带正常,可正常咳嗽。

(2)感觉障碍:表现为感觉过敏、缺失、异常,视觉、听觉障碍等。

**(三)辅助检查**

(1)实验室检查:检查血常规、尿常规、大便常规、肝功能、肾功能,做胸部 X 线检查、B 超、心电图、脑电图等。脑电图、心电图、CT(计算机断层扫描)、各种化验等检查的正常反而能支持癔症的诊断。

(2)神经系统检查:发现运动障碍。

(3)精神状态检查:发现情绪的反常等。

(4)心理测验:如明尼苏达多相个性调查和艾森克人格问卷。

**(四)诊断要点**

(1)符合癔症的诊断标准,有心理社会因素作为诱因。

(2)有躯体运动障碍,如肢体瘫痪、站立不能,或步行不能。

(3)有躯体感觉障碍,如失声、失明、耳聋、部分或全部皮肤的感觉丧失。

(4)临床表现为缺乏神经解剖生理基础。

(5)有癔症性遗忘、癔症性漫游、癔症性双重或多重人格、癔症性精神病或其他癔症形式。

(6)排除器质性疾病。

**(五)治疗要点**

**1.心理治疗**

根据患者的精神障碍的种类和严重程度、人格结构、生活状况、既往治疗情况等,可采用暗示治疗、催眠治疗、支持性心理疗法、解释性心理治疗、松弛疗法等。

**2.药物治疗**

药物治疗的效果在于改善情感症状,根据患者的具体情况选用抗抑郁药、抗焦虑药、抗精神病药、苯二氮䓬类药等。

3.预防干预

定期的宣传或讲座使患者了解相关的知识,改变不良心态,避免诱因,使患者能够及早发现病情和早期得到治疗。对患者出现的伴随症状给予及时、有效的控制也是预防癔症的方法之一。

## 二、护理评估

### (一)评估主观资料

注意疾病发作与情感体验的关系,例如,患者对自身的症状过度关心,有意引起别人的同情和关心;注意发作的原因、频繁性、持续性、严重性以及症状特点;注意伴随症状,如焦虑、抑郁;注意患者的个性特征、既往史和社会支持系统等。

### (二)评估客观资料

客观资料包括患者的一般状况、外表、思维、情感和行为表现,如哭笑无常、情绪失控和自主神经功能紊乱。

### (三)评估相关因素

病理生理因素如生活自理能力下降、情感暴发、假性痴呆、定向障碍、失明、耳聋;评估可能导致自杀、自伤的因素,如痉挛发作、癔症性漫游、焦虑、抑郁。

## 三、护理诊断

患者有自杀、自伤的危险,有发生冲动行为的危险,营养不足,有定向障碍、言语沟通障碍、焦虑,生活自理能力下降或丧失。

## 四、护理问题

护理问题包括患者对疾病缺乏充分的认识,患者对治疗的合作程度、对医师的依赖程度、对治疗效果的期望值。

## 五、护理目标

对癔症患者最重要的护理目标是患者能够正确认识和对待所患疾病,分析患病的原因,学会合理宣泄情绪,以积极、有效的心理应对方式应对应激事件,这也是长期目标。护理目标具体包括:①症状减轻或消失。②患者能正确认识疾病表现,恰当地宣泄焦虑、抑郁的情绪,减轻痛苦。③患者基本的生理及心理需要得到满足,舒适感增加。④患者能运用有效的心理预防机制及应对技巧控制不良情绪,减轻不适感。⑤患者能与他人建立良好的人际关系。⑥患者能增强处理压力与冲突的能力。⑦患者能正确认识心理社会因素与疾病的关系。⑧家庭及社会支持程度逐步提高。⑨患者的社会功能基本恢复。

## 六、护理措施

### (一)安全和生活护理

(1)给患者提供安静、舒适的环境,减少外界刺激。由于患者富有暗示性,不能将其同症状较多的患者安排在同一病房,以免增加新症状或使原有症状更加顽固。

(2)加强对患者的观察和关心(但不被患者意识到)。护理人员要加强对不安全因素和危险物品的管理,以便早期发现自杀、自伤或冲动行为的先兆,防患于未然。

(3)在癔症发作期应给患者耐心地喂饭,若患者一时不能进食可稍缓喂饭。对有躯体化症状的患者,护理人员应用暗示性言语引导其进食,或分散其注意力,避免其只注意自己存在的进食障碍等症状,而妨碍进食。护理人员在患者进食时,可用没有出现不良反应的事实鼓励其进食。

(4)护理人员对有自理缺陷的患者:①做好晨间和晚间护理、生活护理(如饮食、睡眠护理)。②对癔症性瘫痪或木僵的患者定时翻身,做好皮肤、口腔等护理,防止产生压疮,并按计划进行肢体功能训练。③以暗示性言语鼓励患者循序渐进地加强自主功能训练。

(5)护理人员应鼓励患者参加文体活动。以娱乐性游艺为主,在松弛的环境中,分散患者的注意力,避免其对疾病过分关注。

(6)护理人员应尊重患者,允许其保留自己的天地和注意尊重其隐私。

**(二)心理护理**

(1)建立良好的护患关系。护理人员与患者谈话时,态度和蔼,注意倾听,提问简明扼要,着重于当前问题给予简明的指导;鼓励患者回忆自己病情发作时的感受,接纳患者的焦虑和抑郁感受,教会患者应对发作的简易方法。

(2)护理人员每天定时接触患者,分析癔症症状和焦虑等恶劣心境的原因和危害,使患者认识到对自身病症的过度关心和忧虑无益于恢复健康。护理人员应用支持性言语帮助患者走出困境,并且辅助患者有效地应对困难。护理人员应反复强调患者的能力和优点,不注重其缺点和功能性障碍,帮助其列出可能解决问题的各种方案,当患者初步获得疗效时,应及时表扬。

(3)护理人员应选择适当的时机,结合检查的正常结果,使患者相信其障碍并非器质性病变所指致,积极配合治疗,并针对其以自我为中心的特点,加强心理疏导及教育。

**(三)特殊护理**

(1)护理人员在患者癔症发作时,不要流露出紧张、厌烦的情绪,或过分给予照顾,应将患者和家属隔离,避免多人围观。护理人员必须有条不紊地进行治疗护理,并使患者明白,发作不会危及生命,疾病一定能治愈。

(2)癔症相关的焦虑反应有时可表现为挑衅和敌意,护理人员必须对患者适当限制,并对可能的后果有预见性。例如,患者出现情感暴发或痉挛发作时,应把患者安置在单间,适当约束,防止碰伤。应尊重患者,允许其保留个人的空间,注意其隐私,必要时专人陪护。

(3)患者意识狭隘时,护理人员应加强生活护理和观察,防止其对其他患者的伤害,防止其冲动、走失等。护理人员应在患者不经意中强化其原来的身份,促使恢复自我定向。

(4)护理人员要严密观察患者的情绪反应,加强与患者的沟通,了解其心理变化,对患者的不合理要求应认真解释和说服。

(5)对癔症性失明、失聪等患者,护理人员应让其了解功能障碍是短暂的,通过检查证明无器质性损害。在暗示治疗见效时,应加强语言、听力、视力训练,让患者看到希望。

(6)护理人员应对患者当前的应对机制表示认同和支持,鼓励患者按可控制和可接受的方式表达焦虑、激动,允许自我发泄,但不要过分关注。

(7)护理人员对躯体化症状要排除器质性病变。要注意倾听,但避免对每一项主诉都提供照顾,症状消失时要及时鼓励患者。

(8)护理人员遵医嘱给予相应治疗药物,如抗焦虑药、抗抑郁药、抗精神病药,让患者了解药物治疗的作用和不良反应。

(9)在间歇期教会患者放松技术,与医师配合做好暗示治疗、行为治疗、生物反馈治疗等,使患者增强治疗信心,并要争取病友、家庭和社会的支持。

**(四)康复护理**

护理人员在康复期帮助患者认识和正确对待致病因素和疾病性质,掌握疾病康复途径。护理人员要强化疾病可以治愈的观念,教会患者正确应对创伤性体验和困难,恰当地处理人际关系,防止疾病复发;要使其明白长期居家或住院,逃避与社会接触不利于康复,但此时谈话应慎重,以免引起患者反感或误解,导致症状加重。

## 七、护理评价

评价患者的症状是否得到改善,不良的心理应对方式是否得到矫正,是否消除了心理应激的影响,是否提高了社会适应能力,对癔症的知识了解了多少等。

## 八、健康指导

(1)护理人员应使患者和家属对癔症发作有正确的认识,消除模糊观念引起的焦虑、抑郁,纠正错误观念。

(2)护理人员应使家属理解患者的痛苦和困境,既要关心和尊重患者,又不能过分迁就或强制。

(3)护理人员应协助患者合理安排工作、生活,教会家属帮助患者恢复社会功能。

(4)癔症患者家属应注意以下几点:①精神治疗是癔症患者的一种主要而有效的治疗方法,在进行治疗时,患者的家属、朋友、邻居及同事能否积极配合,也是治疗成功与否的关键。②癔症患者的家属应注意听取医师的解释和劝说,了解癔症的性质及发生原因,知道这是一种大脑功能性疾病,是完全可以治愈的。③要改善对患者的态度,合理安排患者的生活及工作,调整环境,去除精神刺激。④在治疗过程中,家属应全面而客观地向医师介绍病史。⑤癔症发作时,实施各种治疗方案时,家属应放心地离开治疗现场,给治疗创造一个安静、宽松的环境。否则,家属的过分关注、紧张或惊慌情绪会影响患者,很可能又成为一个不良暗示因素,使症状加重,给治疗带来困难。经治疗后,某些症状得到好转时,家属应配合医师继续鼓励或暗示患者,使症状更好地缓解。⑥家属也应正确对待精神刺激,给患者讲解癔症的性质和转归,解除患者的紧张情绪,以获得更好的疗效。⑦协助患者合理安排工作,帮其解决生活中的实际困难,减少刺激原。

(刁咏梅)

# 第二节 神 经 症

## 一、疾病概述

神经症是一组精神障碍的总称。神经症是一组高发疾病,在门诊中常见。国外报道神经症的总患病率为5%左右。我国的精神疾病流行病学调查资料显示,神经症的总患病率为2.2%,女性的患病率高于男性;以40～44岁年龄段患病率最高,但初发年龄多为20～29岁年龄段;文化层次低、经济状况差、家庭氛围不和睦者患病率较高。

其共同特征为起病常与心理社会因素有关;病前多有一定的人格基础;症状主要表现为脑功能失调症状、情绪症状、强迫症状、疑病症状、分离或转换症状、多种躯体不适感等,这些症状在不同类型的神经症患者身上常混合存在,但均不伴有器质性病变;患者无精神病性症状,对疾病有相当的自知力,对疾病的痛苦感明显,有求治要求;社会功能相对完好,行为一般保持在社会规范允许的范围之内;病程大多持续迁延。

**(一)临床表现**

神经症的临床表现因临床分型不同而复杂多样,但是大体分为以下几类。

1.脑功能失调症状

(1)精神易兴奋:主要表现为三个特点。①在日常生活中,事无巨细,均可使患者浮想联翩或回忆增多,多发生在睡眠阶段。②不随意注意增强,患者极易被周围细微的事物变化所吸引,以致很难集中注意力。③患者的感觉阈值降低,表现为轻声细语在他听来嘈杂难耐,感觉别人关门、移椅的声音如同山崩地裂;对身体内部信息的感觉阈值下降则表现为躯体不适的感觉增强。

(2)精神易疲劳:主要表现为能量不足、精力下降,工作稍久就觉得疲惫不堪,严重者一动脑筋就感到疲劳,很难集中注意力且不能持久,故思考问题十分困难。因为思维不清晰,精力不旺盛,记忆力差,所以工作效率低,做事常丢三落四、茫然无绪。这种能量的不足并不伴有动机的削弱,因而患者苦于"力不从心"。

2.情绪症状

(1)焦虑:是指在缺乏充足的客观原因时,患者产生紧张、不安或恐惧的感觉并表现出相应的自主神经功能失调。此时患者的警醒水平提高,严重者有大祸临头、惶惶不可终日之感;有运动性不安、坐卧不宁,伴心悸、出汗、尿频、震颤、眩晕、恶心等自主神经功能紊乱的症状。

(2)恐惧:特指患者对某种客观刺激产生的一种不合理的恐惧,而且患者明知这种情绪的出现是荒唐的、不必要的,却不能摆脱,是恐惧症的主要临床表现。患者同时伴有一系列自主神经症状,如面红或苍白、心跳和呼吸加快、恶心、出汗、血压波动,并常伴有相应的回避行为。

(3)易激惹:是一种负性情绪,它不仅指易发怒,还包括易伤感、易烦恼、易委屈、易愤慨等。这种情绪启动状态是情绪启动阈值和情绪自控能力双重降低的结果。极小的刺激便可触动情绪的扳机,一触即发、大发雷霆常见。

(4)抑郁症状:是种不愉快的情绪体验,可以表现为从轻度的缺少愉快感到严重的绝望自杀,核心症状是丧失感,如兴趣、对生活的期望、自信心、欲望均可不同程度地下降或丧失。患者常伴有厌食、体重减轻、睡眠障碍、性欲减退、疲乏无力及慢性疼痛等症状。神经症患者的抑郁症状一般程度较轻,以躯体不适的表现较为多见。

3.强迫症状

(1)强迫观念:多表现为同一意念的反复联想,患者明知这样做多余,但欲罢不能。这些观念可以是毫无意义的,对常识、自然现象和(或)日常生活中遭遇的各种事件进行强迫性的穷思竭虑,患者常常是事无巨细,反复回忆思考,并为此痛苦不堪。强迫怀疑是强迫观念中常见的表现,如怀疑没有锁好门、没有关好煤气阀,相应的强迫行为常伴随出现。

(2)强迫意向:是一种尚未付诸行动的强迫性冲动,使患者感到一种强有力的内在驱使。例如,患者站在高楼上,就有"跳下去"的冲动;抱起孩子,便出现"掐死他"的冲动。这种冲动与患者的主观意愿相违背,所以一般情况下不会转变为行动。患者能够意识到这种冲动是不合理的、荒谬的,但经努力克制仍无法摆脱,冲动的反复出现使患者焦虑不安、忧心忡忡,以致患者极力回避相关场合,造成社会功能的损害。

(3)强迫行为:较为常见的表现有强迫性洗涤、强迫性检查、强迫性计数及强迫性仪式动作等。

**4.疑病症状**

疑病症状是指患者对自身的健康状况或身体的某些功能过分关注,以致怀疑患了某种躯体疾病或精神疾病,而与现实健康状况并不相符;医师的解释或客观医疗检查的正常结果不足以消除患者的疑病观念,因而患者到处反复求医。患者往往感觉过敏,对一般强度的外来刺激感到不堪忍受,对内脏的正常活动,也能"清晰"地感知并过分关注,如感到体内膨胀、堵塞、跳动、牵扯、扭转、流窜。这些内感性不适便成为疑病观念的原因和基础,加上患者多疑、固执,便可发展成为疑病观念。

**5.躯体不适症状**

(1)慢性疼痛:神经症性的疼痛以发生在头、颈部为多见,其次是发生在腰背、四肢,呈持续性或波动性。疼痛发生的频率与患者的心理压力及其他神经症症状有关。

(2)头昏:是神经症的常见症状,患者将体验描述为"头昏脑胀""头昏眼花""脑子不清晰"。头昏常与头痛、头胀相伴出现,患者自觉感知不清晰,注意力难以集中,记忆模糊,分析综合能力受损,焦虑、烦躁,并可伴有不同程度的自主神经症状。

(3)自主神经症状群:不同神经症的自主神经紊乱的表现可能不一样。神经衰弱的自主神经症状是泛化的,不具有明显的特点;焦虑症的自主神经症状以交感神经功能亢进为主要特点,主要表现在心血管方面,如心悸,也可同时出现副交感神经亢进的表现,如尿频、多汗。

**6.睡眠障碍**

睡眠障碍在神经症患者中极为普遍,其中失眠是睡眠障碍中最常见的形式,主要表现为睡眠时间短或睡眠质量差,或者对睡眠缺乏自我满足的体验。神经症患者主诉入睡困难最常见,其次是易惊醒和早醒。

**(二)临床分型**

**1.焦虑症**

焦虑症又称焦虑性神经症,是一种以焦虑情绪为主的神经症,以广泛和持续性焦虑或反复发作的惊恐不安为主要特征,常伴有自主神经功能紊乱、肌肉紧张与运动性不安。以上表现并非由实际的威胁所致,且患者紧张、恐慌的程度与现实情况很不相称。临床分为广泛性焦虑症与惊恐障碍两种主要形式。

(1)广泛性焦虑:又称慢性焦虑症,是焦虑症最常见的表现形式。常缓慢起病,以经常或持续存在的焦虑为主要临床症状。①精神焦虑:表现为对未来可能发生的、难以预料的某种危险或不幸事件经常担心,尽管患者知道这是一种主观的过虑,但患者因不能自控而颇感苦恼。患者常有恐慌的预感,终日心烦意乱、忧心忡忡、坐卧不宁,似有大祸临头之感。患者常伴有觉醒度提高,表现为过分的警觉,对外界刺激敏感,易于出现惊跳反应;难以集中注意力,易受干扰;难以入睡,睡中易惊醒;情绪易激惹;感觉过敏。②躯体焦虑:表现为运动性不安与多种躯体症状,如搓手顿足,不能静坐,严重时有肌肉酸痛,多见于肩背部、颈部及胸部肌肉,紧张性头痛也很常见;自主神经功能紊乱以交感神经系统活动过度为主,表现为心动过速、皮肤潮红或苍白、口干、便秘或腹泻、出汗、尿频、尿急等症状,有的患者还出现早泄、阳痿、月经紊乱等内分泌失调症状。

（2）惊恐障碍：又称急性焦虑障碍。其特点是患者在无特殊的恐惧性处境时,突然感到一种惊恐体验,伴濒死感或失控感以及严重的自主神经功能紊乱。患者觉得好像死亡将至、灾难将至,表现为奔走、惊叫,伴胸闷、心动过速、呼吸困难、头痛、头晕、四肢麻木等自主神经症状。惊恐发作通常起病急骤,终止也迅速,一般历时 5～20 min,很少超过 1 h,但不久又可突然再发。发作期间患者始终意识清晰,高度警觉,发作后仍心有余悸,担心再次发作,但此时焦虑体验不再突出,而以虚弱、无力感为主,常需数小时到数天才能恢复。

2.强迫症

强迫症又称强迫性神经症,是以强迫症状为主要临床表现的一类神经症,通常在青少年期发病,也有起病于童年期者。起病缓慢,多数无明显诱因,基本症状为强迫观念,常伴有强迫动作或行为,也可有强迫情绪和强迫意向。可以一种症状为主,也可几种症状兼而有之。强迫观念最多见,强迫动作或行为多是为减轻强迫观念引起的焦虑而不得不采取的顺应动作或行为。其特点是有意识的自我强迫和反强迫并存,两者强烈冲突使患者感到焦虑和痛苦;患者体验到强迫观念违反自己的意愿,需要极力抵抗,但无法控制;患者也意识到这些强迫症状是不必要的、异常的,但不能为主观意志所控制。患者自知力保持完好,求治心切。病程迁延者可表现为以仪式动作为主而精神痛苦减轻,但社会功能严重受损。

3.恐惧症

恐惧症又称恐惧性神经症,是以恐惧症状为主要临床表现的神经症。患者对外界某种客观事物或情境产生异乎寻常的恐惧和紧张,发作时常伴有明显的焦虑不安及自主神经症状。患者明知这种恐惧反应是过分的、不合理的和不必要的,但在相同场合下仍反复出现恐惧反应,难以控制。为了解除这种焦虑不安,患者常主动回避他所恐惧的客观事物或情境,以致影响到正常的生活和工作。根据恐惧对象的不同可将恐惧症归纳为三大类。

（1）场所恐惧症：又称广场恐惧症、旷野恐惧症、聚会恐惧症,是恐惧症中最常见的一种,主要表现为对某些特定环境的恐惧,如高处、广场、密封的环境和拥挤的公共场所。

（2）社交恐惧症：主要特点是害怕被人注视。患者一旦发现别人注视自己就不自然,脸红,不敢抬头,不敢与人对视,甚至觉得无地自容,因而回避社交,不敢在公共场合演讲,集会时不敢坐在前面。社交恐惧的对象可以是熟人,甚至是自己的亲朋、配偶,较常见的是异性、严厉的上司和未婚夫（妻）的父母亲。

（3）单一恐惧症：指患者对某一种具体的物件、动物等有一种不合理的恐惧。最常见的为对某种动物（如蛇、猫、蜘蛛、毛毛虫）的恐惧,患者也可能对鲜血、尖锐而锋利的物品或某些自然现象产生恐惧。

4.躯体形式障碍

躯体形式障碍是一种以持久的担心或相信各种躯体症状的优势观念为特征的神经症,常伴有焦虑或抑郁情绪。患者反复就医,各种医学检查的阴性结果和医师的再三解释均不能打消其疑虑。有时患者确实存在某种躯体障碍,但医师不能解释症状的性质、程度或患者的痛苦与先占观念。这些躯体症状被认为是心理冲突和个性倾向所致。躯体形式障碍包括躯体化障碍、未分化的躯体形式障碍、疑病障碍、躯体形式的自主功能紊乱、躯体形式的疼痛障碍等多种形式。

5.神经衰弱

神经衰弱是指由于存在长期的情绪紧张和精神压力,精神活动能力减弱的神经症,其主要特征是精神易兴奋和脑力易疲乏,常伴有情绪不稳定、易激惹、睡眠障碍、头痛、多种躯体不适等症状,这些症状不能归于躯体疾病、脑器质性疾病或某种特定的精神疾病。

**(三)辅助检查**

虽然诊断该疾病主要以临床表现为主,但是实验室的检查对该疾病的诊断也很重要,也可以与其他症状相同的疾病相鉴别,因此除完成血常规、尿常规、大便常规、肝功能、肾功能、胸片、B超、心电图外,还可以进行脑电图检查、神经系统的辅助检查和心理测验等。

**(四)诊断要点**

1.症状标准

以下症状之一为主要标准:轻度抑郁症状、恐怖症状、强迫症状、惊恐发作、广泛性焦虑症状、疑病症状、神经衰弱症状以及其他神经症症状或上述症状的混合。

2.严重程度标准

上述症状造成至少下述情况之一:妨碍工作、学习、生活或社交;无法摆脱精神痛苦,因此主动求医。

3.病程标准

持续病程至少3个月(除惊恐障碍外)。

4.排除标准

排除器质性精神障碍、精神分裂症等疾病。

神经症的起病常与心理因素或社会因素有关,患者具有一定的人格特征,没有任何可以证实的器质性病变,自知力完好,主动求治,人格完整,社会功能相对完好。

**(五)治疗要点**

神经症的治疗根据不同的类型各有不同,应该根据神经症的类型和患者的具体情况制定个体的治疗方案,具体有下列几种治疗方法。

1.心理治疗

(1)心理疏导:引导患者认识疾病的性质,消除患者的疑虑。鼓励患者面对现实,发挥其主动性,树立战胜疾病的信心,正确对待病因,配合医师的要求进行训练。

(2)行为治疗:常用的行为疗法有系统脱敏疗法、厌恶疗法、阳性强化方法等。

(3)认知疗法:神经症患者有特殊的易感素质,因此常常做出不现实的、病理性的估计与认知,以致出现不合理的、不恰当的反应,这种反应超过一定限度与频度,便出现疾病。认知心理治疗通过分析与改变患者的错误的认知方式来改善或消除患者的神经症症状。

(4)其他心理治疗:如精神分析疗法、森田疗法。

2.药物治疗

治疗神经症的药物种类较多,如抗焦虑药、抗抑郁药以及促进大脑代谢药。药物治疗的优点是控制靶症状起效较快,尤其是早期与心理治疗合用,有助于缓解症状,提高患者对治疗的信心,提高心理治疗的疗效,促进患者的遵医行为。

## 二、护理评估

**(一)一般情况**

护理人员评估患者的日常生活情况,如睡眠、穿衣、饮食、大小便、自理能力,评估患者与周围环境接触如何,对周围事物是否关心,主动接触及被动接触状况,护患合作情况。

### (二)生理功能

神经症患者常常有许多心因性的躯体不适主诉,这些症状是心理痛苦在躯体的表现,没有器质性的改变。所以除了要常规评估患者的生命体征、睡眠、全身营养与水电解质平衡情况、进食状况、排泄状况、各器官功能及生活自理能力等情况以外,还应对患者的多种躯体不适主诉认真评估,区别其性质是器质性的还是心因性的,以便做出正确处理。

### (三)心理功能

护理人员要评估患者的精神症状、情感状态、行为表现、病前性格特点、对应激的心理应对方式。

### (四)社会功能

神经症患者最常见的社会功能损害是人际交往能力的缺陷,这与患者病前个性缺陷和不良的心理应对方式有关,可通过询问患者本人及其亲友来进行综合评估。

### (五)家庭与环境

护理人员评估患者幼年时的生活环境、所受的教育、父母的教养方式、家庭经济状况,成年后的婚姻、子女、生活,工作习环境等情况及患者的社会支持系统等资源,尤其要了解对患者有重要影响力的人,以制定合理、有效的治疗和护理计划。

### (六)其他方面

护理人员要评估患者的家族史、既往疾病史;评估患者以往用药情况、治疗效果,有无药物不良反应等;评估患者的常规化验以及特殊检查结果。

## 三、护理问题

### (一)生理功能

患者睡眠形态紊乱,有潜在的或现存的营养失调,有疼痛或身体不适,皮肤完整性受损,部分自理能力下降。

### (二)心理功能

(1)焦虑:难以集中注意力,易受干扰,情绪易激惹。

(2)抑郁:患者由于疾病的困扰可能情绪低落。

(3)患者出现恐惧。

### (三)社会功能

患者有潜在的或现存的自杀、自伤行为,有发生暴力行为的危险,自我保护能力改变,社交能力受损,个人应对无效,治疗时不合作,对疾病的知识缺乏。

## 四、护理目标

对神经症患者最重要的护理目标是让患者能够正确认识和对待所患疾病,善于分析患病原因,学会合理地宣泄情绪,以积极、有效的心理应对方式应对应激性事件,这也是长期目标。护理目标具体包括:①症状减轻或消失。②患者能正确认识疾病表现,恰当地宣泄焦虑、抑郁的情绪,减轻痛苦。③患者基本的生理及心理需要得到满足,舒适感增加。④患者能运用有效的心理预防机制及应对技巧控制不良情绪,减轻不适感。⑤患者能与他人建立良好的人际关系。⑥患者能增强处理压力与冲突的能力。⑦患者能正确认识心理社会因素与疾病的关系。⑧家庭及社会支持程度逐步提高。⑨患者的社会功能基本恢复。

## 五、护理措施

### (一)安全护理

护理人员要为患者提供安静、舒适的环境,减少外界刺激。加强安全护理,避免环境中存在危险品及其他不安全因素,防患于未然。

### (二)生理护理

睡眠障碍与躯体不适或疼痛是神经症患者常见的躯体问题。对睡眠障碍的护理包括创造良好的睡眠环境、安排合理的作息制度、让患者养成良好的睡眠习惯等。

值得一提的是,神经症患者许多躯体不适症状的缓解在于其应激因素的消除和内心冲突的解决,因此除一般护理外,要特别注意对其心理功能的护理。护理人员要鼓励患者参加适当的集体活动,减少白天卧床的时间,转移注意力,减少对恐惧、焦虑、惊恐发作或强迫等症状的过分关注和担忧。另外,患者可能有食欲减退、体重下降等情况,因此护理人员要鼓励患者进食,帮助选择易消化、富有营养的食物。护理人员要鼓励便秘患者多进食蔬菜、水果,多喝水,养成每天排便的习惯。如患者便秘超过 3 d,护理人员应按医嘱给予缓泻剂或灌肠等帮助其排便。

### (三)心理护理

**1.建立良好的护患关系**

护理人员要以和善、真诚、支持、理解的态度对待患者,耐心地协助患者,使患者感到自己是被接受、被关心的。例如,当患者主诉躯体不适时,护理人员应做到确实的体格检查,进行客观评估,即使有时找不到器官的病理性证据来解释症状,也应理解其所主诉的疼痛不适是真实存在的,患者并非无病呻吟,护理人员应以一种接受的态度倾听,并选择适当的时机,结合检查的正常结果,使患者相信其障碍并非器质性病变所致。

**2.鼓励患者表达自己的情绪**

护理人员要鼓励患者表达自己的情绪和不愉快的感受,协助其识别和接受负性情绪及相关行为。神经症患者常常不愿接受(或承认)自己的负性情绪和行为。护理人员通过评估识别出这些负性情绪后,要引导患者识别、接受它。

**3.协助患者消除应激**

护理人员要与患者共同探讨与疾病有关的应激原及应对方法,协助患者消除应激,帮助其正确认识和对待疾病,学习新的应对方法,接受和应付不良情绪。

**4.训练患者的应对技巧**

护理人员要提供环境和机会让患者学习和训练新的应对技巧,强化患者控制紧张、焦虑等负性情绪的技巧,例如,根据焦虑症的特点设计某些应激情境,召集患同类疾病的患者一起做行为的模拟,及时提供反馈信息,辅以放松训练;活动结束后,鼓励他们交流心得、取长补短。

**5.帮助患者学会放松**

放松的方法很多,如静坐、慢跑、练习气功和太极拳以及利用生物反馈仪放松肌肉,都是十分有效的方法。

**6.积极鼓励患者**

护理人员要反复强调患者的能力和优势,忽略其缺点和功能障碍;鼓励患者敢于面对疾病,提供解决问题的方案,并鼓励和督促实施;经常告知患者他的进步,及时表扬,让患者明白自己的病情正在好转,有利于增强自信心和减轻无助、无望感。

**（四）社会功能护理**

1.提供安静舒适的环境,减少外界刺激

（1）神经症患者常坐立不安,不愿独处,可设专门陪护,以增强其安全感。

（2）护理人员应严密观察,严加防范患者可能发生的自杀、自伤及冲动伤人等行为,早发现,早干预。

（3）护理人员应及时督促患者完成药物治疗计划,观察药物疗效和不良反应,给予服药指导,以有效控制神经症的症状。

2.协助患者获得社会支持

护理人员应帮助患者认清现有的人际资源,并扩大其社会交往的范围,使患者的情绪需求获得更多的满足,并可防止或减少患者使用身体症状来表达情绪的倾向;同时协助患者维持正常家庭角色。家庭是患者最主要的社会支持系统,它既可以帮助患者缓解压力,又可能是造成或加重患者压力的根源。护理人员应协助患者分析可能的家庭困扰,确认良好的人际关系,并对存在的困扰进行分析,鼓励患者加入互助团体、成人教育班、特殊的兴趣团体等,以便让患者发现别人有和自己同样的问题,而减少寂寞感。

3.帮助患者改善自我照顾能力

神经症患者可因躯体不适的症状以及焦虑、抑郁等负性情绪而忽视个人卫生,也可因仪式动作、强迫行为而导致生活自理能力的下降。护理人员应耐心协助患者做好沐浴、更衣、头发和皮肤的护理。这些活动均可增加患者对自己的重视与兴趣。护理人员对患者的每一个进步及时肯定、表扬,让患者感受他随时受到护理人员的关注,有利于患者逐步树立起治病的信心。

**（五）康复期护理**

在神经症的康复期,护理人员应帮助患者正确认识和对待疾病及其致病因素,教会患者正确应对生活的困难和创伤性体验,恰当地处理人际关系,防止疾病复发;鼓励患者积极参加社会活动,体现自身价值,增强治病信心,参加康复训练,以利于身体康复。

**（六）特殊护理（惊恐发作）**

（1）患者在惊恐发作时,护理人员应镇定、稳重,防止将护理人员的焦虑传给患者,应立即让患者脱离应激原或改换环境,有条不紊地进行治疗和护理;应明确地向患者表示,发作不会危及生命,病情一定能控制。

（2）对惊恐发作急性期的患者,护理人员应陪伴在患者身边,态度和蔼,耐心倾听和安抚,对其表示理解和同情,并可给予适当的按摩和安慰;对患者当前的应对机制表示认同、理解和支持;鼓励患者按可控制和可接受的方式表达焦虑、激动,允许自我发泄。

（3）与惊恐发作相关的焦虑反应有时可表现为挑衅和敌意,护理人员应对患者适当限制,并对可能的后果有预见性,针对可能出现的问题,预先制定相应的处理措施。患者惊恐发作时,护理人员应将患者和家属分开或隔离患者,以免互相影响,加重病情。

（4）有的患者坐立不安,不愿独处,又不愿到人多的地方,护理人员应尊重患者,创造有利于治疗的环境,例如,允许患者保留自己的天地和注意其隐私,必要时设专人陪护等。

（5）护理人员应遵照医嘱给予患者相应的治疗药物,如抗焦虑药、抗抑郁药,控制惊恐发作,减轻病情。

（6）护理人员应在间歇期教会患者放松的方法,让其参加反馈治疗,适当应用药物,避免再次发作,以使其相信该病有治愈的希望;配合医师做好行为治疗;做好家属工作,为患者争取家庭和社会的理解和支持。

## 六、护理评价

评价患者的症状是否得到改善,不良的心理应对方式是否得到矫正,是否消除了心理应激的影响,是否提高了社会适应能力,对神经症的知识了解了多少等。

## 七、健康指导

(1)护理人员应使患者对神经症发作有正确的认识,消除模糊观念引起的焦虑、抑郁,纠正错误观念,减少不良因素的刺激,控制疾病发作。

(2)护理人员应帮助患者充分认识自己,挖掘出自身性格上的弱点及与疾病的关系。

(3)护理人员应教会患者一些科学、实用的处理问题的方法,不断完善自己的性格,学会处理好人际关系,调整不良的情绪,增强心理承受能力。

(4)护理人员应鼓励患者积极参加有意义的活动,增强适应能力。

(5)护理人员应使家属理解患者的痛苦和困境,既要关心和尊重患者,又不能过分迁就或强制,帮助患者合理安排工作、生活,恰当地处理与患者的关系,并要教会家属帮助患者恢复社会功能。

(刁咏梅)

# 第三节　精神分裂症

## 一、疾病概述

精神分裂症是最常见、最难描述、最难做出完整定义的重性精神病。1896年,德国的克雷培林将其作为一个独立疾病"早发性痴呆"进行描述。1911年,瑞士的布鲁勒对该病进行了细致的临床观察,指出该病的临床特点是精神分裂,包括联想障碍、情感淡漠、意志缺乏和继之而来的内向性,提出了"精神分裂"的概念。该病女性患病率高于男性,城市中的患病率高于农村,但无论是城市还是农村,精神分裂症的患病率均与家庭经济水平呈负相关。该病造成的直接花费和间接损失巨大,构成患者家庭及社会疾病负担的重要部分。在我国,精神分裂症的致残率达56.4%,患者及其亲属的身心健康遭到严重损害。

精神分裂症是一组常见而病因尚未完全阐明的重性精神疾病。患者具有感知、思维、情感、行为等多方面的障碍,以精神活动脱离现实,与周围环境不协调为主要特征。患者一般无意识障碍和智力缺损,部分患者可出现认知功能损害。该病多起病于青壮年,常缓慢起病,病程迁延,有慢性化倾向和衰退的可能,而部分患者经治疗可保持痊愈或基本痊愈的状态。

**(一)临床表现**

1.早期症状

精神分裂症患者在发病初期、主要症状出现前,可出现一些非特异性症状。其表现多种多样,一般与起病类型有关,包括以下几个方面。

（1）类神经衰弱状态：表现为不明原因的头痛、失眠、多梦、易醒、做事丢三落四、注意力不集中、遗精、月经紊乱、倦怠乏力。患者虽有诸多不适，但无痛苦体验，且不主动就医。

（2）性格改变：一向温和、沉静的人突然变得蛮不讲理，为一点微不足道的小事就发脾气，或疑心重重，认为周围的人都跟自己过不去，见到有人讲话，就怀疑在议论自己，甚至把别人咳嗽也疑为针对自己，或出现对自己身体某个部位过分、不合理地关注。

（3）情绪反常：如无故发笑，对亲人和朋友变得淡漠，既不关心别人，又不理会别人对自己的关心，或无缘无故地紧张、焦虑、害怕。

（4）意志减退：例如，患者无明显原因而一反原有积极、热情、好学、上进的状态，工作者变得马虎，不负责任，甚至旷工，学生学习成绩下降，不专心听讲，不愿交作业，甚至逃学；或生活变得懒散，不修仪态，没有进取心，得过且过。

（5）零星出现难以理解的行为：患者一反往日热情、乐观的状态而沉默不语，动作迟疑，面无表情，或呆立、呆坐、呆视，独处，不爱交往，或对空叫骂，喃喃自语，或做些莫名其妙、令人费解的动作。

由于早期症状不具有特异性，出现频率较低，加之此时患者的其他方面基本保持正常，早期症状易被忽略。家属虽觉得患者有某些变化，但也多站在患者的角度去理解患者的症状。但早期症状对精神分裂症的早期诊断及早期治疗有重要意义，值得重视。

2.核心症状

精神分裂症的临床症状十分复杂和多样，不同类型、不同阶段的临床表现可有很大差别。患者具有特征性的思维和知觉障碍，情感、行为不协调，脱离现实环境，症状可分为阳性、阴性症状及认知功能障碍。

（1）阳性症状：主要指正常心理功能的偏移或扭曲；涉及感知、思维、情感和意志行为等多个方面，多在疾病的早期或急性发作期出现。常见的阳性症状如下。

知觉障碍：包括幻觉、错觉和感知综合障碍。①幻觉指没有现实刺激作用于感觉器官时出现的知觉体验，是一种虚幻的知觉。最常出现的知觉障碍是幻听。其内容可以是非言语性的，如机器轰鸣声、流水声、鸟叫声；也可以是言语性的，如在无客观刺激下，患者听见有人喊自己的名字，或听到某些人的秽语，或听到来自"天外"的神灵或外星人的讲话。有的患者还可以听到对自己进行评价、议论或发号施令的声音。幻听常影响患者的思维、情感和行为，可能出现与幻听对话、破口大骂，为之苦恼、不安或恐惧，并出现自杀及冲动毁物行为。少数患者还可出现幻视、幻嗅、幻味、幻触等。②正常人在光线暗的环境和恐惧、紧张、期待等心理状态下可产生错觉，但经验证后可纠正和消除。临床上多见错听和错视，如将一条绳索看成一条蛇。错觉还可见于其他精神障碍中，特别是有意识障碍的情况下。③感知综合障碍指患者对客观事物整体感知没有偏差，但对其个别属性的感知发生障碍。常见的有视物变形症，指感觉外界事物的形状、大小、体积发生变化，例如，患者看到母亲的脸变形，眼睛小如瓜子，鼻子大如鲜桃；空间知觉障碍，患者感到周围事物的距离发生改变；时间感知综合障碍，患者对时间的快慢出现不正确的感知；非真实感，患者感到周围事物和环境发生变化，变得不真实。

思维障碍：包括思维联想障碍、思维逻辑障碍和思维内容障碍。①思维联想障碍是精神分裂症的重要症状之一，主要表现在联想结构和联想自主性方面。联想结构障碍是指思维联系过程缺乏连贯性、目的性和逻辑性。其特点是患者在意识清楚时，思维活动联想松弛，内容散漫，缺乏主题，一个问题与另一个问题之间缺乏联系。患者说话东拉西扯，以至别人弄不懂他要传达什么信息(思维散漫)。严重时言语支离破碎,个别语句之间缺乏联系,甚至完全没有逻辑关系(思维破裂)。联想自主性障碍常伴有明显的不自主感,患者感到难以控制自己的思维,常做出妄想性判断,例如,认为自己的思想受外力的控制或操纵,主要表现有思维云集、思维中断、思维插入、思维被夺等。②思维逻辑障碍主要是指概念的形成及判断、推理方面的障碍,例如,如患者用一些很普通的词、句或动作表达某些特殊、只有患者自己明白的意义(病理性象征性思维)。某患者经常反穿衣服,以表示自己"表里合一、心地坦白"。有些患者还自创一些新的符号、图形、文字或语言并赋予特殊含义(词语新作)。③思维内容障碍主要表现为各种妄想。妄想是在病理基础上产生的歪曲信念,发生在意识清晰的情况下,是病态推理和判断的结果。据统计,最常出现的妄想有被害妄想、关系妄想、夸大妄想。其他常见的还有嫉妒妄想、非血统妄想、物理影响妄想、钟情妄想等。

情感障碍:精神分裂症患者可有焦虑、抑郁、易激惹等情感症状,尤其在疾病早期。但贯穿整个疾病过程的情感障碍特点是情感反应与环境不协调和情感的淡漠。疾病最早损害的是最细腻的情感,如对亲人的关怀和体贴。随着疾病发展,患者对周围事物的情感反应变得迟钝或平淡,对一切无动于衷,甚至对那些使人大悲大喜的事件也表现得心如止水。患者还可表现为矛盾意向、情感倒错。表情倒错,当提及悲伤的事时哈哈大笑,提及高兴的事时则痛哭流涕,有时对轻微小事则产生暴发性的情感反应。

意志行为障碍:最常见的症状是意志的下降或衰退,表现为主动性差,行为被动退缩,对生活毫无所求,如不主动与人来往,无故旷课或旷工。严重的患者懒于料理日常生活,长时间不梳洗,不换衣服,日益孤僻离群,脱离现实。有的患者表现为意向倒错,吃一些不能吃的东西,如肥皂、昆虫,或伤害自己的身体。有的患者可对一种事物产生对立的意向,表现为缄默、违拗。有的患者可表现为运动或行为障碍。此外,患者的自杀行为值得高度注意。据报道,约50%的精神分裂症患者存有自杀观念,15%的患者出现自杀行为。其原因主要是抑郁情绪、幻觉和妄想等精神症状的影响。

(2)阴性症状:指正常的心理功能缺失所表现的各种障碍,可表现为以下几个方面。①思维贫乏:患者言语减少,谈话内容空洞,应答反应时间延长等。②情感平淡或淡漠:患者对周围事物的情感反应变得迟钝或平淡,表情变化减少,最早涉及的是最细腻的情感,如对朋友、同事的关心、同情,对亲人的体贴。随着疾病发展,患者的情感体验日益贫乏,面部完全没有表情变化,对周围的人或自己漠不关心,丧失对周围环境的情感联系。③意志活动减退:可表现在很多方面,如不修边幅,不注意个人卫生,不能坚持正常的工作或学习,精力缺乏,社交活动减少或完全停止,与家人或朋友保持亲密的能力丧失。

(3)认知功能障碍:早在1919年就有学者描述了精神分裂症患者的认知功能障碍,但直到近几年人们才开始关注该障碍在康复过程的重要作用。据统计,有85%左右的精神分裂症患者有认知功能障碍的表现,可具体表现为注意警觉障碍、记忆障碍、抽象思维障碍、信息整合障碍、运动协调障碍。

**(二)临床类型**

精神分裂症根据其临床表现出的主导症状分型。在疾病的早期,往往很难明确分型,当疾病发展到一定阶段,其主导症状便逐渐明朗化,便于分型。精神分裂症的不同亚型有其特有的发病形式、临床特点、病程经过、治疗反应、预后,对临床有一定的指导意义。临床上常见的类型如下。

1.偏执型

偏执型又称妄想型,是精神分裂症最常见的一个类型。发病年龄多在 25～35 岁,起病缓慢或亚急性起病,其临床表现以相对稳定的妄想为主,关系妄想和被害妄想多见,其次为夸大、自罪、影响、钟情和嫉妒妄想等。妄想可单独存在,也可伴有以幻听为主的幻觉。幻觉妄想症状长期持续。情感障碍表面上可不明显,智力通常不受影响。患者的注意力和意志往往增强,被害妄想者的这种特点最显著,他们警惕、多疑且敏感。在幻觉妄想影响下,患者开始保持沉默,冷静地观察周围的情况,之后疑惑心情逐渐加重,可发生反抗,如反复向有关单位控诉或请求保护,严重时甚至发生伤人或杀人。患者也可能感到已成为"众矢之的",自己已无力反抗,不得已采取消极的自伤或自杀行为。因而此型患者容易引起社会治安问题。病程经过缓慢,发病数年后,在相当长时期内尚能保持工作能力,较少出现显著的人格改变和衰退。如能及时治疗,多数患者的疗效较好。患者若隐瞒自己的表现,往往不易早期发现,以致诊断困难。

2.紧张型

紧张型多在青春期或中年起病,起病较急,病程多呈发作性。以紧张性木僵或紧张性兴奋为主要表现,两种状态并存或单独发生,也可交替出现。典型表现是患者出现紧张综合征。该型近年来在临床上有减少趋势,预后较好。

(1)紧张性木僵:以运动抑制为突出表现。轻者动作缓慢,少语少动,或长时间保持某一个姿势不动。重者终日卧床,不动不食,缄默不语,对外界刺激不起反应,唾液、大小便滞留。两眼睁大或紧闭,四肢呈强直状,对被动运动有抵抗,稍轻者可能有蜡样屈曲、不自主服从、模仿动作和言语、重复动作等。意识无障碍,即使有严重的运动抑制,患者也能感知周围的事物,病后均可回忆。紧张性木僵一般持续数天至数周。木僵状态可在夜间缓解或转入兴奋。

(2)紧张性兴奋:以运动兴奋为突出表现。患者行为冲动,言语刻板,联想散漫,情感波动显著,可持续数天至数周,病情可自发缓解,或转入木僵状态。

3.青春型

青春型多在青春期(15～25 岁)发病,起病较急,病情进展快,一般 2 周内达到高峰。症状以精神活动活跃且杂乱、多变为主。情感改变为突出表现,患者的情感肤浅、变化莫测,表情做作,行为幼稚、奇特,患者好扮鬼脸,常有冲动行为。患者可表现出本能活动亢进,尤其是性欲亢进,如言语低级、下流,当众手淫、裸体。患者可有意向倒错,如吃脏东西。患者可出现幻觉、妄想,但多是片段而零乱的,内容荒谬,与患者的幼稚行为相一致。因此,临床上这些患者看起来愚蠢和孩子气,常常不合时宜地扮怪相和傻笑,自我专注,幻觉、妄想支离破碎,而不像偏执型患者那样系统。此型病程发展较快,症状显著,虽可缓解,但易再发,预后欠佳。

4.单纯型

单纯型多在青少年期起病,经过缓慢,持续发展。早期多表现类似神经衰弱的症状,如有疲劳感、失眠、记忆减退、工作效率下降,但求医心情不迫切,即使求医也容易被疏忽或误诊。疾病初期常不引起重视,患者甚至会被误认为"不求上进""性格不够开朗"或"受到打击后意志消沉"等,经过一段时间后病情发展明显才引人注意。该型以精神活动逐渐减退为主要表现。患者出现日益加重的孤僻,行为被动,情感淡漠,失去对亲友的亲近感;懒散,甚至连日常生活都懒于自理;丧失兴趣,社交活动贫乏,生活毫无目的;学习或工作效率逐渐下降。患者一般无幻觉和妄想,虽有也是片段的或一过性的。此型自动缓解者较少,治疗效果和预后差。

5.其他类型

（1）未分化型：此型患者的症状符合精神分裂症的诊断标准，但症状复杂，同时存在各型的精神症状，无法归到上述分型中的任何一个类别，故将其放到未分化型中，此型患者在临床并不少见。

（2）残留型：在发展期的急性症状缓解后，患者尚残留片段、不显著的幻觉和妄想，或有某些轻微症状，但并不严重，仍可进行日常劳动。

（3）衰退型：病期时间已久，患者思维极度贫乏或破裂，情感淡漠，意志缺乏，行为幼稚，病情固定，波动少。

此外，英国学者 Crom 提出了精神分裂症阳性症状和阴性症状的概念。阳性症状指精神活动异常或亢进，包括有幻觉、妄想、行为冲动紊乱、情感不稳定且与环境不协调等，也称为Ⅰ型精神分裂症；阴性症状指精神功能减弱或缺乏，如思维贫乏、情感淡漠、意志活动减退、社会隔离、反应迟钝等，也称为Ⅱ型精神分裂症。研究发现两者在临床症状、对抗精神病药物的反应、预后、生物学基础上都有不同之处，按此法分型，将生物学和症状学结合在一起，有利于临床治疗药物的选择。

（三）辅助检查

精神分裂症一般没有客观的检查依据（除器质性所致精神障碍外），因此，实验室血常规、大小便常规及生化检查一般无阳性结果。神经系统检查结果一般正常。精神状况检查可有幻觉、妄想、行为冲动紊乱、思维贫乏、意志活动减退、社会隔离、反应迟钝、情感不稳定、淡漠且与环境不协调等。脑电图、脑涨落图、心理测验可有异常发现。CT 和 MRI（磁共振成像）检查发现30%～40%精神分裂症患者有脑室扩大或其他脑结构异常，以前额角扩大最为常见。

（四）诊断要点

在遗传生物学、生物化学等实验室检查尚未发现有特异性变化以前，精神分裂症的诊断主要依据全面可靠的病史、临床特点，即建立在临床观察和描述性精神病理学的基础上。目前国内常根据《中国精神障碍分类与诊断标准（第 3 版）》（CCMD-3）的标准进行诊断。具体诊断标准如下。

1.症状学标准

症状至少有以下两项，并非继发于意识障碍、智能障碍、情感高涨或低落，单纯型分裂症另规定。①反复出现言语性幻听。②有明显的思维松弛、思维破裂，言语不连贯，思维贫乏或思维内容贫乏。③思想被插入、被撤走、被播散，思维中断，有强制性思维。④有被动、被控制、被洞悉体验。⑤有原发性妄想（包括妄想知觉、妄想心境）或其他荒谬的妄想。⑥出现思维逻辑倒错、病理性象征性思维或语词新作。⑦情感倒错或出现明显的情感淡漠。⑧出现紧张症、怪异行为或愚蠢行为。⑨有明显的意志减退或缺乏。

2.严重程度标准

有自知力障碍，社会功能严重受损或无法进行有效交谈。

3.病程标准

(1)符合症状学标准和严重程度标准至少已持续 1 个月，单纯型另有规定。

(2)若同时符合精神分裂症和情感性精神障碍的症状标准，当情感症状减轻到不能满足情感性精神障碍标准时，精神分裂症状需继续满足精神分裂症的症状标准至少 2 周，方可诊断为精神分裂症。

4.排除标准

排除器质性精神障碍、精神活性物质所致精神障碍和非成瘾物质所致精神障碍。尚未缓解的分裂症患者,若又罹患本项中前两类疾病,应并列诊断。

**(五)治疗要点**

在精神分裂症的治疗中,抗精神病药物起着重要作用。支持性心理治疗是改善患者的社会生活环境以及提高患者社会适应能力的康复措施,亦十分重要。一般在急性阶段,以药物治疗为主。在慢性阶段,康复措施对预防复发和提高患者的社会适应能力有十分重要的作用。

1.治疗总原则

(1)目前虽无法根治精神分裂症,但治疗能减轻或缓解病症,并减少其他疾病的患病率及死亡率。治疗目标是降低复发的频率、该病的严重性及心理社会性不良后果,并增强发作间歇期的心理社会功能。

(2)识别精神分裂症的促发或延续因素,提倡早期发现,早期治疗。应用恰当的药物,进行心理治疗和心理社会康复。后者的目的在于减少应激事件,使患者主动配合治疗。

(3)确定药物及其他治疗,制定全面的全程综合性治疗计划。

(4)努力取得患者及其家属的配合,增强执行治疗计划的依从性。

(5)精神科医师除直接治疗患者,还常作为合作伙伴或指导者,以团队工作的方式与其他人员根据患者的需要,最大限度地改善患者的社会功能和提高患者的生活质量。

(6)以适合患者及其家属的方式提供健康教育,并应贯穿整个治疗过程。

2.精神分裂症各期治疗原则

(1)前驱期:一旦明确分裂症的前驱症状,应立即治疗。药物可用于前驱期、先兆发作,或急性发病的防治以及间歇期症状的改善。

(2)急性期:①尽力减轻和缓解急性症状,重建或恢复患者的社会功能。②尽早使用抗精神病药。经典抗精神病药及利培酮、奥氮平应作为一线药。如存在不依从情况,可用肌内注射或静脉给药。③其他药在一种抗精神病药疗效不佳时可并用,如卡马西平、丙戊酸盐、苯二氮䓬类,可改用氯氮平等二线药物。④药物治疗无效,有紧张症或禁忌证时,电休克治疗(ECT)可作为后备手段。

(3)恢复期:①减少对患者的应激,改善症状,降低复发的可能性,增强患者适应社区生活的能力。如一种抗精神病药已使病情缓解,应续用相同量6个月,再考虑减量维持治疗。②注重心理治疗的支持作用。③避免过度逼迫患者完成高水平职业工作或实现社会功能,这样可增加复发风险。

(4)康复期:①保证患者维持和改善功能水平及生活质量,使前驱期症状或逐渐出现的分裂性症状得到有效控制,继续监测,治疗不良反应。②一旦出现早期症状,应及时干预。③抗精神病药的长期治疗计划应针对药物不良反应与复发风险加以权衡。初发患者经1年维持治疗,可尝试停药;多次反复发作者维持治疗至少5年甚至终身。

3.治疗方法

(1)抗精神病药物治疗:能有效地控制急性和慢性精神症状,提高精神分裂症的临床缓解率;在防止精神衰退治疗中常发挥出积极作用。

(2)电抽搐治疗:对紧张性兴奋、木僵、躁动、伤人、自伤和消极情绪严重者的疗效显著。症状控制后该治疗方法应配合精神药物治疗。

（3）胰岛素昏迷治疗：对妄想型和青春型精神分裂症疗效较好。由于治疗方法复杂,需要专门设施和受过训练的人员监护,治疗期长,该方法几乎已被更方便、安全的抗精神病药物取代。

（4）精神治疗：是指广义的精神治疗,纯精神分析治疗不适用于精神分裂症。精神治疗作为一种辅助治疗有利于提高和巩固疗效,适用于妄想型和精神因素明显的恢复期患者,行为治疗有利于慢性期患者的管理与康复。

（5）精神外科治疗：是一种破坏性治疗措施,在应用其他方法久治无效后使用,是对危及社会和周围人安全的慢性难治患者最后的治疗手段。

## 二、护理评估

在对精神分裂症患者进行护理评估时需注意:要关心和了解患者的需求,不必注重精神分裂症的分型,因为分型与护理计划的制定关系不大;要重视患者的家属、同事、朋友提供的资料,因为许多患者对本身所患疾病缺乏自知力,很难正确反映病史;对患者心理状况、社会功能评估时,可通过与患者的直接交谈从语言、表情、行为中获得直接的资料,或可从患者的书信、日记、绘画中了解情况,临床上还常借助一些评估量表来测定。

**（一）健康史**

（1）个人史：患者是否足月顺产,母亲在孕期及分娩期有无异常,患者的成长及智力情况如何,有无酗酒史,生活能否自理等。

（2）现病史：此次发病的时间、表现,发病有无诱因、对学习或工作的影响程度,患者的就医经过、饮食、睡眠,患者是否服用安眠剂等,有无自杀、自伤、冲动、出走。

（3）既往史：包括患者过去是否发病、第一次发病的时间和表现、治疗经过、效果如何、是否坚持服药、病后的社会交往能力等。

（4）家族史：家族成员中是否有精神疾病患者。

**（二）生理功能**

（1）患者的生命体征是否正常。

（2）患者的饮食、营养状况如何,有无营养失调。

（3）患者睡眠情况如何,有无入睡困难、早醒、多梦等情况。

（4）患者的大小便情况如何,有无便秘、尿潴留等情况。

（5）患者有无躯体外伤。

（6）患者个人卫生是否良好,衣着是否整洁。

（7）患者是否自理日常生活。

**（三）心理功能**

（1）病前个性特点：①患者病前性格特点如何,是内向型还是外向型。②患者的兴趣爱好有哪些,患者的学习、工作、生活能力如何。

（2）病前生活事件：患者在近期（6个月内）有无重大生活事件发生,如至亲的死亡、工作变化、失业、离婚,患者有什么样的反应。

（3）应付悲伤/压力：患者是如何应对挫折和压力的,具体的应付方式是什么,效果如何。

（4）对住院的态度：患者对住院、治疗的合作程度,是否配合治疗和检查,对护理人员的态度怎样。

**(四)社会功能**

(1)社会交往能力:①患者病前的社会交往能力如何,是否善于与人交往。②患者病前对于社会活动是否积极、回避等。

(2)人际关系:患者的人际关系如何,有无特别亲密或异常的关系,包括家属、男/女朋友、同事、同学等。

(3)支持系统:患者的社会支持系统怎样,患病后同事、同学、家属与患者的关系有无改变,家属对患者的关心程度、照顾的方式,婚姻状况有无改变等。

(4)经济状况:患者的经济收入如何,患者对医疗费用支出的态度如何。

**(五)精神状况**

(1)自知力:患者是否承认自己有病,是否有治疗的要求。

(2)思维:①患者有无思维联想障碍,如思维破裂、思维散漫、思维贫乏。②患者有无思维逻辑障碍,如词语新作、逻辑倒错。③患者有无思维内容障碍,如妄想及其内容、程度、频率、持续时间。

(3)情感情绪:患者的情感反应如何,有无情感淡漠、情感迟钝,情感反应与周围环境是否相符等。

(4)意志行为:①患者的意志是否减退,行为是否被动、退缩。②患者的行为与周围环境是否适宜,有无意向倒错。③患者是否出现违拗、空气枕头等现象。

(5)认知:患者有无幻觉、错觉,幻觉的表现形式、内容、程度、频率、持续时间等。

(6)人格的完整性:患者有无人格改变、人格衰退、人格解体等的表现。

**(六)药物不良反应**

患者有无锥体外系反应、自主神经系统反应、药物过敏史等。

### 三、护理诊断

(1)营养失调:营养低于机体需要量,与幻觉、妄想、极度兴奋、躁动、消耗量过大及摄入量不足有关。

(2)睡眠形态紊乱:如入睡困难、早醒、多梦,与妄想、幻听、兴奋、环境陌生、不适应、睡眠规律紊乱等有关。

(3)躯体移动障碍:与疾病症状及药物所致不良反应有关。

(4)感知改变:与疾病症状及药物所致不良反应有关。

(5)思维过程改变:与思维内容障碍(妄想)、思维逻辑障碍、思维联想障碍等有关。

(6)自我形象紊乱:与疾病症状有关。

(7)不合作:与幻听、妄想、自知力缺乏、对药物的不良反应产生恐惧、违拗等有关。

(8)角色紊乱:与疾病症状及药物不良反应有关。

(9)生活自理缺陷:与药物不良反应所致运动及行为障碍、精神障碍、精神衰退导致的生活懒散有关。

(10)有冲动、暴力行为的危险:对自己或对他人有冲动、暴力行为的危险,与命令性幻听、评论性幻听、被害妄想、嫉妒妄想、被控制妄想、精神运动性兴奋、缺乏自知力等有关。

### 四、护理问题

(1)语言沟通障碍:与精神障碍及药物不良反应有关。

（2）个人应对无效：与疾病症状及药物不良反应有关。

（3）功能障碍性悲哀：与精神疾病及药物不良反应有关。

（4）自我防护能力改变：与精神疾病及药物不良反应有关。

（5）社交孤立：与精神疾病及认知改变有关。

（6）医护合作问题：与药物不良反应（如急性肌张力障碍、直立性低血压）有关。

## 五、护理目标

（1）患者能用他人可以理解的语言或非语言方式与人沟通，并表达自己的感受。

（2）患者的精神症状逐步得到控制，日常生活不被精神症状所困扰，能最大限度地完成社会功能。

（3）患者在住院期间不发生冲动伤人、毁物的现象，能控制攻击行为。

（4）患者能学会控制自己情绪的方法，能用恰当的方法发泄自己的愤怒，适当表达自己的需要及欲望。

（5）患者按时按要求进食，患者体重不得低于标准体重的10%。

（6）患者能说出应对失眠的几种方法，患者的睡眠得到改善，能按时入睡，睡眠时间保持在每天 7～8 h。

（7）患者的身体清洁无异味，患者在一定程度上生活自理。

（8）患者愿意配合治疗和护理，主动服药。患者能描述不配合治疗的不良后果。

（9）患者及其家属对疾病的知识有所了解。

## 六、护理措施

在护理措施的实施过程中，建立良好的护患关系，是极为重要且不容易实施的措施。因为多数患者对疾病没有自知力，不认为自己有病，所以拒绝治疗。甚至某些患者将护理人员涉入其精神症状之中，如被害妄想患者，可能认为护理人员也与他人串通加害他（她），因而对护理人员采取敌视态度甚至伤害护理人员。所以，护理人员应掌握与不同患者接触的技巧，与患者建立良好的护患关系。

### （一）生活护理

患者受妄想幻觉内容的支配，拒绝进食；木僵、精神衰退的患者不能料理生活，营养失调；睡眠障碍是各型精神分裂症各阶段的常见症状；抗精神病药物的不良反应也可导致患者生活料理困难，因此做好分裂症患者的生活护理是非常必要的。

1.保证营养供给

精神分裂症患者因进食自理缺陷，往往有营养失调。所以保证患者正常进食，以纠正或防止营养失调，是护理工作面临的常见问题。护理人员应首先了解患者不进食的原因，针对不同原因采取不同的方法，保证患者正常进食。①被害妄想患者害怕食物中有毒而不敢进食，幻听的患者受命令性幻听的支配不愿进食，护理人员应耐心解释、说服，可让患者自己到配餐间参与备餐或现场示范食物无毒后督促其进食，或鼓励其与他病友集体进食。②对坚持不进食者应给予鼻饲或输液。③对兴奋、行为紊乱而不知进食的患者，护理人员宜让其单独进食或喂食，以免干扰其他患者进食。④对木僵患者及服用抗精神病药出现锥体外系反应者，护理人员宜准备半流质或容易消化的食物，协助患者进食，并密切观察，以防止吞咽困难导致噎食。⑤护理人员注意评估患者进食后的情况,有无腹胀等,记录患者的进食量,每周给患者称一次体重。

**2.保证充足的睡眠**

睡眠障碍是精神分裂症患者初发、复发早期常见的症状之一,护理人员应持续评估患者的睡眠情况,如入睡时间、睡眠质量、觉醒时间、醒后能否继续入睡,了解患者睡眠紊乱的原因。①提供良好的睡眠条件,保持环境安静,温度适宜,避免强光刺激。②新入院患者因环境陌生而入睡困难,护理人员应在病房多陪伴患者,直至其入睡。③防止睡眠规律倒置,鼓励患者白天尽量多参加集体活动,保证夜间的睡眠质量。④指导患者使用一些促进睡眠的方法,如深呼吸、放松术。⑤对严重的睡眠障碍患者,经诱导无效,可遵医嘱运用镇静催眠药物辅助睡眠,用药后注意患者睡眠的改善情况,做好记录与交班。

**3.卫生护理**

对生活懒散、木僵等生活不能自理或不完全自理的患者,护理人员应做好卫生护理、生活料理或督促其自理。①对木僵患者应做好口腔护理、二便护理、皮肤护理,做好女患者经期的护理。②保持患者的呼吸道通畅,把卧床患者的头偏向一侧。③对生活懒散者应教会其日常生活的技巧,训练其生活自理能力,如穿衣、叠被、洗脸、刷牙,应循序渐进地训练,不能操之过急,对患者的点滴进步应及时表扬、鼓励。

**4.躯体状况观察**

精神分裂症患者一般很少注意身体方面的疾病,即使有病也不求医,所以护理人员应该经常注意患者的身体状况,及时给予帮助。护理人员宜记录患者服抗精神病药的反应,预防可能出现藏药、拒绝服药的情况发生。在患者服药初期护理人员应特别注意患者是否有药物过敏或嗜睡反应,同时还应预防直立性低血压,告诉患者(或家属)改变体位宜缓慢。

**(二)心理护理**

**1.与患者建立良好的护患关系**

精神分裂症患者意识清晰,智能良好,无自知力,不安心住院,对护理人员有抵触情绪。护理人员只有与患者建立良好的护患关系,取得患者的信任,才能深入了解病情,顺利完成观察和护理工作。护理人员应主动接触、关心、尊重、接纳患者,温和、冷静、坦诚地对待患者,适当满足其合理要求。

**2.正确运用沟通技巧**

(1)护理人员应耐心倾听患者的诉说,鼓励患者说出对疾病和有关症状的认识及感受,鼓励其用语言而非冲动行为表达感受,并做出行为约定,承诺今后用其他方式表达愤怒和激动情绪。

(2)护理人员在倾听时应对每一条诉说做出适当限制,不要与患者争论有关妄想的内容,而是适当提出自己的不同感受,仅在适当时机(如幻觉减少或妄想动摇时),才对其病态体验提出合理解释,并随时注意其反应。

(3)与患者交谈时,态度要亲切、温和,语言具体、简单、明确,对思维贫乏的患者,护理人员不要提出过多要求,给患者足够的时间回答问题,不训斥、不责备、不讽刺患者。

(4)护理人员应避免一再追问妄想内容的细节,以免强化其病理联想,使症状更加顽固。

**(三)社会功能方面的护理**

患者由于意志减退、情感淡漠,多有社会功能缺损或衰退,包括角色紊乱,个人生活自理能力下降或丧失,生活懒散,人际交往能力受损,孤僻,退缩,处于社会隔离状态等。对此,护理人员应鼓励患者参加集体活动,减轻不良刺激因素对患者的影响;安排合理的文娱活动,转移其注意力,缓解其恶劣情绪;当患者情绪稳定后,可与患者共同制定生活技能训练和社交技巧训练计划,鼓励患者自理。对于极度懒散的患者,护理人员还可进行行为治疗,通过社会技能训练、工作康复、娱乐活动等手段,培养良好的生活习惯,促进生活、劳动技能的恢复,延缓精神衰退的进展。

**(四)特殊护理**

1.提供良好病房环境、合理安置患者

(1)护理人员要严格执行病区安全管理与检查制度,注意门窗、钥匙的安全管理。

(2)护理人员要将易激惹与兴奋躁动的患者分开居住与活动。

(3)护理人员要将妄想明显、症状活跃、情绪不稳等的患者与木僵、痴呆等行为迟缓的患者分开安置。

(4)护理人员应避免让有自杀、自伤行为的患者单独居住,可将其安置在重症病房,由专人看护,一旦有意外发生,应及时处理。

2.加强巡视、了解病情

(1)护理人员要及时发现自杀、自伤、冲动或出走行为的先兆。

(2)护理人员要掌握住院患者自杀、自伤、不合作、冲动、出走行为等发生的规律。

(3)护理人员要对有明显危险的患者应严加防范,将其活动应控制在工作人员视线范围内,并认真交接。

3.冲动行为的处理

(1)预防患者冲动行为的发生是非常重要的。护理人员要做好病房的安全管理工作,提供安静、舒适的环境。患者应在护理人员的视线下活动。

(2)护理人员对患者的过激言行不进行辩论,但不轻易迁就。

(3)护理人员在日常沟通、治疗、护理等需与患者发生身体接触时应谨慎,必要时应有他人陪同。

(4)患者一旦出现冲动行为,护理人员应保持冷静、沉着、敏捷,必要时患者信任的护理人员对患者口头限制,并配合药物控制。

(5)患者如有暴力行为,可酌情隔离或保护性约束患者,约束时要向患者说明,并注意约束部位的血液循环,保证患者基本的生理需要,执行保护性约束护理常规。

(6)病情缓解后及时解除隔离或约束,护理人员要向患者讲解冲动的危害性和进行隔离或约束的必要性。

(7)护理人员要对患者做好冲动后心理疏导,让患者讲述冲动原因和经过,和患者共同评价冲动前、后的感觉,让患者说出自己的感受,给予理解和帮助,以便进一步制定防范措施。

(8)护理人员要注意妥善处理遭受冲动损害者。

4.自杀自伤或受伤的处理

(1)患者因幻觉妄想、冲动或怪异行为等,易自杀、自伤或与他人起冲突,护理人员应注意保护患者的人身安全。

(2)对有严重自杀、自伤倾向的患者应禁止其单独活动与外出、在危险场所逗留,外出时应严格执行陪伴制度,必要时设专人护理。

(3)一旦患者发生自杀、自伤或受伤等意外,护理人员应立即隔离患者,与医师合作实施有效的抢救措施。

(4)对自杀、自伤后的患者,护理人员要做好自杀、自伤后心理护理,了解其心理变化,以便进一步制定针对性防范措施。

**5.出走的护理**

对有出走危险的患者,入院时护理人员就应注意热情接待,做好入院介绍。患者出走时,护理人员要立即报告,组织力量及时寻找并通知家属。对出走后回归的患者,护理人员要做好回归后心理护理,并了解出走经过,以便进一步制定防范措施,严禁其单独外出。

**6.妄想与幻觉的护理**

妄想与幻觉是精神分裂症的常见症状,可同时出现,也可单独出现。患者对妄想和幻觉的内容坚信不疑。妄想和幻觉可支配患者的思维、情感、行为,特别是"命令性幻听",患者认为这些"命令"无法抗拒而必须执行,因而产生出走及危害社会、伤害自己和他人的行为,给患者的安全和病区的管理带来很大的困难。护理人员必须根据妄想和幻觉的内容特点及疾病的不同阶段进行护理。

妄想是精神分裂症患者最常见的思维障碍。在妄想内容的影响下,患者出现自杀、伤人、毁物、拒食、拒药等情况,需根据妄想的内容,有针对性地护理。①对有被害妄想者,护理人员应耐心劝导,如其拒食可安排集体进餐;如其对同病房患者有伤害嫌疑,及时将患者安置在不同病房,如护理人员也被牵连进其妄想内容,护理人员不要过多地解释,注意安全,必要时进行调整。②对有关系妄想者,护理人员在与其接触时,语言应谨慎,避免在患者看不到却听得到的地方轻声细语、发出笑声或谈论其病情,以免加重病情。③疑病妄想的患者认为自己患了不治之症,并有许多身体不适的主诉,护理人员要耐心解释,必要时配合医师给予暗示治疗。④自罪妄想的患者认为自己罪大恶极,死有余辜,情绪低落,以致拒绝进食,或捡拾饭菜,或无休止地劳动以求赎罪。护理人员应根据这些特点进行护理,可劝其进食或将饭菜搅拌在一起,使患者误认为是剩饭剩菜,起到诱导进食的效果。对无休止地劳动的患者应限制其劳动强度和时间,督促其休息,避免过度劳累。注意规范患者的行为,对患者的怪异言行不辩论、不训斥,但也不轻易迁就。

对有幻觉的患者,护理人员首先要注意观察其表情、言语、情绪和行为;掌握患者幻觉出现的次数、规律性、内容和时间,根据患者对幻觉所持的态度合理安置病房。①对幻觉出现频繁,并受幻觉支配而产生冲动、伤人、毁物、自伤者,应将其安置在重症监护室,由专门的护理人员护理,以密切观察病情变化,防止意外发生。②护理人员对幻觉出现频繁,影响日常生活的患者,应给予帮助,保证其基本需求。如果患者愿意诉说幻觉的内容,护理人员应认真倾听,给予同情和安慰,使患者感受到理解、关心和信任。③护理人员对因幻觉造成焦虑不安的患者,应主动询问,提供帮助;根据幻觉的内容,改变环境,设法诱导,缓解症状。④护理人员对因幻嗅、幻味而拒食的患者,应耐心解释,并可采取集体进餐的方法,以消除患者的疑虑。⑤有幻触、幻嗅的患者可嗅到病房有异常气味,感到床铺、身上穿的衣服有虫子爬,护理人员可及时为其改善居住条件,更换衣服、被褥。⑥幻觉有时在安静状态或睡眠前出现,可根据患者的特长组织参加文娱治疗活动,以分散患者的注意力;为患者创造良好的睡眠环境,缩短其入睡过程,保证足够的睡眠时间。

当患者对妄想、幻觉的信念开始动摇时,要抓紧时间和患者谈话,分析病情,引导患者进一步认识病态表现,促进自知力的恢复。

**7.不合作患者的护理**

(1)护理人员要主动关心、体贴、照顾患者,使患者感到自己是被重视、被接纳的。

(2)护理人员要选择适当的时机向患者宣传有关知识,帮助患者了解自己的疾病,向患者说明不配合治疗会带来的严重后果。

（3）护理人员要严格执行操作规程,发药速度宜慢,注意力高度集中,发药到手,看服到口,服后检查口腔、舌下、颊部及水杯,确保药物到胃,但要注意采取适当的方式,要尊重患者。

（4）给服药的患者提供透明塑料杯、温开水,这样便于观察。

（5）护理人员一旦发现藏药患者要书面、口头交班,让全体护理人员在发药时重点观察这些患者。

（6）对一贯假服药者,每次服药提前或最后单独进行,便于仔细检查,同时可避免其他患者学习其假服药方式。

（7）护理人员要防止个别患者跑到洗手间用特殊催吐法将尚未溶解的药丸吐出,可观察患者10～20 min。

（8）对拒绝服药的患者,护理人员应耐心劝导,必要时采取注射方式或使用长效制剂。

（9）对药物反应明显的患者护理人员要及时给予处置,以消除患者的不适,提高其对药物的依从性。

（10）护理人员应鼓励患者表达接受治疗时的感受和想法。

8.对意志减退、退缩淡漠的患者

（1）护理人员要教会患者日常生活的基本技巧,开展针对性行为治疗。

（2）护理人员对受到挑衅或攻击时不能采取有效措施保护自己的患者,应加以保护。

（3）护理人员帮助患者制定和实施提高生活自理能力的训练计划,循序渐进,鼓励其参与文娱治疗和体育锻炼。

9.对情感障碍的患者

淡漠是患者的主要情感特点,所以护理人员很难接近患者,与患者有情感上的沟通。护理人员必须坚持以真诚、友善的态度接纳患者,让患者感到他所处的环境是安全的和值得信赖的。护理人员可用语言的或非语言的方式来表达对患者的关注,如鼓励患者说出感受,或利用治疗性触摸,甚至静坐在患者身旁陪伴他。上述方法都有利于帮助患者走出自己的情感困境,改善情感障碍。

10.对木僵患者

护理人员对木僵患者要给予生活护理;维持水、电解质、能量代谢平衡,必要时给予鼻饲;做好预防并发症的护理,如保持呼吸道通畅,做好口腔护理,取头偏向一侧卧位,做好二便护理,预防压疮;必要时遵医嘱配合医师做 ECT（发射型计算机断层成像）,注意观察治疗作用与不良反应。

11.用药护理

护理人员遵医嘱给各种药物,严格执行“三查八对”用药治疗制度,密切观察患者用药后的效果和不良反应,一旦出现异常情况,马上与医师联系并果断处理。

## 七、护理评价

（1）患者的精神症状缓解的情况,是否出现伤人、自伤、毁物等行为。

（2）患者的自知力恢复情况如何。

（3）患者有无意外事件和并发症的发生。

（4）患者最基本的生理需要是否得到满足。

（5）患者是否配合治疗护理,并参加文娱活动。

（6）患者的生活技能、语言沟通及其他社会交往技能的恢复情况如何。

（7）患者的个人应对能力与自我防护能力是否获得改善。

（8）患者对疾病的看法和对治疗的态度是否改变。

（9）患者及其家属对疾病的知识是否有所了解。

## 八、健康指导

精神分裂症是一种迁延性、预后大多不良的精神疾病,且有反复发作的倾向,复发次数越多,其功能损害和人格改变愈严重,最终导致精神衰退和人格瓦解,对患者及其家庭和社会造成很大的损失。精神分裂症患者在症状基本消失后,仍需较长时间的药物维持治疗和接受心理方面的治疗和训练。有效地控制症状复发,使其社会功能和行为得到最大限度的调整和恢复,是精神分裂症患者系统治疗的一个重要步骤。但患者及家属对维持治疗的依从性较差,可能不了解疾病的特点,不能耐受药物的不良反应,也可能对疾病的治疗失去信心,最终导致疾病加重。因此,对恢复期患者及其家属做好疾病知识的宣传和教育,是精神科护理人员的重要工作之一。

（1）护理人员要教会患者和家属有关精神分裂症的基本知识,让患者和家属知道精神分裂症是容易复发的精神疾病,使其认识到疾病复发的危害,认识药物维持治疗、心理治疗对预防疾病复发及防止疾病恶化的重要性。

（2）护理人员要让患者及家属知道有关精神药物的知识,对药物的作用、不良反应有所了解,告诉患者服用药物应维持的年限及服用中的注意事项;教育患者按时复诊,在医师指导下服药,不擅自增加或减少药量或停药;使患者及家属能识别药物不良反应的表现,并能采取适当的应急措施。

（3）护理人员要教育患者及家属能识别疾病复发的早期征兆,若出现睡眠障碍、情绪不稳、生活不自理、懒散、不能正常完成社会功能,应及时到医院就诊。

（4）护理人员要教育患者正确对待和处理生活中发生的各种事件,适应并正确处理与自己有关的社会矛盾,引导患者扩大接触面,克服自卑心理,树立坚强的意志,与外界保持良好的人际关系。

（5）护理人员要教育患者保持良好生活习惯,让其保持有规律的生活,保证充足的睡眠,进行适度的娱乐活动、适当的体力劳动,合理用脑。

（6）护理人员要教会患者和家属应对各种危机(如自杀、自伤、冲动)的方法。

**（刁咏梅）**

# 第四节　情感性精神障碍

## 一、疾病概述

### (一)情感性精神障碍的概述

人们对情感性精神障碍的认识是一个漫长的过程。公元前 8 世纪就有忧郁的临床描述。公元前 4 世纪,Hippocrates 首创"忧郁"这一名称,将抑郁症描述为"厌食、沮丧、失眠、烦躁和坐立不安",认为它是黑胆汁和痰淤积而影响到脑功能所致。关于躁狂和抑郁的关系,早在公元前1世纪就有记载,临床上发现躁狂和抑郁可以存在于同一患者的不同时期,患者表现出间歇性的愤怒、情感不稳、易激惹、失眠,有时感到悲伤和自卑,有交替发作的倾向。1854年,法国医师Falret发现躁狂和抑郁在同一患者身上交替出现,命名为"环性精神病",其症状为发作性,可自行缓解。1882年,德国精神病学家Kahlbaum首先提出躁狂和抑郁是同一种疾病的两个阶段,指出该病的主要特征是精神活动的完整性,情感、思维、行为的协调性,同时他把慢性抑郁命名为恶劣心境,将以心境高低波动为特征的障碍命名为环性精神障碍。1896年,德国精神病学家Kraepelin通过多年的纵向观察研究,将躁狂和抑郁合二为一,命名为躁狂抑郁性精神病(manic depressive psychosis,MDI),该命名一直沿用至今。他观察发现该病在发作期以情感障碍为主要表现,预后良好,无精神衰退,呈周期性病程。1951年Bleuler采用"情感性精神病"一词,主要指双相情感性精神障碍和临床表现较重的躁狂发作或抑郁发作,未包括各类症状较轻的躁狂或抑郁的一些亚型。1957年,德国的Leonhard根据情感相位特征提出单相与双相障碍的概念,既有躁狂又有抑郁发作者称为双相障碍。反复出现躁狂或抑郁发作而无相反相位者,称为单相障碍,提出了遗传是区分单、双相障碍的重要因素。1966年,Angst和Peris的研究进一步证实了Leonhard单、双相障碍的分类概念,并逐渐被人们所接受,现已成为情感性精神障碍的分类基础。

**(二)情感性精神障碍的分类**

情感性精神障碍的分类较为复杂,由于该病的病因未明,以致产生各种观点,并提出不同的分类。一般来讲,对躁狂症分类的不同观点较少,而对抑郁症分类的不同观点较多,因此分类主要是对抑郁症的。

1.根据病因分类

(1)原发性/继发性:由Robins和Guze(1970年)首先提出,这种分类主要基于情感性精神障碍的发生是否继发于其他精神疾病或躯体疾病,或由酒精中毒或其他物质所致。继发者既往无情感性精神障碍发作史,而有其他精神疾病、躯体疾病或物质滥用史等。原发者既往健康或有情感性精神障碍史,而不是基于症状差异及有无明显的社会应激。有人估计原发性情感性精神障碍约占55%,继发性占33%,难以区分者占12%。

(2)反应性/内源性:由Gilespie(1929年)最早提出,他把由外界应激反应所产生的抑郁称为反应性,而与环境无关者称为内源性。反应性抑郁多起病急,在应激事件后发生,临床上有焦虑、激越、易激惹和恐怖等症状,常是可理解的正常痛苦体验和失望情绪的延续,患者伴有入睡困难,病程短,多在1～2个月恢复。内源性抑郁缺乏促发的应激,具有一定的生物学基础,临床上除有抑郁心境、兴趣丧失、自责自罪外,尚有食欲下降、体重减轻、性欲低下、早醒及抑郁情绪呈昼重夜轻改变的生物学症状,患者对抗抑郁药及电痉挛的反应较好。

2.根据症状分类

(1)精神病性/神经症性:精神病性是指患者检验现实能力丧失,伴有幻觉、妄想或木僵等精神病性症状。精神障碍程度严重,属于重性精神病范畴。神经症性是指非精神病性的,患者推理、判断虽有歪曲,但没有丧失现实接触能力。有人认为精神病性抑郁是一种独立的亚型,患者家族中患精神病性抑郁的比例较高,血清中多巴胺-β-羟化酶的活性低,尿中3-甲氧基-4-羟基苯乙二醇的含量低,脑脊液中高香草酸的含量高,血清皮质醇水平高、地塞米松抑制试验阳性率高。神经症性抑郁发病具有一定的心理因素,由内心冲突引起,是对失望产生的一种过分沮丧反应,是长期适应不良人格特征的结果。临床上主要表现焦虑、易激惹、入睡困难,无内源性抑郁症的生物学症状,病程呈慢性、波动性。

(2)激越性与迟滞性:前者以焦虑、激越为突出症状,精神运动性抑制症状不明显;后者有明显的精神运动性抑制及思维迟缓,常伴有生物性症状,如睡眠障碍、食欲降低。

3.根据病程分类

(1)单相与双相:由 Leonhard(1962 年)首先提出,既有躁狂发作,又有抑郁发作者称为双相障碍;只表现为躁狂或抑郁者为单相障碍。根据 Perris(1966 年)的调查,单相躁狂仅占 1.1%。长期纵向研究发现在躁狂发作前常有轻微和短暂的抑郁发作,所以多数学者认为有躁狂发作就是双相障碍,只有抑郁发作才是单相障碍。正因为这样,在世界卫生组织的《疾病和有关健康问题的国际分类》(ICD-10)和美国的《精神障碍诊断与统计手册》(DSM-Ⅳ)中将有躁狂发作者称为双相障碍,但《中国精神障碍分类与诊断标准第 3 版》(CCMD-3)中仍保留反复发作躁狂的诊断。

DSM-Ⅳ中将双相分为两个亚型。双相Ⅰ型:患者有躁狂、抑郁发作史,躁狂发作严重。双相Ⅱ型:患者有躁狂、抑郁发作史,抑郁发作重,躁狂发作轻;与双相Ⅰ型不同,患者不但躁狂程度轻,而且家族中患双相Ⅱ型者比患双相Ⅰ型多,另外发作次数较多,对治疗的反应可能较差。

(2)发作性与慢性:一般认为情感性精神障碍是一种发作性、周期性、自限性的疾病,发作间歇期,病情可充分缓解。近年来发现有 15%的患者多次反复发作,迁延多年,趋于慢性。

4.根据年龄分类

根据年龄分类可分为更年期抑郁和老年期抑郁。更年期抑郁主要在中年以后发病,在女性中较多见,伴有应激因素,其特点是激越和疑病症状明显。老年期抑郁是指首次发病于老年期,临床特点是以情绪低落、焦虑、迟缓、绝望感及躯体症状为主,但不能归因于躯体疾病或脑器质性病变,一般病程较长,部分患者预后不良。

5.根据分类系统分类

目前,在我国使用的精神障碍分类系统主要有世界卫生组织的 ICD-10、美国的 DSM-Ⅳ、我国的 CCMD-3。这些分类标准对情感性精神障碍的分类简述如下。

(1)ICD-10 情感性精神障碍的分类:①躁狂发作。②双相障碍。③抑郁发作。④复发性抑郁发作。⑤持续性情感性精神障碍。⑥其他情感性精神障碍。⑦未特定的情感性精神障碍。

在 ICD-10 中,躁狂和抑郁发作分别根据严重程度分为轻度、中度、重度,再按有无精神病性症状分别列出。

(2)DSM-Ⅳ情感性精神障碍的分类:主要包括三部分内容。①抑郁障碍:重性抑郁障碍、恶劣情感性精神障碍、未在他处标明的抑郁障碍。②双相障碍:双相Ⅰ型障碍、双相Ⅱ型障碍、环性情感性精神障碍、未在他处标明的双相障碍。③其他情感性精神障碍:DSM-Ⅳ强调在诊断情感性精神障碍时要注明病情轻重和病程特点,以及是否伴有精神病性症状等。

(3)CCMD-3 情感性精神障碍的分类:①躁狂发作。②双相障碍。③抑郁发作。④持续性情感性精神障碍。⑤其他或待分类的情感性精神障碍。

CCMD-3 中情感性精神障碍的分类条目与 ICD-10 相比,列出了单相躁狂症的分类,并将反复发作躁狂症置于躁狂症中,而不作为双相障碍的一种亚型。

**(三)情感性精神障碍的临床表现**

情感性精神障碍的分型较多,这对制定治疗方案非常重要。临床表现分为抑郁发作和躁狂发作两种,某些患者可同时存在抑郁和躁狂症状,称为混合状态。

1.抑郁发作

抑郁发作一般起病较缓,但由突然的心理社会因素诱发者发病较急。抑郁发作的表现可分为核心症状群、生物性症状群和其他伴随症状群三个方面。

(1)核心症状群。抑郁发作的核心症状包括心境低落、兴趣或乐趣丧失及精力下降。诊断抑郁状态要求至少存在两个症状。①心境低落:抑郁发作时的总体情绪基调是低沉、灰暗的,抑郁心境的程度可以从轻度的情绪不佳到悲伤、悲观绝望。患者主诉心情沉重,高兴不起来,即使有让人高兴的事情,患者感觉到的也只是痛苦难熬,觉得生活没有意义,有度日如年之感。这种心境低落不能通过自我调节、他人安慰以及改变环境等得到有效缓解。患者通常表述在抑郁状态下所体验到的悲伤情绪与丧失亲友所导致的悲哀不同,这是区别内源性抑郁和反应性抑郁的要点之一。②兴趣或乐趣丧失:兴趣丧失是指患者对日常活动以及既往的爱好丧失了热忱和兴趣。兴趣的丧失往往从某些方面开始,随着抑郁症状的发展,患者逐渐对任何事物都失去了兴趣,疏远亲友,回避社交,离群索居。乐趣丧失又称为快感缺失,是指患者无法从生活中体验到乐趣,对能享受乐趣的活动无愉快感,对令人愉快的环境缺乏情感反应。③精力丧失:患者的精力明显减退,表现为无任何原因地持续疲乏,休息也不能够缓解。开始时患者常感到精力不足,易疲乏,被动、机械地参加一些日常活动。随着病情加重,患者更加无精打采,做任何事情都感到吃力,干不了家务,也难以胜任工作,丧失了主动性和积极性,变得懒散。

以上三个核心症状相互联系,可以在同一患者身上同时出现,但很多患者只是以其中某个或两个症状更为突出。例如,有的患者否认情绪低落,但是对周围事物不感兴趣;而有的患者有时能够参加一些社交或者娱乐活动,表面看来兴趣仍然存在,但进一步询问发现其无法在这些活动之中获得乐趣,缺乏愉快感。

(2)生物性症状群。生物性症状群包括以早醒为特征的睡眠障碍、食欲下降、性欲下降、以肠胃道症状为主的躯体不适症状(检查不出器质性病变)、精神运动性迟滞等。①睡眠障碍:失眠是抑郁状态常见的伴随症状之一,也是不少患者就诊的首要主诉。表现为无原因的顽固性长时间失眠,包括入睡困难、睡眠浅、易惊醒、多梦、早醒、醒后无法再入睡以及睡眠感缺失等。其中以早段失眠(入睡困难)最为多见,而以末段失眠(早醒)最具有特征性。抑郁症患者在清晨醒来,尤其四五点钟是情绪最低的时期(与皮质激素分泌最低点的规律一致),最为难熬和痛苦,此时自杀观念最为强烈。不典型患者可以出现贪睡、睡眠过多的情况。②食欲下降:多数抑郁状态的患者都有食欲下降和体重减轻的症状。轻者表现为食之无味,但自己能够勉强进食,进食量没有明显减少,体重在一段时间内也没有明显变化;随着病情发展,严重者完全丧失了进食的欲望,体重明显下降,甚至导致营养不良。少数不典型患者则表现为食欲亢进和体重增加。③性欲下降:在抑郁发作的早期就可能出现性欲降低甚至完全丧失。男性患者可能出现阳痿,女性患者的快感缺失。有些患者能够勉强维持性行为,但无法从中体验到乐趣。④躯体症状:抑郁症患者有时以各种躯体不适为主诉,常到综合医院反复就诊及检查,都不能发现明确的器质性病变。症状可涉及全身各个系统,从含糊不清的身体感觉到具体的脏器不适,包括头痛,头胀,全身疼痛、发冷,周身无力,胃肠道功能紊乱,心慌气短乃至胸前区疼痛,尿频,尿急等。其中以肠胃道症状最为多见。⑤昼重夜轻的节律变化:抑郁状态患者的总体情绪基调是低落的,但在一天之中这种抑郁情绪也会有所变化,即昼重夜轻。患者的症状在清晨醒来时最为严重,患者为新的一天而担忧,不知道自己如何继续生活,而在下午和晚间症状有所减轻。这是内源性抑郁的典型表现。心因性抑郁的症状往往在下午或晚间加重。⑥精神运动性迟滞和激越:约半数抑郁状态的患者存在精神运动性迟滞,是抑郁症的典型症状之一,多见于内源性抑郁。患者整个精神活动呈现显著的、普遍性的抑制,做任何事情都缺乏动力,具体表现为思维发动迟缓和闭塞、联想困难,患者感到自己变笨了,反应迟钝,记忆力减退,注意力下降;言语、行动迟钝、缓慢,语调低沉,答话简单,面部表情贫乏或缺乏,人际交流差或缺乏交流,工作效率下降。严重者不语、不动、不食,可达木僵程度。

精神运动性激越的患者则与之相反,大脑持续处于紧张状态,思维内容杂乱,缺乏条理。患者无法集中注意力思考问题,思维的效率下降;在言语、行为上则表现为烦躁不安、易激惹,无目的的失控行为过多。

(3)其他伴随症状群:明显的认知症状包括负性认知偏差(自我评价过低,自责自罪,出现无价值感、无用感和无助感),注意力集中困难和记忆力减退。焦虑症状也非常常见,严重病例还可能出现幻觉、妄想等精神病性症状,此时自知力可能不完整。

认知症状。①负性认知偏差:早在20世纪70年代,Beck即提出了抑郁症患者存在和心境一致的负性认知偏差。患者自我评价过低,过分贬低自己的能力,以批判、消极和否定的态度看待自己的现在、过去和将来,出现自责、内疚、无价值感、无助感,严重时可出现自罪观念甚至罪恶妄想。有人将其总结为"三自"(自责、自罪、自杀)和"三无"(无望、无用、无助)症状。②认知功能损害:抑郁症伴发的认知损害以注意力和记忆力下降为主。患者感到自己思维迟钝,脑力劳动效率降低,理解力变差,犹豫不决或踌躇,记忆力降低,注意力涣散,难以胜任正常的工作。这类症状能够随着治疗后抑郁情绪的好转而清除。

自杀观念和行为:自杀是抑郁症患者最严重而危险的症状,也是抑郁症患者的主要死亡原因。约半数的抑郁症患者会出现自杀观念。患者经常会想到与死亡有关的内容,觉得生活没有意思,人生不值得留恋,出现生不如死的感觉,进而主动寻找自杀的方法,采取行动。自杀观念可能在疾病的早期就出现,有10%~15%的抑郁症患者最终死于自杀。偶尔患者会出现"扩大性自杀",如女性患者杀死自己的孩子后再自杀,不希望孩子留在世上继续痛苦。

焦虑症状:焦虑与抑郁常常伴发,而且是抑郁症的主要症状,在老年期抑郁症患者中尤其多见。常见的焦虑症状包括坐立不安、心神不宁、莫名惊恐和过度担心等。主观的焦虑症状常伴有一些躯体症状,如胸闷、心慌、气促、尿频、多汗。临床上将具有明显焦虑色彩的抑郁症称为激越性抑郁症。

精神病性症状:严重病例可能出现幻觉、妄想等,但一般不成为主要临床表现。内容多以抑郁情绪为背景,如罪恶妄想、虚无妄想、被害妄想;幻听内容则以自我谴责和嘲弄多见。这些幻觉和妄想一般不具有原发、荒谬等精神分裂症的特征。

很多抑郁症患者伴有强迫症状,以强迫性思维多见,患者多反复思考和担心发生不好的事情。

自知力:相当一部分的抑郁症患者自知力完整,主动求治。存在精神运动性迟滞症状、木僵,伴有精神病性症状,具有明显自杀倾向患者的自知力受损,缺乏对自己当前状态的认识,甚至完全丧失自知力。双相障碍抑郁症患者的自知力不如单相抑郁症患者保持得完整。

2.躁狂发作

躁狂发作一般起病较急。以持续的情绪高涨或者易激惹为核心症状,伴有思维奔逸、自我评价过高、活动增多、食欲和性欲增强、睡眠需求减少等。典型躁狂发作的临床相即协调性精神运动性兴奋,也称躁狂性兴奋。

(1)主要症状:情绪高涨和易激惹是躁狂发作的核心症状,是诊断所必需的。此外,情绪高涨和易激惹、思维奔逸、意志行为活动增多共同构成了躁狂发作的"三高"症状。

情绪高涨和易激惹:患者表现轻松、愉快,整日兴高采烈,洋洋自得,觉得周围的一切都非常美好,生活绚丽多彩,自己也无比幸福和快乐,常自称为"乐天派"。患者显得豁达、开朗、幽默、诙谐,其情绪高涨往往生动、鲜明、与内心体验及周围环境相协调,具有一定的感染力,往往能引起周围人的共鸣。

部分患者的愉快心境不明显,患者变得情绪不稳定,易激惹,对轻微的刺激回应强烈的情绪反应,如大发脾气、狂笑或大哭;可因小事或要求未得到满足而暴跳如雷,出现冲动伤人毁物的行为。通常这种情绪持续时间短,转瞬即逝,患者也并不在意或计较。

思维奔逸:患者的联想过程明显加快,头脑中的概念接踵而至,思维内容丰富;常引经据典、高谈阔论、滔滔不绝;内容夸大,虽并不荒谬,但显得肤浅和表面化,凌乱而不切实际,给人以信口开河之感。患者常主诉"变聪明了""嘴巴跟不上脑袋想的速度"。客观观察可以发现患者说话的速度比正常时快很多,用词也变得非常灵活多样,善用形容词,显得颇具文采。当患者思维速度过快,口头表达跟不上时,就如同思维松弛一样漫无主题,需仔细分析才能发现词句间的联系。

意志行为活动增多:言语动作增多是情绪高涨和思维奔逸的外部表现。患者常口若悬河,即使口干舌燥也不停止。患者表现精神运动性兴奋状态,其目的性活动明显增多,整日忙碌不休,打电话、定约会、到处奔波,去完成其伟大计划或使命。患者喜热闹,爱与人交往,与不相识的人也一见如故。患者兴趣广泛但无定性,做事有始无终。患者爱打扮,行为轻浮,爱接触异性,有时举止粗鲁,不计后果;凡事缺乏深思熟虑,行为冲动,具有冒险性。患者精力充沛,好管闲事和打抱不平,爱提意见;凡事以自我为中心,经常与人争执、谩骂,甚至伤人。患者的言语和行为动作常一起增多,表现载歌载舞、手舞足蹈。患者爱出风头,喜欢在大庭广众之下表演,如自告奋勇为众人献艺或发表演讲,成为令人瞩目的中心人物。

(2)其他症状。

自我评价过高:在情绪高涨的背景上,患者常自我感觉良好。患者感到身强力壮,精力充沛,自己才思敏捷,能够一目十行,往往过高地评价自己的才智、地位,自命不凡,盛气凌人,可出现夸大观念。患者认为自己肩负着极为重大的使命,具有特殊的才能;认为自己受到重用,将要担任某组织的领导等。夸大观念可发展为夸大妄想,荒谬程度多不高,有时在夸大的基础上出现关系妄想、被害妄想,多为时短暂。

判断力降低:患者表现得胆大、轻率,乱投资,喜接近异性。患者无节制地取乐而不计后果,行为冲动,例如,性生活方面不检点,无自控地狂买乱购大量无用处的东西。患者处事鲁莽,欠深思熟虑,冲动性地到处投资、签约,到头来血本无归。患者追求刺激,行为具有冒险性,吸烟、酗酒或者滥用药物,甚至触犯法律。

注意力分散:患者的主动和被动注意力均有增强,但不能持久。患者容易受周围环境变化的影响而突然改变话题,因此叙述一个问题时常有始无终。患者可出现观念飘忽、音联、意联。患者难以集中注意力完成正在从事的任务,办事虎头蛇尾,不断发现新的目标,投入新的活动或计划。

食欲及性欲增强:躁狂症患者食欲明显增加,有的患者饮食无节,暴食或贪食。因患者活动增多,体力消耗过大,有时体重下降。在无法正常饮水、进食和睡眠的情况下,患者可能明显消瘦甚至衰竭。躁狂症患者常酷爱打扮,浓妆艳抹,喜爱色彩鲜明的服饰,性欲增强,包括两性社交和性生活的增加。

睡眠需求减少:躁狂症患者表现明显的睡眠减少,每天仅睡几个小时,仍然精力充沛,丝毫不感到疲倦,可以夜以继日地工作。患者常主诉"太忙了,没有时间睡觉"。

精神病性症状:躁狂症患者自我评价过高,其夸大观念有时可达到夸大妄想的程度,如认为自己是最伟大的,是世界上最富有的,等等,内容不如精神分裂症的荒谬。患者在此基础上可能继发关系妄想和被害妄想等,但一般持续时间不长,多随情感症状的消失而缓解。

自知力:处于躁狂发作中的患者不觉得自己的行为活动有何不妥,早期可能会承认自己的心情和精力有所改变,但很满意这种状态,多数不会主动就医,往往是疾病发展到了严重的程度,才被家人或朋友送往医院。其自知力不佳,甚至缺乏。

## 二、护理评估

对情感性精神障碍患者进行评估时,除了从现病史、既往史、个人发育史、家族史等方面进行评估外,还应从生理功能、心理功能和社会功能等多方面去了解和评估患者的病前个性特点、病前生活事件、应对挫折和压力的行为方式和效果;了解患者所面临的困境和出现的问题,对治疗的态度;还应对患者的家庭、生活环境、可利用的社会支持系统等情况进行全面分析,特别是对患者的危险行为(如自杀、伤人)要重点评估。对患者的精神状况进行评估时,除了要进行详细的精神检查外,还可以使用心理测量工具来评估躁狂、抑郁、焦虑等情绪的严重程度,可使用汉密尔顿抑郁量表、汉密尔顿焦虑量表等。

**(一)躁狂发作的护理评估**

1.健康史

(1)个人史:患者的母亲在孕期是否正常,患者是否足月顺产,患者的成长及发育情况、学习及智力状况等如何。

(2)既往史:患者以往健康状况如何,患者有无慢性病史,患病的经过、诊断及治疗效果如何。

(3)疾病史:患者以往精神障碍病史,患病的经过、诊断及治疗效果如何。

(4)家族史:患者家族中有无患精神疾病的亲属,与患者的密切程度、具体发病情况如何。

(5)生活习惯:患者的饮食量、进餐次数、进餐时间如何,有无特殊的饮食嗜好;患者生活自理能力如何,患者能否自行洗漱、进餐、整理个人卫生、按时起居等。

2.生理功能方面

了解患者的意识状态、生命体征;患者的睡眠情况,有无入睡困难、早醒、多梦、睡眠减少等情况;患者的二便情况,有无便秘、尿潴留等情况;患者的营养状况,有无营养失调、食欲旺盛等情况;患者有无躯体外伤;患者的个人卫生情况;患者是否有穿奇装异服的情况。

3.心理功能方面

(1)病前个性特点:患者病前个性特点如何,兴趣爱好有哪些,学习、工作、生活能力如何。

(2)病前生活事件:患者在近期(6个月内)有无重大生活事件发生,如至亲死亡、工作变化、离婚。

(3)应付悲伤/压力:患者是如何应对挫折和压力的,具体的应付方式是什么,效果如何。

(4)对住院的态度:患者对住院、治疗的合作程度,是否配合治疗和检查,对护理人员的态度怎样。

4.社会功能方面

（1）社会参与能力：患者病前的社会参与情况如何，如积极、独处、退缩。

（2）人际关系：患者的人际关系如何，有无特别亲密或异常的关系，包括家属、男/女朋友、同事、同学等。

（3）支持系统：患者的社会支持系统怎样，患病后同事、同学、家属与患者的关系有无改变，家属对患者的关心程度、照顾的方式，婚姻状况有无改变。

5.精神状况

对患者的情感、认知及行为反应等方面进行全面评估。

（1）情感情绪：患者有无情绪高涨、易激惹、兴奋、情绪不稳等表现。

（2）认知：患者有无幻觉、错觉、注意力随境转移，患者思维障碍的表现形式怎样。

（3）行为与活动：患者有无冲动；患者的行为与周围环境是否适切；患者的语言有无增多、夸大，患者是否好提意见；患者的活动有无增多，患者是否精力充沛、爱管闲事、行为鲁莽、有冒险性等情况；患者是否兴趣广泛而无定性。

（4）自知力：患者是否承认自己有病，是否有治疗的要求。

6.药物不良反应

患者有无手震颤、恶心呕吐、运动失调等表现，有无药物过敏史。

**（二）抑郁发作的护理评估**

1.健康史

与躁狂发作的护理评估相同。

2.生理功能方面

了解患者的意识状态、生命体征；患者的睡眠情况，有无入睡困难、早醒、多梦、醒后难于入睡等情况；患者的二便情况，有无便秘、尿潴留等情况；患者的营养状况，有无营养失调、食欲减退等情况；患者有无躯体外伤；患者的个人卫生情况，患者的衣着是否整洁，生活是否自理。

3.心理功能方面

与躁狂发作的护理评估相同。

4.社会功能方面

与躁狂发作的护理评估相同。

5.精神状况

对患者的情感、认知及行为反应等方面进行全面评估。

（1）情感的情绪：患者有无情绪不稳、情绪低落、焦虑、抑郁、无助感、无用感、罪恶感、沮丧，尤其是有无自杀意念。

（2）认知：患者有无认知范围变小，过分注意自己，忽视外界环境的情况；患者有无幻觉、错觉；患者思维障碍的表现形式怎样，如缓慢、自责、自罪。

（3）行为与活动：患者有无自伤、自杀、哭泣等行为反应；患者的行为与周围环境是否适切；患者有无语言活动减少、不食、不动、抑郁性木僵的表现。

（4）自知力：患者是否承认自己有病，是否有治疗的要求。

6.药物不良反应

患者有无直立性低血压、头晕、排尿困难及药物过敏史。

### 三、护理诊断/问题

**(一)常用护理诊断/问题**

1.躁狂发作的护理诊断

(1)有暴力行为的危险:与情感控制力下降、激惹状态、挑衅滋事、意识障碍所致谵妄和错乱等有关。

(2)有外走的危险:与情绪控制力下降、缺乏自知力有关。

(3)营养失调:营养摄入低于机体需要量,与极度兴奋、活动过多、消耗增加、摄入不足等有关。

(4)睡眠形态紊乱:入睡困难、睡眠需求减少,与精神运动性兴奋有关。

(5)思维过程障碍:与躁狂所致的思维联想过程和思维内容障碍有关。

(6)个人应对不良:与好管闲事、情绪不稳定、易激惹有关。

(7)自知力不全或缺乏:与疾病所致精神症状有关。

2.抑郁发作的护理诊断

(1)有自伤(自杀)的危险:与抑郁、悲观情绪、自责和自罪观念、自我评价低、无价值感等有关。

(2)焦虑:与情绪抑郁、无价值感、罪恶感、内疚、自责、疑病等因素有关。

(3)营养失调:营养摄入低于机体需要量,与抑郁所致食欲下降,自罪、木僵状态等所致摄入量不足有关。

(4)睡眠形态紊乱:早醒、入睡困难,与情绪低落等因素有关。

(5)思维过程障碍:与认知障碍、思维联想受抑制有关。

(6)个人应对无效:与情绪抑郁、无助感、精力不足、疑病等因素有关。

(7)自知力不全或缺乏:与精神疾病症状有关。

(8)自我防护能力改变:与精神运动抑制、行为反应迟缓有关。

**(二)其他护理诊断/问题**

1.躁狂发作的护理诊断

(1)生活自理能力下降:与极度兴奋有关。

(2)便秘:与生活起居无规律、饮水量不足等有关。

(3)感知改变:与躁狂的感知改变有关。

(4)不合作:与自知力缺乏有关。

(5)社交障碍:与极度兴奋、易激惹有关。

(6)医护合作性问题。①药物不良反应:包括恶心、呕吐、疲乏、思睡、共济失调、震颤等。②电痉挛治疗的并发症:包括骨折、脱臼、误吸、呼吸暂停等。

2.抑郁发作的护理诊断

(1)生活自理能力下降(缺失):与精神运动迟滞、兴趣降低、无力照顾自己有关。

(2)便秘与尿潴留:与日常活动减少、胃肠蠕动减慢、药物不良反应有关。

(3)情境性自我贬低:与抑郁情绪、自我评价过低、无价值感等有关。

(4)不合作:与自知力缺乏有关。

(5)社交孤立:与抑郁和悲观情绪、社会行为不被接受、社会价值不被接受等有关。

(6)绝望:与严重的抑郁情绪、认知功能障碍等有关。

(7)医护合作性问题。①药物不良反应:包括口干、恶心、视物模糊、步态不稳、运动失调、震颤、体重增加等。②电痉挛治疗的并发症:包括骨折、脱臼、误吸、呼吸暂停等。

## 四、护理目标

### (一)躁狂发作的护理目标

(1)患者的生活起居有规律,饮水充足,便秘缓解或消失,睡眠恢复正常。

(2)患者过多的活动量减少,机体消耗与营养供给达到基本平衡。

(3)患者的情绪高涨、思维奔逸等症状得到基本控制。

(4)在护理人员的帮助下,患者能控制自己的情绪,学会用恰当的方式表达愤怒,不发生伤害他人或自杀的行为。

(5)建立良好的护患关系并协助患者建立良好的人际关系。

(6)患者了解躁狂发作的相关知识,能恰当地表达自己的需求。

(7)在护理人员的协助下,患者的生活自理能力显著改善。

### (二)抑郁发作的护理目标

(1)患者摄入营养均衡的食物,体重未下降。

(2)患者在不服用药物时,每晚有6～8 h的睡眠时间,对睡眠有自我满足。

(3)尽早发现便秘与尿潴留的征兆,患者对腹胀、粪便干结、排尿困难等不适能及时诉说。

(4)患者的抑郁情绪得到缓解,患者对治疗有信心。

(5)患者在住院期间不伤害自己。

(6)患者能用语言表达对于自我、过去和未来的正向观点,出院前自我评价增强。

(7)患者能自理个人日常生活,能保持床单位的清洁。

(8)患者愿意并适当与他人交往。

(9)患者能叙述与疾病相关的知识,用适当的方式宣泄内心的抑郁与愤怒,恰当地表达个人需要,有适当的应对方式。

## 五、护理措施

情感性精神障碍患者都是独特的个体,尽管他们的医学诊断相同、护理诊断也可能相同,但是每一个患者的护理措施不尽相同。为了更有效地帮助患者,护理措施必须遵循个体化的原则。以下介绍的内容虽有普遍意义,但选用时应考虑患者的个体特点。

### (一)躁狂发作的护理措施

1.生活护理

躁狂患者因过度忙碌于自认为伟大的事情,而忽视了最基本的生理需要,因此补充水分和营养、加强个人卫生、保证充分休息是非常必要的。

(1)病房环境:护理人员应提供安静的病房环境,室内物品力求简单,注意室内物品颜色淡雅,可帮助患者安定情绪;让冲动或易激惹的患者分开活动与居住。

(2)维持足够的营养和水分:因为躁狂患者活动多、话多,体力消耗大,容易造成水分和营养的不足。所以护理人员应提供患者喜欢吃且高热量、高营养、易消化的食物,定时、定量地提供水分和水果,保证患者水、电解质的平衡。躁狂患者进餐时最好在单独房间,以防止周围环境、人群对患者的影响。患者如果处于极度兴奋状态,护理人员可在数人协助或保护下对患者耐心喂食。护理人员应选择合适的时机向患者讲解饮食无规律、无节制的危害,引导患者自行控制过度活动和正常进食、饮水。

(3)睡眠护理:护理人员应提供良好睡眠环境;减少患者日间卧床时间;在患者睡前为其提供热牛奶,让其用热水泡脚;教会患者2～3种应对失眠和早醒的方法,如深呼吸、听轻音乐;遵医嘱给予药物,在药物的帮助下,保证患者足够的睡眠。

(4)个人仪表与服饰:护理人员应指导患者料理个人卫生和保持服饰整洁,婉转地指正患者异常的打扮和修饰,耐心教育患者,使其服饰符合个人的身份和年龄。

2.患者的特殊护理

躁狂发作者往往有用不完的精力,加上活动增多,急躁不安,易出现破坏行为,不仅使自身体力衰竭,还可伤害到别人或周围的物品,因此做好安全的护理,引导患者朝建设性方向消耗过剩的精力是护理人员很重要的工作。

(1)护理人员应教育患者自觉遵守和执行安全管理和检查制度。门窗、门锁有损坏,需要及时修理。凡是有患者活动的场所都应有护理人员看护。护理人员要对患者及其家属进行安全知识的宣传和教育。

(2)护理人员态度和蔼,不用刺激性的语言,对患者的过激言论不辩论,但不轻易迁就,对其打抱不平的行为必须婉言谢绝。在沟通、治疗和护理中,护理人员与患者发生躯体接触时应谨慎,必要时要有他人陪同。

(3)护理人员应教给患者控制和发泄情绪的技巧,如焦虑时从1数到10,冲动时可做操、跑步、撕纸片等。

(4)护理人员可根据患者的病情及医院场地设施等,安排既需要体能又不需要竞争的活动项目,如健身运动、跑步;引导患者参与他喜爱的活动,如打球、唱歌、跳舞、小手工制作、参与病房卫生的打扫;也可鼓励患者把自己的生活经历写或画出来,这类静态活动既减少了活动量,又可表达感受。护理人员对患者完成的每一项活动应及时予以鼓励和肯定,以增强患者的自尊心和自信心,使过剩的精力得以释放,避免破坏性事件的发生。

(5)护理人员要预防患者的兴奋冲动行为。部分躁狂症患者以愤怒、易激惹、有敌意为特征,动辄暴跳如雷、怒不可遏,甚至可出现破坏和攻击行为。护理人员需及时了解每个患者既往发生兴奋冲动行为的原因,评估这些原因是否仍然存在;或是否有新的诱发因素出现,设法消除或减少这些因素。此外,护理人员还需善于早期发现冲动行为的先兆,如情绪激动、挑剔、质问、无理要求增多、有意违背正常秩序、出现辱骂性语言、动作多而快,以便及时采取预防措施,设法稳定患者的情绪,避免冲动行为的发生。对处在疾病急性阶段的患者,护理人员应尽可能地满足其大部分要求;对于不合理、无法满足的要求也应尽量避免采用简单、直接的方式拒绝,以避免激惹患者。护理人员应鼓励患者以可控制和可接受的方式表达与宣泄激动和愤怒的情绪。当确定患者有明显的冲动行为先兆时,护理人员应立刻按照冲动行为的防范措施处理。一旦患者出现兴奋冲动行为,护理人员应将患者安置在安静的隔离房间,加强巡视,做好交接,禁止单人活动,必要时将患者约束于床,认真执行保护性约束护理常规;对周围人群做好有针对性的防范措施,对于易受冲动行为损害的人(如抑郁、木僵、痴呆患者)加以保护;妥善处理受冲动损害的患者。

(6)解除隔离或约束后,护理人员应解释进行隔离或约束的必要性,鼓励患者评价约束前后的感觉,并做出行为约定,让其承诺用其他方式表达内心的冲动。

3.心理护理

护理人员应帮助患者正确认识自我,正确评价自己的能力,协助患者了解挑衅滋事、操纵行为、破坏行为给社会交往带来的不良影响。护理人员应为患者创造条件和机会,让其学习社交技巧,使患者建立新型的人际关系,学会关心其他患者,助人为乐。

4.药物疗效的观察及护理

护理人员应遵医嘱给予药物治疗,保证药物治疗的顺利实施。在用药的过程中,护理人员应密切观察患者的合作性、对药物的耐受性,注意观察药物的疗效与不良反应。护理人员应教育患者坚持服用药物,说明服药的重要性和必要性,强化其服药意识。护理人员应对药物不良反应密切观察,特别是对服用锂盐的患者,应注意血锂浓度的监测;早期发现不良反应,教会患者及家属识别不良反应的早期征象;鼓励患者多喝一些淡盐水,增加钠的摄入,这样有利于肾脏对锂的排泄。

**(二)抑郁发作的护理措施**

1.生活护理

护理人员应满足患者的生理需求。

(1)热情接待新患者:护理人员应主动向新患者介绍病房的护理人员和生活环境,消除其陌生感;以亲切、友善的态度关心患者,耐心帮助患者,使患者产生安全感和信任感。

(2)病房环境:病房光线明亮,空气流通,整洁舒适,色彩明快,可改善患者的情绪,增强生活信心。

(3)日常生活护理:护理人员应协助患者制定每天的生活作息表,鼓励患者在自己的能力范围内独立完成每天的洗漱及服饰整理等。抑郁患者经常诉说疲劳、无力,对最基本的穿衣、叠被也感到吃力,整日卧床,生活懒散。护理人员应改变患者的消极态度,与患者共同制定计划并协助其完成,绝对不能包办代替。护理人员在患者取得进步时应及时给予肯定,如"你做得很好""你的进步真大",通过语言和表情给患者支持,帮助患者逐步树立起生活的信心。护理人员应对木僵患者必须做好基本的生活护理,包括皮肤护理、口腔护理、大小便护理等,防止出现并发症。

(4)保证营养的供给:抑郁常导致食欲缺乏,自责、自罪常导致拒食,因此患者常常营养不良及消瘦。护理人员必须了解患者不愿进食或拒绝进食的原因,可根据不同情况,制定出相应的对策,以保证患者的营养摄入。护理人员应选择患者平时较喜欢的食物,可陪伴患者用餐或让其少食多餐。若患者自罪,认为进食是浪费,护理人员可让患者从事一些为别人服务的活动,而后进餐,或将饭菜搅拌在一起,让其认为是剩饭以促进患者接受食物。若患者坚持不肯进食,则必须采取另外的措施,如喂食、鼻饲、静脉输液。

(5)解除便秘:食物应富含纤维素,护理人员应鼓励患者饮水,多活动,若患者仍便秘,可给予缓泻剂或灌肠。

(6)改善睡眠:抑郁患者最值得关注的睡眠障碍为早醒,比平时至少提前 1 h 醒来,提前 2 h 以上醒来称为严重早醒。早醒会加剧患者的情绪低落,早醒时患者的情绪为一天中最悲观、抑郁,此时自杀的发生率最高。因此保证患者的睡眠是非常重要的。护理人员应鼓励并陪伴患者白天参加多次、短暂的文娱活动;让患者晚上入睡前喝热牛奶、用热水泡脚、用热水洗澡、不会客、不谈病情等,创造安静的睡眠环境;对入睡困难和半夜醒来不能再入睡者,可报告医师,遵医嘱使用镇静催眠药物,帮助患者入睡,以减轻患者的紧张和焦虑;还可以教患者一些自我放松的方法,如深呼吸、肌肉的放松活动;清晨应加强护理巡视,对早醒者应予以安抚,使其延长睡眠时间,或者督促患者起床,并做一些活动,避免患者陷入极度悲观失望之中。

2.患者的特殊护理

自杀观念和行为是抑郁症患者最严重的情况,可出现在疾病的发展期,也可出现在早期和好转期。

(1)早期识别自杀的先兆:护理人员应通过患者的情感变化、行为、语言和书写的内容等,早期辨认自杀的意图及可能采取的方式,及时采取有效的措施,防止意外发生。

(2)病房设施安全:护理人员应加强安全检查,谨慎地安排患者生活的环境,使其不具有自伤的工具;严加管理危险品,要定位、加锁、做好交接班;患者入院后、会客后、出院返回后,均需做好安全检查,严防危险品进入病房;每天整理床铺时注意检查。

(3)重点防护:护理人员应把有自杀、自伤危险的患者安置于重点房间,加强巡视,禁止其单独活动,禁止其在危险场所停留,其外出一定有人陪同。

(4)一旦出现自杀、自伤等危险,护理人员应立即隔离患者,与医师合作进行抢救。

(5)对自杀后患者护理人员应做好心理护理,了解其心理变化,便于制定针对性防范措施。

(6)对有罪恶妄想等思维障碍的患者,护理人员应在适当时机,对其病态提出合理解释,并注意其反应。

3.心理护理

(1)护理人员相对固定:尽可能固定一位护理人员照顾患者,以建立信任感,从一对一的人际关系开始。避免竞争性活动。护理人员应为患者创造机会,改善患者被动、消极的交往方式,让患者掌握交往技巧,建立正常的人际关系,主动在病房与病友和工作人员相处。

(2)建立良好的护患关系:护理人员在照顾抑郁患者时,首先要具备温和、接受的态度,要有耐心和信心。抑郁患者往往情绪低落,对任何事物都失去兴趣,甚至有自责、自罪感,意志活动减退等症状,因此护理人员在与患者相处时会备感困难,甚至可能会为自己的无效交流而感到无能为力、沮丧、害怕、生气。护理人员要以平常心态接受患者,必须有耐心并相信患者有可能改变这些行为。

由于抑郁患者消极、被动,不愿意说话,沉默,呆坐,护理人员很难与其交流。护理人员应注意应用沟通技巧:①热情接待新患者,主动介绍病房的护理人员和生活环境,消除其陌生感。②以亲切、友善的态度关心患者,耐心帮助患者,使患者产生安全感和信任感。③加强心理疏导,每天同患者谈话不少于 2 次,每次不少于 10 min,即使患者不说话,也要陪他一会儿。④说话尽量用具体、形象的词语,但应避免使用生硬的语言,更要避免使用训斥性的语言,以免加重患者的自卑感。⑤鼓励患者抒发感受,专心倾听患者的述说。患者往往因思维迟钝而言语减少、语速缓慢,应允许患者有足够的反应和思考的时间,并耐心倾听,使患者感到护理人员在关心和理解他(她)。不要表现出不耐烦、不关心,甚至嫌弃的表情和行为。鼓励患者的情绪表达,分担患者的痛苦;也不要过分认同患者的悲观感受,避免强化患者的抑郁情绪。⑥交谈中应选择患者感兴趣的或较为关心的话题,鼓励和引导他们回忆以往愉快的经历和体验,用讨论的方式抒发和激励他们对美好生活的向往。对患者的生活自理或某些功能的恢复,给予肯定和支持,促进患者认识到"知足者常乐"的道理。⑦对缄默不语的患者,护理人员常只能静静地陪伴,以非语言的方式(如眼神、手势、轻轻地抚摸)或简单、缓慢的语言表达对患者的关怀和支持,通过这些活动慢慢引导患者注意外界,逐渐表达其感受。非语言沟通技巧可起到意想不到的安抚作用。

(3)增加正性的思考:抑郁症患者常不自觉地对自己或事物保持否定的看法(负性思考),认为"自己不如别人""生活没有希望"等,护理人员必须协助患者确认这些属于负性思考,然后设法打断这种负性循环,使患者从负性情绪中摆脱出来。护理人员可同患者共同回顾他的优点、长处和成就,取代其负性思考,增加患者对自身或外界的正向认识,培养正性的认知方式;根据患者的兴趣爱好,鼓励其参与有益的活动,使其从负性情绪中解脱出来,使其认识到自己存在的价值;教会患者放松的方法;引导患者多关注周围及外界的事物。对患者的进步及时表扬。

(4)建立新的应对技巧:护理人员要训练患者学习新的心理应对方式。在护理过程中,护理人员应积极地为患者营造人际交往机会,帮助患者改善以往消极、被动的交往方式,逐步建立积极、健康的人际交往方式,增强社交技巧,逐步建立交往能力。另外,护理人员还应改善患者处处需要别人关照和协助的心理,并通过学习和行为矫正训练的方式,改变患者的病态应对方式,让患者建立新的应对技巧,为患者今后重新融入社会、独立处理各种事务创造良好基础。

(5)运用正性的感染力:抑郁患者具有一定的"感染力",要防止抑郁患者之间的交往,护理人员应以饱满的精神去感染患者。

4.保证有效的药物治疗及观察药物不良反应

护理人员应确保患者每次将药物全部服下,对发现有藏药、吐药意图的患者,应用合适的方法检查其口腔和药杯,注意观察服药患者的行为。治疗药物的不良反应是患者不能坚持服药的原因,护理人员应将常见的不良反应告诉患者,让其有心理准备,应采取适当措施最大限度地降低药物的不良反应对患者造成的影响。

## 六、护理评价

对情感性精神障碍患者的护理评价应从以下方面进行。

(1)患者的基本生理需要(如营养、水分、排泄和卫生)是否得到满足,患者是否能自行料理日常生活。

(2)患者的睡眠是否改善,是否能在 30 min 内入睡。

(3)患者异常的情绪反应是否得到改善。

(4)患者是否发生了冲动、伤人、自伤、自杀等意外行为,是否造成自身、他人或周围物品的损害。

(5)患者是否学会控制和疏泄自己高涨或抑郁的情绪。

(6)患者的自知力恢复情况如何,是否能认识和分析自己的病态行为,对自己的行为负责。

(7)患者是否了解疾病的相关知识,能否正确面对今后的生活、学习和工作。

(8)患者能否正确评价自我,对新的应对方式的接受能力如何,人际交往方式、沟通交流能力是否得到改善。

(9)患者家属是否对疾病的相关知识及如何应对疾病有所了解,是否掌握一定的照顾患者的方法。

## 七、健康指导

指导应针对患者、配偶、其他亲密的家庭成员和其他照顾患者的人员,注意改善患者与家属的关系及减少家庭环境对疾病的影响,促进康复。

### (一)疾病知识教育

护理人员应简单介绍疾病的可能病因、临床表现及目前的主要诊疗方法,帮助患者及家属正确对待疾病,增强信心,配合治疗和护理。

**(二)自我病情监测**

自我病情监测主要是各种情感症状、情绪变化和药物不良反应的监测。护理人员应对患者及家属进行相关知识的宣传教育,使他们了解疾病的表现、治疗药物、不良反应的观察及处理,教患者及家属如何识别疾病复发的早期征象。早期征象一旦出现,提示有病情复发的可能,患者应及时就医。

**(三)心理调适指导**

护理人员应适时运用良好的治疗性护患关系与沟通技巧,帮助患者确认其异常的思维、情感和行为表现。随着病情的好转,护理人员应选择适当的时机让患者了解自己的病态,从主观上调整情感和行为,克服性格弱点,正确评价自我,保持乐观的心态、良好的情绪,正确面对未来。

**(四)用药与随访指导**

护理人员应对患者强调坚持服药的重要性,一定在医师的指导下用药,不擅自增量或减药。对恢复期的患者,护理人员应明确告知维持用药对巩固疗效、减少复发的意义,并了解患者不能坚持服药的原因,与患者一起寻找解决的办法,讲解药物不良反应的表现及处理措施;叮嘱维持治疗期间的患者定期去门诊复查。

**(五)家属方面**

护理人员应指导患者的家属学习疾病的有关知识和预防疾病复发的常识;教会家属为患者创造良好的家庭环境及锻炼患者的生活和工作能力;指导家属学会识别、判断疾病症状的方法;使家属督促和协助患者按时服药,了解定期复查的重要性;指导家属由专人负责帮助患者管理好药物。

**(六)预防疾病的复发**

护理人员应对患者及其家属进行关于疾病症状、病程和治疗的教育;指导患者养成良好的生活习惯(如睡眠规律化);找出并避免复发的触发因素(如睡眠剥夺、物质滥用);明确复发早期的主观征象(如感到被驱使、睡眠差)及意外的行动计划;加强用药重要性的教育(依从性教育);指导患者对不良反应应保持警惕以及采取积极的措施。

(刁咏梅)

# 第五节　应激相关障碍

## 一、疾病概述

应激相关障碍是一组主要由心理社会因素引起异常心理反应所致的精神障碍,曾称为反应性和心因性精神障碍。常见的应激相关障碍有急性应激障碍、创伤后应激障碍和适应障碍。应激相关障碍的共同特点如下:①心理社会因素是发病的直接原因。②临床症状表现与心理社会因素的内容有关。③病程、预后与精神因素的消除有关。④病因大多为剧烈或持久的精神创伤因素,如战争、亲人突然死亡、经历重大灾害事故、失恋。⑤教育程度、智力水平、生活态度和信念等因素可构成易感素质,例如,同样是亲人亡故,对于个性开朗、沉着的人来讲,其情感体验不会达到精神障碍的程度,而对个性怯懦、固执、敏感多疑、情绪不稳定、感情用事的人则可能引起精神障碍。此病一般预后良好,无人格方面的缺陷。

**(一)临床类型及表现**

1.急性应激障碍

急性应激障碍是由突然而来且异乎寻常的强烈应激生活事件或持续的困境所引起的一过性精神障碍。对于急性应激障碍的了解,不仅要观察其临床表现和疾病过程,还要分析发病的主要有关因素,以便采取有效的防治措施。该病发作急骤,经及时治疗,预后良好,精神状态可完全恢复正常。该病可发于任何年龄,但多见于青年。男、女患者的数量接近,性别上无明显差异。该病患者一般在遭受超强应激性生活事件后几分钟出现症状,不同的患者的临床表现有较大的差异,但大体分为以下几类。

(1)以意识障碍为主的表现:患者多表现为定向力障碍、注意狭隘、言语缺乏条理、动作杂乱、对周围的事物感知迟钝,可有人格解体,偶见冲动行为,有的可出现片段的心因性幻觉。患者事后常对发病情况部分遗忘。

(2)以伴有情感迟钝的精神运动性抑制为主的表现:患者目光呆滞,表情茫然,情感迟钝,行为退缩,少语,少动,甚至出现麻木、对外界刺激毫无反应的木僵状态。此型历时较短,一般不超过1周。有的可转入兴奋状态。

(3)以伴有强烈恐惧体验的精神运动性兴奋为主的表现:患者表现为激越兴奋、活动过多,有冲动、毁物行为。

(4)部分患者可伴有严重的情绪障碍,如焦虑、抑郁;也可同时伴有自主神经症状,如大汗、心悸、面色苍白。

2.创伤后应激障碍

创伤后应激障碍是指突发性、威胁性或灾难性生活事件导致的个体延迟出现和长期持续存在的精神障碍,预后不好,可能有脑损害等。创伤后应激障碍的核心症状有3组,即闯入性症状、回避症状和警觉性升高症状。具体表现如下。

(1)闯入性症状:表现为无法控制地以各种形式重新回忆创伤经历和体验。这种反复体验性症状使患者痛苦不堪,患者难以控制症状的发生时间和次数,而症状会引发个体强烈的痛苦感觉,就像再次经历创伤事件一样。闯入性症状主要有以下3种形式。①短暂"重演"性发作,即在无任何因素或相关物的影响下,创伤情景经常出现在患者的联想和记忆中,或使患者出现错觉、幻觉,仿佛又完全置身创伤性事件发生时的情景,于是患者重新表现出事件发生时所伴发的各种强烈情感反应和明显的生理反应(如心跳、出汗、面色苍白),持续的时间可从数秒钟到几天不等。此种短暂"重演"性发作的现象称为"闪回"。②患者暴露于与创伤性事件相关联或类似的事件、情景时,出现强烈的痛苦情感或生理反应。例如,事件发生的周年纪念日、相近的天气及场景因素都可能促发患者的心理与生理反应。③闯入性症状还会在睡眠状态中以梦魇的形式出现,表现为患者梦中反复重现创伤性事件或做噩梦。

(2)回避症状:患者回避与创伤性事件有关的刺激,对一般事物的反应显得麻木,反映了患者试图在生理和情感上远离创伤。主要表现如下。①回避表现:患者回避谈及与创伤有关的话题,回避可能勾起恐惧,或不能回忆(遗忘)创伤性经历的某些重要方面。②麻木表现:患者整体上给人以木然、淡然的感觉。表现为对周围环境的一般刺激反应迟钝,很少参加活动或没有兴趣参加;情感淡漠,与他人疏远,有脱离他人或觉得他人很陌生的感受;难以体验和表达细腻的情感

(如无法表达爱恋);对未来失去憧憬,如很少考虑或计划未来的学习、工作或婚姻等。

(3)警觉性升高的症状:表现为自发性的高度警觉状态,反映患者长时间处于对创伤事件的"战斗"或"逃跑"状态。警觉性过高的症状在创伤暴露后的第一个月最为普遍,具体表现如下。①难以入睡或易醒。②易产生惊跳反应,如遇到一些类似的场面或轻微的感觉刺激表现出容易受惊吓,出现惊恐反应,如紧张、恐惧、心慌、面色苍白、出冷汗;或表现为易激惹。③难以集中注意力。

(4)临床表现随年龄的不同有所差异。年龄愈大,患者重现创伤体验和易激惹症状越明显。成人大多主诉与创伤有关的噩梦、梦魇;儿童因为大脑功能发育尚不成熟等,常常无法清楚地叙述噩梦的内容,仅表现为从梦中惊醒、在梦中尖叫或主诉头痛、胃肠不适等。

(5)症状通常在创伤后延迟出现,即患者经过一段无明显症状的间歇期才发病。间歇期为数天至数月,甚至长达半年以上。症状一旦出现,则可持续数月至数年。大多数患者可自愈或治愈,少数患者由于病前人格缺陷或有神经症病史而预后不良,迁延不愈或转化为持久的人格改变、社会功能缺损。

3.适应障碍

适应障碍是因长期存在应激原或处境困难,加上患者有一定的人格缺陷,产生以烦恼、抑郁等情感障碍为主,同时有适应不良的行为障碍或生理功能障碍,并使社会功能受损的一种慢性心因性障碍。该病是对某一种明显的生活变化或应激性生活事件所表现的不适反应,是一种短期的和轻度的烦恼状态和情绪失调,常影响到社会功能,但不出现精神病性症状。患者中男女两性无明显差异;任何年龄都可发病,但是多见于成年人。该病的临床症状主要表现为情感障碍,或出现不良行为、生理功能障碍而影响生活。成年人多表现为抑郁症状,青少年多表现为品行障碍,儿童则多表现为退缩现象,如尿床、幼稚语言。根据临床症状的不同,可分为以下几种类型。

(1)以焦虑、抑郁等情感障碍为主的抑郁型和焦虑型。①抑郁型适应障碍:是成人中最常见的适应障碍表现,主要表现为无望感、哭泣、心境低落等,但此型比抑郁症轻。②焦虑型适应障碍:以惶惑、不知所措、紧张不安、注意力难以集中、胆小、害怕和易激惹为主要表现,还可伴有心慌和震颤等躯体症状。③混合型适应障碍:表现为抑郁和焦虑的综合症状。

(2)以适应不良行为为主的品行障碍型和行为退缩型。①品行障碍型适应障碍:表现为对他人利益的侵犯、不遵守社会准则和规章、违反社会公德,如逃学、说谎、打架斗殴、毁坏公物。②行为退缩型适应障碍:主要表现为孤僻离群、不注意卫生、生活无规律、尿床、幼稚言语、吸吮手指等。

(3)以上类型均可出现生理功能障碍,如睡眠不好、食欲缺乏、头痛、疲乏、胃肠不适,同时可因适应不良的行为而影响到日常活动,导致社会功能受损。

患者的临床表现可以某一类型为主,也可以混合出现,如情感障碍合并品行障碍出现。部分患者表现为不典型的适应障碍,如社会退缩,但不伴焦虑、抑郁心境;或社会功能减退。患者通常在应激性事件或生活改变发生后1个月内起病。病程一般不超过6个月。随着刺激消除或者经过调整形成了新的适应,精神障碍也随之缓解。

**(二)辅助检查**

根据病史特点诊断该病并不困难,但是创伤应激患者的症状有个体差异,而且共病的存在可影响诊断和治疗。所以应该详细询问患者的病史,进行必要的实验室及体格检查,除需要血常规、尿常规等常规检查外,还应进行脑电图检查以排除其他共症疾病,另外心理测试量表也对诊断也有一定帮助。

**(三)诊断要点**

**1.诊断标准**

目前,世界卫生组织精神与行为障碍分类 ICD-10、中国精神障碍分类与诊断标准 CCMD-3、美国精神障碍诊断与统计手册 DSM-Ⅳ,都有创伤后应激障碍的诊断分类,虽然有所区别,但均能正确诊断该病。目前临床上一般用 ICD-10。

**2.鉴别诊断**

(1)创伤应激障碍:与急性应激障碍的区别主要在于起病时间与病程。急性应激障碍在应激事件后迅速发病,病程短,不超过一个月,症状方面闯入性创伤体验与回避行为少见,分离症状多见。

(2)焦虑症:患者往往对自己的健康过分忧虑,躯体主诉较多,甚至有疑病倾向,而无明确的精神创伤,也无与创伤性事件相关联的闯入性回忆和对特定主题和场景的回避。

(3)适应障碍:常发生于经历程度较轻,但较持久的精神应激事件后,这些事情往往与生活的变迁(如迁居、移民)有关。青少年常见的应激原是父母不和或离婚、迁居异地、学习环境改变;成年人常见的应激原是婚姻中的冲突、经济问题、残疾子女的出生;老年人常见的应激原是退休、社会地位变迁及丧失子女。适应障碍的表现形式多样,主要以情绪障碍为主。

**(四)治疗要点**

应激相关障碍的治疗原则是保护个体,充分评估,尽快减轻情绪反应,帮助患者更有效地处理应激事件产生的遗留问题,恢复心理和生理健康,避免更大的伤害。主要治疗方法为心理治疗与药物治疗相结合。治疗的关键在于尽可能去除精神因素或脱离引起精神创伤的环境,转移或消除应激原。

**1.心理治疗**

该病是由强烈的应激性生活事件引起的,因此心理治疗是主要治疗手段。根据患者病情的特点,选用指导性咨询、支持性心理治疗、精神分析治疗、认知行为治疗等方法。通过疏泄、解释、支持、鼓励、指导等手段,帮助患者摆脱痛苦,认识疾病,面对现实,配合治疗,提高适应能力。对急性应激障碍的患者在能接触的情况下,建立良好的医患关系,与患者促膝交谈。帮助患者有力地应付这些心理应激,发挥个人的缓冲作用,避免过大的创伤。给患者最好的社会支持,尽快缓解其应激反应。调动患者的主观能动性,让其树立战胜疾病的信心,促进康复,重新恢复正常社会生活。对于创伤后应激障碍的患者应主要采取危机干预的原则和技术,侧重于提供支持,帮助患者接受所面临的不幸与自身的反应,鼓励患者面对事件表达与创伤事件相伴随的情感。帮助患者认识其所具有的应对资源,并学习新的应对方式,并注意动员患者家属及其他社会关系的力量,强化社会支持。而对于适应障碍的患者则主要帮助其解决应激性问题,也可以让其发泄一下情绪,对于青少年的行为问题除了要进行家庭治疗外,还要让其定期进行心理咨询,并给予鼓励,促进恢复。

**2.药物治疗**

对于精神症状明显的患者,需要用药物治疗进行对症处理,为心理治疗打好基础。对焦虑、恐惧不安者,可使用抗焦虑药;对抑郁症状突出者,可选用丙米嗪、阿米替林或选择性五羟色胺再摄取抑制剂等抗抑郁药;对有妄想、幻觉,兴奋躁动者可短期应用抗精神病药。症状消失后患者可继续服药数周再停药。

3.环境治疗

应尽可能让患者离开或调整引起发病的环境,消除创伤性体验,这对整个治疗有积极的作用。另外对患者康复后的生活和工作方面的指导和安排应适当改变,必要时让患者调换岗位,改善人际关系,建立新的生活规律等。根据患者的具体情况,协同有关方面进行安排,这对预防复发有良好作用。

4.其他治疗

对于严重抑郁,有自杀、自伤行为,或明显冲动,有伤人、毁物行为的患者,可采用电抽搐治疗,以迅速控制症状,保证患者和周围人的安全。对于木僵、抑郁等进食较差的患者,可给予补充营养等支持疗法。

## 二、护理评估

对应激相关障碍患者的护理评估主要包括心理、生理、社会行为、应激原等方面的内容,尤其要注意有无危及生命和安全的行为,如自杀、自伤、拒食、拒水、冲动、伤人。对应激原、应对方式、人格特征的评估有助于选择针对性的护理措施。

### (一)应激原评估

应评估应激原的发生原因、种类、强度、持续时间、发生频率,应激原与患者的切身利益关系是否密切、与疾病发生的关系等。

### (二)精神状况和行为方式评估

(1)评估精神状况:包括感知觉症状,如有无幻觉、妄想;情感状态,如有无抑郁、焦虑、恐惧、淡漠;意识状态。

(2)评估行为方式:有无现存或潜在的冲动、伤人、自杀、自伤等行为;有无退缩和品行障碍行为。

### (三)生理功能评估

评估躯体的一般情况和各器官的功能水平,营养、饮食、睡眠和排泄等情况。

### (四)心理应对方式和认知评估

评估患者平时对压力事件的处理方式、处理压力事件所需的时间、对应激事件的认识、对该病的态度。

### (五)社会功能评估

评估患者的人际交往功能、日常生活能力、职业功能、社会角色等;评估患者社会支持的来源、强度、性质和数量,以及患者家属对该病的认识情况、对患者所持的态度。

## 三、护理诊断

(1)创伤后综合征:与下列因素有关,包括发生的事件超出一般人承受的范围,遭受躯体和心理的虐待,经历多人死亡的意外事故,被强暴,面临战争,目击断肢、暴力死亡或其他恐惧事件,感受到对自己或所爱者的严重威胁和伤害等。

(2)急性意识障碍:与强烈的应激刺激、应对机制不良有关。

(3)强暴创伤综合征:与被强暴所致的恐惧、焦虑等有关。

(4)迁居应激综合征:与居住环境改变有关。

(5)有自杀、自伤的危险:与应激事件引起的焦虑、抑郁情绪有关。

(6)有暴力行为的危险:与应激事件引起的兴奋状态、冲动行为有关。

(7)有受伤的危险:与意识范围狭窄、兴奋躁动、行为紊乱有关。

(8)个人应对无效:与应激持续存在有关。

(9)焦虑:与长期面对应激事件、主观感觉不安、无法停止担心有关。

(10)恐惧:与经历强烈的应激、反复出现闯入症状有关。

(11)思维过程改变:与应激引起的对周围环境认知的不正确有关。

## 四、护理问题

(1)有营养失调的危险:与生活不能自理有关。

(2)睡眠形态紊乱:与应激事件导致的情绪不稳、主观感觉不安、无法停止担心、环境改变、精神运动性兴奋有关。

(3)自理能力下降:与应激事件导致行为紊乱或行为退缩有关。

(4)社交能力受损:与应激事件引起的行为障碍有关。

(5)无效性角色行为:与家庭冲突、应激、不实际的角色期望、支持系统不足有关。

(6)感知改变:与应激引起的认知改变有关。

## 五、护理目标

(1)患者能够自理生活,未出现营养不良。

(2)患者的情绪良好,生活有规律。

(3)患者未出现自伤行为、自杀行为、暴力行为,未受到伤害。

(4)患者对环境改变的应激能力有所增强。

(5)患者的社交能力大大增强。

(6)患者对该病知识的了解有所增强,并能适当地调整自己的情绪。

## 六、护理措施

应激相关障碍的护理包括生理、心理和社会功能等多方面的综合护理措施。应激原不同、患者表现不同,因此对不同类型的患者的护理各有所侧重。对急性应激障碍发作期的患者,护理的重点在于保障患者的安全、满足患者的基本生理需要以及稳定患者的情绪;对缓解期患者主要在于增强其应对能力。对创伤后应激障碍患者的护理在疾病早期主要保障患者的安全,以消除情绪障碍为主;后期则以帮助其建立有效的应对机制为主。对适应障碍患者的护理主要在于帮助患者提高对应激的应对能力。

**(一)生理护理**

1.维持营养、水和电解质的平衡

应激相关障碍患者常常由于抑郁情绪不思进食,或者处于木僵、退缩状态而拒绝进食,导致患者的营养状况较差。因此保证患者的正常食物摄入量,维持营养、水和电解质的平衡是生理护理中的一项重要工作。护理人员可先了解患者的饮食习惯,尽量满足其口味,以提高其食欲;或安排患者与其他患者一起进餐,或采用少食多餐的方式,也同样可以取得提高其食欲的效果。对抑郁、退缩或木僵状态患者,必要时需专人耐心劝导并喂饭。如上述方法均未奏效,可按医嘱行鼻饲或静脉补液,以保证患者的进食量。

2.改善睡眠

睡眠障碍是应激相关障碍患者比较常见的症状,合并抑郁或焦虑情绪的患者的睡眠障碍更为突出。因此,改善患者的睡眠是一项重要的护理工作。

3.协助患者料理个人生活

木僵或退缩状态的应激相关障碍患者常丧失料理自己日常生活的能力,甚至穿衣、如厕都无法进行。因此,护理人员要对患者的生活料理提供帮助。对于终日卧床、完全不能自理个人生活的患者,护理人员需要做好各项基础护理,包括口腔护理、皮肤护理、二便护理、会阴护理等,以保证患者的各项基本生理需要得到满足,避免发生长期卧床所致的并发症,如褥疮、口腔溃疡。当患者的病情开始缓解,意志行为逐步增强时,应鼓励患者自行料理个人卫生。

(二)脱离应激原

应激相关障碍的病因较为明确,均为应激事件,因此对于应激相关障碍患者,首要的护理措施是帮助患者尽快消除精神因素或脱离引起精神创伤的环境,包括对患者康复后生活或工作方面的指导或安排、必要时调换工作岗位、改善人际关系、建立新的生活规律等,以转移或消除应激原,最大限度地避免进一步的刺激。同时提供安静、宽敞、温度适宜、色彩淡雅、陈设简单、安全的环境,减少各种不良环境因素对患者的刺激和干扰。由于应激相关障碍患者富有暗示性,不宜将此类疾病的患者安排在同一房间,以免增加新症状或使原有症状更顽固。通过脱离应激原、减弱不良刺激的作用,可消除患者的创伤性体验,加速症状缓解。

(三)安全护理

急性应激障碍患者常由于意识障碍、精神运动性兴奋、精神运动性抑制等症状而跌倒、出走、伤人、自伤等。而创伤后应激障碍患者和适应障碍患者常常因情绪低落而自杀、自伤。因此对于以上患者需严加观察和护理,防止各种安全问题发生。具体措施如下。

(1)护理人员应评估患者意识障碍的程度,评估自杀、自伤、暴力行为的危险度。

(2)护理人员应密切观察患者的各种表现,注意有无自杀、自伤、暴力行为的征兆出现;一旦发现患者有明显的自杀、自伤、暴力行为征兆时,应立即采取措施,保证患者及周围人员的安全。

(3)护理人员应提供安全、舒适的环境,将患者安置于易观察的房间,并保证房间内设施安全、光线明亮、整洁舒适、空气流通;对各种危险物品(如刀、剪、绳索、药物、玻璃)需妥善保管;定期进行安全检查,发现危险物品或安全隐患要及时处理,杜绝不安全因素。

(4)对有自杀危险的患者,护理人员应加强沟通,掌握其病情、心理活动的变化,并利用各种机会,运用沟通技巧,鼓励患者表达思想、情感,争取动摇或消除患者的自杀意念。将患者的活动范围控制在护理人员的视线内,避免患者独处,必要时设专人护理。在夜间、清晨、节假日等容易发生自杀的时段,护理人员更要严加防范。

(5)当患者出现严重的精神运动性兴奋,导致行为紊乱、冲动时,护理人员应给予适当的保护性约束,以保证患者的安全。

(6)护理人员应对意识障碍者加强观察和护理,限制其活动范围,防止其走失、跌伤或受其他患者的伤害。

(四)心理护理

1.建立良好的护患关系

良好的护患关系是实施心理护理的基础。护理人员如果不能与应激相关障碍患者建立良好的沟通与合作关系,则难以实施心理干预技术,从而难以达到干预的最佳效果。与患者建立良好护患关系的措施如下。

(1)护理人员应主动接触患者,以真诚、友善的态度关怀、体谅、尊重患者;接纳患者的病态行为,不加批评和指责;关注患者。

(2)护理人员应耐心倾听,不催促患者回答或打断谈话。

(3)护理人员应在对患者进行护理操作前应耐心解释,以取得患者的合作,减少刺激;运用非语言沟通技巧(如静静陪伴、抚触),以传达关心和帮助。

2.给予支持性心理护理

护理人员应对急性期患者给予支持性心理护理,这可使患者的情感得到释放,使其情绪尽快稳定,避免因回避和否认而进一步加重损害。具体方法包括以下几点。

(1)护理人员应保持与患者的密切接触,每天定时或在治疗护理中与患者交谈。

(2)护理人员应鼓励患者倾诉疾病发作时的感受。

(3)护理人员应对患者当前的应对机制表示认同、理解和支持,强调患者对应激事件的感受完全是正常的反应。

(4)护理人员应对患者的症状进行解释,帮助患者认识疾病的性质,以解除患者的思想顾虑,帮助患者树立战胜疾病的信心;对疾病的发生、发展情况进行适当的讲解,帮助患者分析疾病症状和导致不良心境的原因,使患者认识到恶劣心境有害于身心健康;帮助患者分析病因和如何对待这些病因,如何处理这些应激原,鼓励、指导患者正确对待客观现实。

(5)护理人员应通过鼓励患者用言语描述、联想、回忆、表达及重新体验创伤性经历,以达到让患者宣泄的目的;讨论创伤性事件,减少患者可能存在的消极的自我评价;鼓励患者按可控制和可接受的方式表达焦虑、激动,允许自我发泄,但不过分关注。

(6)护理人员应强化疾病可以治愈的观念,鼓励患者重返工作岗位。

(7)护理人员应鼓励患者参加活动,根据患者承受能力,安排适当的活动,让患者多与他人交往,以分散其对创伤体验的注意力,减轻孤独感,减少回避他人、环境的行为。

3.帮助患者纠正负性认知

积极的、建设性的思维方式可以用来改变患者对问题的看法并减轻应激与焦虑水平。当患者情绪稳定时,心理护理可进一步加深。护理人员应采取认知疗法帮助患者分析和了解自己的心理状态,认识与情绪抑郁和适应障碍有关的心理因素,纠正自己的负性认知,并建立积极的应对策略;在激发患者生活兴趣和热情的同时,增强患者克服挫折和困难的决心和毅力。

(1)护理人员应帮助患者找到自己的负性认知,通过提问、指导患者想象或角色扮演来探寻负性认知,并要求患者归纳出其中一般规律,找出认知上的错误。

(2)护理人员应告诉患者其想法是如何导致不良情绪反应和行为表现的。

(3)护理人员应指导患者通过现实的检验,发现自己的负性认知是不符合实际的,并找出认知歪曲与负性情感的关系,从而矫正这些认知障碍。

(4)暴露疗法:暴露可以通过想象实现,有条件的话也可以让患者真正进入某种情境,例如,在车祸后重新乘车或驾驶车辆,让患者面对与创伤有关的特定的情境、人、物体、记忆、情绪。反复的暴露可使患者认识到他/她所害怕和回避的场所已经不再危险,以帮助患者面对痛苦的记忆和感受,控制情绪,理性处事,正视现实,最大限度地消除不合理理念。

4.帮助患者学习应对技能

(1)护理人员应教会患者管理焦虑的方法,以更好地应对应激。主要的方法有放松训练(系统的肌肉放松)、呼吸训练(学习缓慢的腹式呼吸)、正性思维(用积极的想法替代消极的想法)、自信训练(学会表达感受和意见)、思维阻断法(默念"停"来消除令人痛苦的想法)。

(2)护理人员应帮助患者学习解决问题的方法,处理压力情景;通过对应激情景的模拟等方法,帮助患者学会应激处理的各种积极、有效的方法,如选择性地忽视、选择性地重视、改变原有的价值系统、改变原有的满足方式、降低自己的期望值及转移刺激。

5.家庭干预

(1)护理人员应帮助患者的家属学习有关疾病的知识,使患者的家属有正确的认识。

(2)护理人员应帮助患者的家属理解患者的痛苦和困境,做到既要关心和尊重患者,又不过分迁就或强制患者。

(3)护理人员应指导家属协助患者合理安排工作、生活,恰当处理与患者的关系。

**(五)药物护理**

护理人员应遵医嘱给予相应治疗药物,如抗焦虑药、抗抑郁药、抗精神病药,帮助患者了解和自行观察药物的作用和不良反应,以便及时地发现不良反应,予以处理,减轻患者的痛苦。

## 七、护理评价

(1)患者是否发生自伤、自杀、伤人行为,是否发生跌伤、走失。

(2)患者的生理需要是否得到满足。

(3)患者能否正确认识和应对应激事件。

(4)患者是否学会调整和控制情绪,适应能力是否改善。

(5)患者对该疾病的认知度如何。

## 八、健康指导

护理人员应帮助患者认识和正确对待致病因素和疾病,克服个性缺陷,掌握康复途径,从而提高自我康复能力。护理人员应使患者对严重应激障碍和适应障碍发作有正确的认识,消除模糊观念引起的焦虑、抑郁。护理人员应协助患者合理安排工作、生活,恰当处理与他人的关系,正确帮助患者恢复社会功能。

(马开成)

# 第六节 网络成瘾症

## 一、疾病概述

网络成瘾症是反复使用网络,不断刺激中枢神经系统,引起神经内分泌紊乱,从而导致社会功能受损的一组症候群,以精神症状、躯体症状、心理障碍为主要临床表现,并产生耐受性和戒断反应。该病多发于青少年。男性患者多于女性患者。该病多发生在初次上网后1年以内,以聊天和网络游戏为主。网络成瘾对个体、家庭和社会产生一定负面影响。

**(一)危害**

**1.生理方面的危害**

(1)电磁辐射的危害:世界卫生组织通过大量的研究表明,电磁辐射有可能诱导细胞产生变异。人体细胞变异会导致神经系统、内分泌系统、免疫系统的失调及各功能器官的损害。

(2)对视力的危害:医学研究证实长时间注视电脑屏幕,视网膜上的感光物质视红质消耗过多,若未能补充其合成物质维生素 A 和相关蛋白质,会导致视力下降、近视、眼睛疼痛、怕光、暗适应能力降低等眼疾,过度疲劳还会引起房水运行受阻,导致青光眼、干眼症甚至失明等。

(3)对神经系统、内分泌系统的损害:神经系统是人类思维、认知交流、情感传递的主要通道。网络成瘾不但会对神经系统产生不良的刺激,而且会引起神经系统功能的异化。上网时间过长,会使大脑神经中枢持续处于高度兴奋状态,引起肾上腺素水平异常升高,交感神经过度兴奋,血压升高,体内神经递质分泌紊乱。这些改变可以引起一系列复杂的生理生化的变化,尤其是自主神经功能紊乱(如紧张、神经衰弱),体内激素水平失衡,机体免疫功能降低,可能导致个体生长发育迟缓,还可能引发心血管疾病、胃肠神经性疾病、紧张性头痛、焦虑症、抑郁症等,甚至可导致猝死。

(4)对身体功能的损害:长时间上网而缺乏必要的锻炼会使人们进入亚健康状态。①操作电脑时所累及的主要部位是腰、颈、肩、肘、腕,长时间操作电脑而缺乏锻炼,容易导致脊椎增生,出现脊椎畸形、颈椎病、腰椎间盘突出症、腕关节综合征、关节无菌性炎症等慢性病。②长时间操作电脑会引发依赖骨骼肌收缩,回流的下肢静脉的压力升高,而长时间的静脉管腔扩张会引起静脉瓣功能性关闭不全,最终发展为器质性功能不全。③由于操作电脑时总是保持相对固定的姿势和重复、机械的运动,强迫体位的比重越来越大,极易突发肌肉和骨骼系统的疾病,出现重力性脂肪分布异常,产生肥胖症。有些患者甚至出现视屏晕厥现象,伴有恶心、呕吐、大脑兴奋过度,严重者还会造成睡眠节律紊乱。④电脑发出的气体可以危害人体的呼吸系统,导致肺部疾病的发生。

**2.心理方面的危害**

(1)认知发展受阻:青春期是逻辑能力、空间能力以及发散性创造思维能力高度发展的关键时期,青少年本来应该有着活跃的思维和丰富的想象力,但是过度使用网络影响他们多元化思维的发展。网络信息交流途径单一,认知方式刻板导致神经系统突触链接的次数减少或停止,产生神经回路废用现象,这将直接影响青少年思维的全面发展,更甚者会产生信息焦虑综合征和物理时间知觉错乱。

(2)反应功能失调:网络成瘾的患者整天把自己的思想情感沉浸于媒介内容之中,视野狭窄,对未来漠不关心,极端自我。久而久之,会造成抑郁、焦虑的心理,甚至发展成各类神经症,使得情感反应功能发生严重倒错,甚至出现"零度情感"现象。

(3)人格异化:患者长期生活在这种虚拟的环境中,必然使现实生活中形成的人格特质发生变化。他们会按照网络虚拟行为模式去组织生活方式,规范行为,最终导致心理层面的模式化和网络人格的变异,出现分裂型、癔症型、强迫型、自恋型、偏执型、依赖型、反社会型、表演型等人格。

此外网络成瘾会导致患者学业荒废、工作无序、人际关系淡漠、产生亲子冲突、情绪低落、思维迟缓,甚至产生自残和攻击的意念和行为,使人的社会性功能受到严重的损害。

3.公共社会方面的危害

(1)网络成瘾引发信任危机:网络空间是一个虚拟的数字社会,它很难形成像现实世界那样的社会规范,有很多行为也难以受到法律的明确约束。一些网民放纵自己的言行,忘却自己的社会责任,有的甚至任意说谎、伤害他人,丧失了道德感和责任感。久而久之,这些人在现实生活中缺乏真诚性而造成现实社会人际交往的混乱。

(2)网络成瘾引发网络犯罪:网络交往具有弱社会性和弱规范性的特征,自由自在、无所不为的网上行为特征使网络安全与犯罪问题凸显。

(3)网络成瘾引发道德沦丧:如因"网恋"而引发婚外情,导致一些家庭破裂。

(4)网络成瘾引发暴力犯罪:大多数网络成瘾的青少年没有经济来源,但因迷恋网络,又无法支付上网的费用,为弄钱上网而走上犯罪的道路。有关专家指出,目前网络成瘾症成为诱发青少年犯罪的重要因素。

据此,网络成瘾症已成为社会问题,成千上万的人因此不能有正常的生活。所以,救治网络成瘾患者不仅是在拯救个人,还是在拯救社会。

(二)临床类型

网络成瘾症的类型可分为网络游戏成瘾、网络关系成瘾、网络色情成瘾、网络信息成瘾、网络交易成瘾等。其临床表现形式也多种多样,初期患者只是表现为对网络的精神依赖,之后很容易发展成为躯体依赖。羞耻、隐瞒、回避是网络成瘾的根本特征。主要表现如下。

(1)患者随着反复使用网络,感觉阈限升高,对原有的上网行为不敏感,为了获得满足不断增加上网的时间和投入程度,即表现为耐受性增强。

(2)上网占据了患者整个思想与行为,表现为强烈的心理渴求与依赖。

(3)患者一旦停止或减少上网就会产生消极的情绪,表现出坐立不安、情绪波动、失眠、焦虑、双手颤抖、烦躁、食欲下降、注意力不集中、神情呆滞等症状,体现了戒断反应。

(4)患者对他人隐瞒迷恋网络的程度或因使用网络而放弃其他活动和爱好。

(5)在生理症状上,患者上网时间过长,会使神经中枢持续处于高度兴奋状态,引起肾上腺素水平异常升高,交感神经过度兴奋,血压升高,体内神经递质分泌紊乱。

(6)思维迟缓,注意力不集中,自知力不完整。情感反应及行为活动异常,包括淡漠、僵化和情绪极不稳定,表现出冲动、毁物等行为,甚至萌生自杀念头或出现攻击性行为。

(7)患者孤僻、不合群、胆小、沉默、不爱交往,对社会活动的兴趣减弱,进取心缺乏,意志薄弱等,甚至引发亲子冲突、人际交往受阻。

以上症状并不单一存在,病情严重者可以继发或伴有焦虑、抑郁、强迫、恐惧、人格改变及精神分裂症样的症状。

(三)辅助检查

首先完善其他病因的检查,然后进一步完善实验室检查及其他检查,这对网络成瘾症并发症的诊断有着重要意义。根据疾病诊断的需要,进行必要的检查,如血常规、尿常规、大便常规、脑脊液检查,心电图、脑电图、超声波、核素及放射影像学检查,心理测验和诊断量表也有一定的帮助。

(四)诊断要点

根据患者的病史诊断该病并不困难,但是也需要排除其他症状相同的疾病。

1.诊断标准

目前国际上没有明确统一的诊断标准,但是每个国家诊断的核心依据大致相同,我国较为认可的是师建国提出的网络成瘾诊断标准,如下。

(1)自己诉说具有难以控制的强烈上网欲望,虽然努力自控,但还是欲罢不能。

(2)有戒断症状,如果有一段时间减少或停止上网,就会明显地焦躁不安。

(3)每周上网至少5 d,每次至少4 h。

(4)专注于思考或想象上网行为或有关情景。

(5)由于上网社会功能明显受损。

(6)上网的时间越来越长。

(7)企图缩短上网时间的努力总以失败告终。如果在过去12个月内的表现与以上标准中的3条相符就可以确诊为网络成瘾。

2.中国网瘾评测标准

(1)前提条件:上网给青少年的学习、工作或现实中的人际交往带来不良影响。

(2)补充选项:总是想着去上网;每当网络的线路被掐断或由于其他原因不能上网时会感到烦躁不安、情绪低落或无所适从;觉得在网上比在现实生活中更快乐或更能实现自我。

在满足前提条件的基础上必须至少满足补充选项中的任意一个,才能判定该网民有网络成瘾症,这是目前国内常用的网络成瘾症测评标准。

3.网络成瘾症临床病症分级

(1)偶尔上网,对正常生活与学习基本没有什么负面影响。

(2)时间比第一项稍长,但基本上自己可以控制。

(3)自己有些控制不住,但在家长的提醒下可得以控制,对学习已经产生一定影响。

(4)开始对家长的限制有反感,逐步对学习失去兴趣。

(5)有时瞒着家属上网,并且用说谎的方式为自己掩饰,开始厌学。

(6)已产生对网络的依赖,一天不上网就不舒服。

(7)与父母有公开的冲突,亲子关系紧张,上网成了生活的主要目的。

(8)对父母强烈厌倦,经常逃学,连续上网,通宵不归。并有其他很不理智的行为,如开始在家有暴力行为,敲打或毁坏东西等。

(9)不顾一切也要上网,若父母干涉,非打即骂,不但毫无亲情,甚至伤害亲人、逼父母分居或离婚。

(10)为了上网不惜走上犯罪的道路。

4.网络成瘾症诊断量表

目前网络成瘾症的诊断也可以通过量表进行,常用的量表有网络成瘾倾向的检测量表、网络成瘾症的诊断量表、网络成瘾症严重程度的测定量表(表3-1～表3-3)。

表3-1　网络成瘾倾向的检测量表

| (1)如果你不上网冲浪,你是否会感到烦躁不安? | 是 | 否 |
|---|---|---|
| (2)你是否原来只打算上网15 min,但最终竟超过了2 h? | 是 | 否 |
| (3)你每月的电话账单是否越来越长? | 是 | 否 |

注:如果以上答案均为是,则肯定有网络成瘾倾向。

表 3-2　网络成瘾症的诊断量表

(1)是否觉得上网已占据了你的身心?

(2)是否觉得只有不断增加上网的时间才能感到满足,从而使得上网的时间经常比预定的时间长?

(3)是否无法控制自己使用因特网的冲动?

(4)是否因在线线路被掐断或由于其他原因不能上网感到焦躁不安或情绪低落?

(5)是否将上网作为解脱痛苦的唯一方法?

(6)是否对家人或亲人隐瞒迷恋因特网的程度?

(7)是否因迷恋因特网而面临失学、失业或失去家庭的危险?

(8)是否在支付高额上网费用时有所后悔,但第二天却依然忍不住还要上网?

注:如果其中 4 项以上的答案为是,且持续时间达 1 年以上,即为网络成瘾症。

表 3-3　网络成瘾症严重程度的测定量表

仔细阅读每道题,然后划出适合你的分数:1.几乎不会;2.偶尔会;3.有时候;4.大多数时间;5.总是

|  | | | | | |
|---|---|---|---|---|---|
| (1)你会发现上网时间常常超过原先计划的时间吗? | 1 | 2 | 3 | 4 | 5 |
| (2)你会不顾家事而将时间都用上上网吗? | 1 | 2 | 3 | 4 | 5 |
| (3)你会觉得上网时的兴奋感更胜于伴侣之间的亲密感吗? | 1 | 2 | 3 | 4 | 5 |
| (4)你常会在网上结交新朋友吗? | 1 | 2 | 3 | 4 | 5 |
| (5)你会因为上网费时间而受到他人的抱怨吗? | 1 | 2 | 3 | 4 | 5 |
| (6)你会因为上网费时间而产生学习和工作的困扰吗? | 1 | 2 | 3 | 4 | 5 |
| (7)你会不由自主地检查电子信箱吗? | 1 | 2 | 3 | 4 | 5 |
| (8)你会因为上网而使得工作表现或成绩不理想吗? | 1 | 2 | 3 | 4 | 5 |
| (9)当有人问你在网上做什么的时候,你会有所防卫和隐藏吗? | 1 | 2 | 3 | 4 | 5 |
| (10)你会因为现实生活纷扰不安而在上网后得到欣慰吗? | 1 | 2 | 3 | 4 | 5 |
| (11)再次上网前,你会迫不及待地想提前上网吗? | 1 | 2 | 3 | 4 | 5 |
| (12)你会觉得"少了网络,人生是黑白的"吗? | 1 | 2 | 3 | 4 | 5 |
| (13)当有人在你上网时打扰你,你会叫骂或是感觉受到妨碍吗? | 1 | 2 | 3 | 4 | 5 |
| (14)你会因为上网而牺牲晚上的睡眠时间吗? | 1 | 2 | 3 | 4 | 5 |
| (15)你会在离线时间对网络念念不忘或是一上网便充满"遐思"吗? | 1 | 2 | 3 | 4 | 5 |
| (16)你上网时会常常说"再过几分钟就好了"这句话吗? | 1 | 2 | 3 | 4 | 5 |
| (17)你尝试过欲缩减上网时间却无法办到的体验吗? | 1 | 2 | 3 | 4 | 5 |
| (18)你会试着隐瞒自己的上网时间吗? | 1 | 2 | 3 | 4 | 5 |
| (19)你会选择把时间花在网络上而不想与他人出去走走吗? | 1 | 2 | 3 | 4 | 5 |
| (20)你会因为没上网而心情郁闷、易怒、情绪不稳定,但一上网就百病全消吗? | 1 | 2 | 3 | 4 | 5 |

评分标准:各题分数相加,得总分。得分 20~49 分:你的上网行为是正常的,虽然有时候你多花了时间上网消遣,但仍有自我控制能力;得分 50~79 分:你正面临着来自网络的问题,虽然并未达到积重难返的地步,但是你还是应该正视网络带给你人生的全面冲击;得分 80~100 分:你的网络生涯已经到了引起严重生活问题的程度了,你恐怕需要很坚强的意志力,甚至需要求助于心理医师才能恢复正常了。

该病主要通过鉴别致瘾原因与其他成瘾行为进行区别。

### (五)治疗要点

网络成瘾症的治疗需要多种治疗相结合,包括药物治疗、饮食治疗、物理治疗、心理治疗等。

1.药物治疗

在临床实践中,医师发现相当一部分网络成瘾症患者会伴有体内微量元素含量的异常及精神症状,如抑躁状态、焦虑症状、强迫症状、睡眠障碍。故患者可通过使用有效的药物来纠正神经、内分泌紊乱和排除体内的重金属物质,改善所伴有的精神症状。中药补气、补血,调整体内的阴阳失衡,也可使患者恢复正常的身体状况。

2.饮食治疗

对人类的大脑的深入研究发现人的精神行为除了与遗传因素和环境因素有关外,还与饮食结构有关,例如,体内维生素 C 缺乏可引起抑郁症、孤僻、性格改变等精神障碍。因此要针对网络成瘾症患者调配适合他们营养状态的饮食,如提供牛奶、动物肝脏、玉米、绿叶蔬菜、鱼类、水果。

3.物理治疗

可以利用物理治疗仪参照中医穴位针灸,运用中医理论给予经络氧疗法,提高血氧含量,调节大脑供血,来缓解患者的自主神经功能紊乱症状。

4.心理治疗

心理治疗在网络成瘾症患者的治疗中很重要,但大多数患者是在家长的要求下,被迫接受治疗的。他们对心理治疗的接受、顺从或抵触程度也各有不相同。他们缺乏治疗的积极动机,对治疗的过程和目标也缺乏认识;对言语性的治疗不感兴趣。因此,他们需要专业的心理治疗师根据他们不同的情况制定不同的治疗方案,并以足够的耐心去解决他们的问题。

5.其他治疗

(1)家庭治疗:孩子戒除网瘾,父母也得改错,必须打破原来一味地打骂、埋怨或者放纵溺爱,应该学会转移孩子的兴趣。

(2)内观疗法:是日本的吉本伊信于 1937 年提出的一种源于东方文化的独特心理疗法。内观疗法的三个主题是"他人为我所做的""我给他人的回报"和"我给他人带来的麻烦"。内观者围绕这三个主题,把自己的一生分成若干年龄段进行回顾,对自己人生中的基本人际关系进行验证,从而彻底洞察自己的人际关系,改变自我中心意识。这种治疗方法有一定的效果。

(3)此外,临床心理学家奥尔扎克认为:治疗网络成瘾症方法与治疗赌博和酗酒的方法类似,但是网络成瘾症患者面临着一大挑战,就是电脑已经成为日常生活的一部分,诱惑依然存在。他们必须学会有节制地使用电脑,就像饮食失调症患者必须学会为了生存而进食一样。

## 二、护理评估

进行生理、心理和社会状态评估的主要方法是客观检查、心理测评、访谈以及对行为的观察。

### (一)生理方面

(1)患者的营养、发育是否正常,有无躯体疾病,健康史如何。

(2)患者的生活习惯如何,有无特殊嗜好,生活自理能力、个人卫生如何。

(3)患者的生理功能方面、睡眠情况、二便情况如何。

(4)患者的自主神经功能状态如何。

**(二)心理方面**

(1)患者对住院的态度及合作程度如何。

(2)患者以前的应激水平、正常的应激能力如何。

(3)患者对疾病的理解程度如何。

(4)患者的精神状态、认知状态、情感反应等如何。

(5)患者对网络的认识程度如何。

**(三)社会功能方面**

(1)患者的一般社会情况,与朋友、家属的关系及社会适应能力如何。

(2)评估患者的文化程度、家属的文化程度以及家属对患者的关心程度、教育方式等。

(3)患者网络成瘾后主要的心理社会问题是什么。

## 三、护理诊断

(1)幻觉、妄想、焦虑、抑郁、自卑:与网络依赖引起的认知改变、情感反应变化有关。

(2)潜在或现存的冲动行为:与网络依赖引起的认知改变、焦虑等情感反应有关。

(3)自知力不全或缺乏:与网络依赖引起的认知改变有关。

(4)潜在或现存的自伤自杀行为:与网络依赖引起羞耻和隐瞒、回避症状等有关。

(5)社会功能障碍:与网络依赖引起认知改变、情感反应变化、自知力不全或缺乏有关。

(6)有外走的危险:与网络依赖引起认知改变、情感反应变化有关。

(7)不合作:与网络依赖引起认知改变、自知力不全或缺乏有关。

(8)应激能力减退:与网络依赖引起的认知改变、焦虑等情感反应有关。

(9)网络依赖:与反复使用网络,所产生的精神依赖与躯体依赖有关。

## 四、护理问题

(1)患者有潜在或现存的营养不足,少食、偏食。

(2)患者有睡眠障碍,失眠。

(3)生活自理能力下降或丧失。

(4)知识缺乏。

## 五、护理目标

(1)患者能够摄入足够的营养,保证水、电解质的平衡。

(2)患者的睡眠状况改善。

(3)患者没有受伤,并能表述如何预防受伤。

(4)患者未因感知、思维过程改变出现意外,并能正确应对。

(5)患者能对疾病有恰当的认识和评价,适应环境的改变,焦虑和恐惧情绪减轻。

(6)患者的生活应激能力逐步提高。

(7)患者维护健康的能力和信心得到提高。

(8)患者对网络的依赖程度下降。

## 六、护理措施

### (一)生活安全护理

(1)护理人员应提供良好的病房环境——安全、安静、卫生。

(2)护理人员应做好日常生活护理,注意态度,建立良好的护患关系。

(3)护理人员应注意对患者的安全教育,帮助其争取病友、家属的理解和支持。

(4)护理人员应遵医嘱给予相关的治疗,并观察药物的治疗作用与不良反应。

### (二)心理护理

(1)患者的心理依赖突出,护理人员应以整体认知疗法护理。

(2)患者的年龄跨度大,护理措施应个性化实施。

(3)大部分患者系被动入院,抵触情绪较大,环境的改变也会加重患者的焦虑程度,所以其心理活动复杂化,护理人员应积极与患者进行语言或非语言的沟通。

(4)护理人员应积极开展心理治疗与护理,协助患者根据个人能力和以往的经验解决问题。

(5)护理人员应重视非语言性的沟通,因其对情感交流有重要作用。

(6)护理人员应经常深入接触患者,了解病情的动态变化和患者的心理活动,针对不同病情的患者采取不同的心理护理方法。

### (三)特殊护理

(1)大多数患者思想活跃,反应灵敏,但自律能力差,缺乏自理能力,因此应进行社会行为技能的训练,包括生活、学习、工作能力与社交能力等方面,主要培养患者的生活自理能力,建立个人卫生技能量表。应要求整理房间规范、整齐,培养患者的责任感。

(2)护理人员应通过工娱治疗和适当的健身训练,鼓励网瘾患者积极参与群体活动,扩大交往接触面,达到提高生活情趣、促进身心健康的目的。

(3)护理人员可以组织患者观看优秀的青春励志影片,共同探讨积极的话题,引导患者从积极的方面去思考和解决生活中的实际问题。

(4)网络成瘾的患者一旦脱离网络会产生不同程度的戒断反应,甚至伴有精神症状和冲动行为,必要时护理人员应给予保护性约束和隔离。护理人员应避免强光、声音等对患者的刺激,经常巡视病房,预防患者自伤、自残、毁物等意外情况的发生;应避免患者接触可能产生伤害的刀、叉、玻璃等锐利物品;外出活动时应给予患者适当的活动指导,防止肌肉拉伤。

(5)护理人员应尽可能地创造一个社会性的体验学习环境,提高患者应对现实问题的能力。

## 七、护理评价

(1)患者的饮食生活规律。

(2)患者的独立生活能力增强。

(3)患者的精神状态、情感活动正常。

(4)患者未发生冲动行为。

(5)患者对网络的依赖性减弱或消失。

## 八、健康指导

(1)护理人员应指导患者以理智的态度严格控制网络使用时间。网上娱乐一天不要超过

2 h,通常连续操作电脑 1 h 应休息 5～10 min,父母与患者共同签订一个协议,使患者懂得人生的任何游戏也像网络游戏一样,是有规则的,遵守规则才能继续,从而达到预防网络成瘾的目的。

(2)护理人员指导患者以健全的心态进入网络,强化自我防范意识,增强抵御网上不良诱惑的心理免疫力;随时提醒自己上网的目的,在面对网络上纷繁复杂的信息时,能清醒地辨识。

(3)护理人员要鼓励患者积极参加社会活动,逐步建立信任的、和谐的、支持的人际关系;告诉患者要保持正常而规律的生活,娱乐有度,不过于痴迷;每天应抽出时间与同学、同事、家人交流,感受亲情、友情。

(4)护理人员指导患者如果发现自己无法控制上网的冲动,要尽快借助周围的力量监督自己,从而获得支持和帮助,培养自己对家庭和社会的责任心。

(5)护理人员应对家属和患者同时进行指导,界定患者的行为,并与家属和患者达成共识。

**(毕玉娟)**

# 第四章

# 心内科护理

## 第一节 心 肌 炎

### 一、疾病概述

#### (一)概念和特点

心肌炎是心肌的炎症性疾病。最常见病因为病毒感染,细菌、真菌、螺旋体、立克次体、原虫、蠕虫等感染也可引起心肌炎,但相对少见。肺感染性心肌炎的病因包括药物、毒物、结缔组织病、血管炎、巨细胞心肌炎、结节病等。起病急缓不定,少数呈暴发性导致急性泵衰竭或猝死。病程多有自限性,但也可进展为扩张型心肌病。本节重点叙述病毒性心肌炎。

病毒性心肌炎指嗜心肌性病毒感染引起的,以心肌非特异性间质性炎症为主要病变的心肌炎。病毒性心肌炎包括无症状的心肌局灶性炎症和心肌弥漫性炎症所致的重症心肌炎。

#### (二)相关病理生理

病毒性心肌炎的病理改变轻重不等。轻者常以局灶性病变为主,而重者则多呈弥漫性病变。局灶性病变的心肌外观正常,而弥漫性者则心肌苍白、松软,心脏呈不同程度的扩大、增重。镜检可见病变部位的心肌纤维变性或断裂,心肌细胞溶解、水肿、坏死。间质有不同程度水肿以及淋巴细胞、单核细胞和少数多核细胞浸润。病变以左心室及室间隔显著,可波及心包、心内膜及传导系统。慢性病例心脏扩大,心肌间质炎症浸润及心肌纤维化并有瘢痕组织形成,心内膜呈弥漫性或局限性增厚,血管内皮肿胀。

#### (三)主要病因与诱因

近年来病毒学及免疫病理学迅速发展,通过大量动物实验及临床观察,证明多种病毒皆可引起心肌炎。其中柯萨奇病毒 $B_6$ 最常见,其他如孤儿病毒、脊髓灰质炎病毒也较常见。此外,人类腺病毒、流感病毒、风疹病毒、单纯疱疹病毒、肝炎病毒、EB 病毒、巨细胞病毒和人类免疫缺陷病毒(HIV)等,都能引起心肌炎。

### (四)临床表现

**1.症状**

病毒性心肌炎患者的临床表现取决于病变的广泛程度和部位。轻者可无症状,重者可出现心源性休克,甚至猝死。

(1)病毒感染症状:约半数患者发病前1~3周有病毒感染前驱症状,如发热、全身倦怠、肌肉酸痛,或出现恶心、呕吐等消化道症状。

(2)心脏受累症状:患者常出现心悸、胸痛、呼吸困难、胸痛、乏力等表现。严重者出现阿-斯综合征、心源性休克,甚至猝死。绝大多数就诊患者以心律失常为主诉或首见症状。

**2.体征**

可见各种心律失常,以房性与室性期前收缩及房室传导阻滞多见。心率可加快且与体温升高不相称。听诊可闻及第三心音、第四心音奔马律,部分患者于心尖部闻及收缩期吹风样杂音。心衰患者可有颈静脉怒张、肺部湿啰音、肝大等体征。重者可出现血压降低、四肢湿冷等心源性休克体征。

### (五)辅助检查

**1.血生化及心脏损伤标志物检查**

红细胞沉降率加快,C反应蛋白呈阳性,急性期或心肌炎活动期心肌肌酸激酶、肌钙蛋白含量升高。

**2.病原学检查**

血清柯萨奇病毒IgM抗体滴度明显升高,外周血肠道病毒核酸呈阳性或肝炎病毒血清学检查结果呈阳性,心内膜心肌活检有助于病原学诊断。

**3.胸部X线**

胸部X线可见心影扩大,有心包积液时可呈烧瓶样改变。

**4.心电图**

心电图常见ST-T改变,包括ST段轻度移位和T波倒置。心电图上可出现各型心律失常,特别是室性心律失常和房室传导阻滞等。

**5.超声心电图检查**

超声心电图检查可正常,也可显示左心室增大、室壁运动减弱、左心室收缩功能降低,显示附壁血栓等。合并心包炎者可有心包积液。

### (六)治疗原则

急性病毒性心肌炎至今无特效治疗方法,一般采用对症及支持疗法,减轻心肌负担,注意休息和营养。多年实践证明诊断为急性病毒性心肌炎后,患者及时、充分地休息,并避免再次病毒感染,可较快顺利恢复,减少后遗症。

**1.一般治疗**

目前尚无特异性治疗方法,以针对左心功能不全的支持治疗为主,注意休息和营养。卧床休息应延长到症状消失,心电图恢复正常,一般需3个月左右;心脏已扩大或曾经出现心功能不全者应卧床休息半年,直至心脏不再缩小。心功能不全症状消失后,患者在密切观察下逐渐增加活动量,在恢复期仍应适当限制活动,时间为3~6个月。

**2.抗病毒及免疫治疗**

在心肌炎急性期,抗病毒是治疗的关键,应早期应用抗病毒药物,可抑制病毒复制。该病心肌受累之前,先有病毒血症过程,病毒在细胞内复制。可早期使用黄芪、牛磺酸、干扰素、辅酶 $Q_{10}$ 等,以中西医结合治疗方法治疗病毒性心肌炎,这种方法有抗病毒、调节免疫和改善心脏功能等作用。

## 二、护理评估

### (一)一般评估

了解患者多有无上呼吸道、肠道或其他感染史,测量体温、脉搏、呼吸、血压,观察尿量及水肿情况。

### (二)身体评估

1.测量心界

轻者心脏不扩大,或有暂时性扩大,不久即恢复。心脏扩大显著反映心肌炎广泛而严重。

2.测量心率

心率增加与体温不相称,心率异常缓慢,均为心肌炎的可疑征象。

3.听诊

(1)心尖区 $S_1$ 可减弱或分裂。心音可呈胎心样。心包摩擦音的出现提示有心包炎存在。

(2)杂音:心尖区可能有收缩期吹风样杂音或舒张期杂音,前者为发热、贫血、心腔扩大所致,后者为左心室扩大造成的相对性二尖瓣狭窄所致。杂音响度都不超过 3 级。心肌炎好转后即消失。

(3)心律失常:极常见,各种心律失常都可出现,以房性与室性期前收缩常见,其次为房室传导阻滞,此外,心房颤动、病态窦房结综合征均可出现。心律失常是造成猝死的原因之一。

4.心力衰竭

重症弥漫性心肌炎患者可出现急性心力衰竭(属于心肌泵血功能衰竭)。左心衰竭、右心衰竭同时发生,引起心排血量过低,除一般心力衰竭表现外,易合并心源性休克。

### (三)心理-社会评估

了解患者的焦虑、紧张程度,能否积极配合治疗,患者及家属是否存在因不了解介入治疗或手术治疗的效果而产生的较大的心理压力。

### (四)辅助检查结果的评估

1.一般检查

(1)细胞总数为 1 万～2 万,中性粒细胞偏高。抗"O"(ASO)大多数正常。

(2)损伤标志物:肌酸激酶(CK)、肌酸激酶同工酶(CK-MB)、乳酸脱氢酶(LDH)、谷草转氨酶(AST 或 GOT)在病程早期可升高。肌钙蛋白也可升高,而且持续时间较长。

(3)分离:从心包、心肌或心内膜分离到病毒,或用免疫荧光抗体检查找到心肌中有特异的病毒抗原,电镜检查心肌发现病毒颗粒,可以确定诊断;从咽洗液、粪便、血液、心包液中分离出病毒,同时结合恢复期血清中同型病毒中和抗体滴度是第 1 份血清的 5 倍或比第 1 份血清的同型病毒中的抗体滴度下降 25％以上,则有助于病原诊断。

(4)测定与病毒核酸检测:病毒特异性抗体、补体结合抗体的测定以及用分子杂交法或聚合酶链式反应(PCR)检测心肌细胞内的病毒核酸有助于病原诊断。部分病毒性心肌炎患者可有抗心肌抗体出现,一般于短期内恢复,如其浓度持续提高,表示心肌炎病变处于活动期。

2.心电图

心电图在急性期有多变与易变的特点,对可疑病例应反复检查,以帮助诊断。心电图的主要变化为 ST-T 改变、各种心律失常和传导阻滞。上呼吸道感染、腹泻等病毒感染后 3 周内新出现下列心律失常或心电图改变。

(1)ST-T 及 QRS 波的改变:ST 段下降(有心包积液时可见抬高),T 波低平、双向或倒置。可有低电压,Q-T 间期延长。大片心肌坏死时有宽大的 Q 波,类似心肌梗死。

(2)心律失常:除窦性心动过速、窦性心动过缓外,可见各种期前收缩(房性、室性、交界性),其中以室性期前收缩多见。室上性或室性心动过速、心房扑动或颤动、心室颤动也可见。

(3)传导阻滞:窦房传导阻滞、房室传导阻滞或室内传导阻滞颇为常见,其中以一至二度房室传导阻滞多见。

恢复期以各种类型的期前收缩为多见。少数慢性期患儿可有房室肥厚的改变。

3.胸部 X 线

心影正常或不同程度地增大,多数为轻度增大。若反复迁延不愈或合并心力衰竭,心脏扩大明显。后者可见心脏搏动减弱,伴肺淤血、肺水肿或胸腔少量积液。患者有心包炎时,有积液征。

4.超声心动图(UCG)

UCG 主要表现为以下方面:①心肌收缩功能异常;②心室充盈异常;③室壁节段性运动异常;④心脏扩大,以左心室扩大常见,多数属轻度扩大,对此类心脏扩大 UCG 较 X 线检查更为敏感。多数病毒性心肌炎患者的心脏扩大经治疗逐渐恢复正常,因此,系列的 UCG 随诊观察对病毒性心肌炎病程变化的了解具有很大价值。

5.心血管磁共振(CMR)

2010 年美国心脏学会基金会专家共识文件特别领导小组联合美国放射学会、北美心血管影像学会、心血管磁共振学会等多家学术机构共同制定并颁布了 CMR 专家共识,它可以提高对急性病毒性心肌炎的无创检测能力。

**(五)常用药物治疗效果的评估**

1.抗病毒及免疫治疗

抗病毒治疗主要用于疾病早期,可抑制病毒复制。该病心肌受累之前,先有病毒血症过程,病毒在细胞内复制。可早期使用黄芪、牛磺酸、干扰素、辅酶 $Q_{10}$ 等,以中西医结合治疗方法治疗病毒性心肌炎,这种方法有抗病毒、调节免疫和改善心脏功能等作用。

2.心律失常的治疗

如果期前收缩无明显临床不适症状,不一定马上给予抗心律失常治疗,可以随访观察,并做好向患者解释的工作,使其了解该病的预后,解除恐惧心理。

3.免疫抑制疗法

医师对糖皮质激素治疗仍有争论。

4.改善心肌代谢及抗氧化治疗

大量研究证明,氧自由基升高与病毒性心肌炎的发病密切相关,采用抗氧化剂治疗病毒性心肌炎有肯定疗效。目前常用的药物有辅酶 $Q_{10}$、曲美他嗪、肌苷、ATP、1,6-二磷酸果糖等。大剂量维生素 C 清除氧自由基的疗效最为肯定,而且其酸度不影响心肌细胞代谢,也无明显毒副作用。

### 三、主要护理诊断/问题

#### (一)活动无耐力

活动无耐力与心肌受损、心律失常有关。

#### (二)体温过高

体温过高与心肌炎症有关。

#### (三)焦虑

焦虑与患者病情加重后担心疾病预后有关。

#### (四)潜在并发症

该病的潜在并发症有心律失常、心力衰竭。

### 四、护理措施

#### (一)休息与活动

患者需要一个安静、舒适的环境,急性期患者需卧床休息 2～3 个月,直到症状消失,血清心肌酶、心电图等恢复正常,方可逐渐增加活动量。若出现心律失常,应延长卧床时间。心脏扩大或出现心力衰竭者应卧床休息半年。恢复期内仍适当限制活动 3～6 个月。

#### (二)饮食

应给予患者高热量、高蛋白、高维生素的食物,让患者多吃新鲜蔬菜和水果,以促进心肌细胞恢复。患者应注意进食不宜过饱,禁喝咖啡、浓茶,禁食用其他刺激性食物,心力衰竭者限制钠盐摄入,忌烟、酒。护理人员注意保持患者排便通畅,必要时给予缓泻剂,避免患者因便秘而加重心脏负担。

#### (三)病情观察

密切监测生命体征,包括体温、脉搏、呼吸、血压。注意心率及心律的改变,观察有无频发室性期前收缩、短暂室性心动过速、房室传导阻滞。注意有无胸闷、呼吸困难、颈静脉怒张等表现,有无咯血、肺部啰音及肺水肿等。患者出现呼吸困难,发绀,咳粉红色泡沫状痰,双肺满布干、湿啰音,提示出现急性肺水肿。

#### (四)用药指导

病毒性心肌炎患者可发生心力衰竭,对于应用洋地黄的患者应特别注意其毒性反应,因为发生心肌炎时心肌细胞对洋地黄的耐受性差。使用糖皮质激素时,注意遵医嘱用量,不可随意增加或减少剂量,更不可随意停药或延长服用时间。

#### (五)心理护理

护理人员应向患者耐心解释卧床休息的必要性,解释病情和治疗方案,告诉患者不良情绪会加重心脏负荷,给予心理安慰,解除患者的焦虑、恐惧心理,减轻其心理压力,避免环境和精神刺激,防止其情绪激动,让其主动配合治疗,早日康复。

#### (六)健康教育

1.疾病知识指导

急性心肌炎患者出院后需继续休息 3～6 个月。严重心肌炎伴心界扩大者,应休息 6～12 个月,直到症状消失。

**2.饮食指导**

护理人员应指导患者进食高蛋白、高维生素、清淡、易消化的食物,注意补充富含维生素 C 的新鲜蔬菜、水果,戒烟、酒及刺激性食物,以促进心肌代谢与修复。

**3.生活与运动指导**

护理人员应指导患者定时排便以防便秘,排便时不宜用力、屏气等;鼓励无并发症的患者适当锻炼身体以增强机体抵抗力。

**4.自我检测指导**

护理人员应教会患者及家属测脉率、节律,发现异常随时就诊,指导患者坚持药物治疗,定期随访。

**5.及时就诊的指标**

(1)发现脉率、节律异常,或有胸闷、心悸等症状时及时就诊。

(2)发生晕厥、血压明显降低时及时就诊。

## 五、护理效果评估

(1)患者掌握限制最大活动量的指征,能参与制定并实施活动计划,掌握活动中自我监测脉搏和活动过量症状的方法。

(2)患者能控制情绪,心理状态稳定。

(3)患者未发生猝死,患者发生致命性心律失常时能及时被发现和得到处理。

(韩剑童)

# 第二节　心　绞　痛

## 一、稳定型心绞痛

### (一)概念和特点

稳定型心绞痛也称劳力性心绞痛,是在冠状动脉固定性严重狭窄的基础上,由心肌负荷增加引起心肌急剧的、暂时的缺血、缺氧的临床综合征。其特点为阵发性的前胸压榨性疼痛或憋闷感觉,主要位于胸骨后部,可放射至心前区和左上肢尺侧,常发生于劳力负荷增加时,持续数分钟,休息或用硝酸酯制剂后疼痛消失。疼痛发作的程度、频度、性质及诱发因素在数周至数月内无明显变化。

### (二)相关病理生理

患者在心绞痛发作之前,常有血压升高、心律加快、肺动脉压和肺毛细血管压升高的变化,反映心脏和肺的顺应性减低。发作时可有左心室收缩力降低、收缩速度减慢,射血速度减慢,左心室收缩压下降,心搏量和心排血量降低,左心室舒张末期压和血容量增加等左心室收缩和舒张功能障碍。左心室壁可呈收缩不协调或部分心室壁有收缩减弱的现象。

### (三)主要病因及诱因

该病的基该病因是冠状动脉粥样硬化。正常情况下,冠状动脉循环血流量具有很大的储备力量,其血流量可随身体的生理情况有显著的变化,休息时无症状。当劳累、激动、心力衰竭等使心脏负荷增加,心肌耗氧量增加时,人体对血液的需求增加,而冠状动脉的供血已不能相应增加,即可引起心绞痛。

**(四)临床表现**

1.症状

心绞痛以发作性胸痛为主要临床表现,典型疼痛的特点如下。

(1)部位:主要在胸骨体中、上段之后,可波及心前区,界限不很清楚。疼痛常放射至左肩、左臂尺侧,达无名指和小指,偶尔至颈、咽或下颌部。

(2)性质:胸痛时常有压迫、憋闷或紧缩感,也可有烧灼感,偶尔伴有濒死感。

(3)持续时间:疼痛出现后常逐步加重,持续 3～5 min,休息或含服硝酸甘油可迅速缓解,疼痛很少超过 30 min。疼痛可数天或数周发作 1 次,亦可一天内发作数次。

2.体征

心绞痛发作时,患者面色苍白、出冷汗、心率加快、血压升高、表情焦虑。心尖部听诊有时出现奔马律,可有暂时性心尖部收缩期杂音,是乳头肌缺血以致功能失调,引起二尖瓣关闭不全所致。

3.诱因

心绞痛发作常由体力劳动、情绪激动、饱餐、寒冷、吸烟、心动过速、休克等诱发。

**(五)辅助检查**

1.心电图

(1)静息时心电图:约有半数患者的静息时心电图在正常范围,也可有陈旧性心肌梗死的改变或非特异性 ST 段和 T 波异常。有时心电图上显示心律失常。

(2)心绞痛发作时心电图:绝大多数患者可出现暂时性心肌缺血引起的 ST 段压低(≥0.1 mV),有时出现 T 波倒置;平时有 T 波持续倒置的患者,发作时可变为直立(假性正常化)。

(3)心电图负荷试验:运动负荷试验及 24 h 动态心电图可显著提高缺血性心电图的检出率。

2.X 线检查

心脏检查可无异常,若已伴发缺血性心肌病可见心影增大、肺充血等。

3.放射性核素

利用放射性铊心肌显像所示灌注缺损,提示心肌供血不足或血供消失,对心肌缺血诊断较有价值。

4.超声心动图

多数稳定性心绞痛患者静息时超声心动图检查无异常,有陈旧性心肌梗死者或严重心肌缺血者二维超声心动图可探测到坏死区或缺血区心室壁的运动异常,运动或药物负荷超声心动图检查可以评价心肌灌注和存活性。

5.冠状动脉造影

选择性冠状动脉造影可使左、右冠状动脉及主要分支得到清楚的显影,具有确诊价值。

**(六)治疗原则**

治疗原则是改善冠状动脉血供和降低心肌耗氧量以改善患者的症状,提高生活质量,同时治疗冠状动脉粥样硬化,预防心肌梗死和死亡,以延长生存期。

1.发作时的治疗

(1)休息:发作时立即休息,一般患者停止活动后症状即可消失。

(2)药物治疗:宜选用作用快的硝酸酯制剂,这类药物除可扩张冠状动脉、增加冠状动脉血流量外,还可扩张外周血管,减轻心脏负荷,从而缓解心绞痛,例如,硝酸甘油0.3~0.6 mg或硝酸异山梨酯3~10 mg,舌下含化。

2.缓解期的治疗

患者在缓解期一般不需卧床休息,应避免各种已知的诱因。

(1)药物治疗:以改善预后的药物和减轻症状、改善缺血的药物为主,如阿司匹林、氯吡格雷、β受体阻滞剂、他汀类药物、血管紧张素转换酶抑制剂、硝酸酯制剂,其他如代谢性药物、中药。

(2)非药物治疗:包括运动锻炼疗法、血管重建治疗、增强型体外反搏等。

## 二、不稳定型心绞痛

### (一)概念和特点

目前已趋向将典型的稳定型心绞痛以外的缺血性胸痛统称为不稳定型心绞痛。不稳定型心绞痛根据临床表现可分为静息型心绞痛、初发型心绞痛、恶化型心绞痛3种类型。

### (二)相关病理生理

该病与稳定型心绞痛的差别主要在于冠状动脉内不稳定的粥样斑块继发的病理改变,使局部的心肌血流量明显下降,如斑块内出血,斑块纤维帽出现裂隙,表面有血小板聚集和(或)刺激冠状动脉痉挛,导致缺血性心绞痛,虽然该病也可由劳力负荷诱发,但劳力负荷终止后胸痛并不能缓解。

### (三)主要诱因

少部分不稳定型心绞痛患者心绞痛发作有明显的诱因。

1.增加心肌氧耗

感染、甲状腺功能亢进或心律失常时心肌氧耗增加。

2.冠状动脉血流减少

其造成低血压。

3.血液携氧能力下降

其造成贫血和低氧血症。

### (四)临床表现

1.症状

不稳定型心绞痛患者胸部不适的症状与典型的稳定型心绞痛相似,通常程度更重,持续时间更长,可达数十分钟,胸痛在休息时也可发生。

2.体征

体检可发现一过性第三心音或第四心音以及由于二尖瓣反流引起的一过性收缩期杂音,这些非特异性体征也可出现在稳定性心绞痛和心肌梗死患者身上,但详细的体格检查可发现潜在的加重心肌缺血的因素,并成为判断预后非常重要的依据。

### (五)辅助检查

1.心电图

(1)大多数患者胸痛发作时有一过性ST段(抬高或压低)和T波(低平或倒置)改变,其中

ST 段的动态改变(≥0.1 mV 的抬高或压低)是严重冠状动脉疾病的表现,可能会发生急性心肌梗死或猝死。

(2)连续心电监护:连续 24 h 心电监测发现,85%～90%的心肌缺血可不伴有心绞痛症状。

2.心脏标志物检查

心脏肌钙蛋白(cTn)T 及心肌蛋白 I 较传统的 CK 和 CK-MB 更为敏感、更可靠。

3.其他

不稳定型心绞痛患者胸部 X 线、心脏超声和放射性核素检查的结果与稳定型心绞痛患者的结果相似,但阳性发现率会更高。

**(六)治疗原则**

不稳定型心绞痛是严重、具有潜在危险的疾病,病情发展难以预料,应使患者处于监控之下,疼痛发作频繁或持续不缓解及高危组的患者应立即住院。其治疗包括抗缺血治疗、抗血栓治疗和根据危险度分层进行优创治疗。

1.一般治疗

患者发作时立即卧床休息,对患者实施床边 24 h 心电监护,严密观察血压、脉搏、呼吸、心率、心律的变化,对有呼吸困难、发绀者应给氧,维持血氧饱和度在 95%以上。如有必要,重测心肌坏死标志物。

2.止痛

对烦躁不安、疼痛剧烈者,可考虑应用镇静剂,如吗啡 5～10 mg,皮下注射;应用硝酸甘油或硝酸异山梨酯,持续静脉滴注或微量泵输注,以 10 μg/min 开始,每 3～5 min 增加 10 μg/min,直至症状缓解或出现血压下降。

3.抗凝(栓)

抗血小板和抗凝治疗是不稳定型心绞痛治疗至关重要的措施,应尽早应用阿司匹林、氯吡格雷、肝素或低分子肝素,以有效防止血栓形成,阻止病情进展为心肌梗死。

4.其他

对于个别保守治疗效果不佳,心绞痛发作时 ST 段≥0.1 mV,持续时间>20 min 的病情极严重患者或血肌钙蛋白升高者,在有条件的医院可行急诊冠状动脉造影,考虑经皮冠状动脉成形术。

## 三、护理评估

**(一)一般评估**

(1)患者有无面色苍白、出冷汗、心率加快、血压升高。

(2)患者主诉有无心绞痛发作症状。

**(二)身体评估**

(1)患者有无表情焦虑、皮肤湿冷、出冷汗。

(2)患者有无心律加快、血压升高。

(3)患者心尖区听诊是否闻及收缩期杂音,或听到第三心音或第四心音。

**(三)心理-社会评估**

患者能否控制情绪,避免激动或愤怒,以减少心悸耗氧量;家属能否做到给予患者安慰及细心的照顾,并督促其定期复查。

### (四)辅助检查结果的评估

(1)心电图有无 ST 段及 T 波的异常改变。

(2)24 h 连续心电监测有无心肌缺血的改变。

(3)冠状动脉造影检查结果有无显示单支或多支病变。

(4)心脏标志物 cTnT 的峰值是否超过正常对照值。

### (五)常用药物治疗效果的评估

**1.硝酸酯类药物**

心绞痛发作时,能及时舌下含化该类药物,迅速缓解疼痛。

**2.他汀类药物**

长期服用该类药物可以维持低密度脂蛋白胆固醇(LDL-C)的目标值<70 mg/dL,且不出现肝酶和肌酶升高等不良反应。

## 四、主要护理诊断/问题

### (一)胸痛

胸痛与心肌缺血、缺氧有关。

### (二)活动无耐力

活动无耐力与心肌氧的供需失调有关。

### (三)知识缺乏

患者缺乏控制诱发因素及预防心绞痛发作的知识。

### (四)潜在并发症

潜在并发症是心肌梗死。

## 五、护理措施

### (一)休息与活动

**1.适量运动**

患者应以有氧运动为主,运动的强度和时间因病情和个体差异而不同,必要时在监测下运动。

**2.心绞痛发作时**

心绞痛发作时,患者要立即停止活动,就地休息。不稳定型心绞痛患者应卧床休息,并由护理人员密切观察。

### (二)用药的指导

**1.心绞痛发作时**

心绞痛发作时,患者要立即舌下含化硝酸甘油,如 3~5 min 后仍不缓解,隔5 min 后可重复使用。对于心绞痛发作频繁者,静脉滴注硝酸甘油时,患者及家属不要擅自调整滴速,以防低血压发生。部分患者用药后出现面部潮红、头部胀痛、头晕、心动过速、心悸等不适,护理人员应告知患者这是药物的扩血管作用所致,不必有顾虑。

**2.应用他汀类药物时**

护理人员应严密监测转氨酶及肌酸激酶等生化指标,及时发现药物可能引起的肝脏损害和肌病;采用强化降脂治疗时,应注意监测药物的安全性。

**(三)心理护理**

护理人员应安慰患者,解除紧张、不安的情绪,改变急躁、易怒的性格,保持心理平衡;告知患者及家属过劳、情绪激动、饱餐、用力排便、寒冷刺激等都是心绞痛发作的诱因,应注意避免。

**(四)健康教育**

1.疾病知识指导

(1)合理膳食:护理人员应指导患者摄入低热量、低脂、低胆固醇、低盐的食物,多食蔬菜、水果,多食粗纤维食物(如芹菜、糙米),避免暴饮暴食,应少食多餐。

(2)戒烟,限制饮酒。

(3)适量运动:应以有氧运动为主,运动的强度和时间因病情和个体差异而不同,必要时在监测下进行运动。

(4)心理调适:保持心理平衡,可采取放松方法或与他人交流的方式来缓解压力,避免心绞痛发作的诱因。

2.用药指导

护理人员应指导患者出院后遵医嘱用药,不擅自增、减药量,自我检测药物的不良反应;外出时随身携带硝酸甘油以备急用。硝酸甘油遇光易分解,应放在棕色瓶内并存放于干燥处,以免潮解失效。药瓶开封后每 6 个月更换 1 次,以确保疗效。

3.病情检测指导

护理人员应教会患者及家属心绞痛发作时的缓解方法,胸痛发作时应立即停止活动或舌下含服硝酸甘油。如连续含服硝酸甘油 3 次仍不缓解,或心绞痛发作比以往频繁、程度加重、疼痛时间延长,应及时就医,警惕心肌梗死的发生。不典型心绞痛发作时,可能表现为牙痛、肩周炎、上腹痛等,为防误诊,应尽快到医院做相关检查。

4.及时就诊的指标

(1)心绞痛发作时,舌下含化硝酸酯类药物无效或重复用药仍未缓解。

(2)心绞痛发作比以往频繁、程度加重、疼痛时间延长。

## 六、护理效果评估

(1)患者能坚持长期遵医嘱药物治疗。

(2)心绞痛发作时,患者能立即停止活动,并舌下含服硝酸甘油。

(3)患者能预防和控制缺血症状,减少心肌梗死的发生。

(4)患者能戒烟、控制饮食和治疗糖尿病。

(5)患者能坚持定期门诊复查。

(韩剑童)

# 第三节 心 肌 梗 死

## 一、疾病概述

### (一)概念和特点

心肌梗死是心肌长时间缺血导致的心肌细胞死亡,为在冠状动脉病变的基础上,发生冠状动脉血供急剧减少或中断,使相应心肌严重急性缺血导致的心肌细胞死亡。急性心肌梗死的临床表现有持久的胸骨后剧烈疼痛、发热、白细胞计数和血清心肌坏死标志物升高,心电图进行性改变;可发生心律失常、休克或心力衰竭,属急性冠脉综合征的严重类型。

**(二)相关病理生理**

患者主要出现左心室舒张和收缩功能障碍等血流动力学改变,其严重程度和持续时间取决于梗死的部位、程度和范围。心脏收缩力减弱,顺应性降低,心肌收缩不协调,左心室压力曲线最大上升速度($\mathrm{d}p/\mathrm{d}t$)减小,左心室舒张末期压升高,舒张和收缩末期容量增大。射血分数降低,心搏量和心排血量下降,心率加快或有心律失常,血压下降。病情严重者,动脉血氧含量降低。急性大面积心肌梗死者,可发生泵衰竭——心源性休克或急性肺水肿。

**(三)主要病因及诱因**

急性心肌梗死的基该病因是冠状动脉粥样硬化,造成一支或多支管腔狭窄和心肌血供不足,而侧支循环未建立。在此基础上,一旦血供急剧减少或中断,使心肌严重急性缺血达20～30 min,即可发生急性心肌梗死。

促使斑块破溃出血及血栓形成的诱因:①晨起6时至12时,交感神经活动增加,机体应激反应增强,心肌收缩力、心率、血压升高,冠状动脉张力升高。②饱餐,特别是进食多量高脂食物。③进行重体力劳动,情绪过分激动,血压急剧升高或用力排便。④休克、脱水、出血、外科手术或严重心律失常。

**(四)临床表现**

临床表现与梗死的面积大小、部位、冠状动脉侧支循环情况密切相关。

1.先兆

50%～81.2%的患者在发病前数天有乏力、胸部不适、活动时心悸、气急、烦躁、心绞痛等前驱症状。以初发心绞痛或原有心绞痛加重突出。心绞痛发作较以往频繁、程度较大、持续较久,硝酸甘油疗效差,诱发因素不明显。

2.症状

(1)疼痛:出现最早、最突出,多发生于清晨,尤其是晨间运动或排便时。疼痛的性质和部位与心绞痛相似,但程度更剧烈,多伴有大汗、烦躁不安、恐惧及濒死感,持续时间可达数小时或数天,休息和服用硝酸甘油不缓解。部分患者疼痛可向上腹部放射,而被误诊为急腹症,或因疼痛向下颌、颈部、背部放射而误诊为其他疾病。少数患者无疼痛,一开始即表现为休克或急性心力衰竭。

(2)全身症状:一般在疼痛发生后24～48 h出现发热、心动过速、白细胞计数增多或/和血沉加快等。体温可升高至38 ℃左右,很少超过39 ℃,持续约1周。

(3)胃肠道症状:疼痛剧烈时常伴恶心、呕吐、上腹胀痛,也可有肠胀气或呃逆。

(4)心律失常:75%～95%的患者在起病2 d内可发生心律失常,24 h内发生心律失常最多见。

(5)低血压和休克:疼痛发作期间血压下降常见,但未必是休克。疼痛缓解而收缩压仍<10.7 kPa(80 mmHg①),且患者表现为烦躁不安、面色苍白、皮肤湿冷、脉细而快、大汗淋漓、少尿、神志迟钝,甚至晕厥,为休克表现。

---

① "mmHg"表示"毫米汞柱",为废弃单位,但临床上仍习惯应用。

（6）心力衰竭：发生率为32％～48％，主要为急性左心衰。表现为呼吸困难、咳嗽、发绀、烦躁等症状，重者可发生肺水肿。随后可发生颈静脉怒张、肝大、水肿等右心衰竭表现，伴血压下降。

3.体征

心率多加快，也可减慢，心律不齐。心尖部第一心音减弱，可闻及奔马律；除急性心肌梗死早期血压可升高外，几乎所有患者都有血压下降。

4.并发症

并发症有乳头肌功能失调或乳头肌断裂、心脏破裂、栓塞、心室壁瘤、心肌梗死后综合征等。

**（五）辅助检查**

1.心电图

（1）ST段抬高性心肌梗死心电图的特点：①ST段抬高呈弓背向上型，在面向坏死区周围心肌损伤区的导联上出现。②宽而深的Q波（病理性Q波）在面向透壁心肌坏死区的导联上出现。③T波倒置在面向损伤区周围心肌缺血区的导联上出现。

（2）非ST段抬高性心肌梗死心电图的特点：①无病理性Q波，有普遍性ST段压≥0.1 mV，但aVR导联ST段抬高，或有对称性T波倒置，为心内膜下心肌梗死所致。②无病理性Q波，也无ST段变化，仅有T波倒置变化。

（3）动态性改变：ST段抬高心肌梗死的心电图演变过程如下。①在起病数小时内可无异常或出现异常高大的两支不对称的T波，为超急性期改变。②数小时后，ST段明显抬高，弓背向上，与直立的T波连接，形成单向曲线；数小时至2 d出现病理性Q波，同时R波降低，为急性期改变。③如果早期不进行治疗干预，抬高的ST段可在数天至2周逐渐回到基线水平，T波逐渐平坦或倒置，为亚急性期改变。④数周至数月，T波呈V形倒置，两支对称，为慢性期改变。T波倒置可永久存在，也可在数月至数年逐渐恢复。

2.超声心动图

二维和M型超声心动图有助于了解心室壁的运动和左心室功能，诊断室壁瘤和乳头肌功能失调等。

3.放射性核检查

放射性核检查可显示心肌梗死的部位与范围，观察左心室壁的运动和左心室射血分数，有助于判定心室的功能，诊断梗死后造成的室壁运动失调和心室壁瘤。

**（六）治疗原则**

尽早使心肌血液再灌注（到达医院后30 min内开始溶栓或90 min内行介入治疗），以挽救濒死的心肌，防止梗死面积扩大和缩小心肌缺血范围，保护和维持心脏功能，及时处理严重心律失常、泵衰竭和各种并发症，预防猝死，注重二级预防。

1.一般治疗

（1）休息：患者未行再灌注治疗前，应绝对卧床休息。应保持环境安静，防止不良刺激，解除患者的焦虑。

（2）给氧：常规给氧。

（3）监测：应把急性期患者常规安置于心脏重症监护病房（CCU），进行心电、血压、呼吸监测3～5 d，除颤仪处于随时备用状态。

（4）建立静脉通道：保持给药途径畅通。

2.药物治疗

(1)吗啡或哌替啶:吗啡 2～4 mg 或哌替啶 50～100 mg,肌内注射以解除疼痛,必要时 5～10 min后重复注射。注意低血压和呼吸功能抑制。

(2)硝酸酯类药物:通过扩张冠状动脉增加冠状动脉血流以增加静脉容量。但下壁心肌梗死、可疑右室心肌梗死或明显低血压[收缩压<12.0 kPa(90 mmHg)]的患者不适合使用。

(3)阿司匹林:无禁忌者立即口服水溶性阿司匹林或嚼服肠溶性阿司匹林。一般首次剂量为 150～300 mg,每天 1 次,3 d 后,每次 75～150 mg,每天 1 次,长期维持。

3.再灌注心肌

(1)经皮冠状动脉介入治疗(percutaneous coronary intervention,PCI):有条件的医院对具备适应证的患者应尽快实施 PCI,可获得更好的治疗效果。

(2)溶栓疗法:对无条件实行介入治疗或延误再灌注时机者,若无禁忌证应立即(接诊后 30 min之内)溶栓治疗。发病 3 h 内,心肌梗死溶栓治疗血流完全灌注率高,获益最大。对年龄 ≥75 岁者选择溶栓应慎重,并酌情减少溶栓药物剂量。

## 二、护理评估

### (一)一般评估

1.本次发病特点与目前病情

评估患者本次发病有无明显的诱因,胸痛发作的特征,尤其是起病的时间、疼痛剧烈程度、是否进行性加重,有无恶心、呕吐、乏力、头晕、呼吸困难等伴随症状,是否有心律失常、休克、心力衰竭的表现。

2.患病及治疗经过

评估患者有无心绞痛发作史、患病的起始时间、患病后的诊治过程、是否遵医嘱治疗、目前用药及有关的检查等。

3.危险因素评估

危险因素评估包括患者的年龄、性别、职业;有无家族史;了解患者有无肥胖、血脂异常、高血压、糖尿病等危险因素;有无摄入高脂饮食、吸烟等不良生活习惯,是否有充足的睡眠,有无锻炼身体的习惯;排便情况;了解患者的工作与生活压力及性格特征等。

### (二)身体评估

1.一般状态

观察患者的精神意识状态,尤其注意有无面色苍白、表情痛苦、大汗、神志模糊、反应迟钝甚至晕厥等表现。

2.生命体征

观察体温、脉搏、呼吸、血压有无异常及其程度。

3.心脏听诊

注意心率、心律、心音的变化,有无奔马律、心脏杂音及肺部啰音等。

### (三)心理-社会评估

急性心肌梗死时患者胸痛异常剧烈,可有濒死感,或行紧急溶栓、介入治疗,由此产生恐惧心理。心肌梗死使患者的活动耐力和自理能力下降,生活上需要照顾;如患者入住 CCU,面对一系列检查和治疗,加上担心预后、对工作和生活的影响等,易产生焦虑。

### (四)辅助检查结果的评估

**1.心电图**

检查是否有心肌梗死的特征性、动态性变化,对心肌梗死者应加做右胸导联,判断有无右心室梗死。连续心电图监测有无心律失常。

**2.血液检查**

定时抽血检测血清心肌标志物,评估血常规检查有无白细胞计数升高及血清电解质、血糖、血脂等异常。

### (五)常用药物治疗效果的评估

**1.硝酸酯类**

遵医嘱给予舌下含化的硝酸酯类药物,动态评估患者胸疼是否缓解,注意血压及心电图的变化。

**2.β受体阻滞剂**

评估患者是否知晓该药不可以随意停药或漏服,否则可引起心绞痛加剧或心肌梗死。交代患者饭前服,以保证药物疗效及患者安全用药。用药过程中检测心率、血压、心电图,评估是否有诱发心衰的可能性。

**3.血管紧张素转换酶抑制剂(ACEI)**

该药常引起刺激性干咳,具有适量降低血压的作用,防止心室重构,预防心力衰竭。注意是否出现肾小球滤过率降低而引起尿少。评估该药的有效性。患者出现干咳时,应评估干咳的原因,可能有以下原因:①ACEI本身引起;②肺内感染引起,该原因引起的干咳往往伴有气促;③心衰也可引起干咳。

## 三、主要护理诊断/问题

### (一)疼痛

胸痛与心肌缺血坏死有关。

### (二)活动无耐力

活动无耐力与氧的供需失调有关。

### (三)有便秘的危险

有便秘的危险与进食少、活动少、不习惯在床上大小便有关。

### (四)潜在并发症

潜在并发症为心力衰竭、猝死。

## 四、护理措施

### (一)休息指导

患者发病12 h内应绝对卧床休息。护理人员应保持环境安静,限制探视,并告知患者和家属休息可以降低心肌耗氧量和交感神经的兴奋性,有利于缓解疼痛,以取得合作。

### (二)饮食指导

护理人员应在患者起病后4~12 h给予流质饮食,以减轻其胃扩张;随后过渡到低脂、低胆固醇的清淡饮食,提倡少食多餐。

**（三）给氧**

护理人员应以鼻导管给氧，氧流量为 $2\sim5$ L/min，以增加心肌氧的供应，减轻缺血和疼痛。

**（四）心理护理**

患者疼痛发作时应有专人陪伴。护理人员应允许患者表达感受，给予心理支持，鼓励患者树立战胜疾病的信心。护理人员应告知患者住进 CCU 后病情的任何变化都在护理人员的严密监护下，并能得到及时的治疗，以缓解患者的恐惧心理；简明扼要地解释疾病过程，说明不良情绪会增加心肌耗氧量而不利于病情的控制。护理人员应紧张有序地工作，避免忙乱给患者带来的不安全感。护理人员应尽量调低监护仪器的报警声，以免影响患者休息，增加患者的心理负担。

**（五）止痛治疗的护理**

护理人员应遵医嘱给予患者吗啡或哌替啶止痛，注意有无呼吸抑制等不良反应。护理人员给予硝酸酯类药物时应随时检测患者血压的变化，维持收缩压在 13.3 kPa(100 mmHg) 及以上。

**（六）溶栓治疗的护理**

（1）护理人员应询问患者是否有溶栓禁忌证。

（2）护理人员应协助医师做好溶栓前血常规、出血时间、凝血时间和血型等检查。

（3）护理人员应迅速建立静脉通路，遵医嘱正确给予溶栓药物，注意观察患者有无不良反应：①变态反应，表现为寒战、发热、皮疹等；②低血压；③出血，包括皮肤黏膜出血、血尿、便血、咯血、颅内出血等，一旦出现应紧急处理。

（4）溶栓疗效观察，可根据下列指标间接判断溶栓是否成功：①胸痛在 2 h 内基本消失；②心电图 ST 段于 2 h 内回降＞50％；③2 h 内出现再灌注性心律失常；④cTnI 或 cTnT 峰值提前至发病后 12 h 内，血清 CK-MB 峰值提前出现(14 h 以内)。上述 4 项中②和④重要。也可根据冠脉造影直接判断溶栓是否成功。

**（七）健康教育**

除参见"心绞痛"的健康教育外，还应注意以下几点。

1.疾病知识指导

护理人员应指导患者积极进行二级预防，防止再次梗死和其他心血管事件。急性心肌梗死恢复后的患者应调节饮食(即低饱和脂肪和低胆固醇饮食)，要求饱和脂肪占总热量的 7％以下，胆固醇＜200 mg/d。戒烟是心肌梗死后的二级预防中的重要措施，研究表明，急性心肌梗死后继续吸烟，再梗死和死亡的危险升高 22％～47％。医师每次随诊都必须了解并登记患者的吸烟情况，积极劝导患者戒烟，实施戒烟计划。

2.心理指导

心肌梗死后患者的焦虑情绪多来自对今后工作及生活质量的担心，护理人员应予以充分理解并指导患者保持乐观、平和的心情，正确对待自己的病情。护理人员应告诉家属对患者要积极配合与支持，为其创造一个良好的休养环境，避免对其施加压力，当患者出现紧张、焦虑或烦躁等不良情绪时，应给予理解和疏导，必要时帮助患者争取工作单位领导和同事的支持。

3.康复指导

护理人员应与患者一起设计个体化运动方案，指导患者出院后的运动康复训练。家务劳动、娱乐活动等也对患者有益。无并发症的患者在心肌梗死后 6～8 周可恢复性生活，性生活以心率、呼吸加快持续 20～30 min，胸痛、心悸持续时间不超过 15 min 为度。经 2～4 个月体力活动和锻炼后，患者可酌情恢复部分工作或从事轻体力工作，但对重体力劳动、驾驶、高空作业及其他精神紧张或工作量过大的工种,应更换。

4.用药指导与病情监测

心肌梗死后患者因用药多、时间久、药品贵等,往往用药依从性低。护理人员需要采取形式多样的健康教育途径,应强调药物治疗的必要性,指导患者按医嘱服药,列举不遵医行为导致严重后果的病例,让患者认识到遵医用药的重要性,告知药物的用法、作用和不良反应,并教会患者定时测脉搏、血压,发护嘱卡或个人用药手册,定期电话随访,使患者"知、信、行"统一,提高用药依从性。若患者胸痛发作频繁、程度较重、时间较长,服用硝酸酯制剂疗效较差,提示急性心血管事件,应及时就医。

5.照顾者指导

心肌梗死是心脏性猝死的高危因素,护理人员应教会家属心肺复苏的基本技术以备急用。

6.及时就诊的指标

(1)胸口剧痛。

(2)剧痛放射至头、手臂、下颌。

(3)出现出汗、恶心甚至气促。

(4)自测脉搏＜60次/分钟,应该暂停服药,来院就诊。

### 五、护理效果评估

(1)患者主诉疼痛症状消失。

(2)患者能叙述限制最大活动量的指征,参与制定并遵循活动计划,活动过程中无并发症,主诉活动时耐力增强。

(3)患者能陈述预防便秘的措施,未发生便秘。

(4)患者未发生猝死,或发生致命性心律失常时被及时发现,得到处理。

(5)患者能自觉避免心力衰竭的诱发因素,未发生心力衰竭或心力衰竭时被及时发现,得到及时处理。

(高　燕)

# 第四节　慢性心力衰竭

### 一、概述

心力衰竭是一种复杂的临床综合征,是各种心脏病的严重阶段,其发病率高,其5年存活率与恶性肿瘤的相仿。据调查,我国心力衰竭患者住院率只占同期心血管病患者住院率的20%,但死亡率占40%,提示预后严重。

心力衰竭是由于初始心肌损伤(如心肌梗死、心肌病)引起心肌结构和功能的变化,最后导致心室泵血和/或充盈功能低下而引起的一组临床综合征。心力衰竭是一种进行性的病变,一旦开始,即使没有新的心肌损害,临床亦处于稳定阶段,但病情仍可不断进展。

## 二、诊断

### (一)病史

心力衰竭患者多有冠心病、高血压、风湿性心脏病、肺心病、心肌病、心肌炎等心脏基础疾病。

### (二)症状

1.左心衰竭常见症状

(1)呼吸困难:开始为劳力性,逐渐发展为夜间阵发性呼吸困难,甚至端坐呼吸。

(2)咳嗽、咳痰、咯血:与呼吸困难伴发。

(3)体力下降、乏力。

(4)泌尿系统症状:夜尿增多、尿量减少等。

2.右心衰竭常见症状

(1)消化系统症状:食欲减退、腹胀、恶心、呕吐、便秘、上腹胀痛。

(2)泌尿系统症状:夜尿增多,有少量蛋白尿、透明管型或颗粒管型。

(3)呼吸困难,轻度气喘。

### (三)体征

1.左心衰竭常见体征

(1)肺部体征:肺部湿啰音是左心衰竭的主要体征,急性肺水肿可双肺满布湿啰音,常伴哮鸣音。

(2)心脏体征:左心扩大,心率加快,有舒张早期奔马律,$P_2$亢进。

(3)一般体征:口唇发绀,脉压减小,动脉收缩压下降,四肢末梢苍白、发冷,指、趾发绀,心律失常。

2.右心衰竭常见体征

(1)颈外静脉体征:肝-颈静脉反流征呈阳性。

(2)肝大和肝区压痛。

(3)水肿。

(4)有胸腔积液和腹水。

(5)心脏体征:心率加快,胸骨下部左缘或剑突下可见明显搏动,三尖瓣听诊区可闻及右心室舒张期奔马律。

(6)其他:发绀,严重持久的右心衰可有心包积液、脉压降低或奇脉等体征。

### (四)化验

(1)血常规:可有贫血。

(2)尿常规和肾功能:尿蛋白呈阳性,肌酐升高。

(3)电解质、血浆渗透压及酸碱平衡:电解质紊乱,酸碱失衡。

(4)肝功能:转氨酶升高。

(5)脑钠肽(BNP)及氨基末端脑钠肽前体(NT-proBNP)升高。

(6)内分泌功能:心力衰竭晚期可见甲状腺功能减退、皮质醇降低。

### (五)检查

(1)超声心动图。

(2)心电图。

（3）X 线胸片。

（4）核素心肌灌注显像。

（5）冠状动脉造影：适用于缺血性心脏病心力衰竭的诊断。

（6）心内膜心肌活检：适用于心肌疾病的病因诊断。

（7）6 min 步行试验：用于评定患者的运动耐力。6 min 步行距离＜150 m 为重度心力衰竭，6 min 步行距离 150～450 m 为中度心力衰竭，6 min 步行距离＞450 m 为轻度心力衰竭。

## 三、治疗

### （一）一般治疗

#### 1.去除诱发因素

各种感染（尤其是上呼吸道和肺部感染）、肺梗死、心律失常（尤其是伴快速心室率的心房颤动）、电解质紊乱、酸碱失衡、贫血、肾功能损害、过量摄盐、过度静脉补液以及应用损害心肌或心功能的药物均可引起心力衰竭恶化，应及时处理或纠正。

#### 2.调整生活方式

（1）限钠、限水。

（2）营养与饮食：饮食清淡，肥胖患者应减轻体重，对严重心力衰竭伴明显消瘦（心脏恶病质）者，应给予营养支持。

（3）休息和适度运动：失代偿期需卧床休息，患者可多做被动运动，以预防深部静脉血栓形成。临床情况改善后，在不引起症状的情况下，患者可做体力活动，以防止肌肉出现"去适应状态"（失用性萎缩）。纽约心脏病学会心功能分级（NYHA）Ⅱ～Ⅲ级患者可在康复专业人员的指导下进行运动训练，能改善症状、提高生活质量。

（4）心理和精神治疗：抑郁、焦虑和孤独在心力衰竭恶化中发挥重要作用，也是影响心力衰竭患者预后的重要因素。综合性情感干预包括心理疏导，可改善心功能，必要时酌情应用抗焦虑或抗抑郁药物。

（5）氧气治疗。

### （二）药物治疗

#### 1.利尿剂

（1）适应证：对有液体潴留证据的所有心力衰竭患者均应给予利尿剂。

（2）应用方法：从小剂量开始，逐渐增加剂量直至尿量增加，体重每天减轻 0.5～1.0 kg 为宜。一旦症状缓解、病情得到控制，即以最小有效剂量长期维持，并根据液体潴留的情况随时调整剂量。每天体重的变化是最可靠的监测利尿剂效果和调整利尿剂剂量的指标。

（3）不良反应：电解质丢失较常见，如产生低钾血症、低镁血症、低钠血症。

#### 2.ACEI 及血管紧张素Ⅱ受体拮抗剂（ARB）

（1）适应证：所有左室射血分数（LVEF）下降的心力衰竭患者必须且终身使用这两种药物，除非有禁忌证或不能耐受。对心力衰竭高发危险人群应考虑用 ACEI 预防心力衰竭。

（2）禁忌证：曾发生致命性不良反应（如喉头水肿、严重肾衰竭）者和妊娠期妇女，在以下情况慎用这两种药物：双侧肾动脉狭窄、血肌酐＞265.2 μmol/L（3 mg/dL）、血钾＞5.5 mmol/L、伴症状性低血压、左心室流出道梗阻。

（3）应用方法：从小剂量开始，逐渐递增，直至达到目标剂量，一般每隔 1～2 周剂量倍增

1次。调整剂量及过程需个体化。调整到合适剂量后应终生维持使用,避免突然撤药。应监测血压、血钾和肾功能,如果肌酐含量升高超过30%,应减量,如仍继续升高,应停用。

(4)不良反应:常见的有两类。①与血管紧张素Ⅱ(AngⅡ)抑制有关的,如低血压、肾功能恶化、高血钾;②与缓激肽积聚有关的,如咳嗽和血管性水肿。咳嗽常见于应用ACEI患者。

3.β受体阻滞剂

(1)适应证:伴LVEF下降的无症状心力衰竭患者,无论有无冠心病,均可应用该类药物;有症状或曾经有症状的NYHAⅡ~Ⅲ级、LVEF下降、病情稳定的慢性心力衰竭患者必须终生应用该类药物,除非有禁忌证或不能耐受;NYHAⅣ级心力衰竭患者在严密监护和专科医师指导下应用该类药物;伴二度及以上房室传导阻滞、活动性哮喘和反应性呼吸道疾病患者禁用该类药物。

(2)应用方法:LVEF下降的心力衰竭患者一经诊断,症状较轻或得到改善后应尽快使用β受体阻滞剂,除非症状反复或进展。β受体阻滞剂治疗心力衰竭要达到目标剂量或最大可耐受剂量。目标剂量是在既往临床试验中采用并证实有效的剂量。起始剂量宜小,一般为目标剂量的1/8,每隔2~4周剂量递增1次,调整剂量及过程需个体化。静息心率是评估心脏β受体有效阻滞的指标之一,通常使心率降至每分钟55~60次的剂量为β受体阻滞剂应用的目标剂量或最大可耐受剂量。

(3)不良反应:低血压、液体潴留、心力衰竭恶化、心动过缓和房室传导阻滞。

4.醛固酮受体拮抗剂

(1)适应证:LVEF≤35%、NYHAⅡ~Ⅳ级的患者;已使用ACEI(或ARB)和β受体阻滞剂治疗,仍持续有症状的患者(Ⅰ类,A级);急性心肌梗死后LVEF≤40%,有心力衰竭症状或既往有糖尿病病史者(Ⅰ类,B级)。

(2)应用方法:从小剂量起始,逐渐加量,尤其是不推荐用大剂量螺内酯。依普利酮,初始剂量为12.5 mg,每天1次,目标剂量为25~50 mg,每天1次;螺内酯,初始剂量为10~20 mg,每天1次,目标剂量为20 mg,每天1次。

(3)注意事项:血钾>5.0 mmol/L、肾功能受损者[肌酐>221 μmol/L(2.5 mg/dL),或肾小球滤过率<30 mL/(min·1.73 m²)]不宜应用。使用后定期监测血钾和肾功能,如血钾>5.5 mmol/L,应减量或停用。避免与非甾体类抗炎药物和环氧化酶2抑制剂合用,尤其是老年患者。螺内酯可引起男性乳房增生,为可逆性,停药后消失。依普利酮的不良反应少见。

5.洋地黄

(1)适应证:适用于心肌收缩功能下降的慢性心力衰竭且已应用利尿剂、ACEI(或ARB)、β受体阻滞剂和醛固酮受体拮抗剂、LVEF≤45%,仍持续有症状的患者;伴有快速心室率的房颤患者(Ⅱa类,B级)应用该类药尤为适合。已应用地高辛者不宜轻易停用。心功能NYHAⅠ级患者不宜应用地高辛。

(2)应用方法:用维持量0.125~0.25 mg/d,老年或肾功能受损者的剂量减半。控制房颤的快速心室率,短期剂量可增加至0.375~0.50 mg/d。应严格监测地高辛中毒等不良反应及药物浓度。

6.伊伐布雷定

(1)适应证:适用于窦性心律的心力衰竭患者。患者使用ACEI或ARB、β受体阻滞剂、醛固酮受体拮抗剂,已达到推荐剂量或最大耐受剂量,心率仍然大于等于每分钟70次,并持续有症状(NYHAⅡ~Ⅳ级),可加用伊伐布雷定。不能耐受β受体阻滞剂、心率大于等于每分钟70次的有症状患者,也可使用伊伐布雷定。

(2)应用方法:起始剂量为 2.5 mg,2 次/天,根据心率调整用量,最大剂量为 7.5 mg,每天 2 次,患者静息心率宜控制在每分钟 60 次左右,不宜低于每分钟 55 次。

(3)不良反应:有心动过缓、光幻症、视力模糊、心悸、胃肠道反应等,均少见。

7.中药治疗

我国各地应用中药治疗心力衰竭已有一些研究和报道,一项以生物标记物为替代终点的多中心、随机、有安慰剂对照的研究表明,在标准和优化抗心力衰竭治疗基础上联合应用中药,可显著降低慢性心力衰竭患者 NT-proBNP 的水平。未来还需要开展以病死率为主要终点的中药研究,以提供令人更加信服的临床证据。

**(三)非药物治疗**

非药物治疗包括心脏再同步化治疗(CRT)、利用埋藏式心脏转复除颤器(ICD)治疗、心脏移植、利用心脏收缩辅助装置治疗。

## 四、规范化沟通

**(一)疾病概述**

慢性心力衰竭患者多有冠心病、高血压、风湿性心脏病、肺心病、心肌病、心肌炎等心脏基础疾病。该病为多种心脏病的终末状态,可以稳定、失代偿,或进展为急性心力衰竭。慢性心力衰竭的治疗不仅要改善症状、提高生活质量,还要针对心力衰竭不断进展的机制,延缓和防止心肌重构的发展,降低心力衰竭患者的住院率和死亡率,延长患者的寿命,改善预后。

**(二)诊断**

根据患者的基础病史、症状、体征、化验和检查结果诊断慢性心力衰竭,并明确心力衰竭的类型,进一步对心功能分级。

**(三)治疗方法**

根据患者不同的情况,主要有下列治疗方法:一般治疗、病因及诱因治疗、药物治疗及非药物治疗。

(1)一般治疗:主要为调整生活方式,包括限钠、限水、低脂饮食,肥胖患者应减轻体重,对严重心力衰竭伴明显消瘦(心脏恶病质)者应给予营养支持,并适当给予氧气治疗。

(2)病因及诱因治疗:治疗患者心脏基础疾病并去除诱发因素,诱发因素包括各种感染、肺梗死、心律失常、电解质紊乱、酸碱失衡、贫血、肾功能损害、过量摄盐、过度静脉补液以及应用损害心肌或心功能的药物等。

(3)药物治疗:药物治疗为心力衰竭治疗的关键,主要包括强心、利尿、对神经内分泌阻滞等的治疗。应根据患者的不同情况选择不同的药物,并注意向患者交代各种药物的常见不良反应,例如,洋地黄用量不当可中毒,ACEI 引起咳嗽,利尿剂造成低血钾。

(4)非药物治疗:对于符合条件的患者,应向其介绍 CRT、用 ICD 治疗、心脏移植、用心脏收缩辅助装置治疗等治疗方法,但上述治疗较为昂贵,且仅适用于部分患者。

**(四)患者实施的方案**

根据患者的病情选择合适的治疗手段,并向患者及家属介绍相应费用、不良反应、并发症。

**(五)转归**

根据不同的心脏基础疾病及严重程度,慢性心力衰竭转归不尽相同,可长期稳定,也可在某些诱因或基础疾病进展时突然恶化。应根据患者的情况,向其交代可能的转归方向。

### (六)出院后注意事项

病情及用药不同,随访和复查的日期也不同,护理人员应对患者进行复查及随访指导,服用利尿剂、洋地黄类以及β受体阻滞剂时尤其要注意定期复查电解质、心电图等;根据病情及时调整用药,注意向患者交代洋地黄中毒的可能及其促发因素。

## 五、护理评估

### (一)健康史

**1.患病及诊治经过**

评估患者是否曾有呼吸困难、疲倦、乏力、咳嗽、咳痰、咯血、少尿等左心衰竭的表现及出现时间;是否有腹胀、恶心、呕吐、凹陷性水肿等右心衰竭的表现。评估患者出现症状后的相关检查、治疗手段、效果、恢复情况等。了解患者的原发病。

**2.目前状况**

评估此次就医的原因。该病是否有诱因及伴随症状。评估患者的睡眠情况、饮食和体重变化。

**3.相关病史**

询问患者是否有高血压、冠心病、心脏瓣膜病和心包炎等基础疾病,患病时间和治疗效果。询问患者是否有家族史。

### (二)身体评估

(1)对一般状态评估。

(2)心肺:评估患者心脏有无扩大、心尖冲动的位置和范围。

(3)其他:评估患者有无水肿,其部位及程度如何;有无颈静脉怒张,肝颈静脉反流征是否呈阳性;肝脏有无增大,有无胸腔积液、腹水。

### (三)辅助检查

查看胸部 X 线检查、超声心动图等,判断有无心力衰竭,如有心力衰竭,判断其程度。

### (四)心理-社会状况评估

综合评价患者的心理问题、家庭情况、生活习惯等。

## 六、护理措施

### (一)病情观察及监测

(1)护理人员应观察早期心力衰竭及心力衰竭加重期的临床表现,若患者出现乏力、食欲下降、尿量减少、呼吸困难加重,应通知医师。

(2)对于长期卧床的患者,护理人员应加强对其皮肤护理,保持床单位的整洁,防止压疮发生。

(3)护理人员应准确记录患者的 24 h 出入量(即液体出入量,指患者在 24 h 内所摄入的和排出的液体总量),以"量出为入"为原则补液,同时严格控制输液速度和总量。

(4)叮嘱患者保持大便通畅,嘱其排便时勿用力,必要时给予缓泻剂。

(5)护理人员应每天在同一时间,用同一台体重计测量患者的体重,在患者晨起排尿后、早餐前测量最合适;准确记录患者的饮食、饮水量及尿量,如患者尿量＜30 mL/h,应通知医师;对有腹水者应每天测量腹围。

**(二)饮食护理**

护理人员应给予患者低盐(每天食盐摄入量限制在 2.5～5 g)、清淡、低脂、易消化、高维生素的饮食,叮嘱患者少量多餐,不宜过饱。

**(三)休息与体位**

患者长期卧床,应进行被动或主动运动以防静脉血栓或肺栓塞。护理人员应在病情恢复期鼓励患者进行主动运动;根据患者心功能分级,合理安排休息及活动;根据心功能不全程度,协助患者采取半卧位或端坐位,使患者舒适。

1.按心功能分级安排活动量

(1)心功能Ⅰ级:不限制一般体力活动,适当进行体育锻炼,避免剧烈活动。

(2)心功能Ⅱ级:适当限制体力活动,增加午睡时间,不影响轻体力劳动或家务。

(3)心功能Ⅲ级:严格限制一般体力活动,以卧床休息为主,鼓励患者自理日常生活或协助其自理。

(4)心功能Ⅳ级:患者应绝对卧床休息,日常生活由他人照顾。

2.活动过程中监测

(1)患者有呼吸困难、心悸、胸痛、疲劳、出汗,应停止活动。

(2)运动治疗中需进行监测的指征:LVEF<30%;安静或运动时出现室性心律失常;运动时收缩压降低;心脏性猝死、心肌梗死、心源性休克等。

**(四)用药观察及护理**

(1)使用利尿剂的护理:①观察药物的不良反应。②宜选择早晨或日间使用利尿剂,避免夜间应用而影响睡眠。③静脉注入呋塞米,先稀释后缓慢注入。④严格记录出入量、体重和水肿变化。如果患者有腹水,要同时测腹围。每天尿量少于 500 mL 说明利尿无效;每天尿量大于2 000 mL说明利尿效果好。

(2)使用血管紧张素转换酶抑制剂的护理:不良反应包括干咳、低血压、头晕、肾损害、高钾血症、血管体位性水肿等。在用药期间需监测血压,避免体位突然改变,监测血钾水平和肾功能,若患者出现不能耐受的咳嗽或血管体位性水肿,应停止用药。

(3)使用β受体阻断药的护理:不良反应有液体潴留、心力衰竭恶化、心动过缓和低血压。应注意测心率和血压。当患者的心率低于每分钟 50 次或血压低时,应停止用药,及时报告医师。

(4)使用洋地黄药物的护理:①预防洋地黄中毒。②治疗量与中毒量差别小,个体差异大,要严密观察用药后反应;与奎尼丁、胺碘酮、阿司匹林药物合用,可增加中毒机会;严格遵医嘱用药,监测心率、心律及心电图变化。③观察洋地黄中毒表现:心脏毒性表现为各类心律失常(二联或三联律、房颤、房室传导阻滞等),有胃肠道反应(食欲下降、恶心、呕吐),有神经系统症状(头痛、倦怠、视力模糊、黄视、绿视等)。④洋地黄中毒的处理:立即停用洋地黄;低血钾者可口服或静脉补钾,停用排钾利尿剂;纠正心律失常。⑤护理注意事项:严密观察患者的病情。成人脉搏低于每分钟 60 次,儿童低于每分钟 100 次,应暂停给药;用药后观察心力衰竭症状和体征改善情况,注意是否出现中毒表现;教会患者自我记录脉搏、尿量及体重;告知患者严格遵医嘱服药,避免漏服或加服。

**(五)安全护理**

护理人员应注意患者体位的舒适与安全,必要时加用床护栏,保护患者的皮肤,防压疮。

**（六）氧疗**

患者呼吸困难时，护理人员应给予半卧位，让其持续低流量吸氧，2～3 L/min；如发生急性肺水肿，应给予端坐位，使患者两腿下垂，减少回心血量，减轻肺水肿，让其高流量吸氧，6～8 L/min，向湿化瓶中加入 20%～30%的乙醇。

**（七）心理护理**

护理人员应加强心理护理，给予患者精神安慰，鼓励患者。发生急性心力衰竭时护理人员必须保持镇静，操作熟练，忙而不乱，使患者产生信任与安全感，避免在患者面前讨论病情，以减少误解，必要时可留家属陪护，以提供情感支持。

**（八）健康指导**

（1）疾病知识指导：护理人员应向患者及家属讲解该病的病因及发病机制、坚持足够剂量和足够疗程的重要性。

（2）康复指导：护理人员应告诉患者运动训练的治疗作用，鼓励患者进行体力活动，督促其坚持动静结合，循序渐进地增加活动量；与患者及家属一起设计个体化的运动方案。

（3）心理指导：护理人员应引导患者以积极的心态对待疾病，学会分散注意力，缓解焦虑、紧张的情绪。

**（九）家庭护理**

（1）复查时间：患者应遵医嘱定期门诊复查。

（2）饮食指导：护理人员应叮嘱患者出院后选择清淡、易消化的饮食，多食蔬菜、水果，预防便秘。

（3）休息指导：护理人员应嘱患者防寒保暖，避免感冒，加强营养，增强机体抵抗力，合理安排休息。

（4）运动指导：护理人员应视病情安排适当的活动，以患者不感到疲劳、不加重病情为宜。

（5）疾病知识指导：护理人员应指导患者积极干预各种高危因素，包括控制血糖、血压、血脂，积极治疗原发病；避免心力衰竭的诱发因素，如吸烟、饮酒、感染、过度劳累。育龄期妇女应咨询医师是否妊娠和自然分娩。

（6）用药指导：护理人员应叮嘱患者严格按医嘱服药，不能随意增减药物或中断药物治疗，告知家属及患者药物的名称、剂量、用法、作用与不良反应，并提供书面资料，以便患者查看。

（7）随诊：护理人员应教会患者监测体重变化，嘱其定期门诊随访。

（高　燕）

# 第五节　高　血　压

## 一、疾病概述

### （一）概念和特点

高血压是一种常见病、多发病，是心、脑血管病的重要病因和危险因素。根据病因分为原发性高血压和继发性高血压，95%以上的高血压属于原发性高血压，通常将原发性高血压简称为高血压。原发性高血压是以血压升高为主要临床表现,伴或不伴有多种心血管危险因素的综合征。

高血压的标准是根据临床及流行病学资料界定的,目前我国将高血压定义为收缩压≥18.7 kPa(140 mmHg)和(或)舒张压≥12.0 kPa(90 mmHg),根据血压升高水平,又进一步将高血压分为1～3级。

高血压在世界各国都是常见病,其患病率与工业化程度、地区和种族有关。我国4次大规模高血压患病率的人群抽样调查结果显示我国50年来高血压患病率明显上升。2002年我国18岁以上成人高血压患病率为18.8%,按我国人口的数量和结构估算,目前我国约有2亿高血压患者,约占全球高血压总人数的1/5。我国高血压的总体情况是患病率高,知晓率、治疗率和控制率较低,其流行病学有两个显著特点,即从南方到北方高血压患病率递增,不同民族之间高血压患病率存在一些差异。

**(二)相关病理生理**

医师对高血压的发病机制尚未形成统一认识,但其血流动力学特征主要是总外周血管阻力相对或绝对升高,从这一点考虑,高血压的发病机制主要存在于5个环节,即交感神经系统活性亢进、肾性水钠潴留、肾素-血管紧张素-醛固酮系统(RAAS)激活、细胞膜离子转运异常以及胰岛素抵抗。相关病理改变主要集中在心、脑、肾、视网膜的变化。

1.心

左心室肥厚和扩张。

2.脑

脑血管缺血、变性、粥样硬化,形成微动脉瘤或闭塞性病变,从而引发脑出血、脑血栓、腔隙性脑梗死。

3.肾

肾小球纤维化、萎缩,肾动脉硬化,引起肾实质缺血和肾单位不断减少,导致肾功能衰竭。

4.视网膜

视网膜小动脉痉挛、硬化,甚至可能引起视网膜渗血和出血。

**(三)主要病因与诱因**

高血压的病因主要包括遗传和环境因素两个方面,两者互为结果。

1.遗传因素

高血压具有明显的家庭聚集性,基因对血压的控制是肯定的,这些与高血压产生有关的基因被称为原发性高血压相关基因。血压升高的发生率体现遗传性。

2.环境因素

(1)饮食:血压水平和高血压的患病率与钠盐平均摄入量显著相关,摄盐越多,血压水平和患病率越高。摄盐过多导致血压升高主要见于对盐敏感的人群。另外,膳食中充足的钾、钙、镁和优质蛋白可防止血压升高,素食为主者的血压常低于肉食者。长期饮咖啡,大量饮酒,饮食中缺钙、饱和脂肪酸过多,不饱和脂肪酸与饱和脂肪酸比值降低均可引起血压升高。

(2)精神和心理因素:社会因素包括职业、经济、劳动种类、文化程度、人际关系等,对血压的影响主要通过精神和心理因素起作用。因此脑力劳动者高血压的发病率高于体力劳动者,从事精神紧张度高的职业和长期生活在噪音环境者患高血压的也较多。

3.其他因素

肥胖者高血压患病率是体重正常者的2～3倍,超重是血压升高的重要独立危险因素。一般采用体重指数(BMI)来衡量肥胖程度,腰围反映向心性肥胖程度,血压与 BMI 呈显著正相关,腹型肥胖者容易发生高血压。服用避孕药的妇女血压升高的发生率及程度与服用药物的时间有关,但这种高血压一般较轻,且停药后可逆转。睡眠呼吸暂停低通气综合征的患者 50% 有高血压,且血压水平与睡眠呼吸暂停低通气综合征的病程有关。

**(四)临床表现**

大多数患者起病缓慢、渐进,缺乏特殊的临床表现。血压随着季节、昼夜、情绪等有较大波动。

1.一般表现

(1)症状:头痛是最常见的症状,较常见的症状还有头晕、头胀、耳鸣、眼花、疲劳、注意力不集中、失眠等。这些症状在紧张或劳累后加重,典型的高血压头痛在血压下降后即可消失。

(2)体征:高血压的体征较少,血压升高时可闻及主动脉瓣区第二心音亢进及收缩期杂音。皮肤黏膜、四肢血压、周围血管搏动、血管杂音检查有助于继续性高血压的病因判断。

2.高血压急症和亚急症

高血压急症是指高血压患者在某些诱因作用下,血压急剧升高[一般＞24.0/16.0 kPa (180/120 mmHg)],同时伴有进行性心、脑、肾等重要靶器官功能不全的表现。高血压急症的患者如不能及时降低血压,预后很差,常死于肾衰竭、脑卒中或心力衰竭。高血压亚急症是指血压显著升高但不伴靶器官损害,患者常有血压升高引起的症状。

**(五)辅助检查**

1.常规检查

尿常规、血糖、血脂、肾功能、血清电解质、心电图和 X 线胸片等检查,有助于发现相关危险因素和靶器官损害。必要时行超声心动图、眼底检查等。

2.特殊检查

为进一步了解患者的血压节律和靶器官损害情况,可有选择地进行一些特殊检查,如动态血压监测(ABPM)、踝臂血压指数、心率变异、颈动脉内膜中层厚度(IMT)、动脉弹性功能测定、血浆肾素活性(PRA)。

**(六)治疗原则**

1.治疗目标

高血压是一种以动脉血压持续升高为特征的进行性心血管综合征,常伴有其他危险因素、靶器官损害或临床疾病,需要进行综合干预。常常采用药物治疗与非药物治疗,与防治各种心血管病危险因素相结合。高血压的治疗目标是尽可能地降低心血管事件的发生率和病死率。

2.非药物治疗

(1)合理膳食:低盐饮食,限制钠盐摄入;限制乙醇的摄入量。

(2)控制体重:体重指数如超过 24 则需要限制热量摄入和增加体力活动。

(3)适当运动:增加有氧运动。

(4)其他:定期测量血压,规范治疗,改善治疗依从性,尽可能实现降压达标,坚持长期、平稳、有效地控制血压。保持健康心态,减少精神压力,戒烟。

治疗时根据年龄、病程、血压水平、心血管病的危险因素、靶器官的损害程度、血流动力学状态以及并发症来选择合适药物。

3.药物治疗

降压药物的选择一般应从一线药物、单一药物开始,疗效不佳时,才联合用药。若非血压较高或高血压急症,降压时用药以小剂量开始,逐渐加量,使血压逐渐下降,老年患者更需如此。

(1)利尿剂:通过利钠排水、降低细胞外高血容量、减轻外周血管阻力发挥降压作用。作用较平稳、缓慢,持续时间相对较长,作用持久,服药2~3周作用达高峰,能增强其他降压的疗效,适用于轻、中度高血压。利尿剂有噻嗪类、袢利尿剂和保钾利尿剂三类,以噻嗪类使用最多。

(2)β受体阻滞剂:通过抑制过度激活的交感神经活性、抑制心肌收缩力、减轻心率发挥降压作用。因降压作用较迅速、强力,该类药物适用于不同严重程度的高血压,尤其适用于心率较快的中、青年患者或合并心绞痛的患者,对老年高血压患者的疗效相对较差。二度、三度心脏传导阻滞和哮喘患者禁用,慢性阻塞性肺疾病、运动员、有周围血管病或糖耐量异常者慎用。有选择性、非选择性和兼有α受体阻滞三类,常用的有美托洛尔、阿替洛尔、比索洛尔、普萘洛尔。

(3)钙通道阻滞剂:通过阻断血管平滑肌细胞上的钙离子通道,扩张血管,降低血压。该类药物起效迅速,降压幅度相对较强,剂量和疗效呈正相关,除心力衰竭患者外较少有治疗禁忌证。该类药物分为二氢吡啶类和非二氢吡啶类,前者以硝苯地平为代表,后者有维拉帕米和地尔硫草。

(4)血管紧张素转换酶抑制剂:通过抑制血管紧张素转换酶阻断肾素-血管紧张素系统,从而达到降压作用。降压起效缓慢,逐渐增强,在3~4周时达最大作用,限制摄入或联合使用利尿剂可使起效迅速和作用增强。该类药物常用的有卡托普利、依那普利、贝那普利等。

(5)血管紧张素Ⅱ受体阻滞剂:通过阻断血管紧张素Ⅱ受体发挥降压作用。起效缓慢,但持久而平稳,一般在6~8周达到最大作用,持续时间达24 h以上。常用的药物有氯沙坦、缬沙坦、厄贝沙坦、替米沙坦等。

(6)α受体阻滞剂:不作为一般高血压的首选药,适用于高血压伴前列腺增生患者,也用于难治性高血压的治疗。该类药物有哌唑嗪等。

## 二、护理评估

### (一)一般评估

1.生命体征

体温、脉搏、呼吸可正常,但血压测量值升高。必要时可测量立、卧位血压和四肢血压,监测24 h血压以判断血压节律的变化情况。高血压诊断的主要依据是患者在静息状态下,坐位时上臂肱动脉部位血压的测量值。必须是在未服用降压药的情况下,非同日3次测量血压,若收缩压≥18.7 kPa(140 mmHg)和(或)舒张压≥12.0 kPa(90 mmHg),则诊断为高血压。患者既往有高血压史,目前正在使用降压药,血压虽然低于18.7/12.0 kPa(140/90 mmHg),也诊断为高血压。

2.病史和病程

询问患者有无高血压、糖尿病、血脂异常、冠心病、脑卒中或肾脏病的家庭史;患高血压的时间,血压最高水平,是否接受过降压治疗,降压治疗疗效与不良反应;有无合并其他相关疾病;是否服用引起血压升高的药物,如口服避孕药、甘珀酸、麻黄碱滴鼻药、可卡因、类固醇。

3.生活方式

询问患者膳食脂肪、盐、酒的摄入量,吸烟量,体力活动量以及体重变化等情况。

4.患者的主诉

约 1/5 的患者无症状,常见的主诉有头痛、头晕、疲劳、心悸、耳鸣等症状,在疲劳、激动、紧张、失眠时可加剧,休息后多可缓解。也可出现视力模糊、鼻出血等较重症状,患者主诉症状的严重程度与血压水平有一定关联。有脏器受累的患者还会有胸闷、气短、心绞痛、多尿等主诉。

5.相关记录

记录患者的身高、体重、腰围、臀围、饮食(包括摄盐量和饮酒量)、活动量、血压等。评估超重和肥胖最简便和常用的指标是体重指数(BMI)和腰围。BMI 反映全身肥胖程度,腰围反映中心型肥胖的程度。BMI 的计算公式:BMI＝体重(kg)/身高的平方(m²),成年人正常 BMI 为18.5～23.9 kg/m²,超重者 BMI 为24～27.9 kg/m²,肥胖者 BMI≥28 kg/m²。成年人正常腰围＜90/84 cm(男/女),如腰围≥90/85 cm(男/女),提示需要控制体重。

**(二)身体评估**

1.头颈部

部分患者有甲亢突眼征,颈部可听诊到血管杂音提示颈部血管狭窄、不完全性阻塞或代偿性血流量增多。

2.胸背部

结合 X 线结果综合考虑心界有无扩大,心脏听诊可在主动脉瓣区闻及第二心音亢进、收缩期杂音或收缩早期喀喇音。

3.腹部和腰背部

背部两侧肋脊角、上腹部脐两侧、腰部肋脊处有血管杂音,提示存在血管狭窄。肾动脉狭窄的血管杂音常向腹两侧传导。

4.四肢和其他

观察有无神经纤维瘤性皮肤斑。患者有库欣综合征时可有向心性肥胖、紫纹与多毛的现象。患者的下肢可见凹陷性水肿。观察四肢动脉搏动情况。

**(三)心理-社会评估**

评估患者的家庭情况、工作环境、文化程度及有无精神创伤史;患者在疾病治疗过程中的心理反应与需求,家庭及社会支持情况;引导患者正确配合疾病的治疗与护理。

**(四)辅助检查结果评估**

1.常规检查

检查有无血液生化(钾、空腹血糖、总胆固醇、甘油三酯、高密度脂蛋白胆固醇、低密度脂蛋白胆固醇、尿酸、肌酐),全血细胞计数,血红蛋白,血细胞比容,尿蛋白,尿糖的异常;检查心电图有无异常;24 h 动脉血压监测检查 24 h 血压情况及其节律变化。

2.推荐检查

超声心动图、颈动脉超声、餐后血糖、尿蛋白定量、眼底检查、胸部 X 线检查、脉搏波传导速度以及踝臂血压指数等可帮助判断是否存在脏器受累。

3.选择检查项目

对怀疑继发性高血压患者可根据需要选择进行相应的脑功能、心功能和肾功能检查。

**(五)按血压水平分类和心血管风险分层评估**

1.按血压水平分类

根据血压升高水平,可将血压分为正常血压、正常高值、高血压和单纯收缩期高血压(表 4-1)。

高血压又分为 1 级、2 级、3 级(表 4-2)。

表 4-1 血压的分类

| 分类 | 收缩压/mmHg | 条件 | 舒张压/mmHg |
|---|---|---|---|
| 正常血压 | <120 | 和 | <90 |
| 正常高值 | 120~139 | 和(或) | 89~90 |
| 高血压 | ≥140 | 和(或) | ≥90 |
| 单纯收缩期高血压 | ≥140 | 和 | <90 |

注:1 mmHg=0.13 kPa。当收缩压和舒张压分别属于不同级别时,以较高的分级为准。

表 4-1 高血压的分类

| 分类 | 收缩压/mmHg | 条件 | 舒张压/mmHg |
|---|---|---|---|
| 1 级高血压(轻度) | 140~159 | 和(或) | 90~99 |
| 2 级高血压(中度) | 160~179 | 和(或) | 100~109 |
| 3 级高血压(重度) | ≥180 | 和(或) | ≥110 |

2.心血管风险分层评估

虽然高血压及血压水平是影响心血管事件发生和预后的独立危险因素,但是并非唯一决定因素。大部分高血压患者还有血压升高以外的心血管危险因素。因此要准确确定降压治疗的时机和方案,实施危险因素的综合管理,就应当对患者进行心血管风险的评估并分层。根据 2010 版中国高血压防治指南的分层方法,根据血压水平、心血管危险因素、靶器官损害、伴临床疾病,高血压患者的心血管风险分为低危、中危、高危和很高危 4 个层次(表 4-3)。

表 4-3 高血压患者的心血管风险水平分层

| 其他危险因素和病史 | 1 级高血压 | 2 级高血压 | 3 级高血压 |
|---|---|---|---|
| 无 | 低危 | 中危 | 高危 |
| 1~2 个其他危险因素 | 中危 | 中危 | 很高危 |
| ≥3 个其他危险因素或靶器官损害 | 高危 | 高危 | 很高危 |
| 临床并发症或合并糖尿病 | 很高危 | 很高危 | 很高危 |

### (六)常用药物疗效的评估

1.利尿剂

(1)准确记录患者的出入量(尤其是 24 h 尿量):大量利尿可引起血容量过度降低,心排血量下降,血尿素氮升高。患者的皮肤弹性降低,出现直立性低血压和少尿。

(2)血生化检查的结果:长期使用噻嗪类利尿剂有可能导致水、电解质紊乱,出现低钠血症、低氯血症和低钾血症。

2.β 受体阻滞剂

(1)患者自觉症状:包括疲乏、肢体冷感、激动不安、胃肠不适等症状。

(2)心动过缓或传导阻滞:药物可抑制心肌收缩力、减慢心率,引起心动过缓或传导阻滞。

(3)反跳现象:长期服用该类药物的患者突然停药可发生反跳现象,即原有的症状加重或出现新的表现,较常见的有血压反跳性升高,伴头痛、焦虑等,称为撤药综合征。

（4）液体潴留：可表现为体重增加、凹陷性水肿。

3.钙通道阻滞剂

（1）监测心率和心律的变化：二氢吡啶类钙通道阻滞剂可反射性激活交感神经，导致心率增加，发生心动过速。而非二氢吡啶类钙通道阻滞剂具有抑制心脏收缩功能和传导功能，有导致传导阻滞的不良反应。

（2）其他体征：该类药物可引起面部潮红、脚踝部水肿、牙龈增生等。

4.血管紧张素转化酶抑制剂

（1）患者自觉症状：持续性干咳，头晕，出现皮疹、味觉障碍及血管神经性水肿等。

（2）高血钾：长期应用该类药物可能导致血钾升高，应定期监测血钾和血肌酐的水平。

（3）肾功能的损害：定期监测肾功能。

5.血管紧张素Ⅱ受体阻滞剂

（1）患者自觉症状：询问患者有无腹泻等症状。

（2）高血钾：长期应用该类药物可能导致血钾升高，应定期监测血钾和血肌酐的水平。

（3）肾功能的损害：定期监测肾功能。

6.α受体阻滞剂

直立性低血压：服用该类药物的患者可出现直立性晕厥现象，测量坐、立位血压是否差异过大。

## 三、主要护理诊断/问题

### （一）疼痛

头痛与血压升高有关。

### （二）有受伤的危险

有受伤的危险与头晕、视力模糊、意识改变或发生直立性低血压有关。

### （三）营养失调

营养高于机体需要量与摄入营养过多、缺少运动有关。

### （四）焦虑

焦虑与对血压控制不满意、已发生并发症有关。

### （五）知识缺乏

患者缺乏疾病预防、保健知识和高血压用药知识。

### （六）潜在并发症

1.高血压急症

高血压急症与血压突然/显著升高并伴有靶器官损害有关。

2.电解质紊乱

电解质紊乱与长期应用降压药有关。

## 四、护理措施

### （一）控制体重

超重和肥胖是导致血压升高的重要原因之一，而以腹部脂肪堆积为典型特征的中心性肥胖还会进一步增加高血压等心血管与代谢性疾病的风险，适当控制体重，减少脂肪含量，可显著降低血压。最有效的减重措施是控制能量摄入和增加运动。减重的速度因人而异,通常以每周减重 0.5～1.0 kg 为宜。

### (二)合理饮食

合理饮食是控制体重的重要手段。高血压患者需遵循平衡膳食的原则,控制高热量食物(如高脂肪食物、含糖饮料和酒类)的摄入,适当控制碳水化合物的摄入,减少钠盐的摄入。

钠盐可显著升高血压,增加高血压发病的风险,而钾盐可对抗钠盐升高血压的作用。世界卫生组织推荐每天钠盐摄入量应小于 5 g。高血压患者应尽可能减少钠盐的摄入,增加食物中钾盐的含量。烹调高血压患者的食物尽可能减少用盐、味精和酱油等调味品,可使用定量的盐勺;少食或不食含钠盐高的各类加工食品,如咸菜、火腿和各类炒货;增加蔬菜、水果的摄入量;肾功能良好者可使用含钾的烹调用盐。

### (三)制定康复运动计划

合理的运动计划不仅能控制体重、降低血压,还能改善糖代谢。在运动方面应采用有规律的、中等强度的有氧运动。建议每天体力活动 30 min 左右,每周至少进行 3 次有氧锻炼,如步行、慢跑、骑车、游泳、跳舞和非比赛性划船。运动强度指标为运动时最大心率达到 170 与年龄之差,运动的强度、时间和频度以不出现不适反应为度。

典型的运动计划包括 3 个阶段:5～10 min 的轻度热身活动,20～30 min 的耐力活动或有氧运动,放松运动 5 min。应逐渐减少用力,使心脑血管系统的反应和身体产热功能逐渐稳定下来。运动的形式和运动量均应根据个人的兴趣和身体状况而定。

### (四)监测血压的变化

血压测量是评估血压水平、诊断高血压和观察降压疗效的主要手段。在临床工作中主要采用诊室血压和动态血压,家庭血压测量因为可以测量长期血压变异,避免白大衣效应等越来越受到大家的重视。

#### 1.诊室血压监测

诊室血压由护理人员在诊室按统一规范进行测量,是目前评估血压水平和临床诊断高血压并进行分级的标准方法和主要依据。具体方法和要求如下:①选择符合计量标准的水银柱血压计或经过验证的电子血压计。②使用大小合适的气囊袖带。③测压前患者至少安静休息5 min,30 min 内不吸烟,不饮咖啡、茶,并排空膀胱。④测量时最好裸露上臂,上臂与心脏处于同一水平。怀疑有外周血管病者可测量四肢血压,老年患者、糖尿病患者及有直立性低血压的患者应加测立、卧位血压。⑤将袖带下缘置于肘弯上 2.5 cm,将听诊器听件置于肱动脉搏动处。⑥使用水银柱血压计时,应快速充气,当桡动脉搏动消失后将气囊压力再升高 4.0 kPa(30 mmHg),以 0.3～0.8 kPa/s(2～6 mmHg/s)的速度缓慢放气,获得舒张压后快速放气至零。⑦应间隔 1～2 min重复测量,取 2 次读数的平均值,记录。如果 2 次读数相差 0.7 kPa(5 mmHg)以上,应再次测量,取 3 次读数的平均值。

#### 2.动态血压监测

动态血压监测通过自动的血压测量仪器完成,测量次数较多,无测量者误差,可避免白大衣效应,并可监测夜间睡眠期间的血压,因此,动态血压监测可评估血压短时变异和昼夜节律。

#### 3.家庭血压监测

家庭血压监测又称自测血压或家庭自测血压,是由患者本人测量或家属协助完成测量,可避免白大衣效应。家庭血压监测还可用于评估数天、数周甚至数月、数年血压的变异或降压治疗效应,而且有助于增强患者的参与意识,改善治疗依从性,但不适用于精神高度焦虑的患者。

**(五)降压目标的确立**

护理人员应帮助患者确立降压目标。在患者能耐受的情况下,逐步降压达标。一般高血压患者血压控制目标值为小于 18.7/12.0 kPa(140/90 mmHg);合并稳定性冠心病、糖尿病或慢性肾病的患者宜确立个体化降压目标,一般可将血压降至 17.3/10.7 kPa(130/80 mmHg)以下,脑卒中后高血压患者一般血压目标为收缩压<18.7 kPa(140 mmHg);老年高血压患者的降压目标为收缩压<20.0 kPa(150 mmHg);对舒张压<8.0 kPa(60 mmHg)的冠心病患者,应在密切监测血压的前提下逐渐实现收缩压达标。

**(六)用药护理**

需要使用降压药物的患者包括高血压 2 级或以上患者;高血压合并糖尿病,或已有心、脑、肾靶器官损害和并发症的患者;血压持续升高,改善生活行为后血压仍未获得有效控制者。从心血管风险分层的角度,高危和极高危患者必须使用降压药物强化治疗。

护理人员应严格按医嘱用药,并注意观察常用药的毒副作用,发现问题及时处理,控制输液速度。

**(七)高血压急症的护理**

1.避免诱因

护理人员应安抚患者,避免其情绪激动,保持其轻松、稳定的心态,必要时使用镇静剂;指导其按医嘱服用降压药,不可擅自减量或停服,以免血压急剧升高;叮嘱其避免过度劳累和寒冷刺激。

2.病情监测

护理人员应监测患者的血压变化,一旦发现有高血压急症的表现,如血压急剧升高、剧烈头痛、呕吐、大汗、视力模糊、面色及神志改变、肢体运动障碍,应立即通知医师。

3.高血压急症的护理

护理人员应让患者绝对卧床,抬高床头,避免一切不良刺激和不必要活动,做好对患者的生活护理,保持患者的呼吸道通畅,让患者吸氧;进行心电、血压和呼吸监测,建立静脉通道并遵医嘱用药,用药过程中监测血压变化,避免血压骤降。护理人员应用硝普钠、硝酸甘油时采用静脉泵入方式,密切观察药物不良反应。

**(八)心理护理**

长期、过度的心理应激会显著增加心血管风险。护理人员应向患者阐述不良情绪可诱发血压升高,帮助患者预防和缓解精神压力,纠正和治疗病态心理,必要时可寻求专业心理辅导或治疗。

**(九)健康教育**

1.疾病知识指导

护理人员应让患者了解自身病情,包括血压水平、危险因素及合并疾病等;告知患者高血压的风险和有效治疗的益处;对患者及家属进行高血压相关知识指导,提高护患配合度。

2.饮食指导

患者宜清淡饮食,控制能量的摄入,营养均衡,减少脂肪摄入,少吃或不吃肥肉和动物内脏;控制钠盐的摄入,增加钾盐的摄入,学会正确烹调食物的要领,并选用定量盐勺。

3.戒烟限酒

吸烟是心血管病的主要危险因素之一,可导致血管内皮损害,显著增加高血压患者发生动脉粥样硬化性疾病的风险。护理人员应强烈建议并督促高血压患者戒烟,并指导患者寻求药物辅助戒烟。长期大量饮酒可导致血压升高,限制饮酒量可显著降低高血压的发病风险。所有高血压患者均应控制饮酒量,每天白酒、葡萄酒、啤酒的饮酒量分别应少于 50 mL、100 mL 和 300 mL。

4.适当运动

患者应学会制定适当的运动计划,并能自我监测最大运动心率,控制运动强度,按运动计划的 3 个阶段运动。

5.用药原则

护理人员应叮嘱患者按时、正确服用相关药物,让患者了解常用药物的不良反应及自我观察要点。

6.家庭血压监测

护理人员应教会患者出院后进行血压的自我监测,提倡进行家庭血压监测,每次就诊时携带监测记录。家庭血压监测适用于一般高血压患者的血压监测、白大衣高血压的识别、难治性高血压的鉴别、长期血压变异的评价、辅助降压疗效的评价、心血管风险的预测及预后的评估等。

护理人员应对患者进行家庭血压监测的相关知识和技能培训:①使用经过验证的上臂式全自动或半自动电子血压计。②测量方案:每天早、晚各测 1 次,每次测 2～3 遍,取平均值;血压控制平稳者可每周只测 1 d,初诊高血压或血压不稳定的高血压患者建立连续测血压 7 d,取后 6 d 血压平均值作为参考值。③详细记录每次测量血压的日期、时间及所有血压读数,尽可能向医师提供完整的血压记录。

7.及时就诊的指标

(1)血压过高或过低。

(2)患者出现弥漫性严重头痛、呕吐、意识障碍、精神错乱,甚至昏迷、局灶性或全身性抽搐。

(3)患者有高血压急症和亚急症。

(4)患者出现脑血管病、心力衰竭、肾功能衰竭的表现。

(5)患者突发剧烈而持续且不能耐受的胸痛,两侧肢体血压及脉搏明显不对称(严重怀疑是主动脉夹层动脉瘤)。

(6)随访时间:依据心血管风险分层,低危或仅服 1 种药物治疗者每 1～3 个月随诊 1 次,新发现的高危或较复杂病例、高危者至少每 2 周随诊 1 次,血压达标且稳定者每个月随诊 1 次。

## 五、护理效果评估

(1)患者的头痛减轻或消失,食欲增加。

(2)患者情绪稳定,了解自身疾病,并能积极配合治疗。服药依从性好,血压控制在降压目标范围内。

(3)患者能主动养成良好的生活方式。

(4)患者掌握家庭血压监测的方法,有效记录监测数据并提供给护理人员。

(5)患者未受伤。

(6)患者未发生相关并发症,或并发症发生后能得到及时治疗与护理。

(高　燕)

# 第五章

# 呼吸内科护理

## 第一节　急性呼吸道感染

　　急性呼吸道感染通常包括急性上呼吸道感染和急性气管-支气管炎。急性上呼吸道感染是鼻腔、咽或喉部急性炎症的总称,常见病原体为病毒,仅有少数由细菌引起,该病全年皆可发病,但冬春季节多发,具有一定的传染性,有时引起严重的并发症,应积极防治。急性气管-支气管炎是指感染、物理、化学、过敏等因素引起的气管-支气管黏膜的急性炎症,可由急性上呼吸道感染蔓延而来,多见于寒冷季节或气候多变时。

### 一、护理评估

#### (一)病因及发病机制

1.急性上呼吸道感染

　　70％～80％的急性上呼吸道感染是由病毒引起的。这些病毒包括流感病毒、副流感病毒、呼吸道合胞病毒、腺病毒、鼻病毒等。由于感染病毒类型较多,又无交叉免疫,人体产生的免疫力较弱且短暂,在健康人群中有病毒携带者,故一个人可多次发病。细菌感染可直接或在病毒感染之后发生,细菌以溶血性链球菌最为多见,其次为流感嗜血杆菌、肺炎球菌和葡萄球菌,偶见革兰氏阴性杆菌。当全身或呼吸道局部防御功能降低时易患病,年老体弱或有慢性呼吸道疾病者更易患病。该病可通过含有病毒的飞沫或被污染的用具传播。

2.急性气管-支气管炎

　　(1)感染:由病毒、细菌直接感染;或急性上呼吸道病毒(如腺病毒、流感病毒),细菌(如流感嗜血杆菌、肺炎链球菌)感染迁延而来,也可在病毒感染后继发细菌感染;亦可为衣原体和支原体感染。

　　(2)物理、化学性因素:吸入过冷空气、粉尘、刺激性气体或烟雾使气管-支气管黏膜受到急性刺激和损伤,可引起该病。

　　(3)变态反应:吸入花粉、有机粉尘、真菌孢子等以及对细菌蛋白质过敏,均可引起气管-支气管的变态反应。寄生虫(如钩虫、蛔虫的幼虫)移行至肺,也可致病。

(二)健康史

应询问患者有无受凉、淋雨、过度疲劳等使机体抵抗力降低等情况,应注意询问本次起病的情况、既往健康情况、有无呼吸道慢性病史。

(三)身体状况

1.急性上呼吸道感染

急性上呼吸道感染的主要症状和体征个体差异大,根据病因不同可有不同类型,各型的症状、体征之间无明显界定,也可互相转化。

(1)普通感冒:以鼻咽部卡他症状为主要表现,俗称伤风。成人的普通感冒多为鼻病毒所致,起病较急,初期有咽干、咽痒或咽痛,同时或数小时后打喷嚏、鼻塞、流清水样鼻涕,2～3 d分泌物变稠,伴咽鼓管炎,可引起听力减退,伴流泪、味觉迟钝、声嘶、咳嗽、低热、轻度畏寒和头痛。检查可见鼻腔黏膜充血、水肿、有分泌物,咽部轻度充血。如无并发症,一般经5～7 d痊愈。

流行性感冒(简称流感)则由流感病毒引起,起病急,鼻咽部症状较轻,但全身症状较重,伴高热、全身酸痛和眼结膜炎症状,而且常有较大或大范围的流行。

对流行性感冒应及早应用抗流感病毒药物。起病1～2 d应用抗流感病毒药物治疗,才能取得最佳疗效。目前抗流感病毒药物包括离子通道$M_2$阻滞剂和神经氨酸酶抑制剂两类。离子通道$M_2$阻滞剂包括金刚烷胺和金刚乙胺,主要对甲型流感病毒有效。金刚烷胺类药物是治疗甲型流感的首选药物,有效率达70%～90%。金刚烷胺的不良反应有神经质、焦虑、注意力不集中和轻微头痛等,一般在用药后几小时出现。金刚乙胺的毒副作用较小。胃肠道反应主要为恶心和呕吐,停药后可迅速消失。肾功能不全的患者需要调整金刚烷胺的剂量,对于老年人或肾功能不全者需要密切监测不良反应。神经氨酸酶抑制剂——奥司他韦(商品名为达菲),作用机制是通过干扰病毒神经氨酸酶保守的唾液酸结合位点,从而抑制病毒的复制,对A(包括H5N1)和B亚型流感病毒均有效。成人每次口服75 mg奥司他韦,每天2次,连服5 d,但须在症状出现2 d内开始用药。奥司他韦的不良反应少,一般为恶心、呕吐等消化道症状,也有腹痛、头痛、头晕、失眠、咳嗽、乏力等不良反应的报道。

(2)病毒性咽炎和喉炎:临床特征为咽部发痒、不适、有灼热感,声嘶,讲话困难,咳嗽,咳嗽时咽喉疼痛,无痰或痰呈黏液性,发热和乏力。伴有咽下疼痛,常提示有链球菌感染;体检发现咽部明显充血和水肿,局部淋巴结肿大且触痛,提示流感病毒和腺病毒感染;腺病毒咽炎可伴有眼结膜炎。

(3)疱疹性咽峡炎:主要由柯萨奇病毒A引起,夏季好发。患者有明显咽痛,常伴有发热,病程约为一周。体检可见咽充血,软腭、腭垂、咽和扁桃体表面有灰白色疱疹及浅表溃疡,周围有红晕。该病多见儿童,偶见于成人。

(4)咽结膜热:常为柯萨奇病毒、腺病毒等引起,夏季好发,以游泳传播为主,多见于儿童。该病表现为发热、咽痛、畏光、流泪、咽及结膜明显充血。病程为4～6 d。

(5)细菌性咽-扁桃体炎多由溶血性链球菌感染所致,其次为流感嗜血杆菌、肺炎球菌、葡萄球菌等引起。起病急,咽痛明显,伴畏寒、发热,体温超过39 ℃。检查可见咽部明显充血,扁桃体充血、肿大,其表面有黄色点状渗出物,颌下淋巴结肿大伴压痛,肺部无异常体征。

该病如不及时治疗可并发急性鼻窦炎、中耳炎、急性气管-支气管炎。部分患者可继发病毒性心肌炎、肾炎、风湿热等。

2.急性气管-支气管炎

急性气管-支气管炎起病较急,常先有急性上呼吸道感染的症状,继之出现干咳或少量黏液性痰,随后可转为黏液脓性痰或脓性痰,痰量增多,咳嗽加剧,偶可痰中带血。全身症状一般较轻,可有发热,达 38 ℃左右,多于 3～5 d 后消退。咳嗽、咳痰为常见的症状,咳嗽常为阵发性,咳嗽、咳痰可延续 2～3 周才消失,如迁延不愈,则可演变为慢性支气管炎。呼吸音常正常或变粗,可听到两肺散在的干啰音、湿啰音。

### (四)实验室及其他检查

**1.血常规**

病毒感染者的白细胞正常或偏低,淋巴细胞比例升高;细菌感染者的白细胞计数和中性粒细胞增多,可有核左移现象。

**2.病原学检查**

可做病毒分离和病毒抗原的血清学检查,确定病毒类型,以区别病毒和细菌感染。细菌培养及药物敏感试验可判断细菌类型,并可指导临床用药。

**3.X 线检查**

胸部 X 线摄片多无异常改变。

## 二、主要护理诊断及医护合作性问题

### (一)舒适的改变

鼻塞、流涕、咽痛、头痛与病毒和(或)细菌感染有关。

### (二)潜在并发症

潜在并发症有鼻窦炎、中耳炎、心肌炎、肾炎、风湿性关节炎。

## 三、护理目标

患者躯体不适缓解,日常生活不受影响,体温恢复正常,呼吸道通畅,睡眠改善,无并发症发生或并发症被及时控制。

## 四、护理措施

### (一)一般护理

护理人员应注意隔离患者,减少探视,避免交叉感染;对患者使用的餐具、痰盂等用具应按规定消毒,或用一次性器具,回收后焚烧。患者咳嗽或打喷嚏时应避免对着他人。患者要多饮水,补充足够的热量,吃清淡、易消化、高热量、富含营养的食物,避免刺激性食物,戒烟、酒。患者以休息为主,特别是在发热期间。部分患者往往因剧烈咳嗽而影响正常的睡眠,护理人员应给患者提供容易入睡的休息环境,保持病房温度、湿度适宜和空气流通;保证周围环境安静,关闭门窗;指导患者运用促进睡眠的方式,如睡前泡脚、听音乐;必要时可遵医嘱给予镇咳、祛痰或镇静药物。

### (二)病情观察

护理人员应关注患者鼻咽部的症状、体征、血常规和 X 线胸片的改变,注意并发症。耳痛、耳鸣、听力减退、外耳道流脓等提示有中耳炎;头痛剧烈、发热、有脓涕、鼻窦有压痛等提示有鼻窦炎;在恢复期出现胸闷、心悸、眼睑水肿、腰酸和关节痛等提示有心肌炎、肾炎或风湿性关节炎。

**（三）对症护理**

1.高热护理

对体温超过 37.5 ℃的患者,护理人员应每 4 h 测 1 次体温,观察体温过高的早期症状和体征,患者体温突然升高或骤降时,应随时测量和记录,并及时报告医师。患者体温超过 39 ℃时,护理人员应采取物理降温,如果降温效果不好,可遵照医嘱选用适当的解热剂进行降温。患者出汗后护理人员应及时处理,保持患者皮肤的清洁和干燥,并注意为其保暖,鼓励患者多饮水。

2.保持呼吸道通畅

护理人员应清除患者气管、支气管内的分泌物,减少痰液在气管、支气管内的聚积;指导患者采取舒适的体位进行有效咳嗽;观察咳痰情况,如痰液较多且黏稠,可嘱患者多饮水,或遵照医嘱给予雾化吸入治疗,以湿润气道、利于痰液排出。

**（四）用药护理**

1.对症治疗

医师选用抗感冒复合剂或中成药减轻发热、头痛,减少鼻、咽充血和分泌物,如对乙酰氨基酚(扑热息痛)、银翘解毒片。干咳者可选用右美沙芬、喷托维林(咳必清)等。咳嗽有痰者可选用复方氯化铵合剂、溴己新(必嗽平),或雾化祛痰。咽痛者可含服喉片或草珊瑚片等。气喘者可用平喘药,如特布他林、氨茶碱。

2.抗病毒药物

早期应用抗病毒药有一定疗效,可选用利巴韦林、奥司他韦、金刚烷胺、吗啉胍和抗病毒中成药等。

3.抗菌药物

如有细菌感染,最好根据药物敏感试验选择有效的抗菌药物治疗,常可选用大环内酯类、青霉素类、氟喹诺酮类及头孢菌素类药物。

护理人员应根据医嘱选用药物,告知患者药物的作用、可能发生的不良反应和服药的注意事项,如按时服药;对应用抗生素者,注意观察有无迟发性变态反应发生;对于应用解热镇痛药者注意避免大量出汗引起虚脱等;告知患者发现异常及时就诊。

**（五）心理护理**

急性呼吸道感染预后良好,多数患者于一周内康复,仅少数患者可因咳嗽迁延不愈而发展为慢性支气管炎,患者一般无明显心理负担。但如果咳嗽较剧烈,伴有发热,可能会影响患者的睡眠,进而影响工作和学习,个别患者产生急于缓解咳嗽等症状的焦虑情绪。护理人员应与患者进行耐心、细致的沟通,通过对病情的客观评价,解除患者的心理顾虑,建立治疗疾病的信心。

**（六）健康指导**

1.疾病知识指导

护理人员应帮助患者和家属掌握急性呼吸道感染的相关知识,告知患者避免受凉、过度疲劳,注意保暖,外出时可戴口罩,避免寒冷空气对气管、支气管的刺激;叮嘱患者积极预防和治疗上呼吸道感染,症状改变或加重时应及时就诊。

2.生活指导

护理人员应叮嘱患者平时加强耐寒锻炼,增强体质,提高机体免疫力;有规律地生活,避免过度劳累;保持室内空气新鲜、阳光充足;少去人群密集的公共场所;戒烟、酒。

## 五、护理评价

患者舒适度改善,睡眠质量提高,未发生并发症或发生后被及时控制。

(吕方伟)

# 第二节　慢性阻塞性肺疾病

慢性阻塞性肺疾病(chronic obstructive pulmonary disease,COPD)是一种以不完全可逆性气流受限为特征,呈进行性发展的肺部疾病。COPD 是呼吸系统疾病中的常见病和多发病,由于其患病人数多,死亡率高,社会经济负担重,已成为一个重要的公共卫生问题。

COPD 与慢性支气管炎及肺气肿密切相关。慢性支气管炎(简称慢支)是指气管、支气管黏膜及其周围组织的慢性、非特异性炎症。如患者每年咳嗽、咳痰达 3 个月以上,至少持续 2 年,并排除其他已知原因的慢性咳嗽,即可诊断为慢性支气管炎。阻塞性肺气肿(简称肺气肿)是指肺部终末细支气管远端气腔出现异常持久的扩张,并伴有肺泡壁和细支气管的破坏而无明显肺纤维化。当慢性支气管炎和(或)肺气肿患者肺功能检查出现气流受限并且不能完全可逆时,可视为 COPD。如患者只有慢性支气管炎和(或)肺气肿,而无气流受限,则不能视为 COPD,而视为 COPD 的高危期。支气管哮喘也具有气流受限,但支气管哮喘是一种特殊的气道炎症性疾病,其气流受限具有可逆性,它不属于 COPD。

## 一、护理评估

### (一)病因及发病机制

确切的病因不清,可能与下列因素有关。

1.吸烟

吸烟是最危险的因素。国内外的研究均证明吸烟与慢支的发生有密切关系,吸烟者慢支的患病率远比不吸烟者高,吸烟时间愈长,量愈大,COPD 的患病率愈高。烟草中的多种有害化学成分可损伤气道上皮细胞,使巨噬细胞的吞噬功能降低和纤毛运动减退;黏液分泌增加,使气道的净化能力减弱;支气管黏膜充血、水肿、黏液积聚,而易引起感染。慢性炎症及吸烟刺激黏膜下感受器,引起支气管平滑肌收缩,气流受限。烟草、烟雾还可使氧自由基增多,诱导中性粒细胞释放蛋白酶,抑制抗蛋白酶系统,使肺弹力纤维受到破坏,诱发肺气肿形成。

2.职业性粉尘和化学物质

职业性粉尘及化学物质(如烟雾、变应原、工业废气及室内污染空气)的浓度过大,或人与之接触时间过长,均可导致与吸烟无关的 COPD。

3.空气污染

空气污染中的有害气体(如二氧化硫、二氧化氮、氯气)可损伤气道黏膜,并有细胞毒作用,使纤毛清除功能下降,黏液分泌增多,为细菌感染创造条件。

4.感染

感染是 COPD 发生发展的重要因素之一。长期、反复感染可破坏气道正常的防御功能,损伤细支气管和肺泡。引发感染的主要病毒为流感病毒、鼻病毒和呼吸道合胞病毒。细菌感染以肺炎链球菌、流感嗜血杆菌、卡他莫拉菌及葡萄球菌感染多见。支原体感染也是重要因素之一。

**5.蛋白酶-抗蛋白酶失衡**

蛋白酶对组织有损伤和破坏作用。抗蛋白酶对弹性蛋白酶等多种蛋白酶有抑制功能。在正常情况下，弹性蛋白酶与其抑制因子处于平衡状态。其中 $\alpha_1$-抗胰蛋白酶（$\alpha_1$-AT）是活性最强的一种。蛋白酶增多和抗蛋白酶不足均可导致组织结构破坏，产生肺气肿。

**6.其他**

机体内在因素（如呼吸道防御功能及免疫功能降低、自主神经功能失调）可参与 COPD 的发生、发展。

**（二）病理生理**

COPD 的病理改变主要为慢性支气管炎和肺气肿的病理改变。COPD 的早期病变仅局限于细小气道，表现为闭合容积增大。病变侵入大气道时，肺通气功能出现明显障碍；随肺气肿的日益加重，大量肺泡周围的毛细血管受膨胀的肺泡挤压而退化，使毛细血管大量减少，肺泡间的血流量减少，导致通气与血流比例失调，使换气功能出现障碍。通气和换气功能障碍引起缺氧和二氧化碳潴留，进而发展为呼吸衰竭。

**（三）健康史**

询问患者是否存在引起慢支的各种因素，如感染、吸烟、大气污染、职业性粉尘和有害气体的长期吸入、过敏；是否有呼吸道防御功能及免疫功能降低、自主神经功能失调等。

**（四）身体状况**

1.主要症状

（1）慢性咳嗽：晨间起床时咳嗽明显，白天较轻，睡眠时有阵咳或排痰，随病程发展可终生不愈。

（2）咳痰：一般为白色黏液或浆液性泡沫痰，偶可带血丝，清晨排痰较多。急性发作伴有细菌感染时，痰量增多，可有脓性痰。

（3）气短或呼吸困难：早期仅在体力劳动或上楼时出现，随着病情逐渐加重，患者在日常活动甚至休息时也感到气短。这是 COPD 的标志性症状。

（4）喘息和胸闷：重度患者或急性患者在病情加重时出现喘息，甚至静息状态下也感到气促。

（5）其他：晚期患者有体重下降、食欲减退等全身症状。

2.护理体检

该病早期可无异常，随疾病进展慢支病例可闻及干啰音或少量湿啰音。有喘息症状者可在小范围内出现轻度哮鸣音。肺气肿早期体征不明显，随疾病进展出现桶状胸，呼吸活动减弱，触觉语颤减弱或消失；叩诊呈过清音，心浊音界缩小或不易叩出，肺下界和肝浊音界下移，听诊心音遥远，两肺呼吸音普遍减弱，呼气延长，并发感染时，可闻及湿啰音。

3.COPD 严重程度分级

根据第一秒用力呼气容积（$FEV_1$）占用力肺活量（FVC）的百分比（$FEV_1$/FVC％）、第一秒用力呼气容积占预计值的百分比和症状对 COPD 的严重程度做出分级。

（1）Ⅰ级：轻度，$FEV_1$/FVC＜70％，$FEV_1 \geq 80$％预计值，有或无慢性咳嗽、咳痰症状。

（2）Ⅱ级：中度，$FEV_1$/FVC＜70％，50％预计值≤$FEV_1$＜80％预计值，有或无慢性咳嗽、咳痰症状。

（3）Ⅲ级：重度，$FEV_1/FVC<70\%$，30％预计值$\leq FEV_1<50\%$预计值，有或无慢性咳嗽、咳痰症状。

（4）Ⅳ级：极重度，$FEV_1/FVC<70\%$，$FEV_1<30\%$预计值或 $FEV_1<50\%$预计值，伴慢性呼吸衰竭。

**4.COPD 病程分期**

COPD 按病程可分为急性加重期和稳定期，前者指在短期内咳嗽、咳痰、气短和（或）喘息加重，脓痰量增多，可伴发热等症状；稳定期指咳嗽、咳痰、气短症状稳定或轻微。

**5.并发症**

COPD 可并发慢性呼吸衰竭、自发性气胸、慢性肺源性心脏病。

**（五）实验室及其他检查**

**1.肺功能检查**

肺功能检查是判断气流受限的主要客观指标，对 COPD 的诊断、严重程度评价、疾病进展、预后及治疗反应等有重要意义。第一秒用力呼气容积占用力肺活量的百分比（$FEV_1/FVC\%$）是评价气流受限的敏感指标。第一秒用力呼气容积占预计值百分比是评估 COPD 严重程度的良好指标。当 $FEV_1/FVC<70\%$ 及 $FEV_1<80\%$预计值，可确定为不能完全可逆的气流受限。$FEV_1$ 逐渐减少，大致提示肺部疾病的严重程度和疾病进展的阶段。

肺气肿呼吸功能检查显示残气量增加，残气量占肺总量的百分比增大，最大通气量低于预计值的 80％；第一秒时间肺活量常低于 60％；残气量占肺总量的百分比增大，往往超过 40％；肺功能检查对阻塞性肺气肿的诊断有重要意义。

**2.胸部 X 线检查**

早期胸片可无变化，可逐渐出现肺纹理变粗、紊乱等非特异性改变，肺气肿的典型 X 线表现为胸廓前后径增大，肋间隙增宽，肋骨平行，膈低平。两肺透亮度增加，肺血管纹理减少或有肺大疱征象。X 线检查对 COPD 诊断的特异性不高。

**3.动脉血气分析**

动脉血气分析早期无异常，随病情进展可出现低氧血症、高碳酸血症、酸碱平衡失调等，用于判断呼吸衰竭的类型。

**4.其他**

COPD 合并细菌感染时，血中白细胞升高，核左移。痰培养可能检出病原菌。

**（六）心理、社会评估**

COPD 病程长、反复发作，给患者带来较重的精神和经济负担，患者出现焦虑、悲观、沮丧等心理反应，甚至对治疗丧失信心。病情一旦发展到影响工作的程度，会导致患者心理压力增加，生活方式发生改变。

## 二、主要护理诊断及医护合作性问题

**（一）气体交换受损**

气体交换受损与气道阻塞、通气不足、呼吸肌疲劳、分泌物过多和肺泡呼吸有关。

**（二）清理呼吸道无效**

清理呼吸道无效与分泌物增多而黏稠、气道湿度降低和无效咳嗽有关。

**(三)低效性呼吸形态**

低效性呼吸形态与气道阻塞、膈肌变平以及能量不足有关。

**(四)活动无耐力**

活动无耐力与疲劳、呼吸困难、氧供与氧耗失衡有关。

**(五)营养失调**

营养低于机体需要量与食欲降低、食物摄入减少、腹胀、呼吸困难、痰液增多有关。

**(六)焦虑**

焦虑与健康状况的改变、病情危重、经济状况有关。

## 三、护理目标

患者能咳出痰,喘息缓解;活动耐力增强;营养得到改善;焦虑减轻。

## 四、护理措施

**(一)一般护理**

1.休息和活动

患者采取舒适的体位,晚期患者宜采取身体前倾位,使辅助呼吸肌参与呼吸。患者在发热、咳喘时应卧床休息,活动以不感到疲劳、不加重症状为宜。室内保持合适的温湿度。患者在冬季要注意保暖,避免直接吸入冷空气。

2.饮食护理

呼吸功的增加可使热量和蛋白质消耗增多,导致营养不良。护理人员应制定出高热量、高蛋白、高维生素的饮食计划。患者正餐进食量不足时,护理人员应安排少食多餐,叮嘱患者避免餐前和进餐时过多饮水,餐后避免平卧,有利于消化。为减少呼吸困难,保存能量,患者饭前至少休息 30 min。每天正餐应安排在患者最饥饿、休息最好的时间。护理人员应指导患者采用缩唇呼吸和腹式呼吸来减轻呼吸困难。为促进食欲,护理人员应提供给患者舒适的就餐环境和喜爱的食物。腹胀的患者应进软食,细嚼慢咽。患者应避免进食产气的食物,如汽水、啤酒、豆类、马铃薯和胡萝卜;避免易引起便秘的食物,如油煎食物、干果、坚果。如果患者通过进食不能吸收足够的营养,可应用管喂饮食或全胃肠外营养。

**(二)病情观察**

护理人员应观察患者咳嗽、咳痰的情况,痰液的颜色、量及性状,咳痰是否顺畅;观察患者呼吸困难的程度,患者能否平卧,病情有无进行性加重;观察患者的营养状况、肺部体征及有无慢性呼吸衰竭、自发性气胸、慢性肺源性心脏病等并发症产生;监测动脉血气分析和水、电解质、酸碱的平衡情况。

**(三)氧疗的护理**

护理人员应对呼吸困难伴低氧血症者遵医嘱给予氧疗。一般采用鼻导管持续低流量吸氧,氧流量为 $1\sim2$ L/min。COPD 慢性呼吸衰竭者可进行长期家庭氧疗(LTOT)。LTOT 为持续低流量吸氧,它能改变疾病的自然病程,改善生活质量。LTOT 是指一昼夜吸入低浓度氧 15 h 以上,并持续较长时间,使 $PaO_2$(血氧分压)≥8.0 kPa(60 mmHg),或 $SaO_2$(血氧饱和度)升至 90%的一种氧疗方法。LTOT 的指征如下。①$PaO_2$≤7.3 kPa(55 mmHg)或 $SaO_2$≤88%,有或没有高碳酸血症;②$PaO_2$ 为 8.0~7.3 kPa(55~60 mmHg)或 $SaO_2$<88%,并有肺动脉高压、

心力衰竭所致的水肿或红细胞增多症(血细胞比容$>0.55$)。LTOT 对血流动力学、运动耐力、肺生理和精神状态均会产生有益的影响,从而提高 COPD 患者的生活质量和生存率。

COPD 患者因长期二氧化碳潴留,主要靠缺氧刺激呼吸中枢,如果吸入高浓度的氧,反而会导致呼吸频率和幅度降低,引起二氧化碳潴留。而持续低流量吸氧维持 $PaO_2 \geqslant 8.0$ kPa(60 mmHg),既能改善组织缺氧,又可防止因缺氧状态解除而抑制呼吸中枢。护理人员应密切注意患者吸氧后的变化,如观察患者的意识状态、呼吸的频率及幅度、有无窒息或呼吸停止,注意动脉血气复查结果。氧疗有效指标:患者呼吸困难减轻,呼吸频率减慢,发绀减轻,心率减慢,活动耐力增加。

**(四)用药护理**

1.稳定期的治疗用药

(1)支气管舒张药:短期应用以缓解症状,长期规律应用预防和减轻症状。常选用 $\beta_2$ 肾上腺素受体激动剂、抗胆碱药、氨茶碱或其缓(控)释片。

(2)祛痰药:对痰不易咳出者可选用盐酸氨溴索或羧甲司坦。

2.急性加重期的治疗用药

除使用支气管舒张药及对低氧血症者安排吸氧外,应根据病原菌类型及药物敏感情况合理选用抗生素。如给予 β 内酰胺类药物、β-内酰胺酶抑制剂、第二代头孢菌素、大环内酯类或喹诺酮类药物。如患者出现持续气道阻塞,可使用糖皮质激素。

3.遵医嘱用药

护理人员应遵医嘱应用抗生素、支气管舒张药、祛痰药物,注意观察疗效及不良反应。

**(五)呼吸功能锻炼**

COPD 患者需要增加呼吸频率来代偿呼吸困难,这种代偿多数依赖于辅助呼吸肌参与呼吸,即胸式呼吸,而非腹式呼吸。然而胸式呼吸的有效性要低于腹式呼吸,患者容易疲劳。因此,护理人员应指导患者进行缩唇呼气、腹式呼吸、膈肌起搏等呼吸锻炼,以加强胸、膈呼吸肌的肌力和耐力,改善呼吸功能。

1.缩唇呼吸

缩唇呼吸的技巧是通过缩唇形成的微弱阻力来延长呼气时间,增加气道压力,延缓气道塌陷。患者闭嘴,经鼻吸气,然后通过缩唇(吹口哨样)缓慢呼气,同时收缩腹部。吸气与呼气的时间比为 1:2 或 1:3。缩唇的大小程度与呼气流量以能使距离口唇 15~20 cm 处,与口唇等高水平的蜡烛火焰随气流倾斜而又不至于熄灭为宜。

2.膈式或腹式呼吸

患者可取立位、平卧位或半卧位,两手分别放于前胸部和上腹部。用鼻缓慢吸气时,膈肌最大程度地下降,腹肌松弛,腹部凸出,手感到腹部向上抬起。呼气时用口呼出,腹肌收缩,膈肌松弛,膈肌随腹腔内压增加而上抬,推动肺部气体排出,手感到腹部下降。

另外,可以在腹部放置小枕头、杂志或书锻炼腹式呼吸。如果吸气时,物体上升,证明是腹式呼吸。每天训练缩唇呼吸和腹式呼吸 3~4 次,每次重复 8~10 次。腹式呼吸需要增加能量消耗,因此患者只能在疾病恢复期进行训练。

**(六)心理护理**

COPD 患者因长期患病,社会活动减少,收入降低,容易形成焦虑和压抑的心理状态,失去自信,躲避生活。也可能由于经济原因,患者无法按医嘱常规使用某些药物,只能在病情加重时应用。护理人员应详细了解患者及其家庭对疾病的态度,关心、体贴患者,了解患者心理、性格、生活方式等方面发生的变化,与患者和家属共同制定和实施康复计划,让患者定期进行呼吸肌功能锻炼、合理用药等,减轻症状,增强患者战胜疾病的信心;对表现焦虑的患者,教会患者缓解焦虑的方法,如听轻音乐、下棋、做游戏,以分散注意力,减轻焦虑。

**(七)健康指导**

1.疾病知识指导

护理人员应使患者了解 COPD 的相关知识,识别和消除使疾病恶化的因素,应劝导患者戒烟;叮嘱患者避免粉尘和刺激性气体的吸入,避免和呼吸道感染患者接触,在呼吸道传染病流行期间,尽量避免去人群密集的公共场所;指导患者要根据气候变化,及时增减衣物,避免受凉感冒;教会患者识别感染或病情加重的早期症状。

2.康复锻炼

护理人员应使患者理解康复锻炼的意义,充分发挥患者进行康复的主观能动性,指导患者制定个体化的锻炼计划,选择空气新鲜、安静的环境,进行步行、慢跑、气功等体育锻炼;指导患者在潮湿、刮大风、寒冷时避免室外活动;教会患者和家属依据呼吸困难与活动之间的关系,判断呼吸困难的严重程度,以便合理的安排工作和生活。

3.家庭氧疗

对实施家庭氧疗的患者,护理人员应指导患者和家属做到以下几点。

(1)了解氧疗的目的、必要性及注意事项;注意安全,供氧装置周围严禁烟火,防止氧气燃烧爆炸;需每天更换吸氧鼻导管,以防堵塞,防止感染;给氧疗装置定期清洁、消毒。

(2)告诉患者和家属宜采取低流量(氧流量 $1\sim2$ L/min 或氧浓度 $25\%\sim29\%$)吸氧,且每天吸氧的时间不宜少于 10 h,因夜间睡眠时,部分患者的低氧血症更为明显,故夜间吸氧不宜间断;监测氧流量,防止随意调高氧流量。

4.心理指导

护理人员应引导患者适应慢性病并以积极的心态对待疾病,培养生活乐趣,以分散注意力,减少孤独感,缓解焦虑、紧张的情绪。

## 五、护理评价

氧分压和二氧化碳分压维持在正常范围内。患者能坚持药物治疗;能演示缩唇呼吸和腹式呼吸技术;呼吸困难发作时能采取正确体位,使用节能法;可以清除过多痰液,保持呼吸道通畅;能使用控制咳嗽方法;减少症状恶化;可以根据身高和年龄维持正常体重;减少急诊就诊和入院的次数。

(吕方伟)

# 第三节　慢性支气管炎

慢性支气管炎是感染或非感染因素引起的气管、支气管黏膜及其周围组织的慢性非特异性炎症,临床以咳嗽、咳痰或伴有喘息反复发作为特征。该病每年持续 3 个月以上,且连续 2 年以上。

## 一、病因和发病机制

慢性支气管炎的病因极为复杂,迄今尚有许多因素还不够明确。该病往往是多种因素长期相互作用的综合结果。

### (一)感染

病毒、支原体和细菌感染是该病急性发作的主要原因。病毒感染以流感病毒、鼻病毒、腺病毒和呼吸道合胞病毒常见;细菌感染以肺炎链球菌、流感嗜血杆菌和卡他莫拉菌及葡萄球菌常见。

### (二)大气污染

有刺激性的化学气体(如氯气、二氧化氮、二氧化硫),空气中的粉尘等可刺激支气管黏膜,使呼吸道清除功能受损,为细菌入侵创造条件。

### (三)吸烟

吸烟为该病发病的主要因素。吸烟时间的长短与吸烟量决定发病率的高低,吸烟者的患病率较不吸烟者高。

### (四)过敏因素

喘息型支气管患者多有过敏史。患者痰中嗜酸性粒细胞和组胺的含量及血中免疫球蛋白 E(IgE)的含量明显高于正常值。此类患者实际上应属慢性支气管炎合并哮喘。

### (五)其他因素

气候变化,特别是寒冷空气与慢性支气管炎的病情加重有密切关系。自主神经功能失调,副交感神经功能亢进,肾上腺皮质功能减退,慢性支气管炎的发病率增加。维生素 C 缺乏,维生素 A 缺乏,易患慢性支气管炎。

## 二、临床表现

### (一)症状

患者常在寒冷季节发病,出现咳嗽、咳痰,尤以晨起显著,白天咳嗽、咳痰多于夜间。病毒感染后痰液为白色黏液泡沫状,继发细菌感染,痰液转为黄色或黄绿色黏液脓性,偶可带血。慢性支气管炎反复发作后,支气管黏膜的迷走神经感受器反应性升高,副交感神经功能亢进,可出现变态反应而发生喘息。

### (二)体征

早期多无体征。急性发作期可有肺底部闻及干、湿啰音。喘息型支气管炎在咳嗽或深吸气后可闻及哮鸣音,发作时有广泛哮鸣音。

### (三)并发症

(1)阻塞性肺气肿:为慢性支气管炎最常见的并发症。

(2)支气管肺炎:慢性支气管炎蔓延至支气管周围的肺组织中,患者表现寒战、发热、咳嗽加剧、痰量增多且呈脓性;白细胞总数及中性粒细胞增多;X 线胸片显示双下肺野有斑点状或小片阴影。

(3)支气管扩张症。

## 三、诊断

### (一)辅助检查

**1.血常规**

白细胞总数及中性粒细胞数可升高。

**2.胸部 X 线**

单纯型慢性支气管炎患者的 X 线片检查呈阴性或仅见双下肺纹理增多、变粗、模糊、呈条索状或网状。继发感染时支气管周围有炎症改变,表现为不规则斑点状阴影,重叠于肺纹理之上。

**3.肺功能检查**

早期病变多在小气道,常规肺功能检查多无异常。

### (二)诊断要点

凡咳嗽、咳痰或伴有喘息,每年发作持续 3 个月,连续 2 年或 2 年以上者,排除其他心、肺疾病(如肺结核、肺尘埃沉着病、支气管哮喘、支气管扩张症、肺癌、肺脓肿、心脏病、心功能不全)以及慢性鼻咽疾病后,即可诊断为慢性支气管炎。如每年发病不足 3 个月,但有明确的客观检查依据(如 X 线胸片、肺功能)亦可诊断为慢性支气管炎。

### (三)鉴别诊断

**1.支气管扩张**

支气管扩张多于儿童或青年期发病,常继发于麻疹、肺炎或百日咳后,并有咳嗽、咳痰反复发作的病史,合并感染时痰量增多,并呈脓性或伴有发热,病程中常反复咯血。在肺下部周围可闻及不易消散的湿啰音。晚期重症患者可出现杵状指(趾)。X 线胸片上可见双肺下野纹理粗乱或呈卷发状。薄层高分辨 CT(HRCT)检查有助于确诊。

**2.肺结核**

活动性肺结核患者多有午后低热、消瘦、乏力、盗汗等症状,痰量不多,常有咯血。老年肺结核的中毒症状多不明显,常被慢性支气管炎的症状所掩盖而误诊。胸部 X 线上可发现结核病灶,部分患者的痰结核菌检查结果可呈阳性。

**3.支气管哮喘**

支气管哮喘多于幼年发病。患者一般无慢性咳嗽、咳痰史。哮喘多突然发作,且有季节性,血和痰中嗜酸性粒细胞常增多,治疗后可迅速缓解。发作时双肺布满哮鸣音,呼气延长,缓解后可消失,且无症状,但气道反应性仍升高。慢性支气管炎合并哮喘的患者,病史中咳嗽、咳痰多发生在喘息之前,迁延不愈较长时间后伴有喘息,且咳嗽、咳痰的症状多较喘息更为突出,平喘药物对该病的疗效不如对哮喘的疗效。

**4.肺癌**

肺癌多发生于 40 岁以上有多年吸烟史的男性患者,刺激性咳嗽常伴痰中带血和胸痛。X 线胸片检查肺部常有块状影或反复发作的阻塞性肺炎。痰脱落细胞及支气管镜等检查可明确诊断。

**5.慢性肺间质纤维化**

慢性咳嗽,咳少量黏液性非脓性痰,进行性呼吸困难,双肺底可闻及爆裂音,严重者发绀并有杵状指。X 线胸片见中下肺野及肺周边部纹理增多、紊乱,呈网状结构,其间见弥漫性细小斑点阴影。肺功能检查呈限制性通气功能障碍,弥散功能降低,动脉血氧分压下降。肺活检是确诊的手段。

# 四、治疗

### (一)急性发作期及慢性迁延期的治疗

以控制感染、祛痰、镇咳为主,同时解痉平喘。

**1.抗感染药物**

抗感染药物的应用要及时、足量,控制感染后及时停用,以免产生细菌耐药或二重感染。一般患者可按常见致病菌用药。可选青霉素 G 80 万单位肌内注射;复方磺胺甲噁唑(SMZ),每次 2 片,每天 2 次;阿莫西林 2~4 g/d,分3~4 次口服;氨苄西林 2~4 g/d,分 4 次口服;头孢氨苄 2~4 g/d 或头孢拉定1~2 g/d,分 4 次口服;头孢呋辛 2 g/d 或头孢克洛 0.5~1 g/d,分 2~3 次口服。亦可选择新一代大环内酯类抗生素,如罗红霉素,0.3 g/d,分 2 次口服。抗菌治疗疗程一般为 7~10 d,反复感染病例可适当延长疗程。严重感染时,可选用氨苄西林、环丙沙星、氧氟沙星、阿米卡星、奈替米星或头孢菌素类联合静脉滴注给药。

**2.祛痰镇咳药**

刺激性干咳者不宜单用镇咳药物,否则痰液不易咳出。可给盐酸溴环己胺醇 30 mg 或羧甲基半胱氨酸 500 mg,每天 3 次,口服。乙酰半胱氨酸(富露施)及氯化铵甘草合剂均有一定的疗效。α-糜蛋白酶雾化吸入亦有消炎祛痰的作用。

**3.解痉平喘**

解痉平喘主要为解除支气管痉挛,利于痰液排出。常用药物为氨茶碱 0.1~0.2 g,每天 2 次口服;丙卡特罗50 mg,每天 2 次;特布他林 2.5 mg,每天 2~3 次。慢性支气管炎伴有可逆性气道阻塞者应常规应用支气管舒张剂,如异丙托溴铵(异丙阿托品)气雾剂、特布他林。阵发性咳嗽常伴不同程度的支气管痉挛,应用支气管扩张药后可改善症状,并有利于痰液的排出。

### (二)缓解期的治疗

应以增强体质、提高机体抗病能力和预防发作为主。

### (三)中药治疗

采取扶正固本原则,按肺、脾、肾的虚实辨证施治。

# 五、护理措施

### (一)常规护理

**1.环境**

保持室内空气新鲜、流通,室内环境安静、舒适,温湿度适宜。

**2.休息**

患者在急性发作期应卧床休息,取半卧位。

**3.给氧**

护理人员应给患者持续低流量吸氧。

**4.饮食**

护理人员应给患者高热量、高蛋白、高维生素、易消化的饮食。

### (二)专科护理

(1)护理人员应解除患者的气道阻塞,改善肺泡通气;及时清除痰液;应鼓励神志清醒患者咳嗽,痰稠不易咯出时,给予雾化吸入或用雾化泵喷入药物,减少局部淤血水肿,以利于痰液排出;对危重体弱患者,定时更换体位,叩击背部,使痰易于咯出,餐前应给予胸部叩击或胸壁震荡。方法:患者取侧卧位,护理人员两手手指并拢,手背隆起,指关节微屈,自肺底由下向上,由外向内叩拍胸壁,震动气管,边拍边鼓励患者咳嗽,以促进痰液的排出,对每侧肺叶叩击 3~5 min。对神志不清者,可进行机械吸痰,需注意无菌操作,抽吸压力要适当,动作轻柔,每次抽吸时间不超过 15 s,以免加重缺氧。

(2)护理人员应合理用氧,减轻患者的呼吸困难。根据缺氧和二氧化碳潴留的程度,合理用氧,一般给予低流量、低浓度、持续吸氧,如病情需要提高氧浓度,应辅以呼吸兴奋剂刺激通气或使用呼吸机改善通气。患者吸氧后如果呼吸困难缓解,呼吸频率减慢,节律正常,血压上升,心率减慢,心律正常,发绀减轻,皮肤转暖,神志转清,尿量增加,表示氧疗有效。若患者呼吸过缓,意识障碍加深,需考虑二氧化碳潴留加重,必要时采取增加通气量的措施。

(吕方伟)

# 第四节　支气管哮喘

支气管哮喘是一种慢性气管炎症性疾病,其支气管壁存在以肥大细胞、嗜酸细胞和 T 淋巴细胞为主的炎性细胞浸润,可经治疗缓解或自然缓解。该病多发于青少年,儿童患者多于成人患者,城市患者多于农村患者。近年的流行病学显示,哮喘的发病率或病死率均有所增加,我国的哮喘发病率为 1‰~2‰。支气管哮喘的病因较为复杂,大多数患者在遗传因素的基础上,受到体内外多种因素激发而发病,并反复发作。

## 一、临床表现

### (一)症状和体征

典型的支气管哮喘发作前多有鼻痒、打喷嚏、流涕、咳嗽、胸闷等先兆症状,进而出现呼气性的呼吸困难伴喘鸣,患者被迫呈端坐呼吸,咳嗽、咳痰。发作持续几十分钟至数小时后自行缓解或经治疗缓解。此为速发性哮喘反应。迟发性哮喘发作时,患者的气管呈持续高反应性状态,上述表现更为明显,较难控制。

少数患者可出现哮喘重度或危重度发作,表现为重度呼气性呼吸困难、焦虑、烦躁、端坐呼吸、大汗淋漓、嗜睡或意识模糊,经应用一般支气管扩张药物不能缓解。此类患者若没得到及时救治,可危及生命。

### (二)辅助检查

1.血液检查

嗜酸性粒细胞、血清总免疫球蛋白 E 及特异性免疫球蛋白 E 的含量均可升高。

2.胸部 X 线检查

哮喘发作期肺脏充气过度,肺部透亮度升高,合并感染时可见肺纹理增多及炎症阴影。

3.肺功能检查

哮喘发作期有关呼气流速的各项指标(如第一秒用力呼气容积、最大呼气流速峰值)均降低。

## 二、治疗原则

该病的防治原则是去除病因、控制发作和预防发作。控制发作应根据患者发作的轻重程度，抓住解痉、抗炎两个主要环节，迅速控制症状。

### (一)解痉

哮喘轻、中度发作时，常用氨茶碱稀释后静脉注射或加入液体中静脉滴注。根据病情吸入或口服$\beta_2$受体激动剂。常用的$\beta_2$受体激动剂气雾吸入剂有特布他林、喘乐宁、沙丁胺醇等。

哮喘重度发作时，应及早静脉给予足量氨茶碱及琥珀酸氢化可的松或甲基泼尼松龙琥珀酸钠，待病情得到控制后再逐渐减量，改为口服泼尼松龙，或根据病情吸入糖皮质激素，应注意不宜骤然停药，以免复发。

### (二)抗感染

肺部感染的患者应根据细菌培养及药敏结果选择应用有效抗生素。

### (三)稳定内环境

及时纠正水、电解质及酸碱失衡。

### (四)保证气管通畅

痰多而黏稠不易咳出或有严重缺氧及二氧化碳潴留者，应及时行气管插管，吸出痰液，必要时行机械通气。

## 三、护理

### (一)一般护理

(1)护理人员应将患者安置在清洁、安静、空气新鲜、阳光充足的房间，避免其接触变应原，如花粉、皮毛、油烟；在护理操作时防止灰尘飞扬；喷洒灭蚊蝇剂或某些消毒剂时要转移患者。

(2)患者哮喘发作呼吸困难时，护理人员应给予适宜的靠背架或过床桌，让患者伏桌而坐，以帮助呼吸、减少疲劳。

(3)护理人员应给予患者营养丰富的、易消化的饮食，让患者多食蔬菜、水果，多饮水；叮嘱患者注意保持大便通畅，减少因用力排便所致的疲劳；严禁患者食用与发病有关的食物，如鱼、虾、蟹，并协助患者寻找变应原。

(4)对危重期患者护理人员应保持皮肤清洁、干燥，定时翻身，防止压疮发生。因患者大剂量使用糖皮质激素，护理人员应做好患者的口腔护理，防止其发生口腔炎。

(5)哮喘重度发作时，由于大汗淋漓，呼吸困难甚至有窒息感，所以患者极度紧张、烦躁、疲倦。护理人员应耐心安慰患者，及时满足患者的需求，缓解其紧张情绪。

### (二)观察要点

1.观察哮喘发作先兆

如患者主诉有鼻、咽、眼部发痒及咳嗽、流鼻涕等黏膜过敏症状，应及时报告医师，采取措施，减轻发作症状，尽快控制病情。

2.观察药物的毒副作用

将 0.25 g 氨茶碱加入 25%～50% 20 mL 葡萄糖注射液中，静脉推注，时间至少要 5 min，因浓度过高或推注过快可使心肌过度兴奋而产生心悸、惊厥、血压骤降等严重反应。使用时要现配现用，静脉滴注时，不宜和维生素 C、促皮质激素、去甲肾上腺素、四环素类等配伍。糖皮质激素类药物久用可引起钠潴留、血钾降低、消化道溃疡病、高血压、糖尿病、骨质疏松、停药反跳等,须加强观察。

3.根据患者的缺氧情况调整氧流量

氧流量一般为 3～5 L/min。保持气体充分湿化,对氧气湿化瓶每天更换、消毒,防止医源性感染。

4.观察痰液黏稠度

哮喘发作患者过度通气,出汗过多,因而身体丢失的水分增多,致使痰液黏稠,形成痰栓,阻塞小支气管,导致呼吸不畅,感染难以控制。应通过静脉补液和饮水补足水分和电解质。

5.严密观察有无并发症

如自发性气胸、肺不张、脱水、酸碱失衡、电解质紊乱、呼吸衰竭、肺性脑病等并发症。监测动脉血气、生化指标,如发现异常,需及时对症处理。

6.注意呼吸的频率、深浅幅度和节律

重度发作患者的喘鸣音减弱乃至消失,呼吸变浅,神志改变,常提示病情危急,应及时处理。

**(三)家庭护理**

1.增强体质,积极防治感染

患者应注意增加营养,根据病情做适量体力活动,如散步、做简易操、打太极拳,以提高机体免疫力。当感染发生时患者应及时就诊。

2.注意防寒避暑

寒冷可引起支气管痉挛,分泌物增加,同时感冒易致支气管及肺部感染。因此,患者在冬季应适当提高居室温度,在秋季进行耐寒锻炼,在夏季避免大汗,防止痰液过稠而不易咳出。

3.尽量避免接触变应原

患者应戒烟,尽量避免到人员众多、空气污浊的公共场所。保持居室空气清新,室内可安装空气净化器。

4.防止呼吸肌疲劳

患者应坚持进行呼吸锻炼。

5.稳定情绪

一旦哮喘发作,患者应控制情绪,保持镇静,及时吸入支气管扩张气雾剂。

6.家庭氧疗

家庭氧疗又称缓解期氧疗,对于患者的病情控制、存活期的延长和生活质量的提高有着重要意义。进行家庭氧疗时应注意氧流量的调节,严禁烟火,防止火灾。

7.缓解期处理

哮喘缓解期的防治非常重要,对于防止哮喘发作及恶化、维持正常肺功能、提高生活质量、保持正常活动量等均具有重要意义。哮喘缓解期患者应坚持吸入糖皮质激素,可有效控制哮喘发作,吸入色甘酸钠和口服酮替酚亦有一定的预防哮喘发作的作用。

（吕方伟）

# 第五节　支气管扩张症

支气管扩张症是指急、慢性呼吸道感染和支气管阻塞后,反复发生支气管化脓性炎症,致使支气管壁结构破坏,管壁增厚,引起支气管异常和持久性扩张的一类异质性疾病的总称。临床特点为慢性咳嗽、咳大量脓性痰和(或)反复咯血。患者常有童年麻疹、百日咳或支气管肺炎等病史。随着人民生活条件的改善,麻疹、百日咳疫苗的预防接种以及抗生素的应用,该病的发病率已明显降低。

## 一、病因及发病机制

### (一)支气管-肺组织感染和支气管阻塞

它是支气管扩张的主要病因。感染和阻塞症状相互影响,促使支气管扩张发生和发展。其中婴幼儿期支气管-肺组织感染是最常见的病因。

由于儿童的支气管较细,易阻塞,且管壁薄弱,反复感染破坏支气管壁的各层结构,尤其是平滑肌和弹性纤维的破坏削弱了对管壁的支撑作用。支气管炎使支气管黏膜充血、水肿、分泌物阻塞管腔,导致引流不畅而加重感染。支气管内膜结核、支气管肿瘤、支气管异物引起管腔狭窄、阻塞,也是支气管扩张的原因之一。左下叶支气管细长,且受心脏血管压迫,引流不畅,容易发生感染,故左下叶支气管扩张比右下叶的多见。肺结核引起的支气管扩张多发生在上叶。

### (二)支气管先天性发育缺陷和遗传因素

此类支气管扩张较少见,如巨大气管-支气管症、支气管扩张-鼻窦炎-内脏转位综合征(卡塔格内综合征)、肺囊性纤维化、先天性丙种球蛋白缺乏症。

### (三)全身性疾病

目前已发现类风湿关节炎、克罗恩病、溃疡性结肠炎、系统性红斑狼疮、支气管哮喘等疾病可同时伴有支气管扩张。有些不明原因的支气管扩张患者的体液免疫和(或)细胞免疫功能有不同程度的异常,提示支气管扩张可能与机体免疫功能失调有关。

## 二、临床表现

### (一)症状

1.慢性咳嗽、大量脓痰

痰量与体位变化有关。晨起或夜间卧床改变体位时,咳嗽加剧,痰量增多。通过痰量可估计病情的严重程度。感染急性发作时,痰量明显增多,每天可达数百毫升,外观呈黄绿色脓性,痰液静置后出现分层的特征:上层为泡沫;中层为脓性黏液;下层为坏死组织沉淀物。合并厌氧菌感染时痰有臭味。

2.反复咯血

50%～70%的患者有程度不等的反复咯血,咯血量与病情严重程度和病变范围不完全一致。大量咯血最主要的危险是窒息,应紧急处理。部分发生于上叶的支气管扩张,引流较好,痰量不多或无痰,以反复咯血为唯一症状,称为干性支气管扩张。

3.反复肺部感染

其特点是同一肺段反复发生肺炎并迁延不愈。

4.慢性感染中毒症状

反复感染者可出现发热、乏力、食欲减退、消瘦、贫血等,可影响儿童的发育。

## (二)体征

早期或干性支气管扩张多无明显体征,病变重或继发感染时在下胸部、背部常可闻及局限性、固定性湿啰音,有时可闻及哮鸣音;部分慢性患者伴有杵状指(趾)。

## 三、辅助检查

### (一)胸部 X 线检查

该检查早期无异常或仅见患侧肺的纹理增多、变粗现象。典型表现是轨道征和卷发样阴影,感染时阴影内出现液平面。

### (二)胸部 CT 检查

该检查显示管壁增厚的柱状扩张或成串、成簇的囊状改变。

### (三)纤维支气管镜检查

该检查有助于发现患者出血的部位,分析腔内异物、支气管肿瘤或其他支气管阻塞的发生原因。

## 四、诊断要点

根据患者有慢性咳嗽、大量脓痰、反复咯血的典型临床特征以及肺部闻及固定而局限性的湿啰音,结合儿童时期有诱发支气管扩张的呼吸道病史,一般可做出初步临床诊断。胸部影像学检查和纤维支气管镜检查可进一步明确诊断。

## 五、治疗要点

治疗原则是保持呼吸道引流通畅,控制感染,处理咯血,必要时手术治疗。

### (一)保持呼吸道通畅

1.药物治疗

祛痰药及支气管舒张药具有稀释痰液、促进排痰作用。

2.体位引流

体位引流对痰多且黏稠者尤其重要。

3.经纤维支气管镜吸痰

若体位引流的排痰效果不理想,可经纤维支气管镜吸痰,用生理盐水冲洗痰液,也可局部注入抗生素。

### (二)控制感染

它是支气管扩张急性感染期的主要治疗措施。应根据症状、体征、痰液性状,必要时参考细菌培养及药物敏感试验结果选用抗菌药物。

### (三)手术治疗

对反复呼吸道急性感染或大咯血,病变局限在一叶或一侧肺组织,经药物治疗无效,全身状况良好的患者,可考虑手术切除病变肺段或肺叶。

### 六、常用护理诊断

#### (一)清理呼吸道无效

咳嗽、大量脓痰、肺部湿啰音与痰液黏稠和无效咳嗽有关。

#### (二)有窒息的危险

有窒息的危险与痰多、痰液黏稠或大咯血造成气道阻塞有关。

#### (三)营养失调

乏力、消瘦、贫血、发育迟缓与反复感染导致机体消耗增加以及患者食欲缺乏、营养物质摄入不足有关。

#### (四)恐惧

精神紧张、面色苍白、出冷汗与突然或反复大咯血有关。

### 七、护理措施

#### (一)一般护理

1.休息与环境

急性感染或咯血时患者应卧床休息,大咯血患者需绝对卧床,取患侧卧位。护理人员应保持病房内空气流通,维持适宜的温度、湿度。

2.饮食护理

护理人员应给患者提供高热量、高蛋白、高维生素的饮食,对发热患者给予高热量流质或半流质饮食,避免冰冷、油腻、辛辣食物诱发患者咳嗽。护理人员应鼓励患者多饮水,每天饮水1 500 mL以上,以稀释痰液;指导患者在咳痰后及进食前后用清水或漱口液漱口,保持口腔清洁,促进食欲。

#### (二)病情观察

护理人员应观察患者的痰液的量、颜色、性质、气味和与体位的关系,记录24 h痰液排出量;定期测量生命体征,记录咯血量,观察咯血的颜色、性质及量;对病情严重者需观察有无窒息前症状,如果发现窒息先兆,立即向医师汇报并配合处理。

#### (三)对症护理

1.促进排痰

(1)护理人员应指导患者有效咳嗽和正确的排痰方法。

(2)对采取体位引流者,护理人员应依据病变部位选择引流体位,使病肺居上,引流支气管开口向下,这样利于痰液流出。体位引流一般于饭前1 h进行。引流时护理人员可配合胸部叩击,以增强引流效果。

(3)护理人员必要时遵医嘱选用祛痰剂或 $\beta_2$ 受体激动剂,让患者吸入,以扩张支气管、促进排痰。

2.预防窒息

(1)对排除痰液困难者,护理人员应鼓励其多饮水或雾化吸入,协助其翻身、拍背或体位引流,以促进痰液排除,减少窒息发生的危险。

(2)护理人员应密切观察患者的表情、神志、生命体征,观察并记录痰液的颜色、量与性质,及时判断患者有无发生窒息的可能。如患者突然出现烦躁不安、神志不清、面色苍白或发绀、出冷汗、呼吸急促、咽喉部明显的痰鸣音,应警惕窒息的发生,并及时通知医师。

(3)对有意识障碍、年老体弱、咳嗽和咳痰无力、咽喉部有明显的痰鸣音、神志不清、突然有大量呕吐物涌出的高危患者,护理人员要立即做好抢救准备,迅速备好吸引器、气管插管或气管切开的用物等,积极配合抢救工作。

**(四)心理护理**

该病病程较长,咳嗽、咳痰、咯血反复发作或逐渐加重时,患者易产生焦虑、沮丧情绪。护理人员要多与患者交谈,讲明支气管扩张反复发作的原因及治疗进展,帮助患者树立战胜疾病的信心,缓解焦虑、不安的情绪。咯血时护理人员应陪伴、安慰患者,避免患者因情绪波动而加重出血。

**(五)健康教育**

1.疾病知识指导

护理人员应帮助患者及家属了解疾病发生、发展与治疗、护理的过程,与其共同制定长期防治计划;宣传防治百日咳、麻疹、支气管肺炎、肺结核等呼吸道感染的重要性;叮嘱患者及时治疗上呼吸道慢性病,避免受凉,预防感冒,戒烟,减少刺激性气体的吸入,防止病情恶化。

2.生活指导

护理人员应讲明加强营养对机体康复的作用,使患者能主动摄取必需的营养物质,以增强机体的抗病能力。护理人员应鼓励患者参加体育锻炼,建立良好的生活习惯,劳逸结合,以维护心、肺功能。

3.用药指导

护理人员应向患者介绍常用药物的用法和注意事项,观察疗效及不良反应。指导患者及家属学习和掌握有效咳嗽、胸部叩击、雾化吸入和体位引流的方法,以利于长期坚持,控制病情的发展;了解抗生素的作用、用法和不良反应。

4.自我监测指导

护理人员应叮嘱患者定期复查,按医嘱服药,教患者学会观察药物的不良反应;教会患者识别病情变化的征象,观察痰液的量、颜色、性质、气味和与体位的关系,并记录 24 h 痰液排出量;叮嘱患者如有咯血、窒息先兆,立即前往医院就诊。

(吕方伟)

# 第六节　重　症　肺　炎

肺炎是指终末气道、肺泡和肺间质的炎症,可由病原微生物、理化因素、免疫损伤、过敏及药物所致。细菌性肺炎是最常见的肺炎,也是常见的感染性疾病之一。

目前肺炎按患病环境分成社区获得性肺炎(community-acquired pneumonia,CAP)和医院获得性肺炎(hospital-acquired pneumonia,HAP)。CAP 是指在医院外罹患的感染性肺实质炎症,包括具有明确潜伏期的病原体感染而在入院后平均潜伏期内发病的肺炎。HAP 亦称医院内肺炎(nosocomial pneumonia,NP),是指患者入院时不存在,也不处于潜伏期,而于入院 48 h 后在医院(包括老年护理院、康复院等)内发生的肺炎。HAP 还包括呼吸机相关性肺炎(ventilator-associated pneumonia，VAP）和卫生保健相关性肺炎（healthcare associated pneumonia，HCAP）。CAP和HAP的年发病率分别约为12/1 000人口和5/1 000～10/1 000住院患者，近年来二者的发病率有增加的趋势。肺炎病死率：门诊肺炎患者＜5％，住院患者平均为12％，入住重症监护病房（ICU）者约为40％。发病率和病死率高的原因与社会人口老龄化，吸烟，伴有基础疾病和免疫功能低下（如慢性阻塞性肺病、心力衰竭、肿瘤、糖尿病、尿毒症、神经疾病、艾滋病、应用免疫抑制剂和器官移植）有关。此外，该病亦与病原体变迁、耐药菌增加、病原学诊断困难、不合理地使用抗生素等有关。

重症肺炎至今仍无普遍认同的定义。目前一般认为，如果肺炎患者的病情严重到需要通气支持（急性呼吸衰竭、严重气体交换障碍伴高碳酸血症或持续低氧血症），循环支持（血流动力学障碍、外周低灌注）及加强监护治疗（有肺炎引起的脓毒症或基础疾病所致的其他器官功能障碍），可称为重症肺炎。

## 一、病因和发病机制

正常的呼吸道免疫防御机制使气管隆凸以下的呼吸道保持无菌。是否发生肺炎决定于两个因素：病原体和宿主因素。如果病原体数量多、毒力强和（或）宿主呼吸道局部损害和全身免疫防御系统损害，即可发生肺炎。病原体可通过下列途径引起CAP：空气吸入，血行播散，邻近感染部位蔓延，上呼吸道定植菌的误吸。HAP还可通过误吸胃肠道的定植菌（胃食管反流）和通过人工气道吸入环境中的致病菌引起。病原体直接抵达下呼吸道后，滋生繁殖，引起肺泡毛细血管充血、水肿，肺泡内纤维蛋白渗出及细胞浸润。

## 二、诊断

### （一）临床表现特点

1.CAP

（1）新近出现咳嗽、咳痰或原有呼吸道疾病症状加重，并出现脓性痰，伴或不伴胸痛。

（2）发热。

（3）有肺实变体征和（或）闻及湿啰音。

（4）白细胞＞$10×10^9$/L或＜$4×10^9$/L，伴或不伴细胞核左移。

（5）胸部X线检查显示片状、斑片状浸润性阴影或间质性改变，伴或不伴胸腔积液。

出现以上1～4项中的任何1项加第5项，排除非感染性疾病，可做出诊断。CAP的常见病原体为肺炎链球菌、支原体、衣原体、流感嗜血杆菌和呼吸道病毒。呼吸道病毒有甲、乙型流感病毒，腺病毒，呼吸道合胞病毒和副流感病毒等。

2.HAP

住院患者的X线检查出现新的或进展的肺部浸润影加上下列3个临床症候中的2个或3个，可以诊断为HAP。①发热超过38 ℃。②血白细胞增多或减少。③有脓性气道分泌物。

HAP的临床表现、实验室和影像学检查特异性低，应注意与肺不张、心力衰竭、肺水肿、基础疾病肺侵犯、药物性肺损伤、肺栓塞和急性呼吸窘迫综合征等相鉴别。无感染高危因素患者的常见病原体依次为肺炎链球菌、流感嗜血杆菌、金黄色葡萄球菌、大肠埃希菌、肺炎克雷伯菌等；有感染高危因素患者的常见病原体为金黄色葡萄球菌、铜绿假单胞菌、肺炎克雷伯菌等。

**(二)重症肺炎的诊断标准**

不同国家制定的重症肺炎的诊断标准有所不同,各有优点、缺点,但一般均注重对客观生命体征、肺部病变范围、器官灌注和氧合状态的评估,临床医师可根据具体情况选用。以下列出目前常用的几项诊断标准。

1.中华医学会呼吸病学分会2006年颁布的重症肺炎诊断标准

(1)意识障碍。

(2)呼吸频率不少于每分钟30次。

(3)$PaO_2 < 8.0$ kPa(60 mmHg)、氧合指数($PaO_2/FiO_2$)<40.0 kPa(300 mmHg),需行机械通气治疗。

(4)动脉收缩压<12.0 kPa(90 mmHg)。

(5)并发脓毒性休克。

(6)X线胸片显示双侧或多肺叶受累,或入院48 h内病变扩大≥50%。

(7)少尿:尿量<20 mL/h或<80 mL/4 h,或急性肾衰竭需要透析治疗。

符合1项或以上者可诊断为重症肺炎。

2.美国感染病学会(IDSA)和美国胸科学会(ATS)2007年修订的诊断标准

符合1项主要标准或3项或以上次要标准,可认为是重症肺炎,需要入住ICU。

(1)主要标准。①需要有创通气治疗;②脓毒性休克,需要血管收缩剂。

(2)次要标准。①呼吸频率不少于每分钟30次;②$PaO_2/FiO_2 \leq 250$;③多叶肺浸润;④意识障碍/定向障碍;⑤尿毒症(血尿素氮≥7.14 mmol/L);⑥白细胞减少(白细胞<4×10⁹/L);⑦血小板减少(血小板<100 000×10⁹/L);⑧低体温(<36 ℃);⑨低血压,需要紧急的液体复苏。

说明:①其他指标也可认为是次要标准,包括低血糖(非糖尿病患者)、急性酒精中毒/酒精戒断、低钠血症、不能解释的代谢性酸中毒或乳酸升高、肝硬化或无脾;②需要无创通气也可等同于次要标准的前两条;③白细胞减少仅系感染引起。

3.英国胸科学会(BTS)2001年制定的CURB(confusion,urea,respiratory rate and blood pressure)标准

标准一:

存在以下4项核心标准的2项或以上即可诊断为重症肺炎。①有新出现的意识障碍;②尿素氮(BUN)>7 mmol/L;③呼吸频率不少于每分钟30次;④收缩压<12.0 kPa(90 mmHg)或舒张压≤8.0 kPa(60 mmHg)。

CURB标准比较简单、实用,应用起来较为方便。

标准二:

(1)存在以上4项核心标准中的1项且存在以下2项附加标准时须考虑有重症倾向。附加标准包括:①$PaO_2 < 8.0$ kPa(60 mmHg)/$SaO_2 < 92\%$;②胸片提示双侧或多叶肺炎。

(2)不存在核心标准,但存在2项附加标准并同时存在以下2项基础情况时,也须考虑有重症倾向。基础情况包括:①年龄≥50岁;②存在慢性基础疾病。

如存在标准二中(1)(2)两种有重症倾向的情况,需结合临床进行进一步评判。在(1)的情况下需至少12 h后进行一次再评估。

CURB-65 即改良的 CURB 标准,符合下列 5 项诊断标准中的 3 项或以上时即考虑为重症肺炎,需考虑将患者收入 ICU 治疗。①有新出现的意识障碍;②BUN>7 mmol/L;③呼吸频率不少于每分钟 30 次;④收缩压<12.0 kPa(90 mmHg)或舒张压≤8.0 kPa(60 mmHg);⑤年龄≥65 岁。

**(三)严重度评价**

评价肺炎病情的严重程度对于决定在门诊治疗、入院治疗还是 ICU 治疗至关重要。肺炎临床的严重性决定于三个主要因素:局部炎症程度、肺部炎症的播散和全身炎症反应。除此之外,患者如有下列其他危险因素会增加肺炎的严重度和死亡危险。

1.病史

年龄>65 岁,存在基础疾病或相关因素,如 COPD、糖尿病、充血性心力衰竭、慢性肾功能不全、慢性肝病、一年内住过院、疑有误吸、神志异常、脾切除术后状态、长期嗜酒、营养不良。

2.体征

呼吸频率大于每分钟 30 次,脉搏不小于每分钟 120 次,血压<12.0/8.0 kPa(90/60 mmHg),体温≥40 ℃或≤35 ℃,存在意识障碍,存在肺外感染病灶,如败血症、脑膜炎。

3.实验室和影像学异常

白细胞>$20\times10^9$/L 或<$4\times10^9$/L,或中性粒细胞计数<$1\times10^9$/L;呼吸空气时 $PaO_2$<8.0 kPa(60 mmHg)、$PaO_2$/$FiO_2$<39.9 kPa(300 mmHg),或 $PaCO_2$>6.7 kPa(50 mmHg);血肌酐>106 $\mu$mol/L或BUN>7.1 mmol/L;血红蛋白<90 g/L 或血细胞比容<30%;血浆清蛋白<25 g/L;有败血症或弥散性血管内凝血的证据,如血培养呈阳性、有代谢性酸中毒、凝血酶原时间和部分凝血活酶时间延长、血小板减少;X 线胸片病变累及一个肺叶以上,出现空洞,病灶迅速扩散或出现胸腔积液。

为使临床医师更精确地做出入院或门诊治疗的决策,近几年评分方法作为定量的方法在临床上得到了广泛的应用。PORT(肺炎患者预后研究小组,pneumonia outcomes research team)评分系统(表 5-1)是目前常用的评价 CAP 的严重程度以及判断是否必须住院的评价方法,其也可用于预测 CAP 患者的病死率。其预测死亡风险分级如下:1~2 级≤70 分,病死率为 0.1%~0.6%;3 级 71~90 分,病死率为 0.9%;4 级91~130 分,病死率为 9.3%;5 级>130 分,病死率为 27.0%。PORT 评分系统因可以避免过度评价肺炎的严重程度而被推荐使用,其可保证一些没必要住院的患者在院外治疗。

表 5-1　PORT 评分系统

| 项目 | 患者特征 | 分值 |
|---|---|---|
| 性别 | 男性 | −10 |
| | 女性 | +10 |
| 并存疾病 | 有肿瘤性疾病 | 30 |
| | 有肝脏疾病 | 20 |
| | 有充血性心力衰竭 | 10 |
| | 有脑血管疾病 | 10 |
| | 有肾脏疾病 | 10 |

续表

| 项目 | 患者特征 | 分值 |
|---|---|---|
| 体格检查 | 神志改变 | 20 |
| | 呼吸频率大于每分钟 30 次 | 20 |
| | 收缩血压<12.0 kPa(90 mmHg) | 20 |
| | 体温<35 ℃或>40 ℃ | 15 |
| | 脉率大于每分钟 12 次 | 10 |
| 实验室和放射学检查 | pH<7.35 | 30 |
| | BUN>11 mmol/L(>30 mg/dL) | 20 |
| | $Na^+$<130 mmol/L | 20 |
| | 葡萄糖>14 mmol/L(>250 mg/dL) | 10 |
| | 血细胞比容<30% | 10 |
| | $PaO_2$<8.0 kPa(60 mmHg) | 10 |
| | 胸腔积液 | 10 |

为避免评价 CAP 肺炎患者的严重程度不足,可使用改良的 BTS 重症肺炎标准:呼吸频率不小于每分钟 30 次,舒张压≤8.0 kPa(60 mmHg),BUN>6.8 mmol/L,有意识障碍。这 4 个因素中存在 1 个可确定患者的死亡风险更高。此标准因简单、易用,且能较准确地确定 CAP 的预后而被广泛应用。

临床肺部感染积分(clinical pulmonary infection score,CPIS)(表 5-2)则主要用于 HAP 包括 VAP 的诊断和严重程度判断,也可用于监测治疗效果。此积分范围是 0~12 分,积分为 6 分,一般认为有肺炎。

表 5-2 临床肺部感染积分评分表

| 参数 | 标准 | 分值 |
|---|---|---|
| 体温 | 36.5 ℃≤体温≤38.4 ℃ | 0 |
| | ≥38.9 ℃ | 1 |
| | ≥39 ℃或≤36 ℃ | 2 |
| 白细胞计数 | $4.0×10^9$≤白细胞计数≤$11.0×10^9$ | 0 |
| | <$4.0×10^9$ 或>$11.0×10^9$ | 1 |
| 气管分泌物 | <14+吸引 | 0 |
| | ≥14+吸引 | 1 |
| | 脓性分泌物 | 2 |
| 氧合指数($PaO_2/FiO_2$) | >240 或急性呼吸窘迫综合征 | 0 |
| | ≤240 | 2 |
| 胸部 X 线 | 无渗出 | 0 |
| | 弥漫性渗出 | 1 |
| | 局部渗出 | 2 |

续表

| 参数 | 标准 | 分值 |
|---|---|---|
| 半定量气管吸出物培养<br>（0,1＋,2＋,3＋） | 病原菌≤1＋或无生长 | 0 |
| | 病原菌≥1＋ | 1 |
| | 革兰氏染色发现与培养相同的病原菌 | 2 |

## 三、治疗

### （一）临床监测

#### 1.体征监测

监测重症肺炎的体征是一项简单、易行和有效的方法，患者往往有呼吸频率和心率加快、发绀、肺部病变部位湿啰音等。目前多数指南把呼吸频率加快（不小于每分钟 30 次）作为重症肺炎诊断的主要或次要标准。意识状态也是监测的重点，神志模糊、意识不清或昏迷提示重症肺炎的可能性。

#### 2.氧合状态和代谢监测

$PaO_2$、$PaO_2/FiO_2$、pH、混合静脉血氧分压（$PvO_2$）的测定，胃张力测定，血乳酸测定等可对患者的氧合状态进行评估。单次的动脉血气分析一般仅反映患者瞬间的氧合情况，对重症患者或有病情明显变化者应进行系列血气分析或持续动脉血气监测。

#### 3.胸部影像学监测

重症肺炎患者应进行系列 X 线胸片监测，主要目的是及时了解患者的肺部病变是进展还是好转，是否合并有胸腔积液、气胸，是否发展为肺脓肿、急性呼吸窘迫综合征（acute respiratory distress syndrome，ARDS）等。检查的频度应根据患者的病情而定，如要了解病变部位短期内是否增大，一般每 48 h 进行一次检查评价；如患者临床情况突然恶化（出现呼吸窘迫、严重低氧血症等），在不能排除合并气胸或进展至 ARDS 时，应短期内复查；而当患者病情明显好转及稳定时，一般可 10～14 d 复查。

#### 4.血流动力学监测

重症肺炎患者常伴有脓毒症，可引起血流动力学的改变，故应密切监测患者的血压和尿量。这 2 项指标比较简单、易测，且非常可靠，应作为常规监测的指标。中心静脉压的监测可用于指导临床补液量和补液速度。部分重症肺炎患者可并发中毒性心肌炎或 ARDS，临床上难于区分时应考虑行漂浮导管检查。

#### 5.器官功能监测

器官功能监测包括脑功能、心功能、肾功能、胃肠功能、血液系统功能等的监测，进行相应的血液生化和功能检查。一旦发现异常，要积极处理，注意防止多器官功能障碍综合征（multiple organ dysfunction syndrome，MODS）的发生。

#### 6.血液监测

血液监测包括监测外周血白细胞计数、C 反应蛋白、降钙素原等。

### （二）抗生素治疗

经验性联合应用抗生素治疗重症肺炎的理论依据是联合应用能够覆盖可能的微生物并预防耐药的发生。对于铜绿假单胞菌肺炎，联用 β-内酰胺类和氨基糖苷类抗生素具有潜在的协同作用,优于单药治疗;然而氨基糖苷类抗生素的抗菌谱窄,毒性大,特别是对于老年患者,其肾损害的发生率比较高。临床应用氨基糖苷类抗生素时要注意其为浓度依赖性抗生素,一般要用足够剂量、提高峰药浓度以提高疗效,同时也应避免与毒性相关的谷浓度的升高。在监测药物的峰浓度时,庆大霉素$>7\ \mu g/mL$,妥布霉素$>7\ \mu g/mL$,或阿米卡星$>28\ \mu g/mL$,效果较好。氨基糖苷类抗生素的另一个不足是对支气管分泌物的渗透性较差,仅能达到血药浓度的40%。此外,肺炎患者的支气管分泌物 pH 较低,在这种环境下许多抗生素活性都降低。因此,有时联合应用氨基糖苷类抗生素并不能增加疗效,反而增加了肾毒性。

目前对重症肺炎的抗生素单药治疗已得到临床医师的重视。新的头孢菌素、碳青霉烯类、其他 β-内酰胺类和氟喹诺酮类抗生素由于抗菌效力强、广谱,并且耐细菌 β-内酰胺酶,可用于单药治疗。即使对于重症 HAP,只要病原体不是耐多药的,如铜绿假单胞菌、不动杆菌和耐甲氧西林金黄色葡萄球菌,仍可考虑抗生素的单药治疗。对重症 VAP 有效的抗生素一般包括亚胺培南、美罗培南、头孢吡肟和哌拉西林/他唑巴坦(复合剂)。对于重症肺炎患者来说,临床上的初始治疗常联用多种抗生素,在获得细菌培养结果后,如果没有高度耐药的病原体,就可以考虑转为针对性的单药治疗。

临床上一般认为不适合单药治疗的情况包括以下几种:①可能感染革兰氏阳性菌、革兰氏阴性菌和非典型病原体的重症 CAP;②怀疑铜绿假单胞菌或肺炎克雷伯菌的菌血症;③可能是金黄色葡萄球菌和铜绿假单胞菌感染的 HAP。三代头孢菌素不应用于单药治疗,因其在治疗中易诱导埃希菌属细菌产生 β-内酰胺酶而导致耐药发生。

重症 VAP 患者如果有高度耐药病原体所致的感染,则联合治疗是必要的。目前有 3 种联合用药方案。①β-内酰胺类联合氨基糖苷类抗生素:在抗铜绿假单胞菌上有协同作用,但也应注意前面提到的氨基糖苷类的毒性作用;②2 个 β-内酰胺类抗生素联合使用:因这种用法会诱导出对两种药同时耐药的细菌,故虽然有过成功治疗的报道,仍不推荐使用;③β-内酰胺类联合氟喹诺酮类抗生素:虽然没有抗菌协同作用,但也没有潜在的拮抗作用;氟喹诺酮类抗生素对呼吸道分泌物的穿透性很好,对其疗效有潜在的正面影响。

对于铜绿假单胞菌所致的重症肺炎,联合治疗往往是必要的。抗假单胞菌的 β-内酰胺类抗生素包括青霉素类的哌拉西林、阿洛西林、氨苄西林、替卡西林、阿莫西林,第三代头孢菌素类的头孢他啶、头孢哌酮,第四代头孢菌素类的头孢吡肟,碳青霉烯类的亚胺培南、美罗培南,单酰胺类的氨曲南(可用于青霉素类过敏的患者),β-内酰胺类/β-内酰胺酶抑制剂复合剂的替卡西林/克拉维酸钾、哌拉西林/他唑巴坦。其他的抗假单胞菌抗生素还有氟喹诺酮类和氨基糖苷类。

1.重症 CAP 的抗生素治疗

重症 CAP 患者的初始治疗应针对肺炎链球菌(包括耐药肺炎链球菌)、流感嗜血杆菌、军团菌和其他非典型病原体,某些有危险因素的患者还有可能被肠道革兰氏阴性菌感染。无铜绿假单胞菌感染危险因素的 CAP 患者可使用 β-内酰胺类联合大环内酯类或氟喹诺酮类抗生素(如左氧氟沙星、加替沙星、莫西沙星)。因为目前为止还没有确立单药治疗重症 CAP 的方法,所以很难确定其安全性、有效性或用药剂量。可用于重症 CAP 并经验性覆盖耐药肺炎链球菌的 β-内酰胺类抗生素有头孢曲松、头孢噻肟、亚胺培南、美罗培南、头孢吡肟、氨苄西林/舒巴坦或哌拉西林/他唑巴坦。目前高达 40%的肺炎链球菌对青霉素或其他抗生素耐药,其机制不是 β-内酰胺酶介导而是青霉素结合蛋白的改变。虽然不少 β-内酰胺类和氟喹诺酮类抗生素对这些病原体有效,但对耐药肺炎链球菌肺炎并发脑膜炎的患者应使用万古霉素治疗。如果患者有假单胞菌感染的危险因素(如支气管扩张、长期使用抗生素、长期使用糖皮质激素),应联合使用抗假单胞菌抗生素并应覆盖非典型病原体,如环丙沙星加抗假单胞菌 β-内酰胺类抗生素,或抗假单胞菌 β-内酰胺类加氨基糖苷类、大环内酯类或氟喹诺酮类抗生素。

临床上选取任何治疗方案都应根据当地抗生素耐药的情况、流行病学、细菌培养及实验室结果进行调整。关于抗生素的治疗疗程目前也很少有资料可供参考,应考虑感染的严重程度、菌血症、多器官功能衰竭、持续性全身炎症反应和损伤等。一般来说,根据疾病的严重程度和宿主免疫抑制的状态,肺炎链球菌肺炎的疗程为 7～10 d,军团菌肺炎的疗程为 14～21 d。ICU 的大多数治疗都是通过静脉途径的,但近期的研究表明只要病情稳定、没有发热,即使是危重患者,3 d 静脉给药后亦可转为口服治疗,即序贯或转换治疗。口服治疗的药物可选择氟喹诺酮类抗生素,因其生物利用度高,口服治疗也可达到同静脉给药一样的血药浓度。

应特别注意对军团菌的治疗方案。虽然目前有很多体外抗军团菌活性的药物,但在治疗效果上仍缺少前瞻性、随机对照研究的资料。回顾性的资料和长期临床经验支持使用红霉素 4 g/d 治疗住院的军团菌肺炎患者。对有多肺叶病变、器官功能衰竭或严重免疫抑制的患者,在治疗的前 3～5 d 应加用利福平。其他大环内酯类抗生素(克拉霉素和阿奇霉素)也有效。除上述药物之外可供选择的药物有氟喹诺酮类(环丙沙星、左氧氟沙星、加替沙星、莫西沙星)或多西环素。氟喹诺酮类在治疗军团菌肺炎的动物模型中特别有效。

2.重症 HAP 的抗生素治疗

应根据 HAP 患者的情况和最可能的病原体而采取个体化治疗。对于早发的(住院 4 d 内起病)而没有特殊病原体感染危险因素的重症肺炎患者,应针对常见病原体治疗。这些病原体包括肺炎链球菌、流感嗜血杆菌、甲氧西林敏感的金黄色葡萄球菌和非耐药的革兰氏阴性细菌。可选择第二代、第三代、第四代头孢菌素、β-内酰胺类/β-内酰胺酶抑制剂复合剂、氟喹诺酮类抗生素或联用克林霉素和氨曲南。

对于任何时间起病、有特殊病原体感染危险因素的轻、中症肺炎患者,应评估危险因素来指导治疗。如果有近期腹部手术或明确的误吸史,应注意厌氧菌,可在主要抗生素基础上加用克林霉素或单用 β-内酰胺类/β-内酰胺酶抑制剂复合剂;如果患者有昏迷、头部创伤、肾衰竭或糖尿病史,应注意金黄色葡萄球菌感染,需针对性地选择有效的抗生素;如果患者起病前使用过大剂量的糖皮质激素,或近期有抗生素使用史,或有长期 ICU 住院史,即使患者的 HAP 并不严重,也应经验性治疗耐药病原体。治疗方法是联用两种抗假单胞菌抗生素,如果气管抽吸物革兰氏染色见阳性球菌,还需加用万古霉素(或可使用利奈唑胺或奎奴普丁/达福普汀)。所有重症肺炎患者,特别是气管插管的 ICU 患者,经验性用药必须持续到痰培养结果出来之后。如果无铜绿假单胞菌或其他耐药革兰氏阴性细菌感染,则可根据药敏情况使用单一药物治疗。非耐药病原体感染的重症 HAP 患者可用以下任何单一药物治疗:亚胺培南、美罗培南、哌拉西林/他唑巴坦、头孢吡肟。

ICU 中 HAP 的治疗也应根据当地抗生素敏感情况以及当地经验而调整。每个 ICU 都有它自己的微生物药敏情况,而且这种情况随时间而变化,因而有必要经常更新经验用药的策略。经验用药中另一个需要考虑的是抗生素轮换策略,它是指标准经验治疗过程中有意更改抗生素使细菌暴露于不同的抗生素中,达到减少耐药病原体感染发生率的目的。抗生素轮换策略目前仍在研究之中,还有不少问题未能明确,例如,每个用药循环应该持续多久?应用什么药物进行循环?这种方法对内科和外科患者的有效性分别有多高?循环药物是否应该同时针对革兰氏阳性细菌和革兰氏阴性细菌?

对于某些患者,雾化吸入这种局部治疗方法可用以弥补全身用药的不足。氨基糖苷类雾化吸入可能有一定的益处,但只用于全身治疗无效的革兰氏阴性细菌肺炎患者。多黏菌素雾化吸入可用于耐药铜绿假单胞菌的感染。

对于初始经验治疗失败的患者,应该考虑其他感染性或非感染性的诊断,包括肺曲霉感染。对持续发热并有持续或进展性肺部浸润的患者可经验性使用两性霉素 B。虽然传统上应使用开放肺活检来确定其最终诊断,但临床上是否活检仍应个体化。临床上还应注意其他的非感染性肺部浸润的可能性。

### (三)支持治疗

支持治疗主要包括液体补充、通气和营养支持,起到稳定患者状态的作用,而更直接的治疗仍需要针对患者的基础病因。流行病学证据显示,营养不良影响肺炎的发病和危重患者的预后。对于严重脓毒症和多器官功能衰竭的分解代谢旺盛的重症肺炎患者,在起病 48 h 后应开始经肠内途径进行营养支持,一般把导管插入空肠进行喂养,以避免误吸;如果使用胃内喂养,最好是维持患者半卧体位以减少误吸的风险。

### (四)胸部理疗

拍背、体位引流和振动可以促进黏痰排出的效果尚未被证实。胸部理疗广泛应用的局限在于:①其有效性未被证实,特别是不能减少患者的住院时间;②费用高,需要专人使用;③有时引起 $PaO_2$ 下降。目前的经验是胸部理疗对于脓痰过多($>30$ mL/d)或严重呼吸肌疲劳、不能有效咳嗽的患者(如囊性纤维化、COPD 和支气管扩张的患者)是有用的。

使用自动化病床的侧翻疗法,有时加以振动叩击,是一种有效地预防外科创伤及内科患者肺炎的方法,但其地位仍不确切。

### (五)促进痰液排出

雾化和湿化可降低痰的黏度,因而可改善不能有效咳嗽患者的排痰,然而雾化产生的大多数水蒸气都沉积在上呼吸道并引起咳嗽,一般并不影响痰的流体特性。目前很少有数据支持湿化能特异性地促进细菌清除或肺炎吸收的观点。乙酰半胱氨酸能破坏痰液的二硫键,有时也用于肺炎患者的治疗,但其具有刺激性,因而在临床应用上受到一定限制。痰中的 DNA 增加了痰液的黏度,重组的 DNA 酶能裂解 DNA,已证实在囊性纤维化患者中有助于改善症状和肺功能,但对肺炎患者的价值尚未被证实。支气管舒张药也能促进黏液排出和纤毛运动,对 COPD 合并肺炎的患者有效。

## 四、急救护理

### (一)护理目标

(1)维持生命体征稳定,降低病死率。

(2)维持患者的呼吸道通畅,促进有效咳嗽、排痰。

(3)维持正常体温,减轻高热伴随症状,增加患者的舒适感。

(4)供给足够的营养和液体。

(5)预防传染和继发感染。

### (二)护理措施

1.病情监护

重症肺炎患者的病情危重、变化快,特别是对高龄及合并严重基础疾病患者,需要严密监护病情变化,包括持续监护心电、血压、呼吸、血氧饱和度,监测意识、尿量、血气分析结果、肾功能、电解质、血糖变化。护理人员应把任何异常变化及时报告医师,早期处理;在床边备好吸引装置、吸氧装置、抢救用品及抢救药物等。

2.维持呼吸功能的护理

(1)护理人员应密切观察患者的呼吸情况,监护呼吸频率、节律、呼吸音、血氧饱和度。患者若出现呼吸急促、呼吸困难,口唇、指(趾)末梢发绀,低氧血症(血氧饱和度<80%),双肺呼吸音减弱,护理人员必须及时给予鼻导管或面罩让患者有效吸氧,根据病情的变化调节氧浓度和流量。面罩呼吸机加压吸氧时,护理人员注意保持密闭,对于面颊部极度消瘦的患者,在颊部与面罩之间用垫脱脂棉垫,避免漏气影响氧疗效果和造成皮肤压迫。护理人员应叮嘱意识清楚的患者用鼻呼吸,脱面罩间歇时间不宜过长。护理人员应鼓励患者多饮水,减少张口呼吸和说话。

(2)常规及无创呼吸机加压吸氧不能改善缺氧时,护理人员应采取气管插管、以呼吸机辅助通气。机械通气需要患者较好地配合,护理人员应事先向患者简明地讲解呼吸机的原理、保持自主呼吸与呼吸机同步的配合方法和注意事项等;指导患者使用简单的身体语言表达需要,如用动腿、眨眼、动手指表示口渴、翻身、不适等或写字表达。机械通气期间护理人员应严格做好护理,每天更换呼吸管道,将呼吸管道浸泡消毒后,再用环氧乙烷灭菌;严格按无菌技术操作规程吸痰。在进行护理操作特别是给患者翻身时,护理人员应注意使呼吸机管道水平面保持一定倾斜度,使其低于患者的呼吸道,把集水瓶放在呼吸环路的最低位,并及时检查倾倒管道内、集水瓶内的冷凝水,避免其反流入气道。护理人员应根据症状、血气分析、血氧饱和度调整吸入氧浓度,力求在最低氧浓度下达到最佳的氧疗效果,争取尽快撤除呼吸机。

(3)保持呼吸道通畅,及时清除呼吸道分泌物。

护理人员应遵医嘱给予患者雾化吸入,每天2次,有效湿化呼吸道。护理人员要正确使用雾化吸入,用生理盐水配制雾化液,温度在35℃左右。护理人员应使喷雾器保持竖直向上,并根据患者的姿势调整角度和位置,吸入过程护士必须在场严密观察病情,如患者出现呼吸困难、口周发绀,应停止吸入,立即给患者吸痰、吸氧,不能缓解时通知医师。症状缓解后继续吸入。每次雾化后,护理人员应协助患者翻身、拍背,拍背时五指并拢成空心掌,由上而下,由外向内,有节律地轻拍背部。振动使小气道分泌物松动,易于进入较大气道,有利于排痰及改善肺的通气、换气功能。每次治疗结束后,护理人员应把雾化器内余液全部倾倒,重新更换灭菌蒸馏水;把雾化器连接管及面罩用0.5%三氯异氰尿酸(健之素)消毒液浸泡30 min,用清水冲净后晾干备用。

护理人员应指导患者定时有效咳嗽,病情允许时使患者取坐位,先深呼吸,轻咳数次将痰液集中后,用力咳出,可促使肺膨胀。护理人员应协助患者勤翻身,改变体位,每2 h拍背体疗1次;对呼吸无力、衰竭的患者,用手指压在胸骨切迹上方刺激气管,促使患者咳嗽排痰。

老年患者、衰弱的患者或咳嗽反射受抑制者的呼吸防御机制受损,不能有效地将呼吸道分泌物排出时,应按需要吸痰。护理人员应用一次性吸痰管,检查导管通畅后,在无负压情况下将吸痰管轻轻插入10~15 cm,退出1~2 cm,以便游离导管尖端,然后打开负压,边旋转边退出,在有黏液或分泌物处稍停。每次吸痰时间应少于15 s。吸痰时,应使用同一根吸痰管先吸气道内分泌物,再吸鼻腔内分泌物,不能重复进入气道。

(4)研究表明,患者取俯卧位发生吸入性肺炎的概率比取左侧卧位和仰卧位低,护理人员应定时帮助患者取俯卧位。患者进食时护理人员应抬高床头30°~45°,减少胃液反流而误吸的机会。

**3.合并感染性休克的护理**

患者发生休克时,护理人员应给患者取去枕平卧位,抬高下肢 20°~30°,增加回心血量和脑部血流量;保持静脉通道畅通,积极补充血容量,根据心功能、皮肤弹性、血压、脉搏、尿量及中心静脉压情况调节输液速度,防止肺水肿;加强抗感染护理,使用血管活性药物时,对于用药浓度、时间、用量严格遵医嘱,动态观察病情,及时反馈,为治疗方案的调整提供依据;对体温不升者保暖,避免使用热水袋、电热毯等加温措施。

**4.合并急性肾衰竭的护理**

护理人员应在患者的少尿期准确记录出入量,留置导尿管,记录每小时的尿量,严密观察肾功能及电解质变化,根据医嘱严格控制补液量及补液速度。高血钾是急性肾衰竭患者常见的死亡原因之一,护理人员应叮嘱患者避免摄入含钾高的食物;在多尿期注意补充水分,保持水、电解质的平衡。尿量小于 20 mL/h 或小于 80 mL/24 h 的急性肾衰竭者需要血液透析治疗。

**5.发热的护理**

患者高热时护理人员应帮助其降低体温,减轻高热伴随症状,增加患者的舒适感;每 2 h 监测体温 1 次;密切观察发热规律、特点及伴随症状,及时报告医师,对症处理;患者打寒战时为其保暖,高热时给予物理降温,用冷毛巾敷前额,把冰袋置于腋下、腹股沟等处,或以温水擦浴。物理降温效果差时,护理人员可遵医嘱给予退热剂。护理人员在降温期间要注意随时为患者更换汗湿的衣被,防止其受凉,鼓励其多饮水,保证机体需要,防止肾血流灌注不足,诱发急性肾功能不全;加强患者的口腔护理。

**6.预防传染及继发感染**

(1)采取呼吸道隔离措施,切断传播途径。单人单室,避免交叉感染。严格遵守各种消毒、隔离制度及无菌技术操作规程,护理人员在操作前后应洗手,特别是接触呼吸道分泌物和护理气管切开、插管患者前后要彻底以流水洗手,并采取戴口罩、手套等隔离手段。开窗通风,保持病房空气流通,每天定时以紫外线消毒 30~60 min,加强病房内物品的消毒,对所有医疗器械和物品特别是呼吸治疗器械定时严格消毒、灭菌。控制陪护及探视人员流动,实行无陪人管理。对特殊感染、耐药菌株感染及易感人群应严格隔离,及时通报。

(2)加强呼吸道管理。为气管切开患者更换内套管前,必须充分吸引气囊周围分泌物,以免含菌的渗出液漏入呼吸道而诱发肺炎。患者取半坐位以减少误吸危险。尽可能缩短人工气道留置和机械通气的时间。

(3)把患者的分泌物、痰液存放于黄色医疗垃圾袋中,焚烧处理,定期将呼吸机集水瓶内液体倒入装有0.5%健之素消毒液的容器中集中消毒处理。

**7.营养支持治疗的护理**

营养支持是重要的辅助治疗方法。重症肺炎患者的防御功能减退,体温升高,使代谢率增加,机体需要增加免疫球蛋白、补体、内脏蛋白的合成,支持巨噬细胞、淋巴细胞活力及酶活性。护理人员应为重症肺炎患者提供高蛋白、高热量、富含维生素、易消化的流质或半流质饮食,尽量符合患者的口味,让其少食多餐。有时需要鼻饲营养液,必要时胃肠外应用免疫调节剂,如免疫球蛋白、血浆、清蛋白和氨基酸等营养物质以提高抵抗力,增强抗感染效果。

**8.舒适护理**

为保证患者舒适,护理人员应重视患者做好基础护理。重症肺炎急性期患者要卧床休息,护理人员应安排好治疗、护理时间,尽量减少打扰,保证患者休息。护理人员应帮助患者维持舒服的治疗体位;保持病房清洁、安静,空气新鲜;保持室温在 22 ℃～24 ℃,使用空气湿化器,保持空气相对湿度为 60%～70%;保持床铺干燥、平整;保持患者的口腔清洁。

9.采集痰标本的护理干预

痰标本是最常用的下呼吸道病原学标本,其检验结果是选择抗生素治疗的确切依据,正确地采集痰标本非常重要。准确的采样法是经气管采集法,但使患者有一定痛苦,不易被接受。临床一般采用自然咳痰法。采集痰标本应注意必须在抗生素治疗前采集新鲜、深咳后的痰,迅速送检,避免标本受到口咽处正常细菌群的污染,以保证细菌培养结果的准确性。具体方法:嘱患者先将唾液吐出、漱口,并指导或辅助患者深吸气后咳嗽,咳出肺部深处的痰液,留取标本。收集痰液后应在 30 min 内送检。经气管插管收集痰标本时,可使用一次性痰液收集器。用无菌镊夹持吸痰管插入气管深部,注意勿污染吸痰管。留痰过程中注意无菌操作。

10.心理护理

护理人员应评估患者的心理状态,采取有针对性的护理。病情重,有呼吸困难、发热、咳嗽等明显不适,导致患者烦躁和恐惧,加压通气、气管插管、机械通气患者尤其明显,上述情绪加重呼吸困难。护理人员应鼓励患者倾诉,多与其交流,语言交流困难时,用文字或体态语言主动沟通,尽量消除其紧张、恐惧的心理。护理人员应了解患者的经济状况及家庭成员情况,帮助患者寻求更多支持和帮助;及时向患者及家属解释,介绍病情和治疗方案,使患者信任和理解治疗、护理的作用,增加安全感,保持情绪稳定。

11.健康教育

护理人员应在患者出院前指导患者坚持呼吸功能锻炼,做深呼吸运动,增强体质;减少去公共场所的次数,预防感冒;在上呼吸道感染急性期外出时戴口罩;保持居室良好的通风,保持空气清新;均衡膳食,增加机体抵抗力,戒烟,避免劳累。

(吕方伟)

# 第七节 肺 脓 肿

肺脓肿是由多种病原菌引起肺实质坏死的肺部化脓性感染。早期为肺组织的化脓性炎症,继而肺组织坏死、液化,由肉芽组织包绕形成脓肿。高热、咳嗽和咳大量脓臭痰为其临床特征。该病可见于任何年龄,青壮年男性及年老体弱有基础疾病者多见。自抗生素广泛应用以来,该病的发病率有明显降低。

## 一、护理评估

### (一)病因及发病机制

急性肺脓肿的主要病原体是细菌,常为上呼吸道、口腔的定植菌,包括需氧、厌氧和兼性厌氧菌。厌氧菌感染占主要地位,较重要的厌氧菌有核粒梭形杆菌、消化球菌等。常见的需氧和兼性厌氧菌为金黄色葡萄球菌、化脓链球菌(A 组溶血性链球菌)、肺炎克雷伯菌和铜绿假单胞菌等。免疫力低下者(如接受化学治疗、白血病或艾滋病患者)的病原菌也可为真菌。根据不同病因和感染途径,肺脓肿可分为以下 3 种类型。

**1.吸入性肺脓肿**

吸入性肺脓肿是临床上最多见的类型,病原体经口、鼻、咽吸入而致病。误吸为最主要的发病原因。正常情况下,吸入物可由呼吸道迅速清除,但当受凉、劳累等诱因导致全身或局部免疫力下降时,再加上有意识障碍(如全身麻醉或气管插管、醉酒、发生脑血管意外),吸入的病原菌即可致病。此外,也可由上呼吸道的慢性化脓性病灶致病,例如,扁桃体炎、鼻窦炎、牙槽脓肿等的脓性分泌物经气管被吸入肺内而致病。吸入性肺脓肿的发病部位与解剖结构有关,常为单发性,右主支气管较陡直,且管径较粗大,因而右侧多发。病原体多为厌氧菌。

**2.继发性肺脓肿**

继发性肺脓肿可继发于:①某些肺部疾病,如细菌性肺炎、支气管扩张、空洞型肺结核、支气管肺癌、支气管囊肿;②支气管异物堵塞也是肺脓肿尤其是小儿肺脓肿发生的重要因素;③邻近器官的化脓性病变蔓延至肺,如食管穿孔感染、膈下脓肿、肾周围脓肿及脊柱脓肿波及肺组织,引起肺脓肿。阿米巴肝脓肿可穿破膈肌至右肺下叶,形成阿米巴肺脓肿。

**3.血源性肺脓肿**

皮肤外伤感染、痈、疖、骨髓炎、感染性心内膜炎等肺外感染病灶的细菌或脓毒性栓子经血行播散至肺部,引起小血管栓塞,产生化脓性炎症、组织坏死,导致肺脓肿。金黄色葡萄球菌、表皮葡萄球菌及链球菌为常见致病菌。

**(二)病理**

肺脓肿早期为含致病菌的污染物阻塞细支气管,继而形成小血管炎性栓塞,进而致病菌繁殖,引起肺组织化脓性炎症、坏死,形成肺脓肿,肺坏死组织液化破溃,经支气管部分排出,形成有气液平面的脓腔。因病变累及部位不同,可并发支气管扩张、局限性纤维蛋白性胸膜炎、脓胸、脓气胸、支气管胸膜瘘等。急性肺脓肿经积极治疗或充分引流,脓腔缩小甚至消失,或仅剩少量纤维瘢痕。如治疗不彻底或支气管引流不畅,炎症持续存在,超过3个月称为慢性肺脓肿。

**(三)健康史**

多数吸入性肺脓肿患者有齿、口咽部的感染灶,故要了解患者是否有口腔、上呼吸道慢性感染病灶,如龋齿、化脓性扁桃体炎、鼻窦炎、牙周溢脓;是否有手术、劳累、受凉等;是否应用了大量抗生素。

**(四)身体状况**

**1.症状**

急性肺脓肿患者起病急,寒战,高热,体温高达39 ℃～40 ℃,伴有咳嗽,咳少量黏液痰或黏液脓性痰,典型痰液呈黄绿色、脓性,有时带血。炎症累及胸膜可引起胸痛。伴精神不振、全身乏力、食欲减退等全身毒性症状。如感染未能及时控制,于发病后10～14 d可突然咳出大量脓臭痰及坏死组织,痰量可达300～500 mL/d,痰静置后分三层。厌氧菌感染时痰带腥臭味。一般在咳出大量脓痰后,体温明显下降,全身毒性症状随之减轻。约1/3患者有不同程度的咯血,偶有中、大量咯血而突然窒息死亡者。部分患者发病缓慢,仅有一般的呼吸道感染症状。血源性肺脓肿多先有原发病灶引起的畏寒、高热等全身脓毒血症的表现,经数天或数周出现咳嗽、咳痰,痰量不多,极少咯血。慢性肺脓肿患者除咳嗽、咳脓痰、不规则发热、咯血外,还有贫血、消瘦等慢性消耗症状。

**2.体征**

肺部体征与肺脓肿的大小、部位有关。早期病变较小或位于肺深部,多无阳性体征;病变部位发展较大时可出现肺实变体征,有时可闻及异常支气管呼吸音;病变累及胸膜时,可闻及胸膜摩擦音或产生胸腔积液体征。慢性肺脓肿常有杵状指(趾)、消瘦、贫血等。血源性肺脓肿多无阳性体征。

### (五)实验室及其他检查

#### 1.实验室检查

急性肺脓肿患者血常规示白细胞计数明显升高,中性粒细胞达 90％以上,多有核左移和中毒颗粒。慢性肺脓肿患者的血白细胞可稍升高或正常,红细胞和血红蛋白减少。血源性肺脓肿患者的血培养可发现致病菌。并发脓胸时,可做胸腔脓液培养及药物敏感试验。

#### 2.痰细菌学检查

气道深部痰标本细菌培养可有厌氧菌和(或)需氧菌存在。血培养有助于确定病原体和选择有效的抗菌药物。

#### 3.影像学检查

X 线胸片早期可见肺部炎性阴影,肺脓肿形成后,脓液排出,脓腔出现圆形透亮区和气液平面,四周有浓密炎症浸润。炎症吸收后遗留纤维条索状阴影。慢性肺脓肿呈厚壁空洞,周围有纤维组织增生及邻近胸膜增厚。CT 能更准确地定位及发现体积较小的脓肿。

#### 4.纤维支气管镜检查

纤维支气管镜检查有助于明确病因、病原学诊断及治疗。

### (六)心理、社会评估

部分肺脓肿患者起病多急骤,畏寒、高热伴全身明显中毒症状,厌氧菌感染时痰有腥臭味。这些症状使患者及家属常深感不安。患者会表现出忧虑、悲观、抑郁和恐惧。

## 二、主要护理诊断及医护合作性问题

### (一)体温过高

体温过高与肺组织炎症性坏死有关。

### (二)清理呼吸道无效

清理呼吸道无效与脓痰聚积有关。

### (三)营养失调

营养低于机体需要量与肺部感染导致机体消耗增加有关。

### (四)气体交换受损

气体交换受损与气道内痰液积聚、肺部感染有关。

### (五)潜在并发症

潜在并发症为咯血、窒息、脓气胸、支气管胸膜瘘。

## 三、护理目标

体温降至正常,营养改善,呼吸系统症状减轻或消失,未发生并发症。

## 四、护理措施

### (一)一般护理

护理人员应保持室内空气流通、温度和湿度适宜、阳光充足;在患者早晨起床、饭后、体位引流后及睡前协助患者漱口,做好口腔护理;鼓励患者多饮水,进食高热量、高蛋白、高维生素的食物。

**(二)病情观察**

护理人员应观察痰的颜色、性状、气味和静置后是否分层;准确地记录 24 h 排痰量;当大量痰液排出时,要注意观察患者咳痰是否顺畅,咳嗽是否有力,避免脓痰引起窒息;当痰液减少时,要观察患者的中毒症状是否好转,若中毒症状严重,提示痰液引流不畅,做好脓液引流的护理,以保持患者的呼吸道通畅。护理人员若发现血痰,应及时报告医师,患者咯血量较多时,应严密观察其体温、脉搏、呼吸、血压以及神志的变化,准备好抢救药品和用品,嘱患者取患侧卧位,把头偏向一侧,警惕大咯血或窒息的突然发生。

**(三)用药及体位引流护理**

肺脓肿的治疗原则是抗生素治疗和痰液引流。

1.抗生素治疗

对吸入性肺脓肿一般选用青霉素,对青霉素过敏或不敏感者可用林可霉素、克林霉素或甲硝唑等药物。开始给药采用静脉滴注,体温通常在治疗后 3～10 d 降至正常,然后改为肌内注射或口服。如抗生素有效,宜持续 8～12 周,直至胸片上空洞和炎症完全消失,或仅有少量稳定的残留纤维化。若疗效不佳,要注意根据细菌培养和药物敏感试验结果选用有效抗菌药物。护理人员应遵医嘱使用抗生素、祛痰药、支气管扩张剂等药物,注意观察疗效及不良反应。

2.痰液引流

痰液引流可缩短病程,提高疗效。对无大咯血、中毒症状轻者可进行体位引流排痰,每天2～3 次,每次 10～15 min。对痰黏稠者可用祛痰药、支气管舒张药或生理盐水雾化吸入以利于脓液引流。有条件应尽早应用纤维支气管镜冲洗及吸引治疗,还可向脓腔内注入抗生素,加强局部治疗。

3.手术治疗

内科积极治疗 3 个月以上效果不好或有并发症,可考虑手术治疗。

**(四)心理护理**

护理人员应向患者及家属及时介绍病情,解释各种症状和不适的原因,说明各项诊疗和护理操作目的、操作程序和配合要点。由于疾病带来口腔脓臭气味使患者害怕与人接近,护理人员应在帮助患者做口腔护理的同时消除患者的紧张心理。护理人员应主动关心并询问患者的需要,使患者增加治疗的依从性和信心,指导患者正确对待该病,使其勇于说出感受,并积极进行疏导;教育患者的家属配合护理人员做好患者的心理指导,使患者树立治愈疾病的信心,以促进疾病早日康复。

**(五)健康指导**

1.疾病知识指导

护理人员应指导患者及家属了解肺脓肿发生、发展、治疗和有效预防方面的知识;指导患者积极治疗肺炎、皮肤疖、痈或肺外化脓性疾病等原发病;教会患者练习深呼吸,鼓励患者咳嗽并采取有效的咳嗽方式进行排痰,保持呼吸道的通畅,促进病变的愈合;对重症患者做好监护,教育家属及时发现病情变化,并及时向医师报告。

2.生活指导

护理人员应指导患者生活要有规律,注意休息,劳逸结合,应增加营养物质的摄入;指导患者重视口腔护理,在早晨起床、饭后、体位引流后、晚睡前漱口、刷牙,防止污染分泌物误吸入下呼吸道;鼓励患者多饮水,戒烟、酒;保持环境整洁、舒适,维持适宜的室温与湿度,注意为患者保暖,避免其受凉。

3.用药指导

抗生素治疗非常重要,但治疗时间较长,为防止病情反复,患者应遵从治疗计划。护理人员应指导患者根据医嘱服药,向患者讲解抗生素等药物的用药疗程、方法、不良反应,发现异常及时向医师报告。

4.加强易感人群护理

护理人员应指导有意识障碍、有慢性病、长期卧床患者的家属协助患者经常变换体位、翻身,为患者拍背以促进痰液排出,疑有异物吸入时要及时清除。患者有感染征象时应及时就诊。

## 五、护理评价

患者体温平稳,呼吸系统症状消失,营养改善,无并发症发生或发生后及时得到处理。

(吕方伟)

# 第八节 呼 吸 衰 竭

呼吸衰竭是指各种原因引起的肺通气和(或)换气功能严重障碍,在静息状态下也不能维持足够的气体交换,导致缺氧和(或)二氧化碳潴留,引起一系列病理生理改变和相应临床表现的综合征,主要表现为呼吸困难和发绀。动脉血气分析可作为诊断的重要依据,即在海平面、静息状态、呼吸空气的条件下,动脉血氧分压($PaO_2$)低于 8.0 kPa(60 mmHg),伴或不伴二氧化碳分压($PaCO_2$)超过 6.7 kPa(50 mmHg),并排除心内解剖分流和原发于心排血量降低等因素所致的低氧,即为呼吸衰竭。

按起病急缓,将呼吸衰竭分为急性呼吸衰竭和慢性呼吸衰竭,本节主要介绍慢性呼吸衰竭。根据血气的变化将呼吸衰竭分为Ⅰ型呼吸衰竭(低氧血症型,即 $PaO_2$ 下降而 $PaCO_2$ 正常)和Ⅱ型呼吸衰竭(高碳酸血症型,即 $PaO_2$ 下降伴有 $PaCO_2$ 升高)。

## 一、护理评估

### (一)致病因素

引起呼吸衰竭的病因很多,参与肺通气和换气的任何一个环节的严重病变都可导致呼吸衰竭。

1.呼吸系统疾病

呼吸系统疾病常见于 COPD、重症哮喘、肺炎、严重肺结核、弥散性肺纤维化、肺水肿、严重气胸、有大量胸腔积液、肺沉着症、胸廓畸形等。

2.神经肌肉病变

神经肌肉病变如脑血管疾病、颅脑外伤、脑炎、镇静催眠药中毒、多发性神经炎、脊髓颈段或高位胸段损伤、重症肌无力。

上述病因可引起肺泡通气量不足、氧弥散障碍、通气/血流比例失调,导致缺氧或合并二氧化碳潴留而发生呼吸衰竭。

**(二)身体状况**

呼吸衰竭除原发病症状、体征外,主要为缺氧、二氧化碳潴留所致的呼吸困难和多脏器功能障碍。

1.呼吸困难

呼吸困难是最早、最突出的表现,主要为呼吸频率加快,病情严重时辅助呼吸肌活动增加,出现"三凹征"。若并发二氧化碳潴留,$PaCO_2$ 升高过快或显著升高,患者可由呼吸过快转为浅慢呼吸或潮式呼吸。

2.发绀

发绀是缺氧的典型表现,可见口唇、指甲和舌发绀。严重贫血患者由于红细胞和血红蛋白减少,还原型血红蛋白的含量降低,可不出现发绀。

3.精神神经症状

精神神经症状主要是缺氧和二氧化碳潴留的表现。早期轻度缺氧可表现为注意力分散,定向力减退;缺氧程度加重,出现烦躁不安、神志恍惚、嗜睡、昏迷。轻度二氧化碳潴留表现为兴奋症状,即失眠、躁动、夜间失眠而白天嗜睡;重度二氧化碳潴留可抑制中枢神经系统,导致肺性脑病,表现为神志淡漠、间歇抽搐、肌肉震颤、昏睡,甚至昏迷等二氧化碳麻醉现象。

4.循环系统表现

二氧化碳潴留使外周体表静脉充盈、皮肤充血、多汗、血压升高、心排血量增多而致脉搏洪大,多数患者有心率加快,因脑血管扩张产生搏动性头痛。

5.其他

其他症状有上消化道大量出血、谷丙转氨酶升高、蛋白尿、血尿、氮质血症等。

**(三)心理社会状况**

患者常因躯体不适、气管插管或气管切开、各种监测及治疗仪器的使用等感到焦虑或恐惧。

**(四)实验室及其他检查**

1.动脉血气分析

$PaO_2 < 8.0$ kPa(60 mmHg),伴或不伴 $PaCO_2 > 6.7$ kPa(50 mmHg)为最重要的指标,可作为呼吸衰竭的诊断依据。

2.血 pH 及电解质测定

呼吸性酸中毒合并代谢性酸中毒时,血 pH 明显降低,常伴有高钾血症。呼吸性酸中毒合并代谢性碱中毒时,常有低钾血症和低氯血症。

3.影像学检查

胸部 X 线片、肺 CT 和放射性核素肺通气/灌注扫描等可协助分析呼吸衰竭的原因。

## 二、护理诊断及医护合作性问题

(1)气体交换受损:与通气不足、通气/血流失调和弥散障碍有关。

(2)清理呼吸道无效:与分泌物增加、意识障碍、建立人工气道、出现呼吸肌功能障碍有关。

(3)焦虑:与呼吸困难、气管插管、病情严重、失去个人控制及对预后的不确定有关。

(4)营养失调,低于机体需要量:与食欲缺乏、呼吸困难、建立人工气道及机体消耗增加有关。

(5)有受伤的危险:与意识障碍、气管插管及机械呼吸有关。

(6)潜在并发症:如感染、窒息。

(7)知识缺乏:患者缺乏呼吸衰竭的防治知识。

## 三、治疗及护理措施

### (一)治疗要点

治疗慢性呼吸衰竭的基本原则是治疗原发病,保持气道通畅,纠正缺氧和改善通气,维持心、脑、肾等重要脏器的功能,预防和治疗并发症。

1.保持呼吸道通畅

保持呼吸道通畅是对呼吸衰竭最基本、最重要的治疗措施。主要措施:清除呼吸道的分泌物及异物;积极使用支气管扩张药物缓解支气管痉挛;对昏迷患者采取仰卧位,使患者的头后仰,托起下颌,并将口打开;必要时采用气管切开或气管插管等方法建立人工气道。

2.合理氧疗

吸氧是治疗呼吸衰竭必需的措施。

3.机械通气

根据患者的病情选用无创机械通气或有创机械通气。临床上常用的呼吸机分压力控制型及容量控制型两大类,用机械装置通气,以代替、控制或辅助自主呼吸,达到增加通气量、改善通气功能的目的。

4.控制感染

慢性呼吸衰竭急性加重的常见诱因是呼吸道感染,因此应选用敏感、有效的抗生素来控制感染。

5.呼吸兴奋药的应用

必要时给予呼吸兴奋药兴奋呼吸中枢,增加通气量。

6.纠正酸碱平衡失调

以机械通气的方法能较为迅速地纠正呼吸性酸中毒,补充盐酸精氨酸和氯化钾可同时纠正潜在的碱中毒。

### (二)护理措施

1.病情观察

重症患者需持续心电监护,护理人员应密切观察患者的意识状态、呼吸频率、呼吸节律和深度、血压、心率和心律;观察排痰是否通畅,有无发绀、球结膜水肿、肺部异常呼吸音及啰音;监测动脉血气分析结果、电解质检查结果、机械通气情况等;若患者出现神志淡漠、烦躁、抽搐,提示有肺性脑病的发生,应及时通知医师进行处理。

2.生活护理

(1)休息与体位:急性发作时,护理人员应安排患者在重症监护室,绝对卧床休息;协助和指导患者取半卧位或坐位,指导、教会病情稳定的患者缩唇呼吸。

(2)合理饮食:护理人员应给予患者高热量、高蛋白、富含维生素、低糖、易消化、刺激性少的食物;对昏迷患者常规给予鼻饲或肠外营养。

3.氧疗的护理

(1)氧疗的意义和原则:氧疗能提高 $PaO_2$,纠正缺氧,减轻组织损伤,恢复脏器功能。临床上根据患者的病情和血气分析结果采取不同的给氧方法和给氧浓度。原则是在畅通气道的前提下,对Ⅰ型呼吸衰竭的患者可短时间内间歇给予高浓度(>35%)或高流量(4～6 L/min)吸氧;对Ⅱ型呼吸衰竭的患者应给予低浓度(<35%)、低流量(1～2 L/min)鼻导管持续吸氧,使$PaO_2$控制在8.0 kPa(60 mmHg)或$SaO_2$在90%以上,以防因缺氧完全纠正,外周化学感受器失去低氧血症的刺激而产生呼吸抑制,加重缺氧和二氧化碳潴留。

(2)吸氧方法:有鼻导管法、鼻塞法、面罩法、气管内给氧和呼吸机给氧。临床常用、简便的方法是鼻导管法、鼻塞法吸氧,其优点为简单、方便,不影响患者进食、咳嗽;缺点为氧浓度不恒定,易受患者呼吸影响,高流量对局部黏膜有刺激,氧流量不能大于7 L/min。在患者吸氧过程中护理人员应注意保持吸入氧气的湿化,对输送氧气的面罩、导管、气管应定期更换消毒,防止交叉感染。

(3)氧疗疗效的观察:若患者吸氧后呼吸困难缓解,发绀减轻,心率减慢,尿量增多,皮肤转暖,神志清醒,提示氧疗有效;若呼吸过缓或意识障碍加深,提示二氧化碳潴留加重。护理人员应根据动脉血气分析结果和患者的临床表现,及时调整吸氧流量或浓度。若发绀消失,神志清楚,精神好转,$PaO_2$>8.0 kPa(60 mmHg),$PaCO_2$<6.7 kPa(50 mmHg),可间断吸氧几天后,停止氧疗。

4.药物治疗的护理

护理人员应在用药过程中密切观察药物的疗效和不良反应。使用呼吸兴奋药必须保持患者的呼吸道通畅,对脑缺氧、脑水肿未纠正而出现频繁抽搐者慎用该类药;静脉滴注时速度不宜过快,如患者出现恶心、呕吐、烦躁、面色潮红、皮肤瘙痒等现象,需要减慢滴速。对烦躁不安、夜间失眠患者,禁用对呼吸有抑制作用的药物,如吗啡,慎用镇静药,以防止引起呼吸抑制。

5.心理护理

呼吸衰竭的患者常对病情和预后有顾虑,心情忧郁,对治疗丧失信心,护理人员应多了解和关心患者的心理状况,特别是对建立人工气道和使用机械通气的患者,应经常巡视,让患者说出或写出引起或加剧焦虑的因素,有针对性地解决。

6.健康指导

(1)疾病知识指导:护理人员应向患者及家属讲解疾病的发病机制、发展和转归;告诉患者及家属慢性呼吸衰竭患者度过危重期后,关键是预防和及时处理呼吸道感染等诱因,以减少急性发作,尽可能延缓肺功能恶化的进程。

(2)生活指导:护理人员应从饮食、呼吸功能锻炼、运动、避免呼吸道感染、家庭氧疗等方面指导患者。

(3)病情监测指导:护理人员应指导患者及家属学会识别病情变化,如果患者出现咳嗽加剧、痰液增多、痰的颜色变黄、呼吸困难、神志改变等,应及早就医。

(吕方伟)

# 第六章

# 消化内科护理

## 第一节　上消化道大量出血

上消化道大量出血是指屈氏(Treitz)韧带以上的消化道,包括食管、胃、十二指肠、胰腺、胆道的出血及胃空肠吻合术后的空肠病变引起的出血,在数小时内失血量超过 1 000 mL 或循环血容量的 20%,主要表现为呕血和(或)黑便,常伴有急性周围循环衰竭,甚至引起失血性休克而危及患者生命。

### 一、病因

上消化道大量出血的病因很多,可以是上消化道疾病及全身性疾病。该病临床最常见的病因是消化性溃疡,其次为急性糜烂出血性胃炎、食管-胃底静脉曲张破裂和胃癌。

### 二、临床表现

上消化道大量出血的临床表现主要取决于出血病变的部位、性质、失血量及失血速度。

#### (一)呕血与黑便

呕血与黑便是上消化道大量出血的特征性表现。上消化道大量出血之后,既有黑便,又可呕血。呕血与黑便的颜色与性状取决于出血量及血液在胃或肠道内停留的时间。若出血量大、出血速度快,则呕血的颜色呈鲜红色或暗红色,可有血块;若在胃内停留的时间长,则表现为棕褐色,呈咖啡渣样。多数粪便呈黏稠发亮的柏油样;当出血量大、出血速度快时,粪便可呈暗红或鲜红色。

#### (二)失血性周围循环衰竭

上消化道大量出血时,由于循环血容量急剧减少,周围循环衰竭,患者出现头晕、心悸、乏力、出汗、口渴、晕厥等表现。严重者呈休克状态。

#### (三)贫血及血象变化

急性大量出血后均有失血性贫血,白细胞计数可出现轻至中度升高。

**（四）氮质血症**

血中尿素氮浓度可暂时升高,可称其为肠源性氮质血症。

**（五）发热**

多数患者在 24 h 内出现低热,可持续 3～5 d。

## 三、辅助检查

### （一）实验室检查

监测红细胞、血红蛋白、网织红细胞、白细胞及血小板计数、肝功能、肾功能、血尿素氮等,对于估计出血量、动态观察有无活动性出血、进行病因诊断等有一定帮助。

### （二）X 线钡餐检查

该检查一般用于胃镜检查禁忌者及不愿行胃镜检查的患者。

### （三）内镜检查

出血后 24～48 h 内行急诊内镜检查,可直接观察出血的部位,明确病因,同时可做止血治疗。内镜检查是上消化道出血病因诊断的首选检查。

### （四）选择性动脉造影

选择性腹腔或肠系膜上动脉造影多可明确诊断。

## 四、治疗要点

### （一）补充血容量

立即建立有效静脉通道,查血型及配血,迅速补充血容量,尽早输入浓缩红细胞或全血。输液量可根据估计的失血量来确定。

### （二）止血

1.非静脉曲张性上消化道大量出血的止血措施

（1）药物止血:可给予 $H_2$ 受体拮抗剂或质子泵抑制剂等减少胃酸分泌。

（2）内镜直视下止血:若见活动性出血或暴露血管的溃疡,可在内镜直视下止血。

（3）手术治疗:患者上消化道大量出血,内科治疗无效且危及患者生命时,应积极行外科手术。

（4）介入治疗:上述治疗无效,可经选择性肠系膜动脉造影,行血管栓塞治疗。

2.食管-胃底静脉曲张破裂出血的止血措施

（1）药物止血。①血管升压素:为常用药物。②生长抑素及其拟似物:是治疗食管-胃底静脉曲张破裂出血最常用的药物。

（2）内镜直视下止血:在进行急诊内镜检查的同时对静脉曲张进行硬化或套扎,既可止血,又可有效预防早期再出血。

（3）三（四）腔二囊管压迫止血:仅限于药物不能控制出血时暂时使用。

（4）手术治疗:患者上消化道大量出血,内科治疗无效且危及患者生命时,应积极行外科手术。

## 五、护理措施

### （一）一般护理

卧位与休息:上消化道大出血时,护理人员应帮患者取平卧位并将下肢略抬高,以保证脑部供血；患者呕吐时，将患者的头偏向一侧，避免呕血误入呼吸道而引起窒息；必要时负压吸引，清除气道内的分泌物，保持呼吸道通畅；给予氧气吸入。

**（二）饮食护理**

急性大出血伴恶心、呕吐者应禁食；少量出血无呕吐者可进食温凉、清淡的流质，这对消化性溃疡患者尤为重要，因进食可减少胃收缩运动并可中和胃酸，促进溃疡愈合。出血停止后饮食改为营养丰富、易消化、无刺激性的半流质、软食，少食多餐，细嚼慢咽，逐步过渡到正常饮食。

**（三）用药护理**

护理人员应立即建立静脉通路，遵医嘱补充血容量，给予止血、抑制胃酸分泌等药物，观察药物的疗效和不良反应；严格遵医嘱用药，熟练掌握所用药物的药理作用、注意事项及不良反应，如滴注垂体后叶素止血时速度不宜过快，以免引起腹痛、心律失常和诱发心肌梗死等，遵医嘱补钾、输血及其他血液制品；对肝病患者禁用吗啡、巴比妥类药物，宜输入新鲜血，因库存血中含氨量高，易诱发肝性脑病。

1.非静脉曲张性上消化道大量出血

（1）抑制胃酸分泌药：对消化性溃疡和急性胃黏膜损伤引起的出血，临床常用 $H_2$ 受体拮抗剂或质子泵阻滞剂，以提高 pH 和保持胃内较高的 pH，有利于血小板聚集及血浆凝血功能所诱导的止血过程。常用药物及用法：西咪替丁 $200 \sim 400$ mg，每 6 h 一次；雷尼替丁 50 mg，每 6 h 一次；法莫替丁 20 mg，每 12 h 一次；奥美拉唑 40 mg，每 12 h 一次。在急性出血期均静脉给药。

（2）内镜直视下止血：局部喷洒 5％Monsell 液（碱式硫酸铁溶液），其止血机制在于可使局部胃壁痉挛，使出血周围血管发生收缩，并有促使血液凝固的作用，从而达到止血目的。内镜直视下高频电灼血管止血适用于持续性出血者。由于电凝止血不易精确凝固出血点，对出血面直接接触可引起暂时性出血，近年已广泛开展内镜下激光治疗，使组织蛋白凝固，小血管收缩闭合，立即起到机械性血管闭塞或血管内血栓形成的作用。

2.食管-胃底静脉曲张破裂出血

（1）血管升压素：为常用药物。其作用机制是使内脏血管收缩，从而减少门静脉血流量，降低门静脉及其侧支循环的压力以控制食管-胃底静脉曲张出血。

（2）生长抑素。①药理机制：具有收缩内脏血管、降低门静脉压力、减少胃肠道血流量的作用，同时又能抑制基础的及刺激后的胃酸分泌，抑制胃蛋白酶和胃泌素的释放，刺激胃黏液分泌。②不良反应：少数病例用药后出现恶心、眩晕、面部潮红。当注射速度超过 0.05 mg/min 时，患者会出现恶心和呕吐现象。③注意事项：由于生长抑素抑制胰岛素及胰高血糖素的分泌，在治疗初期会导致血糖水平短暂地下降；给胰岛素依赖型糖尿病患者使用生长抑素后，护理人员应每隔 $3 \sim 4$ h 测试一次血糖浓度，给药中，尽可能避免使用葡萄糖，必要的情况下应同时使用胰岛素；生长抑素的半衰期极短，护理人员应注意该药的滴注过程不能中断，若中断超过 5 min，应重新注射首剂，有可能时，可通过输液泵给药；该药必须在医师指导下使用。

**（四）并发症护理**

消化道出血是常见的临床急症，急性大量出血的病死率约为 10％，因此，护理人员应密切观察患者病情变化，预防血容量不足的发生。

1.病情观察

护理人员应观察患者精神和意识状态的变化，同时观察患者的周围循环状态，尤其是患者的心率、血压情况，动态关注患者 24 h 出入量、血常规等化验结果，及时监测患者的出血情况，做好配合医师抢救的准备。

2.治疗护理

(1)护理人员应遵医嘱及时为患者补充血容量,迅速建立静脉通路。

(2)护理人员应做好患者的口腔护理,每天1~2次,减少口腔中的血腥味,增加患者的舒适感。

(3)护理人员应做好患者的皮肤清洁,保持床单位的干燥、整洁;经常给患者更换体位,避免皮肤局部受压。

**(五)病情观察**

(1)护理人员应严密监护生命体征,特别注意观察有无心率加快、心律失常、脉搏细弱、血压降低、脉压变小、呼吸困难、体温不升或发热。

(2)护理人员应观察患者有无精神疲倦、烦躁不安、嗜睡、表情淡漠、意识不清甚至昏迷,评估呕血或黑便的量及性状,准确判断活动性出血情况。

(3)护理人员应观察患者的皮肤和甲床色泽、肢体是温暖还是湿冷、周围静脉特别是颈静脉充盈情况。

(4)护理人员应准确记录患者的24 h出入量,疑有休克时留置导尿管,测每小时尿量,应保持尿量>30 mL/h。

(5)护理人员应观察呕吐物和粪便的性质、颜色及量。

(6)护理人员应定期复查红细胞计数、血细胞比容、血红蛋白、网织红细胞计数、血尿素氮、大便隐血,以了解贫血程度、出血是否停止。

(7)护理人员应监测血清电解质和血气分析的变化。急性大出血时,经呕吐、鼻胃管抽吸和腹泻可丢失大量水分和电解质,护理人员应注意维持患者的水、电解质,酸碱平衡。

(8)护理人员应积极做好有关抢救准备,如建立有效的静脉输液通道,立即配血、以药物止血、以气囊压迫止血、内镜治疗、介入治疗。

(9)护理人员应安抚患者及家属,给予心理支持,减轻患者的恐惧,稳定其情绪;及时清理一切血迹和胃肠引流物,避免给患者恶性刺激。

**(六)健康指导**

(1)护理人员应向患者讲解引发该病的相关因素,预防复发。

(2)护理人员应指导患者合理饮食、活动和休息,避免诱因。

(3)护理人员应叮嘱患者遵医嘱服药,避免服用阿司匹林、吲哚美辛、激素类药物。

(4)护理人员应指导患者及家属观察呕血和黑便的量、性状和出现次数,掌握有无继续出血的征象。一旦反复呕血,血呈现红色,或排黑便次数增多、便质稀薄或呈暗红色,患者应立即就医。

(5)护理人员应叮嘱患者出院后定期复查。

(张晨晨)

# 第二节 反流性食管炎

反流性食管炎(reflux esophagitis,RE)是指胃、十二指肠内容物反流入食管所引起的食管黏膜炎症、糜烂、溃疡和纤维化等病变,甚至引起咽喉、气道等食管以外的组织损害。男、女的发病率比例为(2~3):1,该病的发病率为1.92%。随着年龄增长,食管下段括约肌收缩力下降,胃、十二指肠内容物自发性反流,老年人反流性食管炎的发病率有所增加。

## 一、病因与发病机制

### (一)抗反流屏障削弱

食管下括约肌是指食管末端3~4 cm长的环形肌束。静息时,正常人的食管下括约肌的压力为1.3~4.0 kPa(10~30 mmHg),可以防止胃内容物反流入食管。由于年龄增长、机体老化,食管下括约肌的收缩力下降而引起食物反流。一过性食管下括约肌松弛也是反流性食管炎的主要发病机制。

### (二)食管清除作用减弱

正常情况下,一旦发生食物反流,大部分反流物通过1~2次食管自发和继发性的蠕动性收缩被排入胃内,剩余的部分则由唾液缓慢地中和。老年人的食管蠕动缓慢,唾液产生减少,影响了食管的清除作用。

### (三)食管黏膜屏障作用下降

食管上皮表面黏液、不移动水层和表面$HCO_3^-$、复层鳞状上皮等构成上皮屏障,黏膜下丰富的血液供应构成后上皮屏障,发挥抗反流物对食管黏膜损伤的作用。随着机体老化,食管黏膜逐渐萎缩,黏膜屏障作用下降。

## 二、护理评估

### (一)健康史
询问患者的饮食结构及习惯、有无长期服用药物史。

### (二)身体评估
1.反流症状

反酸、反食、反胃(指胃内容物在无恶心和不用力的情况下涌入口腔)、嗳气等,多在餐后明显或加重,平卧或躯体前屈时易出现。

2.反流物引起的刺激症状

胸骨后或剑突下有烧灼感,胸痛,吞咽困难。胸痛常由胸骨下段向上伸延,常在餐后1 h出现,平卧、弯腰或腹压升高时可加重。反流物刺激食管痉挛导致胸痛,常发生在胸骨后或剑突下,严重时可为剧烈刺痛,可放射到后背、胸部、肩部、颈部、耳后,有的酷似心绞痛。

3.其他症状

咽部不适,有异物感、棉团感或堵塞感,可能与酸反流引起食管上段括约肌压力升高有关。

4.并发症

(1)上消化道大量出血:食管黏膜炎症、糜烂及溃疡可以导致上消化道大量出血。

(2)食管狭窄:食管炎反复发作致使纤维组织增生,最终导致瘢痕性狭窄。

(3)Barrett食管:在食管黏膜的修复过程中,食管-贲门交界处2 cm以上的食管鳞状上皮被特殊的柱状上皮取代,称之为Barrett食管。Barrett食管发生溃疡时,又称Barrett溃疡。Barrett食管是食管癌的主要癌前病变。

**（三）辅助检查**

1.内镜检查

内镜检查是反流性食管炎最准确、最可靠的诊断方法,能判断其严重程度和有无并发症,结合活检可与其他疾病相鉴别。

2.24 h 食管 pH 监测

应用便携式 pH 记录仪在生理状态下对患者进行 24 h 食管 pH 监测,可提供食管是否存在过度酸反流的客观依据。在进行该项检查前 3 d,患者应停用抑酸药与促胃肠动力的药物。

3.食管吞钡 X 线检查

对不愿意接受或不能耐受内镜检查者行该检查。严重患者可发现阳性 X 线征。

**（四）心理社会状况**

反流性食管炎长期持续存在,病情反复,病程迁延,患者会出现食欲减退,体重下降,导致患者心情烦躁、焦虑;合并消化道出血时患者会紧张、恐惧。应注意评估患者的情绪状态及患者对该病的认知程度。

## 三、常见护理诊断及问题

**（一）疼痛**

胸痛与胃食管黏膜炎性病变有关。

**（二）营养失调**

营养低于机体需要量与害怕进食、消化吸收不良等有关。

**（三）有体液不足的危险**

有体液不足的危险与合并消化道出血引起活动性体液丢失、呕吐及液体摄入量不足有关。

**（四）焦虑**

焦虑与病情反复、病程迁延有关。

**（五）知识缺乏**

患者缺乏对反流性食管炎病因和预防知识的了解。

## 四、诊断要点与治疗原则

**（一）诊断要点**

临床上有明显的反流症状,内镜下有反流性食管炎的表现,有食管过度酸反流的客观依据即可做出诊断。

**（二）治疗原则**

以药物治疗为主,对药物治疗无效或发生并发症者可做手术治疗。

1.药物治疗

目前多主张采用递减法,即开始使用质子泵抑制剂加促胃肠动力药,迅速控制症状,待症状控制后再减量维持。

(1)促胃肠动力药:目前常用的药物是西沙必利。常用量为每次 5~15 mg,每天 3~4 次,疗程为8~12 周。

(2)抑酸药。①H₂ 受体拮抗剂（H₂RA）:西咪替丁 400 mg、雷尼替丁 150 mg 或法莫替丁 20 mg,每天2次,疗程为 8~12 周。②质子泵抑制剂（PPI）:奥美拉唑 20 mg、兰索拉唑 30 mg、泮托拉唑 40 mg、雷贝拉唑 10 mg 或埃索美拉唑 20 mg，一天 1 次，疗程为 4～8 周。③抗酸药：仅用于症状轻、间歇发作的患者，用于临时缓解症状。有并发症或停药后很快复发的反流性食管炎患者，需要长期维持治疗。H₂RA、西沙必利、PPI 均可用于维持治疗，其中以 PPI 效果最好。维持治疗的剂量因患者而异，以调整至患者无症状的最低剂量为合适剂量。

2.手术治疗

手术为不同术式的胃底折叠术。手术指征：①严格内科治疗无效。②虽经内科治疗有效，但患者不能忍受长期服药。③经反复扩张治疗后食管狭窄仍反复发作。④确证有由反流性食管炎引起的严重呼吸道疾病。

3.并发症的治疗

(1)食管狭窄：大部分食管狭窄可行内镜下食管扩张术治疗。扩张后予以长程 PPI 维持治疗可防止狭窄复发。少数严重瘢痕性狭窄需行手术切除。

(2)Barrett 食管：药物治疗是预防 Barrett 食管发生和发展的重要措施，必须使用 PPI 治疗及长期维持。

## 五、护理措施

### (一)一般护理

为减少平卧时及夜间反流，可将床头抬高 15～20 cm。患者应避免睡前 2 h 内进食，白天进餐后不宜立即卧床；应避免食用使食管下括约肌压力降低的食物和药物，如巧克力、咖啡、浓茶、硝酸甘油、钙拮抗剂；应戒烟及禁酒；减少一切影响腹压升高的因素，如肥胖、便秘、紧束腰带。

### (二)用药护理

护理人员应遵医嘱给予药物治疗，注意观察药物的疗效及不良反应。

1.H₂ 受体拮抗剂

应在餐中或餐后即刻服用药物，若需同时服用抗酸药，则两药应间隔 1 h 以上。若静脉给药应注意控制速度，过快可引起低血压和心律失常。西咪替丁对雄性激素受体有亲和力，可导致男性乳腺发育、阳痿以及性功能紊乱，护理人员应做好解释工作。该药物主要通过肾排泄，患者用药期间护理人员应监测其肾功能。

2.质子泵抑制剂

奥美拉唑可引起头晕，护理人员应嘱患者用药期间避免开车或做其他必须高度集中注意力的工作。兰索拉唑的不良反应包括出现荨麻疹或皮疹、瘙痒、头痛、口苦、肝功能异常等，轻度不良反应不影响继续用药，较严重时应及时停药。泮托拉唑的不良反应较少，偶尔可引起头痛和腹泻。

3.抗酸药

该药在饭后 1 h 和睡前服用。服用片剂时应嚼服，如用乳剂，用药前应充分摇匀。

应避免与奶制品、酸性饮料及其他食物同时服用抗酸剂。

### (三)饮食护理

(1)护理人员应指导患者有规律地定时进餐，不宜过饱，选择营养丰富、易消化的食物，避免摄入过咸、过甜、过辣的刺激性食物。

(2)护理人员应与患者共同制定饮食计划，指导患者及家属改进烹饪技巧，增加食物的色、香、味,刺激患者的食欲。

(3)护理人员应观察并记录患者每天进餐的次数、量、种类,以了解其摄入营养素的情况。

## 六、健康指导

### (一)疾病知识的指导

护理人员应向患者及家属介绍该病的有关病因,避免诱发因素;嘱患者保持良好的心理状态,平时生活要有规律,合理安排工作和休息时间,注意劳逸结合,积极配合治疗。

### (二)饮食指导

护理人员应指导患者加强饮食卫生和饮食营养,养成有规律的饮食习惯;避免过冷、过热、辛辣等刺激性食物及浓茶、咖啡等饮料。嗜酒者应戒酒。

### (三)用药指导

护理人员应根据病因及病情进行指导,介绍药物的不良反应,嘱患者长期维持治疗,如有异常及时复诊。

(张晨晨)

# 第三节　慢　性　胃　炎

慢性胃炎是由不同原因引起的胃黏膜慢性炎症。病变可局限于胃的一部分(常见于胃窦部),也可累及整个胃部。慢性胃炎一般可分为慢性浅表性胃炎、慢性萎缩性胃炎两大类,前者是慢性胃炎中最常见的一种,占 $60\%\sim80\%$ ,后者则由于易发生癌变而受到人们的关注。慢性胃炎的发病率随年龄增长而增加。

## 一、护理要点

护理人员应合理应用药物,及时对症处理;嘱患者戒除烟酒嗜好,养成良好的饮食习惯;做好健康指导,嘱患者保持良好心理状态;嘱患者重视疾病变化,定期检查随访。

## 二、护理措施

(1)慢性胃炎的患者应立即解除疲劳的工作状态而加强休息,必要时卧床休息。患者应撇开一切烦恼,保持安详、乐观的人生态度;应保持周围环境清洁、卫生和安静;可以听一些轻音乐,这有助于慢性胃炎的康复。

(2)患者应改变不规律进食、过快进食或暴饮暴食等不良习惯,养成定时、定量规律进食的好习惯;进食宜细嚼慢咽,使食物与唾液充分混合,减少对胃黏膜的刺激。

(3)患者应停止进食过冷、过烫、辛辣、高钠、粗糙的食物。患者最好以易消化的面食为主食。

(4)慢性胃炎的患者必须彻底戒除烟、酒,最好不要饮用浓茶。

(5)停止服用水杨酸类药物。胃酸减少或缺乏者可适当喝米醋。

### 三、用药及注意事项

**（一）保护胃黏膜**

**1.硫糖铝**

硫糖铝能与胃黏膜中的黏蛋白结合，形成一层保护膜，是一种很好的胃黏膜保护药。它还可以促进胃黏膜的新陈代谢。每次 10 g，每天 3 次。

**2.甘珀酸**

该药能促使胃黏液分泌增加和胃黏膜上皮细胞寿命延长，从而形成保护黏膜的屏障，增强胃黏膜的抵抗力。每次 50～100 mg，每天 3 次，对高血压患者不宜应用。

**3.胃膜素**

胃膜素为猪胃黏膜中提取的抗胃酸多糖质，遇水变为具有附着力的黏浆，附贴于胃黏膜而起保护作用，并有制酸作用。每次 2～3 g，每天 3 次。

**4.麦滋林-S 颗粒**

麦滋林-S 颗粒具有胃黏膜保护功能，最大的优点是不被肠道吸收入血，故几乎无任何不良反应。每次 0.67 g，每天 3 次。

**（二）调整胃运动功能**

**1.甲氧氯普胺**

该药能抑制延脑的催吐化学感受器，有明显的镇吐作用；同时能调整胃窦功能，增强幽门括约肌的张力，防止和减少碱性反流。每次 5～10 mg，每天 3 次。

**2.吗丁啉**

吗丁啉的作用较甲氧氯普胺强，不良反应少，且不透过血-脑屏障，不会引起锥体外系反应，是目前较理想的促进胃蠕动的药物。每次 10～20 mg，每天 3 次。

**3.西沙比利**

西沙比利的作用与吗丁啉的作用类似，但不良反应更小，疗效更好。每次 5 mg，每天 3 次。

**（三）抗酸或中和胃酸**

西咪替丁能使基础胃酸分泌减少约 80%，使各种刺激引起的胃酸分泌减少约 70%。每次 200 mg，每天 3 次。

**（四）促进胃酸分泌**

**1.卡尼汀**

卡尼汀能促进胃肠功能，使唾液、胃液、胆液、胰液及肠液等的分泌增加，从而加强消化功能，有利于低酸的恢复。

**2.多酶片**

多酶片每片内含淀粉酶 0.12 g、胃蛋白酶 0.04 g、胰酶 0.12 g，作用是加强消化功能。每次 2 片，每天 3 次。

**（五）抗感染**

**1.庆大霉素**

每次口服庆大霉素 4 万单位，每天 3 次，对于上呼吸道炎症、牙龈炎、鼻炎等慢性炎症有较快、较好的疗效。

2.德诺(De-Nol)

德诺主要成分是枸橼酸铋钾,具有杀灭幽门螺杆菌的作用。每次 240 mg,每天 2 次。服药时间不得超过 3 个月,因为久服胶体铋有引起锥体外系中毒的危险。

3.三联疗法

三联疗法:德诺＋甲硝唑＋四环素或阿莫西林,是当前根治幽门螺杆菌的最佳方案,根治率可达 96%。用法为德诺,每次 240 mg,每天 2 次;甲硝唑,每次 0.4 g,每天 3 次;四环素,每次 500 mg,每天 4 次;阿莫西林,每次 1.0 g,每天 4 次。按此方案连服 14 d 为1 个疗程。

## 四、健康指导

因为慢性胃炎病程较长,治疗进展缓慢,而且可能反复发作,所以患者常有严重焦虑,而焦虑不安、精神紧张又是慢性胃炎病情加重的重要因素之一。如此恶性循环,必将严重影响慢性胃炎的治疗。因此,对患者进行心理疏导往往能收到良好的效果。护理人员应叮嘱患者生活要有规律,保持乐观情绪;应少食多餐,饮食以清淡、无刺激性、易消化为宜,戒烟、酒;禁用或慎用阿司匹林等可致溃疡的药物;定期复诊,如上腹疼痛节律发生变化或出现呕血、黑便,应立即就医。

(张晨晨)

# 第四节 肝 硬 化

肝硬化是长期肝细胞坏死,继发广泛纤维化伴结节形成的结果。一种或多种致病因子长期或反复损伤肝实质,致使肝细胞弥漫性变性、坏死和再生,进而引起肝脏结缔组织弥漫性增生和肝细胞再生,最后导致肝小叶结构破坏和重建,肝内血液循环发生障碍。肝功能损害和门脉高压为该病的主要临床表现,晚期常出现严重的并发症。

肝硬化是世界性疾病,所有种族,不论年龄、性别均可罹患。中年男性易罹患。

在我国肝硬化主要为肝炎后肝硬化。血吸虫病性、单纯乙醇性、心源性、胆汁性肝硬化均少见。

## 一、病因

引起肝硬化的病因很多。病毒性肝炎最常见。同一病例可由一种、两种或两种以上病因同时或先后作用引起,有些病例的原因不明。

### (一)病毒性肝炎

病毒性肝炎经慢性活动性肝炎阶段逐步演变为肝硬化,称为肝炎后肝硬化。乙型病毒性肝炎和丙型病毒性肝炎常见,甲型病毒性肝炎一般不发展为肝硬化。由急性或亚急性重型肝炎演变的肝硬化称为坏死后肝硬化。

### (二)寄生虫感染

患者感染血吸虫病时,大量血吸虫卵进入肝窦前的门脉小血管内,刺激结缔组织增生,引起门脉高压。肝细胞的坏死和增生一般不明显,没有肝细胞的结节再生。但如伴发慢性乙型病毒性肝炎,其结果多为混合结节型肝硬化。

### (三)酒精中毒

酒精中毒主要由酒精的中间代谢产物(乙醛)对肝脏的直接损害引起。酗酒引起长期营养失调,使肝脏对某些毒性物质的抵抗力降低,在发病机制上也起一定作用。

### (四)胆汁淤积

肝外胆管阻塞或肝内胆汁淤积持续存在时,高浓度的胆酸和胆红素对肝细胞有损害作用,久之可发展为肝硬化。由肝外胆管阻塞引起的肝硬化称为继发性胆汁性肝硬化。由原因未明的肝内胆汁淤积引起的肝硬化称为原发性胆汁性肝硬化。

### (五)循环障碍

慢性充血性心力衰竭、缩窄性心包炎和各种病因引起肝小静脉阻塞综合征等,导致肝脏充血,肝细胞缺氧,引起小叶中央区肝细胞坏死及纤维组织增生,最终发展为肝硬化。

### (六)药物和化学毒物

长期服用某些药物(如辛可芬、异烟肼、甲基多巴、利福平)或反复接触化学毒物(如四氯化碳、磷、砷、氯仿)可损伤肝脏,引起中毒性肝炎,最后演变为肝硬化。

### (七)遗传和代谢性疾病

血友病、肝豆状核变性、半乳糖血症、糖原贮积等遗传代谢性疾病亦可发展为肝硬化,称为代谢性肝硬化。

### (八)慢性肠道感染和营养不良

慢性菌痢、溃疡性结肠炎等常引起消化和吸收障碍,发生营养不良,同时肠内的细菌毒素及蛋白质腐败的分解产物等经门静脉到达肝内,引起肝细胞损害,演变为肝硬化。

### (九)隐匿性肝硬化

病因难以肯定的肝硬化称为隐匿性肝硬化,其中很大部分病例可能与隐匿性无黄疸型肝炎有关。

## 二、临床表现

肝硬化的病程一般比较缓慢,可能隐伏数年至数十年。肝脏具有很强的代偿功能,因此,早期临床表现常不明显或缺乏特征性。肝硬化的临床分期为肝功能代偿期和肝功能失代偿期。

### (一)肝功能代偿期

一般症状较轻,缺乏特征性。患者常有乏力、食欲减退、消化不良、恶心、厌油、腹胀、中上腹隐痛或不适及腹泻,部分有踝部水肿、鼻衄、齿龈出血等。上述症状多呈间歇性。患者常因过度疲劳而发病,经适当休息及治疗可缓解。体征一般不明显,肝脏可轻度大,无或有轻度压痛,部分患者可有脾大。肝功能检查结果多在正常范围内或有轻度异常。

### (二)肝功能失代偿期

随着疾病的进展,症状逐渐明显,肝脏常逐渐缩小,质变硬。临床表现主要是肝功能减退和门脉高压。

1.肝功能减退

(1)营养障碍:表现为消瘦、贫血、乏力、水肿、皮肤干燥而松弛、面色灰暗、口角炎、毛发稀疏无光泽等。

(2)消化道症状:早期出现的食欲缺乏、腹胀、恶心、腹泻等消化道症状逐渐明显,稍进油腻的肉食,即引起腹泻。部分患者还可出现轻度黄疸。

（3）出血倾向：轻者有鼻衄、齿龈出血，重者有胃肠道黏膜弥漫性出血及皮肤紫癜。这与肝脏合成凝血因子减少，脾大及脾功能亢进引起血小板减少有关。毛细血管脆性增加是出血倾向的附加因素。

（4）发热：部分患者可有低热，多为病变活动及肝细胞坏死时释出的物质影响体温调节中枢所致。用抗生素治疗此类发热无效，只有肝病好转时发热才能消失。如持续发热或高热，则提示合并有感染、血栓性门静脉炎、原发性肝癌等。

（5）黄疸：表现为巩膜浅黄、尿色黄。如巩膜甚至全身皮肤黏膜呈深度金黄色，应考虑有肝硬化伴肝内胆汁瘀积的可能。

（6）内分泌功能失调的表现：肝对雌激素灭活作用减退导致脸、颈、肩、手背及上胸处的蜘蛛痣及（或）毛细血管扩张。肝掌表现为大、小鱼际和指尖斑点状发红，加压后褪色。可出现男性乳房发育、睾丸萎缩、性功能减退，女性月经不调、闭经、不孕等。皮肤色素沉着，面色污黑、晦暗，可能由继发性肾上腺皮质功能减退所致，也可能与肝脏不能代谢黑色素有关。继发性醛固酮、抗利尿激素增加导致水、钠潴留，尿量减少，对水肿与腹水的形成亦起重要促进作用。

2.门脉高压症

在肝硬化的发展过程中，肝细胞的坏死、再生结节的形成、结缔组织增生和肝细胞结构的改建，使门静脉小分支闭塞、扭曲，发生门静脉血流障碍，导致门脉压力升高。

（1）脾大及脾功能亢进：门脉压力升高时，脾脏淤血、纤维结缔组织及网状内皮细胞增生使脾大（多为正常的2～3倍，部分患者的脾可平脐或达脐下）。脾大时常伴有脾功能亢进，表现为末梢血中白细胞和血小板计数减少，红细胞计数也可减少。胃底静脉破裂出血时脾缩小，输血、补液后脾渐渐增大。脾功能亢进可能由于增生的网状内皮细胞对血细胞的吞噬、破坏作用加强；或由于脾脏产生某些体液因素抑制骨髓造血功能或加速血细胞的破坏。

（2）侧支循环的形成：因门静脉回流受阻，门静脉与腔静脉间的吻合支渐次扩张、开放，形成侧支循环。胃冠状静脉与食管静脉丛吻合，形成食管下段和胃底静脉曲张。这些静脉位于黏膜下疏松组织中，常由于腹内压突然升高或消化液反流侵蚀及食物的摩擦而破裂出血。脐旁静脉与脐周腹壁静脉沟通，形成脐周腹壁静脉曲张，有时该处可听到连续的静脉杂音。直肠上静脉与直肠中静脉、直肠下静脉吻合扩张，形成内痔。门静脉回流受阻时侧支循环血流方向见图6-1。

（3）腹水：腹水的产生表明肝硬化病情较重。初起时患者有腹胀感，体检可发现移动性浊音（腹水量＞500 mL）。大量腹水可使横膈抬高而致呼吸困难和心悸，腹部膨隆，腹壁皮肤张紧发亮，有移动性浊音和水波感。腹内压力明显升高时，脐可突出而形成脐疝。在腹水出现的同时，常可发生肠胀气。部分腹水患者伴有胸腔积液，以右侧胸腔积液多见，两侧胸腔积液较少。胸腔积液系腹水通过横膈淋巴管进入胸腔所致。腹水为草黄色漏出液。腹水形成的主要因素有清蛋白合成减少、蛋白质摄入和吸收障碍，当血浆清蛋白＜30 g/L时，血浆胶体的渗透压降低，促使血浆外渗；门脉压力升高至2.94～5.88 kPa（正常为0.785～1.18 kPa），腹腔毛细血管的滤过压升高，组织液回吸收减少而漏入腹腔；进入肝静脉血流受阻使肝淋巴液增加与发生回流障碍，淋巴管内压升高，造成大量淋巴液从肝包膜及肝门淋巴管溢出；肝脏对醛固酮、抗利尿激素灭活作用减退；腹水形成后循环血容量减少，通过肾小球旁器使肾素分泌增加，产生肾素-血管紧张素-醛固酮系统反应，醛固酮分泌增多，导致肾远曲小管水、钠潴留作用加强，腹水进一步加重。

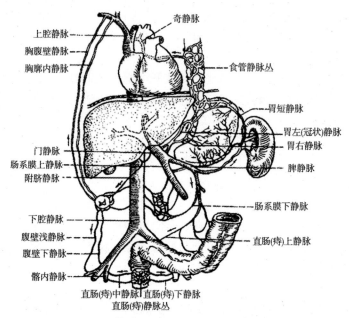

图 6-1　门静脉回流受阻时侧支循环血流方向

（4）食管和胃底静脉曲张破裂出血：是门脉高压症的主要并发症，病死率为 30%～60%。当门静脉压力超过下腔静脉压力，达 1.47～1.60 kPa 时，静脉曲张就可发生出血。静脉曲张大者比静脉曲张小者更易破裂出血。最常见的表现是呕血。出血可以是大量的，并迅速发生休克；也可自行停止，以后再发。偶尔仅表现为便血或黑便。

3.肝肾综合征

肝肾综合征（功能性肾衰）指严重肝病患者出现肾功能不良，并排除其他引起肾功能不良的原因。肝肾综合征的发病机制尚未明确。肝肾综合征通常见于严重的肝脏疾病患者。主要表现为少尿、蛋白尿、尿钠低（<10 mmol/L），尿与血浆肌酐比值≥30：1，尿与血浆渗透压比值＞1。这些尿的改变与急性肾小管坏死不同。肾功能损害的发展程度不一，一些患者于数天内肾功能完全丧失，另一些患者的血清肌酐随肝脏功能逐渐恶化而缓慢上升，达数周之久。

4.肝性脑病

肝性脑病指肝脏功能衰竭而导致代谢紊乱、中枢神经系统功能失调的综合征。它是晚期肝硬化最严重的表现，也是常见的致死原因。临床上以意识障碍和昏迷为主要表现。

肝硬化是肝性脑病的最主要原发病因。常见的诱发因素有上消化道大量出血、感染、摄入高蛋白饮食、使用含氮药物、放腹水、大手术、麻醉、饮酒等。肝性脑病的发病机制尚未明了，主要有氨和硫醇中毒学说、假性神经介质学说、γ-氨基丁酸能神经传导功能亢进等学说。

临床上按意识障碍、神经系统表现和脑电图改变将肝性脑病分为四期（表 6-1）。

表 6-1　肝性脑病分期

| 分　期 | 精神状况 | 运动改变 |
| --- | --- | --- |
| 亚临床期 | 常规检查无变化，完成工作或驾驶能力受损 | 完成常规精神运动试验或床边实验，如画图或数字连接的能力受损 |
| Ⅰ期（前驱期） | 思维紊乱，淡漠，激动，欣快，不安，睡眠紊乱 | 细震颤，协调动作缓慢，扑翼样震颤 |

续表

| 分 期 | 精神状况 | 运动改变 |
|---|---|---|
| Ⅱ期(昏迷前期) | 嗜睡,昏睡,有定向障碍,行为失常 | 扑翼样震颤,发音困难,初级反射出现 |
| Ⅲ期(昏睡期) | 思维显著紊乱,言语令人费解 | 反射亢进,有巴宾斯基征,尿、便失禁,肌阵挛,过度换气 |
| Ⅳ期(昏迷期) | 昏迷 | 去大脑体位,有短促的眼头反射,疼痛刺激反应早期存在,进展为反应减弱和刺激反应消失 |

肝性脑病患者呼出的气中常具有一种烂苹果样臭味,这与肝脏不能分解甲硫氨酸中间产物二甲基硫和甲基硫醇有关,肝臭可在昏迷前出现,是一种预后不良的征象。

5.其他

肝硬化患者常因抵抗力降低并发各种感染,如支气管炎、肺炎、自发性腹膜炎、结核性腹膜炎、尿路感染。腹膜炎发生的机制可能是细菌通过血液或淋巴液播散入腹腔,并可穿过肠壁而入腹腔。腹水患者易发生腹膜炎,病死率高,早期诊断非常重要。自发性腹膜炎起病较急者常有腹痛和腹胀。起病缓者则多有低热或不规则的发热,伴有腹部隐痛、恶心、呕吐及腹泻。体检可发现腹膜刺激征,腹水性质由漏出液转为渗出液。

长期低钠盐饮食,利尿及大量放腹水,易发生低钠血症和低钾血症。长期使用高渗葡萄糖溶液与肾上腺糖皮质激素、呕吐及腹泻亦可使钾、氯减少,而产生低钾、低氯血症,并致代谢性碱中毒和肝性脑病。

### (三)肝脏体征

早期肝脏大,质地中等或中等偏硬,晚期肝脏缩小,坚硬,表面呈颗粒状或结节状。肝脏一般无压痛,但在肝细胞进行性坏死或并发肝炎或肝周围炎时,可有触痛与叩击痛。肝边缘锐利提示无炎症活动,边缘圆钝表明有炎症、水肿、脂肪浸润或纤维化。肝硬化时右叶下缘不易触及而左叶增大。

## 三、检查

### (一)血常规

白细胞和血小板计数明显减少。失血、营养障碍、叶酸及维生素 $B_{12}$ 缺乏导致缺铁性或巨幼红细胞性贫血。

### (二)肝功能检查

早期蛋白电泳即显示球蛋白含量升高,而清蛋白到晚期才降低。絮状及浊度试验在肝功能代偿期可正常或轻度异常,而在失代偿期多为异常。失代偿期转氨酶活力可呈轻、中度升高,一般以谷丙转氨酶(SGPT)活力升高较显著,肝细胞有严重坏死时,血清转氨酶活力常高于 SGPT 的活力。

静脉注射磺溴酞 5 mg/kg(即 1 kg 体重用药 5 mg)45 min 后,正常人血内滞留量应低于5%,肝硬化时多有不同程度的增加。磺溴酞可有变态反应,检查前应进行皮内过敏试验。吲哚菁青绿亦是一种染料,一般静脉注射0.5 mg/kg 15 min 后,正常人血中滞留量<10%,肝硬化尤其是结节性肝硬化患者的潴留值明显升高,达 30% 以上。该试验为诊断肝硬化的最好的方法,比溴磺酞试验更敏感,更安全、可靠。

在肝功能代偿期,血中胆固醇多正常或偏低;在肝功能失代偿期,血中胆固醇下降,特别是胆固醇酯部分常低于正常水平。凝血酶原时间测定在代偿期可正常,在失代偿期则呈不同程度的延长,注射维生素 K 亦不能纠正。

### (三)影像学检查

B 型超声波检查可探查肝、脾的大小及有无腹水,可显示脾静脉和门静脉增宽,有助于诊断。食管静脉曲张时,吞钡 X 线检查可见蚯蚓或串珠状充盈缺损,纵行黏膜皱襞增宽。胃底静脉曲张时,可见菊花样充盈缺损。放射性核素肝脾扫描可见肝摄取减少、分布不规则,脾摄取增加,脾脏增大可明显显影。

### (四)纤维食管镜

纤维食管镜检查可见食管钡餐检查阴性的食管静脉曲张。

### (五)肝穿刺活组织检查

肝活组织检查常可明确诊断,但此为创伤性检查,仅在临床诊断确有困难时才选用。

### (六)腹腔镜检查

该检查可直接观察肝脏的表面、色泽、边缘及脾脏等的改变,并可在直视下进行有目的的穿刺活组织检查,对鉴别肝硬化、慢性肝炎和原发性肝癌以及明确肝硬化的病因很有帮助。

## 四、基本护理

### (一)观察要点

一般症状和体征的观察包括观察患者的全身情况,有无消瘦、贫血、乏力、面色灰暗、口角炎、毛发稀疏而无光泽等营养障碍表现;观察皮肤黏膜、巩膜有无黄染,尿色有无变化;注意蜘蛛痣、杵状指、色素沉着、肝臭、水肿、男性乳房发育等体征。了解有无肝区疼痛、食欲缺乏、厌油、恶心、呕吐、排便不规则、腹胀等消化道症状。

### (二)并发症的观察

1.门脉高压症

观察腹水、腹胀和其他压迫症状,观察腹壁静脉曲张、痔出血、贫血、鼻衄、齿龈出血、瘀点、瘀斑、呕血、黑便。

2.腹水

观察尿量、腹围、体重变化和有无水肿。

3.肝性脑病

观察患者的意识和精神活动,有无嗜睡、昏睡、昏迷、定向障碍、胡言乱语,有无睡眠节律紊乱和扑翼样震颤。

### (三)一般护理

1.合理的休息

研究证明取卧位与站立时肝脏血流量有明显差异,前者比后者多 40% 以上。因此,合理的卧床休息既可减少体能消耗,又能降低肝脏负荷,增加肝脏血流量,防止肝功能进一步受损和促进肝细胞恢复。在肝功能代偿期患者应适当减少活动,降低工作强度,注意休息,避免劳累。若病情不稳定、肝功能试验异常,则应减少活动,充分休息。有发热、黄疸、腹水等表现的失代偿患者应以卧床休息为主,并保证充足的睡眠。

**2.正确的饮食**

饮食营养是改善肝功能的基本措施之一。正确的进食和合理的营养,能促进肝细胞再生,反之则会加重病情,诱发上消化道大量出血、肝昏迷、腹泻等。肝硬化患者应摄入高热量、高蛋白、高维生素且易消化的食物,适当限制动物脂肪的摄入,不食增加肝脏解毒负荷的食物和药物。一般要求每天总热量在10.46~12.55 kJ(2.5~3.0 kcal)。蛋白质每天 100~150 g,富含蛋白质的食物宜多样化、易消化、含有丰富的必需氨基酸。脂肪每天 40~50 g。要有足量的 B 族维生素、维生素 C 等。为防便秘,可摄入含纤维素多的食物。护理人员应给予肝功能显著减退的晚期患者或有肝昏迷先兆者低蛋白饮食,蛋白质摄入量为每天 30 g 左右。对伴有腹水者护理人员应按病情给予低盐(每天 3~5 g)和无盐饮食,患者腹水严重时应限制每天的入水量。护理人员应为黄疸患者补充胆盐;嘱患者不饮酒、咖啡,不吸烟,不吃高盐食物;避免有刺激性及粗糙、坚硬的食物,进食时应细嚼慢咽,以防引起食管或胃底静脉破裂出血。护理人员应教育患者和家属认识到正确饮食和合理营养的意义,并且理解饮食疗法必须长期持续,要有耐心和毅力,使患者能正确地掌握、家属能予以监督。

**(四)心理护理**

肝硬化的病程漫长,该病久治不愈,尤其进入失代偿期后,患者遭受很大的痛苦,承受的心理压力大,心理变化也大。因此,护理人员应在常规治疗护理中做好心理护理,须做好以下几方面:①保持病房的整洁、安静、舒适,从视、听、嗅、触等方面消除不良刺激,使患者在生活起居感到满意。②要主动指导病情稳定的患者及其家属掌握治疗性自我护理方法,包括通过多种形式宣教有关医疗知识,消除他们的恐惧、悲观感,助其树立信心;帮助分析并发症发生的诱因,增强患者的预防能力;对心理状态稳定型患者可客观地介绍病情及检查化验结果,以取得其配合。③对病情反复发作者,要热情地帮助其恢复生活自理能力,增强其战胜疾病的信心;对忧郁悲观型患者应给予极大的同情心,充分理解他们,帮助他们解决困难;对怀疑类型的患者应明确告知诊断无误,客观介绍病情,并使其冷静地面对现实。④根据病情需要适当安排娱乐活动。

**(五)药物治疗的护理**

病情严重的患者进食少时,护理人员可静脉供给能量,以补充机体所需。研究表明,80%~100%的肝硬化患者存在程度不同的能量、营养不足。老年患者按每天每千克体重摄入 1.0 g 蛋白质为基础需要量,附加由疾病相关因素造成的额外丢失。补充蛋白质(氨基酸)时,护理人员应提供以必需氨基酸为主的氨基酸溶液;若肝功损害严重,则以含丰富支链氨基酸(45%)的溶液作为氨源。目前冰冻血浆的使用越来越广泛,使用过程中护理人员应注意掌握正确的融化方法和观察输注不良反应。一般冰冻血浆融化后不再复冻。

使用利尿剂时,护理人员应教会患者正确服用利尿药;通常需向患者讲述常用利尿药的作用及不良反应;指导患者掌握观察方法,如体重每天减少 0.5 kg,尿量每天达 2 000~2 500 mL,腹围逐渐缩小。

**(张晨晨)**

## 第五节　病毒性肝炎

### 一、甲型病毒性肝炎

甲型病毒性肝炎旧称流行性黄疸或传染性肝炎,早在 8 世纪就有记载。目前全世界有 40 亿人口受到该病的威胁。近年来对其病原学和诊断技术等方面的研究进展较大,并已成功研制出甲型肝炎病毒减毒活疫苗和灭活疫苗,可有效控制该病的流行。

**(一)病因**

该病的传染源是患者和亚临床感染者。潜伏期后期及黄疸出现前数日传染性最强,黄疸出现后 2 周粪便仍可能排出病毒,但传染性已明显减弱。无慢性甲型肝炎病毒(HAV)携带者。

**(二)诊断要点**

甲型病毒性肝炎主要依据流行病学资料、临床特点、常规实验室检查和特异性血清学诊断。流行病学资料应参考当地该病的流行疫情,患者病前有无肝炎患者密切接触史及个人、集体饮食卫生状况。急性黄疸型病例黄疸期诊断不难。在黄疸前期获得诊断称为早期诊断,此期表现似感冒或急性胃肠炎,如尿色变为深黄色应疑及该病。急性无黄疸型及亚临床型病例不易早期发现,诊断主要依赖肝功能检查。根据特异性血清学检查可做出病因学诊断。凡慢性肝炎和重型肝炎,一般不考虑该病的诊断。

1.分型

甲型病毒性肝炎的潜伏期为 2～6 周,平均为 4 周,临床分为急性黄疸型(AIH)、急性无黄疸型和亚临床型。

(1)急性黄疸型:①黄疸前期,急性起病,患者多有畏寒发热,体温 38 ℃左右,全身乏力,食欲缺乏,厌油、恶心、呕吐,上腹部饱胀不适或腹泻。少数病例以上呼吸道感染症状为主要表现,偶见荨麻疹,继之尿色加深。该期一般持续 5～7 d。②黄疸期,热退后出现黄疸,可见皮肤巩膜不同程度黄染。肝区隐痛,肝大,触之有充实感,伴有叩痛和压痛,尿色进一步加深。黄疸出现后全身及消化道症状减轻,否则可能发生重症化,但重症化者罕见。该期持续 2～6 周。③恢复期,黄疸逐渐消退,症状逐渐消失,肝脏逐渐回缩至正常,肝功能逐渐恢复。该期持续 2～4 周。

(2)急性无黄疸型:起病较缓慢,除无黄疸外,其他临床表现与急性黄疸型相似,症状一般较轻。患者多在 3 个月内恢复。

(3)亚临床型:部分患者无明显临床症状,但肝功能有轻度异常。

(4)急性淤胆型:该型实为黄疸型肝炎的一种特殊形式,特点是肝内胆汁淤积性黄疸持续较久,消化道症状轻,肝实质损害不明显。而黄疸很深,多有皮肤瘙痒及便色变浅,预后良好。

2.实验室检查

(1)常规检查:外周血白细胞总数正常或偏低,淋巴细胞相对增多,偶见异型淋巴细胞,一般不超过 10%,这可能是淋巴细胞受病毒抗原刺激后发生的母细胞转化现象。黄疸前期末尿胆原及尿胆红素开始呈阳性反应,是早期诊断的重要依据。血清丙氨酸氨基转移酶(ALT)于黄疸前期早期开始升高,血清胆红素在黄疸前期末开始升高。血清 ALT 高峰在血清胆红素高峰之前,一般在黄疸消退后一至数周恢复正常。急性黄疸型血浆球蛋白常轻度升高,但随病情恢复而逐渐恢复。急性无黄疸型和亚临床型病例的肝功能改变以单项 ALT 轻、中度升高为特点。急性淤胆型病例的血清胆红素显著升高而 ALT 仅轻度升高,同时伴有血清碱性磷酸酶及谷氨酰胺转移酶明显升高。

(2)特异性血清学检查:特异性血清学检查是确诊甲型病毒性肝炎的主要指标。血清 IgM 型甲型肝炎病毒抗体(抗-HAV-IgM)于发病数日即可检出,在黄疸期达到高峰,一般持续 2～4 个月,以后逐渐下降乃至消失。目前临床上主要用酶联免疫吸附法(ELISA)检查血清抗-HAV-IgM,以作为早期诊断甲型病毒性肝炎的特异性指标。血清抗-HAV-IgM 出现于病程恢复期,较持久,甚至终生呈阳性,是获得免疫力的标志,一般用于流行病学调查。新近报道应用线性多抗原肽包被进行 ELISA 检测 HAV 感染,其敏感性和特异性分别高于 90% 和 95%。

**(三)鉴别要点**

该病需与药物性肝炎、传染性单核细胞增多症、钩端螺旋体病、急性结石性胆管炎、原发性胆汁性肝硬化、妊娠期肝内胆汁淤积症、胆总管梗阻、妊娠急性脂肪肝等鉴别。其他病如血吸虫病、肝吸虫病、肝结核、脂肪肝、肝淤血及原发性肝癌均可有肝大或 ALT 升高,鉴别诊断时应加以考虑。鉴别该病与乙型、丙型、丁型及戊型病毒性肝炎急性期除参考流行病学特点及输血史等资料外,主要依据血清抗-HAV-IgM 的检测。

**(四)规范化治疗**

急性期患者应卧床休息,吃清淡而营养丰富的餐食,摄入充足的 B 族维生素及维生素 C。对进食过少者及呕吐者,护理人员应每天静脉滴注 10% 的葡萄糖注射液 1 000～1 500 mL,酌情加入能量合剂及 10% 氯化钾。热重者可服用茵陈蒿汤、栀子柏皮汤加减,湿重者可服用茵陈胃苓汤加减,湿热并重者宜用茵陈蒿汤和胃苓汤合方加减,肝气郁结者可用逍遥散,脾虚湿困者可用平胃散。

## 二、乙型病毒性肝炎

慢性乙型病毒性肝炎是由乙型肝炎病毒(HBV)感染致肝脏发生炎症及肝细胞坏死,持续 6 个月以上而病毒仍未被清除的疾病。我国是慢性乙型病毒性肝炎的高发区,人群中约有 9.09% 为 HBV 携带者。该病呈慢性进行性发展,间有反复急性发作,可演变为肝硬化、肝癌或肝功能衰竭等,严重危害人民健康,故对该病的早发现、早诊断、早治疗很重要。

**(一)病因**

1.传染源

传染源主要是有 HBV DNA 复制的急、慢性患者和无症状慢性 HBV 携带者。

2.传播途径

该病主要通过血清及日常密切接触而传播。血液传播途径除输血及血制品外,可通过注射,刺伤,共用牙刷、剃刀及外科器械等方式传播,经微量血液也可传播。因患者的唾液、精液、初乳、汗液、血性分泌物均可检出 HBsAg(乙型肝炎表面抗原),故密切的生活接触可能是重要传播途径。所谓密切的生活接触可能是由微小创伤所致的一种特殊经血传播形式,而非消化道或呼吸道传播。另一种重要的传播方式是母婴传播(垂直传播)。HBsAg/HBeAg(HBeAg 为乙型肝炎 e 抗原)阳性母亲所生的婴儿,HBV 感染率高达 95%,大部分在分娩过程中感染,10%～20% 可能为宫内感染。因此,医源性或非医源性经血液传播,是该病的传播途径。

3.易感人群

感染后患者对同一 HBsAg 亚型 HBV 可获得持久免疫力,但对其他亚型免疫力不完全,偶可再感染其他亚型,故极少数患者血清抗-HBs(某一亚型感染后)和 HBsAg(另一亚型再感染)可同时呈阳性。

**(二)诊断要点**

急性肝炎病程超过半年,或原有乙型病毒性肝炎或 HBsAg 携带史,又因同一病原再次出现肝炎症状、体征及肝功能异常者可以诊断为慢性乙型病毒性肝炎。发病日期不明或虽无肝炎病史,但肝组织病理学检查符合慢性乙型病毒性肝炎,或根据症状、体征、化验结果及 B 超检查结果综合分析,亦可做出相应诊断。

1.分型

据 HBeAg 可分为 2 型。

(1)HBeAg 阳性慢性乙型病毒性肝炎:血清 HBsAg、HBV DNA 和 HBeAg 呈阳性,抗-HBe 呈阴性,血清 ALT 持续或反复升高,或肝组织学检查有肝炎病变。

(2)HBeAg 阴性慢性乙型病毒性肝炎:血清 HBsAg 和 HBV DNA 呈阳性,HBeAg 持续阴性,抗-HBe 呈阳性或阴性,血清 ALT 持续或反复异常,或肝组织学检查有肝炎病变。

2.分度

根据生化试验及其他临床和辅助检查结果,可进一步分 3 度。

(1)轻度:临床症状、体征轻微或缺如,肝功能指标仅 1 或 2 项轻度异常。

(2)中度:症状、体征的严重程度和实验室检查结果居于轻度和重度之间。

(3)重度:有明显或持续的肝炎症状,如乏力、食欲缺乏、尿黄、便溏,伴有肝病面容、肝掌、蜘蛛痣、脾大,并排除其他原因,且无门静脉高压症。实验室检查血清 ALT 和(或)AST(谷草转氨酶)反复或持续升高,清蛋白降低或 A/G 比值异常,球蛋白明显升高。除前述条件外,凡清蛋白不超过 32 g/L,胆红素大于 5 倍正常值上限,凝血酶原活动度为 $40\%\sim60\%$,胆碱酯酶低于 2 500 U/L,4 项检测中有 1 项达上述程度者即可诊断为重度慢性肝炎。

3.B 超检查结果可供慢性乙型病毒性肝炎诊断参考

(1)轻度:B 超检查肝脾无明显异常改变。

(2)中度:B 超检查可见肝内回声增粗,肝脏和(或)脾脏轻度肿大,肝内管道(主要指肝静脉)走行多清晰,门静脉和脾静脉内径无增宽。

(3)重度:B 超检查可见肝内回声明显增粗,分布不均匀;肝表面欠光滑,边缘变钝;肝内管道走行欠清晰或轻度狭窄、扭曲;门静脉和脾静脉内径增宽;脾大;胆囊有时可见"双层征"。

4.组织病理学诊断

组织病理学诊断包括病因(根据血清或肝组织的肝炎病毒学检测结果确定病因)、病变程度及分级分期结果。

**(三)鉴别要点**

应鉴别该病与慢性丙型病毒性肝炎、嗜肝病毒感染所致肝损害、乙醇性及非乙醇性肝炎、药物性肝炎、自身免疫性肝炎、肝硬化、肝癌。

(四)规范化治疗

**1.治疗的总体目标**

治疗的总体目标是最大限度地长期抑制或消除乙型肝炎病毒,减轻肝细胞坏死及肝纤维化,延缓和阻止疾病进展,减少和防止肝脏失代偿、肝硬化、肝癌及其并发症的发生,从而改善生活质量和延长存活时间。治疗主要包括抗病毒、免疫调节、抗炎保肝、抗纤维化和对症治疗,其中抗病毒治疗是关键,只要有适应证,且条件允许,就应进行规范的抗病毒治疗。

**2.抗病毒治疗的一般适应证**

适应证包括以下几方面:①HBV DNA≥$2×10^4$ U/ mL(HBeAg 阴性者的该项指标不低于$2×10^3$ U/ mL)。②ALT≥$2×$ULN;如用干扰素治疗,ALT 应不高于 $10×$ULN,血总胆红素水平应低于 $2×$ULN。③如 ALT<$2×$ULN,但肝组织学显示 Knodell HAI 评分系统分级≥4,或 Knodell HAI 评分系统分级≥$G_2$。

具有①并有②或③的患者应进行抗病毒治疗;对达不到上述治疗标准者,应监测病情变化,如 HBV DNA 持续呈阳性,且 ALT 异常,也应考虑抗病毒治疗。ULN 为正常参考值上限。

**3.对 HBeAg 阳性慢性乙型肝炎患者的治疗**

对于 HBV DNA 定量不低于 $2×10^4$ U/ mL,ALT 水平不低于 $2×$ULN 者,或 ALT<$2×$ULN,但肝组织学显示 Knodell HAI 评分系统分级≥4,或 Knodell HAI 评分系统分级≥$G_2$ 者,应进行抗病毒治疗。可根据具体情况和患者的意愿,选用IFN-α或核苷(酸)类似物治疗。对于 HBV DNA呈阳性但低于$2×10^4$ U/ mL者,经监测病情 3 个月,HBV DNA 仍未转阴,且 ALT 异常,则应进行抗病毒治疗。

(1)IFN-α:5 mU(可根据患者的耐受情况适当调整剂量),每周 3 次或隔日 1 次,皮下或肌内注射,一般疗程为 6 个月。如有应答,为提高疗效可延长疗程至 1 年或更长。应注意剂量及疗程的个体化。如治疗 6 个月无应答,可改用其他抗病毒药物。

(2)聚乙二醇干扰素 α-2a:每次 180 μg,每周 1 次,皮下注射,疗程为 1 年。应根据患者的耐受性等因素决定剂量。

(3)拉米夫定:每次 100 mg,每天 1 次,口服。治疗 1 年时,如果 HBV DNA 不能被检测到(PCR 法)或低于检测下限,ALT 恢复正常,HBeAg 转阴但未出现抗-HBe,建议继续用药直至 HBeAg 血清学转归,经监测 2 次(每次至少间隔 6 个月)仍保持不变,可以停药,但停药后需密切监测肝脏生化指标和病毒学指标。

(4)阿德福韦酯:每次 10 mg,每天 1 次,口服。疗程可参照拉米夫定。

(5)恩替卡韦:每次 0.5 mg(对拉米夫定耐药患者每次服 1 mg),每天 1 次,口服。疗程可参照拉米夫定。

**4.对 HBeAg 阴性慢性乙型肝炎患者的治疗**

HBV DNA 定量不低于 $2×10^3$ U/ mL,ALT 水平不低于 $2×$ULN 者,或 ALT<$2×$ULN,但肝组织学检查显示 Knodell HAI 评分系统分级≥4,或 Knodell HAI 评分系统分级≥$G_2$ 者,应进行抗病毒治疗。难以确定治疗终点,因此,应治疗至检测不出 HBV DNA(PCR 法),ALT 恢复正常。此类患者复发率高,疗程宜长,至少为 1 年。

因需要较长期治疗,最好选用 IFN-α(ALT 水平应低于 $10×$ULN)或阿德福韦酯、恩替卡韦等耐药发生率低的核苷(酸)类似物治疗。对达不到上述推荐治疗标准者,则应监测病情变化,如 HBV DNA 持续呈阳性,且 ALT 异常,也应考虑抗病毒治疗。

(1)普通 IFN-α：每次 5 mU，每周 3 次或隔日 1 次，皮下或肌内注射，疗程至少 1 年。

(2)聚乙二醇干扰素 α-2a：每次 180 μg，每周 1 次，皮下注射，疗程至少 1 年。

(3)阿德福韦酯：每次 10 mg，每天 1 次，口服，疗程至少 1 年。如果监测 3 次(每次至少间隔 6 个月)，HBV DNA 不能被检测到(PCR 法)或低于检测下限，ALT 正常，可以停药。

(4)拉米夫定：每次 100 mg，每天 1 次，口服，疗程至少 1 年。治疗终点与阿德福韦酯相同。

(5)恩替卡韦：每次 0.5 mg(对拉米夫定耐药患者 1 mg)，每天 1 次，口服。疗程可参照阿德福韦酯。

5.对接受化疗和免疫抑制剂治疗的患者的处理

对于因其他疾病而接受化疗、免疫抑制剂(特别是肾上腺糖皮质激素)治疗的 HBsAg 呈阳性者，即使 HBV DNA 呈阴性和 ALT 正常，也应在治疗前 1 周开始服用拉米夫定，每天 100 mg，化疗和免疫抑制剂治疗停止后，应根据患者的病情决定拉米夫定的停药时间。对拉米夫定耐药者可改用其他已批准的能治疗耐药变异的核苷(酸)类似物。停用核苷(酸)类似物后可出现复发，甚至病情恶化，应十分注意。

6.对其他特殊情况的处理

(1)经过规范的 IFN-α 治疗无应答的患者，再次应用 IFN-α 治疗的疗效很低，可试用聚乙二醇干扰素 α-2a 或核苷(酸)类似物治疗。

(2)强化治疗指在治疗初始阶段每天应用 IFN-α，连续 2～3 周改为隔日 1 次或每周 3 次的治疗。目前对此疗法意见不一，因此不予推荐。

(3)应用拉米夫定治疗期间可发生耐药突变，出现"反弹"，建议加用其他已批准的能治疗耐药变异的核苷(酸)类似物，并重叠用药 1～3 个月或在 HBV DNA 检测呈阴性后撤换拉米夫定，也可使用 IFN-α(建议重叠用药 1～3 个月)。

(4)停用核苷(酸)类似物后复发，如停药前无拉米夫定耐药，可再用拉米夫定治疗，或其他核苷(酸)类似物治疗。如无禁忌证，亦可用 IFN-α 治疗。

7.儿童患者间隔

对于 12 岁以上慢性乙型病毒性肝炎患儿，其普通 IFN-α 治疗的适应证、疗效及安全性与成人相似，剂量为 3～6 μU/m²，最大剂量不超过 10 μU/m²。在患者知情同意的基础上，也可按成人的剂量和疗程用拉米夫定治疗。

## 三、丙型病毒性肝炎

慢性丙型病毒性肝炎是一种主要经血液传播的疾病，是由丙型肝炎病毒(HCV)感染导致的慢性传染病。慢性 HCV 感染可导致肝脏慢性炎症坏死，部分患者可发展为肝硬化甚至肝细胞癌(HCC)，严重危害人民健康，已成为严重的社会和公共卫生问题。

**(一)病因**

1.传染源

传染源主要为急、慢性患者和慢性 HCV 携带者。

2.传播途径

传播途径与乙型病毒性肝炎相同，主要有以下 3 种。

(1)通过输血或血制品传播：输血或血制品传播是该病最主要的传播途径。经初步调查，输血后非甲非乙型肝炎患者血清丙型肝炎抗体(抗-HCV)阳性率高达 80% 以上，已成为大多数

(80%～90%)输血后肝炎的原因。但供血员血清抗-HCV阳性率较低,故目前公认反复输入多个供血员的血液或血制品者更易发生丙型病毒性肝炎。国内曾因单采血浆回输血细胞时污染,造成丙型病毒性肝炎暴发流行,经2年以上随访,血清抗-HCV阳性率达到100%。

(2)通过非输血途径传播:丙型肝炎亦多见于非输血人群,主要通过反复注射、针刺、含HCV血液反复污染皮肤黏膜隐性伤口及性接触等其他密切接触方式而传播。这是世界各国广泛存在的散发性丙型肝炎的传播途径。

(3)母婴传播:要准确评估HCV垂直传播很困难,因为在新生儿中所检测到的抗-HCV实际可能来源于母体(被动传递)。检测HCV RNA提示HCV有可能由母体传播给新生儿。

**3.易感人群**

对HCV无免疫力者普遍易感。在西方国家,除反复输血者外,静脉药瘾者、同性恋等混乱性接触者及血液透析患者丙型病毒性肝炎的发病率较高。该病可发生于任何年龄,一般儿童和青少年的HCV感染率较低。男性HCV的感染率大于女性。HCV感染恢复后血清抗体水平低,免疫保护能力弱,有再次感染HCV的可能性。

**(二)诊断要点**

**1.诊断依据**

HCV感染超过6个月,或发病日期不明、无肝炎史,但肝脏组织病理学检查结果符合慢性肝炎,或根据症状、体征、实验室及影像学检查结果综合分析,做出诊断。

**2.病变程度判定**

慢性肝炎按炎症活动度(G)可分为轻、中、重3度,并应标明分期(S)。

(1)轻度慢性肝炎(包括原慢性迁延性肝炎及轻型慢性活动性肝炎):$G_{1\sim2}$,$S_{0\sim2}$。①肝细胞变性,有点、灶状坏死或凋亡小体。②汇管区有(无)炎症细胞浸润、扩大,有或无局限性碎屑坏死(界面肝炎)。③小叶结构完整。

(2)中度慢性肝炎(相当于原中型慢性活动性肝炎):$G_3$,$S_{1\sim3}$。①汇管区炎症明显,伴中度碎屑坏死。②小叶内炎症严重,融合坏死或伴少数桥接坏死。③纤维间隔形成,小叶结构大部分保存。

(3)重度慢性肝炎(相当于原重型慢性活动性肝炎):$G_4$,$S_{2\sim4}$。①汇管区炎症严重或伴重度碎屑坏死。②桥接坏死累及多数小叶。③大量纤维间隔,小叶结构紊乱,或形成早期肝硬化。

**3.组织病理学诊断**

该诊断包括病因(根据血清或肝组织的肝炎病毒学检测结果确定病因)、病变程度及分级分期结果。

**(三)鉴别要点**

应区别该病与慢性乙型病毒性肝炎、药物性肝炎、乙醇性肝炎、非乙醇性肝炎、自身免疫性肝炎、病毒感染所致肝损害、肝硬化、肝癌。

**(四)规范化治疗**

**1.抗病毒治疗的目的**

抗病毒治疗的目的是清除或持续抑制体内的HCV,以改善或减轻肝损害,阻止进展为肝硬化、肝衰竭或HCC,并提高患者的生活质量。治疗前应进行HCV RNA基因分型(1型和非1型)和血中HCV RNA定量,以决定抗病毒治疗的疗程和利巴韦林的剂量。

2.对 HCV RNA 基因为 1 型或(和)HCV RNA 定量不低于 $4 \times 10^5$ U/mL 者的治疗

可选用下列方案之一。

(1)聚乙二醇干扰素 α 联合利巴韦林治疗方案:聚乙二醇干扰素 α-2a,每次 180 $\mu g$,每周 1 次,皮下注射,联合口服利巴韦林 1 000 mg/d,至 12 周时检测 HCV RNA。①如 HCV RNA 下降幅度少于 2 个对数级,则考虑停药。②如 HCV RNA 定性检测为转阴或低于定量法的最低检测限,继续治疗至 48 周。③如 HCV RNA 未转阴,但下降超过 2 个对数级,则继续治疗到 24 周。如24 周时 HCV RNA 转阴,可继续治疗到 48 周;如果 24 周时仍未转阴,则停药观察。

(2)IFN-α 联合利巴韦林治疗方案:IFN-α 每次 3~5 mU,隔日 1 次,肌内或皮下注射,联合口服利巴韦林 1 000 mg/d,建议治疗 48 周。

(3)对不能耐受利巴韦林不良反应者的治疗方案:可单用 IFN-α、复合 IFN 或聚乙二醇干扰素,方法同上。

3.对 HCV RNA 基因为非 1 型或(和)HCV RNA 定量<$4 \times 10^5$ U/mL 者的治疗

可采用以下治疗方案之一。

(1)聚乙二醇干扰素 α 联合利巴韦林治疗方案:聚乙二醇干扰素 α-2a,每次 180 $\mu g$,每周 1 次,皮下注射,联合应用利巴韦林 800 mg/d,治疗 24 周。

(2)IFN-α 联合利巴韦林治疗方案:IFN-α,每次 3 mU,每周 3 次,肌内或皮下注射,联合应用利巴韦林 800~1 000 mg/d,治疗 24~48 周。

(3)不能耐受利巴韦林不良反应者的治疗方案:可单用 IFN-α 或聚乙二醇干扰素 α。

## 四、丁型病毒性肝炎

丁型病毒性肝炎是由丁型肝炎病毒(HDV)与 HBV 共同感染引起的以肝细胞损害为主的传染病,呈世界性分布,易使肝炎慢性化和重型化。

### (一)病因

HDV 感染呈全球性分布。意大利是 HDV 感染的发现地。HDV 感染在地方性高发区的持久流行是由 HDV 在 HBsAg 携带者之间不断传播所致。发展中国家 HBsAg 携带者较多,有引起 HDV 感染传播的基础。我国各地 HBsAg 阳性者中 HDV 感染率为 0~32%,北方的 HDV 感染率偏低,南方的 HDV 感染率较高。慢性活动性乙型病毒性肝炎和重型肝炎患者 HDV 感染率明显高于无症状慢性 HBsAg 携带者。

1.传染源

传染源主要是急、慢性丁型病毒性肝炎患者和 HDV 携带者。

2.传播途径

输血或血制品传播是传播 HDV 的重要途径。其他包括经注射和针刺传播、日常生活密切接触传播及围生期传播等。我国 HDV 的传播方式以生活密切接触为主。

3.易感人群

HDV 感染分两种类型:①HDV/HBV 同时感染,感染对象是正常人群或未被 HBV 感染的人群。②HDV/HBV 重叠感染,感染对象是已受 HBV 感染的人群,包括无症状慢性 HBsAg 携带者和乙型病毒性肝炎患者,他们体内含有 HBV 及 HBsAg,一旦感染 HDV,极有利于 HDV 的复制,所以这一类人群对HDV 的易感性更强。

**(二)诊断要点**

我国是 HBV 感染高发区,也应随时警惕 HDV 感染。HDV 与 HBV 同时感染所致急性丁型病毒性肝炎,仅凭临床资料不能确定病因。凡无症状慢性 HBsAg 携带者突然出现急性肝炎样症状、重型肝炎样表现或迅速向慢性肝炎发展,慢性乙型病毒性肝炎病情突然恶化而陷入肝衰竭,均应想到 HDV 重叠感染,及时进行特异性检查,以明确病因。

1.临床表现

HDV 感染一般只与 HBV 感染同时发生或继发于 HBV 感染,故其临床表现部分取决于 HBV 感染状态。

(1)HDV 与 HBV 同时感染(急性丁型病毒性肝炎):潜伏期为 6～12 周,其临床表现与急性自限性乙型病毒性肝炎类似,多数为急性黄疸型肝炎。在病程中可先后发生两次肝功能损害,即血清胆红素和转氨酶出现两个高峰。整个病程较短,HDV 感染常随 HBV 感染终止而终止,预后良好,很少向重型肝炎、慢性肝炎或无症状慢性 HDV 携带者发展。

(2)HDV 与 HBV 重叠感染:潜伏期为 3～4 周。其临床表现轻重悬殊,复杂多样。①急性肝炎样丁型病毒性肝炎:在无症状慢性 HBsAg 携带者基础上重叠感染 HDV 后,最常见的临床表现形式是急性肝炎样发作,有时病情较重,血清转氨酶持续升高达数月之久,或血清胆红素及转氨酶升高呈双峰曲线。在 HDV 感染期间,血清 HBsAg 水平常下降,甚至转阴,有时可使 HBsAg 携带状态结束。②慢性丁型病毒性肝炎:无症状慢性 HBsAg 携带者重叠感染 HDV 后,更容易发展成慢性肝炎。慢性化后发展为肝硬化的进程较快。早期认为丁型病毒性肝炎不易转化为肝癌,近年来在病理诊断为原发性肝癌的患者中,HDV 标志呈阳性者可达 11％～22％,故丁型病毒性肝炎与原发性肝癌的关系不容忽视。

(3)重型丁型病毒性肝炎:在无症状慢性 HBsAg 携带者基础上重叠感染 HDV 时,颇易发展成急性或亚急性重型肝炎。在"暴发性肝炎"中,HDV 感染标志的阳性率高达 21％～60％,医师认为 HDV 感染是促成大块肝坏死的一个重要因素。按国内诊断标准,这些"暴发性肝炎"应包括急性和亚急性重型肝炎。HDV 重叠感染易使原有慢性乙型病毒性肝炎病情加重。如有些慢性乙型病毒性肝炎患者,病情本来相对稳定或进展缓慢,血清 HDV 标志转阳,临床状况可突然恶化,继而发生肝衰竭,甚至死亡,颇似慢性重型肝炎,这种情况在国内相当多见。

2.实验室检查

近年丁型病毒性肝炎的特异诊断方法日臻完善,从受检者血清中检测到 HDAg(丁型病毒性肝炎抗原)或 HDV RNA,或从血清中检测抗-HDV,均为确诊依据。

**(三)鉴别要点**

应注意鉴别该病与慢性重型乙型病毒性肝炎。

**(四)规范化治疗**

治疗丁型病毒性肝炎以护肝、对症治疗为主。近年研究表明,IFN-α 可能抑制 HDV RNA 复制,治疗可使部分病例的血清 HDV RNA 转阴,所用剂量宜大,疗程宜长。目前 IFN-α 是唯一可供选择的治疗慢性丁型病毒性肝炎的药物,但其疗效有限。IFN-α 每次 $9 \times 10^6$ U,每周 3 次,或者每天 $5 \times 10^6$ U,疗程为 1 年,能使 40％～70％的患者血清中的 HDV RNA 消失,但是抑制 HDV 复制的作用很短暂,停止治疗后 60％～97％的患者复发。

# 五、戊型病毒性肝炎

戊型病毒性肝炎原称肠道传播的非甲非乙型肝炎或流行性非甲非乙型肝炎,其流行病学特点及临床表现颇像甲型病毒性肝炎,但两者的病因完全不同。

**(一)病因**

戊型病毒性肝炎流行最早发现于印度,开始疑为甲型病毒性肝炎,但回顾性血清学分析,证明其既非甲型病毒性肝炎,也非乙型病毒性肝炎。该病流行地域广泛,在发展中国家以流行为主,在发达国家以散发为主。其流行特点与甲型病毒性肝炎相似,传染源是戊型病毒性肝炎患者和阴性感染者,经粪-口途径传播。潜伏期末和急性期初传染性最强。流行规律大体分两种:一种为长期流行,常持续数月,可长达20个月,多由水源不断污染所致;另一种为短期流行,约1周即止,多为水源一次性污染引起。与甲型病毒性肝炎相比,该病的发病年龄偏大,16～35岁者占75%,平均发病年龄为27岁。孕妇易感性较高。

**(二)诊断要点**

流行病学资料、临床特点和常规实验室检查仅作为临床诊断参考,特异血清病原学检查是确诊依据,同时排除 HAV、HBV、HCV 感染。

1.临床表现

该病的潜伏期为15～75 d,平均约6周。绝大多数为急性病例,包括急性黄疸型和急性无黄疸型肝炎,两者比例约为1∶13。临床表现与甲型病毒性肝炎的相似,但其黄疸前期较长,症状较重。除淤胆型病例外,黄疸常于一周内消退。该病的胆汁淤积症状(如灰浅色大便、全身瘙痒)较甲型病毒性肝炎重,大约20%的急性戊型病毒性肝炎患者会发展成淤胆型肝炎。部分患者有关节疼痛。

2.实验室检查

用该病患者急性期血清 IgM 型抗体建立 ELISA 法,可用于检测拟诊患者粪便内的 HEAg,此抗原在黄疸出现第14～18 d 的粪便中较易检出,但阳性率不高。用荧光素标记该病患者恢复期血清 IgG,以实验动物 HEAg 阳性肝组织作抗原片,进行荧光抗体阻断实验,可用于检测血清戊型病毒性肝炎抗体(抗-HEV),阳性率为50%～100%。但该法不适用于临床常规检查。

用重组抗原或合成肽原建立 ELISA 法检测血清抗-HEV,已在国内普遍开展,敏感性和特异性均较好。用该法检测血清抗-HEV-IgM 对诊断现症戊型病毒性肝炎更有价值。

**(三)鉴别要点**

应注意鉴别该病与 HAV、HBV、HCV。

**(四)规范化治疗**

急性期患者应卧床休息,摄入清淡而营养丰富的饮食、充足的 B 族维生素及维生素 C。

HEV ORF2 结构蛋白可用于研制有效疫苗,并能对 HEV 株提供交叉保护。HEV ORF2 蛋白具有较好的免疫原性,用其免疫猕猴能避免动物发生戊型病毒性肝炎和 HEV 感染。该疫苗正在研制,安全性和有效性正在评估。

## 六、护理措施

(1)护理人员应将甲、戊型病毒性肝炎患者进行消化道隔离;将急性乙型病毒性肝炎患者进行血液(体液)隔离,至 HBsAg 转阴;对慢性乙型和丙型病毒性肝炎患者应分别按病毒携带者管理。

(2)护理人员应向患者及家属说明休息是治疗肝炎的重要措施。重型肝炎、急性肝炎、慢性活动期患者应卧床休息;慢性肝炎患者病情好转后,可进行体力活动,以不感疲劳为度。

（3）急性期患者宜进食清淡、易消化的饮食，蛋白质以营养价值高的动物蛋白为主，1.0～1.5 g/(kg·d)；慢性肝炎患者宜进食高蛋白、高热量、高维生素、易消化的饮食，蛋白质为 1.5～2.0 g/(kg·d)；重症肝炎患者宜进食低脂、低盐、易消化的饮食，有肝性脑病先兆者应限制蛋白质摄入，蛋白质摄入<0.5 g/(kg·d)；合并腹水、少尿者，钠摄入限制在 0.5 g/d。

（4）各型肝炎患者均应戒烟和禁止饮酒。

（5）皮肤瘙痒者及时修剪指甲，避免搔抓，防止皮肤破损。

（6）护理人员应向患者解释注射干扰素后可出现发热、头痛、全身酸痛等流感样综合征，体温常随药物剂量增大而升高，不良反应随治疗次数增加而逐渐减轻；发热时多饮水、休息，必要时按医嘱对症处理。

（7）护理人员应密切观察患者有无皮肤瘀点和瘀斑、牙龈出血、便血等出血倾向；观察患者有无性格改变、计算力减退、嗜睡、烦躁等肝性脑病的早期表现；如有异常，及时报告医师。

（8）护理人员应让患者家属了解肝病患者易生气、易急躁的特点，对患者要多加宽容理解。护理人员多与患者热情、友好地交谈，缓解患者焦虑、悲观、抑郁等情绪；向患者说明保持豁达、乐观的心情对于治疗肝脏疾病的重要性。

## 七、应急措施

### （一）消化道出血

（1）护理人员应立即为患者取平卧位，把患者的头偏向一侧，保持其呼吸道通畅，防止窒息。

（2）护理人员应通知医师，建立静脉液路。

（3）护理人员应为患者合血、吸氧，备好急救药品及器械，准确记录出血量。

（4）护理人员应监测生命体征的变化，观察患者有无四肢湿冷、面色苍白等休克体征，如有异常，及时报告医师并配合抢救。

### （二）肝性脑病

（1）患者如有烦躁，护理人员应做好保护性措施，必要时给予约束，防止患者自伤或伤及他人。

（2）护理人员应为昏迷者取平卧位，把昏迷者的头偏向一侧，保持呼吸道通畅。

（3）护理人员应给患者吸氧，密切观察其神志和生命体征的变化，为其定时翻身。

（4）护理人员应遵医嘱给予准确、及时的治疗。

## 八、健康教育

（1）护理人员应宣传各类型病毒性肝炎的发病及传播知识，使患者重视预防接种的重要性。

（2）对于急性肝炎患者护理人员应强调彻底治疗的重要性及早期隔离的必要性。

（3）慢性患者、病毒携带者及家属应采取适当的家庭隔离措施，家中密切接触者应尽早进行预防接种。

（4）应用抗病毒药物者必须在医师的指导、监督下用药，不得擅自加量或停药，并定期检查肝功能和血常规。

（5）慢性肝炎患者出院后避免过度劳累、酗酒、不合理用药等，避免反复发作，并定期监测肝功能。

（6）对于乙型病毒性肝炎病毒携带者禁止献血和从事餐饮、维修水管、托幼等工作。

（孙梦然）

# 第六节　急性胰腺炎

急性胰腺炎是常见的急腹症之一,为胰酶对胰脏本身消化所引起的化学性炎症。胰腺病变轻重不等,轻者以水肿为主,临床经过属自限性,一次发作数天后即可完全恢复,少数呈复发性急性胰腺炎;重者胰腺出血坏死,易并发休克、胰假性囊肿和脓肿等,病死率高达 25%～40%。

对急性胰腺炎的发生率,目前尚无精确统计。国内报告急性胰腺炎患者占住院患者的 0.32%～2.04%。该病患者一般女多于男,患者的平均年龄 50～60 岁。职业以工人多见。

## 一、病因及发病机制

胰腺是一个其有内、外分泌功能的实质性器官,胰腺的腺泡分泌胰液(外分泌),对食物的消化起重要作用;而散在地分布在胰腺内的胰岛,其功能细胞主要分泌胰岛素和胰高血糖素(内分泌)。正常情况下,当胰液中无活力的胰蛋白酶原等进入十二指肠时,在碱性环境中被胆汁和十二指肠液中的肠激酶激活,成为具有消化能力的胰蛋白酶。在胆总管、胰管、壶腹部炎症和梗阻等病理情况下,多种胰酶在胰腺内被激活,并大量溢出管壁及腺泡壁外,导致胰腺自身消化,引起水肿、出血、坏死等,而产生急性胰腺炎。

引起急性胰腺炎的病因甚多。常见病因为胆道疾病、酗酒。急性胰腺炎的各种致病相关因素见表 6-2。

表 6-2　急性胰腺炎致病相关因素

| | |
|---|---|
| 梗阻因素 | ①胆管结石。②乏特氏壶腹或胰腺肿瘤。③寄生虫或肿瘤使乳头阻塞。④胰腺分离现象并伴副胰管梗阻。⑤胆总管囊肿。⑥壶腹周围的十二指肠憩室。⑦奥狄氏括约肌压力升高。⑧十二指肠梗阻 |
| 毒素 | ①乙醇。②甲醇。③蝎毒。④有机磷杀虫剂 |
| 药物 | ①肯定有关(有重要试验报告)——硫唑嘌呤/6-巯基嘌呤、丙戊酸、雌激素、四环素、甲硝唑、呋喃妥因、呋塞米、磺胺、甲基多巴、阿糖胞苷、西咪替丁。②不一定有关(无重要试验报告)——噻嗪利尿剂、依他尼酸、苯乙双胍、普鲁卡因胺、氯噻酮、L-门冬酰胺酶、对乙酰氨基酚 |
| 代谢因素 | ①高甘油三酯血症。②高钙血症 |
| 外伤因素 | ①创伤-腹部钝性伤。②医源性——手术后、内镜下括约肌切开术、奥狄氏括约肌测压术 |
| 先天性因素 | |
| 感染因素 | ①寄生虫——蛔虫、华支睾吸虫。②病毒——流行性腮腺炎、甲型肝炎、乙型肝炎、柯萨奇 B 病毒、EB 病毒。③细菌——空肠弯曲菌 |
| 血管因素 | ①局部缺血——低灌性(如心脏手术)。②动脉粥样硬化性栓子。③血管炎——系统性红斑狼疮、结节性多发性动脉炎、恶性高血压 |
| 其他因素 | ①穿透性消化性溃疡。②十二指肠克罗恩病。③妊娠有关因素。④儿科有关因素 |

### (一)梗阻因素

胆石症常是老年人急性胰腺炎首次发作的原因,在老年女性中特别常见。一般胆石症在胆石一过性阻塞胰管开口处或紧邻此开口处的胆总管发生。如在胆石性胰腺炎发作后立即仔细收集和检查粪便,常常可以找到胆结石。胆石症引起胰腺炎的机制尚不清楚,可能是乏特氏壶腹被胆石阻塞,引起胆汁反流入胰管,损伤胰腺实质;也有人认为是胰管一过性梗阻,而无胆汁反流。

有人认为副乳头的先天畸形和狭窄必然引起胰腺炎。奥狄氏括约肌压力升高是急性胰腺炎反复发作的原因之一,据此内镜下括约肌切开术治疗已获得良好效果。胰小管或壶腹周围的小肿瘤也能引起胰腺炎。

### (二)毒素和药物因素

乙醇、甲醇、蝎毒和有机磷杀虫剂等均可引起急性胰腺炎。

药物诱发的胰腺炎通常与对药物的超敏有关,而与剂量无关。其特点是在接触药物的第一个月内发生,通常病情轻且有自限性。与成人胰腺炎发病有关的药物常见的是硫唑嘌呤及其类似物 6-巯基嘌呤。应用这类药物的个体中有 3%～5% 发生胰腺炎。引起儿童胰腺炎最常见的药物是丙戊酸。

### (三)代谢因素

甘油三酯水平超过 11.3 mmol/L 时,易发中至重度的急性胰腺炎。如其水平降至5.65 mmol/L以下,发作次数可明显减少。高钙血症亦易引起急性胰腺炎。

### (四)外伤因素

胰腺的创伤或手术都可引起胰腺炎。内窥镜逆行胰胆管造影所致创伤也可引起胰腺炎,发生率为 1%～5%。

### (五)先天性因素

胰腺炎的易感性呈常染色体显性遗传。临床特点是儿童或青年期起病,逐渐演变成慢性胰腺炎和胰功能不全。胰腺结石可显著。少数家族还合并有氨基酸尿症。

### (六)感染因素

血管功能不全(低容量灌注、动脉粥样硬化)和血管炎可能因减少胰腺血流而引起或加重胰腺炎。

## 二、临床表现

急性胰腺炎的临床表现和病程取决于其病因、病理类型和治疗是否及时。水肿型胰腺炎一般3～5 d内症状即可消失,但常有反复发作。如症状持续一周以上,应警惕已演变为出血坏死型胰腺炎。出血坏死型胰腺炎亦可在一开始时即发生,呈暴发性经过。

### (一)腹痛

腹痛为该病最主要表现,约见于 95% 的该病病例,多数腹痛突然发作,常在饱餐和饮酒后发生。腹痛轻重不一,轻者呈上腹钝痛,患者常能忍受,重者呈腹绞痛、钻痛或刀割痛。疼痛常呈持续性伴阵发性加剧。疼痛的部位可因病变的部位不同而异,通常在上中腹部。如炎症以胰头部为主,疼痛常在右上腹及中上腹部;如炎症以胰体、尾部为主,常为中上腹及左上腹疼痛,并向腰背放射。疼痛在弯腰或起坐前倾时可减轻。病情轻者腹痛3～5 d缓解;出血坏死型的病情发展较快,腹痛延续较长。由于渗出液扩散至腹腔,腹痛可弥漫至全腹。极少数患者尤其是年老体弱者可无腹痛或极轻微痛。

腹肌常紧张,并可有反跳痛,但不像消化道穿孔时表现的肌强硬,如检查者将手紧贴于患者的腹部,仍可能按压下去。有时按压腹部反可使腹痛减轻。腹痛发生的原因是胰管扩张;有胰腺炎症、水肿;渗出物、出血或胰酶消化产物进入后腹膜腔,刺激腹腔神经丛;有化学性腹膜炎;胆管和十二指肠痉挛及梗阻。

### (二)恶心、呕吐

84%的患者有频繁恶心和呕吐，常在进食后发生。呕吐物多为胃内容物，重者含胆汁甚至血样物。呕吐是机体对腹痛或胰腺炎症刺激的一种防御性反射。呕吐后，进入十二指肠的胃酸减少，从而减少胰泌素及胆囊收缩素的释放，减少了胰液的分泌。

### (三)发热

大多数患者有中度以上发热，少数可超过39.0 ℃，一般持续3~5 d。发热系胰腺炎症或坏死产物进入血液循环，作用于中枢神经系统体温调节中枢所致。多数发热患者中找不到感染的证据，但高热不退强烈提示合并感染或并发胰腺脓肿。

### (四)黄疸

黄疸可于发病后1~2 d出现，常为暂时性阻塞性黄疸。黄疸的发生主要由肿大的胰头部压迫了胆总管所致。合并存在的胆道病变(如胆石症和胆道炎症)亦是黄疸的常见原因。少数患者后期可因并发肝损害而引起肝细胞性黄疸。

### (五)低血压及休克

出血坏死型胰腺炎常发生低血压和休克。患者烦躁不安，皮肤苍白、湿冷、呈花斑状，脉细弱，血压下降，少数可在发病后短期内猝死。发生休克的机制主要有以下几点。

(1)胰血管舒缓素原释放，被胰蛋白酶激活后致血浆中缓激肽生成增多。缓激肽可引起血管扩张，毛细血管通透性增加，使血压下降。

(2)血液和血浆渗出到腹腔或后腹膜腔，引起血容量不足，这种体液丧失量可达血容量的30%。

(3)发生腹膜炎时大量体液流入腹腔或积聚于麻痹的肠腔内。

(4)呕吐丢失体液和电解质。

(5)坏死的胰腺释放心肌抑制因子使心肌收缩不良。

(6)少数患者并发肺栓塞、胃肠道出血。

### (六)肠麻痹

肠麻痹是重型或出血坏死型胰腺炎的主要表现。初期，邻近胰腺的上腹部可见扩张的充气肠襻，后期则整个肠道均发生肠麻痹性梗阻。肠麻痹在临床上以高度腹胀、肠鸣音消失为主要表现。肠麻痹可能是肠管对腹膜炎的一种反应。另外，炎症的直接作用、血管和循环的异常、低钠血症和低钾血症、肠壁神经丛的损害也是肠麻痹发生的重要促发因素。

### (七)腹水

胰腺炎发病时常有少量腹水，由在炎症发生和发展过程中腹膜液体渗出或漏出所致。淋巴管受阻塞或不畅可能也起作用。偶尔出现大量的顽固性腹水，多由假性囊肿中液体外漏引起。胰性腹水中淀粉酶含量甚高，以此可以与其他原因造成的腹水区别。

### (八)胸膜炎

胸膜炎常见于严重病例，是腹腔内炎症渗出、透过横膈微孔而进入胸腔所引起的炎性反应。

### (九)电解质紊乱

发生胰腺炎时，机体处于代谢紊乱状态，可以发生电解质平衡失调，血清钠、镁、钾常降低。血钙降低约见于25%的病例，血钙常低于2.25 mmol/L(9 mg/dL)，如低于1.75 mmol/L(7 mg/dL)提示预后不良。血钙下降的原因是大量钙沉积于脂肪坏死区，同时胰高血糖素分泌增加,降钙素分泌,抑制了肾小管对钙的重吸收。

**(十)皮下淤血斑**

出血坏死型胰腺炎因血性渗出物透过腹膜后渗入皮下,可在肋腹部形成蓝绿-棕色血斑,称为Grey-Turner征;如在脐周围出现蓝色斑,称为Cullen征。此两种征象无早期诊断价值,但有确诊意义。

## 三、并发症

急性水肿型胰腺炎很少有并发症发生,而急性出血坏死型则常出现多种并发症。

**(一)局部并发症**

1.胰脓肿形成

出血坏死型胰腺炎起病2~3周以后,如继发细菌感染,于胰腺内及其周围可有脓肿形成。检查局部有包块,全身感染中毒症状。

2.胰假性囊肿

胰假性囊肿是由胰液和坏死组织在胰腺本身或其周围被包裹而形成,常发生于出血坏死型胰腺炎起病后3~4周,多位于胰体尾部。囊肿可累及邻近组织,引起相应的压迫症状,如黄疸、门脉高压、肠梗阻、肾盂积水等。囊肿穿破可造成胰源性腹水。

3.胰性腹膜炎

含有活性胰酶的渗出物进入腹腔,可引起化学性腹膜炎。腹腔内出现渗出性腹水。如继发感染,则可引起细菌性腹膜炎。

4.其他

胰局部炎症和纤维素性渗出可累及周围脏器,引起脾周围炎、脾梗阻、脾粘连、结肠粘连(常见为脾曲综合征)、小肠坏死出血及肾周围炎。

**(二)全身并发症**

1.败血症

败血症常见于胰腺炎并发胰腺脓肿时,病死率甚高。病原体大多数为革兰氏阴性杆菌,如大肠埃希菌、产碱杆菌、产气杆菌、铜绿假单胞菌。患者表现为持续高热、白细胞计数升高及明显的全身毒性症状。

2.呼吸功能不全

因腹胀、腹痛,患者的膈运动受限,加之磷脂酶A和在该酶作用下生成的溶血卵磷脂对肺泡的损害,可发生肺炎、肺淤血、肺水肿、肺不张和肺梗死,患者出现呼吸困难,血氧饱和度降低,严重者发生急性呼吸窘迫综合征。

3.心律失常和心功能不全

有效血容量减少和心肌抑制因子释放导致心肌缺血和损害,临床上表现为心律失常和急性心力衰竭。

4.急性肾衰竭

出血坏死型胰腺炎晚期,可因休克、严重感染、电解质紊乱和播散性血管内凝血而发生急性肾衰竭。

5.胰性脑病

有出血坏死型胰腺炎时,大量活性蛋白水解酶、磷脂酶A进入脑内,损伤脑组织和血管,引起中枢神经系统损害综合征,称为胰性脑病。该病偶可引起脱髓鞘病变。患者可出现谵妄、意识模糊、昏迷、烦躁不安、抑郁、恐惧、妄想、幻觉、语言障碍、共济失调、震颤、反射亢进或消失及偏瘫等。脑电图可见异常。某些患者昏迷系并发糖尿病所致。

6.消化道出血

消化道出血可为上消化道或下消化道出血。上消化道大量出血主要因为胃黏膜炎性糜烂或应激性溃疡,或因脾静脉阻塞引起的食道静脉破裂。下消化道出血则由结肠本身或结肠血管受累所致。近年来发现胰腺炎时可发生胃肠型微动脉瘤,瘤破裂后可引起大出血。

7.糖尿病

5％～35％的患者在病程中出现糖尿病。糖尿病常见于暴发性坏死型胰腺炎患者,系由B细胞遭到破坏,胰岛素分泌下降;A细胞受刺激,胰高血糖素分泌增加所致。严重病例可发生糖尿病酮症酸中毒和糖尿病昏迷。

8.慢性胰腺炎

重症胰腺炎病例可因胰腺泡大量破坏而并发胰外分泌功能不全,演变成慢性胰腺炎。

9.猝死

猝死见于极少数病例,由胰腺-心脏性反应所致。

## 四、检查

实验室检查对胰腺炎的诊断具有决定性意义,一般对水肿型胰腺炎,检测血清淀粉酶和尿淀粉酶已足够;对出血坏死型胰腺炎,则需检查更多项目。

### (一)淀粉酶测定

血清淀粉酶常于起病后2～6 h开始上升,12～24 h达高峰,一般多于500 U。轻者24～72 h即可恢复正常。如血清淀粉酶持续升高达1周以上,常提示有胰管阻塞或假性囊肿等并发症。病情严重程度与淀粉酶升高程度并不一致。出血坏死型胰腺炎因胰腺泡广泛破坏,血清淀粉酶值可正常甚至低于正常值。若无肾功能不良,则尿淀粉酶常明显升高,一般在血清淀粉酶升高后2 h开始升高,维持时间较长,在血清淀粉酶恢复正常后仍可升高。尿淀粉酶下降缓慢,为时可达1～2周,故该指标的测定适用于起病后较晚入院的患者。

胰淀粉酶的分子量约为55 000 D,易通过肾小球。有急性胰腺炎时胰腺释放胰血管舒缓素,体内产生大量激肽类物质,引起肾小球的通透性增加,肾脏对胰淀粉酶的清除率增加,而肌酐清除率无改变。故淀粉酶清除率与肌酐清除率的比值(cam/ccr)测定可提高急性胰腺炎的诊断特异性。正常人的cam/ccr为1.5％～5.5％,平均为3.1±1.1％,发生急性胰腺炎时cam/ccr为9.8±1.1％,发生胆总管结石时cam/ccr为3.2±0.3％。cam/ccr＞5.5％即可诊断急性胰腺炎。

### (二)血清胰蛋白酶测定

应用放射免疫法测定,正常人及非胰病患者的血清胰蛋白酶平均为400 ng/mL。发生急性胰腺炎时血清胰蛋白酶升高。因胰蛋白酶仅来自胰腺,故具有特异性。

### (三)血清脂肪酶测定

血清脂肪酶正常范围为0.2～1.5 U。发生急性胰腺炎时血清脂肪酶活性升高。该酶在病程中升高较晚,且持续时间较长,达7～10 d。在淀粉酶恢复正常时,脂肪酶仍升高,故对起病后就诊较晚的急性胰腺炎病例有诊断价值,特别有助于区别该病与腮腺炎,腮腺炎患者无脂肪酶升高。

### (四)血清正铁清蛋白(MHA)测定

腹腔内出血后,红细胞破坏释放的血红蛋白经脂肪酸和弹性蛋白酶的作用,转变为正铁血红蛋白。正铁血红蛋白与清蛋白结合形成MHA。出血坏死型胰腺炎起病12 h后血中MHA即出现,而水肿型胰腺炎MHA呈阴性,故通过MHA可区别该两型胰腺炎。

### (五)血清电解质测定

发生急性胰腺炎时通常血钙≥2.12 mmol/L。血钙＜1.75 mmol/L仅见于重症胰腺炎患者。低钙血症可持续至临床恢复后4周。如胰腺炎由高钙血症引起,则出现血钙升高。对任何胰腺炎发作期血钙正常的患者,在恢复期均应检查有无高钙血症。

### (六)其他

测定$\alpha_2$-巨球蛋白、$\alpha_1$-抗胰蛋白酶、磷脂酶$A_2$、C反应蛋白、胰蛋白酶原激活肽及粒细胞弹性蛋白酶等均有助于鉴别轻、重型急性胰腺炎,并能帮助判断病情。

## 五、护理

### (一)休息

患者在发作期应绝对卧床休息或取屈膝侧卧位等舒适体位,避免衣服过紧,剧痛而辗转不安者要防止坠床,保证睡眠,保持安静。

### (二)输液

对急性出血坏死型胰腺炎的抗休克和纠正酸碱平衡紊乱自入院始贯穿于整个病程中,护理上需准确记录24 h出入量,依据病情灵活调节补液速度,保证液体在规定的时间内输完,每天尿量＞500 mL。必要时建立两条静脉通道。

### (三)饮食

饮食治疗是综合治疗中的重要环节。近年来临床中发现,少数胰腺炎患者往往在有效的治疗后,因饮食不当而加重病情,甚至危及生命。采用分期饮食新法则取得较满意的效果。胰腺炎的分期饮食分为禁食、胰腺炎Ⅰ号饮食、胰腺炎Ⅱ号饮食、胰腺炎Ⅲ号饮食、低脂饮食5期。

1.禁食

绝对禁食可使胰腺安静休息,胰腺分泌减少至最低限度。患者需限制饮水,口渴者可含漱或湿润口唇。此期患者需静脉补充足够的液体及电解质。禁食适用于胰腺炎的急性期,一般患者禁食2～3 d,重症患者禁食5～7 d。

2.胰腺炎Ⅰ号饮食

该饮食内不含脂肪和蛋白质。主要食物有米汤、果子水、藕粉,每天6餐,每次约100 mL,每天热量约为1.4 kJ,用于病情好转初期的试餐阶段。此期仍需给患者补充足够的液体及电解质。Ⅰ号饮食适用于急性胰腺炎患者的康复初期(一般为病后5～7 d)。

3.胰腺炎Ⅱ号饮食

该饮食含少量蛋白质,但不含脂肪。主要食物有小豆汤、果子水、藕粉、龙须面和少量鸡蛋清,每天6餐,每次约200 mL,每天热量约为1.84 kJ。此期可给患者补充少量液体及电解质。Ⅱ号饮食适用于急性胰腺炎患者的康复中期(病后8～10 d)及慢性胰腺炎患者。

4.胰腺炎Ⅲ号饮食

该饮食含有蛋白质和极少量脂肪。主要食物有米粥、小豆汤、龙须面、菜末、鸡蛋清和豆油(5～10 g/d),每天5餐,每次约400 mL,总热量约为4.5 kJ。Ⅲ号饮食适用于急、慢性胰腺炎患者的康复后期(一般为病后 15 d 左右)。

5.低脂饮食

该饮食内含有蛋白质和少量脂肪(约 30 g),每天 4～5 餐,用于基本痊愈患者。

**(四)营养**

发生急性胰腺炎时,机体处于高分解代谢状态,代谢率可高于正常水平的 20％～25％,同时感染使大量血浆渗出。因此,如无合理的营养支持,必将使患者的营养状况进一步恶化,降低机体抵抗力、延缓康复。

1.全胃肠外营养(TPN)支持的护理

急性胰腺炎特别是急性出血坏死型胰腺炎患者的营养任务主要由 TPN 来承担。TPN 具有使消化道休息、减少胰腺分泌、减轻疼痛、补充体内营养、刺激免疫机制、促进胰外漏自发愈合等优点。近来更有代谢调理学说认为通过营养支持供给机体所需的能源和氮源,同时使用药物或生物制剂调理体内代谢反应,可降低分解代谢,共同达到减少机体蛋白质的分解、保存器官的结构和功能的目的。应用 TPN 时需严密监护,最初数天每 6 h 检查血糖、尿糖,每 1～2 d 检测血钾、钠、氯、钙、磷;定期检测肝、肾功能;准确记录 24 h 出入量;经常巡视,保持输液速度恒定,不突然更换无糖溶液;每天或隔天检查导管、消毒插管处的皮肤,更换无菌敷料,防止发生感染。一旦发生感染要立即拔管,将尖端部分送去做细菌培养。TPN 支持一般经过 2 周左右的时间,逐渐过渡到肠道内营养(EN)支持。

2.EN 支持的护理

EN 即从空肠造口管中滴入要素饮食,混合奶、鱼汤、菜汤、果汁等多种营养。EN 护理的要求有以下几点。

(1)应用不能过早,一定待胃肠功能恢复、肛门排气后使用。

(2)EN 开始前 3 d,每 6 h 监测 1 次尿糖,每天监测血糖、电解质、酸碱度、血红蛋白、肝功能,病情稳定后改为每周 2 次。

(3)营养液浓度从 5％开始逐渐增加到 25％,多以 20％以下的浓度为宜。对营养液现配现用,4 ℃下保存。

(4)营养液的滴速由慢到快,从 40 mL/h(15～20 滴/分钟)逐渐增加到 100～120 mL/h。小肠有规律性蠕动,当蠕动波近造瘘管时可使局部压力升高,甚至发生滴入液体逆流,因此,在滴入过程中要随时调节滴速。

(5)滴入空肠的溶液温度要恒定在 40 ℃左右,因肠管对温度非常敏感,故需将滴入管用温水槽或热水袋加温,如果应用不当很容易发生腹胀、恶心、呕吐、腹痛、腹泻等症状。

(6)灌注时取半卧位,滴注时把床头升高 45°,注意补充电解质,不足的部分可用温盐水代替。

3.口服饮食的护理

经过 3～4 周的 EN 支持,此时患者进入恢复阶段,食欲增加,护理人员要指导患者订好食谱,少食多餐,食物要多样化,告诫患者切不可暴饮暴食而增加胰腺负担,防止再次诱发急性胰腺炎。

**(五)胃肠减压**

抽吸胃内容和胃内气体可减少胰腺分泌,防止呕吐。虽然该疗法对轻-中度急性胰腺炎无明显疗效,但对并发麻痹性肠梗阻的严重病例,胃肠减压是不可缺少的治疗措施。减压的同时可向胃管内间歇注入氢氧化铝凝胶等碱性药物来中和胃酸,间接抑制胰腺分泌。腹痛基本缓解后即可停止胃肠减压。

**(六)药物治疗的护理**

**1.镇痛解痉**

护理人员给予阿托品、654-2、普鲁本辛、可待因、水杨酸、异丙嗪、哌替啶等及时对症处理,减轻患者痛苦。据报道静脉滴注硫酸镁有一定镇痛效果。禁止单用吗啡止痛,因其可引起奥狄氏括约肌痉挛而加重疼痛。不宜长期使用抗胆碱能药。

**2.预防感染**

对轻症急性水肿型胰腺炎通常无须使用抗生素。出血坏死型易并发感染,应使用足量有效抗生素。护理人员处理时应按医嘱正确使用抗生素,合理安排输注顺序,保证体内有效浓度;保持患者体表清洁,尤其应注意口腔及会阴部清洁,患者出汗多时应尽快为其擦干并及时更换衣、裤等。

**3.抑制胰腺分泌**

抗胆碱能药物、制酸剂、$H_2$受体拮抗剂、胰岛素与胰高血糖素联合应用、生长抑素、降钙素、胆囊收缩素受体拮抗剂(丙谷胺)等均有抑制胰腺分泌的作用。使用时注意抗胆碱能药不能用于有肠麻痹者及老年人,$H_2$受体拮抗剂可有皮肤过敏。

**4.抗胰酶药物**

早期应用抗胰酶药物可防止向重型转化和缩短病程。常用药有胞磷胆碱、6-氨基己酸等。使用前二者时应控制速度,药液不可溢出血管外,注意测血压,观察有无皮疹发生。对有精神障碍者慎用胞磷胆碱。

**5.胰酶替代治疗**

慢性胰功能不全者需长期用胰浸膏。每餐前服用效果佳。注意观察,少数患者可出现过敏和叶酸水平下降。

**(七)心理护理**

护理人员对急性发作患者应予以充分的安慰,帮助患者减轻或去除使疼痛加重的因素。由于疼痛持续时间长,患者常有不安和郁闷而主诉增多,护理人员在护理时应以耐心的态度对待患者的痛苦和不安情绪,耐心听取其诉说,尽量理解其心理状态;采用松弛疗法、皮肤刺激疗法等方法减轻患者的疼痛;向患者充分解释治疗处理方法及重要意义,关心、支持和照顾患者,使其情绪稳定、配合治疗,促进病情好转。

（张晨晨）

# 第七节　慢性胰腺炎

慢性胰腺炎是一种伴有胰实质进行性毁损的慢性炎症,我国以胆石症为常见病因,国外则以慢性酒精中毒为主要病因。慢性胰腺炎可伴急性发作,称为慢性复发性胰腺炎。由于该病临床表现缺乏特异性,可为腹痛、腹泻、消瘦、黄疸、腹部肿块、糖尿病等,易被误诊为消化性溃疡、慢性胃炎、胆管疾病、肠炎、消化不良、胃肠神经官能症等。该病的发病率虽然不高,但是近年来有逐步升高的趋势。

## 一、病因

慢性胰腺炎的发病因素与急性胰腺炎相似,主要有胆管系统疾病、酒精、腹部外伤、代谢和内分泌障碍、营养不良、高钙血症、高脂血症、血管病变、血色病、先天性遗传性疾病、肝脏疾病及免疫功能异常等。

## 二、临床表现

慢性胰腺炎的症状繁多且无特异性。典型病例可出现五联征,即上腹疼痛、胰腺钙化、胰腺假性囊肿、糖尿病及脂肪泻。但是同时具备上述五联征的患者较少,临床上常以某一或某些症状为主要特征。

### (一)腹痛

腹痛为慢性胰腺炎最常见的症状,见于 $60\%\sim100\%$ 的病例。疼痛常剧烈,并持续较长时间;一般呈钻痛或钝痛,绞痛少见;多局限于上腹部,放射至季肋下,半数以上病例放射至背部。疼痛发作的频度和持续时间不一,一般随着病变的进展,疼痛期逐渐延长,间歇期逐渐变短,最后整天腹痛。在无痛期,患者常有轻度上腹部持续隐痛或不适。

疼痛时患者取坐位,屈曲膝,压迫腹部可使疼痛部分缓解,躺下或进食则疼痛加重(这种体位称为胰体位)。

### (二)体重减轻

体重减轻是慢性胰腺炎常见的表现,约见于 3/4 以上的病例,主要由患者担心进食后疼痛而减少进食所致。少数患者因胰功能不全、消化吸收不良或糖尿病而有严重消瘦,经过补充营养及助消化剂后,体重减轻往往可暂时好转。

### (三)食欲减退

患者常有食欲欠佳,特别是厌油类或肉食,有时食后腹胀、恶心和呕吐。

### (四)吸收不良

吸收不良表现为疾病后期胰脏丧失 $90\%$ 以上的分泌能力,可引起脂肪泻。患者有腹泻,大便量多、带油滴、恶臭。由于脂肪吸收不良,临床上也可出现脂溶性维生素缺乏症状。碳水化合物的消化、吸收一般不受影响。

### (五)黄疸

少数病例可出现明显黄疸(血清胆红素高达 20 mg/dL),由胰腺纤维化压迫胆总管所致,但假性囊肿或肿瘤的压迫所致更常见。

### (六)糖尿病症状

约 2/3 的慢性胰腺炎病例有葡萄糖耐量降低,半数病例有显性糖尿病,常出现于反复发作的腹痛持续几年以后。当糖尿病出现时,一般均有某种程度的吸收不良存在。糖尿病症状一般较轻,易用胰岛素控制。偶可发生低血糖、糖尿病酸中毒、微血管病变和肾病变。

### (七)其他

少数病例腹部可扪及包块,易误诊为胰腺肿瘤。个别患者呈抑郁状态或有幻觉、定向力障碍等。

### 三、并发症

慢性胰腺炎的并发症甚多,一些与胰腺炎有直接关系,另一些则可能是病因(如酒精)作用的结果。

#### (一)假性囊肿

假性囊肿见于 9%~48% 的慢性胰腺炎患者,多数为单个囊肿。囊肿大小不一,表现多样。假性囊肿内胰液泄漏至腹腔,可引起胰性无痛性腹水,呈隐匿起病,腹水量甚大,腹水内含高活性淀粉酶。

巨大假性囊肿压迫胃肠道,可引起幽门或十二指肠近端狭窄,其至压迫十二指肠、空肠交接处和横结肠,引起不全性或完全性梗阻。假性囊肿破入邻近脏器可引起内瘘。囊肿内胰酶腐蚀囊肿壁内小血管可引起囊肿内出血,如腐蚀邻近大血管,可引起消化道出血或腹腔内出血。

#### (二)胆管梗阻

8%~55% 的慢性胰腺炎患者发生胆总管的胰内段梗阻,临床上有无黄疸不定。有黄疸者中罕有需手术治疗者。

#### (三)其他

酒精性慢性胰腺炎患者可合并存在酒精性肝硬化。慢性胰腺炎患者好发口腔、咽、肺、胃和结肠肿瘤。

### 四、实验室检查

#### (一)血清和尿淀粉酶测定

慢性胰腺炎急性发作时血、尿淀粉酶浓度和 cam/ccr 比值可一过性地升高。随着病变进展和较多的胰实质毁损,在急性炎症发作时可不合并淀粉酶升高。测定血清胰型淀粉酶同工酶可作为反映发生慢性胰腺炎时胰功能不全的试验。

#### (二)葡萄糖耐量试验

该试验可出现糖尿病曲线。有报道称 78.7% 的慢性胰腺炎患者的该试验结果呈阳性。

#### (三)胰腺外分泌功能试验

在发生慢性胰腺炎时,有 80%~90% 的病例的胰外分泌功能异常。

#### (四)吸收功能试验

最简便的是做粪便脂肪和肌纤维检查。

#### (五)血清转铁蛋白放射免疫测定

慢性胰腺炎患者的血清转铁蛋白含量明显升高,特别对酒精性钙化性胰腺炎有特殊价值。

### 五、护理

#### (一)体位

护理人员应协助患者卧床休息,选择舒适的卧位。有腹膜炎者宜取半卧位,利于引流和使炎症局限。

#### (二)饮食

脂肪对胰腺分泌具有强烈的刺激作用并可使腹痛加剧。因此,该病患者一般以适量的优质蛋白、丰富的维生素、低脂、无刺激性半流质或软饭为宜,如米粥、藕粉、脱脂奶粉、新鲜蔬菜及水果。每天脂肪供给量应控制在 20～30 g,避免粗糙、干硬、胀气及刺激性食物或调味品。患者应少食多餐、禁止饮酒。伴糖尿病患者应进食糖尿病饮食。

**(三)疼痛护理**

绝对禁酒、避免进食大量肉类饮食、服用大剂量胰酶制剂等均可使胰液与胰酶的分泌减少,缓解疼痛。护理人员应注意观察疼痛的性质、部位、程度及持续时间,有无腹膜刺激征;协助患者取舒适卧位以减轻疼痛;适当应用非麻醉性镇痛剂,如阿司匹林、吲哚美辛、布洛芬、对乙酰氨基酚;对腹痛严重,确实影响生活质量者,可酌情使用麻醉性镇痛剂,但应避免长期使用,以免导致患者对药物产生依赖性;给药20～30 min须评估并记录镇痛药物的效果及不良反应。

**(四)维持营养需要量**

蛋白-热量营养不良在慢性胰腺炎患者是非常普遍的。护理人员应于患者进餐前 30 min 为患者镇痛,以防止餐后腹痛加剧,使患者惧怕进食。进餐时服用胰酶制剂可以保证酶和食物适当混合,取得满意效果。护理人员应根据医嘱及时给予患者静脉补液,保证热量供给,维持水、电解质、酸碱平衡。对严重的慢性胰腺炎患者和中至重度营养不良者,在准备手术阶段应考虑提供肠外或肠内营养支持。护理人员应加强肠内、肠外营养的输注护理,防止并发症。

**(五)心理护理**

因病程迁延,反复疼痛、腹泻等,患者常有消极、悲观的情绪反应,对手术及预后的担心常引起焦虑和恐惧。护理人员应关心患者,与患者沟通,鼓励患者,稳定患者的情绪,讲解疾病知识,帮助患者树立战胜疾病的信心。

(张晨晨)

# 第七章

# 肾内科护理

## 第一节　急性肾小球肾炎

急性肾小球肾炎（acute glomerulonephritis，AGN）简称急性肾炎，是以急性肾炎综合征为主要表现的一组疾病。其特点为起病急，患者出现血尿、蛋白尿、水肿和高血压，可伴有一过性氮质血症。该病好发于儿童，男性居多。常有前驱感染，多见于链球菌感染后。其他细菌、病毒和寄生虫感染也可引起该病。本节主要介绍链球菌感染后的急性肾炎。

### 一、病因及发病机制

急性肾小球肾炎常发生于β-溶血性链球菌致肾炎菌株引起的上呼吸道感染（多为扁桃体炎）或皮肤感染（多为脓疱疮）后，感染导致机体产生免疫反应而引起双侧肾脏弥漫性的炎症反应。目前医师多认为，链球菌的主要致病抗原是胞质或分泌蛋白的某些成分，抗原刺激机体产生相应抗体，形成免疫复合物，沉积于肾小球而致病。同时，肾小球内的免疫复合物可激活补体，引起肾小球内皮细胞及系膜细胞增生，并吸引中性粒细胞及单核细胞浸润，导致肾脏病变。

### 二、临床表现

#### （一）症状与体征

1.尿异常

几乎所有患者有肾小球源性血尿，约30％的患者出现肉眼血尿，且常为首发症状或患者就诊的原因。患者可伴有轻、中度蛋白尿，少数（＜20％）患者可有大量蛋白尿。

2.水肿

80％以上的患者可出现水肿，常为起病的初发表现，表现为晨起眼睑水肿，呈"肾炎面容"，可伴有下肢轻度凹陷性水肿，少数严重者可波及全身。

3.高血压

约80％的患者患病初期水、钠潴留时，出现一过性轻、中度高血压，利尿后血压恢复正常。少数患者可出现高血压脑病、急性左心衰竭等。

4.肾功能异常

大部分患者起病时尿量减少（40～700 mL/d），少数患者少尿（<400 mL/d）。患者可出现一过性轻度氮质血症。患者一般于1～2周尿量增加，肾功能于利尿后数天恢复正常，极少数出现急性肾衰竭。

**（二）并发症**

前驱感染后常有1～3周（平均10 d左右）的潜伏期。呼吸道感染的潜伏期较皮肤感染短。该病起病较急，病情轻重不一，轻者仅尿常规及血清补体$C_3$异常，重者可出现急性肾衰竭。大多患者预后良好，常在数月内临床自愈。

## 三、辅助检查

**（一）尿液检查**

该检查可发现镜下血尿，红细胞呈多形性。尿蛋白多为（＋）～（＋＋）。尿沉渣中可有红细胞管型、颗粒管型等。早期尿中白细胞、上皮细胞计数稍增多。

**（二）血清补体$C_3$及总补体**

血清补体$C_3$及总补体在发病初期下降，于8周内恢复正常，对该病的诊断意义很大。血清抗链球菌溶血素"O"滴度可升高，部分患者循环免疫复合物（circulating immune complex，CIC）呈阳性。

**（三）肾功能检查**

内生肌酐清除率降低，尿素氮（BUN）、血肌酐（serum creaitinine，Scr）升高。

## 四、诊断要点

（1）链球菌感染后1～3周出现血尿、蛋白尿、水肿、高血压，甚至少尿及氮质血症。

（2）血清补体$C_3$降低（8周内恢复正常），即可临床诊断为急性肾小球肾炎。

（3）若肾小球滤过率进行性下降或病情经1～2个月未完全好转，应及时做肾活检，以明确诊断。

## 五、治疗要点

治疗原则：以休息、对症处理为主，缩短病程，促进痊愈。该病为自限性疾病，不宜用肾上腺糖皮质激素及细胞毒性药物。急性肾衰竭患者应透析。

**（一）对症治疗**

利尿治疗可消除水肿、降低血压。利尿后高血压控制不满意时，可加用其他降压药物。

**（二）控制感染灶**

以往主张使用青霉素或其他抗生素10～14 d，现其必要性存在争议。对于反复发作的慢性扁桃体炎，待肾炎病情稳定后，可行扁桃体摘除术，手术前后2周应注射青霉素。

**（三）透析治疗**

对于少数发生急性肾衰竭者，应予血液透析或腹膜透析治疗，帮助患者度过急性期，一般不需长期维持透析。

### 六、护理评估

**(一)健康史**

询问患者发病前 2 个月有无上呼吸道和皮肤感染史、起病急缓、就诊原因等。既往呼吸道感染史。

**(二)身体状况**

评估水肿的部位、程度、特点,血压升高程度,有无局部感染灶。

**(三)心理及社会因素**

患者多为儿童,对疾病的后果常不能理解,因而不重视疾病,不按医嘱注意休息,家属则往往较急,过多约束患者,年龄较大的患者因休学、长期休息而产生焦虑、悲观情绪。评估患者及家属对疾病的认识、目前的心理状态等。

**(四)辅助检查**

检查周围血象有无异常,淋巴细胞计数是否升高。

### 七、护理目标

(1)患者能自觉控制水、盐的摄入,水肿明显消退。

(2)患者能逐步达到正常活动量。

(3)患者无并发症发生,或能早期发现并发症并积极配合抢救。

### 八、护理措施

**(一)一般护理**

急性期患者应绝对卧床休息,以增加肾血流量和减少肾脏负担。患者应卧床休息 6 周～2 个月,在尿液检查发现只有蛋白尿和镜下血尿时,方可离床活动。患者在病情稳定后逐渐增加运动量,避免劳累和剧烈活动,坚持 1～2 年,待完全康复后才能恢复正常的体力劳动。存在水肿、高血压或心力衰竭时,应严格限制盐的摄入,一般进盐应低于 3 g/d,特别严重的病例应完全禁盐。在急性期,为减少蛋白质的分解代谢,限制蛋白质的摄取量为 0.5～0.8 g/(kg·d)。血压下降、水肿消退、尿蛋白减少后,即可逐渐增加食盐和蛋白质的量。除限制钠盐外,也应限制液体摄入量,对进水量的控制本着宁少勿多的原则。每天进水量应为不显性失水量(约 500 mL)加上 24 h 尿量,此进水量包括饮食、饮水、输液等所含水分的总量。另外,饮食应热量充足、易于消化和吸收。

**(二)病情观察**

护理人员应注意观察患者水肿的范围、程度,有无胸腔积液、腹水,有无呼吸困难、肺部湿啰音等急性左心衰竭的征象;监测高血压的动态变化,监测有无头痛、呕吐、颈项强直等高血压脑病的表现;观察尿的变化及肾功能的变化,及早发现有无肾衰竭。

**(三)用药护理**

在使用降压药的过程中,护理人员应注意一定要给患者定时、定量服用,随时监测血压的变化,还要嘱患者服药后在床边坐几分钟,然后缓慢站起,防止眩晕及直立性低血压。

**(四)心理护理**

患者尤其是儿童对长期的卧床会产生忧郁、烦躁等心理反应,加上担心血尿、蛋白质恶化,会进一步加重精神负担。护理人员应多关心患者,随时注意患者的情绪变化和精神需要;应适当说明卧床休息需要持续的时间和病情的变化等,并组织一些有趣的活动以活跃患者的精神生活,使患者能以愉快、乐观的态度安心接受治疗。

### 九、护理评价

(1)患者能接受限制钠、水的治疗和护理,尿量已恢复正常,水肿减轻甚至消失。
(2)患者能正确面对患病现实,说出感受,保持乐观情绪。
(3)患者无并发症发生。

### 十、健康指导

#### (一)预防指导

患者应注意加强锻炼,增强体质;注意个人卫生,防止化脓性皮肤感染;有上呼吸道或皮肤感染时,应及时治疗;注意休息和保暖,限制活动量。

#### (二)生活指导

急性期患者应严格卧床休息,按照病情进展调整作息。护理人员应掌握饮食护理的意义及原则,切实遵循饮食计划;指导患者及其家属掌握该病的基本知识和观察方法,消除各种不利因素,防止疾病进一步加重。

#### (三)用药指导

护理人员应遵医嘱正确使用抗生素、利尿药及降压药等,掌握不同药物的名称、剂量、给药方法,观察各种药物的疗效和不良反应。

#### (四)心理指导

护理人员应增强患者战胜疾病的信心,使患者保持良好的心态,积极配合诊疗计划。

(张晨晨)

# 第二节　慢性肾小球肾炎

慢性肾小球肾炎简称慢性肾炎,是最常见的一组原发于肾小球的疾病,以蛋白尿、血尿、高血压及水肿为基本表现,可有不同程度的肾功能减退,大多数患者会发展成慢性肾衰竭。该病起病方式各不相同,病情迁延,进展缓慢;可发生于任何年龄,以中青年居多,男性患者多于女性患者。

## 一、病因及诊断检查

#### (一)致病因素

慢性肾炎的病因尚不完全清楚,大多数慢性胃炎由各种原发性肾小球疾病迁延不愈发展而成。目前医师认为其发病与感染有明确关系,细菌、原虫、病毒等感染可引起免疫复合物介导性炎症而导致肾小球肾炎,故发病起始因素为免疫介导性炎症。另外,在发病过程中也有非免疫非炎症性因素参与,如高血压、超负荷的高蛋白饮食。仅少数慢性肾炎由急性肾炎演变而来。在发病过程中感染、劳累、妊娠和使用肾毒性药物等可使病情加重。

（二）身体状况

1.症状体征

慢性肾炎多数起病隐匿,患者大多无急性肾炎病史,病前也无感染史,发病时已为慢性肾炎;少数患者的病况是急性肾炎迁延不愈超过1年而成为慢性肾炎。临床表现差异大,症状轻重不一。主要表现如下。

（1）水肿:多为眼睑水肿和（或）轻度至中度下肢水肿,一般无体腔积液,缓解期水肿可完全消失。

（2）高血压:部分患者可以高血压为首发或突出表现,多为持续性中等程度以上高血压。持续血压升高可加速肾小球硬化,使肾功能迅速恶化,预后较差。

（3）全身症状:表现为头晕、乏力、食欲缺乏、腰膝酸痛等,贫血较为常见。随着病情进展可出现肾功能减退,最终发展成为慢性肾衰竭。

（4）尿异常:可有尿量减少,偶有肉眼血尿。

2.并发症

（1）该病易合并呼吸道及泌尿道感染。

（2）心脏损害包括心脏扩大、心律失常和心力衰竭。

（3）高血压脑病由血压骤升所致。

（4）慢性肾衰竭是慢性肾炎最严重的并发症。

（三）心理社会状况

患者常因病程长、疾病反复发作、疗效不佳、药物不良反应大、预后较差等而出现焦虑、恐惧、悲观的情绪。

（四）实验室及其他检查

1.尿液检查

尿比重多在1.020以下;最具有特征的是蛋白尿,尿蛋白（＋～＋＋＋）,尿蛋白定量为1～3 g/24 h;尿沉渣镜检可见红细胞和颗粒管型。

2.血液检查

血液检查早期多正常或有轻度贫血,晚期红细胞计数和血红蛋白多明显降低。

3.肾功能检查

慢性肾炎可导致肾功能逐渐减退,表现为肾小球滤过率下降,内生肌酐清除率下降,血肌酐和尿素氮升高。

## 二、护理诊断及医护合作性问题

（一）体液过多

体液过多与肾小球滤过率下降及血浆胶体渗透压下降有关。

（二）营养失调（低于机体需要量）

营养失调与蛋白丢失、摄入不足及代谢紊乱有关。

（三）焦虑

焦虑与担心疾病复发和预后有关。

（四）潜在并发症

潜在并发症有感染、心脏损害、高血压脑病、慢性肾衰竭。

### 三、治疗及护理措施

#### (一)治疗要点

慢性肾小球肾炎的主要治疗目的是防止或延缓肾功能恶化,改善症状,防止严重并发症。

**1.一般治疗**

一般治疗包括适当休息、合理饮食、防治感染等。

**2.对症治疗**

(1)利尿:水肿明显的患者可使用利尿药,常用氢氯噻嗪、螺内酯、呋塞米,既可利尿消肿,又可降低血压。

(2)控制血压:高血压可加快肾小球硬化,因此,及时、有效地维持适宜的血压是防止病情恶化的重要环节。对容量依赖性高血压首选利尿药,对肾素依赖性高血压首选血管紧张素转换酶抑制剂(卡托普利等)和β受体阻滞剂(普萘洛尔等)。

**3.抗血小板药物**

长期使用抗血小板药物可改善微循环,延缓肾衰竭。常用双嘧达莫和阿司匹林。

**4.糖皮质激素和细胞毒性药物**

一般不主张应用这两种药物。这两种药物可试用于血压不高、肾功能正常、尿蛋白较多者,常选用泼尼松、环磷酰胺等。

#### (二)护理措施

**1.病情观察**

因高血压易加剧肾功能的损害,故护理人员应密切观察患者的血压变化。护理人员应准确记录患者的 24 h 出入量,监测尿量、体重和腹围,观察水肿的消长情况;监测肾功能的变化,及时发现肾衰竭。

**2.生活护理**

(1)适当休息:因卧床休息能增加肾血流量,减轻水肿、蛋白尿及改善肾功能,故慢性肾炎患者宜多卧床休息,避免重体力劳动。特别是有明显水肿、大量蛋白尿、血尿及高血压或合并感染、心力衰竭、肾衰竭及处于急性发作期的患者,应限制活动,绝对卧床休息。

(2)饮食护理:护理人员应对水肿、少尿者限制钠、水的摄入,食盐摄入量为 1~3 g/d,每天进水量不超过 1 500 mL,记录 24 h 出入液量;护理人员应每天测量腹围、体重,监测水肿的消长情况。低蛋白、低磷饮食可减轻肾小球内高压、高灌注及高滤过状态,延缓肾功能减退。患者宜尽早采用富含必需氨基酸的优质低蛋白饮食(如鸡肉、牛奶、瘦肉),蛋白质的摄入量为 0.5~0.8 g/(kg·d)。低蛋白饮食亦可达到低磷饮食的目的。患者宜补充多种维生素及锌,适当增加糖类和脂肪的摄入比例,保证足够热量,减少自体蛋白的分解。

**3.药物治疗的护理**

使用利尿药时应注意有无电解质、酸碱平衡紊乱;服用降压药起床时动作宜缓慢,以防直立性低血压;应用血管紧张素转换酶抑制剂时,注意观察患者有无持续性干咳;应用抗血小板药物时,注意观察有无出血倾向等。

**4.对症护理**

对症护理包括对水肿、高血压、少尿等症状的护理。

5.心理护理

护理人员应注意观察患者,及时发现患者的不良情绪,主动与患者沟通,鼓励患者说出其感受,做好疏导工作,帮助患者调整心态,积极配合治疗及护理。

6.健康指导

(1)护理人员应指导患者严格按照饮食计划进餐,注意休息,保持精神愉快,避免劳累、受凉和使用肾毒性药物,以延缓肾功能减退。

(2)护理人员应指导患者进行适当锻炼,提高机体抵抗力,预防呼吸道感染。

(3)护理人员应指导患者遵医嘱服药,定期复查尿常规和肾功能。

(4)育龄妇女注意避孕,以免妊娠导致肾炎复发和病情恶化。

(张晨晨)

# 第三节　肾病综合征

肾病综合征(nephrotic syndrome,NS)是肾小球疾病中最常见的一组临床综合征。肾病综合征传统上分为原发性和继发性两类。原发性肾病综合征是指原发于肾小球疾病排除继发于全身性疾病引起的肾小球病变,如系统性红斑狼疮、糖尿病、多发性骨髓瘤、过敏性紫癜和淀粉样变。在肾病综合征中,约 75% 是由原发性肾小球疾病引起,约 25% 为继发性肾小球疾病引起,因此,它不是一个独立性的疾病。肾病综合征临床诊断并不困难。不同病理改变引起者的治疗效果不一,某些病理类型易发展为肾功能不全,即使预后较好的病理类型,也可因其引起严重全身水肿而影响到各脏器功能并易出现各种严重并发症,因此,强调早期病因诊断、早期病理诊断与整体治疗的重要性。本节仅讨论原发性肾病综合征。

## 一、病理

在国内,肾小球系膜增生是原发性肾病综合征最常见的病理类型,占 1/4～1/3;其次为膜性肾病,占1/5～1/4,多见于成人;再次为膜增生,约占 15%。局灶性节段性系膜增生的患者较少发生肾病综合征。各病理类型均可伴有肾间质不同程度的炎症改变和(或)纤维化,肾间质炎症的程度和纤维化范围对肾小球滤过功能减退有较大影响。

原发性肾病综合征的病理类型不同,与临床表现有一定关联,如微小病变和膜性肾病引起者多表现为单纯性肾病综合征,早期少见血尿、高血压和肾功能损害,但肾病综合征的临床表现多较严重、突出,经尿丢失蛋白质多,可高达 20 g/d;而系膜增生和膜增生等炎症明显类型常伴有血尿、高血压和不同程度的肾功能损害,且肾功能损害发生得相对较早。局灶性节段性肾小球硬化常有明显高血压和肾功能损害,多出现镜下血尿。少数情况病理类型改变与临床表现可不完全一致。

## 二、临床表现及发病机制

### (一)大量蛋白尿

大量蛋白尿是肾病综合征最主要的诊断依据。大量蛋白尿是指每天从尿液中丢失的蛋白质多达3～3.5 g,儿童的该项数据为50 mg/kg;体重为60 kg的成人尿液丢失3 g/d,即可认为有大量蛋白尿。大量蛋白尿的产生是由于肾小球滤过膜通透性异常。正常肾小球滤过膜对血浆蛋白有选择性滤过作用,能有效阻止绝大部分血浆蛋白从肾小球滤过,只有极小量的血浆蛋白进入肾小球滤液。肾小球病变引起滤过膜对大、中分子量蛋白质选择性滤过作用的损伤,导致大分子量蛋白质和中分子量清蛋白等大量漏出。有肾小球疾病时,肾小球基膜组织的结构、功能异常,涎酸成分明显减少,使带负电荷的清蛋白滤过基膜增多,出现蛋白尿。此外,肾小球血流动力学改变也能影响肾小球滤过膜的通透性,血压升高,尿蛋白增多,血压降低,蛋白尿减轻。肾内血管紧张素Ⅱ增加使出球小动脉收缩,肾小球内毛细血管压力增加,亦可增加蛋白质漏出。使用血管紧张素转换酶抑制剂或血管紧张素Ⅱ受体阻滞剂可因降低出球小动脉的阻力而降低肾小球毛细血管的压力,从而减轻蛋白尿。

临床上对肾病综合征患者不但要定期进行准确的24 h尿液蛋白定量测定,以了解蛋白尿的程度和判断治疗效果,从而调整治疗方案,而且要进行尿液系列蛋白检查,以了解丢失蛋白质的成分,从而判断蛋白质的丢失部位是在肾小球还是肾小管间质。尿液蛋白量的多寡有时不能说明肾脏病变的广泛程度和严重程度,但蛋白尿成分的测定则可反映肾小球病变的程度,如尿液中出现大量IgG,说明大分子量蛋白质从尿液中丢失,提示肾小球滤过膜结构破坏严重;若尿液中蛋白质几乎均为中分子量的清蛋白或转铁蛋白,一般提示病变在肾小球或肾小管间质,此时参考丢失蛋白质的多寡甚为重要。一般说来,肾小管性尿蛋白丢失较少超过3 g/d,个别超过3 g/d;若尿液中出现较多小分子量蛋白,则应进一步检查以明确是否轻链蛋白引起大量蛋白尿,故尿蛋白成分检查有时有助于病因诊断。

**(二)低蛋白血症**

低蛋白血症见于绝大部分肾病综合征患者,即血浆清蛋白水平在30 g/L以下。其主要原因是尿中丢失清蛋白。血浆清蛋白值是清蛋白合成与分解代谢平衡的结果,它主要受以下几种因素影响:①肝脏合成清蛋白的量增加。在低蛋白血症减轻和清蛋白池体积减小时,清蛋白的分解速度是正常的,甚至下降。肝脏代偿性合成清蛋白的量增加,如果饮食中能给予足够的蛋白质及热量,正常人的肝脏每天可合成清蛋白20 g以上。体质好和摄入高蛋白饮食的患者可不出现低蛋白血症。有人认为,血浆胶体渗透压在调节肝脏合成清蛋白方面可能有重要的作用。②肾小管分解清蛋白的量增加。正常人肝脏合成的清蛋白的10%在肾小管内代谢。在发生肾病综合征时,由于近端小管摄取、分解和过滤的蛋白质明显增加,肾内代谢可增加至16%～30%。③严重水肿时胃肠道的吸收能力下降,肾病综合征患者常呈负氮平衡状态。年龄、病程、慢性肝病、营养不良均可影响血浆清蛋白水平。

由于有低蛋白血症,药物与清蛋白的结合会有所减少,血中游离药物的含量升高,此时,即使常规剂量也可产生毒性或不良反应。有低蛋白血症时,花生四烯酸和血浆蛋白结合减少,促使血小板聚集和血栓素($TXA_2$)增加,后者可加重蛋白尿和肾损害。

**(三)水肿**

水肿多较明显,与体位有关,严重者常见头枕部凹陷性水肿、全身水肿、两肋部皮下水肿、胸腔积液和腹水,甚至出现心包积液以及阴囊或会阴部高度水肿,此种情况多见于微小病变或部分膜性肾病患者。一般认为,水肿的出现及其严重程度与低蛋白血症的程度呈正相关,然而也有例外的情况。机体自身具有抗水肿形成能力,其调节机制如下:①当血浆清蛋白浓度降低,血浆胶体渗透压下降时,从淋巴回流的组织液大大增多,机体带走组织液内的蛋白质,使组织液的胶体渗透压下降,血浆胶体渗透压与组织液胶体渗透压的梯度差值仍保持在正常范围。②组织液的水分增多,则其静水压上升,可使毛细血管前的小血管收缩,从而使血流灌注下降,减少了毛细血管床的面积,使毛细血管内静水压下降,从而抑制体液从血管内向组织间逸出。③水分逸出血管外,使组织液蛋白质浓度下降,而血浆内蛋白质的浓度上升。鉴于淋巴管引流组织液蛋白质的能力有限,上述体液分布的平衡能力有一定的限度,当血浆胶体渗透压进一步下降时,组织液的胶体渗透压无法调节至相应的水平,两者间的梯度差值不能维持正常水平,而产生水肿。大多数肾病综合征水肿患者的血容量正常,甚至增多,血浆肾素正常或处于低水平,提示肾病综合征的钠潴留是由于肾脏调节钠平衡发生障碍,而与低血容量激活肾素-血管紧张素-醛固酮系统无关。肾病综合征水肿的发生不能仅以一个机制来解释。血容量的变化对于某些患者来说可能是造成水、钠潴留,加重水肿的因素,可能与肾内某些调节机制的障碍有关。此外,水肿的严重程度虽与病变的严重性无关,但严重水肿如伴有大量胸腔积液、心包积液或肺间质水肿,则会引起呼吸困难和心肺功能不全;若患者长期进食低钠饮食和大量应用利尿剂,可造成有效血容量减少性低血压甚至低血容量性休克。

### (四)高脂血症

患者患有肾病综合征时,脂代谢异常的特点为血浆中几乎各种脂蛋白成分均增加,如血浆总胆固醇(TC)和低密度脂蛋白胆固醇(LDL-C)明显升高,甘油三酯(TG)和极低密度脂蛋白胆固醇(VLDL-C)升高。高密度脂蛋白胆固醇(HDL-C)浓度可以升高、正常或降低;HDL 亚型的分布异常,即 $HDL_3$ 增加而 $HDL_2$ 减少,表明 $HDL_3$ 有成熟障碍。在疾病过程中各脂质成分的增加出现在不同的时间,一般以 TC 升高出现最早。除浓度发生改变外,各脂质的比例也发生改变,各种脂蛋白中胆固醇/磷脂及胆固醇/甘油三酯的比例均升高。载脂蛋白也常有异常,如 ApoB 明显升高,ApoC 和 ApoE 轻度升高。脂质异常的持续时间及严重程度与病程及复发频率明显相关。

患者有肾病综合征时脂质代谢异常的发生机制:①肝脏合成的 TC、TG 及脂蛋白增加。②脂质调节酶活性改变及 LDL 受体活性或数目改变导致脂质的清除障碍。③尿中丢失的 HDL 增加。在发生肾病综合征时,HDL 的 ApoA I 有 50%～100%从尿中丢失,而且患者血浆的 $HDL_3$ 增加而 $HDL_2$ 减少,说明 $HDL_3$ 在转变为较大的 $HDL_2$ 颗粒之前即在尿中丢失。

肾病综合征患者的高脂血症对心血管疾病发生率的影响主要取决于高脂血症出现时间的长短、LDL 与 HDL 的比例、高血压史及吸烟等因素。长期的高脂血症,尤其是 LDL 上升而 HDL 下降,可加速冠状动脉粥样硬化的发生,增加患者发生急性心肌梗死的危险性。脂质引起肾小球硬化的作用已在内源性高脂血症等的研究中得到证实。脂代谢紊乱所致的肾小球损伤的发病机制较为复杂,可能与下述因素有关:肾小球内脂蛋白沉积,肾小管间质脂质沉积,LDL 氧化,单核细胞浸润。

### (五)血中其他蛋白浓度改变

发生肾病综合征时多种血浆蛋白浓度可发生变化。例如,血清蛋白电泳显示 $\alpha_2$ 和 β 球蛋白含量升高,而 $\alpha_2$ 球蛋白含量可正常或降低,IgG 水平可显著下降,而 IgA、IgM 和 IgE 含量多正常或升高,但免疫球蛋白的变化同原发病有关。补体激活旁路 B 因子的缺乏可损害机体对细菌的作用,这是肾病综合征患者易发生感染的原因之一。纤维蛋白原和凝血因子 V、Ⅶ、Ⅹ 可升高;血小板也可轻度升高;抗凝血酶Ⅲ可从尿中丢失而导致严重减少;C 蛋白和 S 蛋白浓度多正常或升高,但其活性降低;血小板凝聚力增加和 β 血栓球蛋白的升高,后者可能是潜在的自发性血栓形成的一个征象。

## 三、肾病综合征的常见并发症

### (一)感染

感染是该病最常见且严重的并发症。该病患者对感染的抵抗力下降的主要原因如下：①免疫抑制剂的长期使用引起机体免疫损害。②尿中丢失大量 IgG。③B 因子（补体的替代途径成分）的缺乏导致机体对细菌免疫作用有缺陷。④营养不良时，机体非特异性免疫应答能力减弱，造成机体免疫功能受损。⑤大量转铁蛋白和锌从尿中丢失。转铁蛋白为维持正常淋巴细胞功能所必需的，锌离子浓度与胸腺素合成有关。⑥局部因素：胸腔积液、腹水、皮肤高度水肿，引起的皮肤破裂和严重水肿使局部体液因子稀释、防御功能减弱，均为肾病综合征患者的易感因素。细菌感染是肾病综合征患者的主要死因之一，严重的感染主要发生于有感染高危因素的患者，如高龄、全身营养状态较差、长期使用激素和（或）免疫抑制剂及严重低蛋白血症患者。临床上常见的感染有原发性腹膜炎、蜂窝织炎、呼吸道感染和泌尿道感染等。一旦感染诊断成立，应立即予以相应治疗，并根据感染的严重程度，减量或停用激素和免疫抑制剂。

### (二)静脉血栓形成

肾病综合征患者存在高凝状态，主要是由于血中凝血因子改变。血中凝血因子改变包括因子Ⅸ、因子Ⅺ水平下降，因子Ⅴ、因子Ⅷ、因子Ⅹ、纤维蛋白原、β血栓球蛋白和血小板的水平升高，血小板的黏附力和凝聚力增强，抗凝血酶Ⅲ和抗纤溶酶活力降低。因此，促凝集和促凝血因子的升高、抗凝集和抗凝血因子的下降及纤维蛋白溶解机制的损害，是肾病综合征患者产生高凝状态的原因和静脉血栓形成的基础。激素和利尿剂的应用为静脉血栓形成的加重因素。高脂血症亦是引起血浆黏滞度增加的因素。

发生肾病综合征时，当血浆清蛋白低于 20 g/L 时，肾静脉血栓形成的危险性增加。肾静脉血栓在膜性肾病患者中的发生率可高达 50%，在其他病理类型中，其发生率为 5%~16%。肾静脉血栓形成的急性型患者可表现为突然发作的腰痛、血尿、尿蛋白增加和肾功能减退。慢性型患者无任何症状，但血栓形成后的肾淤血常使蛋白尿加重，患者出现血尿或对治疗反应差，有时医师易误认为激素剂量不足或激素拮抗等而增加激素的用量。要明确诊断，需进行肾静脉造影，血管多普勒超声、CT、MRI 等无创伤性检查也有助于诊断。血浆 β 血栓蛋白增高提示潜在的血栓形成，血中仅 $\alpha_2$ 抗纤维蛋白溶酶增加也被认为是肾静脉血栓形成的标志。外周深静脉血栓形成率约为 6%。外周深静脉血栓常见于小腿深静脉，仅 12% 有临床症状，25% 可由多普勒超声发现。肺栓塞的发生率为 7%，有 12% 的肺栓塞无临床症状。其他静脉累及罕见。

### (三)急性肾损伤

急性肾损伤为肾病综合征最严重的并发症。急性肾损伤指患者在 48 h 内血清肌酐绝对值升高26.5 μmol/L(0.3 mg/dL)，或较原先值升高 50%，或每小时尿量少于 0.5 mg/kg，且持续 6 h 以上。常见的病因如下：①肾病综合征常有低蛋白血症及血管病变，特别是老年患者多伴肾小动脉硬化，对血容量变化及血压下降非常敏感，呕吐、腹泻所致体液丢失、有腹水、使用大量利尿剂及抗高血压药物都能使血压进一步下降，导致肾灌注骤然减少，进而使肾小球滤过率降低，并由急性缺血后肾小管上皮细胞肿胀、变性及坏死导致急性肾损伤。②低蛋白血症可引起周围组织水肿，也会导致肾间质水肿。肾间质水肿压迫肾小管，使近端小管鲍曼囊静水压升高，生长因子受体减少。③药物引起急性间质性肾炎。④双侧肾静脉血栓形成。⑤蛋白管型堵塞远端肾小管可能是肾病综合征患者发生急性肾衰竭的机制之一。⑥有急进性肾小球肾炎。⑦有肾炎活动。⑧有心源性因素,老年患者常因感染诱发心力衰竭。心排血量减少 1 L/min,即可使肾小球滤过率降低 24 mL/min,故原发性肾病综合征患者若心力衰竭前血肌酐为177 $\mu$mol/L(2 mg/dL),则轻度心力衰竭后血肌酐浓度可能成倍上升,严重者导致少尿。

### (四)肾小管功能减退

肾病综合征患者的肾小管功能减退,多见于儿童。其机制是肾小管对滤过蛋白大量重吸收使肾小管上皮细胞受到损害。肾小管功能减退常表现为糖尿、氨基酸尿、高磷酸盐尿、肾小管性失钾和高氯性酸中毒,出现多种肾小管功能缺陷常提示预后不良。肾小球疾病减少肾小管血供和肾小球疾病合并乙型肝炎病毒感染导致肾小管损伤亦是肾小管功能减退的常见原因。

### (五)骨和钙代谢异常

有肾病综合征时血液循环中的维生素 D 结合蛋白(分子量 65 kD)和维生素 D 复合物从尿中丢失,使血中 $1,25\text{-}(OH)_2D_3$ 水平下降,致使肠道钙吸收不良和骨质对甲状旁腺激素耐受,因而肾病综合征患者常表现有低钙血症。此外,体内部分钙与清蛋白结合,随尿排出体外,使钙丢失,亦是造成低钙血症的常见原因。

### (六)内分泌及代谢异常

肾病综合征患者经尿丢失甲状腺结合球蛋白(TBG)和皮质类固醇结合球蛋白(CBG)。临床上该病患者的甲状腺功能可正常,但血清 TBG 和 $T_3$ 含量常下降,游离 $T_3$ 和 $T_4$、促甲状腺激素水平正常。由于血中 CBG 和17-羟皮质类固醇含量降低,游离和结合皮质醇的比值可改变,组织对药理剂量的皮质醇反应也不同于正常。由于铜蓝蛋白、转铁蛋白和清蛋白从尿中丢失,肾病综合征常有血清铜、血清铁和血清锌浓度的下降。锌缺乏可引起阳痿、味觉障碍、伤口难愈及细胞介导的免疫受损等。持续转铁蛋白减少可引起临床上对铁剂治疗有抵抗性的小细胞低色素性贫血。此外,严重低蛋白血症可导致持续性的代谢性碱中毒,血浆蛋白减少 10 g/L,则血浆重碳酸盐会相应增加 3 mmol/L。

## 四、诊断与鉴别诊断

临床上根据大量蛋白尿(3~3.5 g/d)、低蛋白血症(<30 g/L)、水肿和高脂血症 4 个特点,即可做出肾病综合征的诊断;若仅有大量蛋白尿和低蛋白血症,而无水肿和高脂血症,也可考虑该诊断。确定肾病综合征后,应区别是原发性还是继发性,两者病因各异,治疗方法不一,一般需先排除继发性因素才能考虑原发性,故对常见继发性病因应逐一排除。继发性肾病综合征患者常伴有全身症状(如皮疹、关节痛、各脏器病变)、血沉加快、血 IgG 含量升高、血清补体下降等征象,原发性肾病综合征罕见。肾组织检查对病理类型诊断十分重要,对指导治疗十分有帮助,多数情况下也可做出病因诊断,但有时相同病理改变可由多种病因引起,故临床上必须结合病史、体征、实验室检查结果、病理形态、免疫荧光检查及电镜检查等做出综合诊断与鉴别诊断。

## 五、治疗

### (一)对引起肾病综合征的原发病的治疗

1.糖皮质激素

一般认为,糖皮质激素只有对微小病变性肾病的疗效最为肯定,故首选治疗原发性肾病综合征中的原发性肾小球肾病(微小病变)。一般对微小病变用泼尼松,首剂量为 0.8~1 mg/(kg·d),治疗8周,对有效者应逐渐减量,一般每1~2周减原剂量的10%~20%,剂量越少,递减的量越少,减量速度越慢。激素的维持量和维持时间因病例不同而异,以不出现临床症状而采用的最小剂量为度,以低于15 mg/d为宜。成人首次治疗的完全缓解率可达80%或80%以上。在维持阶段有体重变化、感染、手术和妊娠等情况时应调整激素用量。对经8周以上正规治疗无效的病例,需排除影响疗效的因素,如感染、水肿所致的体重增加和肾静脉血栓形成,应尽可能及时诊断与处理。若无以上情况存在,常规治疗8周无效不能认为是对激素抵抗,激素使用到12周才奏效的患者很多。

除微小病变外,激素还适用于膜性肾病、部分局灶性节段性肾小球硬化。激素对增生明显的病理类型亦有一定的疗效,对伴有肾间质各种炎症细胞浸润也有抑制作用。临床上对病理上有明显的肾间质炎症病变、肾小球弥散性增生、细胞性新月体形成、血管纤维素样坏死以及有渗出性病变等活动性改变的患者,特别是伴有近期血肌酐升高者,应予以甲基泼尼松龙静脉滴注治疗,剂量为120~240 mg/d,疗程3~5 d,以后酌情减为40~80 mg/d并尽早改为小剂量,这样可减少感染等不良反应。此外,肾病综合征伴严重水肿患者的胃肠道黏膜亦有明显肿胀,影响口服药物的吸收,应改为静脉用药。

长期应用激素可产生很多不良反应,有时相当严重。激素导致的蛋白质高分解状态可加重氮质血症,促使血尿酸含量升高,诱发痛风,加剧肾功能减退。大剂量应用有时可加剧高血压,促发心力衰竭。长期使用激素时的感染症状有时可不明显,特别容易延误诊断,使感染扩散。长期应用激素可加重肾病综合征的骨病,甚至产生股骨颈缺血性坏死和白内障等。因此,临床上强调适时、适量用药和密切观察,对难治性肾病综合征患者要时时权衡治疗效果与治疗风险。

2.细胞毒性药物

对激素治疗无效、激素依赖型、反复发作型,或因不能耐受激素的不良反应、全身情况尚可、无禁忌证的肾病综合征可以试用细胞毒性药物治疗。此类药物多非选择性杀伤各型细胞,可降低人体的抵抗力,存在诱发肿瘤的危险,因此,它仅作为二线治疗药物,应掌握用药指征及疗程。对严重肾病综合征(特别是高度水肿、血清蛋白≤20 g/L),有学者不选择环磷酰胺(CTX)治疗。目前临床上常用的为CTX、硫唑嘌呤和苯丁酸氮芥(CB1348),三者选一,首选CTX。CTX作用于$G_2$期即DNA合成后期、有丝分裂前期,起到抑制细胞DNA合成、干扰细胞增生并降低B淋巴细胞功能、抑制抗体形成的作用。约30%活性CTX经肾脏排泄,故肾功能减退者慎用。CTX的参考用量为1.5~2.5 mg/(kg·d),起始宜从小剂量开始,疗程为8周,以静脉注射或滴注为主。对微小病变、膜性肾炎引起的肾病综合征,有学者主张选用CTX间歇静脉滴注治疗,参考剂量为8~10 mg/(kg·次),每3~4周1次,连用5~6次,以后按患者的耐受情况延长用药间隙期,总用药剂量可达6~12 g。间歇静脉给药的目的为减少激素用量,降低感染并发症并提高疗效,但应根据肝、肾功能和血白细胞数选择剂量。应用细胞毒性药物应定期测定血常规和血小板计数、肝功能和尿常规,注意造血功能抑制、病毒和细菌感染及出血性膀胱炎等。

硫唑嘌呤每天剂量为50~100 mg;苯丁酸氮芥0.1 mg/(kg·d),分3次口服,疗程为8周,累积总量达7~8 mg/kg则易发生毒性不良反应。对用药后缓解、停药又复发者多不主张进行第二次用药,以免产生毒性反应。目前这两种药已较少应用。

3.环孢素(CsA)

CsA能可逆性抑制T淋巴细胞增生,降低Th细胞的功能,减少IL-2和其他淋巴细胞因子的生成和释放。新剂型的CsA吸收快。目前临床上CsA对微小病变、膜性肾病和膜增生性肾炎的疗效较好。与激素和细胞毒性药物相比,应用 CsA 的优点是减少蛋白尿及改善低蛋白血症的疗效可靠,不影响生长发育,不抑制造血细胞功能。但此药亦有多种不良反应,严重的不良反应为肾毒性、肝毒性。其肾损害发生率为 20%～40%,长期应用可导致间质纤维化,个别病例在停药后易复发,故不宜长期用此药治疗肾病综合征,更不宜轻易将此药作为首选药物。CsA 治疗的起始剂量为 3.5～4 mg/(kg·d),分 2 次给药,使血药浓度的谷值为 75～200 μg/mL(全血,HPLC 法),可同时加用硫氮唑酮,每次 30 mg,每天 3 次,以提高血药浓度、减少 CsA 的剂量。一般在用 CsA 后 2～8 周起效,但个体差异很大,个别患者则需更长的时间才显效,见效后应逐渐减量。用药过程中出现血肌酐含量升高,应警惕 CsA 致肾损害的可能。血肌酐为 221 μmol/L(2.5 mg/dL),不宜使用 CsA。疗程一般为 3～6 个月,复发者再用仍可有效。

**4.麦考酚吗乙酯**

该药选择性地抑制 T 淋巴细胞增生和 B 淋巴细胞增生,对肾小球系膜细胞增生亦有抑制作用,此外抑制血管细胞黏附分子,对血管炎症亦有较好的抑制作用,故近几年来已广泛用于治疗小血管炎和狼疮性肾炎,并试用于治疗原发性肾小球疾病特别是膜性肾炎、系膜增生性肾炎和 IgA 肾病。参考剂量为 1.5～2 g/d,维持量为 0.5～1.0 g/d,疗程为 3～6 个月,不良反应为腹泻、恶心、呕吐和疱疹病毒感染等,该药由于费用昂贵尚不能列为首选药物。

**(二)对症治疗**

**1.休息**

肾病综合征患者应绝对休息,直到尿蛋白消失或减至微量 3 个月后再考虑部分复课或半天工作。

**2.低蛋白血症治疗**

(1)饮食疗法:肾病综合征患者通常存在负氮平衡,如能摄入高蛋白饮食,则有可能改善氮平衡。但肾病综合征患者摄入过多蛋白会导致尿蛋白增加,加重肾小球的损害。因此,建议每天蛋白摄入量为 1 g/kg,每摄入 1 g 蛋白质,必须同时摄入非蛋白热量 138 kJ(33 kcal)。摄入的蛋白质应为优质蛋白,如牛奶、鸡蛋、鱼、肉类。

(2)静脉注射或滴注清蛋白:使用人血清蛋白应严格掌握适应证。①血清蛋白浓度低于 25 g/L,伴全身水肿或胸腔积液、心包腔积液。②使用呋塞米利尿后,出现血浆容量不足的临床表现。③肾间质水肿引起急性肾衰竭。

**3.对水肿的治疗**

(1)限钠饮食:肾功能正常者每天摄入的钠盐可由尿液等量排出,但肾病综合征患者常因水肿、使用激素、以中药治疗、伴有高血压等,应适量限制食盐的摄入。但患者多同时使用襻利尿剂,加之长期限钠后患者食欲缺乏,影响了蛋白质和热量的摄入,可导致体内缺钠,甚至出现低钠性休克,应引起注意。建议饮食中的食盐含量为 3～5 g/d,应根据水肿程度、有无高血压、血钠浓度、激素剂量等调整钠的摄入量,必要时测定尿钠排出量,作为钠的摄入量的参考。

(2)利尿剂:襻利尿剂,如呋塞米(速尿)和布美他尼(丁尿胺)。一般呋塞米的剂量为 20～40 mg/d,布美他尼的剂量为 1～3 mg/d。严重水肿,应以静脉用药为妥,若使用静脉滴注,应以生理盐水 50～100 mL 稀释。噻嗪类利尿剂对肾病综合征严重水肿的效果较差,现已被襻利尿剂替代。排钠保钾利尿剂螺内酯(安体舒通)的常用剂量为 60～120 mg/d,单独使用此类药物效果较差,故常合用该类药物与排钾利尿剂。渗透性利尿剂可经肾小球自由滤过而不被肾小管重吸收,从而增加肾小管的渗透浓度,阻止近端小管和远端小管对水、钠的重吸收,而达到利尿效果。对无明显肾功能损害的高度水肿患者可间歇、短程使用甘露醇125～250 mL/d,但对肾功能损害者慎用。对用利尿剂无效的全身高度水肿患者可根据肾功能情况选用单纯超滤或连续性血液滤过,每天超滤量一般不超过 2 L。

4.对高凝状态的治疗

肾病综合征患者特别是重症患者有不同程度的血液高凝状态,当血浆清蛋白低于20～25 g/L时,有静脉血栓形成的可能。因此,抗凝治疗应列为肾病综合征患者常规预防性治疗措施。目前临床常用的抗凝药物如下。

(1)肝素:主要通过激活抗凝血酶Ⅲ(ATⅢ)的活性而发挥作用。常用剂量为 50～75 mg/d,静脉滴注,使 ATⅢ活力单位为 90%以上。肝素与清蛋白均为负电荷物质,两者电荷相斥,故肝素可减少肾病综合征的尿蛋白排出。可以皮下注射小分子量肝素 5 000 U,每天 1 次,但价格昂贵,所以以小分子肝素不被列为首选抗凝药物。

(2)尿激酶:直接激活纤溶酶原,使纤维蛋白溶解。常用剂量为每天 $2×10^4$～$8×10^4$ 单位,使用时从小剂量开始,并可与肝素同时静脉滴注。

(3)华法林:抑制肝细胞内维生素 K 依赖因子Ⅱ、Ⅶ、Ⅸ、Ⅹ的合成,常用剂量为 2.5 mg/d,口服。应监测凝血酶原时间,使其为正常人凝血酶原时间的 50%～70%。

对有静脉血栓形成者的治疗:①手术移去血栓。②溶栓:经介入导管在肾动脉端一次性注入尿激酶24×10$^4$ 单位以溶解肾静脉血栓,此方法可重复应用。③全身静脉抗凝,即使用肝素加尿激酶,尿激酶每天 $4×10^4$～$8×10^4$ 单位,可递增至每天12×10$^4$ 单位,疗程为 2～8 周。

抗凝和溶栓治疗均有潜在出血的可能,在治疗过程中应加强观察和监测。对有出血倾向者,低分子肝素相对安全;对尿激酶的治疗剂量偏大者,应测定优球蛋白的溶解时间,以维持在 90～120 min 为宜;对长期口服抗凝剂者应监测凝血酶原时间,叮嘱患者勿超量服用抗凝剂。

5.对高脂血症的治疗

对于肾病综合征患者,高脂血症与低蛋白血症密切相关,提高血清蛋白的浓度可降低高脂血症的程度,但对肾病综合征多次复发、病程较长者,其高脂血症持续时间久,部分患者即使在肾病综合征缓解后,高脂血症仍持续存在。近年来一些学者认识到高脂血症对肾脏疾病进展的影响,而一些治疗肾病综合征的药物(如肾上腺皮质激素及利尿药)可加重高脂血症,故目前学者多主张对肾病综合征的高脂血症使用降脂药物。可选用的降脂药物有以下几种。①纤维酸类药物:非诺贝特每天 3 次,每次100 mg,吉非贝齐每天2 次,每次 600 mg,其降血甘油三酯的作用强于降胆固醇。此类药物偶尔引起胃肠道不适和血清转氨酶含量升高。②HMG-CoA 还原酶抑制剂(羟甲基戊二酰辅酶 A 还原酶抑制剂):用于降低血胆固醇的浓度。普伐他汀 10～20 mg/d 或氟伐他汀20～40 mg/d,此类药物主要使细胞内 TC 下降,降低血浆 LDL-C 浓度,减少肝细胞产生的 VLDL 及 LDL。阿托伐他汀 20 mg,每天 1 次,既可降低血胆固醇,亦可控制甘油三酯。③ACEI:主要作用有降低血浆中 TC 及 TG 浓度,使血浆中 HDL 的含量升高,而且其主要的载脂蛋白 ApoAⅠ和 ApoAⅡ的含量也升高,可以加速清除周围组织中的 TC,减少 LDL 对动脉内膜的浸润,保护动脉管壁。此外,ACEI 可有不同程度地降低蛋白尿的作用。

6.对急性肾损伤的治疗

肾病综合征合并急性肾损伤时因病因不同而治疗方法各异。对于由血流动力学因素所致者,主要治疗原则包括合理地使用利尿剂、肾上腺皮质激素,纠正低血容量和使用透析疗法。血液透析不仅控制氮质血症、维持电解质、酸碱平衡,还可较快清除体内潴留的水分。肾间质水肿所致的急性肾衰竭经上述处理后,肾功能恢复较快。使用利尿剂时需注意:①适时使用利尿剂。肾病综合征伴急性肾衰竭、有严重低蛋白血症者,未补充血浆蛋白就使用大剂量利尿剂,会加重低蛋白血症和低血容量,使肾衰竭更趋于恶化。故应在补充血浆清蛋白后(每天静脉滴注 10～50 g 人体清蛋白)再给予利尿剂。一次过量补充血浆清蛋白又未及时用利尿剂可能导致肺水肿。②适量使用利尿剂。由于肾病综合征患者有相对血容量不足和低血压倾向,用利尿剂应以每天尿量为 2 L 左右或体重每天下降 1 kg 左右为宜。③伴血浆肾素水平升高的患者,使用利尿剂后血容量下降、使血浆肾素水平更高,利尿治疗不但无效,反而加重病情。对此类患者只有纠正低蛋白血症和低血容量后再用利尿剂,才有利于肾功能的恢复。对肾间质活动病变应加用甲基泼尼松龙。

肾病综合征合并急性肾损伤一般为可逆性,大多数患者在治疗后,随着尿量增加,肾功能逐渐恢复。少数患者在病程中多次发生的急性肾衰竭也可恢复。预后与急性肾衰竭的病因有关,一般来说,急进性肾小球肾炎、肾静脉血栓形成的急性肾衰竭预后较差,而单纯与肾病综合征相关者预后较好。

## 六、肾病综合征的护理

### (一)护理诊断

1.体液过多

体液过多与低蛋白血症致血浆胶体渗透压下降有关。

2.有感染的危险

有感染的危险与皮肤水肿、大量蛋白尿致机体营养不良,免疫抑制剂和细胞毒性药物的应用致机体免疫功能低下有关。

3.营养失调

营养低于机体需要量与蛋白质丢失、食欲下降及饮食限制有关。

4.焦虑

焦虑与该病的病程长,易反复发作有关。

5.潜在并发症

潜在并发症有电解质紊乱、血栓形成、急性肾衰竭、心脑血管并发症、皮肤完整性受损。

### (二)护理措施

1.休息与活动

(1)如果患者有全身严重水肿,血压高,尿量减少,应绝对卧床休息,最好取半坐卧位,以利于减轻心肺负担。

(2)如果患者水肿减轻,血压、尿量正常,可逐步进行简单的室内活动。

(3)恢复期患者应在其体能范围适当活动。整个治疗过程中患者应避免剧烈运动和劳累。

(4)护理人员应协助患者在床上做四肢运动,防止肢体血栓形成。

2.摄入适当饮食

(1)患者应选择优质蛋白(动物性蛋白)1 g/(kg·d),当肾功能不全时,应根据肌酐清除率调整蛋白质的摄入量。

(2)患者的热量不少于 147 kJ/(kg·d),多食植物油、鱼油、麦片及豆类。

(3)水肿时患者应坚持低盐饮食,勿食腌制食品。

3.监测生命体征

护理人员应监测患者的生命体征、体重、腹围、出入量变化。

4.观察用药后反应

护理人员应在应用激素、细胞毒性药物、利尿剂、抗凝药和中药时观察用药后反应,出现不良情况时应及时给予处理。

5.关注患者心理

护理人员应及时调整患者的负面情绪,根据评估资料,调动患者的社会支持系统,为患者提供最大限度的物质和精神支持。

**(三)应急措施**

(1)患者出现左心衰竭时,护理人员应立即协助患者取端坐位或半坐卧位,使其双腿下垂。

(2)护理人员应迅速建立静脉通路,遵医嘱静脉给予强心利尿剂。

(3)护理人员应给患者吸氧或20%～30%酒精湿化吸氧。

(4)必要时行血液透析。

## 七、健康教育

(1)护理人员应讲解积极预防感染的重要性,嘱患者讲究个人卫生,注意休息。

(2)护理人员应给予饮食指导,嘱患者严格限制盐和蛋白质的摄入。

(3)护理人员应嘱患者坚持遵守医嘱用药,切勿自行减量或停用激素,指导患者了解激素及细胞毒性药物的常见不良反应。

(4)护理人员应及时疏导患者,多交流、多沟通,及时反馈各种检查结果。

(5)护理人员应嘱患者出院后要定期门诊随访。

（张晨晨）

# 第四节　肾　衰　竭

## 一、急性肾衰竭

急性肾衰竭(acute renal failure,ARF)是由各种原因导致的双肾排泄功能在短期内(数小时至数天)突然急剧进行性下降,从而引起氮质潴留,水、电解质紊乱及酸碱平衡失调的临床综合征。常伴有少尿或无尿。

**(一)病因分类**

根据引起急性肾衰竭的原因,可将急性肾衰竭分为肾前性、肾后性和肾实质性3种。

1.肾前性

有效血容量或细胞外液减少导致肾灌注不足,初期为功能性肾功能不全,若不及时处理,可使有效肾灌流量进一步减少,易引起急性肾小管坏死。

2.肾后性

肾后性是指尿路梗阻引起的肾功能损害,常见原因包括结石、肿瘤、前列腺肥大、血块等因素造成的尿路梗阻。

3.肾实质性

(1)肾小管坏死是最常见的急性肾衰竭,主要病因为肾缺血及肾中毒。肾中毒主要由药物、毒物及重金属引起。

(2)发生急性或急进性肾小球肾炎。

(3)发生急性间质性肾炎。

(4)发生急性肾脏小血管或大血管疾病。

**(二)诊断要点**

1.临床表现

典型的急性肾小管坏死(少尿型)临床上分少尿期、多尿期、恢复期3个阶段。

(1)少尿期:尿量突然减少,少尿期从数天到3周以上,大多数为7~14 d。少尿是指24 h尿量不足400 mL;24 h的尿量<100 mL,则称为无尿。①水中毒:常有面部和软组织水肿、体重增加、心力衰竭、肺水肿和脑水肿等。②高钾血症:在少尿的第2~3 d,血清钾升高;4~5 d可达危险高值。患者表现为烦躁、嗜睡、肌张力低下或肌肉颤动、恶心、呕吐、心律失常,并有高钾心电图改变,血钾>5.5 mmol/L为高钾血症。③低钠血症:血钠低于135 mmol/L时,临床表现为淡漠、头晕、肌痉挛、眼睑下垂。④低钙血症:偶有抽搐。⑤高镁血症(3 mmol/L):症状有反射消失、心动过速、传导阻滞、血压下降、肌肉瘫软等。⑥代谢性酸中毒:临床特点有嗜睡、疲乏、深大呼吸(Kussmaul呼吸)。严重者甚至昏迷。⑦氮质血症:在少尿期患者常有厌食、恶心、呕吐、烦躁、反射亢进、癫痫样发作、抽搐和昏迷等。BUN和Scr含量逐天升高,患者需及时进行透析治疗。⑧高血压和心力衰竭:主要原因是水、钠过多。血压可达18.67~24/12~14.67 kPa(140~180/90~110 mmHg)。严重者可并发左心衰竭。

(2)多尿期:在不用利尿剂的情况下,每天尿量>2 500 mL,此期可维持1~3周。①进行性尿量增多是肾功能恢复的标志,多尿者每天尿量可达3000~5 000 mL。②早期仍然可有BUN及Scr的升高。③有出现高血钾的可能。④后期应注意低血钾的发生。

(3)恢复期:尿量逐渐恢复至正常,肾功能逐渐恢复。3~12个月肾功能可恢复正常,少数患者遗留永久性损害。非少尿型急性肾衰竭患者每天的尿量超过800 mL,该病的发生率为30%~60%,其临床表现较少尿型轻,但病死率仍达26%。

2.辅助检查

(1)尿液检查:尿色深,混浊,尿蛋白(+~++);镜下可见数量不等的红、白细胞,上皮细胞和管型。尿比重低(1.015~1.012):1.010。

(2)血液检查:BUN及Scr含量升高,Scr>884 $\mu$mol/L,Ccr 1~2 mL/min。一般地,血钾>5.5 mmol/L,部分患者的血钾正常或偏低。血钠降低,但也可正常。血钙低,血磷高。血pH下降,$HCO_3^-$的含量下降。

(3)特殊检查:B超、CT及尿路平片检查双肾体积增大。

3.诊断标准

(1)有引起肾小管坏死的病因。

(2)每天尿量少于400 mL,尿蛋白为(+~++)或以上。

(3)有进行性氮质血症,Scr每天上升44.2~88.4 mmol/L,BUN每天上升3.6~10.7 mmol/L,Ccr较正常下降50%以上。

(4)B超检查显示双肾体积增大。

(5)肾脏活组织穿刺检查对急性肾衰竭有确诊意义。

**(三)鉴别要点**

1.慢性肾衰竭

可根据病史、症状、实验室检查结果及 B 超检查结果进行鉴别。但要注意在慢性肾衰竭基础上合并急性肾衰竭。

2.肾前性少尿

(1)化验检查,其中尿密度和尿沉渣镜检是非常简单、基本的检查。肾前性少尿尿沉渣为透明管型,尿密度>1.020,而肾性少尿则尿沉渣为棕色颗粒管型,尿密度<1.010。

(2)快速补液和利尿药物诊断性试验早期可试用,如尿量不增,则肾性少尿的可能性大,急性肾小管坏死的诊断一旦确定,快速补液应属禁忌。

3.肾后性急性肾衰竭

肾后性急性肾衰竭常由急性尿路梗阻引起,比较少见。

4.急进性肾炎

急进性肾炎起病类似于急性肾炎,在短期内发展至尿毒症,肾活检有大量新月体形成,预后较差。

5.急性间质性肾炎

急性间质性肾炎患者有药物过敏史及临床表现,尿中嗜酸性粒细胞增多,肾活检间质病变较重,预后尚可。

**(四)规范化治疗**

1.少尿期的治疗

急性肾衰竭的治疗主要是少尿期的治疗。

(1)病因治疗:对肾前性和肾后性急性肾衰竭的因素,尽可能予以纠正。凡是影响肾脏灌注或直接对肾脏有毒性作用的药物应停用。同时,纠正低血压、低血容量和维持电解质平衡。要尽可能避免使用肾毒性药物。

(2)营养管理:急性肾衰竭患者必须摄取足够的热量。应严格限制蛋白质的摄入。

(3)维持水钠平衡:少尿期严格限制液体摄入量,24 h 补液量=显性失水+不显性失水-内生水量,有明显水肿,可应用利尿剂。上述治疗不成功的患者,透析或超滤对于缓解容量超负荷是有效的。

(4)对电解质的处理:血钾超过 5.5 mmol/L 即为高钾血症,若超过 6.5 mmol/L,则需紧急处理,方法如下:①5%碳酸氢钠溶液 100~200 mL,静脉滴注。②10%葡萄糖酸钙 10~20 mL,稀释后静脉注射。③50%葡萄糖注射液 50~100 mL+普通胰岛素 6~12 U,缓慢静脉注射。④紧急血液透析。少尿期低钠是由稀释而引起的,故限制液体摄入量、排出过多水分是防治低钠的有效措施。血清钠为 130~140 mmol/L,无须补充钠盐。

(5)对代谢性酸中毒的治疗:当血清 $HCO_3^-$ 下降至 15 mmol/L 以下时,代谢性酸中毒需要治疗,口服或静脉给予碳酸氢钠。对不能纠正者,需透析治疗。

(6)对感染的治疗:急性肾衰竭患者的感染发生率为 30%~75%。使用抗菌药物必须慎重,如无明显感染,一般避免应用预防性抗菌药物。

(7)透析疗法。①指征:少尿 2 d 或无尿 1 d;BUN 含量高于 28.6 mmol/L,Scr 含量高于 530 $\mu$mol/L,二氧化碳结合力低于 11 mmol/L;尿毒症引起的精神症状及消化道症状明显;有药物和生物毒素中毒。②预防透析:也可称为早期透析,高代谢型等重症急性肾衰竭患者在没有并发症前及早进行透析,可明显提高治愈率。

2.多尿期治疗

多尿早期应按少尿期的原则处理。如 BUN 继续升高和病情明显恶化,应继续进行透析。补液量应以保持体重每天下降 0.5 kg 为宜。根据血钠、血钾的数据,酌情添加电解质,以口服补充电解质为宜。供给足够热量和维生素,要逐天加蛋白质的量,以保证组织修复的需要。

3.恢复期的治疗

此期约 3 个月,应增加营养,要避免使用对肾脏有损害的药物,定期复查肾功能。由于少数患者肾脏的不可逆性损害可转为慢性肾功能不全,应按慢性肾功能不全处理。

(五)护理措施

1.观察病情

(1)护理人员应监测患者的神志、生命体征、尿量、血钾、血钠的情况。

(2)护理人员应观察患者有无心悸、胸闷、气促、头晕等高血压及急性左心衰竭的征象。

(3)护理人员应注意患者有无头痛、意识障碍、抽搐等水中毒或稀释性低钠血症的症状。

2.维持水平衡

(1)在少尿期护理人员应严格记录 24 h 出入量。

(2)护理人员应每天测体重一次,以了解患者水分潴留情况。

(3)护理人员应严格限制患者水的摄入,每天的液体入量为前一天尿量加上 500~800 mL。

(4)护理人员应观察患者的呼吸状况,及时发现肺水肿或心力衰竭的发生。

(5)在多尿期护理人员应防止脱水、低钠和低钾血症。

3.饮食与休息

(1)急性期患者应卧床休息,以降低新陈代谢率,使废物产生减少、肾脏负担减轻。

(2)尿量增加、病情好转时,患者可逐渐增加活动量。

(3)对能进食的患者,护理人员应给予高生物效价的优质蛋白及含钠、钾较低的食物。蛋白质的摄入量:早期限制量为 0.5 g/(kg·d),血液透析患者的蛋白质摄入量为 1~1.2 g/(kg·d)。护理人员应同时给予高糖、高脂肪食物,供给的热量一般为 126~188 kJ/(kg·d),以保持机体的正氮平衡。

4.预防感染

感染是急性肾衰竭少尿期的主要死亡原因。护理人员应尽量安置患者在单人房间,保持病房清洁,定期消毒,协助其做好口腔、皮肤护理。

5.做好心理疏导

护理人员应将急性肾衰竭的疾病发展过程告诉患者,给予精神支持和安慰,减轻其焦虑不安的情绪,告诉患者及家属早期透析的重要性,以取得支持与配合。

(六)应急措施

当血钾超过 6.5 mmol/L,心电图表现异常变化时,最有效的方法为血液透析,准备透析治疗前应给予急诊处理,措施如下。

(1)将 10~20 mL 10% 的葡萄糖酸钙稀释后缓慢静脉注射。

(2)静脉注射 40~200 mL 11.2% 的乳酸钠,伴有代谢性酸中毒时给予 100~200 mL 5% 的碳酸氢钠,静脉滴注。

(3)10％葡萄糖注射液 250 mL，加普通胰岛素 8 U 静脉滴注，使钾从细胞外回到细胞内。

(4)呋塞米 20～200 mg，肌内注射或用葡萄糖稀释后静脉注入，使钾从尿中排除。

**(七)健康教育**

(1)护理人员应教育急性肾衰竭患者积极治疗原发病，增强抵抗力，减少感染的发生。

(2)护理人员应指导患者合理休息，劳逸结合，防止劳累；嘱患者严格遵守饮食计划，指导恢复期患者加强营养，增强体质，适当锻炼；嘱患者注意个人清洁卫生及保暖。

(3)护理人员应学会自测体重、尿量；了解高血压脑病、左心衰竭、高钾血症及代谢性酸中毒的表现；定期门诊随访，监测肾功能、电解质等。

(4)护理人员应控制、调节自己的情绪，保持愉快，遇到病情变化时不恐慌，及时采取积极的应对措施。

(5)护理人员应避免伤肾的食物、药物进入体内。

## 二、慢性肾衰竭

慢性肾衰竭(chronic renal failure，CRF)是指各种慢性肾脏病(chronic kidney disease，CKD)进行性进展，引起肾单位和肾功能不可逆的丧失，导致氮质潴留、水代谢紊乱、电解质紊乱、酸碱平衡失调及内分泌失调的临床综合征，常常进展为终末期肾衰竭。慢性肾衰竭晚期称为尿毒症。

**(一)病因**

1.各型原发性肾小球肾炎

该病有膜增生性肾炎、急进性肾炎、膜性肾炎、局灶性肾小球硬化症等。

2.继发于全身性疾病

CRF 可继发于高血压、动脉硬化、系统性红斑狼疮、过敏性紫癜肾炎、糖尿病、痛风等。

3.慢性肾脏感染性疾病

该病如慢性肾盂肾炎。

4.慢性尿路梗阻

该病如肾结石、双侧输尿管结石、尿路狭窄、前列腺肥大、肿瘤。

5.先天性肾脏疾病

该病如多囊肾、遗传性肾炎及各种先天性肾小管功能障碍。

**(二)诊断要点**

尿毒症患者的毒性症状是因体内氮及其他代谢产物潴留及平衡机制出现失调而出现的一系列症状。

1.水、电解质紊乱和酸碱平衡失调

(1)水钠平衡失调。

(2)出现高钾血症。

(3)出现酸中毒。

(4)出现低钙血症和高磷血症。

(5)出现高镁血症。

2.心血管和肺脏症状

(1)出现高血压。

（2）出现心力衰竭。

（3）出现心包炎。

（4）出现动脉粥样硬化。

（5）出现尿毒症肺炎及肺水肿。

3.血液系统表现

（1）出现贫血。

（2）出现出血倾向。

（3）白细胞计数可减少。

4.神经肌肉系统症状

患者早期注意力不集中，失眠，性格逐渐改变，记忆力下降，肌肉颤动、痉挛、呃逆。有尿毒症时常有精神异常，如反应淡漠。

5.胃肠道症状

食欲缺乏是慢性肾衰竭常见的最早表现，有尿毒症时多有恶心、呕吐、消化道出血。此外可有皮肤瘙痒，尿毒症面容（肤色深并萎黄，有轻度水肿），肾性骨病及内分泌失调等。

6.辅助检查

（1）尿常规：尿密度降低，可见蛋白尿、管型尿等。

（2）肾功能检查及血电解质：BUN、Scr 含量升高；$P^{3+}$ 含量升高，$Na^+$、$Ca^{2+}$、$HCO_3^-$ 含量降低。

（3）血常规：红细胞及血红蛋白含量降低。

（4）影像学检查：B 超可见双肾同步缩小，皮质变薄，肾皮质回声增强，血流明显减少；核素肾动态显像显示肾小球滤过率下降及肾脏排泄功能障碍；核素骨扫描显示肾性骨营养不良征；胸部 X 线可见肺淤血或肺水肿、心胸比例增大或心包积液、胸腔积液等。

**（三）鉴别要点**

鉴别无明显肾脏病史、起病急骤者与急性肾衰竭。鉴别严重贫血者与消化道肿瘤、血液系统疾病。此外，还应重视对原发病及诱发因素的鉴别，判定肾功能损害的程度。

**（四）规范化治疗**

1.一般治疗

积极治疗原发病，禁用损害肾脏的药物，及时去除诱发因素（如感染、发热、出血、高血压），常可使病情恢复到原有水平。同时注意纠正水代谢紊乱、电解质紊乱。

2.对症治疗

对有高血压者应限制钠盐摄入，并适当给予降压药物。对伴有严重贫血者，应补充铁剂，皮下注射促红细胞生成素。对并发肾性骨病者，应适量补充钙剂及维生素 D 或骨化三醇。

3.延缓慢性肾衰竭

（1）饮食疗法：患者一般采用高热量、低蛋白饮食，应摄入优质蛋白，如蛋类、乳类、鱼、瘦肉，热量每天不少于 125.5 kJ/kg。尿量为每天 1 000 mL 以上。无水肿者不应限水，不必过分限制钠盐。少尿者应严格限制含磷、含钾的食物。

（2）必需氨基酸疗法：口服或静脉滴注必需氨基酸液。

（3）其他：口服氧化淀粉 20～40 g/d,可使肠道中的尿素与氧化淀粉相结合而排出体外。中药大黄10 g,牡蛎 30 g,蒲公英 20 g,水煎至 300 mL,高位保留灌肠,每天 1～2 次。患者每天大便 2～3 次,促进粪氮排出。

4.透析疗法

可进行血液透析或腹膜透析。

5.肾移植

必要时可进行肾移植。

**(五)护理措施**

1.维持足够营养

(1)患者应摄入适量的蛋白质,摄入优质低蛋白,以动物蛋白为主。当患者尿少或 BUN 高于28.56 mmol/L,且每周透析 1 次,每天蛋白质摄入应限制在 20～25 g;若每周透析 2 次,每天蛋白质摄入量限制在40 g左右;若每周透析 3 次,则不必限制。

(2)患者应摄取足够的热量,每天热量≥147 kJ/kg,糖类每天多于 150 g,防止因热量不足发生体内蛋白质过度破坏,导致代谢产物增加或发生酮症。

2.维持体液平衡

(1)护理人员应定期测量患者的体重,每天应在同一时间,嘱患者穿同样数量的衣服、排空膀胱后,使用同一体重计测量。

(2)护理人员应准确记录患者的 24 h 出入量,每天尿量＞2 000 mL 时,无明显水肿、高血压、心功能不全者不限制饮水量;尿量减少或无尿患者应严格控制入液量(包括服药时的饮水量),入液量一般为 500～800 mL 加前一天的尿量。透析者每天体重变化以不超过 1.0 kg 为原则。

(3)护理人员应注意液体量过多的症状,如短期内体重迅速增加、出现水肿或水肿加重、血压升高、心率加快、颈静脉怒张、意识改变、肺底有湿啰音。

3.观察病情变化

护理人员应观察患者有无循环系统、神经系统等的并发症发生。

4.保证患者安全

(1)慢性肾衰竭患者应卧床休息,避免劳累、受凉。贫血严重、心功能不全、血压高的患者应绝对卧床休息。

(2)护理人员应评价患者对活动的耐受情况,患者活动时有无疲劳感、胸痛、呼吸困难、头晕、血压的改变等;注意患者活动后心率的改变,活动停止 3 min 心率未恢复到活动前的水平,提示活动量过大。

(3)尿毒症末期,患者出现视力模糊,护理人员应防止患者跌倒;对意识不清的患者使用床护栏。

5.预防感染

(1)护理人员应保持患者皮肤黏膜的完整性,每天帮助患者以温水洗澡,以除去皮肤上的尿毒霜,避免用肥皂和酒精,以免皮肤更干燥。皮肤瘙痒可涂炉甘石洗剂,女性阴部瘙痒应用温水洗涤,保持局部干燥。

(2)护理人员应保持患者口腔清洁、湿润,以减少口腔唾液中的尿素,预防口臭、口腔溃疡及感染等。

(3)慢性肾衰竭患者抵抗力差,易继发感染。护理人员应严格执行无菌操作,对血液透析患者预防动静脉内瘘的感染,减少探视,保持床单位清洁。

**(六)应急措施**

患者急性左心衰竭时,行急诊透析前应给予以下应急措施。

(1)嘱患者取坐位,两腿下垂。

(2)给予持续高流量吸氧或20％～30％的乙醇湿化吸氧。

(3)必要时给予吗啡镇静。

(4)静脉注射毛花苷 C 或毒毛花苷 K。

(5)静脉注射呋塞米 20～40 mg。

(6)急诊行血液透析治疗。

**(七)健康教育**

1.生活指导

患者应劳逸结合,避免劳累和重体力活动;严格遵从饮食治疗原则,尤其是蛋白质的合理摄入及控制水、钠的摄入量。

2.准确记录

护理人员应准确记录患者每天的尿量、血压、体重,指导患者定期复查血常规、肾功能、血清电解质等。

3.预防感染

护理人员应指导患者皮肤瘙痒时切勿用力搔抓,以防皮肤破损。护理人员应保持患者的会阴部清洁,观察有无尿路刺激征;注意为患者保暖,避免受凉以防上呼吸道感染。

4.透析后护理

护理人员应对血液透析患者应注意观察动静脉内瘘有无渗血,听诊血管杂音是否清晰;对瘘侧肢体不可打针、输液、测血压;对腹膜透析患者要保护好腹膜透析管道。

5.遵医嘱用药

护理人员应让患者了解药物的不良反应并定期门诊复查。

6.心理护理

护理人员应做好患者及家属的思想工作,解除患者的各种心理障碍,增强其战胜疾病的信心。

(韩剑童)

# 第五节 肾 盂 肾 炎

肾盂肾炎是由各种病原微生物感染所引起的肾盂、肾盏及肾实质的感染性炎症,是泌尿系统感染中最常见的临床类型。肾盂肾炎为上尿路感染,尿道炎和膀胱炎为下尿路感染,而肾盂肾炎常伴有下尿路感染,临床上在感染难以定位时可统称为尿路感染。该病好发于女性,尤其是多见于育龄期妇女、女婴、老年女性。

## 一、护理评估

### (一)致病因素

**1.病因**

尿路感染最常见的致病菌是肠道革兰氏阴性杆菌,其中以大肠埃希菌最常见,其占70%以上,其次为副大肠埃希菌、变形杆菌、克雷伯菌、产气杆菌、沙雷杆菌、产碱杆菌和葡萄球菌等。致病菌常为1种,极少数为2种以上细菌混合感染。该病偶尔可由真菌、病毒和原虫感染引起。

**2.易感因素**

由于机体具有多种防御尿路病原微生物感染的机制,所以,正常情况下细菌进入膀胱不会引起肾盂肾炎的发生。主要易感因素如下。

(1)尿路梗阻和尿流不畅:是最主要的易感因素,以尿路结石最常见。尿路不畅时,尿路的细菌不能被及时冲刷清除出尿道,在局部生长和繁殖,易引起肾盂肾炎。

(2)解剖因素:女性尿道短、直而宽,尿道口距离肛门、阴道较近,易被细菌污染,故易发生上行感染。

(3)尿路器械操作:应用尿道插入性器械时,如留置导尿管、膀胱镜检查、尿道扩张,可损伤尿道黏膜,或使细菌进入膀胱和上尿路而致感染。

(4)机体抵抗力低下:糖尿病、重症肝病、癌症晚期、艾滋病、长期应用激素和免疫抑制药等易发生尿路感染。

**3.感染途径**

(1)上行感染:为最常见的感染途径,病原菌多为大肠埃希菌,多见于女性。细菌由尿道外口经膀胱、输尿管逆流上行到肾盂,引起肾盂炎症,再经肾盏、肾乳头至肾实质。

(2)血行感染:致病菌多为金黄色葡萄球菌。病原菌从体内感染灶(如扁桃体炎、鼻窦炎、龋齿或皮肤化脓性感染)侵入血流,到达肾皮质,引起多发性小脓肿,再沿肾小管向下扩散至肾乳头、肾盂及肾盏,引起肾盂肾炎。

(3)淋巴道感染:病原菌从邻近器官的病灶经淋巴管感染。

(4)直接感染:因外伤或肾、尿路附近的器官与组织感染,细菌直接蔓延至肾,引起肾盂肾炎。

### (二)身体状况

按病程和病理变化可将肾盂肾炎分为急性和慢性两型。

**1.急性肾盂肾炎**

(1)起病急剧:病程不超过半年。

(2)全身表现:常有寒战、高热,体温升高达38.5 ℃~40 ℃,常伴有全身不适、头痛、乏力、食欲缺乏、恶心、呕吐等全身毒血症症状。

(3)泌尿系统表现:可有腰痛、肾区不适、尿路刺激征、上输尿管点或肋腰点压痛、肾区叩击痛。重者尿外观浑浊,呈脓尿、血尿。

**2.慢性肾盂肾炎**

急性肾盂肾炎反复发作,迁延不愈,病程超过半年即转为慢性肾盂肾炎。慢性肾盂肾炎的症状一般较轻,或仅有低热、倦怠,无尿路感染症状,但多次尿细菌培养均呈阳性,称无症状细菌尿。急性发作时症状与急性肾盂肾炎的症状相似,如不及时治疗可导致肾功能减退,最终可发展为肾衰竭。

3.并发症

常见并发症有慢性肾衰竭、肾盂积水、肾盂积脓、肾周围脓肿等。

**(三)心理社会状况**

由于起病急,症状明显,女性患者羞于检查,或反复发作迁延不愈,患者易产生焦虑、紧张和悲观情绪。

**(四)实验室及其他检查**

1.尿常规检查

尿液外观浑浊;急性期尿沉渣镜检可见大量白细胞和脓细胞,如出现白细胞管型,对肾盂肾炎有诊断价值;少数患者有肉眼血尿。

2.血常规检查

急性期白细胞总数及中性粒细胞数升高。

3.尿细菌学检查

尿细菌学检查是诊断肾盂肾炎的主要依据。新鲜、清洁中段尿经细菌培养,菌落计数 $\geqslant 10^5/mL$ 为阳性,菌落计数低于 $10^4/mL$ 为污染,如介于两者之间为可疑阳性,需复查或结合病情判断。

4.肾功能检查

急性肾盂肾炎患者的肾功能多无改变,慢性肾盂肾炎患者可有夜尿增多、尿比重低而固定,晚期可出现氮质血症。

5.X 线检查

X 线腹部平片及肾盂造影可了解肾的大小、形态、肾盂肾盏变化以及尿路有无结石、梗阻、畸形等情况。

6.超声检查

超声检查可准确判断肾的大小、形态以及有无结石、囊肿、肾盂积水等。

## 二、护理诊断及医护合作性问题

**(一)体温过高**

体温过高与细菌感染有关。

**(二)排尿异常**

排尿异常与尿路感染所致的尿路刺激征有关。

**(三)焦虑**

焦虑与症状明显或病情反复发作有关。

**(四)潜在并发症**

潜在并发症有慢性肾衰竭、肾盂积水、肾盂积脓和肾周围脓肿。

## 三、治疗及护理措施

**(一)治疗要点**

1.一般治疗

急性期全身症状明显者应卧床休息,饮食应富有热量和维生素并易于消化。患者高热脱水时护理人员应给予静脉补液,鼓励患者多饮水、勤排尿,促使细菌及炎性渗出物迅速排出。

2.抗菌药物治疗

原则上应根据致病菌和药敏试验结果选用抗菌药,但由于大多数病例为革兰氏阴性杆菌感染,对急性型患者常不等尿培养结果,即首选对此类细菌有效、在尿中浓度高的药物治疗。

(1)常用药物:①喹诺酮类(如环丙沙星、氧氟沙星)为目前治疗尿路感染的常用药物,病情轻者可口服用药;较严重者宜静脉滴注,环丙沙星 0.25 g 或氧氟沙星 0.2 g,每 12 h 1 次。②氨基糖苷类,可选用庆大霉素,肌内注射或静脉滴注。③头孢类,可选择头孢唑啉,肌内注射或静脉注射。④磺胺类,可选择口服复方磺胺甲基异噁唑(复方新诺明)。

(2)疗效与疗程:若药物选择得当,用药 24 h 后症状即可好转,如经 48 h 仍无效,应考虑更换药物。用抗菌药至症状消失,尿常规转阴和尿培养连续 3 次呈阴性后 3～5 d 为止。急性肾盂肾炎的一般疗程为 10～14 d,疗程结束后每周复查尿常规和尿细菌培养 1 次,共 2～3 周,若均为阴性,可视为临床治愈。慢性肾盂肾炎的疗程应适当延长,选用敏感药物联合治疗,疗程为 2～4 周;或轮换用药,每组使用 5～7 d,查尿细菌,如连续 2 周(每周 2 次)尿细菌检查结果呈阴性,6 周后再复查 1 次仍为阴性,则为临床治愈。

**(二)护理措施**

1.病情观察

护理人员应观察患者的生命体征,尤其是体温变化;观察尿路刺激征及伴随症状的变化,有无并发症等。

2.生活护理

(1)休息:护理人员应为患者提供安静、舒适的环境,增加休息和睡眠时间。高热患者应卧床休息,体温超过 39 ℃时需行冰敷、乙醇擦浴等措施进行物理降温。

(2)饮食护理:护理人员应给予患者高蛋白、富含维生素和易消化的清淡饮食,鼓励患者多饮水,每天饮水量不少于 2 000 mL。

3.药物治疗的护理

(1)护理人员应遵医嘱用药,对轻症者尽可能单一用药,让其口服有效抗生素 2 周;对严重感染宜联合用药,采用肌内注射或静脉给药;对已有肾功能不全者,则避免应用肾毒性抗生素。

(2)护理人员应观察药物的疗效,协助医师判断停药指征。

(3)护理人员应注意药物的不良反应。诺氟沙星、环丙沙星可引起轻微消化道反应、皮肤瘙痒等。氨基糖苷类药物对肾脏和听神经有毒性作用,可引起耳鸣、听力下降,甚至耳聋。服磺胺类药物服药期间要多饮水和服用碳酸氢钠以碱化尿液,增强疗效和减少磺胺结晶的形成。

4.尿细菌学检查的标本采集

(1)患者在使用抗生素前或停药 5 d 后留取尿标本。

(2)患者留取清洁的中段尿标本前用肥皂水清洗外阴部,不宜用消毒剂。护理人员应指导患者留取尿标本于无菌容器内,于 1 h 内送检。

(3)患者最好取清晨第 1 次(尿液在膀胱内停留 6～8 h 或以上)的清洁、新鲜的中段尿送检,以提高阳性率。

(4)护理人员应注意尿标本中勿混入消毒液;女性患者留取尿标本时应避开月经期,防止阴道分泌物及经血混入。

5.心理护理

护理人员应向患者说明紧张情绪不利于尿路刺激征的缓解,指导患者放松,消除紧张情绪及恐惧心理,树立战胜疾病的信心,鼓励患者积极配合治疗。

6.健康教育

(1)护理人员应向患者及家属讲解肾盂肾炎发病和加重的相关因素,应积极治疗和消除易感因素。护理人员应尽量避免导尿及尿道器械检查,如果必须进行,应严格无菌操作,术后给患者应用抗菌药以防泌尿系统感染。

(2)护理人员应指导患者保持良好的生活习惯,合理饮食,多饮水,勤排尿,尽量不留残尿;保持外阴清洁,嘱女性患者忌盆浴,注意月经期、妊娠期、产褥期卫生。

(3)患者应加强锻炼,提高机体抵抗力。

(4)育龄妇女患者在急性期治愈后1年内应避免妊娠。疾病与性生活有关的反复发作患者应于性生活后立即排尿和行高锰酸钾坐浴。

(5)护理人员应告知患者遵医嘱坚持按疗程应用抗菌药物是最重要的治疗措施,嘱患者不可随意增减药量或停药,以达到彻底治愈的目的,避免因治疗不彻底而演变为慢性肾盂肾炎。慢性肾盂肾炎患者应按医嘱用药,定期检查尿液,若出现症状,立即就医。

(韩剑童)

# 第八章

# 内分泌科护理

## 第一节 糖 尿 病

糖尿病是一种常见的代谢内分泌疾病,可分为原发性和继发性两类。原发性糖尿病简称糖尿病,其基该病理生理改变为胰岛素分泌绝对或相对不足,从而引起糖、脂肪和蛋白质代谢紊乱。临床以血糖升高、糖耐量降低、尿糖、多尿、多饮、多食和消瘦为特点。长期血糖控制不良可并发血管、神经、眼和肾脏等的慢性并发症,急性并发症中以酮症酸中毒和糖尿病非酮症高渗性昏迷多见和严重。糖尿病的患病率在国内为 2%～3.6%。继发性糖尿病又称症状性糖尿病,大多继发于拮抗胰岛素的内分泌疾病。

### 一、病因

该病的病因至今未明,目前学者认为病因与下列因素有关。

#### (一)遗传因素

遗传因素在糖尿病发病中的重要作用较为肯定,但遗传方式不清。糖尿病患者尤其是成年发病的糖尿病患者有明显的遗传因素,已在家系调查中得到证实。同卵双生子,一个发现有糖尿病,另一个发病的机会就很大。

#### (二)病毒感染

柯萨奇病毒 B、巨细胞病毒、心肌炎、脑膜炎病毒感染导致胰岛 B 细胞破坏而致糖尿病。幼年发病与病毒感染致胰岛功能减退的关系更为密切。

#### (三)自身免疫紊乱

糖尿病患者常并发其他自身免疫性疾病,如甲亢、慢性淋巴细胞性甲状腺炎。此外,在部分糖尿病患者的血清中可发现抗胰岛细胞抗体。

#### (四)胰高血糖素过多

胰岛细胞分泌胰高血糖素,其分泌受胰岛素和生长激素抑制因子的抑制。糖尿病患者常发现胰高血糖素水平升高,故认为糖尿病除有胰岛素相对或绝对不足外,还有胰高血糖素的分泌增多。

**(五)其他因素**

现代生活方式、肥胖、紧张的生活和工作节奏、社会应激增加等与糖尿病的发病有密切的关系。

## 二、糖尿病的分类

**(一)1型糖尿病**

1型糖尿病的特征为起病较急,"三多一少"症状典型,有酮症倾向,体内胰岛素绝对缺乏,故必须用胰岛素治疗。该病多为幼年发病,多伴特异性免疫或自身免疫反应,血中抗胰岛细胞抗体呈阳性。

**(二)2型糖尿病**

2型糖尿病多为成年起病,症状不典型,病情进展缓慢。患者对口服降糖药反应好,但后期可因胰岛B细胞功能衰竭而需胰岛素治疗。该型中有部分糖尿病患者幼年起病,肥胖,有明显遗传倾向,无须胰岛素治疗,称为幼年起病的成年型糖尿病。2型糖尿病中患者的体重超过理想体重的20%为肥胖型,余为非肥胖型。

**(三)与营养失调有关的糖尿病**

近年来在热带、亚热带地区发现一些糖尿病患者表现为营养不良、消瘦;需要但不完全依赖胰岛素,对胰岛素的需要量大,且不敏感,但不易发生酮症。发病年龄为10~35岁,有些病例常伴有胰腺炎,提示糖尿病为胰源性。该病与长期食用一种高碳水化合物、低蛋白的木薯有关。该型中至少存在以下两种典型情况。

1.纤维结石性胰性糖尿病

小儿期有反复腹痛发作史,病理可见胰腺弥漫性纤维化及胰管的钙化。我国已有该型病例报道。

2.蛋白缺乏性胰性糖尿病

该型无反复腹痛既往史,有胰岛素抵抗性,但无胰管内钙化或胰管扩张。

**(四)其他类型(继发性糖尿病)**

(1)胰腺损伤、胰腺炎、肿瘤、外伤、手术等损伤了胰岛,引起糖尿病。

(2)内分泌疾病引起的糖尿病:如继发于库欣综合征、肢端肥大症、嗜铬细胞瘤、甲状腺功能亢进症,升糖激素分泌过多。

(3)药物或化学物质损伤了胰岛B细胞而引起糖尿病。

(4)胰岛素受体异常。

(5)某些遗传性综合征伴发的糖尿病。

(6)葡萄糖耐量异常:一般无自觉症状,多见于肥胖者。葡萄糖耐量试验结果显示患者的血糖水平高于正常人,但低于糖尿病的诊断标准。有报道称对这部分人跟踪观察,发现其中50%最终转化为糖尿病。部分患者经控制饮食减轻体重,可使糖耐量恢复正常。

(7)妊娠期糖尿病:指妊娠期发生的糖尿病或糖耐量异常。多数患者分娩后,糖耐量可恢复正常,约1/3的患者分娩后可转化为真性糖尿病。

## 三、临床表现

**(一)代谢紊乱综合征**

1.1型糖尿病

1型糖尿病多见于青少年,起病急,症状有口渴、多饮、多尿、多食、善饥、乏力、组织修复力和抵抗力降低、生长发育障碍等,患者易发生酮症酸中毒。

### 2.2 型糖尿病

该型在 40 岁以上、体型肥胖的患者中多发。该型的症状较轻。有些患者的空腹血糖正常,仅进食后出现高血糖,尿糖呈阳性。部分患者饭后胰岛素分泌持续增加,3~5 h 可能引起低血糖。在急性应激情况下,患者亦可能发生酮症酸中毒。

### (二)糖尿病慢性病变

#### 1.心血管病变

大、中动脉硬化主要侵犯主动脉、冠状动脉、大脑动脉、肾动脉和肢体外周动脉,引起冠心病、脑血栓、肾动脉硬化、肢体动脉硬化等。患病年龄较轻,病情进展也较快。糖尿病患者冠心病和脑卒中的患病率较非糖尿病者高,这两种疾病是近年来糖尿病患者的主要死因。肢体外周动脉硬化常以下肢动脉病变为主,表现为下肢疼痛、感觉异常和间歇性跛行等症状,严重者可导致肢端坏疽。糖尿病患者肢端坏疽的发生率约为正常人的 70 倍。糖尿病患者的心脏微血管病变及心肌代谢紊乱可导致心肌广泛损害,称为糖尿病性心肌病。其主要表现为心律失常、心力衰竭、猝死。

#### 2.糖尿病性肾病变

糖尿病史超过 10 年者合并肾脏病变较常见,主要表现为糖尿病性微血管病变、毛细血管间肾小球硬化症、肾动脉硬化和慢性肾盂肾炎。毛细血管间肾小球硬化症表现为蛋白尿、水肿、高血压。约 40% 的 1 型糖尿病患者死于肾衰竭。

#### 3.眼部病变

糖尿病患者的眼部症状较多,临床表现为视觉模糊、调节功能降低、近视、玻璃体混浊和白内障。最常见的是糖尿病视网膜病变。糖尿病病史达 10~15 年,半数以上患者出现这些并发症,并可有小静脉扩张、水肿、渗出、微血管病变,严重者可导致失明。

#### 4.神经病变

神经病变最常见的是周围神经病变,糖尿病的病程为 10 年以上者 90% 以上出现神经病变。临床表现为对称性长袜形感觉异常,轻者有对称性麻木、触觉过敏、蚁行感。典型症状是针刺样或烧灼样疼痛,卧床休息时明显,活动时可稍减轻,以致患者不能安宁。触觉和痛觉在晚期减退是患者肢端易受创伤的原因。患者可有运动神经受累,有肌张力低下、肌力减弱、肌萎缩等晚期运动神经损害的表现。自主神经损害表现为直立性低血压、瞳孔小而不规则、光反射消失、泌汗异常、心动过速、胃肠功能失调、胃张力降低、胃内容物滞留、便秘与腹泻交替、排尿异常、尿潴留、尿失禁、性功能减退、阳痿等。

#### 5.皮肤及其他病变

皮肤感染极为常见。真菌感染多见于足部感染。患者可能出现阴道炎、肛门周围脓肿。

## 四、实验室检查

(1)空腹尿糖、餐后 2 h 尿糖呈阳性。

(2)空腹血糖>7 mmol/L,餐后 2 h 血糖>11.1 mmol/L。

(3)血糖、尿糖检查不能确定糖尿病诊断时,可做口服葡萄糖耐量试验,如糖耐量降低,又能排除非糖尿病所致的糖耐量降低的因素,则有助于糖尿病的诊断。

(4)胰岛素依赖型患者的空腹胰岛素水平低于正常值。

## 五、护理观察要点

### (一)病情判断

糖尿病患者入院后医师首先要明确患者的糖尿病是属于 1 型还是 2 型,明确病情的轻重、有无并发症(包括急性和慢性并发症)。对于合并急性并发症(如糖尿病酮症酸中毒、非酮症高渗性昏迷)护理人员应迅速抢救,给氧,输液,定时做血糖、血气分析、血电解质及尿糖等的检查。

### (二)对胰岛素相对或绝对不足所致代谢紊乱症的观察

(1)葡萄糖利用障碍:由于肝糖原合成量降低,分解加速,糖异生增强,临床出现明显的高血糖和尿糖,口渴、多饮、多尿,善饥多食症状加剧。

(2)蛋白质分解代谢加速,导致负氮平衡,患者表现为体重下降、乏力,组织修复和抵抗力降低,儿童则出现发育障碍、延迟。

(3)脂肪动用增强,血游离脂肪酸浓度升高,酮体的生成速度超过组织排泄速度,可发展为酮症及酮症酸中毒。脂肪代谢紊乱可导致动脉粥样硬化,影响眼底动脉、脑动脉、冠状动脉、肾动脉及下肢动脉,发生相应的病变,如心肌梗死、脑血栓形成、肾动脉硬化、肢端坏死。

### (三)对其他糖尿病慢性病变的观察

观察神经系统症状、视力障碍、皮肤变化,有无创伤、感染等。

### (四)生化检验

生化检验包括尿糖、血糖、糖化血红蛋白、血脂、肝功能、肾功能、血电解质的检验和血气分析等。

### (五)对糖尿病酮症酸中毒的观察

1.诱因

常见的诱因是感染、胰岛素中断或减量过多、饮食不当、外伤、手术、分娩、有情绪压力、过度疲劳等。患者对胰岛素的需要量增加。

2.症状

症状有烦渴、多尿、消瘦、软弱加重,逐渐出现恶心、呕吐、脱水,甚至少尿、肌肉疼痛、痉挛。亦可有不明原因的腹部疼痛、头痛、嗜睡,甚至昏迷。

3.体征

(1)有脱水征:皮肤干燥,缺乏弹性,眼球下陷。

(2)库斯莫尔呼吸:呼吸深快,节律不整,呼气有酮味(烂苹果味)。

(3)循环衰竭表现:脉细速,四肢厥冷,血压下降,甚至休克。

(4)各种反射迟钝、消失,嗜睡甚至昏迷。

4.实验室检查

血糖显著升高大于 16.7 mmol/L,血酮含量升高,二氧化碳结合力降低,尿糖及尿酮体呈强阳性反应,血白细胞计数升高。酸中毒失代偿期血 pH<7.35,动脉 $HCO_3^-$ 低于 15 mmol/L,剩余碱负值增大,血 $K^+$、$Na^+$、$Cl^-$ 的含量降低。

### (六)对低血糖的观察

1.常见原因

糖尿病患者过多地使用胰岛素、口服降糖药物,进食减少,或活动量增加而未增加食物的摄入。

2.症状

症状有头晕、眼花、有饥饿感、软弱无力、颤抖、出冷汗、心悸、脉搏快,严重者出现精神、神经症状甚至昏迷。

3.体征

患者面色苍白,四肢湿冷,心率加快,血压在初期上升,在后期下降,出现共济失调,定向障碍甚至昏迷。

4.实验室检查

血糖$<2.78$ mmol/L。

### (七)对糖尿病非酮症高渗性昏迷的观察

1.诱因

该病常见于老年糖尿病患者,常突然发作。诱因为感染、急性胃肠炎、胰腺炎、脑卒中、严重肾脏疾病、血液透析治疗、手术及服用加重糖尿病的某些药物(如可的松、免疫抑制剂,噻嗪类利尿剂),在病程早期因误诊而输入葡萄糖注射液、口服大量糖水、牛奶,诱发或促使病情发展恶化,可出现该病。

2.症状

症状为多尿、多饮、发热、食欲减退、恶心、失水、嗜睡、出现幻觉、上肢震颤、昏迷。

3.体征

体征为失水及休克。

4.实验室检查

实验室检查可见高血糖($>33.0$ mmol/L)、高血浆渗透压($>330$ mmol/L)、高钠血症和氮质血症,血酮、尿酮呈阴性或轻度升高。

## 六、饮食治疗护理

饮食治疗是糖尿病治疗中最基本的措施。通过饮食控制,减轻胰岛 B 细胞的负担,以求恢复或部分恢复胰岛的分泌功能,对于年老肥胖者饮食治疗常常是主要或单一的治疗方法。

### (一)饮食细算法

1.计算出患者的理想体重

身高(cm)$-105=$体重(kg)。

2.饮食总热量的估计

根据理想体重和工作性质,估计每天所需总热量。

儿童、孕妇、乳母、营养不良及消瘦者、伴有消耗性疾病者应酌情增加热量,肥胖者酌情减少热量,使患者体重逐渐下降到正常体重$\pm5\%$。

3.食物中糖、蛋白质、脂肪的分配比例

按成人每天每千克体重$(1\sim1.5)\times10^{-3}$kg 计算蛋白质,按每天每千克体重$(0.6\sim1)\times10^{-3}$kg 计算脂肪,从总热量中减去蛋白质和脂肪所提供热量,余下的热量则为糖所提供的热量。总体来说糖类提供的热量占饮食总热量的$50\%\sim60\%$,蛋白质提供的热量占 $12\%\sim15\%$,脂肪提供的热量约占 $30\%$。但近来有实验证明,在总热量不变的情况下,增加糖类提供热量的比例,即糖类提供的热量占总热量的 $60\%\sim65\%$,对糖尿病的控制有利。此外,在糖类食物中,高纤维碳水化合物更佳。

**4.热量分布**

三餐热量分布约为 1/5、2/5、2/5 或 1/3、1/3、1/3,亦可按饮食习惯和病情予以调整,如可以分为四餐。

**(二)饮食粗算法**

(1)肥胖患者每天的主食为 200～300 g,副食中蛋白质为 30～60 g,脂肪为 25 g。

(2)体重在正常范围者:轻体力劳动者每天的主食为 250～400 g,重体力劳动者每天的主食为 400～500 g。

**(三)注意事项**

(1)护理人员应向患者阐明饮食治疗的目的和要求,使患者自觉遵守医嘱,按规定进食。

(2)患者应严格定时进食,尤其是使用胰岛素治疗的患者。如因故不能进食,餐前应暂停注射胰岛素,注射胰岛素后,要定时进食。

(3)除三餐主食外,糖尿病患者不宜食用甜食。水果含糖量多,病情控制不好时应禁止食用;病情控制较好时,可少量食用。护理人员应劝说患者的亲友不送其他食物,并要检查患者每次的进餐情况,核对数量是否符合要求,患者是否按量进食。

(4)患者需甜食时,一般食用糖精、木糖醇或其他代糖品。

(5)控制饮食的关键在于控制总热量。在治疗开始,患者会因饮食控制而出现易饥的感觉,此时可增加蔬菜、豆制品等副食。在蔬菜中碳水化合物含量少于 5% 的有南瓜、青蒜、小白菜、油菜、菠菜、西红柿、冬瓜、黄瓜、芹菜、大白菜、茄子、卷心菜、茭白、韭菜、丝瓜等。豆制品含碳水化合物为 1%～3% 的有豆浆、豆腐,含 4%～6% 的有豆腐干等,均可食用。

(6)在总热量不变的原则下,凡增加一种食物应同时相应减去其他食物,以保证平衡。护理人员应指导患者熟悉并灵活掌握食品热量交换表。

(7)护理人员应定期测量患者的体重,一般每周 1 次;定期监测血糖、尿糖变化,观察饮食控制效果。

(8)当患者腹泻或饮食锐减时,护理人员要警惕腹泻诱发的糖尿病急性并发症,同时也应注意有无电解质失衡,必要时给予输液以免患者过度脱水。

## 七、运动疗法护理

**(一)运动的目的**

运动能促进血液循环中的葡萄糖与游离脂肪酸的利用,降低血糖、甘油三酯,增加人体对胰岛素的敏感性,使胰岛素与受体的结合率增加。对肥胖的糖尿病患者,运动既可减轻体重、降低血压,又能改善机体的异常代谢状况,改善血液循环与肌肉张力,增强体力,还能减轻患者的压力和紧张性。

**(二)运动方式**

最好做有氧运动,如散步、跑步、骑自行车、做广播操、游泳、爬山、打太极拳、打羽毛球、滑冰、划船。步行安全、简便、容易坚持,可作为首选的锻炼方式。步行 30 min 约消耗能量0.4 J,如每天坚持步行 30 min,1 年内可减轻体重 4 kg。骑自行车每小时消耗 1.2 J,游泳每小时消耗 1.2 J,跳舞每小时消耗1.21 J,球类活动每小时消耗 1.6～2.0 J。

### (三)运动时间的选择

2 型糖尿病患者运动时肌肉利用葡萄糖增多,血糖明显下降,但不易出现低血糖。因此,2 型糖尿病患者什么时候进行运动无严格限制。1 型糖尿病患者在餐后 0.5~1.5 h 运动较为合适,可使血糖下降。

### (四)注意事项

(1)在运动前,首先请医师评估糖尿病的控制情况,有无增殖性视网膜病变、肾病和心血管病变。有微血管病变的糖尿病患者,在运动时最大心率应限制在同年龄正常人最大心率的 80%~85%,血压升高不要超过 26.6/13.8 kPa,晚期病变者的运动应限于快步走路或轻体力活动。

(2)采用适中的运动量,逐渐增加,循序渐进。

(3)不在胰岛素作用高峰时间运动,以免发生低血糖。

(4)向运动肢体注射胰岛素,可使胰岛素吸收加快,应予注意。

(5)注意运动诱发的迟发性低血糖,它可在运动停止后数小时发生。

(6)坚持运动,不要随便中断,但要避免过度运动。

## 八、口服降糖药物治疗护理

口服降糖药主要有磺脲类和双胍类,这两类药物是治疗大多数 2 型糖尿病的有效药物。

### (一)磺脲类

磺脲类包括 D860、优降糖、达美康、美吡哒、格列波脲、糖适平等。

1.作用机制

主要作用机制是刺激胰岛 B 细胞释放胰岛素,还可以减少肝糖原输出,增加周围组织对糖的利用。

2.适应证与禁忌证

(1)适应证:只适用于胰岛 B 细胞有分泌胰岛素功能者。

(2)禁忌证:①2 型糖尿病的轻度、中度患者。②单纯饮食治疗无效的 2 型糖尿病患者。③有1 型和重度糖尿病、有酮症史或出现严重的并发症以及肝、肾疾病和对磺脲类药物过敏者。

3.服药观察事项

(1)磺脲类药物,尤其是优降糖,在用药剂量过大时,可发生低血糖反应,甚至低血糖昏迷,如果患者伴有肝、肾功能不全或同时服用一些可以延长磺脲类药物作用时间的药物(如普萘洛尔、苯妥英钠、水杨酸制剂),可能促进低血糖反应出现。

(2)患者出现胃肠道反应,如恶心、厌食、腹泻等。出现这些不良反应时,服用制酸剂可以使症状减轻。

(3)患者出现得较少的不良反应如变态反应,表现为皮肤红斑、荨麻疹。

(4)患者可能发生粒细胞计数减少,血小板计数减少、全血细胞计数减少和溶血性贫血。这些症状常出现在用药后6~8周,出现这些症状或不良反应时,应及时停药和予以相应处理。

### (二)双胍类

常用药物有二甲双胍。苯乙双胍现已少用。

1.作用机制

双胍类降糖药可增加外周组织对葡萄糖的利用,减少糖原异生,使肝糖原输出下降,也可通过抑制肠道吸收葡萄糖、氨基酸、脂肪、胆固醇来发挥作用。

2.适应证

(1)主要用于治疗 2 型糖尿病中经饮食控制失败者。

(2)肥胖,需要减重但又难控制饮食者。

(3)1 型糖尿病用胰岛素后血糖不稳定者可加服二甲双胍。

(4)已试用磺脲类药物或已加用运动治疗但失效。

3.禁忌证

(1)凡肝、肾功能不好,低血容量者用此药物易引发乳酸性酸中毒。

(2)1 型糖尿病患者不能单用此药。

(3)有严重糖尿病并发症。

4.服药观察事项

服用该类药物易发生胃肠道反应,因有效剂量与发生不良反应剂量很接近。常见胃肠症状有厌食、恶心、呕吐、腹胀、腹泻等,多发生在用药 1～2 d,易致体重下降,故消瘦者慎用该类药物。双胍类药物可抑制维生素 $B_{12}$ 的吸收,导致维生素 $B_{12}$ 缺乏;可引起乳酸性酸中毒;长期服用可致嗜睡、头昏、倦怠、乏力。

## 九、胰岛素治疗护理

胰岛素能加速糖利用,抑制糖原异生以降低血糖,并改善脂肪和蛋白质代谢,目前使用的胰岛素制剂一般是从家畜(牛、猪)或鱼的胰腺制取的,基因重组人胰岛素也常用,如诺和灵、优泌林。因胰岛素是一种蛋白质,口服后易被消化酶破坏而失效,故需用注射法给药。

### (一)适应证

(1)患者为 1 型糖尿病患者。

(2)患者为重型消瘦型。

(3)患者有糖尿病急性并发症或有严重心、肾、眼并发症的糖尿病。

(4)患者处于饮食控制或口服降糖药不能控制病情时。

(5)患者处于外科大手术前后。

(6)患者处于妊娠期、分娩期。

### (二)制剂类型

制剂可分为短(速)效、中效和长效 3 种。3 种均可经皮下或肌内注射,而仅短效胰岛素可作静脉注射用。

### (三)注意事项

(1)胰岛素的保存:长效及中效胰岛素在 5 ℃可放置 3 年而效价不变,而普通胰岛素(RI)在 5 ℃放置 3 个月后效价稍减。一般而言,中效及长效胰岛素比 RI 稳定。胰岛素在使用时放在室温中 1 个月效价不会改变。胰岛素不能冰冻,温度太低可使胰岛素变性。在使用前应注意观察,如发现胰岛素有异样或结成小粒,应弃之不用。

(2)注射胰岛素的剂量需准确,用 1 mL 注射器抽吸。要注意剂量换算,有的胰岛素 1 mL 内含 40 U,也有含 80 U、100 U 的,必须分清,注意不要把 U 误认为 mL。

(3)使用时注意胰岛素的有效期,一般胰岛素出厂后有效期多为 1～2 年,过期胰岛素影响效价。

(4)用具和消毒:把 1 mL 玻璃注射器及针头用高压蒸气消毒最理想,在家庭中可采用 75% 乙醇浸泡法,每周用沸水煮 15 min。现多采用一次性注射器、笔式胰岛素注射器等。

(5)混合胰岛素的抽吸:同时注射普通胰岛素(RI)和鱼精蛋白锌胰岛素(PZI)前,要先抽 RI,后抽 PZI,并充分混匀,因为 RI 是酸性的,其溶液不含酸碱缓冲液,而 PZI 则含缓冲液,若先抽 PZI 则可能使 RI 因 pH 改变而变性,反之,如果把小量 RI 混至 PZI 中,因 PZI 有缓冲液,对 pH 的影响不大。另外 RI 与 PZI 混合后,在混合液中 RI 的含量减少,而 PZI 含量增加,这是因为 PZI 所含鱼精蛋白锌只有一部分和胰岛素结合,当 RI 与其混合后,没有结合的一部分能和加入的 RI 结合,使其变成 PZI。

(6)注射部位的选择与轮替:注射胰岛素采用皮下注射法,宜选择皮肤疏松的部位,如上臂三角肌、臀大肌、股部、腹部,若患者自己注射以股部和腹部最方便。注射部位要有计划地轮替(左肩→右肩→左股→右股→左臀→右臀→腹部→左肩),针眼之间应间隔 1.5～2 cm,1 周内不要在同一部位注射 2 次。以免形成局部硬结,影响药物的吸收及疗效。

(7)经常运动的部位会造成胰岛素吸收太快,应避免注射。吸收速度依注射部位而定,如把 RI 注于三角肌后吸收速度快于大腿前侧,注射于大腿、腹部注射后吸收速度快于臀部。

(8)餐前 15～30 min 注射胰岛素,护理人员应严格要求患者按时就餐,要安排好注射时间与进餐时间,防止低血糖反应的发生。

(9)各种原因引起的食欲减退、进食量少或因胃肠道疾病呕吐、腹泻、而未及时减少胰岛素用量,都可引起低血糖,因此,注射前护理人员应注意患者的病情变化,询问进食情况,如有异常,及时报告医师,做相应处理。

(10)如从动物胰岛素换成人胰岛素,则应减少剂量,大约减少 1/4 剂量。

**(四)不良反应观察**

1.低血糖反应

低血糖反应是最常见的不良反应,其症状有饥饿、头晕、软弱、心悸、出汗、脉速等,重者晕厥、昏迷、癫痫等。对轻者进食饼干、糖水,对重者静脉注射 50% 的葡萄糖 20～40 mL。

2.变态反应

极少数人有变态反应,如出现荨麻疹、血管神经性水肿、紫癜。可用抗组胺药,对重者需调换胰岛素剂型或采用脱敏疗法。

3.胰岛素性水肿

胰岛素性水肿多发生在糖尿病控制不良、糖代谢显著失调,经胰岛素治疗迅速得到控制时,表现为下肢轻度水肿直至全身性水肿,可自然消退。处理方法主要是给患者低盐饮食、限制水的摄入,必要时给予利尿剂。

4.局部反应

注射部位红肿、发痒、硬结、皮下脂肪萎缩等,多见于小儿与青年。预防局部反应可采用高纯度胰岛素制剂、注射部位轮替、胰岛素深部注射法。

(武美丽)

# 第二节　痛　风

## 一、疾病概述

### (一)疾病概述

痛风(gout)是嘌呤代谢障碍或尿酸排泄障碍引起的代谢性疾病,但痛风发病有明显的异质性,除高尿酸血症外可表现为急性关节炎、痛风石沉积、慢性关节炎、关节畸形、慢性间质性肾炎和尿酸性尿路结石。随着经济发展和生活方式改变,其患病率逐渐上升。痛风的发病年龄为30～70岁,男性的发病年龄有年轻化趋势,一般成人仅有10％～20％的高尿酸血症者发生痛风,老年人高尿酸血症的患病率达24％以上。高尿酸血症发生的男女比例为2∶1,而痛风发病的男女比例为20∶1,即95％的痛风患者是男性。这是因为一般来说男性喜饮酒,喜食富含嘌呤、蛋白质的食物,使体内尿酸增加,排出减少。

### (二)相关病理生理

痛风的发生取决于血尿酸的浓度和尿酸在体液中的溶解度。血尿酸的平衡取决于嘌呤的吸收、代谢和排泄。①嘌呤的吸收:体内的尿酸20％来源于摄取的富含的嘌呤食物,摄入该类食物过多可诱发痛风。②嘌呤的代谢:尿酸是嘌呤代谢的终产物,正常人的约1/3的尿酸在肠道经细菌降解处理,约2/3经肾以原型排出。体内80％的尿酸来源于生物合成。参与尿酸代谢的嘌呤核苷酸有3种:次黄嘌呤核苷酸、腺嘌呤核苷酸、鸟嘌呤核苷酸。在嘌呤代谢的过程中,各环节都有酶参与调控,一旦酶发生异常,即可发生血尿酸增多或减少。③嘌呤的排泄:在原发性痛风中,80％～90％的病例的直接发病机制是肾小管对尿酸盐的清除率下降或重吸收率升高。痛风意味着尿酸盐结晶、沉积所致的反应性关节炎或痛风石疾病。

### (三)痛风的病因与诱因

临床上仅有部分高尿酸血症的患者发展为痛风,确切原因不清。临床上分为原发性和继发性痛风两大类。原发性痛风基本属于遗传性的,与肥胖、原发性高血压、血脂异常、糖尿病、胰岛素抵抗关系密切。继发性痛风主要由肾病、血液病等疾病或药物、高嘌呤食物等引起。

### (四)临床表现

该病临床多见于40岁以上的男性,女性多在绝经期后发病。

1.无症状期

早期症状不明显,有些患者可终身不出现症状,仅有血尿酸持续性或波动性升高。随着年龄增长,其患病率也增大,且与高尿酸血症的水平和持续时间有关。

2.急性关节炎期

急性关节炎期常有以下特点:①患者多在夜间或清晨突然起病,多有剧痛,数小时内出现受累关节的红、肿、热、痛和功能障碍,这最常见于单侧拇趾及第1跖趾关节,其次为踝、膝、腕、指、肘等关节。②用秋水仙碱治疗后,关节炎症状可迅速缓解。③患者发热,白细胞计数增多。④初次发作常呈自限性,数天内自行缓解,受累关节局部皮肤出现脱屑和瘙痒,是该病特有的表现。⑤用偏振光显微镜检查关节腔滑囊液可见双折光的针形尿酸盐结晶,是确诊该病的依据。⑥患者有高尿酸血症。

3.痛风石及慢性关节炎期

痛风石(tophi)是痛风的特征性临床表现,是尿酸盐沉积所致,常见于耳轮、跖趾、指间和掌指关节,常为多关节受累,多见于关节远端,表现为关节肿胀、僵硬、畸形及周围组织的纤维化和变形,严重时患处皮肤发亮、变薄,破溃则有豆渣样的白色物质排出。

4.肾脏病变

肾脏病变分为痛风性肾病和尿酸性肾石病2种。前者早期仅有间歇性蛋白尿,随着病情的发展而呈持续性。晚期可发生肾功能不全,表现为水肿、高血压、血尿素氮和肌酐升高。少数表现为急性肾衰竭,出现少尿或无尿。10%～25%的痛风患者的肾脏有尿酸结石,呈泥沙样,常无症状,有结石者可发生肾绞痛、血尿。

**(五)辅助检查**

1.血尿酸测定

正常值:男性的血尿酸为$150\sim380\ \mu mol/L$,女性的血尿酸为$100\sim300\ \mu mol/L$。

2.尿酸测定

限制嘌呤饮食5 d后,每天尿酸排出量超过3.57 mmol/L,可认为尿酸生成增多。

3.滑囊液或痛风石内容物检查

急性关节炎期行关节穿刺,提取滑囊液,在显微镜下检测,可见针形尿酸盐结晶。

4.X线检查

急性关节炎期可见非特征性软组织肿胀;慢性期或反复发作后可见软骨破坏,关节面不规则,特征性改变为骨质呈穿凿样,有虫蚀样圆形或弧形的透亮缺损。

5.计算机断层扫描(CT)与磁共振成像(MRI)检查

CT扫描受累部位可见不均匀的斑点状高密度痛风石影像。MRI的$T_1$和$T_2$加权图像呈斑点状低信号。

**(六)主要治疗原则**

目前尚无根治原发性痛风的方法。治疗原则:①控制高尿酸血症,预防尿酸盐沉积。②迅速终止急性关节炎的发作,防止复发。③防止尿酸结石的形成和肾功能损害。

**(七)治疗**

1.一般治疗

控制饮食总热量:限制饮酒和大量摄入高嘌呤食物(如动物的内脏);每天饮水2 000 mL以上以增加尿酸排泄;慎用抑制尿酸排泄的药物,如噻嗪类利尿药;避免诱发因素,积极治疗相关疾病。

2.高尿酸血症的治疗

(1)排尿酸药:抑制近端肾小管对尿酸盐的重吸收,增加尿酸的排泄量,降低尿酸水平,适用于肾功能良好者。当内生肌酐清除率<30 mL/min时无效;已有尿酸盐结石形成或每天排出尿酸盐>3.57 mmol时不宜使用。用药期间多饮水,并服用碳酸氢钠3～6 g/d。常用药物有苯溴马隆、丙磺舒、磺吡酮等。

(2)抑制尿酸生成药物:常用药物为别嘌醇,通过抑制黄嘌呤氧化酶,使尿酸的生成减少,适用于尿酸生成过多或不适合使用排尿酸药物者。

3.急性痛风性关节炎期的治疗

患者要绝对卧床休息,抬高患肢,避免负重,迅速使用秋水仙碱,越早用药疗效越好。

(1)秋水仙碱:是治疗急性痛风性关节炎的特效药,通过抑制中性粒细胞、单核细胞释放白三烯 $B_4$、白细胞介素-1 等炎症因子,同时抑制炎症细胞的变形和趋化,从而缓解炎症。不良反应有恶心、呕吐、厌食、腹胀和水样腹泻,如出现上述症状应及时调整剂量或停药;还可出现白细胞、血小板计数减少等,也会发生脱发。

(2)非甾体抗炎药:通过抑制花生四烯酸代谢中的环氧化酶活性,进而抑制前列腺素的合成而达到消炎、镇痛的作用。活动性消化性溃疡、消化道出血为禁忌证。常用药物有吲哚美辛、双氯芬酸、布洛芬、罗非昔布等。

(3)糖皮质激素:上述药物治疗无效或不能使用秋水仙碱和非甾体抗炎药时,可考虑使用糖皮质激素或促肾上腺皮质激素(ACTH)短程治疗。疗程一般不超过 2 周。

## 二、护理评估

### (一)一般评估

1.生命体征

护理人员应每天监测患者的体温、脉搏、呼吸、血压。

2.关节与皮肤

护理人员应评估患者痛风石、关节炎的情况;评估皮肤的情况,如有无皮疹、剥脱性皮炎、出血性带状疱疹、过敏性皮炎。

3.相关记录

护理人员应记录患者的饮食、皮肤等情况,必要时记录饮水量。

### (二)身体评估

1.视诊

护理人员应观察患者的痛风石、关节炎的情况,有无红、肿、热、痛等;观察全身皮肤情况,有无皮疹等异常。

2.触诊

护理人员应对患者的痛风石、关节炎的疼痛情况进行触诊;检查皮肤弹性,皮肤受压是否褪色等。

### (三)心理社会评估

护理人员应评估患者对治疗的信心、对痛风相关知识的掌握情况。

### (四)辅助检查

1.血尿酸

男性的血尿酸超过 420 $\mu$mol/L,女性的血尿酸＞350 mmol/L,可诊断为高尿酸血症。血尿酸波动较大,应反复监测。限制嘌呤饮食5 d后,如每天小便中尿酸排出量＞3.57 mmol/L,则提示尿酸生成增多。

2.对滑囊液或痛风石检查

急性关节炎期行关节腔穿刺,抽取滑囊液,如见白细胞内有双折光现象的针形尿酸结晶,可作为确诊该病的依据。痛风结石活检也可见此现象。

3.对慢性并发症的检查

做全身关节和足部检查、疼痛评估等。

**（五）主要用药的评估**

1.对治疗高尿酸血症药的评估

评估与记录用药剂量、用药时间、药物不良反应。

2.对急性痛风性关节炎期治疗药物的评估

评估用药剂量、用药时间、药物不良反应,注意是否出现反跳现象。

## 三、主要护理诊断/问题

**（一）疼痛**

关节痛与痛风结石、关节炎症有关。

**（二）躯体活动障碍**

躯体活动障碍与关节受累、关节畸形有关。

**（三）知识缺乏**

患者缺乏关于痛风的用药知识和饮食知识。

**（四）潜在并发症**

潜在并发症为肾衰竭。

## 四、护理措施

**（一）疾病知识指导**

护理人员应指导患者与家属有关痛风预防、饮食、治疗、活动等的相关知识,例如,如注意避免进食高蛋白和高嘌呤的食物,忌饮酒,每天多饮水,饮水量＞2 000 mL/d,特别是服排尿酸药物时更应多饮水,以帮助尿酸排出。

**（二）保护关节指导**

护理人员应指导患者日常生活中要注意:①活动时尽量使用大肌群,如能用肩部负重,就不用手提,能用手臂,就不用手指。②避免长时间持续进行重体力劳动。③经常变换姿势,保持受累关节舒适。④如有关节局部温热和肿胀,尽可能避免其活动。如运动后疼痛超过1～2 h,应暂时停止该项运动。

**（三）药物服用的指导**

排尿酸药、抑制尿酸生成药的服用量应逐渐递增,用药过程中应按要求对肝功能、肾功能和尿酸水平进行测定,注意胃肠道反应,有无皮疹、过敏性皮炎等不良情况。如发生上述不良反应,应减量。

**（四）关节及皮肤护理**

护理人员应指导患者保持关节功能位,防止变形;嘱患者保持皮肤清洁,防止外伤导致皮肤破损,一旦发生皮肤破损,应及时处理;如皮肤出现瘙痒,注意不要抓破皮肤。

## 五、护理效果评估

（1）患者血尿酸的水平正常。

（2）患者尿尿酸的检测结果正常。

（3）患者没有出现关节肿胀、畸形等并发症。

（4）患者及家属基本掌握痛风的相关知识，特别是预防和饮食的相关知识。

（韩剑童）

# 第三节 皮质醇增多症

皮质醇增多症又称库欣综合征，是多种原因使肾上腺皮质分泌过盛的糖皮质激素所引起的综合征。主要表现为向心性肥胖、多血质貌、皮肤紫纹、高血压等。女性患者多于男性患者，成人患者多于儿童患者。

## 一、病因

肾上腺皮质通常是在 ACTH 作用下分泌皮质醇，当皮质醇超过生理水平时，就反馈抑制 ACTH 的释放。该病的发生表明皮质醇或 ACTH 分泌调节失衡，或肾上腺无须 ACTH 作用就能自行分泌皮质醇，或是皮质醇对 ACTH 的分泌不能发挥正常的抑制作用。

### （一）原发性肾上腺皮质病变——原发于肾上腺的肿瘤

其中皮质腺瘤约占 20％，皮质腺癌约占 5％，其生长与分泌不受 ACTH 控制。

### （二）垂体瘤或下丘脑-垂体功能紊乱

继发于下丘脑-垂体病者可引起肾上腺皮质增生型皮质醇增多症或库欣病。

### （三）异源 ACTH 综合征

肿瘤产生类 ACTH 活性物质，少数可能产生类促肾上腺皮质激素释放因子样物质，刺激肾上腺皮质增生，促使肾上腺皮质分泌过多的皮质类固醇。该综合征多见于肺燕麦细胞癌（约占异源 ACTH 综合征的 50％），其次是胸腺癌与胰腺癌（约占异源 ACTH 综合征的 10％）。

### （四）医源性糖皮质激素增多症

该症由长期大量应用糖皮质激素治疗所致。

## 二、临床表现

### （一）体型改变

脂肪代谢障碍造成头、颈、躯干肥胖，即"水牛背"；两侧颊部脂肪堆积造成脸部轮廓呈圆形，即"满月脸"；嘴唇前突微开，前齿外露，呈多血质面容；四肢消瘦为临床诊断提供线索。

### （二）蛋白质分解过多

蛋白质分解过多表现为皮肤变薄，真皮弹力纤维断裂，出现紫纹，肌肉消瘦，乏力，骨质疏松，容易发生骨折。

### （三）水钠潴留

患者表现高血压、足踝部水肿。

### （四）性腺功能障碍

性腺功能障碍表现为多毛，长痤疮、女性月经减少或停经、出现胡须、喉结增大等，男性可出现性欲减退、阴茎缩小、睾丸变软等。

（五）抵抗力降低

患者易发生霉菌及细菌感染，甚至出现菌血症、败血症。

（六）精神障碍

患者常有不同程度的情绪变化，如烦躁、失眠，个别患者可发生偏执狂症。

## 三、检查

### （一）生化检查

（1）尿 17-羟皮质类固醇（17-OHCS）＞20 mg/24 h。

（2）经小剂量地塞米松抑制试验，皮质醇不能被抑制。

（3）尿游离皮质醇＞110 μg/24 h。

（4）血浆皮质醇含量升高，昼夜节律消失。

（5）低血钾性碱中毒。

### （二）肾上腺病变部位检查

做腹膜后充气造影、肾上腺同位素扫描、B 超或 CT 扫描等。

### （三）蝶鞍部位检查

做 X 线蝶鞍正侧位片或断层 X 线检查、CT 扫描，如发现蝶鞍扩大，骨质破坏，说明垂体有占位性病变。

## 四、护理

### （一）观察要点

（1）病情判断：皮质醇增多的临床表现如前所述，但由于病因不同，可有不同表现，应仔细观察，以提供临床诊断依据。肾上腺肿瘤所致的库欣综合征没有色素沉着，而垂体性库欣病和异源 ACTH 综合征由于血浆 ACTH 高，皮肤色素加深，且以异源 ACTH 综合征更为明显。肾上腺恶性肿瘤多见于儿童，并且多有性征改变。异源 ACTH 综合征由恶性肿瘤所致，患者消瘦、水肿明显，并且有严重低血钾性碱中毒。

（2）观察患者的体型异常状态的改变。

（3）观察患者的心率，有无高血压及心脑缺血表现。

（4）观察患者有无发热等感染症状。

（5）观察患者的皮肤、肌肉、骨骼状态：有无皮肤干燥、皮下出血、痤疮、创伤化脓、四肢末梢发绀、水肿、多毛、肌力低下、乏力、疲劳感、骨质疏松与病理性骨折等。

（6）观察尿量、尿液性状改变：有无血尿、蛋白尿、尿糖。

（7）观察患者有无失眠、烦躁不安、抑郁、兴奋、精神异常等表现。

（8）观察患者有无电解质紊乱和糖尿病等症状。

（9）观察患者有无月经异常、性功能改变等。

### （二）检查的护理

皮质醇增多症的确诊、病理分类及定位诊断依赖于实验室检查。有没有皮质醇增多症，是什么原因引起的，在做治疗之前，都需要检查清楚。

1.筛选试验

检查有无肾上腺皮质分泌的异常,方法如下:①测定 24 h 尿 17-OHCS、17-KS、游离皮质醇。②测定血浆皮质醇。③检查皮质醇分泌节律:正常皮质醇分泌呈昼夜节律性改变。清晨高,午夜低。检查时可分别于 8:00、16:00、24:00 抽血测皮质醇。皮质醇增多症患者不但分泌量改变,而且节律消失,下午血皮质醇浓度等于或高于清晨血皮质醇浓度。皮质醇节律消失是该病的早期表现。④小剂量地塞米松抑制试验:(服地塞米松 0.5 mg,6 h 1 次,共 48 h)皮质醇增多症者不受小剂量地塞米松抑制。

2.定性试验

为了进一步鉴别肾上腺皮质为增生或肿瘤,可行大剂量地塞米松抑制试验。将地塞米松增加至 2 mg,方法与小剂量法相同。该法对肾上腺皮质增生者至少可抑制 50% 以上的肾上腺皮质激素,而肾上腺肿瘤或异源 ACTH 综合征呈阴性结果。

3.其他

需要拍摄头颅、胸、肾的 X 线照片,做 CT、MRI 检查,检查血生化指标等。

在这些检查中,除了保证方法和收集标本正确外,试验药物的服用时间、剂量是试验成败的关键。护理人员一定要按量、按时投送药物并看患者服下全部药物,如有呕吐,要补足剂量。

(三)预防感染

(1)患者由于全身抵抗力下降,易被细菌或真菌感染,但感染症状不明显。因此,护理人员应对患者进行卫生指导。

(2)护理人员应早期发现感染症状,如患者出现咽痛、发热以及尿路感染等症状,及时报告医师,及时处理。

(四)观察精神症状,防止发生意外

(1)患者多表现为精神不安、抑郁状态、失眠或兴奋状态。失眠往往是精神症状的早期表现,应予重视。护理人员需特别注意产生抑郁之后企图自杀者,患者身边不宜放置危险物品。

(2)患者情绪不稳定时,护理人员应避免讲刺激性的言语,要耐心倾听其谈话。

(3)护理人员应理解患者因容貌、体态的变化而产生的苦闷,多给予解释、安慰。

(五)饮食护理

(1)护理人员应给予高蛋白、高维生素、低钠、高钾饮食。

(2)患者每餐进食不宜过多或过少,宜均匀进餐,护理人员应指导患者采用营养均衡的饮食。

(3)并发糖尿病者应按糖尿病饮食要求限制主食的摄入量。

(六)防止外伤、骨折

(1)患者容易发生肋骨、脊柱的自发性骨折,如有骨质疏松、肌力低下,容易挫伤、骨折,护理人员应关心患者日常生活、活动的安全,防止受伤。

(2)该病患者的皮肤薄,易发生皮下瘀斑,注射、抽血后按压针眼的时间宜长。护理人员应嘱患者要穿着柔软的睡衣,不要系紧腰带;勿用力搓澡,防止碰伤。

(3)护理人员应嘱患者在疲劳、倦怠时,不要勉强参加劳动,限制活动范围与运动量;指导患者遵守日常生活制度。

(七)治疗护理

1.病因治疗

对已查明的垂体或肾上腺腺瘤或腺癌给予手术和(或)放射治疗,去除病因。对异位分泌

ACTH 的肿瘤亦争取定位,行手术和(或)放射治疗。

2.抑制糖皮质激素合成的药物

抑制糖皮质激素合成的药物的适用范围:①为存在严重代谢紊乱(低血钾、高血糖、骨质疏松)的患者作做术前准备。②对不能手术治疗的异位分泌 ACTH 肿瘤的患者行姑息性治疗。服药剂量宜由小至大,注意药物不良反应。多于饭后服用该药,以减少胃肠道反应。

3.并发症的预防与护理

如果不治疗皮质醇增多症,患者可于数年内死于感染、高血压,或可能自杀,所以对于该病应争取早期诊断、早期治疗,防止并发症、预防感染和外伤,控制高血压及糖尿病;更应注意精神护理,防止患者自杀。

**(八)心理护理**

(1)绝大多数患者呈向心性肥胖、满月脸、水牛背等,不愿接受这一现实,护理人员切勿当面议论其外表。

(2)手术是治疗该病的重要手段,患者往往对手术有顾虑而焦躁不安、情绪低落、不思饮食,有的患者因手术费用高、担心预后等而产生情绪的改变。针对以上心理状态,护理人员应向其讲解手术治疗的效果、手术成功事例及术前注意事项,以消除其顾虑,帮助其树立战胜疾病的信心。

**(韩剑童)**

# 第四节　高脂血症

高脂血症是指脂质代谢或运转异常而使血浆中一种或几种脂质浓度高于正常浓度的一类疾病。血脂在血液中是以脂蛋白的形式进行运转的,因此高脂血症实际上也可认为是高脂蛋白血症。老年人高脂血症的发病率明显高于年轻人。血浆低密度脂蛋白(LDL)、血清总胆固醇(TC)、高密度脂蛋白(HDL)与临床心血管病事件的发生密切相关。

## 一、护理评估

**(一)健康史**

(1)询问患者的病史,主要是引起高脂血症的相关疾病,如有无糖尿病、甲状腺功能减退症、肾病综合征、胆道阻塞等。

(2)询问患者有无高脂饮食、酗酒、运动少等不良生活和饮食习惯。

**(二)临床表现**

患者的一项或多项脂质检测指标超过正常值范围。此外,部分患者的临床特征是有眼睑黄斑瘤、肌腱黄色瘤及皮下结节性黄色瘤(好发于肘、膝、臀部)。患者易伴发动脉粥样硬化、肥胖或糖尿病。少数患者有肝、脾大。此外,患者常有眩晕、心悸、胸闷、健忘、肢体麻木等自觉症状,但多数患者虽血脂高而无任何自觉症状。

**(三)实验室及其他检查**

1.血脂

常规检查血浆 TC 和 TG 的水平。我国血清 TC 的理想范围是低于 5.20 mmol/L,5.23～

5.69 mmol/L为边缘升高,TC高于5.72 mmol/L为升高。TG的合适范围是低于1.70 mmol/L,TC高于1.70 mmol/L为升高。

2.脂蛋白

正常LDL低于3.12 mmol/L,LDL为3.15~3.61 mmol/L为边缘升高,LDL高于3.64 mmol/L为升高;正常HDL不低于1.04 mmol/L,HDL低于0.91 mmol/L为降低。

### (四)心理-社会状况

了解老年患者对高脂血症的认识和态度、对治疗的需求。

## 二、主要护理诊断

### (一)活动无耐力

活动无耐力与肥胖导致体力下降有关。

### (二)知识缺乏

患者缺乏高脂血症的有关知识。

### (三)个人应对无效

个人应对无效与不良饮食习惯有关。

## 三、护理目标

(1)患者的体重接近或恢复正常。

(2)患者的血脂指标恢复正常或趋于正常。

(3)患者的饮食习惯得到纠正。

## 四、主要护理措施

### (一)建立良好的生活习惯,纠正不良的生活方式

1.饮食

因为降血脂药物有不良反应,治疗费用较高,并且大部分患者的血脂水平经过饮食控制可以下降,所以提倡首先采用饮食控制。饮食控制应长期坚持进行。膳食宜清淡、低脂肪。烹调食用油用植物油,每天低于25 g。患者要少吃动物脂肪、内脏、甜食、油炸食品及其他含热量较高的食品,宜多吃新鲜蔬菜和水果,少饮酒、不吸烟。护理人员设计饮食控制方案时应仔细斟酌膳食,尽可能与患者的生活习惯相吻合,以便使患者接受而又不影响营养需要的最低程度。主食每天不要超过300 g,患者可适当饮绿茶,以利于降低血脂。

2.休息

患者生活要有规律,注意劳逸结合,保证充足睡眠。

3.运动

护理人员应鼓励老年患者进行适当的体育锻炼,如散步、慢跑、打太极拳、打门球,不但能增加脂肪的消耗、减轻体重,而且可减轻高脂血症。应根据患者的心脑功能、生活习惯和身体状况而定活动量,提倡循序渐进,不宜剧烈运动。若调节饮食和生活方式达半年以上,血脂仍未降至正常水平,则可考虑使用药物治疗。

### (二)用药护理

对饮食治疗无效,或有冠心病、动脉粥样硬化等危险因素的患者应考虑药物治疗。治疗前应

向患者进行药物治疗目的、药物的作用与不良反应等方面的详细指导,向患者详述服药的剂量和时间,并定期随诊,监测血脂水平。常用的调节血脂药有以下几种。

1.羟甲基戊二酰辅酶 A

羟甲基戊二酰辅酶 A 主要抑制胆固醇的生物合成。

2.贝特类

贝特类药不良反应较轻微,主要有恶心、呕吐、腹泻等胃肠道症状。肝肾功能不全者忌用。

3.胆酸螯合树脂类

胆酸螯合树脂类药阻止从肠道吸收胆酸或胆固醇,使其随粪便排出。不良反应有胀气、恶心、呕吐、便秘,并干扰叶酸、地高辛、甲状腺素及脂溶性维生素的吸收。

4.烟酸

烟酸有明显的调脂作用。主要不良反应有面部潮红、瘙痒、胃肠道症状。

**(三)心理护理**

护理人员应主动关心患者,耐心解答其各种问题,使患者了解该病经过合理的药物和非药物治疗可控制,解除患者的思想顾虑,使其保持乐观的情绪,树立战胜疾病的信心,并长期坚持治疗,以利于控制病情。

## 五、健康教育

(1)护理人员应向患者及其家属讲解高脂血症的有关知识,使其了解糖尿病、肾病综合征和甲状腺功能减退等可引起高脂血症,使患者积极治疗原发病。

(2)护理人员应引导患者建立健康的生活方式,坚持低脂肪、低胆固醇、低糖、清淡的饮食原则,控制体重;生活规律,坚持运动,劳逸结合;戒烟、戒酒。

(3)护理人员应嘱咐患者严格遵医嘱服药,定期监测血脂、肾功能等。

**(韩剑童)**

# 第九章

# 胸外科护理

## 第一节 气　胸

### 一、疾病概述

#### (一)概念

胸膜腔内积气称为气胸。根据胸膜腔的压力情况,气胸可分为闭合性气胸、开放性气胸和张力性气胸。

#### (二)相关病理生理

气胸的形成多由于肺组织、气管、支气管、食管破裂,空气逸入胸膜腔,或因胸壁伤口穿破胸膜,外界空气进入胸膜腔。

1.闭合性气胸

空气通过胸壁或肺的伤道进入胸膜腔后,伤道立即闭合,气体不再进入胸膜腔,胸膜腔内负压被抵消,但胸膜腔内压仍低于大气压,使患侧肺部分萎陷、有效气体交换面积减少,影响肺的通气和换气功能。

2.开放性气胸

胸膜腔通过胸壁伤口或软组织缺损处与外界大气相通,外界空气可随呼吸自由进出胸膜腔。空气的进出量与胸壁伤口的大小密切相关,当胸壁缺损直径大于 3 cm 时,胸膜腔内压几乎等于大气压,患侧肺将完全萎陷,致呼吸功能障碍;若双侧胸膜腔内压力不平衡,患侧胸膜腔内压显著高于健侧,可致纵隔向健侧移位,进一步使健侧肺扩张受限,表现为吸气时纵隔向健侧移位,呼气时又移回患侧,导致其位置随呼吸而左右摆动,称为纵隔扑动。纵隔扑动影响静脉回心血流,引起循环功能障碍。同时,患者在吸气时健侧肺扩张,不但吸入从气管进入的空气,而且也吸入由患侧肺排出的含氧量低的气体;而呼气时健侧肺气体不仅排出体外,还排至患侧支气管和肺内,使低氧气体在双侧肺内重复交换而致患者严重缺氧。

3.张力性气胸

由于气管、支气管或肺损伤裂口与胸膜腔相通,且形成活瓣,气体在每次吸气时从裂口进入胸膜腔,而呼气时裂口活瓣关闭,气体不能排出,胸膜腔内积气不断增多,压力逐步升高,导致胸膜腔压力高于大气压,称为张力性气胸,又称为高压性气胸。胸膜腔压力升高使患侧肺严重萎陷,纵隔明显向健侧移位,健侧肺组织受压,腔静脉回流受阻,导致呼吸、循环功能严重障碍。由于胸膜腔内压高于大气压,气体经支气管、气管周围疏松结缔组织或壁层胸膜裂口处进入纵隔或胸壁软组织,并向皮下扩散,形成纵隔气肿或颈、面、胸等处的皮下气肿。

### (三)病因与诱因

**1.闭合性气胸**

闭合性气胸多并发于肋骨骨折,由肋骨断端刺破肺,空气进入胸膜腔所致。

**2.开放性气胸**

开放性气胸多并发于锐器或火器等导致的胸部穿透伤。

**3.张力性气胸**

张力性气胸的产生主要是由于较大的肺泡破裂、较深较大的肺裂伤或支气管破裂。

### (四)临床表现

**1.闭合性气胸**

(1)症状:轻者胸闷、胸痛,重者出现呼吸困难,主要与胸膜腔积气量和肺萎陷程度有关。肺萎陷在30%以下者为小量气胸,患者无明显呼吸和循环功能紊乱的症状;肺萎陷为30%～50%者为中量气胸;肺萎陷在50%以上者为大量气胸。后两者均可出现明显的低氧血症的症状。

(2)体征:可见患侧胸部饱满,叩诊呈鼓音;呼吸活动度降低,气管向健侧移位,听诊呼吸音减弱甚至消失。

**2.开放性气胸**

(1)症状:有明显呼吸困难、鼻翼翕动、口唇发绀,重者伴有休克症状。

(2)体征:可见患侧胸壁的伤道,颈静脉怒张,患者呼吸时可闻及气体进出胸腔伤口发出的吸吮样声音;颈部和胸部皮下可触及捻发音;心脏、气管向健侧移位;患侧胸部叩诊呈鼓音,听诊呼吸音减弱或消失。

**3.张力性气胸**

(1)症状:严重或极度呼吸困难、烦躁、意识障碍、发绀、大汗淋漓、昏迷、休克,甚至窒息。

(2)体征:患侧胸部饱满,叩诊呈鼓音;呼吸幅度降低,听诊呼吸音消失;气管明显移向健侧,颈静脉怒张,多有皮下气肿。

### (五)辅助检查

**1.影像学检查**

影像学检查主要为胸部X线检查、CT检查。

(1)闭合性气胸:显示不同程度的肺萎陷和胸膜腔积气,有时可伴少量胸腔积液,但显示的胸腔积气征象往往比实际气胸程度轻。

(2)开放性气胸:显示患侧胸腔大量积气、肺萎陷、气管和心脏等纵隔内器官向健侧移位。

(3)张力性气胸:显示胸腔严重积气、肺完全萎陷、气管和心脏等纵隔内器官向健侧移位。

**2.诊断性穿刺**

胸腔穿刺既能明确有无气胸,又能抽出气体而降低胸腔内压、缓解症状。张力性气胸患者胸腔穿刺时有高压气体向外冲出,外推针筒芯。

**（六）治疗原则**

治疗原则以抢救生命为首要原则。处理包括封闭胸壁开放性伤口，通过胸腔穿刺抽吸或胸腔闭式引流排出胸腔内的积气、积液，防治感染。

1.非手术治疗

（1）小量闭合性气胸（肺萎陷小于30%）：积气一般在1~2周内可自行吸收，无须特殊处理，但应注意观察其发展变化。

（2）中量、大量闭合性气胸：开放性气胸、张力性气胸或胸腔穿刺抽气减压治疗下肺无法复张者应进行胸腔闭式引流，以引流胸膜腔内积气、血液和渗液；重建胸膜腔负压，保持纵隔的正常位置；促进肺复张。

（3）其他对症治疗：吸氧，以解除患者缺氧状况，适当输液补充血容量，应用抗生素预防感染。

2.手术治疗

对怀疑有胸腔内器官损伤或进行性出血的开放性血气胸患者，以及经胸腔引流后仍不断溢出大量气体、呼吸困难症状未改善、肺膨胀困难、疑有肺和支气管严重损伤的张力性气胸患者，应行开胸探查或电视胸腔镜手术治疗，以修复损伤及止血。

## 二、护理评估

**（一）一般评估**

1.生命体征

小量闭合性气胸患者可无症状表现，生命体征无明显变化。但大量气胸、开放性气胸或张力性气胸则可引起呼吸困难，呼吸频率每分钟可达30~40次或以上，心率加快，脉搏细速，血压下降甚至休克。若患者合并有肺感染或胸腔感染可发热。

2.患者主诉

患者有无胸闷、胸痛、气急气促、呼吸困难或刺激性干咳等症状。

3.相关记录

观察并记录患者的胸廓是否对称，胸壁皮下气肿、体位、皮肤、伤口情况，引流液量、性质，术后患者功能锻炼、饮食等。

**（二）身体评估**

1.局部

评估受伤部位及性质；有无开放性伤口，有无活动性出血，伤口是否肿胀；是否有肋骨骨折、反常呼吸运动、呼吸时空气进出伤口的吸吮样音，气管位置有无偏移；有无颈静脉怒张或皮下气肿，肢体活动情况如何。

2.全身

评估生命体征是否平稳，是否有呼吸困难或发绀，有无休克或意识障碍；是否咳嗽、咳痰，痰量和性质；有无咯血，咯血的次数和量等。

**（三）心理-社会评估**

了解患者有无恐惧、紧张或焦虑，程度如何。患者及家属对损伤及预后的认知、心理承受能力及对本次损伤相关知识的了解程度如何，能否配合进行术后早期活动和康复锻炼，是否了解出院后继续治疗的相关知识。

**（四）辅助检查阳性结果评估**

根据胸部 X 线等检查结果,评估气胸的程度、性质及有无胸腔内器官损伤等。根据动脉血气分析结果判断有无 $PaCO_2$ 降低。

**（五）治疗效果评估**

1.非手术治疗评估要点

评估胸痛、气促等症状是否改善或消失,双侧肺部呼吸音是否对称或伤侧肺部呼吸音较之前增强,口唇发绀的缺氧症状是否改善。复查胸片肺复张。

2.手术治疗评估要点

评估术后患者生命体征是否平稳,呼吸频率、节律如何,反常呼吸是否得到纠正,患者有无胸闷、呼吸浅快、发绀及肺部痰鸣音等;伤口是否干燥,有无渗液、渗血,伤口周围有无皮下气肿;各引流管是否通畅,引流量、颜色与性状等;术后肺膨胀情况;术后有无肺感染、胸腔感染等并发症发生。患者对术后康复训练和早期活动是否配合,对出院后的继续治疗是否清楚。

## 三、主要护理问题

**（一）气体交换障碍**

气体交换障碍与胸部损伤、疼痛、胸廓活动受限或肺萎陷有关。

**（二）急性疼痛**

急性疼痛与组织损伤有关。

**（三）潜在并发症**

潜在并发症与肺部损伤或机体抵抗力下降有关。

## 四、主要护理措施

**（一）休息**

患者宜绝对卧床休息,少讲话,减少肺组织活动,这有利于破裂口的愈合和气体吸收;尽量采取有利于呼吸的体位,如抬高床头或取半卧位。

**（二）饮食**

患者的饮食宜高蛋白、高热量、丰富维生素、易消化,以保证营养,提高机体抵抗力,促进伤口愈合。

**（三）用药护理**

护理人员应严格按医嘱用药,对病情危重,有胸腔内器官、血管损伤出血或呼吸困难未能缓解者除做好手术准备外,还应遵医嘱及时输血,严格掌握输液量和速度,避免输液过快、过量而导致肺水肿。对术后痰液黏稠不易咳出者,护理人员应用祛痰药物、超声雾化吸入,以稀释痰液,利于痰液排出。

**（四）心理护理**

护理人员应多关心患者,给予精神上的安慰,解除患者的紧张、恐惧,使其保持乐观情绪,配合治疗。

**（五）呼吸道管理**

1.协助患者咳嗽、咳痰

患者卧床期间,护理人员应定时协助患者翻身、坐起、咳嗽;指导并鼓励患者做深呼吸运动,促使肺扩张,预防肺不张或肺部感染等并发症的发生。

2.对气管插管或切开者的护理

对实施气管插管或气管切开、以呼吸机辅助呼吸者,护理人员应做好呼吸道护理,主要包括气道的湿化、吸痰及保持管道通畅等,以维持有效气体交换,保持呼吸道通畅。

**(六)胸腔闭式引流的护理**

1.保持管道的密闭性

(1)引流管周围应用油纱布严密包盖,护理人员应随时检查引流装置是否密闭及引流管有无脱落;若引流管从胸腔滑脱,立即用手捏闭伤口处皮肤,消毒处理后,以凡士林纱布封闭伤口,并协助医师进一步处理;若引流瓶损坏或引流管连接处脱落,立即用双钳夹闭胸壁引流导管,并更换引流装置。

(2)把水封瓶长玻璃管没入水中 3～4 cm,并始终保持直立。

(3)更换引流瓶或搬动患者时,护理人员应先用止血钳双向夹闭引流管,防止空气进入;放松止血钳时,先将引流瓶安置低于胸壁引流口平面的位置。

2.严格无菌操作,防止逆行感染

(1)护理人员应定时更换引流装置,并严格遵守无菌操作原则;胸壁引流口处敷料应清洁、干燥,一旦渗湿,护理人员应及时更换。

(2)引流瓶低于胸壁引流口平面 60～100 cm,依靠重力引流,以防瓶内液体逆流入胸膜腔。

3.观察引流,保持通畅

(1)护理人员应观察并准确记录引流液的量、颜色和性质,定时挤压引流管,防止受压、扭曲和阻塞。

(2)护理人员应密切注意水封瓶长玻璃管中水柱波动的情况,以判断引流管是否通畅。水柱波动的幅度能够反映无效腔的大小及胸膜腔内压的情况,一般水柱上下波动的范围为 4～6 cm。若水柱波动幅度过大,提示可能存在肺不张;若水柱无波动,提示引流管不通畅或肺已经完全扩张;若患者出现气促、胸闷、气管向健侧偏移等肺受压症状,提示血块阻塞引流管,护理人员应积极采取措施,通过捏挤或使用负压间断抽吸引流瓶中的短玻璃管,促使其通畅,并立即通知医师处理。

(3)患者可取半坐卧位,护理人员应鼓励患者咳嗽和深呼吸,以利于胸腔内液体和气体的排出,促进肺复张。经常改变体位,有助于引流。

4.拔管

(1)拔管指征:一般置管 48～72 h 后,临床观察引流瓶中无气体溢出且引流液颜色变浅,24 h引流液量<50 mL,脓液<10 mL,胸部 X 线摄片显示肺复张良好无漏气,患者无呼吸困难或气促,即可考虑拔管。

(2)拔管:护理人员应协助医师拔管,嘱患者先深吸一口气,在吸气末迅速拔管,并立即用凡士林纱布和厚敷料封闭胸壁伤口,包扎、固定。

(3)观察:拔管后 24 h 内,护理人员应注意观察患者是否有胸闷、呼吸困难、发绀、切口漏气、渗液、出血和皮下气肿等,如发现异常,及时通知医师处理。

**(七)基础护理**

由于切口疼痛及带有各种管道,患者的自理能力下降,护理人员应根据病情和患者需要做好基础护理和生活护理,如口腔护理、皮肤护理、会阴护理;鼓励并协助患者早期离床活动,促进康复。

### （八）健康教育

**1.有效咳嗽、咳痰**

护理人员应向患者讲解腹式呼吸和有效咳嗽、咳痰的意义并给予指导,嘱其出院后仍应坚持腹式呼吸和有效咳嗽。

**2.功能锻炼**

护理人员应告知患者恢复期胸部仍有轻微不适或疼痛,但不影响患侧肩关节功能锻炼,应早期进行锻炼并循序渐进;但在气胸痊愈的 1 个月内,不宜参加剧烈的体育活动,如打球、跑步、抬举重物。

**3.定期复诊**

胸部损伤严重的患者出院后须定期来院复诊,如发现异常,要及时治疗。伴有肋骨骨折患者术后 3 个月应复查胸部 X 线,以了解骨折愈合情况。

（张　洁）

# 第二节　血　　胸

## 一、疾病概述

### （一）概念

血胸是指胸膜腔积血。血胸与气胸可同时存在,称为血气胸。

### （二）相关病理生理

体循环动脉、心脏或肺门部大血管损伤导致大量血胸。胸膜腔积血后,随胸膜腔内血液积聚和压力升高,患侧肺受压萎陷,纵隔被推向健侧,导致健侧肺也受压,阻碍腔静脉血液回流,严重影响患者的呼吸和血液循环。肺组织裂伤出血时,因循环压力低,出血量少,出血缓慢,多可自行停止;胸廓内血管、肋间血管或压力较高的动脉损伤时,出血量多,出血急,常不易自行停止,可造成有效循环血量减少致循环衰竭,患者可因失血性休克在短期内死亡。大量持续出血所致的胸膜腔积血称为进行性血胸。当血液在胸膜腔迅速积聚且积聚速度超过肺、心包及膈肌运动所产生的去纤维蛋白作用的速度时,胸膜腔内积血发生凝固,称为凝固性血胸。凝血块机化形成纤维板,限制胸膜及胸廓活动,进而损害呼吸功能。受伤一段时间后,活动致肋骨骨折断端刺破肋间血管或血管破裂处,血凝块脱落,发生延迟出现的胸腔内积血,称为迟发性血胸。血液是良好的培养基,细菌经伤口或肺破裂口侵入后,会在血液中迅速繁殖,形成感染性血胸,最终导致脓血胸。

### （三）病因与诱因

该病多由胸部损伤所致,肋骨断端或利器损伤胸部均可能刺破肺、心脏、血管而导致胸膜腔积血。

### （四）临床表现

**1.症状**

血胸的症状与出血量相关,小量血胸(成人≤0.5 L)可无明显症状。中量(0.5～1.0 L)血胸和大量(>1.0 L)血胸(特别是急性出血时)可出现低血容量性休克表现,表现为面色苍白、脉搏细速、血压下降、四肢湿冷、末梢血充盈不良等,伴有呼吸急促等胸膜腔积液的表现。血胸患者多并发感染,表现为高热、打寒战、出汗和疲乏等。

2.体征

患侧胸部叩诊呈浊音,肋间隙饱满,气管向健侧移位,呼吸音减弱或消失。

**(五)辅助检查**

1.实验室检查

血常规检查显示血红蛋白和血细胞比容下降。继发感染者的血白细胞计数和中性粒细胞比例升高,积血涂片和细菌培养可发现致病菌。

2.影像学检查

(1)胸部 X 线:小量血胸者的胸部 X 线检查仅显示肋膈角消失;大量血胸时,胸部 X 线显示胸膜腔有大片阴影,纵隔移向健侧;合并气胸者可见液平面。

(2)胸部 B 超:可明确胸膜腔积液的位置和量。

3.胸膜腔穿刺

胸膜腔穿刺抽到血性液体时即可确诊。

**(六)治疗原则**

1.非手术治疗

(1)非进行性小量血胸:小量积血可自行吸收,不必对其穿刺抽吸。

(2)中、大量血胸:早期行胸膜腔穿刺抽除积血,必要时行胸腔闭式引流,以促进肺膨胀,改善呼吸。

(3)其他对症治疗:给患者吸氧,以解除患者的缺氧状况,输液、输血以补充血容量,应用抗生素预防感染。

2.手术治疗

对怀疑有进行性出血的血胸患者,应及时补充血容量,防治低血容量性休克,立即开胸探查、止血;对凝固性血胸患者,为预防感染和血块机化,于出血停止后数日内行开胸探查或电视胸腔镜手术清除积血和血凝块;对于已机化的血块,待病情稳定后早期行血块和胸膜表面纤维组织剥除术;对已感染的血胸按脓胸处理,及时做胸腔引流,排尽积血、积脓;若无明显效果或肺复张不良,手术清除感染性积血,剥离脓性纤维膜。

## 二、护理评估

**(一)一般评估**

1.生命体征

小量血胸患者可无症状表现,生命体征无明显变化。但中量血胸和大量血胸患者(特别是急性出血时)可出现脉搏细速、血压下降、四肢湿冷,同时伴有呼吸急促,呼吸频率达每分钟30~40 次。血胸患者并发感染时,可表现为高热。

2.患者主诉

患者有无胸闷、胸痛、气急、气促、头晕、乏力、呼吸困难等症状。

3.相关记录

观察并记录患者的胸廓是否对称、面部颜色、体位、皮肤、伤口情况、引流液量、性质等。

**(二)身体评估**

1.局部

评估受伤部位及性质;有无开放性伤口,有无活动性出血(若每小时引流量超过 200 mL,并持续 3 h 以上,引流出的血液很快凝固,脉搏持续加快,血压降低,补充血容量后血压仍不稳定,血红细胞计数、血红蛋白及血细胞比容持续下降,则提示有活动性出血),伤口是否肿胀;是否有肋骨骨折、反常呼吸运动或呼吸时空气进出伤口的吸吮样音,气管位置有无偏移;有无皮下气肿。

2.全身

评估生命体征是否平稳,是否有呼吸困难或发绀,无休克或意识障碍;是否有咳嗽、咳痰,痰的量和性质如何;有无咯血,咯血的次数和量如何。

**(三)心理-社会评估**

了解患者有无恐惧、紧张、焦虑,程度如何。了解患者及家属对损伤及预后的认知、心理承受能力及对本次损伤相关知识的了解程度。

**(四)辅助检查阳性结果评估**

根据实验室检查、胸部 X 线及胸部 B 超等检查结果,评估血胸的程度、性质,有无合并气胸和肋骨骨折,有无合并胸腔感染等。

**(五)治疗效果评估**

1.非手术治疗评估要点

患者的生命体征是否平稳,气促、口唇发绀的缺氧症状是否改善。双侧肺部呼吸音是否对称,或伤侧肺呼吸音是否转强。

2.手术治疗评估要点

术后患者的生命体征是否平稳,呼吸频率、节律如何,休克表现是否得到纠正,有无胸闷、呼吸浅快、发绀及肺部痰鸣音等;伤口是否干燥,有无渗液、渗血,伤口周围有无皮下气肿;各引流管是否通畅,引流量、颜色与性状如何;术后肺膨胀情况如何;术后有无肺感染、胸腔感染等并发症发生。

## 三、主要护理诊断/问题

**(一)外周组织灌注无效**

外周组织灌注无效与失血引起的血容量不足有关。

**(二)气体交换障碍**

气体交换障碍与肺组织受压有关。

**(三)感染**

感染与损伤和机体抵抗力降低有关。

## 四、主要护理措施

**(一)休息**

患者宜绝对卧床休息,少讲话,减少耗氧量,血压平稳时,尽量采取有利于呼吸的体位,如抬高床头 30°～40°。

**(二)饮食**

患者宜进食高蛋白、高热量、富含维生素、易消化的食物,以保证营养,提高机体抵抗力,促进伤口愈合。

### (三)用药护理

护理人员应严格按医嘱用药,对病情危重、有大量胸膜腔内出血者或有活动性出血者除做好手术准备外,还应遵医嘱及时输血、输液,并根据血压和心肺功能状态调控输液量和速度;对术后痰液黏稠不易咳出者,可应用祛痰药物(超声雾化吸入),以稀释痰液,利于痰液的排出。

### (四)心理护理

护理人员应多关心患者,给予安慰,解除患的紧张、恐惧,使其保持乐观,配合治疗。

### (五)呼吸道管理

护理人员应密切观察患者的呼吸形式、频率及呼吸音的变化,根据病情给予吸氧,观察血氧饱和度的变化,观察有无缺氧征象。患者术后若生命体征平稳,护理人员可协助患者坐起,为其拍背,助其咳嗽、咳痰;鼓励患者做深呼吸运动,促使肺扩张,预防肺不张或肺部感染等并发症的发生。

### (六)胸腔闭式引流的护理

胸腔闭式引流的护理参照气胸相关内容。

### (七)基础护理

由于切口疼痛及带有各种管道,患者的自理能力下降,护理人员应根据病情和患者的需要做好基础护理和生活护理,如口腔护理、皮肤护理、会阴护理;鼓励并协助患者早期离床活动,促进康复。

### (八)健康教育

1.休息与营养

护理人员应指导患者合理休息,加强营养,提高机体免疫力。

2.呼吸与咳嗽

护理人员应指导患者腹式呼吸及有效咳嗽的方法,教会其咳嗽时用双手按压患侧胸壁,以免切口疼痛。

3.自我保健

患者要定期复诊,出现呼吸困难、高热等不适时随时就诊。

(张 洁)

# 第十章

# 胃肠外科护理

## 第一节 胃 癌

胃癌是消化道最常见的恶性肿瘤,占我国消化道肿瘤的第一位。发病年龄以 40~60 岁为多见,40 岁以下发病者占 15%~20%。我国男性胃癌患者多于女性胃癌患者,约为 3:1。早期胃癌因症状不明显,故易被忽视,若有胃不适症状而经诊断为胃癌,往往为进展期胃癌。胃癌多见于胃窦、胃小弯、贲门。胃癌分为早期胃癌和进展期胃癌。①早期胃癌指所有局限于黏膜或黏膜下层的胃癌,胃镜检查直径为 6~10 mm 的癌灶为小胃癌,直径≤5 mm 的癌灶为微小胃癌。②进展期胃癌在临床上又分为块状型、溃疡型和弥漫型 3 种。从组织学上看,胃癌分为腺癌、腺鳞癌、鳞状细胞癌、未分化癌和未分化类癌。其转移途径有直接蔓延、淋巴转移、血行转移及腹腔种植转移。

### 一、临床表现

#### (一)症状

早期胃癌多数无明显症状,部分患者可有上腹不适,伴嗳气、反酸、食欲缺乏等消化道症状。随着病情发展,症状日益加重,常有上腹部疼痛、食欲缺乏、呕吐、乏力、消瘦等症状。不同部位的胃癌表现不同:①贲门胃底癌可有胸骨后疼痛和进行性哽噎感;②幽门部胃癌可有呕吐宿食的表现;③肿瘤溃破血管后,可有呕血和黑便。

#### (二)体征

早期没有明显体征,可仅有上腹部深压不适或疼痛;晚期可扪及上腹部肿块,多呈结节状,质硬,略有压痛。发生远处转移时,可有肝大、腹水、锁骨上淋巴结肿大等。

### 二、护理评估

#### (一)术前评估

1.健康史

健康史评估包括年龄、性别、职业、饮食习惯、生活和工作环境,患者有无上腹或胸骨后疼痛、嗳气、反酸、食欲缺乏,有无呕血和黑便,有无消瘦和体重下降,有无吸烟史,家族中有无胃癌或其他肿瘤患者,既往有无慢性萎缩性胃炎、胃溃疡、胃息肉等病史。

2.身体状况

(1)局部:患者腹部有无压痛或肿块,肿块的大小、质地如何,是否活动;有无腹胀或腹水征。

(2)全身:患者有无胃癌远处转移的迹象,有无消瘦、贫血和营养不良,甚至恶病质的表现等。

(3)辅助检查:了解各项检查的结果,以判断患者各脏器功能状态和胃癌的分期等。

3.心理-社会支持状况

了解患者的心理反应,焦虑、恐惧的程度和心理承受能力;家属对患者的关心和支持程度以及家庭经济承受能力;患者和家属对该病及其治疗、发展和预后的了解和期望程度。

**(二)术后评估**

了解麻醉和手术方式、术中情况、术后生命体征、切口和引流情况等。了解有无并发症。

## 三、护理问题

**(一)焦虑、恐惧或绝望**

焦虑、恐惧或绝望与对疾病的发展及预后缺乏了解、对疾病的治疗效果没有信心有关。

**(二)营养失调**

营养失调与胃功能降低、营养摄入不足、肿瘤生长消耗大量能量、禁食、消化道对化疗的反应等因素有关。

**(三)知识缺乏**

患者缺乏与胃癌有关的知识。

**(四)潜在并发症**

潜在并发症有出血、十二指肠残端破裂、吻合口瘘、消化道梗阻、倾倒综合征等。

## 四、护理措施

**(一)术前护理**

1.改善营养状况

护理人员应根据患者的饮食和生活习惯,制定合理的食谱,以高蛋白、高热量、富含维生素、低脂肪、易消化、少渣、无刺激的食物为宜。对不能进食或营养状态差的患者,护理人员应遵医嘱予以静脉输液,补充足够的热量,必要时输血浆或全血,以改善患者的营养状况,提高其对手术的耐受性。

2.胃肠道准备

对有幽门梗阻的患者,护理人员应禁食水,术前3d起每晚用温生理盐水洗胃,以减轻胃黏膜的水肿;术前3d给患者口服肠道不吸收的抗菌药物,必要时清洁肠道。

3.心理护理

护理人员应耐心回答患者的各种问题,根据患者及家属对胃癌诊断和治疗的了解程度,进行针对性的指导,使其明确手术的必要性;鼓励患者学会自我放松的方法,积极表达感受,还要鼓励患者家属多给患者关心和支持,使患者能够积极配合治疗和护理工作,树立战胜疾病的信心。

**(二)术后护理**

1.病情观察

术后护理人员应严密观察患者的生命体征、意识状态、尿量、切口敷料、引流液等情况。

2.体位

患者全麻清醒前护理人员应为患者取去枕平卧位,把患者的头偏向一侧;患者麻醉清醒且生命体征平稳后应为其取低半卧位,以减少腹部切口张力,减轻疼痛,有利于呼吸和引流。

3.有效控制疼痛

护理人员应教患者自我放松的方法;遵医嘱适当应用镇痛药物。对于应用自控镇痛泵者,护理人员应掌握给药剂量,预防尿潴留、恶心、呕吐等并发症的发生。

4.维持有效胃肠减压

术后早期禁食水、给胃肠减压,以减少胃内积气、积液,有利于吻合口的愈合。

(1)护理人员应妥善固定胃管及胃肠减压装置,保持其呈持续负压状态,防止松动和脱出;告知患者及家属胃管及有效胃肠减压的重要性;勿拔掉胃管及胃肠减压装置或使其脱出,若胃管不慎脱出,应及时报告医师,不能自行插回。

(2)护理人员应观察患者胃液的颜色、性质及量。一般术后 24 h 内,胃管引流出少量血液或咖啡样液体 100～300 mL,以后胃液逐渐转清。如果短时间内从胃管引流出大量鲜红色血液,持续不止,护理人员应及时报告医师。

5.保持腹腔引流通畅

(1)护理人员应妥善固定引流管,保持其通畅,避免其受压、扭曲和折叠。

(2)护理人员应观察并记录引流液的颜色、性状及量。若术后持续引流出大量新鲜血性液体,可能有腹腔内出血,护理人员应及时报告医师。若术后数天引流液变混浊,带有异味,同时出现腹痛,体温下降后又上升,可能有腹腔内感染。

(3)护理人员应严格无菌操作,定期更换引流袋,防止感染。

6.早期活动

早期活动可促进肠蠕动恢复,预防术后肠粘连和下肢深静脉血栓形成等并发症。除年老体弱或病情较重者,护理人员应鼓励并协助患者术后第 1 d 坐起轻微活动,第 2 d 于床边活动,第 3 d 在室内活动,应根据患者的个体差异定活动量;还应鼓励患者定时深呼吸、有效咳嗽和咳痰。

7.营养支持

(1)肠外营养支持:术后禁食水,且胃肠减压期间引流出大量含有各种电解质的胃肠液,容易造成水、电解质和酸碱失衡与营养缺乏。因此,术后需及时输液补充患者所需的水、电解质和营养素,必要时输血浆清蛋白或全血,以改善患者的营养状况。护理人员应详细记录患者的 24 h 出入量,为合理输液提供依据。

(2)肠内营养支持:对胃癌根治术中放置空肠营养管的患者,可在术后早期经喂养管输注肠内营养液。护理人员应根据患者的个体状况,合理制定营养支持方案。护理时应注意以下几点。①喂养管的护理:妥善固定喂养管,防止其滑脱、移动、扭曲和受压;保持喂养管通畅,每次输注营养液前后用生理盐水或温开水 20～30 mL 冲管,在输注营养液的过程中每 4 h 冲管 1 次,以防止营养液沉积而堵塞导管;②控制输入营养液的温度、浓度和速度;③观察患者有无恶心、呕吐、腹痛、腹胀、腹泻、水和电解质紊乱等并发症。

(3)饮食护理:患者肠蠕动恢复后护理人员应拔除胃管,让患者逐渐恢复饮食;嘱其少食牛奶、豆类等产气食物,忌生、冷、硬的食物和刺激性食物,应少食多餐,开始时每天 5～6 餐,以后逐渐减少每天餐次并增加每餐的量,逐步恢复至正常饮食。全胃切除术后,肠管代胃容量较小,患者开始全流质饮食时宜少量、清淡。患者每次饮食后护理人员需观察患者有无腹部不适。

8.并发症的观察和护理

(1)术后胃出血:术后短期内从胃管不断引流出大量新鲜血液,24 h后仍未停止,甚至出现呕血和黑便,提示术后出血。术后24 h内的出血多因术中止血效果不确切,术后4~6 d发生的出血,常为吻合口黏膜坏死脱落所致,术后10~20 d发生的出血与吻合口缝线处感染或黏膜下脓肿腐蚀血管有关。非手术治疗方法包括禁食水、应用止血药物、补液、输新鲜血等,或用冰生理盐水洗胃。如果经非手术治疗不能有效止血或出血量>500 mL/h,应行手术止血。

(2)胃肠吻合口破裂或吻合口瘘:是胃大部切除术后的早期严重并发症之一,与缝合不当、吻合口张力过大、组织供血不足有关。这两种并发症多发生在术后1周内,临床表现为高热、脉速等全身中毒症状,腹膜炎以及从腹腔引流管引出含肠内容物的混浊液体;如较晚发生,多形成局部脓肿或外瘘。出现弥漫性腹膜炎者需立即手术,要做好急诊手术准备。对形成局部脓肿或外瘘而无弥漫性腹膜炎的患者处理包括:①禁食水,胃肠减压;②进行局部引流,注意及时清洁瘘口周围皮肤并保持干燥,局部涂氧化锌软膏、皮肤保护粉或皮肤保护膜加以保护,以免皮肤破损,继发感染;③合理应用抗生素;④给予肠外营养支持,纠正水、电解质紊乱和维持酸碱平衡;⑤经上述处理,多数患者的吻合口瘘可在4~6周自愈,若经久不愈,需再次手术。

(3)胃排空障碍。发病原因:①含胆汁的十二指肠液进入胃,干扰残胃功能;②输出段空肠麻痹而致功能紊乱;③变态反应。胃排空障碍多发生在术后4~10 d,表现为进食后突然出现上腹胀满、钝痛、继而呕吐含胆汁的胃内容物。处理方法如下:①禁食水,胃肠减压;②肠外营养支持,纠正低蛋白,维持水、电解质和酸碱平衡;③应用促进胃动力药物,也可用3%温盐水洗胃。

(4)术后梗阻:根据梗阻部位分为输入襻梗阻、输出襻梗阻和吻合口梗阻,前两者常见于毕Ⅱ式胃大部切除术后。

输入襻梗阻:可分为急性、慢性两类。①急性完全性输入襻梗阻的常见原因为输出襻系膜悬吊过紧,压迫输入襻,或输入襻过长,穿入输出襻与横结肠系膜的间隙孔,形成内疝,易发生肠绞窄。临床表现为突发上腹部剧痛、频繁呕吐,呕吐量少,呕吐物不含胆汁,呕吐后症状不缓解,且上腹有压痛性肿块。病情进展快,不久即出现烦躁、脉速、血压下降等休克症状。一旦发生休克症状应紧急手术治疗。②慢性不完全性输入襻梗阻的常见原因为输入襻过长、扭曲,或输入襻过短,在吻合口处形成锐角,使输入襻内胆汁、胰液和十二指肠液排空不畅而滞留。因消化液滞留在输入襻内,进食后消化液分泌明显增加,输入襻内压力升高,刺激肠管发生强烈的收缩,引起喷射状呕吐,也称输入襻综合征。表现为进食后出现上腹胀痛或绞痛,随即喷射状呕吐,吐出大量含胆汁液体,呕吐后症状缓解。处理措施包括禁食水、胃肠减压、营养支持等,若症状在数周或数月内不能缓解,应手术治疗。

输出襻梗阻:常由胃肠吻合口下方输出襻粘连、大网膜水肿、炎性肿块压迫等所致。临床表现为上腹饱胀,呕吐食物和胆汁。如果保守治疗无效,应手术解除梗阻。

吻合口梗阻:常由吻合口过小或吻合口的胃肠壁内翻过多所致,也可为术后吻合口炎症、水肿所致的暂时性梗阻。临床表现为进食后上腹饱胀和溢出性呕吐,呕吐物为食物,含或不含胆汁,X线钡餐检查显示对比剂完全停留在胃内。若经非手术治疗仍无改善,应行手术解除梗阻。

(5)倾倒综合征:胃大部切除术后,对胃排空的控制不良,导致胃排空过快而产生的一系列综合征。根据进食后症状出现的时间可分为早期和晚期两种。

早期倾倒综合征:多发生于餐后半小时内,与胃排空过快有关。胃容积减少,幽门缺失,食物和液体快速进入十二指肠或空肠,导致胃肠功能和血管舒张功能紊乱。临床上该综合征以胃肠道症状和循环系统症状为主要表现。胃肠道症状为上腹饱胀不适、恶心、呕吐、肠鸣音频繁,可有绞痛,继而腹泻;循环系统症状为全身无力、头晕、晕厥、面色潮红或苍白、大汗淋漓、心悸、心动过速等。护理措施包括指导患者少食多餐,以低碳水化合物、高蛋白饮食为宜,避免进食过甜、过咸、过浓的流质食物,进餐时限制饮水、喝汤,进餐后平卧 20 min。多数患者调整饮食后,症状可减轻或消失,术后半年到 1 年能逐渐自愈。极少数症状严重而持久的患者需手术治疗。

晚期倾倒综合征:又称低血糖综合征,主要因进食后胃排空过快,含糖食物迅速进入空肠后被快速吸收,故血糖迅速升高,高血糖促使胰岛素大量释放,继而发生反应性低血糖。表现为餐后 2~4 h,患者出现心慌、无力、眩晕、出汗、手颤、嗜睡,甚至虚脱。出现上述症状后稍进饮食,即可缓解。减少饮食中碳水化合物的含量,增加蛋白质的比例,少食多餐,可防止该综合征发生。

### 五、健康指导

#### (一)饮食指导

术后 1 年内胃容量受限,患者宜少食多餐,用餐要定时、定量,少食腌、熏食物,忌食生、冷、硬、油炸、辛辣的食物。

#### (二)心理指导

护理人员应教会患者调节情绪的方法,保持乐观的心态,注意劳逸结合。

#### (三)定期复查

患者应定期门诊随访,检查血常规、肝功能等,术后 3 年内每 3~6 个月复查 1 次;术后 3~5 年每半年复查 1 次;5 年后每年复查 1 次。内镜检查每年 1 次。如果出现腹部不适、腹胀、腹痛、肝区肿胀、锁骨上淋巴结肿大等症状,应及时就诊。

### 六、护理评价

(1)患者疼痛缓解。

(2)患者情绪稳定,配合治疗护理。

(3)患者获得疾病相关知识和康复知识,能够配合各种治疗、护理措施。

(钱　彧)

## 第二节　胃十二指肠溃疡

胃十二指肠溃疡是指发生于胃、十二指肠的局限性圆形或椭圆形全层黏膜缺损,与胃酸分泌过多、幽门螺杆菌感染、黏膜防御机制减弱等有关。纤维胃镜、X 线钡餐检查为确诊胃十二指肠溃疡的主要方法。对无严重并发症的胃十二指肠溃疡一般采取内科治疗,外科手术治疗主要用于急性穿孔、出血、幽门梗阻、药物治疗无效的溃疡以及恶变者。

### 一、临床表现

#### (一)胃十二指肠溃疡穿孔

多数突然发生于夜间空腹或饱食后,表现为骤起上腹部刀割样剧痛,迅速扩散至全腹,疼痛难以忍受,常伴面色苍白、出冷汗、脉搏细速、血压下降等表现。全腹有明显的压痛、反跳痛、肌紧张、呈板状强直,随着感染加重,患者可出现发热、脉搏快,甚至肠麻痹、感染性休克。

### (二)胃十二指肠溃疡大出血

呕血和柏油样黑便为主要症状,呕血和便血前常有心悸、目眩、无力甚至晕厥。若短期内失血量超过 400 mL,患者可出现面色苍白、口渴、脉搏快速有力、血压正常或偏高的代偿征象;若失血量超过 800 mL,可出现休克症状。

### (三)胃十二指肠溃疡瘢痕性幽门梗阻

患者上腹部不适,呕吐量大,呕吐物为宿食。患者有消瘦、皮肤干燥等营养不良表现。

## 二、护理评估

### (一)术前评估

1.健康史

(1)个人情况:患者的性别、年龄、职业、生活习惯、性格特征、心理压力、吸烟史、饮食习惯等。

(2)既往史:既往用药情况,特别是有无非类固醇抗炎药物和皮质类固醇等药物服用史。

2.身体状况

(1)有无腹痛,疼痛的规律、加重及缓解因素。

(2)有无恶心、呕吐,呕吐物的颜色、性质、量及气味。

(3)有无便血或黑便。

(4)有无腹膜刺激征,肠鸣音亢进、减弱或消失。

(5)有无循环系统代偿表现,有无休克。

(6)有无营养不良、低蛋白血症。

(7)纤维胃镜、X 线钡餐、腹部 X 线、胃酸测定、血常规、诊断性腹腔穿刺、血管造影等检查有无异常。

3.心理-社会状况

(1)患者对胃十二指肠溃疡的了解程度如何。

(2)患者对手术有无顾虑、心理负担,是否担心胃十二指肠溃疡的预后。

(3)家属对患者的关心程度和经济承受能力如何。

(4)患者和家属是否知晓胃十二指肠溃疡的预防方法。

### (二)术后评估

(1)评估麻醉和手术方式,术中出血、补液、输血情况。

(2)评估患者的生命体征。

(3)观察胃肠减压和腹腔引流液的颜色、性质及量。

(4)评估肠蠕动的恢复情况。

(5)患者有无出血、胃瘫、吻合口破裂或吻合口瘘、十二指肠残端破裂、肠梗阻、倾倒综合征等并发症。

## 三、常见护理问题

### (一)急性疼痛

急性疼痛与胃十二指肠黏膜受侵蚀、手术创伤有关。

### (二)体液不足

体液不足与溃疡急性穿孔后消化液大量丢失,溃疡大出血致血容量降低,大量呕吐、胃肠减压等引起水、电解质的丢失等有关。

### (三)营养失调

低于机体需要量与营养摄入不足、消耗增加有关。

### (四)潜在并发症

潜在并发症为出血、胃瘫、吻合口破裂或吻合口瘘、十二指肠残端破裂、肠梗阻及倾倒综合征。

## 四、护理措施

### (一)术前护理

1.胃大部切除术

护理人员应协助做好术前检查、术前常规准备,术前 1 d 给患者进流质饮食,术前 8 h 禁食、禁饮,必要时留置胃管。

2.胃十二指肠溃疡急性穿孔

(1)病情观察:护理人员应观察患者的生命体征、腹膜刺激征、肠鸣音的变化,若病情加重,应做好急诊手术准备。

(2)体位:护理人员应为伴有休克的患者取休克卧位(仰卧中凹位),即把患者的上身及下肢各抬高 20°,生命体征平稳后给患者改为半卧位,减少毒素吸收,降低腹壁张力,减轻疼痛。

(3)禁食、胃肠减压:护理人员应保持引流通畅和有效负压,减少胃肠内容物继续外漏,注意观察引流液的颜色、性质及量。

(4)输液:护理人员应遵医嘱为患者静脉补液,应用抑酸药物,维持水、电解质及酸碱平衡,同时记录患者的出入量。

(5)预防和控制感染:护理人员应遵医嘱合理使用抗菌药物。

3.胃十二指肠溃疡大出血

(1)病情观察:护理人员应严密观察患者的血压、脉搏、尿量、中心静脉压、周围循环状况;观察胃管引流液和红细胞计数变化,判断有无活动性出血以及止血效果。若出血仍在继续,护理人员应及时报告医师,做好急诊手术的术前准备。

(2)体位:患者取平卧位,呕血者的头偏向一侧。

(3)禁食、留置胃管:护理人员应用生理盐水冲洗胃管,清除凝血块,直至胃液变清。可经胃管注入 200 mL 含 8 mg 去甲肾上腺素的冰生理盐水溶液,每 4～6 h 一次。

(4)补充血容量:护理人员应建立多条输液通路,必要时放置中心静脉导管,快速输液、输血。

(5)应用止血、抑酸药物:护理人员应遵医嘱静脉或肌内注射止血药物,静脉给予 $H_2$ 受体拮抗剂、质子泵抑制剂或生长抑素等。

(6)胃镜下止血:护理人员应协助医师行胃镜下止血。

4.胃十二指肠溃疡瘢痕性幽门梗阻

(1)胃肠减压:护理人员应留置胃管,进行胃肠减压和引流。

(2)饮食指导:完全梗阻者需禁食,非完全梗阻者可进食无渣半流质。

(3)洗胃:对完全梗阻者,护理人员应在术前用温生理盐水洗胃,清除胃内宿食,减轻胃壁的水肿和炎症,这有利于术后吻合口愈合。

(4)支持治疗:护理人员应遵医嘱给患者静脉输液,补充液体、电解质、肠外营养液、血制品等,维持水、电解质及酸碱平衡,纠正营养不良、贫血及低蛋白血症。

5.心理护理

护理人员应了解患者的心理状态,鼓励患者表达感受;根据患者的个体情况向其提供信息,帮助其消除不良情绪,增强治疗信心;鼓励患者的家属给予患者关心及支持,使其能够积极配合治疗和护理。

### (二)术后护理

1.病情观察

护理人员应严密监测生命体征的变化,观察患者的尿量、伤口有无渗血和渗液以及引流液的情况。

2.体位

护理人员应给患者取平卧位,待血压、脉搏平稳后改为摇高床头30°,以减轻腹部切口张力及疼痛,这利于呼吸及循环。

3.管道护理

(1)禁食、胃肠减压:术后早期患者要禁食。护理人员应持续胃肠减压,引出胃内液体、积血及气体,减轻吻合口张力。

胃肠减压的护理要点:①护理人员应妥善固定胃管并记录胃管插入长度,避免胃管脱出,一旦脱出,护理人员不能自行插回,以免造成吻合口瘘;②保持引流管通畅,维持适当的负压,防止管路受压、扭曲、折叠;③观察并记录引流液的颜色、性状及量。术后 24 h 内可由胃管引流出少量暗红色或咖啡样液体,一般不超过 300 mL。若有较多鲜血,护理人员应及时联系医师并配合处理;④术后肠肠减压量减少,肠蠕动恢复、肛门排气后,护理人员可拔除胃管。

(2)腹腔引流管可预防血液、消化液、渗出液等在腹腔内或手术野内积聚,排出腹腔脓液和坏死组织,防止感染扩散,促使手术野无效腔缩小或闭合,保证伤口良好地愈合。

腹腔引流管的护理要点:①护理人员应妥善固定引流管和引流袋,防止患者在变换体位时压迫、扭曲引流管,或引流管被牵拉而脱出。另外,护理人员应避免或减少牵拉引流管而引起的疼痛。②护理人员应保持引流通畅,若发现引流量突然减少,患者感到腹胀,伴发热,应检查引流管腔有无堵塞或引流管是否脱落。③护理人员应注意观察引流液的颜色、量、气味及有无残渣等,准确记录 24 h 引流量。一般情况下,患者术后体温逐日趋于正常,腹腔引流液逐日减少、变清。若术后数天腹腔引流液仍不减,伴有黄绿色胆汁或脓性,带臭味,伴腹痛,体温再次上升,护理人员应警惕发生吻合口瘘的可能,须及时告知医师并协助医师处理。④护理人员应注意观察引流管周围皮肤有无红肿、皮肤损伤等情况。⑤引流口处疼痛常由于引流液刺激周围皮肤,或引流管压迫局部组织,引起继发感染或迁移性脓肿,局部固定点疼痛,固定点一般是病变所在处。剧烈腹痛突然减轻,护理人员应高度怀疑脓腔或脏器破裂,注意观察腹部体征。

4.补液

护理人员应遵医嘱静脉输液,必要时遵医嘱输注血制品,记录患者的 24 h 出入量,监测血电解质,避免发生水、电解质、酸碱平衡紊乱。

5.活动

护理人员应鼓励患者早期活动,促进肠蠕动恢复,防止术后发生肠粘连和下肢深静脉血栓。

除年老体弱或病情较重者,护理人员应鼓励并协助患者术后第 1 d 坐起轻微活动,第 2 d 协助患者于床边活动,第 3 d 协助患者在病房内活动。

6.营养支持

改善患者的营养状态能够促进吻合口和切口愈合。①禁食期间:护理人员遵医嘱给患者输注肠外营养液。②拔除胃管后当天:患者可饮少量水或米汤。③患者如无不适,拔管后第 2 d 进半量流质饮食,每次 50～80 mL。④拔管后第 3 d 进全量流质饮食,每次 100～150 mL。⑤患者进食后无不适,第 4 d 可进半流质饮食。注意:食物宜温、软、易于消化,患者要少食多餐。开始时每天 5～6 餐,逐渐减少进餐次数并增加每次进餐量,逐步恢复正常饮食。

7.疼痛护理

护理人员每天对患者进行疼痛评分,使用数字评分法,得分≥3 分时,及时通知医师给予处理,并观察处理效果、有无药物不良反应;对应用自控镇痛泵者,指导其使用方法。

**(三)术后并发症的观察与护理**

1.出血

出血主要包括胃或十二指肠残端出血、吻合口出血及腹腔出血。

(1)观察:术后早期易发生出血。若术后短时间内胃管或腹腔引流管内引流出大量鲜红色血液,24 h 后仍未停止,护理人员应警惕胃出血。

(2)护理:护理人员应观察患者的神志、生命体征、尿量、体温的变化;观察胃管、腹腔引流管引流液的颜色、性质及量;观察血红蛋白、血细胞比容的变化。护理人员应遵医嘱应用止血药物、输血或用冰盐水洗胃;必要时协助医师通过内镜检查出血部位并止血;经非手术治疗不能有效止血或出血量＞500 mL/h 时,积极完善术前准备。

2.胃瘫

胃瘫是胃手术后以胃排空障碍为主的综合征,发病机制尚未明确,常发生于术后数天停止胃肠减压、进食流质,或由流质饮食改为半流质饮食后。

(1)观察:护理人员应观察患者在停止胃肠减压或进食后,有无上腹饱胀、恶心、呕吐、顽固性呃逆。

(2)护理:护理人员应严格对患者禁食、禁水,持续胃肠减压;遵医嘱补液,维持水、电解质及酸碱平衡;给予肠外营养支持,改善机体营养状态,纠正低蛋白血症;使用 3% 温盐水洗胃,减轻吻合口水肿;遵医嘱应用胃动力促进剂或中药治疗;向患者解释术后胃瘫多能经非手术治疗治愈,消除其紧张、恐惧。患者胃动力的恢复常突然发生,于 1～2 d 胃引流量明显减少,腹胀、恶心迅速缓解。这时可拔除胃管,护理人员应指导患者逐渐恢复饮食。

3.吻合口破裂或吻合口瘘

吻合口破裂或吻合口瘘多发生在术后 1 周内,与缝合不当、吻合口张力过大、组织供血不足、贫血、低蛋白血症、组织水肿等有关。

(1)观察:护理人员应观察患者有无高热、脉速、腹部压痛、反跳痛、腹肌紧张,或腹腔引流管内引流出含肠内容物的混浊液体。

(2)护理:护理人员应给患者禁食、胃肠减压。护理人员应遵医嘱应用肠外营养支持,纠正水、电解质及酸碱失衡,合理应用抗菌药物;对形成局部脓肿、外瘘或无弥漫性腹膜炎者,行局部引流,注意及时清洁瘘口周围皮肤并保持干燥,局部使用氧化锌软膏、皮肤保护粉/膜,避免皮肤破损而继发感染。

(3)注意:弥漫性腹膜炎的吻合口破裂患者必须立即手术,护理人员应做好急诊术前准备。

4.十二指肠残端破裂

十二指肠残端破裂多发生在术后 24～48 h,见于十二指肠残端处理不当或毕Ⅱ氏胃大部分切除术后输入襻梗阻。

(1)观察:护理人员应观察患者有无突发上腹部剧痛、腹膜刺激征、发热、白细胞计数增加、腹腔穿刺抽出胆汁样液体。

(2)护理:一旦确诊应立即手术。护理人员应积极完善术前准备,术后护理与吻合口破裂或吻合口瘘的术后护理相同。

5.肠梗阻

肠梗阻根据梗阻部位分为输入襻梗阻、输出襻梗阻及吻合口梗阻。

(1)输入襻梗阻:见于毕Ⅱ式胃大部分切除术后。①急性完全性输入襻梗阻:由输入襻受压或输入襻过长,输入襻穿过其与横结肠系膜的间隙孔而形成内疝所致。临床表现为突发上腹部剧烈疼痛,频繁呕吐,呕吐量少,呕吐物多不含胆汁,呕吐后症状不缓解,上腹部有压痛性肿块,病情进展快,很快出现休克表现。由易发生肠绞窄,应紧急手术治疗。②慢性不完全性输入襻梗阻:由输入襻在吻合口处形成锐角,输入襻内消化液排空不畅所致。表现为进食后上腹胀痛或绞痛,随即突然喷射性呕吐,吐出大量胆汁,呕吐后症状缓解。应给患者禁食、胃肠减压、肠外营养支持治疗。经非手术治疗症状仍不能缓解者需再次手术。

(2)输出襻梗阻:见于毕Ⅱ式胃大部分切除术后,由术后肠粘连、大网膜水肿、炎性肿块压迫所致。表现为上腹饱胀不适,严重时有呕吐,呕吐物含胆汁。若非手术治疗无效,应手术解除梗阻。

(3)吻合口梗阻:由吻合口过小或吻合时内翻过多、术后吻合口水肿所致。表现为进食后上腹饱胀感和溢出性呕吐,呕吐物不含胆汁。非手术治疗措施与胃瘫相同。若非手术治疗无效,需手术解除梗阻。

6.倾倒综合征

胃大部分切除术后,由于幽门的节制功能丧失,胃排空过快,产生一系列临床症状,称为倾倒综合征。根据进食后出现症状的时间,倾倒综合征分为早期和晚期两种类型。

(1)早期倾倒综合征:多发生在进食后半小时内,与大量高渗性食物快速进入肠道导致肠道内分泌细胞大量分泌肠源性血管活性物质,渗透压作用使细胞外液大量移入肠腔有关。

观察:护理人员应密切观察患者有无心悸、出冷汗、乏力、面色苍白、头晕等循环系统症状,腹部饱胀不适或绞痛、恶心、呕吐、腹泻等胃肠道症状。

护理:护理人员应指导患者调整饮食,少食多餐;进食低碳水化合物、高蛋白饮食;用餐时限制饮水、喝汤;避免进食过甜、过咸、过浓的流质饮食;进餐后平卧 20 min。多数患者调整饮食后,症状可减轻或消失,半年到 1 年能逐渐自愈;严重者需使用生长抑素或手术治疗。

(2)晚期倾倒综合征:发生于餐后 2～4 h,与食物进入肠道后刺激胰岛素大量分泌,继而导致反应性低血糖有关,故又称为低血糖综合征。

观察:护理人员应观察患者有无心悸、出冷汗、乏力、面色苍白、手颤、虚脱等表现。

护理:护理人员应指导患者在出现症状时稍进饮食,尤其是糖类;指导患者少食多餐,减少碳水化合物的摄入,增加食物中蛋白质的比例。

### 五、健康教育

#### (一)疾病知识指导

护理人员应告知患者及家属有关胃十二指肠溃疡的知识,使患者能更好地配合术后长期治疗和自我管理。

#### (二)运动指导

护理人员应指导患者出院后注意劳逸结合,避免过于疲劳。

(1)患者根据病情和体力恢复情况,逐渐参加散步等低强度运动。

(2)患者避免进行快跑、登山、打球等剧烈活动。

(3)患者在术后 1 个月内避免提重物,以免发生切口疝。

#### (三)药物指导

护理人员应指导患者服药的时间、剂量、方式,说明药物的不良反应;嘱患者避免服用对胃黏膜有损害的药物,如阿司匹林、吲哚美辛、皮质类固醇。

#### (四)饮食指导

根据患者肠道功能恢复的情况,护理人员应指导患者少食多餐,由流质、半流质、软食逐渐过渡到普食。

(1)进食鸡肉、鱼肉、兔肉等高蛋白的食物,新鲜蔬菜、水果等高维生素食物,促进机体恢复。

(2)避免进食油条、肥肉、炸鸡等油腻食物,防止引起消化不良。

(3)避免进食粗硬食物,以免加重吻合口水肿或炎症,导致肠梗阻。

(4)避免进食牛奶、豆浆等易产气的食物,防止发生腹胀。

#### (五)复查

护理人员应指导患者术后 2 周至 1 个月于门诊复查,若出现腹痛、腹胀、恶心、呕吐、停止排气或排便等不适症状或原有消化系统症状加重,应及时就诊。

### 六、护理评价

(1)患者疼痛是否减轻或缓解。

(2)患者是否维持体液平衡及重要脏器的有效灌注。

(3)患者的营养状况是否得以维持或改善。

(4)患者有无并发症或并发症是否被及时发现与处理。

(钱　彧)

# 第三节　胃十二指肠损伤

### 一、概述

由于有肋弓保护且活动度较大,柔韧性较好,壁厚,有钝挫伤时胃很少受累,只有胃膨胀时胃损伤偶尔发生。上腹或下胸部的穿透伤常导致胃损伤,多伴有肝、脾、横膈及胰损伤。胃镜检查及吞入锐利异物或吞入酸、碱等腐蚀性毒物也可引起胃穿孔,但很少见。十二指肠损伤是由上、中腹部受到间接暴力或锐器的直接刺伤而引起的,缺乏典型的腹膜炎症状和体征,术前诊断困难,漏诊率高,多伴有腹部脏器合并伤,病死率高,术后并发症多,肠瘘发生率高。

## 二、护理评估

### (一)健康史

详细询问患者、现场目击者或陪同人员,以了解受伤的时间、地点、环境、原因,外力的特点、大小和作用方向,坠跌高度;了解受伤前、后饮食及排便情况,受伤时的体位,有无防御,伤后意识状态、症状、急救措施、运送方式,既往疾病史及手术史。

### (二)临床表现

(1)胃损伤若未波及胃壁全层,可无明显症状。若全层破裂,由于胃酸有很强的化学刺激性,可立即出现剧痛及腹膜刺激征。当破裂口接近贲门或食管时,可因空气进入纵隔而呈胸壁下气肿。有较大的穿透性胃损伤时,可自腹壁流出食物残渣、胆汁和气体。

(2)十二指肠破裂后,因有胃液、胆汁及胰液进入腹腔,早期即可发生急性弥漫性腹膜炎,有剧烈的刀割样持续性腹痛伴恶心、呕吐,腹部检查可见舟状腹、腹膜刺激征。

### (三)辅助检查

1.腹腔穿刺术

抽出不凝血液、胆汁,从腹腔吸出 10 mL 以上肉眼可辨的血性液体,即为阳性结果。

2.X 线检查

腹部 X 线片可显示腹膜后组织积气,肾脏轮廓清晰、腰大肌轮廓模糊不清等有助于腹膜后十二指肠损伤的诊断。

3.CT 检查

CT 检查可显示少量的腹膜后积气和渗至肠外的对比剂。

### (四)治疗原则

抗休克和及时、正确的手术处理是治疗的两大关键。

### (五)心理-社会因素

胃十二指肠外伤性损伤多数在意外情况下发生,患者受突发外伤后易出现紧张、痛苦、悲哀、恐惧等心理变化,担心手术不成功及疾病的预后。

## 三、护理问题

### (一)疼痛

疼痛与胃肠破裂、腹腔内积液、腹膜刺激征有关。

### (二)组织灌注量不足

组织灌注量不足与大量失血、失液、严重创伤、有效循环血量减少有关。

### (三)焦虑或恐惧

焦虑或恐惧与经历意外及担心预后有关。

### (四)潜在并发症

潜在并发症有出血、感染、肠瘘、低血容量性休克。

### 四、护理目标

(1)患者的疼痛减轻。

(2)患者的血容量得以维持,各器官血供正常,功能完整。

(3)患者的焦虑或恐惧减轻或消失。

### 五、护理措施

#### (一)一般护理

**1.预防低血容量性休克**

护理人员应给患者吸氧、保暖、建立静脉通道,遵医嘱输入温热生理盐水或乳酸盐林格液,抽血查全血细胞计数,查血型和交叉配血。

**2.密切观察病情变化**

每 15～30 min 护理人员应评估患者的情况。评估内容包括意识状态、生命体征、肠鸣音、尿量、氧饱和度、有无呕吐、肌紧张和反跳痛等。护理人员应观察胃管内引流物的颜色、性质及量。若引流出血性液体,提示有胃、十二指肠破裂的可能。

**3.术前准备**

胃、十二指肠破裂大多需要手术处理,故患者入院后,在抢救休克的同时,护理人员应尽快完成术前准备工作,如备皮、备血、插胃管、留置导尿管、做好抗生素皮试。

#### (二)心理护理

护理人员应评估患者对损伤的情绪反应,鼓励他们说出自己的感受,帮助建立积极、有效的应对措施。护理人员应向患者介绍有关病情、损伤程度、手术方式及疾病预后,鼓励患者,告诉患者良好的心态、积极配合有利于早日康复。

#### (三)术后护理

**1.体位**

患者意识清楚、病情平稳,护理人员应给予半坐卧位,这有利于引流及呼吸。

**2.观察引流液、胃肠减压**

护理人员应观察胃管内引流液的颜色、性质及量,若引流出血性液体,提示胃、十二指肠有再出血的可能。十二指肠创口缝合后,护理人员应将胃肠减压管置于十二指肠腔内,使胃液、肠液、胰液得到充分引流,一定要妥善固定,避免脱出。一旦脱出,护理人员要在医师的指导下重新置管。

**3.严密监测生命体征**

术后 15～30 min,护理人员应监测生命体征直至患者病情平稳。护理人员应注意患者肾功能的改变,胃十二指肠损伤后,特别有出血性休克时,肾脏会受到一定的损害,尤其是严重腹部外伤伴有重度休克者,有发生急性肾功能障碍的危险,所以,术后护理人员应密切注意患者的尿量,争取保持每小时尿量超过 50 mL。

**4.补液和营养支持**

护理人员应根据医嘱,合理地为患者补充水、电解质和维生素,必要时输新鲜血、血浆,维持水、电解质、酸碱平衡;给予肠内、肠外营养支持,促进合成代谢,提高机体防御能力;继续应用有效抗生素,控制腹腔内感染。

5.对术后并发症的观察和护理

（1）出血：如胃管内24 h内引流出新鲜血液200 mL以上，提示吻合口出血，护理人员应立即配合医师给予向胃管内注入凝血酶粉、冰盐水洗胃等止血措施。

（2）肠瘘：患者术后持续低热或高热不退，腹腔引流管中引流出黄绿色或褐色渣样物，有恶臭，或引流出大量气体，提示肠瘘发生，护理人员应配合医师进行腹腔双套管冲洗，并做好相应护理。

**（四）健康教育**

（1）护理人员应讲解术后饮食注意事项，一般术后35 d开始恢复饮食，由流质逐步恢复至半流质、普食，进食高蛋白、高能量、易消化的饮食，增强抵抗力，促进愈合。

（2）行全胃切除术或胃大部分切除术的患者，因胃肠吸收功能下降，要及时补充微量元素和维生素等，预防贫血、腹泻等并发症。

（3）护理人员应嘱患者避免工作过于劳累，注意劳逸结合；讲明饮酒、抽烟对胃、十二指肠疾病的危害性。

（4）护理人员应嘱患者避免长期大量服用非甾体抗炎药（如布洛芬），以免引起胃肠道黏膜损伤。

（钱　彧）

# 第四节　肠　梗　阻

肠腔内容物不能正常运行或通过肠道发生障碍时，称为肠梗阻。肠梗阻是外科常见的急腹症之一。

## 一、疾病概要

### （一）病因和分类

1.按梗阻发生的原因分类

（1）机械性肠梗阻：最常见，是由各种原因引起的肠腔变窄、肠内容物通过障碍。主要原因：①肠腔堵塞，如肠腔内有寄生虫、粪块、异物。②肠管受压，如粘连带压迫、肠扭转、嵌顿性疝。③肠壁病变，如先天性肠道闭锁、肠道狭窄、有肿瘤。

（2）动力性肠梗阻：较机械性肠梗阻少见。肠管本身无病变，梗阻原因是神经反射和毒素刺激引起肠壁功能紊乱，致肠内容物不能正常运行。该型可分为以下两种：①麻痹性肠梗阻，常见于急性弥散性腹膜炎、腹部大手术、腹膜后血肿或感染等。②痉挛性肠梗阻，由肠壁肌肉异常收缩所致，常见于急性肠炎或慢性铅中毒。

（3）血运性肠梗阻：较少见。由于肠系膜血管栓塞或血栓形成，出现肠管血运障碍，继而发生肠麻痹，肠内容物不能通过。

2.按肠管血运有无障碍分类

（1）单纯性肠梗阻：无肠管血运障碍。

（2）绞窄性肠梗阻：有肠管血运障碍。

3.按梗阻发生的部位分类

肠梗阻按梗阻发生的部位分为高位性肠梗阻(空肠上段)和低位性肠梗阻(回肠末段和结肠)。

4.按梗阻的程度分类

肠梗阻按梗阻的程度分为完全性肠梗阻(肠内容物完全不能通过)和不完全性肠梗阻(部分肠内容物可通过)。

5.按梗阻病情的缓急分类

肠梗阻按梗阻病情的缓急分为急性肠梗阻和慢性肠梗阻。

**(二)病理生理**

1.肠管局部的病理生理变化

(1)肠蠕动增强:在单纯性机械性肠梗阻中,梗阻以上的肠蠕动增强,以克服肠内容物通过的障碍。

(2)肠管膨胀:由肠腔内积气、积液所致。

(3)肠壁充血水肿、血运障碍严重时可导致肠道坏死和穿孔。

2.全身性病理生理变化

(1)患者体液丢失,电解质、酸碱平衡失调。

(2)患者发生全身性感染和毒血症,甚至发生感染性、中毒性休克。

(3)患者出现呼吸和循环功能障碍。

**(三)临床表现**

1.症状

(1)腹痛:单纯性机械性肠梗阻的特点是阵发性腹部绞痛。绞窄性肠梗阻表现为持续性剧烈腹痛伴阵发性加剧。麻痹性肠梗阻呈持续性胀痛。

(2)呕吐:早期常为反射性呕吐,呕吐胃内容物,随后因梗阻部位不同,呕吐的性质各异。高位肠梗阻呕吐出现早且频繁,呕吐物主要为胃液、十二指肠液、胆汁;低位肠梗阻呕吐出现得晚,呕吐物常为粪样物;若呕吐物为血性或棕褐色,常提示肠管有血运障碍;麻痹性肠梗阻的呕吐多为溢出性。

(3)腹胀:高位肠梗阻的腹胀不明显。低位肠梗阻及麻痹性肠梗阻腹胀明显。

(4)停止排气、排便:发生完全性肠梗阻时,患者多停止排气、排便,但在梗阻早期,梗阻以下肠管内尚存的气体或粪便仍可排出。

2.体征

(1)腹部:视诊,单纯性机械性肠梗阻可见腹胀、肠型和异常蠕动波,肠扭转时腹胀多不对称;触诊,单纯性肠梗阻可有轻度压痛但无腹膜刺激征,绞窄性肠梗阻可有固定压痛和腹膜刺激征;叩诊,发生绞窄性肠梗阻时腹腔有渗液,可有移动性浊音;听诊,机械性肠梗阻肠鸣音亢进,可闻及气过水声或金属音,麻痹性肠梗阻的肠鸣音减弱或消失。

(2)全身:单纯性肠梗阻早期多无明显全身性改变,梗阻晚期可有口唇干燥、眼窝凹陷、皮肤弹性差、尿少等脱水征。发生严重脱水或绞窄性肠梗阻时,可出现脉搏细速、血压下降、面色苍白、四肢发冷等中毒和休克征象。

3.辅助检查

(1)实验室检查:肠梗阻晚期,血红蛋白和血细胞比容升高,并有水、电解质及酸碱平衡失调。

发生绞窄性肠梗阻时,白细胞计数和中性粒细胞比例明显升高。

(2)X线检查:一般在肠梗阻发生4～6 h后进行。立位或侧卧位X线平片可见肠胀气及多个液气平面。

**(四)治疗原则**

1.一般治疗

(1)禁食。

(2)胃肠减压:是治疗肠梗阻的重要措施之一。通过胃肠减压,吸出胃肠道内的气体和液体,从而减轻腹胀,降低肠腔内压力,改善肠壁血运,减少肠腔内的细菌和毒素。

(3)纠正水、电解质及酸碱平衡失调。

(4)防治感染和中毒。

(5)其他:对症治疗。

2.解除梗阻

解除梗阻分为非手术治疗和手术治疗两大类。

**(五)常见几种肠梗阻**

1.粘连性肠梗阻

粘连性肠梗阻是肠粘连或肠管被粘连带压迫所致的肠梗阻,较为常见。该病主要由腹部手术、炎症、创伤、出血、异物所致,以小肠梗阻为多见,多为单纯性不完全性梗阻。粘连性肠梗阻多采取非手术治疗,如无效或发生绞窄性肠梗阻时应及时手术治疗。

2.肠扭转

肠扭转指一段肠管沿其系膜长轴旋转而形成的闭襻性肠梗阻,最常发生于小肠,其次发生于乙状结肠。

(1)小肠扭转:多见于青壮年,常在饱餐后立即进行剧烈活动时发病。该病表现为突发腹部绞痛,呈持续性,伴阵发性加剧,患者呕吐频繁,腹胀不明显。

(2)乙状结肠扭转:多见于老年人,患者常有便秘习惯,表现为腹部绞痛,明显腹胀,呕吐不明显。肠扭转是较严重的机械性肠梗阻,可在短时间内发生肠绞窄、坏死,一经诊断,应采取急症手术。

3.肠套叠

肠套叠指一段肠管套入与其相连的肠管内,以回结肠型(回肠末端套入结肠)最多见。肠套叠多见于2岁以下的婴幼儿。典型表现为阵发性腹痛、果酱样血便和腊肠样肿块(多位于右上腹),右下腹触诊有空虚感。X线空气或钡剂灌肠显示空气或钡剂在结肠内受阻,梗阻端的钡剂影像呈杯口状或弹簧状阴影。对早期肠套叠可试行空气灌肠复位,对用该方法无效者或病期超过48 h,怀疑有肠坏死或肠穿孔者,应行手术治疗。

4.蛔虫性肠梗阻

蛔虫聚集成团并刺激肠管,肠管痉挛导致肠腔堵塞,多见于2～10岁儿童,驱虫不当常为诱因。主要表现为阵发性脐部周围腹痛,伴呕吐,腹胀不明显。部分患者的腹部可触及变形、变位的条索状团块。少数患者可并发肠扭转或肠壁坏死、穿孔,蛔虫进入腹腔引起腹膜炎。对单纯性蛔虫堵塞多采用非手术治疗,包括解痉止痛、禁食、酌情给胃肠减压、输液、口服植物油驱虫等,若无效或并发肠扭转、腹膜炎,应行手术取虫。

## 二、护理诊断/问题

### (一)疼痛
疼痛与肠内容物不能正常运行或通过障碍有关。

### (二)体液不足
体液不足与呕吐、禁食、胃肠减压、肠腔积液有关。

### (三)潜在并发症
潜在并发症有肠坏死、腹腔感染、休克。

## 三、护理措施

### (一)非手术治疗的护理
(1)饮食:患者要禁食,梗阻缓解 12 h 后可进少量流质饮食,忌甜食和牛奶;48 h 后可进半流食。

(2)护理人员应给患者胃肠减压,做好相关护理。

(3)体位:生命体征稳定者可取半卧位。

(4)解痉挛、止痛:若患者无肠绞窄或肠麻痹,护理人员应给患者用阿托品解除痉挛、缓解疼痛,禁用吗啡类止痛药,以免掩盖病情。

(5)输液:护理人员应纠正患者的水、电解质和酸碱失衡,记录 24 h 出入量。

(6)防治感染和中毒:护理人员应遵照医嘱应用抗生素。

(7)严密观察病情变化:出现下列情况时应考虑有绞窄性肠梗阻的可能,应及早采取手术治疗。①患者腹痛发作急骤,为持续性剧烈疼痛,或在阵发性加重之间仍有持续性腹痛,肠鸣音可不亢进。②早期出现休克。③呕吐早、剧烈而频繁。④腹胀不对称,腹部有局部隆起或触及有压痛的包块。⑤有明显的腹膜刺激征,体温升高,脉搏快,白细胞计数和中性粒细胞比例升高。⑥呕吐物、胃肠减压抽出液、肛门排出物为血性或腹腔穿刺抽出血性液。⑦腹部 X 线检查可见孤立、固定的肠襻。⑧经积极非手术治疗后症状、体征无明显改善。

### (二)手术前后的护理
1.术前准备

除上述非手术护理措施外,护理人员应按腹部外科常规行术前准备。

2.术后护理

(1)护理人员应观察病情,观察患者的生命体征、腹部症状和体征的变化,伤口敷料及引流情况,及早发现术后并发症。

(2)患者取卧位,麻醉清醒、血压平稳后取半卧位。

(3)患者禁食,给胃肠减压,待排气后,逐步恢复饮食。

(4)护理人员应防止感染,遵照医嘱应用抗生素。

(5)护理人员应鼓励患者早期活动。

(钱　彧)

# 第十一章

# 肝胆外科护理

## 第一节 肝 癌

　　肝癌是全球常见癌症,位居癌症死亡原因的第二位,多见于40～50岁男性,可分为原发性和转移性两类。原发性肝癌的发病与病毒性肝炎、肝硬化、酒精、黄曲霉素等致癌物质密切相关。肝癌的病理组织学类型包括肝细胞型、胆管细胞型及混合型,以肝细胞型多见。转移性肝癌系肝外器官的原发癌或肉瘤转移到肝所致。早期肝癌表现隐匿,一旦出现症状和体征多为中晚期,表现为肝区疼痛、肝大、食欲缺乏、乏力、消瘦、贫血、黄疸等。若转移至远处器官则可产生相应症状。对有肝脏病史的中年人,若出现相应症状,结合影像学(B超是肝癌定位、筛查的首选方法),血清甲胎蛋白,肝穿刺活组织病理学检查等有助于早期诊断。肝癌的治疗包括手术切除、射频消融、介入治疗、靶向治疗等,以手术为主的综合治疗是延长患者生存期的关键。

## 一、护理评估

### (一)术前评估

**1.健康史**

(1)个人情况:包括患者的年龄、性别、居住地、吸烟史,饮食情况、饮水情况、生活习惯等。

(2)既往史:患者有无病毒性肝炎、肝硬化等肝病史,有无癌症和手术史,过敏史如何。

(3)其他:患者的家族中有无肝癌或其他癌症患者。

**2.身体状况**

(1)肝区疼痛的性质和程度如何。

(2)患者是否有肝病面容、贫血、黄疸、脾大、水肿等体征。

(3)患者是否有消瘦、乏力、食欲减退及恶病质表现。

(4)患者是否有肝性脑病、上消化道大量出血及各种感染。

(5)患者的肝功能有无受损,甲胎蛋白水平是否升高,B超、CT等影像学检查有无异常。

3.心理-社会状况

(1)患者和家属对肝癌、治疗方案、预后的认知程度如何。

(2)患者和家属是否担心手术疗效、术后并发症及肝癌预后。

(3)亲属对患者的关心、支持程度,患者对疾病治疗的经济承受能力,社会和医疗保障系统的支持程度如何。

**(二)术后评估**

(1)评估手术、麻醉方式,术中出血、补液、输血及引流管等情况。

(2)严密监测患者的意识状态、生命体征、血氧饱和度、尿量、肝功能等;观察患者的腹部体征与切口情况,腹腔引流管是否通畅,引流液的颜色、量及性状等。

(3)评估肝功能恢复情况。

(4)有无腹腔内出血、肝性脑病、膈下积液或脓肿、肺部感染等并发症。

## 二、常见护理诊断/问题

**(一)疼痛**

疼痛与肿瘤迅速生长导致肝包膜张力增加或手术创伤、介入治疗、射频消融治疗有关。

**(二)营养失调**

营养低于机体需要量与消化功能紊乱、放疗及化疗引起的胃肠道不良反应、肿瘤消耗等有关。

**(三)焦虑、恐惧**

焦虑、恐惧与担忧手术效果、疾病预后及生存期限有关。

**(四)潜在并发症**

潜在并发症有腹腔内出血、肝性脑病、膈下积液或脓肿、胆汁漏、肺部感染。

## 三、护理目标

(1)患者自述疼痛减轻或无痛。

(2)患者的营养需求基本得到满足,体重未明显减轻。

(3)患者能正确面对疾病、手术和预后,积极配合治疗。

(4)患者未发生并发症或并发症被及时发现和处理。

## 四、护理措施

**(一)手术治疗的护理**

1.术前护理

(1)心理护理:护理人员应积极、主动关心患者,鼓励患者说出感受,疏导、安慰患者,根据患者的个体情况提供信息,说明手术的意义、重要性及手术方案,讲解手术成功案例,帮助患者树立战胜疾病的信心,减轻患者的焦虑和恐惧。

(2)疼痛护理:护理人员应评估疼痛发生的时间、部位、性质、诱因、程度及伴随症状;遵医嘱给予镇痛药物,观察药物效果和不良反应;指导患者采取放松和分散注意力的方法应对疼痛。

(3)改善营养状况:护理人员应给予患者高蛋白、高热量、高维生素、易消化的饮食;对合并肝硬化有肝功能损害者,应适当限制蛋白质的摄入量;必要时给予患者肠内外营养支持,输血浆或清蛋白,以改善贫血、纠正低蛋白血症,提高患者的手术耐受力。

(4)用药护理:护理人员应遵医嘱给予患者护肝药物,如甘草酸二胺、还原性谷胱甘肽、多烯磷脂酰胆碱、熊去氧胆酸;避免使用巴比妥类、红霉素、盐酸氯丙嗪等有损肝脏的药物。

(5)维持体液平衡:对肝功能不良伴腹水者,护理人员应严格控制水和钠盐的摄入,摄水量不应超过2 000 mL/d,摄钠量少于 0.5 g/d(折合成氯化钠,应少于 1.5 g/d);对伴有水肿及血钠降低者,摄水量严格控制在 1 000～1 500 mL/d;同时遵医嘱合理补液和利尿,注意纠正低钾血症等水电解质失衡;准确记录 24 h 出入量;每天观察、记录患者的体重及腹围变化。

(6)预防出血:护理人员应改善患者的凝血功能,大多数肝癌合并肝硬化,术前 3 d 护理人员应开始给予维生素 K₁,适当补充血浆和凝血因子,以改善凝血功能,预防术中、术后出血;告知患者避免致肿瘤破裂出血或食管下段胃底静脉曲张、破裂出血的诱因,如使腹内压骤升的动作和外伤;肿瘤直径>10 cm 时,嘱患者卧床休息,避免活动幅度过大导致肿瘤破裂;若患者突发腹痛伴腹膜刺激征,应高度怀疑肝癌组织破裂出血,立即通知医师,做好急症手术的各项准备。

(7)术前准备:护理人员应协助做好术前检查,做好术前常规准备。

2.术后护理

(1)病情观察:护理人员应密切观察患者的生命体征、神志、面色、尿量、中心静脉压、切口渗血和渗液、腹腔引流液的量和颜色等,并做好记录。

(2)休息与活动:术后患者麻醉清醒、生命体征平稳后取半卧位。护理人员应根据患者术式及机体恢复情况助其逐步由半坐卧位、坐位过渡到下床活动。随着加速康复外科技术的推广和应用,肝脏手术患者术后下床活动时间已逐渐提前。

(3)疼痛护理。①护理人员应评估疼痛发生的时间、部位、性质、程度;②遵医嘱给予镇痛药物;③密切观察镇痛泵的泵入速度、剂量、输注管路是否通畅、镇痛泵的效果及不良反应;④指导患者减轻疼痛及转移注意力的方式,如听音乐、松弛疗法。

(4)饮食指导:术后早期禁食,禁食期间护理人员应给予肠外营养支持。术后 24～48 h,患者可进食流质,逐步改为半流质和软食。随着加速康复外科技术的推广和应用,肝脏手术患者术后麻醉完全清醒即可少量饮水,自术后第一天开始,饮食可逐渐由流质过渡到半流质、软食。

(5)腹腔引流管的护理:护理人员应引流腹腔积聚的液体,防止腹腔继发感染。要点如下:①妥善固定引流管,防止滑脱;②保持引流通畅,防止引流管受压和扭曲;如引流管被凝血块、组织碎屑等堵塞,应反复挤压促其排出,必要时协助医师用生理盐水冲洗;③观察引流液的颜色、量及性质,并记录;④严格无菌操作,定时更换引流袋,防止感染;⑤置管 3～5 d,如引流液颜色较淡,24 h 少于 20 mL,腹部无阳性体征,可考虑拔管。

3.术后并发症的观察及护理

(1)腹腔出血:是肝切除术后常见的并发症之一,术后 24 h 易发生。

观察:术后 48 h 内护理人员应严密观察患者生命体征的变化,严密观察引流液的量、性质及颜色。短时间内引流管引出大量鲜红色血性液体,1 h 内引流出 200 mL 以上鲜红色血性液体或每小时引流出 100 mL 鲜红色血性液体,持续 3 h 以上,应考虑活动性腹腔出血,立即通知医师及时处理。

护理:①患者术后 24 h 内卧床休息,避免剧烈咳嗽和打喷嚏等,以防止术后肝断面出血;②若短期内或持续引流出较大量的鲜红色血性液体,经输血、输液,患者血压、脉搏仍不稳定,护理人员应做好再次手术的准备;③若明确为凝血机制障碍性出血,护理人员可遵医嘱给予患者凝血酶原复合物、纤维蛋白原,输新鲜血等。

(2)肝性脑病:见门静脉高压症患者的护理。

(3)对膈下积液及脓肿患者的观察与护理内容如下。

观察:膈下积液及脓肿发生在术后1周。患者术后体温下降后再度升高,或术后发热持续不退,同时伴右上腹胀痛、呃逆、脉速、白细胞计数升高,中性粒细胞百分比达90%以上,应疑有膈下积液或膈下脓肿。B超检查可明确诊断。

护理:①护理人员应协助医师行B超定位引导穿刺抽脓或置管引流,置管引流时应加强冲洗和吸引护理;②患者取半坐位,以利于呼吸和引流;③护理人员应严密观察患者体温的变化,鼓励患者多饮水;④护理人员应遵医嘱加强营养支持和抗菌药物的应用护理。

(4)对胸腔积液患者的观察与护理内容如下。

观察:患者胸闷、气促、发热情况。

护理:①护理人员应协助医师行穿刺抽胸腔积液,对行胸腔闭式引流者,做好胸腔闭式引流护理;②护理人员应遵医嘱加强保肝治疗,给予患者高蛋白饮食,必要时遵医嘱给予患者清蛋白、血浆及利尿剂。

(5)对胆汁瘘患者的观察与护理内容如下。

观察:患者有无腹痛、发热和腹膜刺激征,切口有无胆汁渗出和(或)腹腔引流液是否含胆汁。

护理:①对胆汁渗出者,护理人员应注意保护局部皮肤;②护理人员应协助医师调整引流管,保持引流通畅,并注意观察引流液的颜色、量与性状;③如发生局部积液,护理人员应尽早行B超定位穿刺置管引流;④如患者发生胆汁性腹膜炎,应尽早手术。

**(二)介入治疗的护理**

1.介入治疗前准备

(1)护理人员应向患者及家属解释介入治疗的目的、方法、重要性和优点,嘱患者术中配合体位。

(2)患者术前禁食水4 h。

(3)护理人员应于穿刺处做好准备,备好所需物品及化疗、止吐药品等。

2.介入治疗后的护理

(1)患者术后取平卧位休息24 h。护理人员应在穿刺处以沙袋加压1 h,肢体制动6 h,用弹力绷带加压包扎防止局部出血。

(2)护理人员应鼓励患者每天饮水2 000 mL以上,减轻化疗药物对肾的毒副作用,同时观察排尿及肾功能情况。

(3)栓塞后综合征的护理:化疗后多数肝动脉栓塞患者可出现发热、肝区疼痛、恶心、呕吐、心悸、白细胞计数下降等临床表现,称为栓塞后综合征。护理要点:①肝区疼痛由肝动脉栓塞后,肝脏水肿,肝被膜张力增大所致。对轻度疼痛可不处理或给予少量对肝脏无害的镇静剂,一般48 h后疼痛可减轻或消失。对重度持续疼痛,考虑是否合并其他并发症,如胆囊动脉栓塞致胆囊坏死。必要时可适当给予止痛剂。②发热是机体对坏死组织重吸收的不良反应,对轻度发热可不处理。若体温高于38.5 ℃,可给予物理、药物降温。③恶心、呕吐为化疗药物的反应,护理人员应嘱患者深呼吸,及时擦去呕吐物并漱口,遵医嘱对症治疗。④白细胞计数低于$4×10^9$/L时,应暂停化疗并应用升白细胞药。

3.对并发症的观察及护理

(1)穿刺部位血肿。①护理人员应定时观察穿刺处有无肿胀或渗血;②一旦发现渗血,护理人员应立即指压穿刺处直至出血停止,并报告医师,更换绷带,重新加压包扎。

(2)上消化道大量出血。①护理人员应观察呕吐液和大便的颜色、性状及量;②护理人员应遵医嘱应用制酸药和保护胃黏膜的药物,把呕血者的头偏向一侧,防止误吸,暂时给患者禁食,及时通知医师并协助医师处理。

(3)股动脉栓塞。①护理人员应在术后密切观察穿刺侧肢体皮肤的颜色、温度、感觉,足趾运动及足背动脉搏动情况,并与对侧对比。若出现足背动脉搏动减弱或消失,下肢皮肤苍白、变凉且伴有麻木感,可能为股动脉栓塞;②护理人员一旦发现股动脉栓塞,立即抬高患肢,热敷,遵医嘱应用扩张血管及解痉药物,注意禁按摩,以防栓子脱落。

(三)射频、微波治疗的护理

射频、微波治疗有开腹射频、微波治疗和经皮射频、微波治疗。开腹射频、微波治疗的护理与肝癌的围术期护理相同。

1.经皮射频、微波治疗前准备

(1)护理人员应向患者及其家属解释射频、微波治疗的目的、方法、重要性和优点,嘱患者术前进行屏气锻炼,术中配合体位。

(2)饮食:术前禁食、禁水 4～6 h。

2.经皮射频、微波治疗后的护理

(1)护理人员应在术后按压穿刺点 30 min,观察穿刺点有无出血。

(2)护理人员应在术后 6 h 密切观察患者的病情,给予心电监护,注意心率和血压的变化,及时发现出血征象,如血压突然下降、腹痛、大汗淋漓、腹部有移动性浊音。

(3)发热、恶心、呕吐是术后常见的反应。如果出现高热或发热持续不退,应考虑感染的可能。食管静脉曲张者如有严重呕吐,护理人员应及时控制,避免诱发曲张静脉破裂出血。

(4)疼痛护理:护理人员应评估疼痛的程度、部位、性质、持续时间等,指导患者采取放松和分散注意力的方法应对疼痛,必要时遵医嘱给予镇痛药物。

3.并发症的观察及护理

观察并处理出血、胆汁瘘、胸腔积液等并发症。

## 五、健康教育

(一)疾病指导

患者应注意防治肝炎,不吃霉变食物,要饮用安全水。有肝炎、肝硬化病史者和处于肝癌高发地区者,应定期做甲胎蛋白检测或 B 超检查,以便早期发现、早期诊断及治疗。

(二)休息与活动

患者术后 3 个月内保证充分休息,避免重体力活动或过度劳累,注意劳逸结合,进行适当锻炼,如散步、慢跑;保持情绪稳定和心情愉快,避免精神紧张和情绪激动。

(三)饮食指导

患者应进食高热量、含优质蛋白质、富含维生素和纤维素的食物。食物以清淡、易消化为宜。若有腹水、水肿,应控制水和食盐的摄入量,如有肝性脑病征象或血氨升高,应限制蛋白质摄入。

### (四)用药指导

护理人员应指导患者按医嘱服用抗病毒及保肝药物,嘱其必须按时服用抗病毒药,不能随便中断,避免使用损害肝功能的药物。

### (五)自我观察与复查

患者应定期复诊,第1年每1~2个月复查甲胎蛋白、胸片和B超1次,必要时行CT检查。若患者出现发热、水肿、体重减轻、出血倾向、黄疸和乏力等症状要及时就诊,以便早期发现临床复发或转移。

## 六、护理评价

(1)患者的疼痛是否减轻或无痛。

(2)患者的营养状况是否改善,体重得以维持或增加。

(3)患者的情绪是否稳定,患者是否积极配合治疗。

(4)患者有无并发症或并发症是否被及时发现与处理。

(龙　凤)

# 第二节　急性梗阻性化脓性胆管炎

## 一、疾病概述

### (一)概念

急性梗阻性化脓性胆管炎又称急性重症胆管炎,是在胆道梗阻基础上并发的急性化脓性细菌感染,急性胆管炎和急性梗阻性化脓性胆管炎是同一种疾病的不同发展阶段。

### (二)病因

**1.胆道梗阻**

最常见的原因为胆道结石性梗阻。此外,胆道蛔虫、胆管狭窄、吻合口狭窄、胆管及壶腹部肿瘤等亦可引起胆道梗阻而导致急性化脓性炎症。胆道发生梗阻时,胆盐不能进入肠道,易造成细菌移位。

**2.细菌感染**

胆道内细菌多来源于胃肠道,细菌可经十二指肠逆行进入胆道,或发生小肠炎症时,细菌经门静脉系统入肝到达胆道而引起感染。可以是单一菌种感染,也可是两种以上的菌种感染。以大肠埃希菌、变形杆菌、克雷伯菌、绿脓杆菌等革兰氏阴性杆菌多见。近年来,厌氧菌及革兰氏阳性球菌在胆道感染致病菌中的比例有升高的趋势。

### (三)病理生理

急性梗阻性化脓性胆管炎的基该病理改变是胆管梗阻、肝实质及胆道系统胆汁淤滞和胆管内化脓性感染。胆管梗阻及随之而来的胆道感染造成梗阻以上胆管扩张、胆管壁黏膜肿胀,使梗阻进一步加重并趋向完全性。胆管内压力升高,胆管壁充血、水肿,炎性细胞浸润,溃疡形成,管腔内逐渐充满脓性胆汁或脓液,使胆管内压力继续升高,当胆管内压力超过 3.92 kPa 时,肝细胞停止分泌胆汁,胆管内脓性胆汁及细菌逆流,引起肝内胆管及肝细胞化脓性感染。若感染进一步加重,可使肝细胞发生大片坏死。胆小管破溃后形成胆小管瘘、肝动脉瘘或门静脉瘘,可在肝内形成多发性脓肿及胆道出血。大量细菌和毒素还可经肝静脉进入人体循环,引起全身化脓性感染和多器官功能损害,甚至引起全身脓毒血症或感染性休克,严重者可导致多器官功能障碍综合征或多器官功能衰竭。

**(四)临床表现**

多数患者有胆道疾病史,部分患者有胆道手术史。该病发病急骤,病情进展迅速,除了具有急性胆管炎的夏科氏三联征(腹痛、寒战高热、黄疸)外,还有休克及中枢神经系统受抑制的表现,即雷诺五联征。

**1.症状**

(1)腹痛:患者常表现为突发的剑突下或右上腹持续性疼痛,可阵发性加重,并向右肩胛下及腰背部放射。腹痛及其程度可因梗阻的部位不同而有差异。肝内梗阻者疼痛较轻,肝外梗阻者症状明显。

(2)寒战、高热:体温持续升高达 39 ℃～40 ℃或高于 40 ℃,呈弛张热热型。

(3)胃肠道症状:多数患者伴恶心、呕吐,黄疸。

**2.体征**

(1)腹部压痛或腹膜刺激征:剑突下或右上腹部可有不同程度和不同范围的压痛或腹膜刺激征,可有肝大及肝区叩痛,可扪及肿大的胆囊。

(2)黄疸:多数患者可出现不同程度的黄疸,若仅有一侧胆管梗阻,可不出现黄疸。

(3)神志改变:主要表现为神志淡漠、烦躁、谵妄或嗜睡、神志不清,甚至昏迷,病情严重者可在短期内出现感染性休克表现。

(4)休克表现:呼吸急促,出冷汗,脉搏细速,可达每分钟 120 次以上,血压在短时间内迅速下降,可出现全身发绀或皮下瘀斑。

**(五)辅助检查**

**1.实验室检查**

血常规检查可见白细胞计数升高,可超过 $20×10^9/L$,中性粒细胞比例明显升高,细胞质内可出现中毒颗粒,凝血酶原时间延长。血生化检查可见肝功能损害、电解质紊乱和 BUN 含量升高等。血气分析检查可提示血氧分压降低和代谢性酸中毒的表现。尿常规检查可发现蛋白质及颗粒管型。打寒战时做血培养,多有细菌生长。

**2.影像学检查**

B 超是主要的辅助检查方法。B 超检查可显示肝和胆囊肿大,胆囊壁增厚,肝、内外胆管扩张及胆管内结石光团伴声影。必要时可行 CT、经内镜逆行胆胰管成像(ERCP)、磁共振胆胰管成像(MRCP)、经皮穿刺肝胆道成像(PTC)等检查,以了解梗阻的部位、程度,结石的大小和数量等。

**(六)主要处理原则**

紧急手术解除胆道梗阻并引流,尽早而有效降低胆管内压力,积极控制感染和抢救患者。

**1.非手术治疗**

非手术治疗既是治疗手段又是手术前准备,应在严密观察下进行,若在非手术治疗期间症状不能缓解或病情进一步加重,则应紧急手术治疗。主要措施如下。

(1)禁食,持续胃肠减压及解痉止痛。

(2)抗休克治疗:建立通畅的静脉输液通道,加快补液扩容,恢复有效的循环血量;及时应用肾上腺皮质激素,必要时使用血管活性药物;纠正水、电解质、酸碱平衡紊乱。

(3)抗感染治疗:联合应用足量、有效、广谱并对肝和肾毒性小的抗菌药物。

(4)其他:包括吸氧、降温、支持治疗等,以保护重要内脏器官的功能。

(5)引流:用非手术方法进行胆管减压引流,如经皮穿刺肝胆道引流术、经内镜鼻胆管引流术。

2.手术治疗

主要目的是解除梗阻、给胆道减压,挽救患者的生命。手术力求简单而有效,多采用胆总管切开减压加 T 管引流术。术中注意肝内胆管是否引流通畅,以防形成多发性肝脓肿。若病情无改善,应及时手术治疗。

## 二、护理评估

### (一)术前评估

1.健康史及相关因素

(1)发病情况:是否为突然发病,是否表现为起病急、症状重、进展快的特点。

(2)发病的病因和诱因:此次发病与饮食、活动的关系如何,有无肝内、外胆管结石或胆囊炎反复发作史,有无类似疼痛史等。

(3)病情及其程度:是否表现为急性病容,有无神经精神症状,是否短期内即出现感染性休克的表现。

(4)既往史:有无胆道手术史;有无用药史、过敏史及腹部手术史。

2.身体状况

(1)全身状况。①生命体征:患者是否在发病初期即出现畏寒、发热,体温持续升高至 39 ℃～40 ℃或高于 40 ℃;有无伴呼吸急促、出冷汗、脉搏细速及血压在短时间内迅速下降等。②黄疸:患者有无巩膜及皮肤黄染及黄染的程度。③神志:有无神志改变的表现,如神志淡漠、谵妄或嗜睡、神志不清甚至昏迷。④感染:有无感染、中毒的表现,如全身皮肤湿冷、发绀和皮下瘀斑。

(2)局部:腹痛的部位、性质、程度如何,有无放射痛等;肝区有无压痛、叩击痛;腹膜刺激征是否为阳性;腹部有无不对称性肿大等。

(3)辅助检查:经血常规检查,白细胞计数是否升高,中性粒细胞的比例是否明显升高;细胞质内是否出现中毒颗粒;尿常规检查有无异常;凝血酶原时间有无延长;血生化检查是否提示肝功能损害、电解质紊乱、代谢性酸中毒及 BUN 含量升高等;血气分析检查是否提示血氧分压降低。B超及其他影像学检查是否提示肝和胆囊肿大,肝内、外胆管扩张和结石。心、肺、肾等器官功能有无异常。

3.心理和社会支持状况

了解患者及其家属对疾病的认知、家庭经济状况、患者的心理承受程度及患者对治疗的期望。

### (二)术后评估

1.手术中情况

了解术中胆总管探查及解除梗阻、胆道减压、胆汁引流的情况,术中患者的生命体征是否平稳,肝内、外胆管结石清除及引流情况,有无多发性肝脓肿及处理情况,各种引流管的放置位置和目的等。

**2.术后病情**

了解术后生命体征及手术切口的愈合情况,T 管及其他引流管的引流情况等。

**3.心理-社会评估**

了解患者及其家属对术后康复的认知和期望程度。

## 三、主要护理诊断/问题

### (一)疼痛

疼痛与胆道梗阻、胆管扩张及手术后伤口疼痛有关。

### (二)体液不足

体液不足与呕吐、禁食、胃肠减压及感染性休克有关。

### (三)体温过高

体温过高与胆道梗阻并继发感染有关。

### (四)低效性呼吸困难

低效性呼吸困难与感染中毒有关。

### (五)潜在并发症

潜在并发症有胆道出血、胆瘘、多器官功能障碍或衰竭。

## 四、主要护理措施

### (一)减轻或控制疼痛

根据疼痛的程度,采取非药物止痛方法或药物止痛。

**1.卧床休息**

护理人员应协助患者采取舒适体位,指导其有节律地深呼吸,达到放松和减轻疼痛的效果。

**2.合理饮食**

对病情较轻且决定采取非手术治疗的急性胆囊炎患者,护理人员应指导其采取清淡饮食,忌食油腻食物;对病情严重需急诊手术的患者予以禁食和胃肠减压,以减轻腹胀和腹痛。

**3.解痉镇痛**

对诊断明确的剧烈疼痛者,护理人员可遵医嘱通过口服、注射等方式给予消炎利胆药、解痉药或止痛药,以缓解疼痛。

**4.控制感染**

护理人员应遵医嘱及时、合理地应用抗生素,通过控制胆囊炎症,减轻胆囊肿胀和胆囊压力来达到减轻疼痛的效果。

### (二)维持体液平衡

**1.加强观察**

护理人员应严密观察患者的生命体征和循环功能,如脉搏、血压、中心静脉压和每小时尿量,及时、准确地记录患者的出入量,为补液提供可靠的依据。

**2.补液扩容**

对于休克患者护理人员应迅速建立静脉输液通路,补液扩容,尽快恢复血容量;遵医嘱及时给予肾上腺皮质激素,必要时应用血管活性药物,以改善和保证组织器官的血流灌注及供氧。

3.纠正水、电解质、酸碱平衡紊乱

护理人员应根据病情、中心静脉压、胃肠减压及每小时尿量等情况,确定补液的种类和输液量,合理安排输液的顺序和速度,维持水、电解质及酸碱平衡。

**(三)降低体温**

1.物理降温

物理降温包括温水擦浴、冰敷等方法。

2.药物降温

护理人员应在物理降温的基础上,根据病情遵医嘱通过口服、注射或其他途径给药降温。

3.控制感染

护理人员应遵医嘱联合应用足量、有效的广谱抗生素,以有效地控制感染,使患者的体温恢复正常。

**(四)维持有效呼吸**

1.加强观察

护理人员应密切观察患者的呼吸频率、节律和深浅度;动态监测血氧饱和度的变化,定期进行动脉血气分析,以了解患者的呼吸功能状况。若患者呼吸急促、血氧饱和度下降、氧分压降低,提示患者呼吸功能受损。

2.采取合适体位

护理人员应协助患者卧床休息,减少耗氧量。非休克患者取半卧位,使腹肌放松、膈肌下降,有助于改善呼吸和减轻疼痛。半卧位还可促使腹腔内炎性渗出物局限于盆腔,减轻中毒症状。休克患者应取头低足高位。

3.禁食和胃肠减压

禁食可减少消化液的分泌,减轻腹部胀痛。通过胃肠减压,可吸出胃内容物,减少胃内积气和积液,从而达到减轻腹胀、避免膈肌抬高和改善呼吸功能的效果。

4.解痉镇痛

对诊断明确的剧烈疼痛患者,护理人员可遵医嘱给予消炎利胆药、解痉药或止痛药,以缓解疼痛,利于平稳呼吸,尤其是腹式呼吸。

5.吸入氧气

护理人员应根据患者呼吸的频率、节律、深浅度及血气分析情况选择给氧的方式,确定氧气的流量和浓度。例如,可通过鼻导管、面罩、呼吸机辅助等方法给氧,以维持患者正常的血氧饱和度及动脉血氧分压,改善缺氧症状,保证组织器官的氧气供给。

**(五)营养支持**

1.术前

对不能进食或禁食及胃肠减压的患者,护理人员可从静脉补充能量、氨基酸、维生素、水、电解质等,以维持和改善营养状况。对有凝血机制障碍的患者,护理人员应遵医嘱肌内注射维生素 $K_1$。

2.术后

患者在恢复进食前或进食量不足时,仍需从胃肠外途径补充营养素。患者恢复进食后,护理人员应鼓励患者从采用清流质饮食逐步转为进食高蛋白、高碳水化合物、高维生素和低脂的食物。

**（六）并发症的预防和护理**

（1）加强观察：观察患者的神志、生命体征、每小时尿量、腹部体征，观察引流液的量、颜色、性质，同时注意血常规、电解质、血气分析和心电图等检查结果的变化。若 T 管引流液呈血性，伴腹痛、发热等症状，应考虑胆道出血；若腹腔引流液呈黄绿色胆汁样，应警惕胆瘘的可能；若患者出现神志淡漠、黄疸加深、每小时尿量减少或无尿、肝肾功能异常、血氧分压降低或代谢性酸中毒以及凝血酶原时间延长等，提示多器官功能障碍或衰竭，护理人员应及时报告医师，并协助处理。

（2）护理人员应加强对腹壁切口、引流管和 T 管的护理。

（3）护理人员应加强支持治疗：患者发生胆瘘时，护理人员应在观察并准确记录引流液的量、颜色的基础上，遵医嘱补充水、电解质及维生素，以维持水、电解质平衡；鼓励患者进食高蛋白、高碳水化合物、高维生素、低脂、易消化的食物，防止因胆汁丢失，影响消化、吸收而造成营养障碍。

（4）维护器官功能：一旦出现多器官功能障碍或衰竭的征象，护理人员应立即与医师联系，并配合医师采取相应的急救措施。

## 五、护理效果评估

（1）患者及时得到补液，体液代谢维持平衡。

（2）患者的感染得到有效控制，体温恢复正常。

（3）患者能维持有效呼吸，没有发生低氧血症或低氧血症被及时发现和纠正。

（4）患者的营养状况得到改善或维持。

（5）患者没有发生胆道出血、胆瘘及多器官功能障碍或衰竭等并发症，或并发症被及时发现和处理。

（龙　凤）

# 第三节　胆道蛔虫病

胆道蛔虫病是饥饿、胃酸降低、驱虫不当等因素导致肠道内环境改变，肠道蛔虫上行钻入胆道所致的一系列临床症状，是常见的外科急腹症之一。该病多见于农村儿童和青少年。随着生活环境、卫生条件、饮食习惯的改善及防治工作的开展，该病的发病率已明显下降，但该病在不发达地区仍是常见病。该病的发病特点为突发性剑突下钻顶样剧烈绞痛，与较轻的腹部体征不相称，所谓"症与征不符"。首选 B 超检查，可见平行强光带或蛔虫影。处理原则是以非手术治疗为主，主要包括解痉镇痛、利胆驱虫、控制胆道感染、ERCP 驱虫；在非手术治疗无效时，或患者合并胆管结石或有急性重症胆管炎、肝脓肿、重症胰腺炎等，可行胆总管切开探查术、T 管引流术。

## 一、常见护理诊断/问题

### （一）急性疼痛

急性疼痛与蛔虫进入胆管，引起奥迪括约肌痉挛有关。

**（二）知识缺乏**

患者缺乏预防胆道蛔虫病、饮食卫生保健的知识。

## 二、护理措施

### （一）非手术治疗的护理

1.缓解疼痛

（1）卧床休息：护理人员应将患者安置于安静、整洁的病房，协助患者采取舒适体位；指导患者做深呼吸、放松以减轻疼痛。

（2）解痉止痛：患者疼痛发作时，护理人员应给加床护栏保护，专人在床旁守护，保证患者的安全；遵医嘱给予阿托品、山莨菪碱等药物。患者疼痛剧烈时可用哌替啶。

（3）心理护理：护理人员应主动关心、体贴患者，尤其在疼痛发作时，需帮助其缓解紧张、恐惧。

2.对症处理

患者呕吐时护理人员应及时清除患者口腔中的呕吐物，防止误吸，保持患者的皮肤清洁；患者大量出汗时应及时协助患者更衣，并保持床单元清洁、干燥。疼痛间歇期护理人员应指导患者进食清淡、易消化的食物，保证摄入足量水分，忌油腻食物。

### （二）手术治疗的护理

这部分与胆石症的护理相同。

## 三、健康教育

### （一）胆道蛔虫病的预防

1.养成良好的饮食卫生习惯

饭前、便后洗手，不饮生水，不食生冷、不洁的食物。对蔬菜应洗净、煮熟，对水果应洗净或削皮后食用。切生食、熟食的刀、板应分开。

2.注意个人卫生

勤剪指甲，不吮手指，防止病从口入。

### （二）饮食指导

护理人员应给予患者低脂、易消化的流质或半流质食物，如面条、菜粥；指导患者在驱虫期间不进食过多油腻食物，避免进食甜、冷、生、辣食物，以免激惹蛔虫。

### （三）用药指导

护理人员应指导患者遵医嘱正确服用驱虫药。应选择清晨空腹时或晚上临睡前服用，服药后注意观察大便中是否有蛔虫排出，并复查大便中是否有蛔虫卵。

### （四）复查

护理人员应指导患者定期来院复查，必要时定期行驱虫治疗；当出现恶心、呕吐、腹痛等症状时，及时就诊。

（龙　凤）

# 第四节　门静脉高压症

门静脉高压症指门静脉血流受阻、血液淤滞、门静脉系统压力升高,继而引起脾大、脾功能亢进,食管和胃底静脉曲张、破裂出血,腹水等一系列症状和体征的疾病。门静脉主干由肠系膜上静脉、肠系膜下静脉和脾静脉汇合而成,其左、右两干分别进入左、右半肝后逐渐分支。门静脉系与腔静脉系之间存在 4 个交通支,即胃底-食管下段交通支、直肠下端-肛管交通支、前腹壁交通支和腹膜后交通支,以胃底-食管下段交通支为主。正常情况下上述交通支血流量很少。门静脉血流量占全肝血流量的 60%～80%,正常情况下压力为 1.3～2.3 kPa。门静脉压力高时,压力可升高至 2.9～4.9 kPa。

## 一、病因与病理生理

门静脉无静脉瓣,其压力由流入的血量和流出阻力形成并维持。门静脉血流阻力增加是门静脉高压症的始动因素。按阻力增加的部位,可将门静脉高压症分为肝前型、肝内型和肝后型,其中肝内型门静脉高压症在我国最常见。

门静脉高压形成后发生下列病理变化。

### (一)脾大、脾功能亢进

门静脉高压形成后可见脾窦扩张、单核-吞噬细胞增生和吞噬红细胞现象。外周血细胞减少,以白细胞和血小板减少明显,称为脾功能亢进。

### (二)静脉交通支扩张

门静脉高压形成后,正常的门静脉通路受阻,加之门静脉无静脉瓣,因而 4 个交通支大量开放,并扩张、扭曲而形成静脉曲张。其中最有临床意义的是食管下段、胃底形成的曲张静脉,因离门静脉主干和腔静脉最近,压力差最大,故受门静脉高压的影响最早,最明显。肝硬化患者常因胃酸反流而腐蚀食管下段黏膜,引起反流性食管炎,或坚硬、粗糙食物带来机械性损伤,咳嗽、呕吐、用力排便、负重等因素使腹腔内压力突然升高,造成曲张静脉破裂,可引起致命性大出血。

### (三)腹水

门静脉压力升高,门静脉系统毛细血管床的滤过压增加,肝硬化引起低蛋白血症,血浆胶体渗透压下降及淋巴液生成增加,都是促使液体从肝表面、肠浆膜面漏入腹腔而形成腹水的原因。中心静脉血流量降低,继发性醛固酮分泌增多,导致钠、水潴留而加剧腹水形成。

### (四)门静脉高压性胃病

约 20% 的门静脉高压症患者有门静脉高压性胃病。门静脉高压性胃病是门静脉高压形成时,胃壁淤血、水肿,胃黏膜下层的动-静脉交通支大量开放,胃黏膜微循环发生障碍,导致胃黏膜防御屏障的破坏而形成的。

### (五)肝性脑病

门静脉高压症发生时,门静脉短路或手术分流造成大量门静脉血流绕过肝细胞,或肝实质细胞功能严重受损,致使有毒物质不能代谢而直接进入体循环,对脑产生毒性作用,出现精神神经综合征,称为肝性脑病或门体性脑病。胃肠道出血、感染、过量地摄入蛋白质、使用镇静药和利尿剂可诱发肝性脑病。

## 二、临床表现

门静脉高压症多见于中年男子,病情发展缓慢。主要表现是脾大、脾功能亢进、呕血、有黑便、有腹水、出现非特异性全身症状(如疲乏、嗜睡、畏食)。曲张的食管-胃底静脉一旦破裂,可发生急性大出血。肝功能损害引起凝血功能障碍,脾功能亢进引起血小板减少,因此出血不易停止。大出血引起肝组织严重缺氧,可导致肝性脑病。

## 三、辅助检查

### (一)血常规

脾功能亢进时,血细胞计数减少,以白细胞计数降至 $3×10^9/L$ 以下和血小板计数减少至 $70×10^9/L$ 以下最为明显。

### (二)肝功能检查

血浆清蛋白降低而球蛋白升高。血清总胆红素超过 $51\ \mu mol/L(3\ mg/dL)$,血浆清蛋白低于 $30\ g/L$ 提示肝功能严重失代偿。

### (三)影像学检查

腹部超声可显示腹水、肝的密度及质地、血流情况;食管吞钡 X 线检查和内镜检查可见曲张静脉的形态;腹腔动脉造影的静脉相或直接肝静脉造影可明确静脉受阻部位及侧支回流情况,对于术式选择有参考价值。

## 四、治疗要点

### (一)预防和控制急性食管-胃底曲张静脉破裂出血

肝硬化患者中仅有 40% 出现食管-胃底静脉曲张,其中 50%~60% 并发大出血。控制大出血的具体治疗方案需依据门静脉高压症的病因、肝功能储备、门静脉系统主要血管的可利用情况以及医师的操作技能和经验来制定。

目前常用 Child 肝功能分级评价肝功能储备。Child A 级、B 级和 C 级患者的手术死亡率分别为 0~5%、10%~15% 和超过 25%。

1.非手术治疗

对食管-胃底曲张静脉破裂出血、肝功能储备 Child C 级的患者,尽可能采用非手术治疗。对有食管-胃底静脉曲张但没有出血的患者,不宜做预防性手术。

(1)初步处理:输液、输血、防治休克。但应避免过度扩容,防止门静脉压力反跳性增加而引起再出血。

(2)药物治疗:首选血管收缩药,或与硝酸酯类血管扩张药合用。药物治疗早期再出血率较高,须采取进一步措施防止再出血。

(3)内镜治疗:包括硬化剂注射疗法(EVS)和经内镜食管曲张静脉套扎术(EVL)。但二者对胃底曲张静脉破裂出血无效。

(4)三腔管压迫止血:利用充气的气囊压迫胃底和食管下段的曲张静脉,达到止血目的,常适用于药物和内镜治疗无效的患者。三腔管压迫可使 80% 的食管-胃底曲张静脉出血得到控制,但约 50% 的患者排空气囊后又再出血。

结构:三腔管的一个腔通圆形气囊,充气后压迫胃底;一个腔通椭圆形气囊,充气后压迫食管下段;一个腔通胃腔,通过此腔可行吸引、冲洗和注入止血药。

用法:先向两个气囊各充气约150 mL,将气囊置于水下,证实无漏气后抽出气体。用液状石蜡润滑导管,由患者的鼻孔缓慢插管至胃内。插入50~60 cm,抽出胃内容物为止。此后,先向胃气囊充气150~200 mL后,向外拉提管直到三腔管不能被拉出,并有轻度弹力时固定;也可利用滑车装置,于尾端悬挂重量为0.25~0.5 kg的物品来牵引压迫。观察止血效果,如仍有出血,可再向食管气囊注气100~150 mL。放置三腔管后,应抽除胃内容物,并反复用生理盐水灌洗,同时观察是否从胃内吸出鲜血。如无鲜血,且脉搏、血压逐渐稳定,说明出血已基本控制。三腔管一般放置24 h,持续时间不宜超过5 d。出血停止时先排空食管气囊,后排空胃气囊,观察12~24 h,如明确出血已停止,将管慢慢拉出。

并发症及预防:并发症包括吸入性肺炎、食管破裂和窒息等。故应在严密监护下进行三腔管压迫止血。注意下列事项:①置管期间严密观察患者的呼吸情况,慎防气囊上滑或胃囊破裂,食管囊堵塞咽喉而引起窒息;②做好肺部护理,以防发生吸入性肺炎;③置管期间每隔12 h将气囊放空10~20 min,避免食管或胃底黏膜因长时间受压而发生溃烂、坏死、破裂。

(5)经颈静脉肝内门体分流术(TIPS):采用介入放射方法,经颈静脉在肝内肝静脉与门静脉主要分支间建立通道,置入支架以实现门体分流。TIPS用于食管-胃底曲张静脉破裂出血经药物和内镜治疗无效,肝功能失代偿(Child C级),不宜行急诊门体分流手术的患者。并发症包括肝性脑病、支架狭窄或闭塞。

2.手术疗法

手术疗法包括分流手术和断流手术两种方法。此外,肝移植是治疗终末期肝病并发门静脉高压、食管-胃底曲张静脉出血患者的最理想方法。

**(二)解除或改善脾大、脾功能亢进**

对于严重脾大,合并明显的脾功能亢进者,单纯行脾切除术效果良好。

**(三)治疗顽固性腹水**

对于肝硬化引起的顽固性腹水,有效的治疗方法是肝移植。

## 五、护理措施

**(一)术前护理**

1.休息与活动

肝功能代偿较好的患者应适当休息,注意劳逸结合。肝功能代偿差的患者应卧床休息,避免增加腹压的活动,如咳嗽、打喷嚏、用力大便、提举重物,防止食管-胃底静脉因腹内压升高而破裂出血。

2.心理护理

对门静脉高压出血患者,护理人员应稳定患者的情绪,避免其恐惧,防止出血量增多或因误吸而窒息。

3.饮食护理

患者应进食高热量、高维生素、无渣的软食,避免进食粗糙、干硬及刺激性食物,以避免诱发大出血。为减少腹水形成,需限制液体和钠的摄入,每天钠摄入量限制在500~800 mg(氯化钠1.2~2.0 g),少食含钠高的食物,如咸肉、酱菜、罐头。

4.维持体液平衡

护理人员应定时、定部位测量患者的体重和腹围,了解患者腹水变化的情况;遵医嘱使用利尿剂,记录 24 h 出入液量,并观察有无低钾血症、低钠血症。

5.预防和处理出血

对择期手术的患者,护理人员可于术前输全血,补充 B 族维生素、维生素 C、维生素 K 及凝血因子,防止术中和术后出血。术前一般不放置胃管,对断流术患者必须放置胃管时,护理人员应选择细、软的胃管,插入时涂大量润滑油,动作轻巧,在手术室放置。当患者出血时护理人员应迅速建立静脉通路、备血,及时补充液体及输血。护理人员应对肝硬化患者用新鲜血,这样有利于止血和预防肝性脑病;严密监测患者的生命体征、中心静脉压和尿量,观察呕吐物的颜色、性状、量,大便的颜色、性状、量;遵医嘱给予止血药物,注意药物不良反应。

6.预防肝性脑病

急性出血时,肠道内血液在细菌作用下分解成氨,肠道吸收氨增加而导致肝性脑病。故使用弱酸性溶液灌肠(忌用碱性溶液灌肠),清除肠道内积血,减少氨的吸收;或使用肠道杀菌剂,减少肠道菌群,减少氨的生成。择期手术术前一天患者口服肠道杀菌剂,术前一晚灌肠,防止术后肝性脑病。

**(二)术后护理**

1.体位

脾切除术患者血压平稳后取半卧位。行分流术者为使血管吻合口保持通畅,1 周内取平卧位或低坡半卧位(<15°),1 周后可逐渐下床活动。

2.引流管护理

护理人员应对膈下置引流管者保持负压引流系统的无菌、通畅,观察和记录引流液的颜色、性状和量。如引流量逐日减少,颜色清淡,每天少于 10 mL,可拔管。

3.并发症的预防和护理

并发症的预防和护理包括以下几方面内容:①护理人员应密切观察患者的血压、脉搏、呼吸,有无伤口、引流管和消化道出血情况。若患者的 1~2 h 经引流管引出 200 mL 以上血性液体,护理人员应警惕出血的发生。②护理人员应加强基础护理,预防患者的皮肤、口腔和肺部感染。③脾切除术后 2 周内,护理人员应隔天检查血小板,注意观察有无腹痛、腹胀和便血等肠系膜血栓形成的迹象。必要时,护理人员应遵医嘱给予抗凝治疗,注意用药后凝血时间延长、易出血等不良反应。

4.肝性脑病的观察和预防

肝性脑病的观察和预防包括以下几方面内容:①护理人员应对分流术后患者按时监测肝功能和血氨浓度,观察有无性格异常、定向力减退、嗜睡与躁动,黄疸是否加深,有无发热、畏食、肝臭等肝功能衰竭的表现。②术后 24~48 h 患者进流质饮食,待肠蠕动恢复后逐渐过渡到普食。分流术后患者严格限制蛋白质摄取量(<30 g/d),避免诱发或加重肝性脑病。③为减少肠道细菌量,分流术后护理人员应给患者使用非肠道吸收的抗菌药;护理人员应采用生理盐水灌肠或缓泻剂刺激患者排泄;保持患者大便通畅,促进氨由肠内排出。

5.其他

对分流术取自体静脉者,护理人员需观察局部有无静脉回流障碍;对取颈内静脉者,护理人员需观察有无头痛、呕吐等颅内压升高表现,必要时根据医嘱快速滴注甘露醇。

## 六、健康指导

### (一)饮食

患者要少食多餐,养成规律的进食习惯。患者应进食无渣软食,避免粗糙、干硬及刺激性食物,以免诱发大出血;进食高热量、富含维生素的食物,保证足够的能量摄入。肝功能损害较轻者可酌情摄取优质高蛋白(50～70 g/d)。肝功能严重受损及分流术后患者应限制蛋白质的摄入。腹水患者限制水和钠的摄入。患者应戒烟、戒酒。

### (二)活动

患者要逐步增加活动量,一旦出现头晕、心慌、出汗等症状,应卧床休息;避免劳累和过度活动,保证充分休息。

### (三)避免腹内压升高

患者要避免咳嗽、打喷嚏、用力大便、提举重物等活动,以免诱发曲张静脉破裂出血。

### (四)维持良好心理状态

患者要避免精神紧张、抑郁等不良情绪,保持乐观、稳定的心理状态。

### (五)注意自身防护

患者应避免牙龈出血,用软毛牙刷刷牙,防止外伤。

### (六)观察病情和及时就诊

护理人员应指导患者及家属注意避免出血的诱因及掌握出血先兆,掌握急救电话号码、紧急就诊的途径和方法。

(龙　凤)

# 第十二章

# 骨科护理

## 第一节　颈椎间盘突出症

颈椎间盘突出症是指颈椎间盘的髓核和相应破裂的纤维环突向椎管内，而引起的颈髓后神经根受压的一系列临床表现，致压物是单纯的椎间盘组织。它与颈椎病属于不同病理变化的颈椎疾病。该病在临床上并不少见，是较为常见的脊柱疾病之一，发病率仅次于腰椎间盘突出症。该病严重时可发生高位截瘫、危及生命。

该病在临床多见于20～40岁的青壮年，他们约占患者人数的80％。长期保持固定姿势的人（办公室职员、教师、手术室护士、油漆工等）较易发生该病。该病的男性患者明显多于女性患者，农村患者多于城市患者。另外，长期生活、工作在潮湿及寒冷环境中的人也易发生该病。

### 一、分类

#### (一)根据病程分类

1.急性颈椎间盘突出症

该型有明确的外伤史，伤前无临床症状，伤后出现临床表现。影像学检查证实有椎间盘破裂或突出而无颈椎骨折或脱位，并有相应临床表现。

2.慢性颈椎间盘突出症

无明显诱因，缓慢发病或因为颈部长期处于非生理位置，例如，长期持续低头工作，睡姿不良，该型强迫性屈曲头颈。

#### (二)根据症状分类

1.神经根型

神经根型是颈神经受累所致。

2.脊髓型

脊髓型是椎间盘突出，压迫脊髓而引起一系列症状，临床上此类型多见。

3.混合型

混合型同时表现以上两种类型的症状。

**(三)根据颈椎间盘向椎管内突出的位置不同分类**

1.侧方突出型

突出部位在后纵韧带的外侧、钩椎关节的内侧。该处是颈脊神经经过的地方,因此突出的椎间盘可压迫脊神经根而产生根性症状。

2.旁中央突出型

突出部位偏向一侧而在脊髓与脊神经之间,因此可以同时压迫二者而产生单侧脊髓及神经根症状。

3.中央突出型

突出部位在椎管中央,因此可压迫脊髓双侧腹面而产生双侧症状。

## 二、病因机制

椎间盘是人体各组织中最早、最易随年龄发生退行性变的组织,椎间盘的退行性变多开始于20岁,随着年龄的增长退行性变的程度不断加重,以 $C_{5\sim6}$ 的退行性变最常见,其次是 $C_{6\sim7}$ 的退行性变,两者占颈椎间盘突出症的90%。颈椎间盘突出症常由颈部创伤、退行性变等因素导致。致伤原因主要是突然遭受到意外力量作用或颈椎突然快速屈伸、旋转运动,使髓核突破纤维环,造成脊髓或神经根受压,出现急性发病,多见于交通事故或体育运动。临床还有部分患者呈慢性发病。

## 三、临床表现

颈椎间盘前部较厚,正常髓核位置偏后,且纤维环后方薄弱,故髓核容易向后方突出或脱出,而椎间盘的后方有脊髓、神经根等重要结构,因此突出的髓核容易刺激或压迫脊髓或神经根,产生临床症状。

**(一)症状**

症状呈现多样性:颈部不适、疼痛,并有肩部酸痛、疲劳。单侧上肢及手部放射性疼痛、麻木、无力。双侧手麻木无力,跨步无力,步态不稳,脚有踩棉花感,容易跌倒,病重者可出现瘫痪等。

**(二)一般体征**

当椎间盘突出,压迫颈神经根时,颈部可出现颈肌痉挛,颈发僵,生理前凸减小或消失,部分节段棘突有压痛,上肢可查出受压神经根分布区的痛觉过敏或麻木,肌肉力量减弱,肌萎缩,肌腱反射减退或消失。压迫脊髓时可表现为四肢肌张力升高,腹壁反射、提睾反射减退或消失,病理反射多呈阳性。当脊髓半侧受压时可出现典型 Brown-Sequard 氏综合征(即末梢性麻痹、与病变脊髓分节相应的皮肤区域感觉消失)。

**(三)特殊体检**

1.颈椎间孔挤压试验

颈椎间孔挤压试验为患者取坐位,头颈后仰并向侧方旋转,检查者立于患者背后,用双手按压患者额头顶部,出现上肢放射痛或麻木者为阳性。对症状轻者可采用头顶叩击法检查。

2.神经根牵拉试验

神经根牵拉试验为患者端坐,检查者一手轻推患侧头颈部,另一手握住患侧腕部,对抗牵拉,可诱发上肢放射痛或麻木。

## 四、治疗

对颈椎间盘突出症诊断明确、保守治疗无效、有顽固性疼痛、神经根或脊髓压迫症状严重者，应采取手术治疗。

### (一)前路椎间盘切除融合

前路椎间盘切除融合适用于中央突出型和旁中央突出型椎间盘突出症患者，对原有退行性变者应同时去除增生的骨赘，以免残留可能的致压物。

### (二)后路椎间盘切除术

后路椎间盘切除术适用于侧方突出型颈椎间盘突出症或多节段受累、伴椎管狭窄或后纵韧带骨化者。对单纯的椎间盘突出可采用半椎板及部分关节突切除术，通过减压孔摘除压迫神经根的椎间盘组织。若伴有椎管狭窄或后纵韧带骨化，则可采用全椎板减压术。

### (三)经皮椎间盘切除术

经皮椎间盘切除术具有创伤小、出血少等优点，但国内尚未广泛开展有关研究。

### (四)经皮激光椎间盘减压术

该方法首先用于治疗腰椎间盘突出症，近年来国内外学者将其用于颈椎间盘突出症的治疗。

### (五)融核术

年轻患者，经非手术治疗数周无效，则可选用该法。虽然不少学者报道该法的疗效不亚于外科手术治疗，但是诸多因素限制其广泛应用：①该法采用颈前路穿刺途径，而颈前方解剖结构密集，增加了穿刺的难度和危险性；②使用木瓜凝乳蛋白酶有损伤脊髓的潜在危险性。

## 五、护理措施

### (一)术前护理

1.术前健康宣教

为保证患者术前训练质量和有良好的状态，能积极配合治疗并安全渡过围手术期，减少术后并发症，护理人员须做好患者的术前健康教育，以配合手术治疗的顺利开展，内容应包括以下几点。

(1)首先护理人员要有认真的工作态度、良好的精神面貌和熟练的操作技术；对待患者及其家属要热情、和蔼，以取得他们的信任。

(2)对术前准备的具体内容、术后需要进行监测的设备以及术后可能出现的一些状况(如切口疼痛、渗血、麻醉和插管造成的咽喉部疼痛、痰多、痰中带血、恶心、呕吐)，仔细向患者及其家属进行交代，消除患者的恐惧、不安情绪，使患者在精神上、心理上都有所准备，以良好的心态迎接手术。

(3)护理人员应在医护观点一致的前提下进行健康教育。在进行术前健康教育时，不可将治疗效果绝对化，避免引起患者的误解，成为引发医疗纠纷的隐患。另外，患者经常通过护理人员来了解手术医师的情况，患者非常注重手术医师的技术与经验，担心人为因素增加手术的危险性。在进行术前健康教育时，可将同病种术后效果好的患者介绍给术前患者，让其现身说法，增加患者对手术医师的信赖。

2.心理护理

颈椎手术部位特殊,靠近脊髓,危险性大,患者对手术有恐惧心理,顾虑多,思想负担重。因此满足其心理需求是必要的,护理人员应通过细心观察,与患者及时沟通,缓解其心理压力。

3.指导训练

术前训练项目较为重要,患者不易掌握动作要领,护理人员要在训练中给予指导,并对训练效果给予评价。

(1)气管食管推移训练:主要用于颈前路手术,要在术前3～5 d开始进行。方法是患者自己或护理人员用手的2～4指插入一侧颈部的内脏鞘与血管鞘的间隙,持续向对侧牵拉;或用大拇指推移,循序渐进,开始时每次持续1～2 min,逐渐增加至15～30 min,每天2～3次。要求每次推拉气管过中线,以适应手术时对气管的牵拉,减轻不适感,注意要保护皮肤,勿损伤。

(2)有效咳嗽排痰训练:护理人员应嘱患者先缓慢吸气,同时上身向前倾,咳嗽时将腹壁内收,一次吸气连续咳三声,停止咳嗽,将余气尽量呼出,再缓慢吸气,或平静呼吸片刻后,再次进行咳嗽练习。时间一般控制在5 min以内,避免餐后、饮水后进行,以免引起恶心。患者无力咳痰时,护理人员应用右手示指和中指按压气管,以刺激咳嗽,或用双手压迫患者上腹部或下腹部,增加膈肌反弹力,帮助患者咳嗽、咳痰。护理人员应向患者解释通过有效咳嗽可预防肺部感染,并告知患者术后咳嗽可能会有些不舒服或疼痛,但不影响伤口愈合。对于接受能力较弱的老年患者和儿童患者,护理人员可通过指导其吹气球来达到增加肺活量的目的。具体方法:准备一些普通气球,练习时每次将气球吹得尽可能大,然后放松5～10 s,重复以上动作,每次10～15 min,每天3次。

(3)体位训练:颈椎前路手术时患者的体位是仰卧,颈部稍稍地过伸,因此术前患者需要练习去枕平卧或处于颈部稍稍地过伸的仰卧位,以坚持2～3 h为宜,以免术中长期处于这一固定体位而产生不适感。俯卧位的练习主要用于颈后路手术患者。患者俯卧在床上,用高枕头或叠好的被子把胸部垫高20～30 cm,在额部垫一个硬的东西(如书),以保持颈部屈曲的姿势,坚持的时间应超过手术所需的时间,一般以能坚持3～4 h为宜。

(4)床上大小便及肢体功能锻炼:护理人员应强调其对手术及术后康复的积极意义,使患者在术前两天学会在床上解大小便;教会患者术后在床上进行四肢的主动活动;讲解轴线翻身的配合要点和重要性。

4.感染的预防

住院患者要保持口腔清洁,经常用含漱液含漱;对有吸烟习惯的患者,护理人员应在入院时即劝其停止吸烟,以减少对呼吸道的刺激及呼吸道分泌物;对痰多黏稠者应给以雾化吸入或使用祛痰药;指导患者训练深呼吸运动,可增加肺通气量,也有利于排痰、避免发生坠积性肺炎。

5.手术前一天的准备

(1)药敏试验:包括抗生素试验、碘过敏试验(手术中拟行造影者)。如过敏试验呈阳性,护理人员应及时通知医师,并做好标记。

(2)交叉配血:护理人员应及时抽取血标本,送血库,做好血型鉴定和交叉配血试验。

(3)皮肤准备:护理人员应按照手术要求常规备皮。颈椎前路手术的备皮范围包括下颌部、颈部、上胸部;颈椎后路手术要理光头,手术的备皮范围包括颈项部、肩胛区;若需要取自体移植,在供骨区(多为髂骨区)做准备。另外,患者还要修剪指甲、沐浴、更换清洁衣裤。

(4)选配颈托:为达到充分减压的目的,术中需切除椎间盘组织及部分椎体骨质,并进行植骨,颈椎的稳定性受到一定影响,因此术后需佩戴颈托进行保护。目前多采用前后两片式颈托,松紧可自由调节,根据患者的个体选择不同的型号。患者术前试戴一段时间,以既能控制颈部活动,又无特别不适为宜。护理人员应详细讲解颈托的佩戴、脱取、使用、保养等方法,并要求患者及其家属能正确地复述且能在护理人员指导下正确操作。佩戴颈托松紧适宜,维持颈椎的生理曲度,过松影响制动效果,过紧颈托边缘易压伤枕骨处皮肤,影响呼吸。勿让颈托直接与患者的皮肤接触,因其材料为优质泡沫,吸汗性能差,故应在颈托内垫棉质软衬垫,这样有利于汗液吸收。每天更换内衬垫1~2次,确保颈部舒适、清洁。佩戴颈托期间,保持颈托清洁,必要时用软刷蘸洗洁精清洗干净,用毛巾擦干,将颈托置于阴凉处晾干。加强颈部皮肤护理,护理人员向患者及其家属详细讲解佩戴颈托期间皮肤护理的重要性,指导、协助并教会家属定时检查患者颈托边缘及枕部皮肤的情况,并定时按摩。

（5）胃肠道准备:术前一天以半流质或流质食物为佳。对于择期手术患者、大便功能障碍导致便秘及排便困难的患者,为了防止麻醉后肛门松弛,不能控制粪便的排出,增加污染的机会或避免术后腹胀及术后排便的痛苦,护理人员应在术前晚上及手术日早晨用0.1%~0.2%的肥皂水各灌肠一次。

6.手术当天的护理

（1）观察:护理人员应观察患者的情绪、精神状况、生命体征、禁食和禁饮情况;若患者的体温突然升高、女性患者月经来潮及有其他异常情况,要及时与医师联系,应推迟择期手术的患者的手术日期。

（2）饮食:手术日早晨患者禁食、禁水,术前禁食12 h以上,禁饮4~6 h,防止麻醉或手术过程中呕吐而致窒息或吸入性肺炎。但应根据情况服用抗结核药、降糖药、降血压药。

（3）用物准备:护理人员应准备好带往手术室的各种用物,包括颈托、术中用药、影像学资料、病历等,检查术前各项准备工作是否完善,应确认所有术前医嘱、操作及医疗文书均已完成。

（4）着装准备:护理人员应要求患者仅穿病员服,里面不穿任何内衣;告知患者不要化妆、涂指甲油,以免影响术中对皮肤颜色的观察;请患者取下佩戴的饰物、义齿、手表、隐形眼镜等,将贵重物品交由家属保管。

（5）交接患者:护理人员应向接病员的手术室工作人员交点术中用物、病历等,扶患者上平车,转运期间把患者的安全放在首位;仔细核对,确认患者为拟行手术的患者。

（6）病床准备:患者进入手术室后,护理人员应更换病床上的床单、被套等物,准备输液架、氧气装置、吸引器、气管切开包、监护仪、两个沙袋及其他必需用物。

**（二）术后护理**

1.体位

患者术后返回病房,要有3~4人参与搬运。护理人员应协助将患者抬上病床,手术医师负责头颈部,搬运时必须保持脊柱水平位,将头颈部置于自然中立位,局部不弯曲、不扭转,动作轻、稳,步调一致,尽量减少震动,注意保护伤口,如有引流管、输液管要防止其被牵拉而脱出。因术后患者戴有颈托,将患者放置于适当体位后,需摘下颈托,在头颈部两侧各放一个沙袋以固定、制动,局部制动不仅可减少出血,还可以防止植骨块或内固定物移位。交接输血、输液及引流管情况。

2.密切观察病情变化

术后进行心电监护。术后6 h内监测血压、脉搏、呼吸、血氧饱和度,每15~30 min 1次,病情平稳后改为1～2 h 1次。手术过程中刺激脊髓,导致脊髓、神经根水肿,可造成呼吸肌麻痹;牵拉气管、食管、喉上神经、喉返神经,可出现呼吸道分泌物增多、声嘶、呛咳、吞咽和呼吸困难等异常情况,应重点观察呼吸的频率、节律、深浅、面色的变化,四肢皮肤的感觉、运动和肌力情况。低流量给氧12～24 h。用醋酸地塞米松、硫酸庆大霉素或盐酸氨溴索加入生理盐水行超声雾化,每天2～3次。护理人员应鼓励患者咳嗽,促进排痰,必要时使用吸痰器,保持呼吸道通畅。如患者出现憋气、呼吸表浅、口唇及四肢末梢发绀,血氧饱和度降低,护理人员应立即报告医师并协助其处理。

3.观察伤口情况

如有渗出、护理人员应及时更换潮湿的敷料,观察渗出液的量和色;妥善固定引流管并保持其通畅,一般术后24～48 h,引流量<50 mL,引流液颜色淡,即可拔管;注意观察有无脑脊液漏。

4.皮肤护理

护理人员应避免患者的皮肤长时间受压,注意保持床单位清洁、平整,协助患者翻身,为其拍背,每2 h 1次;帮其更换体位时保持脊柱中立位,防止颈部过屈、过伸及旋转。

5.预防肺部、泌尿系统感染

患者卧床期间,护理人员应给予口腔护理,每天2次;术后第2天即可嘱患者做深呼吸及扩胸运动;每天以1∶5 000呋喃西林或500 mL生理盐水密闭式冲洗膀胱2次,擦洗会阴2次,每天更换尿袋,定时放尿;嘱患者多饮水,每天的饮水量不少于2 500 mL。

6.活动护理

患者下床时先坐起,逐渐移至床边,双足垂于床下,适应片刻,无头晕、眼花等感觉时,再站立行走,防止长时间卧床后突然站立导致直立性低血压而摔倒。

7.加强锻炼

护理人员应在术后第1天协助患者做肢体抬高、关节被动活动及肌肉按摩等,第2天嘱患者练习握拳,抬臂,伸、曲髋、膝、肘关节,每天2～3次,每天15～30 min,循序渐进,以患者不疲劳为主。

(三)出院指导

(1)护理人员应嘱患者术后3个月内继续佩戴颈托以保护颈部,避免颈部屈伸和旋转运动。

(2)护理人员应嘱患者保持颈托清洁、松紧适中,内垫小毛巾或软布以确保舒适,防止皮肤压伤;始终保持颈部置中立位,平视前方,卧位时去枕平卧或仅垫小薄枕,保持颈椎的正常曲度;禁止做低头、仰头、旋转动作;避免长时间看电视、电脑、书、报纸,防颈部过度疲劳;避免用高枕,保持颈部功能位,特殊情况下遵医嘱。

(3)患者应继续加强功能锻炼,保持正常肌力,加大关节活动度;持之以恒,促进颈部肌肉血液循环,防止颈背肌失用性萎缩。

(4)术后3个月患者应门诊复查随访。若颈部出现剧烈疼痛或吞咽困难,有梗塞感,应及时来院复查,可能为植骨块、内固定物松动、移位、脱落。

(5)术后6个月患者可恢复工作,工作中注意不能长时间持续屈颈,保持颈椎正常曲度以防复发;术后3个月内禁抬重物。

(6)应用营养神经药物1～3个月。

(朱明磊)

# 第二节　腰椎间盘突出症

腰椎间盘突出症是指因腰椎间盘变性、破裂后髓核组织向后方突出或突至椎板内,致使相邻组织遭受刺激或压迫而出现的一系列临床症状。腰椎间盘突出症为临床上常见的疾病之一,多见于青壮年,虽然腰椎各节段均可发生,但以发生在 $L_{4\sim5}$、$L_5\sim S_1$ 为多见。

## 一、病因

### (一)退行性变

腰椎间盘突出症的危险因素有很多,其中腰椎间盘退行性变是根本原因。椎间盘的退行性变从 20 岁即开始,在 30 岁时已很明显。此时,在组织学方面可见到软骨终板柱状排列的生长层消失,关节层逐渐钙化,并伴有骨形成和血管的侵入。

### (二)职业相关性

腰椎间盘突出症有明显的职业相关性。工作中反复举重物,有垂直震动、扭转等特点者,腰椎间盘突出症的发病率高。腰椎间盘长期受震荡,产生慢性压应力,使椎间盘退行性变和突出。长期弯腰工作者的髓核长期被挤向后侧,纤维环后部长期受到较大的张应力,再加上腰椎间盘后方纤维环较薄弱,易发生突出,所以他们也是腰椎间盘突出症的高危人群。

### (三)外伤

外伤是腰椎间盘突出症的重要因素,与儿童和青少年该病的发病关系密切。

### (四)遗传因素

腰椎间盘突出症有家族性发病的报道。有些人种的发病率较低。

### (五)腰骶先天异常

腰骶椎畸形可使发病率升高,包括腰椎骶化、骶椎腰化、半椎体畸形等。

### (六)体育运动

很多体育运动虽能强身健体,但也能增加腰椎间盘突出症发生的可能性。跳高、跳远、高山滑雪、体操、足球等活动能使椎间盘在瞬间受到巨大的压应力和旋转应力,纤维环受损的可能性大大增加。

### (七)其他因素

寒冷、酗酒、腹肌无力、肥胖、多产、某些不良站姿和坐姿,也是腰椎间盘突出症的危险因素。

## 二、临床表现

### (一)疼痛

腰痛是腰椎间盘突出症最早的症状。腰椎间盘突出症是在腰椎间盘退行性变的基础上发展起来的,在突出以前的椎间盘退行性变发生时即可出现腰痛。腰痛多数是由慢性肌肉失衡、姿势不当或情绪紧张引起的。椎间关节的牵涉性疼痛是由椎旁肌肉、韧带、关节突、关节囊、椎间盘或硬膜囊受损引起的,疼痛在腰骶部或患侧下肢。若腰部的肌肉慢性劳损,其疼痛一般局限于腰骶部,不向下肢放射。神经根引起牵涉性疼痛,其支配的皮节易出现刺痛、麻木感,若前根的运动神经受压,可出现支配肌肉的力量下降和萎缩。

### (二)下肢放射痛、麻木

下肢放射痛、麻木主要是因为突出的椎间盘对脊神经根造成化学性和机械性刺激,表现为腰部至小腿后侧的放射性疼痛或麻木感。肢体麻木多与下肢放射痛伴发。麻木是突出的椎间盘压迫本体感觉和触觉纤维引起的。有少数患者自觉下肢发凉、无汗或出现下肢水肿,这与腰部交感神经根受到刺激有关。中央型巨大突出者,可出现会阴部麻木、刺痛、排便及排尿困难,男性阳痿,双下肢坐骨神经疼痛。

### (三)肌肉萎缩

腰椎间盘突出症较重者,常伴有患下肢的肌萎缩,多见拇趾背屈肌力减弱。

### (四)活动范围减小

腰椎间盘突出症常引起腰椎的活动度受限。前屈受限病变多在上腰椎,侧屈受限有神经根受刺激的情况,伸展受限多有关节突关节的病损。

### (五)马尾神经症状

马尾神经症状主要表现为会阴部有麻木和刺痛感,排便和排尿困难。

### (六)体格检查

体格检查可发现腰椎生理曲度改变,腰背部压痛和叩痛,步态异常,直腿抬高试验呈阳性等。

## 三、辅助检查

辅助检查包括摄腰椎正侧位、斜位片,CT、MRI 检查,对有马尾神经损伤者行肌电图检查。

## 四、治疗

### (一)非手术治疗

非手术治疗适用于首次发病者、疾病较轻者、诊断不清者、不宜手术者。方法包括卧床休息、卧床休息加牵引、用支具固定、理疗、封闭治疗、采用髓核溶解术。

### (二)手术治疗

对有以下情况的患者,应手术治疗。

(1)诊断明确,病史超过半年,经过严格保守治疗至少 6 周无效;或保守治疗有效,经常复发且疼痛较重而影响工作和生活。

(2)腰椎间盘突出症首次发作,疼痛剧烈,患者因疼痛难以行动及入睡,被迫处于屈髋屈膝侧卧位,甚至跪位。

(3)单根神经麻痹或马尾神经受压麻痹,表现为肌肉瘫痪或出现直肠、膀胱症状。

(4)病史虽不典型,但脊髓造影或其他影像学检查显示硬脊膜明显充盈缺损或神经根压迫征象,或显示巨大突出。

(5)椎间盘突出并有腰椎管狭窄。

## 五、护理措施

### (一)术前护理

1.心理护理

腰椎间盘突出症大多病程长,反复发作,给生活及工作带来极大不便,患者的心理负担重。

护理人员应深入病房与患者交流、谈心,了解患者所思所虑,给予正确疏导。针对自身疾病转归不了解的患者,护理人员应根据患者的年龄、性别、文化背景、职业、性格特点,耐心向患者介绍疾病的病因、解剖知识、临床症状、体征,使患者掌握该病的基本知识,能配合治疗及护理。对担心手术不成功及预后的患者,护理人员要向患者介绍主管医师的技术水平及可靠性,简明、扼要地介绍手术过程、注意事项及体位的要求,增强患者对手术的信心,使患者处于最佳状态,接受手术。

2.术前检查

该病患者的年龄一般较大,故术前护理人员应认真协助患者做好各项检查;了解患者的全身情况,是否有心脏病、高血压、糖尿病等严重全身疾病,如有异常,给予相应的治疗,使各项指标接近正常,以减少术后并发症的发生。

3.体位准备

术前3～5 d,护理人员应指导患者在床上练习大小便,防止术后卧床期间因体位改变而发生尿潴留或便秘。

4.皮肤准备

术前3 d,护理人员应嘱患者洗澡,为活动不便的患者认真擦洗手术部位;术前1 d备皮、消毒,注意勿损伤皮肤。

**(二)术后护理**

1.生命体征观察

术后护理人员应监测体温、脉搏、血压、呼吸及面色等情况,持续心电监护,每1 h记录1次,发现异常,立即报告医师。护理人员应观察患者双下肢运动、感觉情况及大小便有无异常,及时询问患者腰痛、腿痛和麻木的改善情况,如发现患者体温升高伴有腰部剧烈疼痛,应及时处理。

2.切口引流管的护理

护理人员应观察伤口敷料有无渗血、脱落或移位,伤口有无红肿,缝线周围情况如何。术后一般需在硬膜外放置负压引流管,观察并准确记录引出液的颜色、性质、量。保持引流通畅,防止引流管扭曲、受压、滑出。第1天引流量应少于400 mL,第3天应少于50 mL,此时即可拔除引流管,一般术后48～72 h拔管。若引流量大,色淡,且患者出现恶心、呕吐、头痛等症状,护理人员应警惕脑脊液漏,及时报告医师。有报道称腰椎间盘突出症术后脑脊液漏的发生率为2.65%。

3.体位护理

术后患者要在硬板床上仰卧4～6 h,以减轻切口疼痛和术后出血,之后则根据手术方法可以侧卧或俯卧。护理人员应帮助患者翻身,按摩受压部位,必要时加铺气垫床,避免压疮发生,帮助患者翻身时,保持患者的脊柱平直,勿使脊柱屈曲、扭转,避免拖、拉、推等动作。

4.饮食护理

术后护理人员应给予患者清淡、易消化、富有营养的食物,如蔬菜、水果、米粥、汤类。患者禁食辛辣、油腻、易产气的豆类食品及含糖较高的食物,大便通畅后可逐步增加肉类。

5.尿潴留及便秘的护理

护理人员应了解患者产生尿潴留的原因,给予必要的解释和心理安慰,给患者创造良好排便环境,让患者听流水声及用温水冲洗会阴部,必要时用穴位按摩帮助排尿或导尿,解除尿潴留;指导患者掌握在床上大便的方法,术后3 d禁食辛辣及含糖较高的食物,多食富含粗纤维的蔬菜、水果;按结肠走向按摩患者的腹部,嘱其每天早晨空腹饮1杯淡盐水,必要时给患者用缓泻剂灌肠。

6.并发症的护理

(1)脑脊液漏:由多种原因引起,如锐利的骨刺、手术时硬膜损伤。患者表现为恶心、呕吐和头痛等,伤口负压引流量大,色淡。护理人员应给患者取去枕平卧位,在伤口局部用 1 kg 沙袋压迫,同时减轻引流球负压。护理人员应遵医嘱静脉输注林格液,必要时让医师探查伤口,缝合裂口或修补硬膜。

(2)椎间隙感染:是椎节深部的感染,多见于椎间盘造影、髓核化学溶解或经皮椎间盘切除术术后。该并发症表现为背部疼痛和肌肉痉挛,并伴有体温升高。MRI 检查是可靠的检查手段。一般采用抗生素治疗。

### 六、健康教育

(1)护理人员应向患者说明术后功能锻炼对恢复腰背肌的功能及防止神经根粘连的重要性。虽然手术摘除了突出的髓核,解除了对神经根的压迫和粘连,但受压后(尤其是病程较长者)出现的神经根症状的消除以及腰、腿部功能的恢复仍需较长的时间,而手术又不可避免地引起不同程度的神经根粘连。进行功能锻炼可促进损伤组织的修复,改善肌肉萎缩、肌力下降等,有利于纠正不良姿势。功能锻炼的原则:先少量活动,以后逐渐增加运动量,以锻炼后身体无明显不适为度,持之以恒。

(2)直腿抬高锻炼:术后 2～3 d,护理人员应指导患者做直腿抬高锻炼,每次抬高应超过40°,持续 30 s 至 1 min,每天 2～3 次,每次 15～30 min,逐渐增加高度,以能耐受为限。

(3)腰背肌功能锻炼:患者术后应尽早锻炼以恢复腰背肌的功能,缩短康复过程。进行腰背肌功能锻炼时应严格掌握锻炼的时间及强度,遵循循序渐进、持之以恒的原则。一般开窗减压,半椎板切除术术后 1 周、全椎板切除术术后 3～4 周,植骨融合术术后 6～8 周开始腰背肌功能锻炼。具体锻炼方法为先采用五点支撑法。患者取仰卧位,屈肘,伸肩,然后屈膝,伸髋,同时收缩背伸肌,以双脚、双肘及头部为支点,使腰部离开床面,每天坚持锻炼数十次。1～2 周后改为三点支撑法。患者双肘屈曲贴胸,以双脚及头枕为支点,使整个身体离开床面,每天坚持数十次,持续4～6 周。飞燕法:先取俯卧位,颈部向后伸,稍用力抬起胸部离开床面,两上肢向背后伸,两膝伸直,再从床上抬起双腿,以腹部为支撑点,身体两头翘起,每天 3～4 次,每次 20～30 min。应坚持功能锻炼半年以上。

(曹晓凤)

# 第三节 上 肢 骨 折

人类拥有极其灵巧的双手,上肢的结构为手部活动提供了保障,肩、肘、腕以及手部各关节的复杂连接,各肌群高度协调等,都是为了使双手充分发挥其活动功能。因此,上肢骨折后治疗的主要目标是恢复上肢关节的活动能力,维持和恢复手部动作的灵活性和协调性,从而恢复正常活动能力与工作能力。

## 一、锁骨骨折

### (一)概述

锁骨骨折是较常见的一种骨折,多发生于儿童及青壮年,大多由间接暴力引起。例如,跌倒时肩部着地,暴力可传导至锁骨,引起骨折;跌倒时手向外撑,也可引起锁骨中 1/3 处骨折。仅少数锁骨骨折为直接暴力所致。

### (二)临床表现

(1)患侧肩下垂,向前内侧倾斜,头偏向患侧,患者用健侧手掌支托患侧肘部。

(2)局部疼痛肿胀,有皮下瘀斑,骨折处异常隆起。

(3)局部压痛明显,可触及移位的断端。

### (三)治疗原则

1.无移位骨折

用三角巾悬吊患肢 3~6 周。

2.有移位中段骨折

采用手法复位,横行 8 字绷带固定。

3.粉碎性骨折或合并血管、神经损伤

手术探查,修复血管、神经,骨折端复位内固定。如果断端骨质缺损严重,可行植骨术。

4.合并头、胸、腹部损伤而不能立即整复

可让患者卧床,将枕垫于背部两肩胛之间,使肩成后伸、外展位,待全身情况好转后再固定。

5.骨折不愈合或畸形愈合影响功能

可切开复位钢针内固定,术后用三角巾悬吊患肢 5~6 周,然后让患者进行练习活动。再用吊带保护 3~4 周,以免因骨折愈合不牢发生再骨折。

### (四)护理措施

(1)术前患者的两肩保持后伸、外展位。护理人员遵医嘱术前 2 h 内备皮,范围上至同侧乳突部,下至上臂下 1/3,两侧过躯体正中线,包括腋下。

(2)患者术后 6 h 内平卧,可适当抬臀;两肩胛间垫一个软枕,两肩后伸、外展。

(3)并发症护理:①护理人员应预防患者的肺部感染。②预防骨折部位与附近的软组织发生粘连,影响肩关节的活动度。护理人员应做好家属工作,取得配合,共同督促患者锻炼。护理人员应正确指导患者进行肩关节功能锻炼。患者麻醉清醒后即可开始患肢主动握拳、伸拳、屈腕、伸腕练习及主动耸肩练习,每天 3 次,每次 15~30 min。

(4)患者麻醉清醒后即可进行肘关节的锻炼。方法:在肩关节制动的情况下,开始做握拳、伸指、屈指、屈腕、伸腕、屈肘、伸肘等活动,每天 3 次,每次 15~30 min。护理人员应鼓励患者进行深呼吸、躯干和下肢的主动运动。患者经医师同意后,进行前臂内、外旋等主动练习,尽量让幅度大,逐渐增加用力程度。第二周增加捏小球,抗阻腕屈伸运动,被动或主动的肩外展、旋转运动。第三周增加抗阻的肘屈伸与前臂内外旋运动,取仰卧位,用头与双肘支撑,做挺胸练习。

(5)健康教育:伤后根据个人情况适当活动,下地活动时避免碰撞患肢,可用前臂吊带保护患肢。伤后初期饮食以清淡、易消化的食物为主;恢复期多吃瘦肉、鸡蛋等高蛋白食物,多吃蔬菜、水果等富含纤维素的食物,保持大便通畅。患者发生骨折后,一般非常紧张,因此护理人员要耐心做好心理护理,使其对疾病有正确的认识,为手术治疗做好准备,树立战胜疾病、早日康复的信心。

## 二、肱骨干骨折

### (一)概述

肱骨外科颈下 1～2 cm 至肱骨髁上 2 cm 段内的骨折称为肱骨干骨折。在肱骨中下部,有肱骨主要营养动脉经滋养孔入骨,下 1/3 段骨折常使该血管损伤,使骨折段血供不良,是发生骨折愈合不良或不愈合的原因之一。肱骨中下 1/3 段后外侧有桡神经沟,桡神经在其内紧贴。此处骨折时,易合并桡神经损伤。上臂有多个肌肉附着点,故不同平面骨折所致骨折移位也不同。

肱骨干骨折是一种常见的损伤,约占全身骨折的 1%,直接暴力多致中上 1/3 骨折,多为横形或粉碎骨折。传导暴力多致中下 1/3 段骨折,多为斜形或螺旋形骨折。旋转暴力多可引起肱骨中下 1/3 交界处骨折,所引起的肱骨骨折多为典型螺旋形骨折。如骨折平面在三角肌止点以上,近折端受胸大肌、大圆肌、背阔肌牵拉向内移位,远折端因三角肌、肱二头肌、肱三头肌的作用向外上移位。如骨折平面在三角肌止点以下,近折端受三角肌和喙肱肌牵拉向外前移位,远折端受肱二头肌、肱三头肌的作用向上重叠移位。

### (二)临床表现

此种骨折均有明显外伤史,出现局部肿胀、疼痛、畸形和皮下瘀斑,有上肢活动障碍。检查可发现反常活动及骨擦感,骨传导音减弱或消失。常规的正侧位 X 线片检查可明确骨折部位、类型及移位情况,以供治疗参考。例如,合并桡神经损伤者可出现典型垂腕、各手指掌指关节不能背伸,拇指不能伸,手背桡侧 3 个半指的皮肤大小不等的感觉麻木区。

### (三)治疗原则

(1)对横断、斜形或粉碎型骨折可于复位后用夹板或石膏固定,练习肩关节活动时应弯腰 90°,做钟摆样活动,因直立位练习易引起骨折部位成角畸形。

(2)对螺旋形或长斜型骨折可采用小夹板固定,亦可采用悬垂石膏固定,通过石膏重量的牵引使骨折复位,但患者不能平卧,睡觉时需取半卧位。

(3)对有以下情况的患者可考虑手术治疗:①反复手法复位失败,骨折端对位、对线不良,估计愈合后影响肩肘关节功能;②骨折有分离移位,或骨折端有软组织嵌入;③合并神经、血管损伤;④陈旧骨折不愈合;⑤有影响肩肘关节功能的畸形;⑥同一肢体或其他部位有多发性骨折;⑦有病理性骨折;⑧有 8～12 h 内污染不重的开放性骨折。

对合并桡神经损伤的患者,术中应探查神经,若完全断裂,可一期修复桡神经。若为挫伤,神经的连续性存在,则切开神经外膜,减轻神经继发性病理改变。

### (四)护理措施

1.体位护理

对肱骨干上 1/3 骨折要用夹板超肩关节固定,对中 1/3 骨折则不超过上下关节固定,下 1/3 骨折要用夹板超肘关节固定。小夹板固定、石膏固定或手术切开复位内固定术后,患者卧床时须用垫枕将患肢抬高,高于心脏水平,以利于静脉、淋巴回流,减轻肿胀。患者站立时应将前臂置于功能位,屈肘 90°,用前臂悬吊带将患肢悬挂于胸前。悬垂石膏固定的患者应采取半卧位,以继续维持其下垂牵引的作用。悬垂石膏固定法是利用石膏和上肢的重量以达到整复和矫正成角畸形的目的,多用于螺旋形骨折或斜性骨折有短缩移位者。

2.饮食护理

整复或手术前,护理人员应尊重患者的生活习惯,建议其进食高蛋白、高维生素、高纤维、易消化的饮食。手术当日根据麻醉方式选择进食时间,臂丛或颈丛神经麻醉术后禁食 4 h 后可以进流质饮食。术后第 2 天,患者宜进清淡、易消化、温热的食物,如鸡蛋、牛奶、新鲜蔬菜、瘦肉、新鲜水果,禁食辛辣、油腻、生冷的食物。肱骨干骨折的中后期患者可以进食滋补肝、肾的食物,如动物肝脏、牛奶、排骨汤、瘦肉、蘑菇、水果,以促进骨折愈合。

3.伤肢护理

对闭合穿针夹板外固定者,护理人员应保持针眼干燥,防止针眼感染,随时注意调节夹板的松紧度,保持有效外固定,固定松紧以夹板上下移动 1 cm 为宜,严密观察患肢外周血液循环、感觉、运动情况及桡神经损伤情况,如发现患肢发凉、发紫,垂腕,掌指关节不能伸直,拇指不能背伸等情况,及时报告医师处理。对石膏固定者,护理人员应保持石膏清洁,观察石膏的松紧度,防止压疮或桡神经损伤症状。

4.功能锻炼

患者在骨折复位或手术后麻醉消失即可进行手指、腕关节的屈、伸活动。术后 24 h 后护理人员应协助并指导患者进行指间关节、掌指关节的活动,如握拳、抓空增力、五指起落、腕关节的背伸、屈曲、桡偏、尺偏运动,每天 2～3 次,每次 5～10 min。术后 6 周解除外固定后,护理人员应协助并指导患者做肘关节、肩关节的活动,如肩关节外展、内收、抬举及肘关节屈、伸,并配合药物擦洗、按摩,使肩关节、肘关节的功能早日恢复。

5.健康教育

护理人员应嘱咐患者加强营养,根据不同体质进行饮食调护。患者应多食滋补肝、肾之品,如瘦肉、骨头汤、桂圆、山药。患者出院时护理人员应将药物的名称、剂量、用法、注意事项等告诉患者,嘱其按医嘱服用接骨续筋药物,以促进骨折愈合。例如,三七接骨丸,每天 2 次,每次 6 g,饭后服用,多饮水,防上火。护理人员应嘱患者继续做指、掌、腕关节的活动,并做上臂肌肉的主动收缩活动,应注意加强肩关节、肘关节活动,活动范围由小到大,次数由少到多,然后进行各个方向的综合练习,切不可操之过急。固定解除后,患者可配合中药熏洗、用红花酒按摩等方法,以利于舒筋活络、通利关节。如伤口未拆线患者即出院,护理人员应告诉患者注意伤口情况并遵医嘱及时到医院换药,直至伤口愈合。护理人员应告诉穿针患者注意针眼处情况,如有渗液,及时就诊;对带石膏及外固定出院患者,告知患者注意事项,如有外固定断裂、松动,及时就诊;对使用"U"形石膏固定的患者,嘱其必须在肢体肿胀消退后更换 1 次石膏。肱骨中下 1/3 骨折,固定时间适当延长,X 线复查见断端有大量骨痂生长、骨折线已模糊之后,才能解除固定。

## 三、尺桡骨双骨折

### (一)概述

尺桡骨双骨折是常见的创伤,多发生于青少年。尺桡骨双骨折由 3 种暴力引起。①直接暴力:多见于打击或机器伤。骨折为横型或粉碎型,骨折线在同一平面上。②间接暴力:跌倒时手掌触地,暴力向上传达,桡骨中部或上 1/3 骨折,残余暴力通过骨间膜转移到尺骨,造成尺骨骨折。所以骨折线位置低。桡骨为横型或锯齿状,尺骨为短斜型,骨折移位。③扭转暴力:前臂受扭转外力,造成骨折。跌倒时,前臂过度旋前或旋后,发生双骨螺旋性骨折。多数此类骨折由尺骨内上方斜向桡骨外下方,骨折线方向一致,尺骨干的骨折线在上,桡骨的骨折线在下。

### (二)临床表现

前臂外伤后出现肿胀、畸形、疼痛,伤肢活动障碍,检查时见前臂压痛,有假关节活动、骨擦音、骨擦感。X线片能确定诊断及骨折类型,投照范围应包括上尺桡关节、下尺桡关节,以判断骨折移位的程度及是否存在上尺桡关节、下尺桡关节的损伤。

**(三)治疗原则**

**1.闭合复位外固定**

多数闭合性尺桡骨骨折可采用闭合复位外固定治疗。在充分麻醉状态下,根据桡骨近端的旋转位置,将前臂远端置于相应的旋转位置,然后采用牵引、分骨及回旋等手法纠正重叠、侧方移位及旋转移位,使骨折端变为单一的掌、背方向的移位。如为横断型骨折,可用折顶及提按等手法加以纠正。

双骨折不能同时复位,一般可先复位桡骨,再复位尺骨,也可先复位稳定骨,再复位另一种骨。

儿童青枝骨折前臂有向掌侧成角畸形时,常伴有旋后畸形。闭合复位时,不应单纯纠正成角应力,需同时将骨折远端旋前,才可达到良好效果。

骨折复位后,常采用夹板或石膏外固定。应用分骨垫时,要注意防止局部压疮。固定过程中,要注意调整固定的松紧及观察伤肢血运,以防止骨筋膜室综合征出现,给患者带来巨大痛苦。外固定时间一般为6～10周,可根据X线及临床表现,来确定去除外固定的时间。

**2.开放复位内固定**

对以下情况可考虑行开放复位内固定:①开放性骨折;②多段骨折或不稳定性骨折,不能满意复位或不能维持复位;③多发性骨折,尤其是同一肢体多发性骨折;④有对位不良的陈旧性骨折或影响功能的畸形愈合;⑤骨折断端间软组织嵌入,影响复位。

骨折行开放复位后,可采用钢板螺丝钉或加压钢板螺丝钉内固定,亦可采用髓内钉内固定。术后适当采用外固定。

尺桡骨骨折后如处理不当,可出现畸形愈合、不愈合、骨筋膜室综合征、骨间膜挛缩以及桡神经深支损伤等并发症。

**(四)护理措施**

(1)护理人员应了解患者的心理所需,消除其恐惧、不安的情绪,协助患者做好各项检查。

(2)手法复位或手术前,护理人员应尊重患者的生活习惯,建议其进食高蛋白、高维生素、高纤维、易消化的食物。手术当日根据麻醉方式选择进食时间:臂丛神经麻醉者,术前4～6 h禁食、水;全麻患者术前8 h禁食、水。术后第2天,患者宜食高维生素、清淡、可口、易消化的食物,如新鲜蔬菜、米粥、面条,忌生冷、辛辣、油腻的食物。后期患者可进食高蛋白食物,如牛奶、鸡蛋、瘦肉。

(3)手法复位或手术后护理人员应给患者抬高患肢,以利肿胀于消退;注意检察患者手的温度、颜色及感觉,并向患者及家属说明注意事项。若手部肿胀严重,皮肤发凉、青紫、疼痛剧烈,护理人员应立即检查夹板或石膏是否固定得太紧,必要时去除外固定,警惕发生前臂骨筋膜室综合征。手术者应观察渗血情况,术后30 min观察1次,观察4～6次无异常后,4～8 h观察1次,连续3 d,各班床头交接。有异常时护理人员应及时报告医师。

(4)患者在手术后或复位固定后即开始进行手指屈伸、握拳活动及上肢肌肉收缩活动,握拳时要尽量用力,充分屈伸手指,以促进气血运行,使肿胀消退。开始锻炼时活动范围和运动量可略小,以后逐渐增加。手术或复位固定后2～3周,局部肿胀消退,可以开始进行肩、肘、腕关节的屈伸活动,活动范围、频率逐渐增大,但应避免前臂旋转活动。手术或复位固定后6～8周,可做适当的前臂旋转活动。外固定解除后,配合中药熏洗,全面锻炼患肢功能。

(5)健康教育:护理人员应嘱患者注意观察肢体远端血液循环活动和感觉情况,观察夹板或石膏的松紧是否适宜。根据骨折的愈合情况,护理人员应遵医嘱指导患者继续服用药物。患者要加强营养,促进骨折处愈合,多食骨头汤、鸡蛋、鱼汤等;外固定解除后加强肘关节的伸、曲和前臂旋转活动。患儿在玩耍时注意保护患肢,防止再次弄伤患肢。患者术后 1 周复查,以后根据骨折愈合的情况定期复查至痊愈,发现问题及时处理。

(朱明磊)

# 第四节 下 肢 骨 折

从流行病学的角度看,下肢骨折的发病率高,易合并多发伤、开放伤;从解剖及生物力学观点看,下肢功能主要为负重及行走功能,下肢要有高度的稳定性,治疗中要求骨折复位达到满意程度,恢复下肢的正常轴线,以避免骨关节炎的发生。下肢受力较大,内固定器材要坚固。两下肢应等长,若长度相差 2 cm 以上,就会影响走路,相差越大,影响越严重。目前,国内外对下肢骨折多采用内固定治疗。

## 一、股骨干骨折

### (一)概述

股骨干骨折是骨科临床上常见的骨折之一。由于股骨是人体内最大的骨骼,是下肢的主要负重骨之一,对其治疗不当可引起长期的功能障碍及严重的残疾。该病占骨折总数的 10%～15%,多发生于股骨的中 1/3 处。高能创伤(如坠落伤、跌伤、车祸伤)是常见的病因。该病常常合并多系统损伤。

### (二)临床表现

局部疼痛、肿胀和畸形较明显,有活动障碍,远端肢体异常扭曲,出现反常活动、骨擦音。股骨干骨折可因出血量大出现休克症状和体征。

### (三)治疗原则

1.非手术疗法

非手术疗法多采用牵引治疗,可分为皮牵引和骨牵引。对 3 岁以下儿童一般采用垂直悬吊牵引,时间为 3～4 周,牵引重量以患儿臀部稍稍离开床面为度。3～4 周时 X 线检查见有骨痂生长后,可去除牵引。由于儿童骨骺的愈合能力及塑形能力强,对于 2 cm 以内的短缩及 15° 以内成角可自行矫正。对于 4 岁以上的儿童及成人可采用骨牵引,为避免损伤胫骨结节骨骺,对儿童采用胫骨上端牵引,在牵引过程中需定期复查 X 线片以了解骨折复位及对位、对线维持情况。儿童的牵引时间一般为 4～6 周,成人的牵引时间为 8～12 周,牵引期间加强大腿肌肉特别是股四头肌的锻炼。

2.手术治疗

股骨干骨折是髓内钉内固定的最佳适应证。目前临床多采用交锁髓内钉固定,需注意应在术后 4～6 周复查 X 片,如骨痂生长满意,可改静力固定为动力固定。

钢板固定是偏心固定,而且会造成一定的应力遮挡,因此目前其主要适应证如下:①儿童股骨干骨折,但需注意切勿损伤骨骺,而且骨折两端应各有4个皮质骨螺钉固定;②开放性骨折合并神经、血管损伤;③髓腔狭窄或骨干发育畸形,不适合髓内钉固定;④多发伤患者体位不适合髓内钉固定;⑤骨折畸形愈合,需截骨矫形或骨折不愈合,有较大骨缺损者。

外固定器治疗的主要适应证有污染严重的开放性骨折,合并有血管损伤的骨折,患者全身情况不允许时,对骨折进行临时固定。

对于股骨干骨折合并有股骨颈骨折,可以选择不同组合的内固定:交锁髓内钉＋空心加压螺钉;钢板＋空心加压螺钉;逆行髓内钉＋空心加压螺钉。

**(四)护理措施**

**1.病情观察**

护理人员应严密观察患者的体温、脉搏、呼吸、血压、神志、瞳孔的变化,遵医嘱尽快建立静脉通道,以防创伤性休克的发生。如发现患者的体温突然升至38 ℃以上,脉搏为每分钟120～200次,又无其他感染迹象,或患者烦躁不安、呼吸困难、神志模糊、有皮下淤血点、血压下降、出现进行性低氧血症等,护理人员应怀疑有脂肪栓塞的可能,立即报告医师,给予及时处理。

护理人员应抬高患肢,严密观察患肢外周血液循环、感觉、运动情况。对新鲜骨折入院、手术、整复、牵引和进行石膏夹板外固定的患者,护理人员应进行床头交接;如患者的患肢剧烈疼痛、肿胀、麻木,皮肤温度降低,苍白或青紫,提示肢端血液循环障碍,须立即报告医师,查明原因,对症处理。

**2.患肢体位护理**

股骨骨折的部位不同,要求下肢的体位亦不同。一般下段骨折,应屈膝70°～80°,屈髋30°～40°;中段骨折,应屈膝60°～70°,屈髋40°左右,并将患肢置于60°外展位;上段骨折,应屈膝、屈髋70°左右,并保持外展位65°左右。护理人员应经常巡视病房,掌握患者的病情和治疗情况,以防患肢畸形愈合。

**3.疼痛护理**

护理人员应加强观察,区分疼痛的不同性质及临床表现,以确定引起疼痛的不同原因,对症处理;在进行各项护理操作时动作要轻柔、准确,避免粗暴、剧烈,以防加重患者的疼痛感。护理人员要做好患者的心理护理,以提高疼痛阈值;必要时可应用止痛药物或镇痛泵。

**4.伤口及引流管护理**

护理人员应密切观察患肢伤口渗血及末梢感觉、运动的情况,观察伤口引流管是否通畅,引流液的量、颜色和性质。如引流量持续增多,色泽鲜红,护理人员应立即报告医师,暂时关闭引流器或取消负压,防止发生失血性休克。

**5.功能锻炼**

护理人员应指导患者行踝关节的跖屈和背伸锻炼,练习股四头肌收缩运动,并活动膝关节。术后第2周患者应开始练习抬臀,进行屈膝、屈髋活动。方法是以健足蹬床,两手扶床沿练习抬臀,尽量使身体抬高,离开床面,以达髋、膝活动的目的。术后第3～4周加练抬大腿。方法是患足背伸,股四头肌绷紧,臀部完全离开床面,使大腿、小腿成一条平线,以加大髋、膝的活动范围。术后第6周去除骨牵引,患者先在床上锻炼1周,然后视骨痂情况扶双拐下地,患肢不负重,练习行走。下床活动后,用外洗中药熏洗膝、踝关节,以利于舒筋、活血、消肿,在短时间内使关节恢复正常活动度。

6.健康教育

护理人员应嘱患者不可随意拆除外固定。功能锻炼用力适度,活动范围由小到大,循序渐进,不可操之过急。每次活动应以不疲劳为度,以免给骨折愈合带来不良影响。股骨中段以上骨折,下床活动时患者应注意保持患肢外展位,以免因负重和内收肌的作用而发生继发性向外成角突起畸形。患者应继续加强功能锻炼。股骨干骨折患者需较长时间扶拐锻炼,因此护理人员应指导患者正确地使用双拐,教会患者膝关节功能训练方法。2～3个月后拍片复查。若骨折已骨性愈合,可酌情使用单拐,而后弃拐行走。

## 二、髌骨骨折

### (一)概述

髌骨是人体最大的籽骨,呈三角形且扁。后面有一纵嵴将髌骨分为内、外侧两部分,每个部分又分为上、中、下3个小关节面,在内侧3个关节面的最内侧,另有1个纵行的小关节面。在膝关节屈伸活动过程中不同关节面与股骨滑车面相接触,与股骨滑车面形成髌股关节。髌骨前方有股四头肌腱膜覆盖,并向下延伸形成髌韧带,止于胫骨结节,向上为股四头肌腱;两侧为内、外侧支持带及髌旁腱膜,内侧支持带宽大,可防止髌骨向外侧脱位;股外侧肌与髌韧带的轴线偏外侧,拉髌骨向外侧移位,形成股四头肌髌骨角(称Q角),此角正常时不超过14°。

髌骨与其周围的韧带、腱膜共同形成伸膝装置,增大股四头肌作用力矩,集中股四头肌各方向的牵引力,再通过髌韧带止于胫骨结节,有效地完成股四头肌的伸膝动作。髌骨在膝关节活动中有重要的生物力学功能,其主要作用为传导并增强股四头肌的作用,协助维持膝关节的稳定,保护膝关节,并在膝关节伸直过程中起滑车作用。若切除髌骨,髌韧带更贴近膝关节的活动中心,使伸膝的杠杆臂缩短,股四头肌需要比正常多30%的肌力才能伸膝。多数患者,尤其是老年患者不能承受这种力,因此,髌骨骨折后应尽可能恢复其完整性。如治疗不当,可引起膝关节功能障碍,如外伤性膝关节炎。

### (二)临床表现

髌骨骨折属关节内骨折,骨折后膝关节腔内有大量积血,膝前方肿胀、疼痛、有瘀斑。膝部无力,不能主动伸直膝关节。检查可发现髌骨前方压痛,受伤早期可扪及骨折分离出现的凹陷。由于关节内积血,浮髌试验呈阳性。膝关节的正侧位X线摄片可明确骨折的部位、类型及移位程度,是选择治疗方法的重要依据。如为纵裂或边缘骨折,必须自髌骨的纵轴方向投照,方能查出。

### (三)治疗原则

(1)非手术疗法:包扎3～4周。

(2)手术疗法:抽尽膝关节内积血,保持伸直位,加压。①切开复位内固定术(髌骨环扎术):适合于粉碎性骨折或横行骨折移位较大且后关节面平整者。②张力带钢丝固定术:适用于横断移位超过1 cm的横行骨折。③髌骨部分切除:对髌骨上半部分或下半部分粉碎性骨折,复位固定完整的部分大于髌骨一半者,注意缝合股四头肌扩张部筋膜。④髌骨全切术:对严重粉碎性骨折、年龄较大者,可行髌骨全切术,同时修补股四头肌扩张部分和关节囊。重叠缝合伸膝装置,防止软组织松弛。

### (四)护理措施

1.病情观察

注意观察患肢膝关节肿胀、外周血液循环、感觉、运动的情况。早期可于局部进行冷敷。

（1）石膏固定术后,做好术后观察和护理。

（2）抱膝圈固定术后注意观察局部皮肤的颜色和血液循环,预防抱膝圈松动、滑脱,同时防止抱膝圈固定部位皮肤压伤。

（3）经皮固定后,注意观察针眼有无渗血、渗液及外固定是否稳妥,针眼处敷料有渗血、渗液或污染时要及时更换。注意保护外固定器具,预防碰撞、拉、挂,引起外固定器具松动、滑脱。

（4）术后注意观察伤口渗血、渗液的情况和绷带的松紧度,避免术后肢体肿胀致绷带过紧,引起腓总神经压伤。

**2.体位护理**

入院后根据骨折类型摆放患肢体位,将患肢平放或在膝下垫软枕,使膝关节保持屈曲 5°～15°功能位。保持患肢中立位,严禁外旋,预防腓总神经压伤。禁止膝关节屈曲运动,忌翻身、侧卧及下床行走。

**3.功能锻炼**

（1）护理人员应在患者入院后鼓励患者进行患肢踝关节跖屈背伸锻炼,每天 2 次,每次 5～10 min,随着肿痛减轻及个人耐受逐渐增加,每 2 h 锻炼 1 次,每次 10～15 min,每个动作坚持 10 s。

（2）根据治疗方法不同,在整复或术后保证复位良好、固定稳妥的前提下,患者应进行主动及被动的关节活动训练,加强足踝部屈伸活动及股四头肌的收缩,预防股四头肌萎缩和伸膝无力。①单纯石膏固定或抱膝圈固定的患者,早期暂不进行股四头肌收缩锻炼,防止骨折移位或外固定松动、滑脱;固定 2 周后方可进行锻炼。②经皮外固定 4～6 周,托板固定 2～3 周,应及时解除,开始膝关节伸屈活动,每天 2 次,每次 5～10 min。③切开复位固定术后 1 周,患者应练习床上直腿抬高,即踝关节用力背伸,股四头肌和腓肠肌同时收缩,形成肌夹板,将整个患肢慢慢抬起,训练股四头肌的肌力和患肢的肌肉协调能力,每天 2 次,每次 5～10 min,并根据个人耐受渐增,开始时需要在他人保护和协助下练习;2 周伤口愈合后可进行髌骨推移训练,每天 3 次,每次 10～15 min;3 周后即可在床上及保护下练习膝关节伸屈运动。④对于髌骨全切除的患者,手术破坏了伸膝装置,可能出现股四头肌的肌力下降和短缩、膝部疼痛、关节活动受限,应尽早进行股四头肌等长收缩锻炼,外固定解除后加强膝关节的伸屈活动和自主性运动。⑤骨折 6～8 周达到临床愈合后,可加大膝关节伸屈活动度训练,可以在床沿上做屈膝练习,继而下地进行保护下的蹲起运动等。

（3）在骨折固定牢靠的情况下,患者可在 CPM 机上进行膝关节的连续被动运动,每天2～3 次,每次 30～60 min,在医嘱指导下递增膝关节活动的伸屈角度。

**4.健康教育**

（1）护理人员应告知患者骨折及处置后有局部肿痛,伤肢应高于心脏水平,以利于肿胀消退、减轻疼痛。

（2）骨折处置后石膏后托或术后绷带固定可能会对腓总神经造成压迫。护理人员应叮嘱患者出现踝、趾关节感觉、活动异常时,应及时告知护理人员。

（3）经皮外固定患者穿衣应宽松,预防碰撞、拉、挂。

（4）护理人员应告知患者早期功能锻炼对伤肢功能恢复的重要性,取得患者的理解和配合;每一时期的锻炼都要在护理人员的指导下进行,因为对不同类型的骨折固定方法可能不同,锻炼内容会有差异。锻炼应循序渐进。

### 三、胫腓骨骨折

#### (一)概述

胫腓骨俗称小腿骨,包括胫骨和腓骨。胫骨为小腿的负重骨,其骨折特点为骨折多发生在中下 1/3 的细弱部;骨折后易发生向后突起,成角移位。胫骨前内侧面缺乏软组织,骨折后由于肌力不平衡,易向前内侧突起,成角畸形,并易造成开放性骨折。小腿部软组织薄,缓冲余地小,骨折后易发生骨筋膜室综合征。胫骨周围缺乏肌肉包绕,骨折后血供较差,易发生骨折迟延愈合。

胫腓骨骨折是四肢常见的骨折之一,占 10％～15％。若为压砸、冲撞、打击致伤,骨折线为横断型或粉碎型;胫腓骨在同一平面折断,软组织损伤常较严重,易造成开放性骨折。有时皮肤虽未破,但挫伤严重,血液循环不良而发生继发性坏死,致骨外露,感染而成骨髓炎。若骨折为从高处跌下、跑跳或滑倒所致,骨折线常为斜型或螺旋型,胫骨与腓骨多不在同一平面骨折。儿童有时可见胫腓骨的青枝骨折。

#### (二)临床表现

由于胫腓骨位置表浅,一般诊断都不困难,常可在疼痛、肿胀的局部扪及移位的骨断端。重要的是要及时发现骨折合并的胫前动脉、胫前静脉、胫后动脉、胫后静脉和腓总神经的损伤。检查时应将足背动脉的搏动、足部感觉、踝关节及趾能否背屈活动作为常规记录。对有严重的挤压伤、开放性骨折的患者以及曾较长时间扎止血带及包扎过紧的患者,特别要注意观察伤肢有无进行性的肿胀,如已皮肤紧张、发亮、发凉、起水疱,肌肉发硬,足背动脉扪不出,肢体颜色发绀或苍白,这是筋膜间隙综合征的表现,应及时、紧急处理。

#### (三)治疗原则

1.非手术治疗

对于部分无移位或整复后骨折面接触稳定、无侧向移位趋势的横行骨折及短斜行骨折,如果皮肤条件允许(无严重青紫、瘀斑)可通过手法复位或跟骨牵引复位后,用小夹板或石膏外固定。如患者就诊时患肢水肿严重,可行跟骨牵引 4～6 周,待肿胀消退,原始骨痂形成后,换夹板固定或石膏固定。在行夹板固定和石膏固定时要注意在骨突处加垫以防止皮肤受压坏死。

2.手术治疗

(1)外固定器:其适应证为伴有血管损伤的骨折;严重软组织损伤;开放性骨折,骨髓腔内有污染;骨折处局部有感染,特别是在内固定术后出现感染。对于污染严重、有骨缺损的开放性骨折,还可以在外固定的同时,局部留置抗生素骨水泥链珠以预防骨髓炎。

(2)交锁髓内钉:交锁髓内钉有利于保护胫骨骨折处的血运以及周围软组织,但其一般仅适于膝下 5 cm 内和踝上 5 cm 内的骨折。

(3)钢板固定:其适应证为胫骨干骨折,合并移位的关节内骨折或干骺端骨折。钢板固定时应注意保护软组织,闭合切口时注意钢板上应覆盖良好的软组织。

#### (四)护理措施

1.病情观察

护理人员应密切观察患肢的肿胀情况,早期可进行冷敷。护理人员应观察患肢外周血液循环、感觉、运动情况以及疼痛的性质、部位等,注意有无骨筋膜室综合征及神经受压症状,发现异常,及时报告医师。护理人员应对开放性骨折患者严密观察出血情况、尿量、生命体征变化,及时判断有无创伤性休克。

**2.饮食护理**

整复或手术前,患者应进食高蛋白、高维生素、高纤维、易消化的饮食,每天饮鲜牛奶250～500 mL;手术当日根据麻醉方式选择进食时间;手术第2天患者可进食高维生素、清淡、可口、易消化的食物,如新鲜蔬菜、香蕉、米粥、面条,忌生冷、辛辣、油腻食物。骨折中后期患者可根据食欲、体质进行饮食调护,如肾阳虚者多食温补之品,如羊肉、猪肉、桂圆;肝肾阳虚者多食清补之品,如山药、鸭肉、牛肉、百合、枸杞;一般人可食核桃、瘦肉、骨头汤、黑芝麻等补肝肾、强筋骨的食品。

**3.体位的护理**

抬高患肢,保持中立位,高于心脏水平,促进肿胀消退,减轻疼痛。肿痛消退后患者可坐起。

**4.外固定**

护理人员应注意观察外固定器具是否稳妥,有无松动、脱落,针眼处有无渗血、渗液等情况;对经皮钳夹固定患者,特别要注意保持有效固定,每天2次沿患肢纵轴轻轻摇晃钳柄,检查钳夹有无滑脱;严防内踝、外踝及足跟压伤,发现内踝、外踝红肿和水疱破溃者及时处理。护理人员若要搬移患肢,需双手平托患肢,轻抬轻放。患肢固定后局部采取保护措施,防碰撞或拉、挂引起外固定松动、骨折移位。外固定针孔若有污染,应及时更换。患者穿衣应宽松。

**5.功能锻炼**

(1)患者在整复或手术后当日麻醉消失后做趾关节背伸跖屈、股四头肌的等长收缩锻炼。踝关节背屈,绷紧腿部肌肉10 s后放松,如此反复,每2～3 h锻炼1次,每次10～15 min。

(2)护理人员应在治疗后第1周协助患者做主动加被动直腿抬高练习和膝关节的伸屈,用双手托住患肢,抬高30 cm,停顿10 s,再进行膝关节的伸屈;踝关节主动背屈,达到极限时,护理人员一手扶住患肢足踝部,用另一手握住患足,为其助力,使踝关节被动背屈,然后跖屈,每天2次,每次5～10 min。

(3)第2周患者逐渐减少被动活动,加大主动活动的力量和幅度,每天2～3次,每次10～15 min。

(4)第3～4周患者加大踝、膝、趾各关节活动和小腿肌肉的收缩锻炼,每天2～3次,每次10～15 min。

(5)第5～6周患者除继续锻炼患肢的各关节外,还要扶双拐下床、站立(患肢不负重),每天2次,每次10～15 min。下床锻炼时应有人保护,防止摔倒而造成二次骨折。初下床锻炼后患肢易肿胀,休息时抬高患肢,使其高于心脏水平,即可消肿。

**6.健康教育**

护理人员应根据医嘱告知患者继续服用接骨续筋药物,以促进骨折早日愈合;根据患者情况,告知复查时间。经皮外固定患者一般固定6～8周,复查时拍片显示骨折愈合后,解除外固定。去除经皮钳夹等外固定器具后,一般用小夹板固定。患者练习扶拐不负重行走2～4周后,轻负重练步,适应后改为全足着地,平地负重行走。若骨折愈合牢固,患者即可以进行蹲起运动,上、下楼梯练习等,必要时配合中药熏洗、推拿、按摩、器械训练等。治疗后2个月内禁止做内、外旋转动作,防止骨折移位。

(朱明磊)

# 第五节　骨关节创伤

骨折是指骨组织的完整性或连续性发生中断。关节损伤包括关节脱位和周围韧带损伤。随着现代工业、交通高速发展,生活节奏加快,骨关节损伤的发生率也越来越高,且更严重而复杂。护理人员若不能对骨关节创伤患者进行迅速、准确、全面、有效的急救护理,轻者有功能障碍,重则危及生命。

## 一、病因与发病机制

### (一)病因

骨折常由直接暴力、间接暴力、肌肉拉力、积累性劳损、骨骼疾病等所致。按创伤性质一般可分为闭合性骨折、开放性骨折及多发性骨折;根据 X 线检查可分为骨干嵌插型骨折、横形骨折、短斜形骨折和碟形骨折、长斜形骨折、螺旋骨折、粉碎骨折。

### (二)发病机制

无论发生于骨、骨骺板还是关节,骨折皆是指结构连续性的中断。这包括明显的骨皮质断裂,也包括骨小梁的中断。骨折一般伴有软组织、骨周围的骨膜、韧带、肌腱、肌肉、血管、神经、关节囊等的损伤。关节骨折的特性是关节的密合性遭到破坏,同时也损伤滑膜、关节软骨、韧带、关节囊、关节周围的肌腱与肌肉。

## 二、护理评估

### (一)询问外伤史

应详细了解患者受伤的时间、地点、受伤时的姿势,暴力运动的方式和大小,暴力是直接致伤还是间接致伤,患者当时的身体状况如何(如疾病、疲劳、饱食、饥渴、膀胱充盈状况),伤口的污染情况等。

### (二)病情判断

1.全身状况

骨折可以引起全身状况的改变,如休克、呼吸窘迫综合征。

2.局部表现

(1)创伤的一般表现如下。①疼痛和压痛:骨折处有明显疼痛与压痛。触诊骨折部位常出现较剧烈的压痛。②肿胀及瘀斑:骨折发生后局部血肿形成或有创伤性炎性反应致患处肿胀明显,2～3 d加剧。血肿浸润皮下,可见瘀斑。③功能障碍:骨折使肢体内骨骼的支持作用发生障碍以及出现局部疼痛等。功能障碍常引起肢体不同程度的主动或被动活动受限。

(2)骨折的特有体征如下。①畸形:骨折后,肌肉收缩,肢体重量和不同方向的外力作用导致骨折的移位,如成角、侧方、短缩、分离、旋转。②反常活动:在肢体没有关节的部位,骨折后有不正常的活动。③骨擦音:局部肌肉痉挛或肢体位置变动使骨折端碰触而发出摩擦的声音。

(3)关节损伤的症状和体征如下。①关节脱位:表现为局部疼痛、畸形、活动障碍,触诊发现正常关节部位变软或空虚,在附近可触及不正常的骨性隆起,正常关节骨性标志的关系发生改变。②韧带损伤:常与骨折或关节脱位同时发生,症状和体征不突出。单纯的韧带损伤表现为局部疼痛、肿胀和不同程度的活动障碍。

## 三、辅助检查

### (一)常规 X 线检查

X 线检查可确定骨折的类型和移位情况。摄片包括正侧位,并需包括邻近关节,有时加摄特定位置或健侧相应部位的对比 X 线片。

### (二)CT 检查

CT 检查对某些难于明确的骨关节损伤,如脊椎体或附件的纵裂骨折,旋转转移的骨折,环椎弓骨折,突入椎管内的骨片、椎间盘、血肿压迫脊髓的情况有很大价值。

## 四、常见并发症

### (一)早期并发症

1.休克

休克多发生于严重粉碎性骨折和开放性骨折伴有血管和脏器损伤的患者,可有不同程度的生命体征改变。

2.血管损伤

邻近部位的重要动脉或静脉有损伤的可能,例如,伸直型肱骨髁上骨折可能伤及肱动脉,胫骨上骨折可能伤及胫前动脉或胫后动脉等。

3.神经损伤

神经损伤常见的有上肢骨折致桡神经损伤等。

4.内脏损伤

肋骨骨折可合并肺实质损伤或肋间血管破裂,引起气胸、血胸等。骨盆骨折可致尿道、膀胱损伤。

5.骨筋膜室综合征

骨筋膜室是由深筋膜、骨、骨间膜、肌间隙所围成的容量有限的软组织间室。骨折形成血肿和严重软组织水肿,间室内压力升高,使软组织的血液循环出现障碍,肌肉神经急性缺血而出现一系列症状,常见于前臂掌侧和小腿。主要表现为疼痛、局部肿胀、指或趾呈屈曲状、活动受限,因动脉供血障碍或静脉回流障碍,皮肤表现为苍白或发绀,远端动脉搏动减弱或消失。

6.感染

感染多见于开放性骨折,可发生一般感染,如骨髓炎,也可发生特异性感染,如破伤风。

### (二)脂肪栓塞

脂肪栓塞又称脂肪栓塞综合征,常见于骨干骨折。主要临床表现有以下几点。

(1)皮下或黏膜下出现出血点,在前胸、肩部及球结膜处容易发现。

(2)呼吸急促,缺氧,发绀。

(3)脑部发生栓塞时,表现为神志障碍、昏睡、谵妄或抽搐。

(4)血氧分压<8 kPa(60 mmHg)。

(5)血红蛋白＜10 g/L。

(6)X线胸片可见肺内有絮状阴影,严重者见"暴风雪"样改变。

### (三)挤压综合征

挤压综合征是肌肉丰富的部位(如下肢或躯干)长时间受重力挤压,引起肌肉缺血、坏死,继发的一系列全身反应。最早出现的体征为肌肉和神经的功能障碍,故应仔细检查受伤处远侧的感觉和运动功能,以期发现早期征象。由于大量的肌肉坏死,释放毒性代谢产物,患者主要表现为肌红蛋白尿和高血钾,严重者可出现休克、酸中毒和急性肾衰竭。

## 五、护理问题

(1)疼痛与骨折伤及感觉神经末梢和交感神经纤维有关。

(2)功能障碍与骨折的类型和移动程度有关。

(3)局部肿胀及瘀斑与骨折端的出血、骨折移位程度有关。

(4)焦虑与对骨折本身恐惧以及担忧预后等有关。

(5)感染与对开放性骨折处理不及时、救治不当关系密切。

## 六、救治原则

(1)预防和治疗休克。

(2)妥善处理伤口,包括给伤口迅速止血及清洁。

(3)简单、有效地固定。

(4)预防和治疗感染。

## 七、救护措施

### (一)现场急救护理

1.抢救生命

(1)心跳、呼吸停止:伤员的心跳和呼吸已停止,或濒于停止,应立即施行心脏胸外按压和人工呼吸,直至医师到达。然后协同医师采取心内药物注射、人工呼吸机给氧、静脉切开等相应措施。

(2)急性大量失血:外出血较易被发现,但有时估计不足,因为外出血处常被过厚的敷料包扎或衣物所掩盖。因此,应将伤员的衣裤和敷料全部去除,仔细观察伤口。内出血往往是导致伤员短时间内死亡的主要原因。如发现胸部损伤者有肋骨骨折及呼吸急促,应怀疑有大量血胸,应通过物理检查、X线检查或胸腔穿刺迅速确定诊断,采取有效措施。如伤员腹肌紧张,有明显腹痛、压痛及反跳痛,肠鸣音稀少,应怀疑腹腔内出血,须迅速行腹腔穿刺,如有血液渗出,立即开腹止血。发生严重的骨盆骨折合并盆腔内静脉丛破裂,伤员可因大量失血而死亡。大量失血可导致休克。接触伤员时如伤员已经发生休克,就应考虑到上述的可能性。即使伤员尚未休克,也可由于病变的进展而出现休克。对有严重多发损伤的伤员,应严密观察呼吸、脉搏、血压和血红蛋白,直到病情稳定。

(3)昏迷:昏迷多由颅脑损伤所致,对昏迷的伤员应保持其呼吸道通畅。呼吸受阻的原因常为舌根后坠、血液或呕吐物填塞气管或喉部,若处理不当,伤员可因急性缺氧而死亡。在现场和运送过程中,应清除伤员口咽部的异物,将伤员置于半卧或俯卧位,以保持呼吸道通畅。到达医院后由于诊断和治疗的需要,需要将伤员置于仰卧位,为了保持呼吸道通畅,可将其头偏向一侧,或托起下颌,或插入导气管,必要时可行气管切开、气管内插管或人工辅助呼吸。妥善处理呼吸道后,应对伤员的意识、瞳孔、呼吸、脉搏、血压等进行严密监测,以判断有无颅内进行性病变。如发现昏迷加深或昏迷-清醒-再昏迷,一侧瞳孔散大且对光反射消失,呼吸缓慢,脉搏缓而有力,血压升高等现象,说明颅内继续出血,以上为开颅探查的适应证。如不及时手术,则血肿扩大,压迫脑实质而形成脑疝。

2.妥善处理伤口

妥善处理伤口要恰当止血,防止污染。应根据不同情况选择止血方法,绝大多数的出血可用绷带、敷料,以加压包扎法止血,方法简便,且肢体远端仍有血液循环,有利于肢体的存活。必要时可在出血部位敷以止血药物,然后加压包扎。遇有活动性大出血,加压包扎不能奏效时,可用止血钳夹住破裂的血管后再结扎。只有用以上方法无效时,才使用止血带。止血带可使肢体远端血运完全断绝,需记录开始使用止血带的时间。可以取出伤口表面的异物,在伤口内不宜使用药物,只用消毒敷料或清洁布类包扎伤口。切勿把外露的骨折端纳入伤口,以免污染深层组织,应在原位固定。

3.简单而有效地固定

固定肢体的主要目的如下:①减少疼痛,防止休克或避免休克加重。②防止合并损伤,移动受伤的肢体时,骨折端可能损伤邻近的血管、神经或脏器。③便于伤员的搬运和转送。急救时的固定是暂时性的,力求简单而有效,不要求对骨折复位。如发现肢体外观畸形严重,骨折端顶压皮肤,肢体远端有血循环障碍,可缓缓用力,沿长轴牵拉肢体,解除严重畸形和对皮肤的压迫,然后再将肢体固定。对开放骨折、有骨端外露者,不宜复位,可原位固定;如发现外露骨折端嵌压创口皮肤,有坏死的可能,应将肢体远段摆在最适当的位置,以解除骨折端对皮肤的压迫。应根据情况而定固定的器材,最好备有特制的夹板或牵引架;否则可就地取材,可采用硬纸板、树枝、木板条等。如现场无适当的固定物,可将骨折的上肢固定在胸壁上,将骨折的下肢同健肢固定在一起。

(二)转送

迅速将伤员从现场转送至医院。如有多数伤员,应根据伤势轻重组织转运,首先转运危及生命者,然后转运有严重开放损伤及骨折者,最后转运轻伤员。若开放性骨折的伤员有受污染而感染的危险,尽量争取6 h内将其送到医院进行清创。应把断离的肢体尽早送到医院,以免离体的肢体发生坏死,无法再植。

对四肢骨折的伤员先做固定,然后再转运。但对脊柱骨折的伤员应注意搬运的方法,搬运不当可加重脊髓损伤,而且可使无脊髓损伤者发生脊髓损伤。一般需2～3人将伤员平托于木板床上或翻滚到木板上,采取仰卧或俯卧位。搬动时要保持伤员的脊柱平直。对颈椎骨折的伤员,要有一个人用两手轻托伤员的头部,保持头与躯干长轴处于同一水平线上,并随躯干相应转动,以防颈椎过伸、过屈和旋转。不必给平卧的伤员用枕,将头颈两侧用软物垫好,防止在搬运过程中发生旋转活动。在搬运脊柱骨折的伤员时,禁止一个人将伤员背起,或一个人托肩、一个人抱腿。

(三)院内救护

1.复位

把错位的骨折端恢复到原来的位置称为复位。不是所有的错位骨折均须复位,只有骨折移位影响功能恢复,妨碍骨折愈合,才是复位的适应证。复位时间原则上愈早愈好。复位法有手法复位、持续牵引复位和手术复位。

(1)手法复位:用手法使骨折复位,手法复位一般应在麻醉下进行,手法应轻柔,患肢经手法牵引和对抗牵引,从骨折的远端向骨折的近端复位。

(2)持续牵引复位:多用于手法复位有困难或夹板、石膏固定有困难者。持续牵引有皮牵引和骨牵引两种方法。

皮肤牵引:把宽胶布粘贴在患肢皮肤上或使用预制的牵引带挂上重量做牵引,多用于手法复位失败或局部有严重肿胀,不宜用手法复位者,如肱骨髁上骨折的患者。

骨牵引:通过贯穿在骨组织内的钢针做牵引,可使骨骼承受较大的牵引力。骨牵引适用于成人股骨骨折、胫腓骨不稳定性骨折。

(3)手术复位是施行手术,切开骨折部的软组织,暴露骨折段,在直视下将骨折复位。手术复位适用于以下情况:①手法不能复位,如骨折间软组织嵌入,骨折块连同肌腱断裂。②手法复位及外固定不能保持对位,如胫腓骨斜形或螺旋形骨折。③局部循环不佳,例如,对股骨颈骨折应行稳定的内固定。④患者有合并主要血管损伤的骨折。

2.固定

对复位的骨折处进行固定是骨折愈合的必要条件。固定的形式可分为内固定和外固定。

(1)外固定是指在肢体的外部将骨折处固定,常用的方法有使用石膏、夹板、外固定架和牵引。①石膏外固定:采用石膏夹板的形式做局部固定或超关节固定。②夹板外固定:一般以木制夹板、衬垫和布带作为固定器材,主要用于上肢骨折。③外固定架:常用于开放骨折,多用于胫骨骨折。

(2)内固定是用各种形式的内固定器材直接作用于骨骼本身。常用的内固定器材有内针、螺丝钉、接骨钢板。内固定适用于骨折需手术复位者,骨折虽可用手法复位,但外固定难以维持其位置者,在多发伤中的主要骨干骨折,严重的开放性骨折。

(曹晓凤)

# 第十三章

# 产 科 护 理

## 第一节 妊 娠 剧 吐

妊娠剧吐是指妊娠期恶心,频繁呕吐,不能进食,导致脱水,酸、碱平衡失调以及水、电解质紊乱,甚至肝功能、肾功能损害,严重的可危及孕妇的生命。其发生率为 0.3%～1%。

### 一、病因

病因尚未明确,可能与下列因素有关。

#### (一)人绒毛膜促性腺激素(HCG)水平升高

早孕反应的出现和消失的时间与孕妇血清 HCG 值上升、下降的时间一致。多胎妊娠、葡萄胎患者的 HCG 值显著升高,发生妊娠剧吐的概率也升高。终止妊娠后,呕吐消失。但症状的轻重与血 HCG 水平并不一定呈正相关。

#### (二)精神及社会因素

恐惧妊娠、精神紧张、情绪不稳、经济条件差的孕妇易患妊娠剧吐。

#### (三)幽门螺杆菌感染

近年来研究发现妊娠剧吐的患者与同孕周无症状孕妇相比,血清幽门螺杆菌抗体 IgG 的浓度升高。

#### (四)其他因素

维生素缺乏,尤其是维生素 $B_6$ 缺乏可导致妊娠剧吐、变态反应。研究发现几种组胺受体亚型与呕吐有关,临床上抗组胺治疗呕吐有效。

### 二、病理生理

(1)频繁呕吐导致失水、血容量不足、血液浓缩、细胞外液减少,钾、钠等离子丢失使电解质平衡失调。

(2)患者不能进食,热量摄入不足,发生负氮平衡,使血浆尿素氮及尿酸含量升高。机体动用脂肪组织供给热量,脂肪氧化不全,导致丙酮、乙酰乙酸及 β-羟丁酸聚集,产生代谢性酸中毒。

(3)由于脱水、缺氧,血转氨酶值升高,严重时血胆红素含量升高。机体血液浓缩及血管通透性增加,另外,钠盐丢失,尿量减少,尿中可出现蛋白质及管型。出现肾脏继发性损害,肾小管有退行性变,部分细胞坏死,肾小管的正常排泌功能减退,终致血浆中非蛋白氮、肌酐、尿酸的浓度迅速增加。肾功能受损和酸中毒使细胞内 $K^+$ 较多地移到细胞外,出现高钾血症,严重时心脏停搏。

(4)病程长达数周者,可致严重营养缺乏,由于维生素 C 缺乏,血管脆性增加,可致视网膜出血。

### 三、临床表现

#### (一)恶心、呕吐

恶心、呕吐多见于年轻初孕妇,一般停经 6 周左右出现恶心、呕吐,逐渐加重,直至频繁呕吐,不能进食。

#### (二)水电解质紊乱

严重呕吐、不能进食导致失水、电解质紊乱,使 $H^+$、$Na^+$、$K^+$ 大量丢失,出现低钾血症。营养摄入不足可致负氮平衡,使血浆尿素氮及尿素含量升高。

#### (三)酸、碱平衡失调

机体动用脂肪组织供给能量,使脂肪代谢中间产物——酮体增多,引起代谢性酸中毒。病情发展,可出现意识模糊。

#### (四)维生素缺乏

频繁呕吐、不能进食可引起维生素 $B_1$ 缺乏导致 Wernicke-Korsakoff 综合征。维生素 K 缺乏可致凝血功能障碍,常伴血浆蛋白及纤维蛋白原减少,增加孕妇的出血倾向。

### 四、辅助检查

(1)尿液检查:患者尿比重增加,尿酮体呈阳性,肾功能受损时,尿中可出现蛋白质和管型。

(2)血液检查:血液浓缩,红细胞计数增多,血细胞比容上升,血红蛋白值升高;血酮体可为阳性,二氧化碳结合力降低;肝、肾功能受损害时胆红素、转氨酶、肌酐和尿素氮含量升高。

(3)眼底检查:严重者出现眼底出血。

### 五、诊断及鉴别诊断

根据病史、临床表现及妇科检查,诊断并不困难。可用 B 超检查排除滋养叶细胞疾病,此外尚需与可引起呕吐的疾病(如急性病毒性肝炎、胃肠炎、胰腺炎、胆管疾病、脑膜炎、脑卒中及脑肿瘤)区别。

### 六、并发症

#### (一)Wernicke-Korsakoff 综合征

其发病率为妊娠剧吐患者的 10%,是因妊娠剧吐而长期不能进食,维生素 $B_1$ 缺乏引起的中枢系统疾病,Wernicke 脑病和 Korsakoff 综合征是一个病程中的先后阶段。

维生素 $B_1$ 是糖代谢的重要辅酶,参与糖代谢的氧化脱羧反应。维生素 $B_1$ 缺乏时,体内丙酮酸及乳酸堆积,发生糖代谢的三羧酸循环障碍,使得主要靠糖代谢供给能量的神经组织、骨骼肌和心肌代谢出现严重障碍。病理变化主要发生在丘脑、下丘脑的脑室旁区域、中脑导水管的周围区灰质、乳头体、第四脑室底部、迷走神经运动背核,可出现不同程度的神经细胞和神经纤维轴索或髓鞘的丧失,伴有星形细胞和小胶质细胞的增生。毛细血管扩张,血管的外膜和内皮细胞明显增生,有散在小出血灶。

Wernicke 脑病表现为眼球震颤、眼肌麻痹等眼部症状,躯干性共济失调及精神障碍。症状可同时出现,但大多数患者的精神症状迟发。Korsakoff 综合征表现为严重的近事记忆障碍,表情呆滞,缺乏主动性,产生虚构与错构。部分患者伴有周围神经病变。严重时发展为永久性的精神、神经功能障碍,出现神经错乱、昏迷甚至死亡。

### (二)Mallory-Weiss 综合征

胃、食管连接处的纵向黏膜撕裂出血引起呕血和黑便。严重时,可使食管穿孔,表现为胸痛、剧吐、呕血,需要急症手术治疗。

## 七、治疗与护理

治疗原则:让患者休息、适当禁食,为其计算出入量,纠正脱水、酸中毒及电解质紊乱,补充营养,给予良好的心理支持。

### (一)补液治疗

每天应补充葡萄糖注射液、生理盐水、平衡液,总量为 3 000 mL 左右,加维生素 $B_6$ 100 mg。维生素 C 2～3 g/d,维持每天尿量大于等于 1 000 mL,肌内注射维生素 $B_1$,每天 100 mg。为了更好地利用输入的葡萄糖,可适当加用胰岛素。根据血钾、血钠情况决定补充剂量。根据二氧化碳结合力值或血气分析结果,予以静脉滴注碳酸氢钠溶液。

一般经上述治疗 2～3 d,病情大多迅速好转,症状缓解。待呕吐停止后,可试进少量流食,以后逐渐增加进食量,调整静脉输液量。

### (二)终止妊娠

经上述治疗,若病情不见好转,反而出现下列情况,应迅速终止妊娠:①持续黄疸。②有持续性蛋白尿。③体温升高,持续在 38 ℃以上。④心率每分钟大于 120 次。⑤有多发性神经炎及神经性体征。⑥出现Wernicke-Korsakoff 综合征。

### (三)妊娠剧吐并发 Wernicke-Korsakoff 综合征的治疗

如不紧急治疗,该综合征的死亡率高达 50%,即使积极处理,死亡率约 17%。在未补给足量维生素 $B_1$ 前,静脉滴注葡萄糖会进一步加重三羧酸循环障碍,使病情加重,导致患者昏迷甚至死亡。对长期不能进食的患者应给维生素 $B_1$ 400～600 mg,分次肌内注射,以后每天 100 mg,肌内注射,至能正常进食为止,然后改口服,并给予多种维生素。同时应对患者的内分泌及神经状态进行评价,对病情严重者及时终止妊娠。经早期用大量维生素 $B_1$ 治疗,上述症状可在数日至数周内有不同程度的恢复,但仍有 60% 患者不能得到完全恢复,特别是记忆恢复往往需要 1 年左右。

## 八、预后

绝大多数妊娠剧吐患者预后良好,仅少数病例因病情严重而需终止妊娠。对胎儿,曾有报道因妊娠剧吐而发生酮症者,所生后代的智商较低。

(张　婷)

# 第二节 过 期 妊 娠

平时月经周期规则,妊娠达到或超过 42 周(>294 d)尚未分娩者,称为过期妊娠。其发生率占妊娠总数的 3%～15%。过期妊娠使胎儿窘迫、胎粪吸入综合征、过熟综合征、新生儿窒息、围生儿死亡、巨大儿以及难产等不良结局的发生率升高。

## 一、病因

过期妊娠可能与下列因素有关。

### (一)雌激素、孕激素比例失调

内源性前列腺素和雌二醇分泌不足而黄体酮水平升高,导致孕激素优势,抑制前列腺素和缩宫素的作用,延迟分娩发动,导致过期妊娠。

### (二)头盆不称

部分过期妊娠者的胎儿较大,导致头盆不称和胎位异常,使胎先露部不能紧贴子宫下段及宫颈内口,反射性子宫收缩减少,容易发生过期妊娠。

### (三)胎儿畸形

例如,无脑儿由于无下丘脑,垂体肾上腺轴发育不良或缺如,促肾上腺皮质激素产生不足,胎儿的肾上腺皮质萎缩,使雌激素的前身物质——16α-羟基硫酸脱氢表雄酮不足,从而雌激素分泌减少;小而不规则的胎儿不能紧贴子宫下段及宫颈内口而诱发子宫收缩,导致过期妊娠。

### (四)遗传因素

某家族、某个体常反复发生过期妊娠,提示过期妊娠可能与遗传因素有关。胎盘硫酸酯酶缺乏症是一种罕见的伴性隐性遗传病,可导致过期妊娠。其发生机制是因胎盘缺乏硫酸酯酶,胎儿的肾上腺与肝脏产生的 16α-羟基硫酸脱氢表雄酮不能脱去硫酸根而转变为雌二醇及雌三醇,从而使血雌二醇及雌三醇明显减少,降低子宫对缩宫素的敏感性,使分娩难以启动。

## 二、临床表现

### (一)胎盘

过期妊娠的胎盘病理有两种类型:一种是胎盘功能正常,但重量略有增加。胎盘的外观和镜检结果均与妊娠足月胎盘相似。另一种是胎盘功能减退。肉眼观察胎盘母体面呈片状或多灶性梗死及钙化,胎儿面及胎膜常被胎粪污染,呈黄绿色。

### (二)羊水

正常妊娠 38 周后,羊水量随妊娠推延逐渐减少,妊娠 42 周后羊水迅速减少,约 30% 的过期妊娠者的羊水减至 300 mL 以下。羊水粪染率明显升高,是足月妊娠者的羊水粪染率的 2～3 倍,若同时伴有羊水过少,羊水粪染率达 71%。

### (三)胎儿

过期妊娠胎儿的生长模式与胎盘功能有关,可分以下 3 种。

1.正常生长及巨大儿

胎盘功能正常者,能维持胎儿继续生长。约25%的过期妊娠胎儿成为巨大儿,其中1.4%的胎儿的出生体重>4 500 g。

2.胎儿成熟障碍

10%～20%的过期妊娠并发胎儿成熟障碍。胎盘功能减退与胎盘血流灌注不足、胎儿缺氧及营养缺乏等有关。由于胎盘的合成、代谢、运输及交换等功能出现障碍,胎儿不宜再继续生长发育。临床分为3期:①第Ⅰ期为过度成熟期,表现为胎脂消失,皮下脂肪减少,皮肤干燥、松弛、多皱褶,头发浓密,指(趾)甲长,身体瘦长,容貌似小老人。②第Ⅱ期为胎儿缺氧期,肛门括约肌松弛,有胎粪排出,羊水及胎儿皮肤黄染,羊膜和脐带绿染,胎儿患病率及围生儿死亡率最高。③第Ⅲ期为胎儿全身因粪染历时较长而广泛黄染,指(趾)甲和皮肤呈黄色,脐带和胎膜呈黄绿色,此期胎儿已经历和渡过第Ⅱ期危险阶段,其预后反较第Ⅱ期好。

3.胎儿生长受限

过期妊娠增加对胎儿的危险性,约1/3过期妊娠死产儿为生长受限小样儿。

## 三、处理原则

应根据胎盘功能、胎儿大小、宫颈成熟度综合分析,以确诊过期妊娠,并选择恰当的分娩方式终止妊娠,在产程中密切观察羊水情况、胎心监护,如果出现胎儿窘迫征象,应行剖宫产,尽快结束分娩。

## 四、护理

### (一)护理评估

1.病史

准确核实孕周,确定胎盘功能是否正常是关键。诊断过期妊娠之前必须准确核实孕周。

2.身心诊断

平时月经周期规则,妊娠达到或超过42周(>294 d)未分娩者,可诊断为过期妊娠。由于孕妇结果的不可预知、恐惧、焦虑是过期妊娠孕妇常见的情绪反应。

3.诊断检查

实验室检查:①根据B超检查确定孕周,妊娠20周内,B超检查对确定孕周有重要意义。妊娠5～12周以胎儿顶臀径推算孕周较准确,妊娠12～20周以胎儿双顶径、股骨长度推算预产期较好。②根据妊娠初期血HCG、尿HCG升高的时间推算孕周。

### (二)可能的护理诊断

1.有新生儿受伤的危险

有新生儿受伤的危险与过期胎儿生长受限有关。

2.焦虑

焦虑与担心分娩方式、过期胎儿预后有关。

### (三)预期目标

(1)新生儿不存在因护理不当而产生的并发症。

(2)过期妊娠孕妇能平静地面对事实,接受治疗和护理。

**(四)护理措施**

1.预防过期妊娠

(1)护理人员应加强孕期宣教,使孕妇及其家属认识过期妊娠的危害性。

(2)孕妇应定期进行产前检查,适时结束妊娠。

2.加强监测,判断胎儿在宫内的情况

(1)护理人员应教会孕妇进行胎动计数。妊娠超过 40 周的孕妇通过胎动计数进行自我监测尤为重要。胎动计数每 12 h 大于 30 次为正常,每 12 h 小于 10 次或逐日下降,下降超过 50%,应视为胎盘功能减退,提示胎儿宫内缺氧。

(2)胎儿电子监护仪检测:无应激试验(NST)每周 2 次,胎动减少时应增加检测次数;住院后需每天 1 次监测胎心变化。NST 无反应型需进一步做缩宫素激惹试验(OCT),若反复出现胎心晚期减速,提示胎盘功能减退、胎儿明显缺氧。因 NST 存在较高的假阳性率,故需结合 B 超检查,估计胎儿的安危。

3.终止妊娠的指征及分娩方式

(1)已确诊过期妊娠,终止妊娠的指征有以下几点。①宫颈条件成熟;②胎儿体重>4 000 g 或胎儿生长受限;③12 h 内胎动小于 10 次或 NST 为无反应型,OCT 可疑;④尿雌激素/肌酐持续为低值;⑤羊水过少(羊水暗区<3 cm)和(或)羊水粪染;⑥并发重度子痫前期或子痫。终止妊娠的方法应酌情而定。

(2)引产:宫颈条件成熟、Bishop 评分>7 分者,应予引产;胎头已衔接者,通常采用人工破膜,破膜时羊水多而清者,可静脉滴注缩宫素。在严密监视下经阴道分娩。羊水Ⅱ度污染者若阴道分娩,要在胎肩娩出前用负压吸管或吸痰管吸净胎儿鼻咽部的黏液。

(3)剖宫产:出现胎盘功能减退或胎儿窘迫征象,不论宫颈条件成熟与否,均应行剖宫产,尽快结束分娩。过期妊娠时,胎儿虽有足够储备力,但临产后子宫收缩应激力显著增加,超过胎儿的储备力,出现隐性胎儿窘迫。最好应用胎儿监护仪,及时发现问题,采取应急措施,适时选择剖宫产以挽救胎儿。进入产程后,应鼓励产妇取左侧卧位、吸氧。产程中最好连续监测胎心,注意羊水的性状,必要时取胎儿头皮血测 pH,及早发现胎儿窘迫,并及时处理。过期妊娠时,常伴有胎儿窘迫、羊水粪染,分娩时应做相应准备。胎儿娩出后立即在直接喉镜指引下行气管插管,吸出气管内容物,以减少胎粪吸入综合征。过期儿的患病率和死亡率均升高,应及时发现和处理新生儿窒息,新生儿的脱水、低血容量及代谢性酸中毒等并发症。

**(五)护理评价**

(1)过期妊娠孕妇能积极配合医护措施。

(2)新生儿未发生窒息。

(张 婷)

# 第三节 前置胎盘

妊娠 28 周后,胎盘附着于子宫下段,甚至胎盘下缘达到或覆盖宫颈内口,其位置低于胎先露部,称为前置胎盘。前置胎盘是妊娠晚期严重的并发症,也是妊娠晚期阴道流血最常见的原因。

国内报道其发病率为 0.24%～1.57%。

## 一、病因

目前病因尚不清楚。高龄初产妇(年龄>35 岁)、经产妇、多产妇、吸烟或吸毒妇女为高危人群。其病因可能与下述因素有关。

### (一)子宫内膜病变或损伤

多次刮宫、分娩、子宫手术史等是发生前置胎盘的高危因素。上述情况可损伤子宫内膜,引起子宫内膜炎或萎缩性病变,再次受孕时子宫蜕膜血管形成不良、胎盘血供不足,刺激胎盘,使胎盘面积增大,延伸到子宫下段。前次剖宫产手术瘢痕可妨碍胎盘在妊娠晚期向上迁移,增大前置胎盘的可能性。据统计发生前置胎盘的孕妇有 85%～95% 为经产妇。

### (二)胎盘异常

双胎妊娠时胎盘面积过大,前置胎盘发生率较单胎妊娠高;胎盘位置正常而副胎盘位于子宫下段,接近宫颈内口;膜状胎盘大而薄,扩展到子宫下段,可发生前置胎盘。

### (三)受精卵滋养层发育迟缓

受精卵到达子宫腔后,滋养层尚未发育到可以着床的阶段,继续向下游走,到达子宫下段,并在该处着床而发育成前置胎盘。

## 二、分类

根据胎盘下缘与宫颈内口的关系,将前置胎盘分为 3 类(图 13-1)。

(1)完全性前置胎盘又称中央性前置胎盘,胎盘组织完全覆盖宫颈内口。

(2)部分性前置胎盘:宫颈内口部分为胎盘组织所覆盖。

(3)边缘性前置胎盘胎盘附着于子宫下段,胎盘边缘到达宫颈内口,未覆盖宫颈内口。

胎盘位于子宫下段,与胎盘边缘极为接近,但未达到宫颈内口,称为低置胎盘。胎盘下缘与宫颈内口的关系可因宫颈管消失、宫口扩张而改变。前置胎盘类型可随诊断时期不同而改变,如临产前为完全性前置胎盘,临产后因宫口扩张而成为部分性前置胎盘。目前临床上均依据处理前最后一次检查结果来分类。

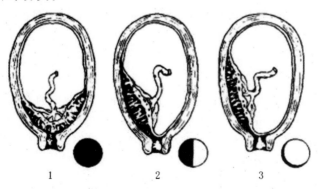

1.完全性前置胎盘;2.部分性前置胎盘;3.边缘性前置胎盘。

**图 13-1　前置胎盘的类型**

### 三、临床表现

#### (一)症状

前置胎盘的典型症状是妊娠晚期或临产时,发生无诱因、无痛性反复阴道流血。妊娠晚期子宫下段逐渐伸展,牵拉宫颈内口,宫颈管缩短;临产后规律子宫收缩使宫颈管消失,成为软产道的一部分。宫颈外口扩张,附着于子宫下段及宫颈内口的胎盘前置部分不能相应伸展而与其附着处分离,血窦破裂出血。前置胎盘出血前无明显诱因,初次出血量一般不多,剥离处血液凝固后,出血自然停止;也有初次出血即为致命性大出血而导致休克的。由于子宫下段不断伸展,前置胎盘出血常反复发生,出血量也越来越多。阴道流血发生的早晚、发生次数、出血量多少与前置胎盘的类型有关。完全性前置胎盘初次出血时间早,多在妊娠 28 周左右,称为警戒性出血。边缘性前置胎盘出血多发生于妊娠晚期或临产后,出血量较少。部分性前置胎盘的初次出血时间、出血量及反复出血次数介于前两者之间。

#### (二)体征

前置胎盘孕妇的体征与出血量有关,大量出血呈现面色苍白、脉搏微弱、血压下降等休克表现。子宫软,无压痛,子宫大小与妊娠周数相符。由于子宫下段有胎盘占据,影响胎先露部入盆,故胎先露高浮,易并发胎位异常。反复出血或一次出血量过多,使胎儿宫内缺氧,严重者胎死宫内。当前置胎盘附着于子宫前壁时,可在耻骨联合上方听到胎盘杂音。临产时检查见子宫收缩为阵发性,间歇期子宫完全松弛。

### 四、处理原则

处理原则是抑制子宫收缩、止血、纠正贫血和预防感染。根据阴道流血量、有无休克、妊娠周数、胎位、胎儿是否存活、是否临产及前置胎盘类型等做出决定。

#### (一)期待疗法

应在保证孕妇安全的前提下尽可能延长孕周,以提高围生儿存活率。期待疗法适用于妊娠<34 周、胎儿体重<2 000 g、胎儿存活、阴道流血量不多、一般情况良好的孕妇。

尽管国外有资料证明,关于前置胎盘孕妇的妊娠结局,住院治疗与门诊治疗并无明显差异,但我国仍应强调住院治疗。前置胎盘孕妇住院期间,护理人员要密切观察病情变化,为孕妇提供全面、优质的护理。

#### (二)终止妊娠

1.终止妊娠的指征

孕妇反复发生多量出血甚至休克,无论胎儿成熟与否,为了孕妇的安全应终止妊娠;期待疗法中孕妇发生大出血或出血量虽少,但胎龄达孕 36 周以上,胎儿成熟度检查提示胎儿肺成熟者;胎龄未达孕 36 周,出现胎儿窘迫征象,或胎儿电子监护发现胎心异常;孕妇出血量多,危及胎儿;胎儿已死亡或出现难以存活的畸形,如无脑儿。

2.剖宫产

剖宫产可在短时间内娩出胎儿,迅速结束分娩,对母儿相对安全,是处理前置胎盘的主要手段。剖宫产指征包括:完全性前置胎盘,持续大量阴道流血;部分性前置胎盘和边缘性前置胎盘的出血量较多,先露高浮,短时间内不能结束分娩;胎心异常。术前应积极纠正贫血、预防感染等,备血,做好处理产后出血和抢救新生儿的准备。

3.阴道分娩

边缘性前置胎盘孕妇,如果枕先露,阴道流血不多,无头盆不称和胎位异常,估计在短时间内能结束分娩者,可试产。

## 五、护理

### (一)护理评估

1.病史

注意识别有无剖宫产术、人工流产术及子宫内膜炎等前置胎盘的易发因素。注意妊娠中特别是孕 28 周后,孕妇是否出现无痛性、无诱因的反复阴道流血症状,并详细记录具体经过及医疗处理情况。

2.身心状况

孕妇的一般情况与出血量密切相关。大量出血时可见面色苍白、脉搏细速、血压下降等休克症状。孕妇可因突然阴道流血而感到恐惧或焦虑,既担心自己的健康,又担心胎儿的安危,可能显得恐慌、紧张、手足无措。

3.诊断检查

(1)产科检查:子宫大小与妊娠月份相符。胎儿方位清楚,先露高浮。胎心可正常,也可因孕妇失血过多而异常或消失。前置胎盘位于子宫下段前壁时,可于耻骨联合上方听见胎盘血管杂音。临产后检查,子宫收缩为阵发性,间歇期子宫肌肉可以完全放松。

(2)超声波检查:通过 B 超可清楚看到子宫壁、胎头、宫颈和胎盘的位置,胎盘定位准确率达95%以上,可反复检查。B 超是目前最安全、有效的首选检查方法。

(3)阴道检查:目前一般不主张应用,只有近临产期,孕妇出血不多,终止妊娠前,为排除其他出血原因或明确诊断,以决定分娩方式才采用。阴道检查操作必须在输血、输液和做好手术准备的情况下方可进行。对怀疑前置胎盘的个案,切忌肛门检查。

(4)术后检查胎盘及胎膜:胎盘的前置部分可见附着的陈旧血块,呈黑紫色或暗红色,如这些改变位于胎盘的边缘,而且胎膜破口处与胎盘边缘的距离<7 cm,则为部分性前置胎盘。如行剖宫产术,术中可直接了解胎盘附着的部分并确立诊断。

### (二)护理诊断

1.潜在并发症

潜在并发症为出血性休克。

2.有感染的危险

有感染的危险与前置胎盘剥离面靠近宫颈口、细菌易经阴道上行感染有关。

### (三)预期目标

(1)接受期待疗法的孕妇血红蛋白不再继续下降,胎龄可达或更接近足月。

(2)产妇未发生产后出血或产后感染。

### (四)护理措施

根据病情,须立即接受终止妊娠的孕妇,立即安排孕妇取去枕侧卧位,开放静脉,配血,做好输血准备。在抢救休克的同时,按腹部手术患者的护理进行术前准备,并做好母儿生命体征监护及抢救的准备工作。对接受期待疗法的孕妇的护理措施如下:

**1.保证休息**

孕妇需住院观察,绝对卧床休息,以左侧卧位为佳,定时间断吸氧,每天 3 次,每次 1 h,以提高胎儿血氧供应。此外,还需避免各种刺激,以减少出血的可能。护理人员进行腹部检查时动作要轻柔,禁做阴道检查和肛门检查。

**2.纠正贫血**

除给孕妇口服硫酸亚铁、输血外,护理人员应加强饮食指导,建议孕妇多食高蛋白及含铁丰富的食物,如动物肝脏、绿叶蔬菜和豆类。这样的饮食一方面有助于纠正贫血,另一方面还可以增强机体抵抗力,同时也促进胎儿发育。

**3.监测生命体征**

护理人员应严密观察并记录孕妇的生命体征,阴道流血的量、颜色,检测胎儿宫内状态。护理人员应按医嘱及时完成实验室检查项目,并交叉配血以备用。发现异常时,护理人员要及时报告医师并配合处理。

**4.预防产后出血和感染**

(1)产妇回病房休息时,护理人员应严密观察产妇的生命体征及阴道流血情况,如果发现异常,及时报告医师,以防止或减少产后出血。

(2)护理人员应及时更换会阴垫,以保持产妇的会阴部清洁、干燥。

(3)产妇分娩后,护理人员应及早使用子宫收缩剂,以预防产妇产后大出血;对新生儿严格按照高危儿处理。

**5.健康教育**

护理人员应加强对孕妇的管理和宣教。护理人员应指导围孕期妇女避免吸烟、酗酒等不良行为,避免多次刮宫、引产或宫内感染,防止多产,减少子宫内膜损伤或子宫内膜炎。孕妇如果出现妊娠期出血,应及时就医。

**(五)护理评价**

(1)接受期待疗法的孕妇在胎龄接近(或达到)足月时终止妊娠。

(2)产妇未出现出血和感染。

(张　婷)

# 第四节　胎盘早剥

妊娠 20 周以后或分娩期位置正常的胎盘在胎儿娩出前部分或全部从子宫壁剥离,称为胎盘早剥。胎盘早剥是妊娠晚期的严重并发症,具有起病急、发展快的特点,若处理不及时可危及母儿生命。国外胎盘早剥的发病率为 1‰～2‰,国内胎盘早剥的发病率为 0.46‰～2.1‰。

## 一、病因

胎盘早剥确切的原因及发病机制尚不清楚,可能与下列因素有关。

### (一)孕妇的血管病变

孕妇患严重妊娠期高血压疾病、慢性高血压、慢性肾脏病或全身血管病变时,胎盘早剥的发生率升高。妊娠合并上述疾病时,底蜕膜螺旋小动脉痉挛或硬化,引起远端毛细血管变性坏死甚至破裂出血,血液流至底蜕膜与胎盘之间,形成胎盘后血肿,致使胎盘与子宫壁分离。

### (二)机械性因素

受外伤,尤其是腹部直接受到撞击或挤压时可发生胎盘剥离。脐带过短(<30 cm)或脐带绕颈、绕体部分相对过短,分娩过程中胎儿下降,牵拉脐带而造成胎盘剥离;羊膜穿刺时刺破前壁胎盘附着处,血管破裂出血,可引起胎盘剥离。

### (三)宫腔内压力骤减

双胎妊娠者分娩时,第一胎儿娩出过快;羊水过多时,人工破膜后羊水流出过快,均可使宫腔内压力骤减,子宫骤然收缩,胎盘与子宫壁发生错位剥离。

### (四)子宫静脉压突然升高

妊娠晚期或临产后,孕妇长时间处于仰卧位,子宫压迫下腔静脉,回心血量减少,血压下降。此时子宫静脉淤血,静脉压升高,蜕膜内静脉淤血或破裂,形成胎盘后血肿,导致部分或全部胎盘剥离。

### (五)其他高危因素

高龄孕妇、吸烟、滥用可卡因、孕妇代谢异常、孕妇有血栓形成倾向、孕妇有子宫肌瘤(尤其是胎盘附着部位肌瘤)等与胎盘早剥的发生有关。有胎盘早剥史的孕妇再次发生胎盘早剥的危险性比无胎盘早剥史者高。

## 二、分类及病理变化

胎盘早剥的主要病理改变是底蜕膜出血并形成血肿,使胎盘从附着处分离。按病理类型,胎盘早剥可分为显性剥离、隐性剥离及混合性剥离 3 种(图 13-2)。若底蜕膜出血量少,出血很快停止,多无明显的临床表现,仅在产后检查胎盘时发现胎盘母体面有凝血块及压迹。若底蜕膜继续出血,形成胎盘后血肿,胎盘剥离面随之扩大,血液冲开胎盘边缘,在胎膜与子宫壁之间经过颈管向外流出,称为显性剥离或外出血。若胎盘边缘仍附着于子宫壁或胎先露部固定于骨盆入口,使血液积聚于胎盘与子宫壁之间,称为隐性剥离或内出血。由于子宫内有妊娠产物,子宫肌不能有效收缩,以压迫破裂的血窦而止血,血液不能外流,胎盘后血肿越积越大,子宫底随之升高。当出血达到一定程度时,血液终会冲开胎盘边缘及胎膜而外流,称为混合型出血。偶有出血穿破胎膜而溢入羊水中,形成血性羊水。

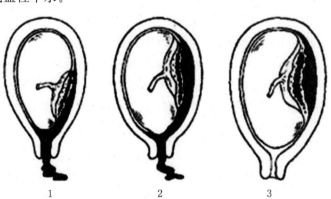

1.显性剥离;2.隐性剥离;3.混合性剥离。

**图 13-2 胎盘早剥类型**

胎盘早剥发生内出血时,血液积聚于胎盘与子宫壁之间。随着胎盘后血肿压力的增加,血液浸入子宫肌层,引起肌纤维分离、断裂甚至变性。当血液渗透至子宫浆膜层时,子宫表面出现紫蓝色瘀斑,称为子宫胎盘卒中,又称为库弗莱尔子宫。有时血液还可渗入输卵管系膜、卵巢生发上皮下、阔韧带。子宫肌层由于被血液浸润,收缩力减弱,造成产后出血。

严重的胎盘早剥可以引发一系列病理生理改变。从剥离处的胎盘绒毛和蜕膜中释放大量组织凝血活酶,进入母体血循环,激活凝血系统,导致弥散性血管内凝血(disseminated intravascular coagulation,DIC),肺、肾等脏器的毛细血管内微血栓形成,造成脏器缺血和功能障碍。胎盘早剥持续时间越长,促凝物质不断进入母血,激活纤维蛋白溶解系统,产生大量的纤维蛋白降解产物(fibrin degradation product,FDP),引起继发性纤溶亢进。发生胎盘早剥后,消耗大量凝血因子,并产生高浓度FDP,最终导致凝血功能障碍。

### 三、临床表现

根据病情严重程度,Sher将胎盘早剥分为3度。

#### (一)Ⅰ度

Ⅰ度多见于分娩期,胎盘剥离面积小,孕妇常无腹痛或腹痛轻微,贫血体征不明显。腹部检查见子宫软,大小与妊娠周数相符,胎位清楚,胎心率正常。产后检查见胎盘母体面有凝血块及压迹,即可诊断。

#### (二)Ⅱ度

胎盘剥离面为胎盘面积的1/3左右。主要症状为突然发生持续性腹痛、腰酸或腰背痛,疼痛程度与胎盘后积血量成正比。无阴道流血或流血量不多,贫血程度与阴道流血量不相符。腹部检查见子宫大于相同妊娠周数的正常子宫,子宫底随胎盘后血肿增大而升高。胎盘附着处压痛明显(若胎盘位于后壁则压痛不明显),子宫收缩有间歇,胎位可扪及,胎儿存活。

#### (三)Ⅲ度

胎盘剥离面超过胎盘面积的1/2。临床表现较Ⅱ度重。孕妇可出现恶心、呕吐、面色苍白、四肢湿冷、脉搏细速、血压下降等休克症状,且休克程度大多与阴道流血量不成正比。腹部检查见子宫硬如板,子宫收缩间歇时不能松弛,胎位扪不清,胎心消失。

### 四、处理原则

纠正休克、及时终止妊娠是处理胎盘早剥的原则。孕妇入院时,情况危重,处于休克状态,应积极补充血容量,及时输入新鲜血液,尽快改善孕妇的状况。一旦确诊为胎盘早剥,必须及时终止妊娠。终止妊娠的方法根据胎次、早剥的严重程度、胎儿的宫内状况及宫口开大的情况等而定。此外,对并发症(如凝血功能障碍、产后出血和急性肾衰竭)进行紧急处理。

### 五、护理

#### (一)护理评估

1.病史

孕妇在妊娠晚期或临产时突然发生腹部剧痛,有急性贫血或休克现象,护理人员应高度重视,需要结合有无妊娠期高血压疾病或高血压病史、胎盘早剥史、慢性肾炎史、仰卧位低血压综合征史及外伤史,进行全面评估。

2.身心状况

胎盘早剥孕妇发生内出血时,严重者常表现为急性贫血和休克症状,无阴道流血或有少量阴道流血。护理人员对胎盘早剥孕妇除评估阴道流血的量、颜色评估外,还应重点评估腹痛的程度、性质,孕妇的生命体征和一般情况,以及时、准确地了解孕妇的身体状况。胎盘早剥孕妇入院时情况危急,孕妇及其家属常常感到高度紧张和恐惧。

3.诊断检查

(1)产科检查:通过四步触诊判断胎方位、胎心情况、宫高变化、腹部压痛的范围和程度等。

(2)B超检查:若胎盘与子宫体之间有血肿,在胎盘后方出现液性低回声区,可见不止一个暗区,并见胎盘增厚。若胎盘后血肿较大,能可见到胎盘胎儿面凸向羊膜腔,甚至能使子宫内的胎儿偏向对侧。若血液渗入羊水中,可见羊水回声增强、增多,系羊水混浊所致。当胎盘边缘已与子宫壁分离,未形成胎盘后血肿,则见不到上述图像,故 B 超检查诊断胎盘早剥有一定的局限性。重型胎盘早剥时常伴胎心、胎动消失。

(3)实验室检查:主要了解孕妇的贫血程度及凝血功能。对重型胎盘早剥孕妇应检查肾功能与二氧化碳结合力。若并发 DIC,要进行筛选试验,对结果可疑者可做纤溶确诊试验。

**(二)可能的护理诊断**

1.潜在并发症

潜在并发症为弥散性血管内凝血。

2.恐惧

恐惧与胎盘早剥起病急、进展快,危及母儿生命有关。

3.预感性悲哀

预感性悲哀与死产、切除子宫有关。

**(三)预期目标**

(1)孕妇的出血性休克症状得到控制。

(2)孕妇未出现凝血功能障碍、产后出血和急性肾衰竭等并发症。

**(四)护理措施**

胎盘早剥是一种妊娠晚期严重危及母儿生命的并发症,积极预防非常重要。护理人员应使孕妇接受产前检查,预防和及时治疗妊娠期高血压疾病、慢性高血压、慢性肾病等;妊娠晚期避免仰卧位及腹部外伤;施行外倒转术时动作要轻柔;处理羊水过多者和怀双胎者时,避免子宫腔压力下降过快。对于已诊断为胎盘早剥的孕妇,护理措施如下。

1.纠正休克

护理人员应迅速开放孕妇的静脉,积极补充其血容量,及时输入新鲜血液,密切监测胎儿状态。

2.严密观察病情变化

护理人员应及时发现并发症。凝血功能障碍表现为皮下、黏膜或注射部位出血,子宫出血不凝,有时尿血、咯血及呕血。急性肾衰竭可表现为尿少或无尿。护理人员应高度重视上述症状,一旦发现,及时报告医师并配合处理。

3.为终止妊娠做好准备

一旦确诊为胎盘早剥,应及时终止妊娠。根据孕妇病情的轻重、胎儿的宫内状况、产程进展、胎产式等决定分娩方式,护理人员需为此做好相应准备。

4.预防产后出血

胎盘早剥的产妇在胎儿娩出后易发生产后出血,因此护理人员在产妇分娩后应及时给予子宫收缩剂,并配合按摩子宫,必要时按医嘱做切除子宫的术前准备。对未发生出血者,护理人员在其产后仍应加强生命体征观察,预防晚期产后出血。

5.产褥期的处理

产妇在产褥期应加强营养,纠正贫血。护理人员应更换消毒的会阴垫,保持产妇的会阴清洁,预防感染;根据产妇的身体情况给予母乳指导;对死产者及时采取退乳措施。退乳措施包括分娩后 24 h 内尽早服用大剂量雌激素,同时紧束双乳,少进汤类;取生麦芽,水煎服;针刺足临泣、悬钟等穴位。

**(五)护理评价**

(1)产妇分娩顺利,婴儿平安出生。

(2)产妇未出现并发症。

(张　婷)

# 第五节　胎 膜 早 破

胎膜早破(premature rupture of membranes,PROM)是指在临产前胎膜自然破裂。它是常见的分娩期并发症。妊娠满 37 周者胎膜早破的发生率为 10%,妊娠不满 37 周者胎膜早破的发生率为 2%~3.5%。胎膜早破可引起早产及围生儿死亡率增加,亦可导致孕产妇宫内感染率和产褥期感染率增加。

## 一、病因

一般认为胎膜早破与以下因素有关,常为多因素所致。

**(一)上行感染**

上行感染可由生殖道病原微生物所致,引起胎膜炎,使胎膜局部张力下降而破裂。

**(二)羊膜腔压力升高**

羊膜腔压力升高常见于多胎妊娠、羊水过多等。

**(三)胎膜受力不均**

胎先露高浮、头盆不称、胎位异常可使胎膜受压不均,导致破裂。

**(四)营养因素**

缺乏维生素 C、锌及铜,可使胎膜张力下降而破裂。

**(五)宫颈内口松弛**

宫颈内口松弛常由手术创伤或先天性宫颈组织薄弱所致。宫颈内口松弛,胎膜进入扩张的宫颈或阴道内,导致感染或受力不均,最终胎膜破裂。

**(六)细胞因子**

IL-1、IL-6、IL-8、TNF-α 升高,可激活溶酶体酶,破坏羊膜组织,导致胎膜早破。

(七)机械性刺激

创伤或妊娠后期性交可导致胎膜早破。

## 二、临床表现

### (一)症状

孕妇突感有较多液体(有时液体可混有胎脂及胎粪)自阴道流出,无腹痛等其他产兆。当咳嗽、打喷嚏等使腹压增加时,羊水可少量间断性排出。

### (二)体征

肛门指诊或阴道检查时,触不到羊膜囊,上推胎儿先露部可见到羊水流出。如伴羊膜腔感染,可有臭味,并伴有发热、母儿心率加快、子宫压痛、白细胞计数增多、C反应蛋白含量升高。

## 三、对母儿的影响

### (一)对母亲的影响

胎膜早破后,生殖道病原微生物易上行感染,通常感染程度与破膜时间有关。羊膜腔感染时,易发生产后出血。

### (二)对胎儿的影响

胎膜早破经常诱发早产,早产儿易发生呼吸窘迫综合征。羊膜腔感染可引起新生儿吸入性肺炎,严重者发生败血症、颅内感染等。脐带受压、脐带脱垂可致胎儿窘迫。胎膜早破发生的孕周越小,胎肺发育不良的发生率越高,围生儿死亡率越高。

## 四、处理原则

预防感染和脐带脱垂,如有感染、胎儿窘迫征象,及时行剖宫产来终止妊娠。

## 五、护理

### (一)护理评估

1.病史

询问病史,了解孕妇是否有发生胎膜早破的病因,确定具体的胎膜早破的时间、妊娠周数,观察是否有子宫收缩、见红等产兆,是否出现感染征象,是否出现胎儿窘迫现象。

2.身心状况

观察孕妇阴道流液的颜色、质、量,注意其是否有气味。孕妇常因为不了解胎膜早破的原因,而对不可自控的阴道流液形成恐慌,可能担心自身与胎儿的安危。

3.辅助检查

(1)阴道流液的pH测定:正常阴道液pH为4.5～5.5,羊水pH为7.0～7.5。若pH>6.5,提示胎膜早破。该检查的准确率为90%。

(2)肛门检查或阴道窥阴器检查:肛门检查时未触到羊膜囊,上推胎儿先露部,有羊水流出。阴道窥阴器检查时见液体自宫口流出或可见阴道后穹隆有较多混有胎脂和胎粪的液体。

(3)阴道液涂片检查:把阴道液置于载玻片上,待其干燥后镜检,可见羊齿植物叶状结晶(即羊水)。该检查的准确率为95%。

（4）羊膜镜检查：可直视胎先露部，但看不到前羊膜囊，即可诊断。

（5）胎儿纤维结合蛋白（fetal fibronectin,fFN）测定：fFN 是胎膜分泌的细胞外基质蛋白。当宫颈及阴道分泌物内 fFN 含量高于 0.05 mg/L 时，胎膜的抗张能力下降，易发生胎膜早破。

（6）超声检查：羊水量减少可协助诊断，但不可用于确诊。

**（二）护理诊断**

（1）有感染的危险与胎膜破裂后生殖道病原微生物上行感染有关。

（2）孕妇缺乏预防和处理胎膜早破的知识。

（3）有胎儿受伤的危险与脐带脱垂、早产儿肺部发育不成熟有关。

**（三）护理目标**

（1）孕妇无感染征象。

（2）孕妇了解胎膜早破的知识，如突然发生胎膜早破，能够及时进行初步应对。

（3）胎儿无并发症。

**（四）护理措施**

1.预防脐带脱垂

胎膜早破、胎先露部未衔接的孕妇要绝对卧床休息，多采用左侧卧位，注意抬高臀部，防止脐带脱垂而造成胎儿宫内窘迫。护理人员应注意监测胎心变化，进行肛门检查或阴道检查时，确定有无隐性脐带脱垂，一旦发现隐形脐带脱垂，立即通知医师，于数分钟内结束脐带脱垂孕妇的分娩。

2.预防感染

护理人员应保持床单位清洁；将无菌的会阴垫垫于会阴处，勤于更换，保持产妇会阴的清洁、干燥，防止上行感染；更换会阴垫时观察羊水的颜色、质、量等；每天擦洗产妇的会阴 2 次；同时观察产妇的生命体征、血生化指标，了解是否存在感染征象；按医嘱在破膜 12 h 后给予抗生素，防止感染。

3.监测胎儿的宫内情况

护理人员应密切观察胎心率的变化，嘱孕妇自测胎动。如果观察到混有胎粪的羊水流出（即胎儿宫内缺氧的表现），护理人员应及时给孕妇吸氧，让孕妇取左侧卧位，并根据医嘱做好相应的护理。

对胎膜早破、孕周小于 35 周者，护理人员应根据医嘱给予地塞米松以促进胎肺成熟。对孕周小于 37 周并已临产，或孕周大于 37 周，胎膜早破超过 18 h 仍未临产者，医师应尽快结束分娩。

4.健康教育

护理人员应为孕妇讲解胎膜早破的定义与原因，并强调孕期卫生保健的重要性；指导孕妇如出现胎膜早破现象，无须恐慌，应立即平卧，及时就诊。护理人员应嘱孕妇孕晚期禁止性交，避免腹部碰撞或增加腹压；孕期补充足量的维生素和锌、铜等微量元素。宫颈内口松弛者应多卧床休息，并遵医嘱根据需要于孕 14～16 周行宫颈环扎术。

（张　婷）

# 第六节 胎 儿 窘 迫

胎儿窘迫是指孕妇、胎儿、胎盘等多种原因引起的胎儿宫内缺氧,影响胎儿健康甚至危及生命。胎儿窘迫是一种综合征,主要发生在临产过程中,也可发生在妊娠后期。

## 一、病因

胎儿窘迫的病因涉及多方面,可归纳为三大类。

### (一)母体因素

孕妇出现患有高血压疾病、慢性肾炎、妊娠高血压综合征、重度贫血、心脏病、肺源性心脏病,出现高热,吸烟,有产前出血性疾病,有创伤,急产,出现子宫不协调性收缩,产程延长,子宫过度膨胀,胎膜早破等;或者产妇长期取仰卧位,镇静药、麻醉药使用不当等。

### (二)胎儿因素

胎儿有心血管功能障碍,如严重的先天性心血管疾病、母婴血型不合引起的胎儿溶血、胎儿贫血、胎儿宫内感染。胎儿畸形。

### (三)脐带、胎盘因素

脐带因素有长度异常、缠绕、打结、扭转、狭窄、血肿、帆状附着;胎盘因素有植入异常、形状异常、发育障碍、循环障碍等。

## 二、病理生理

胎儿窘迫的基该病理生理变化是缺血、缺氧引起的一系列变化。缺氧早期或者一过性缺氧时,机体主要通过减少胎盘和自身耗氧量代偿,胎儿则通过减少对肾与下肢血供等方式来保证心、脑的血流量,不产生严重的代偿障碍及器官损害。缺氧严重则可引起严重的并发症。缺氧初期通过自主神经反射兴奋交感神经,使肾上腺儿茶酚胺及皮质醇分泌增多,引起血压上升及心率加快。此时胎儿的大脑、肾上腺、心脏及胎盘的血流增加,而肾、肺、消化系统等血流减少,出现羊水减少、胎儿发育迟缓等。若缺氧继续加重,则转为兴奋迷走神经,血管扩张,有效循环血量减少,主要器官的功能由于血流不能保证而受损,于是胎心率减慢。缺氧继续发展下去可引起严重的器官功能损害,尤其可以引起缺血缺氧性脑病甚至胎死宫内。此过程基本是从低氧血症至缺氧,然后至代谢性酸中毒,主要表现为胎动减少,羊水少,胎心监护基线变异差,出现晚期减速甚至呼吸抑制。由于缺氧时肠蠕动加快,肛门括约肌松弛,胎粪排出。此过程可以形成恶性循环,更加重母体及胎儿的危险。不同原因引起的胎儿窘迫的表现过程可以不完全一致,所以应加强监护、积极评价、及时发现高危征象并积极处理。

## 三、临床表现

胎儿窘迫的主要表现为胎心音改变、胎动异常、羊水胎粪污染或羊水过少,严重者胎动消失。根据临床表现,胎儿窘迫可以分为急性胎儿窘迫和慢性胎儿窘迫。急性胎儿窘迫多发生在分娩期,主要表现为胎心率加快或减慢;子宫收缩应激试验或者 OCT 出现频繁的晚期减速或变异减速;羊水胎粪污染,胎儿头皮血 pH 下降,出现酸中毒。羊水胎粪污染可以分为三度:Ⅰ度,羊水呈浅绿色;Ⅱ度,羊水呈黄绿色,混浊;Ⅲ度,羊水呈棕黄色,稠厚。慢性胎儿窘迫发生在妊娠末期,常延续至临产并加重,主要表现为胎动减少或消失、NST 基线平直、胎儿发育受限、胎盘功能减退、羊水胎粪污染等。

## 四、处理原则

对急性胎儿窘迫者,应积极寻找原因并及时纠正。对宫颈未完全扩张、胎儿窘迫情况不严重的产妇,给予吸氧,嘱产妇取左侧卧位,若胎心率变为正常,可继续观察;若宫口开全、胎先露部已达坐骨棘平面以下3 cm,应尽快助产,助产妇经阴道娩出胎儿;若缩宫素使子宫收缩过强,造成胎心率减慢,应立即停止使用,继续观察,对病情紧迫或经上述处理无效者立即剖宫产结束分娩。对慢性胎儿窘迫者,应根据妊娠周数、胎儿成熟度和窘迫程度决定处理方案。首先应指导孕妇采取左侧卧位,给其间断吸氧,积极治疗并发症,密切监护病情变化。若无法改善,则应在促使胎儿成熟后迅速终止妊娠。

## 五、护理评估

### (一)健康史

了解产妇的年龄、生育史、内科疾病史(如高血压、慢性肾炎、心脏病);了解本次妊娠经过,有无妊娠高血压综合征、胎膜早破、子宫过度膨胀;了解分娩经过,如产程延长(特别是第二产程延长)、缩宫素使用不当;了解有无胎儿畸形、胎盘功能如何。

### (二)身心状况

胎儿窘迫时,孕妇自感胎动增加或停止。在窘迫的早期可表现为胎动过频(每 24 h 大于 20 次);若缺氧未纠正或加重,则胎动转弱且次数减少,进而消失。胎儿轻微缺氧或慢性缺氧时,胎心率加快(多于每分钟 160 次);若长时间或严重缺氧,则胎心率减慢。若胎心率少于每分钟 100 次,则提示胎儿危险。胎儿窘迫时主要评估羊水量和性状。

孕产妇因胎儿的生命遭遇危险而产生焦虑,对需要手术结束分娩产生犹豫、无助感。胎儿不幸死亡的孕产妇,因其感情上受到强烈的创伤,通常会经历否认—愤怒—抑郁—接受的过程。

### (三)辅助检查

1.胎盘功能检查

出现胎儿窘迫的孕妇一般 24 h 尿雌三醇值急骤减少30%～40%,或于妊娠末期连续多次测定在每 24 h 10 mg 以下。

2.胎心监测

胎动时胎心率加速不明显,基线变异率小于每分钟 3 次,出现晚期减速、变异减速等。

3.胎儿头皮血血气分析

pH 低于 7.20。

## 六、护理诊断/诊断问题

### (一)气体交换受损(胎儿)

气体交换受损(胎儿)与胎盘和子宫的血流改变有关。

**(二)焦虑**

焦虑与胎儿宫内窘迫有关。

**(三)预期性悲哀**

预期性悲哀与胎儿可能死亡有关。

## 七、预期目标

(1)胎儿情况改善,胎心率为每分钟 120~160 次。

(2)孕妇能运用有效的应对机制控制焦虑。

(3)产妇能够接受胎儿死亡的现实。

## 八、护理措施

(1)孕妇取左侧卧位,间断吸氧。护理人员应严密监测胎心变化,一般每 15 min 听 1 次胎心或进行胎心监护,注意胎心变化。

(2)护理人员应为手术者做好术前准备,对宫口开全、胎先露部已达坐骨棘平面以下 3 cm 者,应助其尽快阴道分娩。

(3)护理人员应做好新生儿抢救和复苏的准备。

(4)护理人员应做好心理护理。①向孕产妇提供相关信息,包括医疗措施的目的、操作过程、预期结果及孕产妇需做的配合;将真实情况告知孕产妇,有助于其减轻焦虑,也可帮助其面对现实。必要时陪伴产妇,对产妇的疑虑给予适当的解释。②对于胎儿不幸死亡的父母亲,护理人员可安排一个远离其他婴儿和产妇的单人房间,陪伴他们或安排家人陪伴他们;鼓励其诉说悲伤,接纳其抑郁的情绪,提供支持及关怀;若他们愿意,护理人员可让他们看看死产婴儿并同意他们为死产婴儿做一些事情,包括沐浴、更衣、命名、拍照或举行丧礼,但事先应向他们描述死产婴儿的情况,使之有心理准备。护理人员可提供足印卡、床头卡等作为纪念,帮助他们使用适合自己的压力应对技巧和方法。

## 九、结果评价

(1)胎儿情况改善,胎心率为每分钟 120~160 次。

(2)孕妇能运用有效的应对机制来控制焦虑,叙述感受。

(3)产妇能够接受胎儿死亡的现实。

(张 婷)

# 第七节 脐 带 异 常

脐带异常是胎儿窘迫的首位因素,脐带是子宫-胎盘-胎儿联系的纽带,正常脐带长度为 30~70 cm(平均为 55 cm),是血、氧供应及代谢交换的转运站。

## 一、病因

如果脐带的结构或位置异常,可发生母儿血液循环障碍,造成胎儿宫内缺氧而窘迫,严重者可导致胎儿死亡。

## 二、临床表现

脐带异常可分为形态异常、生长异常、位置异常及脐带附着异常。形态异常如脐带扭转、打结、缠绕,生长异常如脐带过长、过短,位置异常如脐带先露、脐带脱垂。

### (一)脐带缠绕

脐带围绕胎儿颈部、四肢或躯干,称脐带缠绕,这是最为常见的脐带异常,其中,以脐带绕颈最为多见。脐带缠绕对胎儿的危害主要是缠绕过紧引起胎儿缺氧,甚至窘迫或死亡。尤其在分娩过程中,胎头下降后脐带出现相对长度不足,拉紧脐带就会阻断血液循环,或出现胎头下降困难、产程延长、胎盘早剥及子宫内翻等并发症。

### (二)脐带扭转

脐带过度扭转发生于近胎儿脐轮部,可使胎儿血运受阻。

### (三)脐带打结

脐带打结有脐带假结和脐带真结两种。脐带假结是由脐静脉迂曲,形似打结或脐血管较脐带长,血管在脐带中扭曲而引起的,对胎儿没有危害。脐带真结与胎儿活动有关,一般发生在怀孕中期,先是出现脐带绕体,后因胎儿穿过脐带套环而形成脐带真结。如果脐带真结处未拉紧则无症状,拉紧就会阻断胎儿血液循环而引起宫内窒息或胎死宫内。

### (四)脐带长度异常

脐带的正常长度为30~70 cm,平均为55 cm。脐带超过80 cm称为脐带过长,不足30 cm称为脐带过短。脐带过长易导致脐带缠绕、打结、脱垂,脐血管受压等。脐带过短在妊娠期常无临床征象,临产后脐带过短引起胎儿下降受阻,产程延长,或者过度牵拉使脐带及血管过紧、破裂,胎儿血液循环受阻,胎心律失常致胎儿窘迫、胎盘早剥。

### (五)单脐动脉

脐带血管中仅有一条脐动脉、一条脐静脉称为单脐动脉,临床上罕见,大多合并胎儿畸形,或胎儿在分娩过程中因脐带受压而突然死亡。

### (六)脐带先露与脐带脱垂

胎膜未破,脐带位于胎先露之前或一侧称脐带先露。胎膜已破,脐带位于胎先露与子宫下段之间称隐性脐带脱垂;脐带脱出子宫口外,降至阴道内,甚至露于外阴称脐带脱垂。胎先露与骨盆入口不衔接,存在间隙时可发生脐带脱垂。

### (七)脐带附着异常

正常情况下脐带附着于胎盘的中央或侧方,如果脐带附着于胎盘之外的胎膜上,则脐血管裸露于宫腔内,称为脐带帆状附着,这种情况在双胞胎中较多见,单胎脐带帆状附着的发生率只有1%。如果帆状血管的位置在宫体较高处,对胎儿的影响很小。在产妇分娩时牵拉脐带或娩出胎盘时脐带附着处发生断裂,使产时出血的概率变大。如果帆状血管位于子宫下段或脐血管绕过子宫口,血管则容易受到压迫而发生血液循环阻断、破裂,对胎儿危害极大。

### 三、护理评估

**(一)健康史**

详细了解产前检查结果,有无羊水过多、胎儿过小、胎位异常、低置胎盘等。

**(二)生理状况**

1.症状

若脐带未受压,可无明显症状。若脐带受压,产妇自觉胎动异常甚至消失。

2.体征

出现频繁的变异减速,上推胎先露部及抬高臀部后恢复。胎儿缺氧严重可伴有胎心消失。对胎膜已破者,阴道检查可在胎先露旁或其前方触及脐带,甚至脐带脱出于外阴。

3.辅助检查

(1)产科检查:在胎先露旁或其前方触及脐带,甚至脐带脱出于外阴。

(2)胎儿电子监护:有频繁的变异减速,甚至胎心音消失。

(3)B超检查:有助于明确诊断。

**(三)心理-社会因素**

评估孕产妇及其家属有无焦虑、恐慌等心理问题,评估其对脐带脱垂的认识程度及家庭支持度。

### 四、护理诊断

**(一)有胎儿窒息的危险**

有胎儿窒息的危险与脐带缠绕、受压、牵拉等导致胎儿缺氧有关。

**(二)焦虑**

焦虑与预感胎儿可能受到危害有关。

**(三)知识缺乏**

孕妇缺乏对脐带异常的认识。

### 五、护理措施

(1)护理人员应告知孕妇密切注意子宫收缩、胎动等情况。有胎位不正、骨盆异常、低置胎盘、胎儿过小等情况的孕妇,如果发现 12 h 内胎动数小于 10 次,或逐日下降 50% 而不能复原,说明胎儿宫内窘迫,应立即就诊。B超检查结合电子监护观察胎心变化可以确诊大部分脐带异常的情况。如果经阴道检查在前羊膜囊内摸到搏动的、手指粗的索状物,其搏动频率与胎心率一致而与孕妇的脉率不一致,则可以诊断为脐带先露。此时胎心大多已有明显异常,出现胎动突然频繁增强、胎心率明显减速等。

(2)存在脐带异常的孕妇在分娩前一般不会出现特殊不适,但孕妇在得知有关胎儿的异常情况时,会紧张、担心。护理人员应该及时、准确地将脐带异常的相关知识告知孕妇,并注意安慰孕妇。发现早期的脐带异常,如单纯的脐带过长、过短、缠绕、扭转,如未引起宫内窘迫,护理人员应向孕妇讲明可以通过改变体位进行纠正。

(3)护理人员应嘱孕妇注意卧床休息,一般以左侧卧位为主,把床头抬高 15°,以缓解膨大的子宫对下腔静脉的压迫,增加胎盘血供,改善胎盘循环。有时改变体位还能减少脐带受压。护理人员可根据情况给予低流量吸氧,通过胎儿电子监护仪观察胎儿的宫内变化,结合胎动计数,必要时行胎儿生物物理评分,这样能较早发现隐性胎儿宫内窘迫。

(4)妊娠晚期,孕妇因脐带异常而不能继续妊娠时,护理人员应协助医师做好待产准备。护理人员对于临产的产妇要密切观察产程进展,根据医师要求做好阴道助产或剖宫产的准备;对于脐带脱垂或宫内窘迫严重的胎儿应做好新生儿窒息抢救准备。

(张　婷)

# 第八节　产　力　异　常

### 一、疾病概要

产力以子宫收缩力为主。子宫收缩力贯穿于分娩全过程。在分娩过程中,子宫收缩的节律性、对称性及极性不正常或强度、频率发生改变,称子宫收缩力异常,简称产力异常。子宫收缩力异常临床上分为子宫收缩乏力和子宫收缩过强两类,每类又分为协调性和不协调性,具体分类见图 13-3。

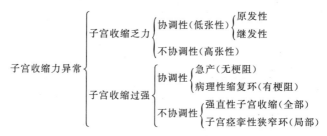

图 13-3　子宫收缩力异常的分类

### 二、子宫收缩乏力

#### (一)护理评估

1.病史

评估有无下列情况:头盆不称或胎位异常,胎先露部下降受阻,子宫壁过度伸展,多产妇子宫肌纤维变性,子宫发育不良或畸形,产妇精神紧张及过度疲劳,内分泌失调产妇体内雌激素、缩宫素、前列腺素、乙酰胆碱等分泌不足,过多应用镇静剂或麻醉剂。

2.身心状况

(1)子宫收缩乏力:有原发性和继发性两种。原发性子宫收缩乏力是指产程开始就出现子宫收缩乏力,宫口不能如期扩张,胎先露部不能如期下降,导致产程延长;继发性子宫收缩乏力是指产程开始时子宫收缩正常,只是在产程较晚阶段(多在活跃期后期或第二产程),子宫收缩转弱,产程进展缓慢甚至停滞。

协调性子宫收缩乏力(低张性子宫收缩乏力):子宫收缩具有正常的节律性、对称性和极性,但收缩力弱,宫腔内压力低,表现为持续时间短,间歇期长且不规律,子宫收缩每 10 分钟少于

2 次。此种子宫收缩乏力多属继发性子宫收缩乏力。协调性子宫收缩乏力由于宫腔内压力低,对胎儿影响不大。

不协调性子宫收缩乏力(高张性子宫收缩乏力):子宫收缩的极性倒置,子宫收缩的兴奋点不是起自两侧宫角部,而是来自子宫下段的一处或多处冲动,子宫收缩波由下向上扩散,收缩波小而不规律,频率高,节律不协调;宫腔内压力虽高,但子宫收缩时宫底部不强,而是子宫下段强,子宫收缩间歇期子宫壁也不完全松弛,表现为子宫收缩不协调,不能使宫口扩张,不能使胎先露部下降,属无效子宫收缩。

(2)产程延长:通过肛门检查或阴道检查,发现子宫收缩乏力导致异常(图 13-4)。产程延长有以下 7 种。

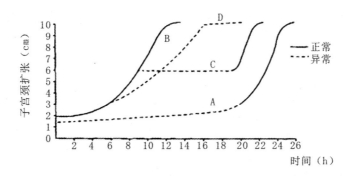

A.潜伏期延长;B.活跃期延长;C.活跃期停滞;D.第二产程延长

**图 13-4　产程异常示意图**

潜伏期延长:从子宫收缩开始至宫口扩张 3 cm 为潜伏期。初产妇的正常潜伏期约 8 h,最大时限 16 h,超过 16 h 为潜伏期延长。

活跃期延长:从宫口扩张 3 cm 开始至宫口开全为活跃期。初产妇的正常活跃期约 4 h,最大时限 8 h,超过 8 h 为活跃期延长。

活跃期停滞:进入活跃期后,宫口扩张无进展超过 2 h,为活跃期停滞。

第二产程延长:初产妇的第二产程超过 2 h,经产妇超过 1 h 尚未分娩,称第二产程延长。

第二产程停滞:第二产程达 1 h,胎头下降无进展,称第二产程停滞。

胎头下降延缓:活跃期晚期至宫口扩张 9～10 cm,胎头下降速度每小时少于 1 cm,称胎头下降延缓。

胎头下降停滞:活跃期晚期,胎头停留在原处不下降超过 1 h,称胎头下降停滞。

以上 7 种产程进展异常可以单独存在,也可以合并存在。总产程超过 24 h 为滞产。

(3)对产妇的影响:产程延长的产妇可出现疲乏无力、肠胀气、排尿困难等,影响子宫收缩,严重时可引起脱水、酸中毒、低钾血症;第二产程延长可导致组织缺血、水肿、坏死,形成膀胱阴道瘘或尿道阴道瘘;胎膜早破以及多次肛门检查或阴道检查增加感染机会;产后子宫收缩乏力影响胎盘剥离、胎盘娩出和子宫壁的血窦关闭,容易引起产后出血。

(4)对胎儿的影响:协调性子宫收缩乏力容易造成胎头在盆腔内旋转异常,使产程延长,增加手术产机会,对胎儿不利。不协调性子宫收缩乏力不能使子宫壁完全放松,影响子宫和胎盘的血液供应,容易造成胎儿窘迫。胎膜早破易致脐带受压或脱垂,造成胎儿窘迫甚至胎死宫内。

**(二)护理诊断**

1.腹痛

腹痛与不协调性子宫收缩有关。

2.有感染的危险

有感染的危险与产程延长、胎膜破裂时间延长有关。

3.焦虑

焦虑与担心自身和胎儿健康有关。

4.潜在并发症

潜在并发症有胎儿窘迫、产后出血。

**(三)护理目标**

(1)疼痛减轻,焦虑减轻,情绪稳定。

(2)未发生软产道损伤、产后出血和胎儿缺氧。

(3)新生儿健康。

**(四)护理措施**

护理人员应对估计不能经阴道分娩者遵医嘱做好剖宫产术准备;在产妇阴道分娩过程中应做好助产的准备。对估计能经阴道分娩者护理人员应实施下列护理措施。

1.加强产时监护,改善产妇的全身状况

护理人员应加强产程观察,持续胎儿电子监护;在第一产程应鼓励产妇多进食,必要时静脉补充营养;避免过多使用镇静药物,注意及时排空产妇的直肠和膀胱。

2.协助医师加强子宫收缩

(1)对协调性子宫收缩乏力应实施下列措施。①人工破膜:对宫口扩张 3 cm 或 3 cm 以上,无头盆不称,胎头已衔接者,可行人工破膜。②静脉滴注缩宫素:适用于协调性子宫收缩乏力,宫口扩张3 cm,胎心良好,胎位正常,头盆相称者。使用方法和注意事项如下:取 2.5 U 缩宫素加入500 mL 5％葡萄糖注射液内,从每分钟 4～5 滴(即 12～15 mU/min)开始,根据子宫收缩强弱进行调整,通常不超过每分钟 40 滴,维持子宫收缩间歇时间 2～3 min,持续时间 40～60 s。对于子宫收缩仍弱者,应酌情增加缩宫素的剂量。在使用缩宫素时,必须有专人守护,严密观察,应注意观察产程进展,监测子宫收缩、胎心率,测量血压。

(2)对不协调性子宫收缩乏力应调节子宫收缩,恢复其极性。要点如下:①给予100 mg哌替啶或 10 mg 安定,静脉推注,不协调性子宫收缩多能恢复为协调性子宫收缩。②在子宫收缩恢复为协调性之前,严禁应用缩宫素。③若经处理,不协调性子宫收缩未能得到纠正,或伴有胎儿窘迫征象,或伴有头盆不称,应行剖宫产术。④若不协调性子宫收缩已被控制,但子宫收缩仍弱,可用协调性子宫收缩乏力时加强子宫收缩的各种方法。

3.预防产后出血及感染

破膜 12 h 以上,应给予抗生素以预防感染。当胎儿前肩娩出时,给予 10～20 U 缩宫素,静脉滴注,使子宫收缩增强,促使胎盘剥离与娩出,子宫血窦关闭。

4.详尽评估新生儿

**(五)护理教育**

护理人员应对孕妇进行产前教育,使孕妇了解分娩是生理过程,增强其对分娩的信心;分娩前鼓励孕妇多进食,必要时静脉补充营养;避免过多使用镇静药物,注意检查有无头盆不称等;注意及时助孕妇排空直肠和膀胱,必要时可行温肥皂水灌肠及导尿。

### 三、子宫收缩过强

#### (一)护理评估

1.协调性子宫收缩过强(急产)

子宫收缩的节律性、对称性和极性均正常,仅子宫收缩力过强、过频。若产道无阻力,宫口迅速开全,分娩在短时间内结束,总产程不足 3 h,称急产。急产在经产妇中多见。

子宫收缩过强、过频,产程过快,可致初产妇宫颈、阴道以及会阴的撕裂伤;接产时来不及消毒可致产褥感染;胎儿娩出后子宫肌纤维缩复不良,易发生胎盘滞留或产后出血;子宫收缩过强、过频影响子宫和胎盘的血液循环,胎儿在宫内缺氧,易发生胎儿窘迫,新生儿窒息甚至死亡;胎儿娩出过快,胎头在产道内受到的压力突然解除,可致新生儿颅内出血;接产时来不及消毒,新生儿易发生感染;若新生儿坠地可致骨折、外伤。

2.不协调性子宫收缩过强

不协调性子宫收缩过度由分娩发生梗阻,不适当地应用缩宫素,粗暴地进行阴道内操作或胎盘早剥,血液浸润子宫肌层等因素造成;引起宫颈内口以上部分的子宫肌层出现强直性痉挛性收缩。子宫收缩间歇期短或无间歇。产妇烦躁不安,持续性腹痛,拒按。胎位触不清,胎心听不清。有时可出现病理缩复环、血尿等先兆子宫破裂征象。子宫壁局部肌肉呈痉挛性不协调性收缩,形成环状狭窄,持续不放松,称子宫痉挛性狭窄环。狭窄环可发生在宫颈、宫体的任何部分,多在子宫上段、下段交界处,也可在胎体某一狭窄部,在胎颈、胎腰处常见。

#### (二)护理措施

(1)有急产史的孕妇在预产期前1～2周不应外出远走,以免发生意外,有条件应提前住院待产。临产后不应灌肠,提前做好接产及抢救新生儿窒息的准备。胎儿娩出时,勿使产妇向下屏气。若急产时来不及消毒及新生儿坠地,应给新生儿肌内注射 10 mg 维生素 $K_1$ 以预防颅内出血,并尽早肌内注射1 500 U精制破伤风抗毒素。产后仔细检查软产道,若有撕裂,应及时缝合。若属未消毒的接产,应给予产妇抗生素以预防感染。

(2)若确诊为强直性子宫收缩,应及时给予产妇子宫收缩抑制剂,例如,把 20 mL 25% 的硫酸镁加入 20 mL 5% 的葡萄糖注射液内,缓慢静脉推注(不少于 5 min)。若强直性子宫收缩的原因属梗阻,应立即行剖宫产术。若不能缓解强直性子宫收缩,应行剖宫产术。

(3)应认真寻找子宫痉挛性狭窄环的原因,及时纠正,停止一切刺激,如禁止阴道内操作、停用缩宫素。若无胎儿窘迫征象,给予产妇镇静剂,也可给予产妇子宫收缩抑制剂,一般可消除异常子宫收缩。

(4)经上述处理,子宫痉挛性狭窄环不能缓解,宫口未开全,胎先露部高,或伴有胎儿窘迫征象,应立即行剖宫产术。若胎死宫内,宫口已开全,可行乙醚麻醉,经阴道分娩。

(张　婷)

# 第九节  产  道  异  常

产道是胎儿经阴道娩出时必经的通道,包括骨产道及软产道。产道异常可使胎儿娩出受阻,临床上以骨产道异常多见。

## 一、骨产道异常

### (一)疾病概要

骨盆是产道的主要构成部分,其大小和形状与分娩的难易有直接关系。骨盆结构、形态异常或径线较正常的短,称为骨盆狭窄。

1.骨盆入口平面狭窄

此类型中,我国妇女常见状况有单纯性扁平骨盆和佝偻病性扁平骨盆。骨盆入口狭窄分级见表13-1。

表 13-1  骨盆入口狭窄分级

| 分级 | 狭窄程度 | 分娩方式 |
|---|---|---|
| 1 级临界性狭窄(临床常见) | 骶耻外径 18 cm<br>入口前后径 10 cm | 绝大多数可经阴道分娩 |
| 2 级相对狭窄(临床常见) | 骶耻外径 16.5～17.5 cm<br>入口前后径 8.5～9.5 cm | 需经试产才能决定可否阴道分娩 |
| 3 级绝对狭窄 | 骶耻外径≤16.0 cm<br>入口前后径≤8.0 cm | 必须剖宫产以结束分娩 |

2.中骨盆及骨盆出口平面狭窄

此类型中,我国妇女常见状况有漏斗骨盆和横径狭窄骨盆。中骨盆及骨盆出口狭窄分级见表13-2。

表 13-2  中骨盆及骨盆出口狭窄分级

| 分级 | 狭窄程度 | 分娩方式 |
|---|---|---|
| 1 级临界性狭窄 | 坐骨棘间径 10 cm<br>坐骨结节间径 7.5 cm | 多数可经阴道分娩 |
| 2 级相对狭窄 | 坐骨棘间径 8.5～9.5 cm<br>坐骨结节间径 6.0～7.0 cm | 需用胎头吸引术或产钳术助产 |
| 3 级绝对狭窄 | 坐骨棘间径≤8.0 cm<br>坐骨结节间径≤5.5 cm | 足月胎儿一般不能经阴道分娩,应行剖宫产结束分娩 |

3.骨盆三个平面狭窄

骨盆三个平面狭窄称为均小骨盆。骨盆形状正常,但骨盆入口、中骨盆及骨盆出口平面均狭窄,各径线均小于正常值 2 cm 或以上,多见于身材矮小、体型匀称的妇女。

4.畸形骨盆

畸形骨盆见于小儿麻痹后遗症、先天性畸形、脊柱结核与骨盆关节病变等。骨盆变形,左右不对称,失去正常形态称畸形骨盆。

(二)护理评估

1.病史

询问孕妇幼年有无佝偻病、脊髓灰质炎、脊柱结核、髋关节结核以及外伤史。对经产妇,应了解既往有无难产史及其发生原因,新生儿有无产伤等。

2.身心状态

(1)骨盆入口平面狭窄的临床表现。①胎头衔接受阻:若骨盆入口平面狭窄,即使已经临产,但胎头仍未入盆,经检查胎头跨耻征阳性。胎位异常(如臀先露、颜面位或肩先露)的发生率是骨盆正常时的3倍。②潜伏期及活跃期早期延长:若已临产,骨盆的狭窄程度不同,产力强弱、胎儿大小及胎位情况不同,临床表现也不尽相同。

(2)中骨盆平面狭窄的临床表现。①胎头能正常衔接:潜伏期及活跃期早期进展顺利。当胎头下降达中骨盆时,由于内旋转受阻,胎头被阻于中骨盆狭窄部位之上,常出现持续性枕横位或枕后位,同时出现继发性子宫收缩乏力,活跃期后期及第二产程延长甚至第二产程停滞。②中骨盆狭窄的临床表现:当胎头受阻于中骨盆时,有一定可塑性的胎头开始变形,颅骨重叠,胎头受压,使软组织水肿,产瘤较大,严重时可发生脑组织损伤、颅内出血及胎儿宫内窘迫。若中骨盆狭窄程度严重,子宫收缩又较强,可发生先兆子宫破裂及子宫破裂,强行阴道助产可导致严重软产道裂伤及新生儿产伤。

(3)骨盆出口平面狭窄的临床表现:骨盆出口平面狭窄与中骨盆平面狭窄常同时存在。若单纯骨盆出口平面狭窄,第一产程进展顺利,胎头达盆底受阻,胎头不能通过出口横径。强行阴道助产可导致软产道、骨盆底肌肉及会阴严重损伤。

3.检查

(1)一般检查:测量身高,如孕妇身高为145 cm,应警惕均小骨盆。观察的孕妇体型、步态,有无跛足,有无脊柱及髋关节畸形,米氏菱形窝是否对称,有无尖腹及悬垂腹等。

(2)腹部检查。①腹部形态:观察腹型,用尺测腹围,预测胎儿的体重,判断胎儿能否通过骨产道。②胎位异常:骨盆入口狭窄往往因头盆不称,胎头不易入盆导致胎位异常,如臀先露、肩先露。③估计头盆关系:正常情况下,部分初孕妇在预产期前2周,经产妇于临产后,胎头应入盆。如已临产,胎头仍未入盆,则应充分估计头盆关系。检查头盆是否相称的具体方法:孕妇排空膀胱,仰卧,两腿伸直。检查者将手放在耻骨联合上方,将浮动的胎头向骨盆腔方向推压。若胎头低于耻骨联合前表面,表示胎头可以入盆,头盆相称,称胎头跨耻征阴性;若胎头与耻骨联合前表面在同一平面,表示可疑头盆不称,称胎头跨耻征可疑阳性;若胎头高于耻骨联合前表面,表示头盆不称,称胎头跨耻征阳性。图13-5为头盆关系。

(3)骨盆测量。①骨盆外测量:骨盆外测量各径线小于2 cm为均小骨盆。骶耻外径小于18 cm为扁平骨盆。坐骨结节间径小于8 cm,耻骨弓角度小于90°,为漏斗骨盆。骨盆两侧径(一侧髂前上棘至对侧髂后上棘的距离)及同侧(髂前上棘至同侧髂后上棘的距离)直径相差大于1 cm为偏斜骨盆。②骨盆内测量:骨盆外测量发现异常,应进行骨盆内测量。对角径小于11.5 cm,骶岬突出为骨盆入口平面狭窄,这样的骨盆属于扁平骨盆。中骨盆平面狭窄及骨盆出口平面狭窄往往同时存在,应测量骶骨前面弯度、坐骨棘间径、坐骨切迹宽度。若坐骨棘间径小于 10 cm,坐骨切迹宽度小于 2 横指,为中骨盆平面狭窄。若坐骨结节间径小于 8 cm,应测量出口后矢状径及检查骶尾关节活动度,估计骨盆出口平面的狭窄程度。若坐骨结节间径与出口后矢状径之和小于 15 cm,为骨盆出口狭窄。图 13-6 为对角径测量法。

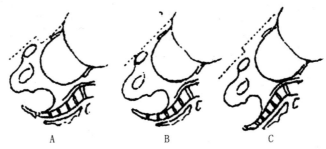

A.头盆相称;B.可疑头盆不称;C.头盆不称。

**图 13-5 头盆关系**

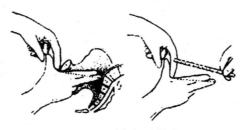

**图 13-6 对角径测量法**

### (三)护理诊断

1.恐惧

恐惧与分娩结果未知及手术有关。

2.有新生儿受伤的危险

有新生儿受伤的危险与手术产有关。

3.有感染的危险

有感染的危险与胎膜早破有关。

4.潜在并发症

潜在并发症是失血性休克。

### (四)护理目标

(1)产妇恐惧感减轻。

(2)产妇及新生儿未出现护理不当引起的并发症。

### (五)护理措施

1.心理支持及一般护理

在分娩过程中,护理人员应安慰产妇,使其精神舒畅,信心倍增,保证营养及水分的摄入,必要时补液。护理人员应注意让产妇休息,要监测子宫收缩的强弱,勤听胎心,检查胎先露部下降及宫口扩张的程度。

2.对不同情况的处理

(1)护理人员明确狭窄骨盆的类别和程度,了解胎位、胎儿大小、胎心率、子宫收缩的强弱、宫口扩张程度、破膜与否,结合年龄、产次、既往分娩史进行综合判断,决定分娩方式。

(2)对骨盆入口平面狭窄者,在临产前或在分娩发动时有下列情况时实施剖宫产术。①明显头盆不称(绝对性骨盆狭窄):骶耻外径≤16.0 cm,骨盆入口前后径≤8.0 cm,胎头跨耻征阳性。若胎儿死亡,如骨盆入口前后径<6.5 cm,即使碎胎也不能娩出,必须剖宫产。②轻度狭窄,同时具有下列情况:胎儿大,胎位异常,产妇是高龄初产妇,产妇有重度妊娠高血压疾病,胎儿珍贵。③屡有难产史且无一胎儿存活。

(3)试产。骨盆入口平面狭窄属于轻度头盆不称(相对性骨盆狭窄):骶耻外径为16.5～17.5 cm,骨盆入口前后径为8.5～9.5 cm,胎头跨耻征可疑阳性。足月活胎体重<3 000 g,胎心率和产力正常,可在严密监护下进行试产。试产时护理人员应密切观察子宫收缩、胎心音及胎头下降的情况,并注意产妇的营养和休息。如宫口渐开大,胎头渐渐下降入盆,即为试产成功,产妇多能自产,必要时可用负压吸引或产钳助产。若子宫收缩良好,经2～4 h(视头盆不称的程度而定)胎头仍不下降,宫口扩张迟缓或停止扩张,表明试产失败,应及时行剖宫产术以结束分娩。若试产时出现子宫破裂先兆或胎心音有改变,应从速剖宫。对并发子宫收缩乏力、胎膜早破及持续性枕后位者,也以剖宫产为宜。如胎儿已死,则以穿颅为宜。

(4)对中骨盆及骨盆出口平面狭窄的处理:对中骨盆狭窄者,若宫口已开全,胎头下降至坐骨棘水平以下,可采用手法或胎头吸引器将胎头位置转正,再行胎头吸引术或产钳术助产;若胎头阻滞在坐骨棘水平以上,应行剖宫产术。

出口狭窄多伴有中骨盆狭窄。出口是骨产道的最低部位。出口横径<7 cm,应测后矢状径,即自出口横径的中心点至尾骨尖的距离。如横径与后矢状径之和>15 cm,胎头可通过,大都须做较大的会阴切开,以免发生深度会阴撕裂。如二者之和<15 cm,则胎头不能通过,需剖宫或穿颅。

(5)对骨盆三个平面狭窄的处理:若估计胎儿不大,胎位正常,头盆相称,子宫收缩好,可以试产。通常可通过胎头变形和极度俯屈,以胎头最小径线通过骨盆腔,可能经阴道分娩。若胎儿较大,有明显头盆不称,胎儿不能通过产道,应尽早行剖宫产术。

(6)对畸形骨盆的处理:根据畸形骨盆的种类、狭窄程度,胎儿大小,产力等情况具体分析。若畸形严重,明显头盆不称,应及时行剖宫产术。

3.其他

预防并发症,加强新生儿护理。

## 二、软产道异常

软产道异常亦可引起难产,软产道包括子宫下段、宫颈、阴道及外阴。软产道异常所致的难产少见,容易被忽视。应于妊娠早期常规行双合诊检查,以了解外阴、阴道及宫颈情况,有无其他盆腔异常等。

### (一)外阴异常

外阴异常包括会阴坚韧、外阴水肿、有外阴瘢痕等。

### (二)阴道异常

阴道异常包括有阴道横隔、阴道纵隔、阴道尖锐湿疣、阴道囊肿和肿瘤,阴道狭窄等。

### (三)宫颈异常

宫颈异常包括宫颈外口黏合,宫颈水肿,宫颈坚韧,有宫颈瘢痕、宫颈癌、宫颈肌瘤等。

(张　婷)

# 第十节　羊　水　栓　塞

羊水栓塞(amniotic fluid embolism,AFE)是指在分娩过程中,羊水突然进入母体血循环而引起急性肺栓塞、休克、弥散性血管内凝血(DIC)、肾衰竭和猝死的严重分娩并发症。其起病急、病情凶险,是造成孕产妇死亡的重要原因之一。该病发生于足月分娩者,死亡率高达 70%~80%;也可发生在妊娠早、中期的流产中,但病情较轻,死亡率较低。

## 一、病因

羊水栓塞是由污染羊水中的有形物质(胎儿的毳毛、角化上皮细胞、胎脂、胎粪)进入母体血液循环引起的。通常有以下几个原因。

(1)羊膜腔内压力升高(子宫收缩过强),胎膜与宫颈壁分离或宫颈口扩张引起宫颈黏膜损伤时,静脉血窦开放,羊水进入母体血液循环。

(2)发生宫颈裂伤、子宫破裂、胎盘早剥时或剖宫产术中羊水通过病理性开放的子宫血窦进入母体血液循环。

(3)行羊膜腔穿刺或钳刮术时子宫壁损伤处的静脉窦可以成为羊水进入母体的通道。

## 二、病理生理

近年来研究认为,羊水栓塞主要是变态反应。羊水进入母体血液循环后,通过阻塞肺小血管,引起变态反应,导致凝血机制异常,使机体发生一系列的病理生理变化。

### (一)肺动脉高压

羊水内的有形物质(如胎儿的毳毛、胎脂、胎粪、角化上皮细胞)直接形成栓子。一方面,羊水的有形物质激活凝血系统,使小血管内形成广泛的血栓而阻塞肺小血管,反射性引起迷走神经兴奋,使肺小血管痉挛加重。另一方面,羊水内的有形物质经肺动脉进入肺循环,阻塞小血管,引起肺内小支气管痉挛,支气管内分泌物增加,使肺通气量、换气量减少,反射性地引起肺小血管痉挛,肺小管阻塞而引起肺动脉压升高,导致急性右心衰竭,继而发生呼吸功能和循环功能衰竭,产妇休克,甚至死亡。

### (二)过敏性休克

羊水中有形物质成为致敏原,作用于母体,引起变态反应。羊水栓塞后多立即出现血压骤降甚至消失,甚至出现心功能、肺功能衰竭的表现。

### (三)弥散性血管内凝血(DIC)

妊娠时母体血液呈高凝状态。羊水中含有大量促凝物质,可激活母体凝血系统,进入母体血液循环后,在血管内产生大量的微血栓,消耗大量的凝血因子和纤维蛋白原,从而导致 DIC。纤维蛋白原下降可激活纤溶系统,由于大量凝血物质的消耗和纤溶系统的激活,产妇的血液由高凝状态转变为纤溶亢进,血液不凝固,极易发生严重的产后出血及失血性休克。

#### (四)急性肾衰竭

休克和 DIC 导致肾脏急剧缺血,进一步发生肾衰竭。

### 三、临床表现

#### (一)症状

羊水栓塞起病急骤,来势凶险,多发生于分娩过程中,尤其发生在胎儿娩出前后的短时间内。临床经过可分为以下 3 个阶段。

**1.急性休克期**

在分娩过程中,尤其是刚破膜不久,产妇突然打寒战、烦躁不安、气急、恶心、呕吐,继而出现呛咳、呼吸困难、发绀、抽搐、昏迷,迅速出现循环衰竭,进入休克或昏迷状态。病情严重者在数分钟内死亡。

**2.出血期**

产妇渡过呼吸系统、循环系统衰竭和休克阶段而进入凝血功能障碍阶段,表现为难以控制的大量出血,血液不凝,身体其他部位出血,如切口渗血、全身皮肤黏膜出血、血尿、消化道大出血或肾脏出血。产妇可死于出血性休克。

**3.急性肾衰竭**

后期存活的患者出现少尿、无尿和尿毒症的症状。循环系统功能衰竭引起肾脏缺血,DIC 早期形成的血栓堵塞肾内小血管,引起肾脏缺血、缺氧,导致肾脏器质性损害。

#### (二)体征

心率加快,血压骤降,肺部听诊可闻及湿啰音。全身皮肤黏膜有出血点及瘀斑,阴道流血不止,切口渗血不凝。

### 四、处理原则

及时处理,立即抢救,抗过敏,纠正呼吸系统、循环系统衰竭,改善低氧血症,抗休克,防止DIC 和肾衰竭的发生。

### 五、护理

#### (一)护理评估

**1.病史**

评估发生羊水栓塞的诱因,有无胎膜早破或人工破膜,前置胎盘或胎盘早剥,子宫收缩过强或强直性子宫收缩,中期妊娠引产或钳刮术,羊膜腔穿刺术等病史。

**2.身心状况**

胎膜破裂后,胎儿娩出后或手术中产妇突然出现、寒战、呛咳、气急、烦躁不安、尖叫、呼吸困难、发绀、抽搐、出血不凝、不明原因休克等症状和体征,血压下降或消失,应考虑为羊水栓塞,立即进行抢救。

**3.辅助检查**

(1)血涂片:采集下腔静脉血,镜检见到羊水中的有形成分,可确诊。

(2)床旁胸部 X 线摄片:可见肺部双侧弥漫性点状、片状浸润影,沿肺门分布,伴轻度肺不张和右心扩大。

(3)床旁心电图或心脏彩色多普勒超声检查:提示有心房、有心室扩大,ST段下降。

(4)若产妇死亡,进行尸检时,可见肺水肿、肺泡出血;在心内血液中查到羊水中的有形物质,肺小动脉或毛细血管有羊水有形成分栓塞,子宫或阔韧带血管内查到羊水有形物质。

**(二)护理诊断**

(1)气体交换受损与肺血管阻力增加、肺动脉高压、肺水肿有关。

(2)组织灌注无效与弥散性血管内凝血及失血有关。

(3)有胎儿窘迫的危险与羊水栓塞、母体血液循环受阻有关。

**(三)护理目标**

(1)实施抢救后,产妇的胸闷、气急、呼吸困难等症状有所改善。

(2)产妇的心率、血压恢复正常,出血量减少,肾功能恢复正常。

(3)新生儿无生命危险。

**(四)护理措施**

1.羊水栓塞的预防

加强产前检查,注意有无诱发因素,及时发现前置胎盘、胎盘早剥等并发症并积极处理。严密观察产程进展,正确掌握缩宫素的使用方法,防止子宫收缩过强。严格掌握人工破膜的指征和时间,宜在子宫收缩间歇期行人工破膜术,破口要小,并注意控制羊水流出的速度。

2.配合医师,积极抢救患者

(1)吸氧:在最初阶段要纠正缺氧。护理人员应给予患者半卧位,加压给氧,必要时给予气管插管或气管切开,减轻肺水肿,改善脑缺氧。

(2)抗过敏:护理人员应根据医嘱,尽快给予大剂量肾上腺糖皮质激素以抗过敏、解除痉挛、保护细胞。可予20~40 mg地塞米松,静脉推注,以后根据病情可以静脉滴注维持。把100~200 mg氢化可的松加入50~100 mL 5%~10%的葡萄糖注射液,快速静脉滴注,后予300~800 mg加入250~500 mL 5%的葡萄糖注射液,静脉滴注,日用上限可达500~1 000 mg。

(3)缓解肺动脉高压:解痉药物能改善肺血流灌注,预防由心衰竭所致的呼吸系统、循环系统衰竭。首先,盐酸罂粟碱,把30~90 mg该药加入20 mL 25%的葡萄糖注射液,缓慢推注,该药能松弛平滑肌,扩张冠状动脉、肺动脉和脑动脉,降低小血管阻力。把该药与阿托品合用,扩张小动脉的效果更佳。其次,使用阿托品。阿托品能阻断迷走神经反射所导致的肺血管和支气管痉挛。1 mg阿托品加入10 mL 10%~25%的葡萄糖注射液,每15~30 min静脉推注1次,直至症状缓解,微循环改善。再次,使用氨茶碱。氨茶碱具有松弛支气管平滑肌、解除肺血管痉挛的作用,250 mg氨茶碱加入20 mL 25%的葡萄糖注射液,缓慢推注。还可以用酚妥拉明。其为α肾上腺素能抑制剂,能解除肺血管痉挛,降低肺动脉阻力,消除肺动脉高压。可把5~10 mg该药加入100 mL 10%的葡萄糖注射液,静脉滴注。

(4)抗休克。①补充血容量,使用升压药物:常使用低分子右旋糖酐扩容,静脉滴注,并且补充新鲜的血液和血浆。在抢救过程中,监测中心静脉压,了解心脏负荷情况,并据此调节输液量和输液速度。升压药物可用多巴胺,把20 mg该药加入250 mL 5%的葡萄糖溶液,静脉滴注,随时根据血压调节滴速。②纠正酸中毒:根据血氧分析和血清电解质结果,判断是否存在酸中毒。一旦发现,用250 mL 5%的碳酸氢钠,静脉滴注。及时应用该药可纠正休克、代谢失调、电解质紊乱。③纠正心衰,消除肺水肿:使用毛花苷C或毒毛花苷K,静脉滴注。同时使用呋塞米,静脉推注,有利于消除肺水肿,防止急性肾衰竭。

(5)防治 DIC:DIC 阶段应早期抗凝,补充凝血因子,及时输注新鲜血液和血浆、纤维蛋白原等;应用肝素,尤其在羊水栓塞、血液呈高凝状态时短期内使用。用药过程中监测出血时间、凝血时间,如使用的肝素过量(凝血时间>30 min),则出现出血倾向,如伤口渗血、血肿、阴道流血不止,可用鱼精蛋白对抗。

DIC 晚期纤溶时期,可使用氨基己酸、氨甲苯酸、氨甲环酸来抑制纤溶激活酶,使纤溶酶原不被激活,从而抑制纤维蛋白溶解。抗纤溶的同时补充纤维蛋白原和凝血因子,防止大出血。

(6)预防肾衰竭:抢救的同时注意产妇的尿量,如补足血容量后产妇仍然少尿或无尿,需要及时使用呋塞米等利尿剂,预防与治疗肾衰竭。

(7)预防感染:使用肾毒性较小的抗生素来防止感染。

(8)产科处理:对第一产程发病的产妇应立即考虑行剖宫产以终止妊娠,去除病因。对第二产程发病的产妇,及时行阴道助产以结束分娩,并且密切观察出血量、出血时间、凝血时间等,如果产后出血不止,护理人员应及时配合医师,做好子宫切除术的准备。

3.提供心理支持

如果在抢救过程中,产妇神志清醒,护理人员应给予产妇鼓励,消除其紧张和恐惧的心理,使其配合医师抢救;对家属要表示理解,向家属解释产妇的病情,争取家属的支持和配合。在产妇病情稳定的情况下,护理人员可允许家属探视并且陪伴产妇。在病情稳定的康复期,护理人员可与产妇和家属一起制定康复计划,适时地给予相应的健康教育。

(张 婷)

# 第十一节 子 宫 破 裂

子宫破裂是指在分娩期或妊娠晚期子宫体部或子宫下段发生破裂。它是产科严重的并发症,若不及时诊治,可随时威胁母儿生命。

子宫破裂根据子宫破裂发生的时间可分为妊娠期破裂和分娩期破裂;根据子宫破裂发生的部位可分为子宫体部破裂和子宫下段破裂;根据子宫破裂发生的程度可分为完全性破裂和不完全性破裂。完全破裂是指子宫壁的全层破裂,可导致宫腔内容物进入腹腔,常发生于子宫下段。不完全破裂是指子宫内膜、肌层部分或全部破裂,而浆膜层完整,常发生于子宫下段。宫腔与腹腔不相通,往往在破裂侧和阔韧带之间,形成阔韧带血肿。

## 一、病因

### (一)梗阻性难产

它是引起子宫破裂最常见的原因。骨盆狭窄,头盆不称,软产道阻塞(发育畸形、有瘢痕或肿瘤等),胎位异常(肩先露、额先露),胎儿异常(巨大胎儿、胎儿畸形)等,可以导致胎先露部下降受阻,子宫上段为克服产道阻力而强烈收缩,使子宫下段过分伸展、变薄,超过最大限度,而发生子宫破裂。

### (二)瘢痕子宫

剖宫产、子宫修补术、子宫肌瘤剔除术等会使术后子宫肌壁留有瘢痕,在妊娠晚期或者临产后子宫收缩、牵拉及宫腔内压力升高导致子宫瘢痕破裂。宫体部瘢痕多于妊娠晚期发生自发破裂,多为完全破裂;子宫下段瘢痕破裂多发生于临产后,为不完全破裂。前次手术后伴感染或愈合不良者,发生子宫破裂的概率更大。

### (三)子宫收缩剂使用不当

分娩前肌内注射缩宫素或过量静脉滴注缩宫素,使用前列腺素栓剂及其他子宫收缩药物不当,可导致子宫收缩过强,造成子宫破裂。多产、高龄妊娠、子宫畸形或发育不良、有多次刮宫史、宫腔感染等会使子宫破裂的概率增大。

### (四)手术创伤

手术创伤多发生于不适当或粗暴的阴道助产手术。例如,宫颈口未开全时行产钳术或臀牵引术,强行剥离植入性胎盘或严重粘连胎盘,行毁胎术、穿颅术时造成器械伤、胎儿骨片伤,这些情况可导致子宫破裂。

## 二、临床表现

子宫破裂多发生于分娩期,通常是一个逐渐发展的过程,可分为先兆子宫破裂和子宫破裂两个阶段。其症状与破裂发生的时间、部位、范围、出血量、胎儿及子宫肌肉收缩情况有关。

### (一)先兆子宫破裂

子宫病理性缩复环形成、下腹部压痛、胎心率异常、血尿是先兆子宫破裂的主要表现。

1.症状

先兆子宫破裂常见于产程长、有梗阻性难产因素的产妇。通常在临产过程中,子宫收缩强,但胎儿下降受阻,产妇表现为烦躁不安、疼痛难忍、拒按下腹部、呼吸急促、脉搏加快,同时膀胱受压充血,出现排尿困难及血尿。

2.体征

因胎先露部下降受阻,子宫收缩过强,子宫体部肌肉增厚、变短,子宫下段肌肉变薄、拉长,在两者间形成环状凹陷,称为病理性缩复环(图 13-7)。该环逐渐上升至与脐相平或脐上,压痛明显。因子宫收缩过强、过频,胎儿可能触不清,胎心率先加快后减慢或听不清,胎动频繁。

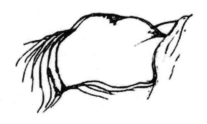

**图 13-7　病理性缩复环**

### (二)子宫破裂

1.症状

产妇突感下腹部撕裂样剧痛,子宫收缩停止,腹部稍感舒适。后因血液、羊水进入腹腔,出现全腹持续性疼痛,伴有面色苍白、冷汗淋漓、脉搏细速、呼吸急促等现象。

2.体征

产妇全腹出现压痛、反跳痛,腹壁下可扪及胎体,子宫位于侧方,胎心、胎动消失。阴道出血,可见鲜血流出,下降中的胎儿先露部消失,扩张的宫颈口回缩,部分产妇可扪及子宫下段裂口及宫颈。若为子宫不完全破裂,上述体征不明显,仅在不全破裂处有压痛、腹痛,若破裂口累及两侧子宫血管,可致急性大出血或形成阔韧带内血肿,查体时可在子宫一侧扪及逐渐增大且有压痛的包块。

## 三、处理原则

### (一)先兆子宫破裂

立即抑制子宫收缩,使用麻醉药物或者肌内注射哌替啶,即刻行剖宫产以终止妊娠。

### (二)子宫破裂

在输血、输液、吸氧的同时,无论胎儿是否存活,都应尽快做好剖宫产的准备,进行手术治疗。根据产妇的全身状况,破裂的部位、程度、时间,有无感染征象等决定手术方法。

## 四、护理

### (一)护理评估

1.病史

了解产妇有无与子宫破裂相关的病史,如子宫手术瘢痕、剖宫产史;此次妊娠是否出现高危因素,如胎位不正、头盆不称;临产期间是否滥用缩宫素。

2.身心状况

评估产妇目前的临床表现、生命体征、情绪变化。了解子宫收缩的强度、间隔时间,腹部疼痛的性质,有无排尿困难、血尿、病理性缩复环,同时监测胎儿的宫内情况,了解是否出现胎儿窘迫征象,产妇有无烦躁不安、恐惧、焦虑等。

3.辅助检查

(1)腹部检查:可了解产妇腹部疼痛的部位和体征,从而判断子宫破裂的阶段。

(2)实验室检查:血常规检查可了解白细胞计数是否升高,血红蛋白是否下降,是否有出血征象;尿常规检查可了解有无肉眼血尿。

(3)超声检查:可协助发现子宫破裂的部位和胎儿的位置。

### (二)护理诊断

1.疼痛

疼痛与产妇出现强直性子宫收缩、子宫破裂有关。

2.组织灌注无效

组织灌注无效与子宫破裂后出血量多有关。

3.预感性悲哀

预感性悲哀与担心自身预后和胎儿可能死亡有关。

### (三)护理目标

(1)及时补充血容量,纠正产妇的低血容量。

(2)能够抑制强直性子宫收缩,产妇的疼痛略有缓解。

(3)产妇的情绪平稳。

**(四)护理措施**

1.预防子宫破裂

护理人员应向孕产妇宣教,做好计划生育工作,避免多次人工流产,减少多产。认真做好产前检查,如有瘢痕子宫、产道异常者提前入院待产。正确处理产程,严密观察产程进展,尽早发现先兆子宫破裂的征象并进行及时处理。严格掌握使用缩宫素的指征和禁忌证,避免滥用,滴注缩宫素时应有专人看护并记录,从小剂量起,逐渐增加,严防发生过强子宫收缩。

2.先兆子宫破裂的护理

护理人员应密切观察产程进展,注意胎儿的心率变化。待产时,如果产妇的子宫收缩过强、过频,下腹部压痛明显,或出现病理性缩复环,护理人员应及时报告医师,停止注射缩宫素等操作,严密监测产妇的生命体征,根据医嘱使用抑制子宫收缩药物。

3.子宫破裂的护理

护理人员应迅速开放静脉通路,短时间内补充液体、输血,补足血容量,同时给产妇吸氧、保暖,纠正酸中毒,进行抗休克处理,根据医嘱做好手术前的各项准备,严密监测产妇的生命体征、24 h出入量,评估实验室检查结果,评估出血量,根据医嘱使用抗生素以防止感染。

4.心理支持

护理人员应协助医师,根据产妇的情况,向产妇及其家属解释病情和治疗计划,取得家属的支持和产妇的配合。对胎儿死亡的产妇,护理人员应努力开解,鼓励其说出感受,为其提供安静的环境,同时给予关心和护理,努力帮助其接受现实,调整情绪,为产妇提供相应的产褥期休养计划,做好关于其康复的各种宣教。

（张　婷）

# 第十四章

# 助 产 护 理

## 第一节　催产引产的观察与护理

### 一、概述

#### (一)定义

1.催产

催产是指正式临产后因子宫收缩乏力需用人工方法及药物等,加强子宫收缩,促进产程进展,以减少由产程延长导致母儿并发症。催产常用的方法包括人工破膜、应用缩宫素、刺激乳头、自然催产法(如活动和变换体位)。

2.引产

引产是指在自然临产之前通过药物等手段使产程发动,达到分娩的目的,是产科处理高危妊娠常用的手段之一。引产是否成功主要取决于宫颈的成熟程度。但如果应用不得当,将危害母儿健康,因此,应严格掌握引产的指征、规范操作,以减少并发症的发生。促进宫颈成熟的目的是促进宫颈变软、变薄并扩张,降低引产失败率,缩短从引产到分娩的时间。若引产指征明确,但宫颈条件不成熟,应采取促进宫颈成熟的方法。

#### (二)主要作用机制

1.催产

通过输入人工合成缩宫素和(或)刺激内源性缩宫素的分泌,增加缩宫素与体内缩宫素受体的结合,达到诱发和增强子宫收缩的目的。

2.引产

通过在宫颈口放置前列腺素制剂,改变宫颈状态,使宫颈变软、变薄并扩张;或通过人工破膜、机械性扩张等,刺激内源性前列腺素释放,诱发子宫收缩,从而促使产程发动,达到分娩的目的。

#### (三)原则

严格掌握催产、引产的指征,规范操作,以减少并发症的发生。

## 二、护理评估

### (一)健康史

了解产妇的既往病史、孕产史、分娩史、月经周期、末次月经、本次妊娠经过,查看历次产前检查记录,核对孕周。

### (二)生理状况

1.评价宫颈成熟度

目前公认的评估宫颈成熟度常用的方法是 Bishop 评分法,包括宫口开大、宫颈管消退、先露位置、宫颈硬度、宫口位置 5 项指标,满分为 13 分,评分≥6 分提示宫颈成熟。评分越高,引产成功率越高。评分小于 6 分提示宫颈不成熟,需要促进宫颈成熟。

2.产科检查

判断是否临产、产程进展、母儿头盆关系。

3.辅助检查

行胎心监护,了解胎儿的宫内状况;行超声检查,了解胎盘功能及胎儿成熟度。

### (三)适应证和禁忌证

1.引产的主要指征

引产的主要指征:①延期妊娠(妊娠已达 41 周仍未临产者)或过期妊娠。②孕妇有妊娠期高血压疾病,达到一定孕周并具有阴道分娩条件。③母体合并严重疾病,需提前终止妊娠,如有严重的糖尿病、高血压、肾病。④足月妊娠,胎膜早破,2 h 以上未临产。⑤有胎儿因素,如严重胎儿生长受限(FGR)、死胎及胎儿严重畸形;有附属物因素,如羊水过少,生化或生物物理监测指标提示胎盘功能不良,但胎儿尚能耐受子宫收缩。

2.引产绝对禁忌证

引产绝对禁忌证:①孕妇有严重合并症及并发症(如心功能衰竭、重型肾病、重度子痫前期并发器官功能损害),不能耐受阴道分娩或不能阴道分娩。②有子宫手术史,主要指古典式剖宫产术、未知子宫切口的剖宫产术、穿透子宫内膜的肌瘤剔除术。有子宫破裂史等。③有完全性及部分性前置胎盘和前置血管。④明显头盆不称,不能经阴道分娩。⑤胎位异常,初产臀位,估计经阴道分娩困难。⑥有宫颈浸润癌。⑦有某些生殖道感染性疾病,如孕妇处于疱疹感染活动期。⑧有未经治疗的获得性免疫缺陷病毒(HIV)感染。⑨对引产药物过敏。⑩其他绝对忌证包括生殖道畸形或有手术史,软产道异常,产道阻塞,估计经阴道分娩困难;严重胎盘功能不良,胎儿不能耐受阴道分娩;脐带先露或脐带隐性脱垂。

3.引产相对禁忌证

引产相对禁忌证:①臀位(符合阴道分娩条件)。②羊水过多。③双胎或多胎妊娠。④分娩次数≥5 次。

4.催产主要适应证

催产主要适应证:①在宫颈成熟的条件下引产。②协调性子宫收缩乏力。③死胎,无明显头盆不称。

5.缩宫素应用禁忌证

缩宫素应用禁忌证:①胎位异常或子宫张力过大。②有多次分娩史(6 次以上)。③有瘢痕子宫(有古典式剖宫产术史)且胎儿存活。

6.前列腺素制剂应用禁忌证

前列腺素制剂应用禁忌证:①孕妇有下列疾病,包括哮喘、青光眼、严重肝功能不全、严重肾功能不全、急性盆腔炎、前置胎盘或不明原因阴道流血;②有急产史或有 3 次以上足月产史;③瘢痕子宫妊娠;④有宫颈手术史或宫颈裂伤史;⑤已临产;⑥Bishop 评分≥6 分;⑦胎先露异常;⑧有可疑胎儿窘迫;⑨产妇正在使用缩宫素;⑩产妇对地诺前列酮或任何赋形剂成分过敏。

### (四)心理-社会因素

(1)产妇渴望完成分娩,难以忍受缓慢的产程进展。

(2)产妇担心胎儿在子宫内的情况,又担心催产、引产方法及药物对胎儿不好。

(3)产妇害怕疼痛,自感无力应对,担心强烈的子宫收缩会导致子宫破裂。

(4)产妇担心引产不成功,要做剖宫产。

## 三、护理措施

### (一)引产的护理

(1)护理人员应核对预产期,确定孕周。

(2)护理人员应查看医师的查房记录和辅助检查结果,了解宫颈成熟度、胎儿成熟度、头盆关系、对妊娠合并症及并发症的防治方案。

(3)护理人员应协助完成胎心监护和超声检查,了解胎儿宫内状况。

(4)若胎肺未成熟,护理人员应遵医嘱,先完成促进胎肺成熟的治疗,而后引产。

(5)护理人员应根据医嘱准备药物。①可控释地诺前列酮栓(普贝生):是可控制释放的前列腺素 $E_2$($PGE_2$)栓剂,含有 10 mg 地诺前列酮,以 0.3 mg/h 的速度缓慢释放,需低温保存。②米索前列醇:是人工合成的前列腺素 $E_1$($PGE_1$)制剂,有 100 $\mu$g 和 200 $\mu$g 两种片剂。

(6)护理人员应做好预防并发症的准备。

### (二)用药护理

护理人员应协助医师完成药物置入,并记录上药时间。

(1)用可控释地诺前列酮栓(普贝生)促进宫颈成熟。①方法:给外阴消毒后,将可控释地诺前列酮栓置于阴道后穹隆深处,并旋转 90°,使栓剂横置于阴道后穹隆,在阴道口外保留 2~3 cm 终止带以便于取出。②护理:置入药物后,嘱孕妇平卧 20~30 min 以利于栓剂吸水膨胀;2 h 后经复查,栓剂仍在原位,孕妇可下地活动。

(2)用米索前列醇促进宫颈成熟。①方法:外阴消毒后将置米索前列醇于阴道后穹隆深处,每次阴道内放药剂量为 25 $\mu$g,放药时不要将药物压成碎片。②护理:用药后,密切监测子宫收缩、胎心率及母儿状况。

(3)药物取出指征:出现下列情况,护理人员应通知医师,在医师评估后取出药物。①子宫收缩规律,Bishop 评分≥6 分;②自然破膜或行人工破膜术;③子宫收缩过频(每 10 min 5 次及以上的子宫收缩);④置药24 h;⑤有胎儿出现不良状况的证据:胎动减少或消失、胎动过频、电子胎心监护结果分级为Ⅱ类或Ⅲ类;⑥出现不能解释的母体不良反应,如恶心、呕吐、腹泻、发热、低血压、心动过速或者阴道流血增多。

### (三)催产护理

根据产程评估情况,选择催产方法,并准备相应设备、用具和药品。

(1)对选择人工破膜者,按人工破膜操作准备。

(2)护理人员应对选择自然催产法者提供关于放松活动、变换体位、进食、饮水的指导。

（3）应选择应用缩宫素者，护理人员应对遵医嘱准备药物及溶酶、胎心监护仪，安排专人守护。

**（四）用药护理**

（1）护理人员应开放静脉通道，滴注 500 mL 乳酸钠林格液（不加缩宫素），按每分钟 8 滴调节好滴速。

（2）护理人员应遵医嘱，配置缩宫素。方法：将 2.5 U 缩宫素加入 500 mL 林格液或生理盐水中，充分摇匀，相当于每毫升液体含 5 mU 缩宫素，以每毫升 15 滴计算相当于每滴含缩宫素 0.33 mU。从每分钟 8 滴开始。若使用输液泵，起始剂量为 0.5 mL/min。

（3）护理人员应根据子宫收缩、胎心情况调整滴速，一般每隔 20 min 调整 1 次。应用等差法，即从每分钟8滴（2.67 mU/min）调整至 16 滴（5.33 mU/min），再增至 24 滴（8.00 mU/min）；安全起见，也可从每分钟 8 滴开始，每次增加 4 滴，直至出现有效子宫收缩（10 min 内出现 3 次子宫收缩，每次子宫收缩持续30～60 s）。最大滴速不得超过每分钟 40 滴，即 13.33 mU/min，如达到最大滴速仍不出现有效子宫收缩，可增加缩宫素的浓度，但应用量不变。增加浓度的方法是向 500 mL 乳酸钠林格注射液中加 5 U 缩宫素，先将滴速减半，再根据子宫收缩情况进行调整，增加浓度后，最大增至每分钟 40 滴（26.67 mU），原则上不再增加滴数和缩宫素浓度。

（4）护理人员应安排专人守护孕妇，密切监测子宫收缩情况、产程进展及胎心率变化，对有条件者使用胎儿电子监护仪连续监护。

**（五）心理护理**

（1）护理人员应关注孕妇焦虑、紧张的程度并分析原因；营造安全、舒适的环境，缓解紧张情绪，降低焦虑水平。

（2）护理人员应向孕产妇及其家属讲解催产、引产的相关知识。

（3）专人守护孕产妇，降低发生风险的可能。

（4）护理人员应允许家属陪伴孕产妇，这样可降低孕产妇的焦虑水平。

**（六）危急状况处理**

若出现子宫收缩过强/过频（连续两个 10 min 内都有不少于 6 次的子宫收缩，或者子宫收缩持续时间超过 120 s），胎心率变化（大于每分钟 160 次或小于每分钟 110 次，子宫收缩过后不恢复），出现子宫病理性缩复环，孕产妇呼吸困难，护理人员应进行下述处理。

（1）护理人员应立即停止使用催产、引产药物。

（2）护理人员应立即改变产妇的体位，呈左侧或右侧卧位；给产妇面罩吸氧，氧气流量为 10 L/min；给产妇静脉输液（不含缩宫素）。

（3）报告责任医师，遵医嘱静脉给子宫松弛剂，如利托君或 25％硫酸镁等。

（4）立即行阴道检查，了解产程进展，未破膜者给予人工破膜术，观察羊水有无胎粪污染及其程度。

（5）如果胎心率不能恢复正常，护理人员应进行剖宫产的准备。

（6）如母儿情况、时间及条件允许，可考虑转诊。

## 四、健康指导

（1）护理人员应向孕妇及其家属讲解催产、引产的目的、药物和方法，让其充分知情、理性选择。

（2）护理人员应讲解催产、引产的注意事项：①不得自行调整缩宫素的滴注速度。②未征得守护护理人员的允许，孕产妇不得自行改变体位及下床活动。

（3）护理人员应随时告知孕产妇临产、产程及母儿状况的信息,增强孕产妇催产、引产成功的信心。

（4）孕产妇在催产、引产期间须经守护的护理人员判断,符合如下条件,才被允许活动、改变体位。①缩宫素剂量稳定;②孕产妇情况稳定,没有并发症;③胎儿情况稳定,没有窘迫的征象。

（5）护理人员应指导孕产妇利用呼吸的方法来放松及减轻子宫收缩痛。

## 五、注意事项

（1）护理人员严格掌握适应证及禁忌证,杜绝无指征的引产。

（2）催产、引产前,护理人员一定要认真阅读病历资料,仔细核对预产期,防止人为的早产和不必要的引产。

（3）护理人员应严格遵循操作规范,正确选择催产方法,尽量应用自然催产法。

（4）护理人员应在遵医嘱准备和使用药物时,认真核对药物的名称、用量、给药途径及方法,确保操作准确无误,不能随意更改和追加药物剂量、浓度及速度。

（5）护理人员应密切观察母儿情况,包括子宫收缩的强度、频率、持续时间,产程进展及胎心率变化。在有条件的医院,护理人员应常规进行胎心监护并随时分析监护结果,及时记录。

（6）对于促宫颈成熟引产者,如需加用缩宫素,应该在最后一次放置米索前列醇后 4 h 以上,并阴道检查证实药物已经吸收;取出地诺前列酮栓至少 30 min。

（7）护理人员应观察应用米索前列醇者,监测子宫收缩和胎心率,如放置后 6 h 仍无子宫收缩,在重复使用米索前列醇前应行阴道检查,重新评估宫颈成熟度,了解原放置的药物是否溶化、吸收,如未溶化和吸收,则不宜再放。每天该药的总量不得超过 50 μg,以免药物吸收过多。一旦出现子宫收缩过频,护理人员应立即进行阴道检查,并取出残留药物。

（8）因个体对缩宫素的敏感度差异极大,应用时应特别注意:①要有专人观察子宫收缩强度、频率、持续时间及胎心率变化并及时记录,调好子宫收缩后行胎心监护。破膜后要观察羊水量、有无胎粪污染,若有胎粪污染,观察其程度。②应从小剂量开始循序增量。③禁止肌内、皮下、穴位注射及鼻黏膜用药。④输液量不宜过大,以防止发生水中毒。⑤警惕过敏反应。⑥子宫收缩过强应及时停用缩宫素,必要时使用子宫收缩抑制剂。

（9）因缩宫素的应用可能会影响体内激素的平衡和产后子宫收缩,而愉悦的心情会增加内源性缩宫素的分泌,故护理人员应创造条件,改变分娩环境,允许产妇的家属陪伴,让产妇愉快、舒适、充满自信,保持内源性缩宫素的分泌,尽量少用或不用缩宫素。

（张孟娇）

# 第二节 责任制助产与陪产的实施与管理

## 一、概述

### (一)定义

1.责任制助产

责任制助产是指由一名助产士专门负责一名产妇分娩,包括从进入分娩室至离开分娩室的全过程助产服务。该概念适合目前我国大多数医院对助产士执业范围的界定,随着助产服务模式的变化和助产士专业的发展,助产服务会向两端延伸,责任制助产的概念也将不断扩展,形成"我的孕产妇、我的助产士"的责任制助产模式。

2.陪产

陪产广义的概念是指孕产妇分娩时有人陪伴,包括助产士陪伴、家人陪伴、专职导乐陪伴;狭义的概念特指导乐陪产。

3.导乐

导乐是希腊语"Doula"的译音,意为"女性照顾者",即一个有生育经验的妇女陪伴另一个妇女完成生产,在产前、产时及产后给予孕产妇持续的生理上的支持、生活上的照顾和心理上的安慰,陪伴孕产妇完成分娩。导乐的身份是"一个受过训练的非护理人员"。20 世纪 80 年代初,伴随国内住院分娩率不断提高,医疗干预技术不断应用,产妇被置于与家人隔离的"大产房"中,生产的过程也逐步医疗化,剖宫产率开始出现惊人的上升。导乐被引入国内后,即被作为新的产科服务模式变革的主要措施加以应用,鉴于我国医疗服务市场化不完善,导乐的职业化也不成熟,于是,产科医师、助产士、产科护士陪伴孕产妇的职能被异化成了导乐。

(二)主要机制

通过营造一个充满信任、亲情、理解和支持的人际环境和安全、舒适、私密的分娩空间,使分娩更顺利。提供陪伴支持的理论基础如下。

1.分娩过程的正常性

分娩是一个自然、正常、健康的过程,健康的产妇有能力完成分娩。分娩可在医院、保健中心安全地进行。自然分娩对大多数产妇是最合适的,要重视、支持和保护分娩的正常性。

2.支持的重要性

产妇对分娩的信心和能力受环境和周围人的影响很大。母婴间的联系非常重要,必须受到尊重。分娩的经历对母亲、婴儿、父亲以及整个家庭都有重要而持久的影响。

3.维护产妇的自主权

产妇应有权得到关于妊娠和分娩的科学知识,应有权经历愉快而健康的分娩过程,应有权选择她认为安全、满意的分娩场所,应有权得到产时各种干预措施及用药利弊的最新信息,并有选择采用或者拒用的权利。

4.无损伤性

不宜常规采用干预措施,许多干预措施会对母婴造成影响,有指征时才能使用。

5.医务人员的职责

医务人员应根据产妇的需求提供服务。

(三)原则

帮助孕产妇树立自然分娩的信心,减轻分娩时的焦虑与恐惧,提供心理、生理、精神、技术、情感方面的支持,保护、促进和支持自然分娩,提高产时服务质量,保障母婴健康。

## 二、护理评估

### (一)健康史

了解既往病史、孕产史(包括计划生育手术和人工生殖)、分娩史、月经周期及末次月经、本次妊娠经过,查看历次产前检查记录,核对孕周。

### (二)生理状况

(1)临床表现:①是否临产;②产程阶段及进展情况;③头盆关系;④产妇一般情况;⑤胎儿宫内状况。

(2)适应证:①产妇有阴道分娩的意愿,可以正常产;②产妇虽有某种并发症,但有条件试产;③产妇自愿选择陪产。

(3)禁忌证:①产妇拒绝陪产;②产妇的生命体征不稳定,随时需要抢救;③产妇有阴道分娩禁忌证。

(4)辅助检查:行胎心监护,了解胎儿宫内状况;行超声检查,了解胎盘功能及胎儿成熟度;实验室检查,了解血常规、尿常规、出血时间、凝血时间。

### (三)心理-社会因素

(1)孕产妇对自然分娩是否充满信心,对产痛的恐惧程度如何。

(2)孕产妇及家属对陪伴者的信任及接受程度如何。

(3)家属的参与性与支持程度如何。

(4)医院能否提供单间产房、专业陪伴者及责任制助产服务等。

## 三、护理措施

### (一)责任制助产的实施与管理

**1.责任制助产的职能**

责任制助产的职能:①密切观察产程进展;②随时告知分娩进程及母儿健康状况的信息;③回答孕产妇待产分娩过程中的问题并提供帮助;④采取措施,缓解分娩疼痛;⑤完成自然分娩接产及新生儿即时处理;⑥指导母乳喂养,进行产后观察,鼓励产妇分享分娩体验。

**2.责任制助产的实施条件**

责任制助产的实施条件:①硬件改造,提供"小产房"(一间产房只供一位孕产妇使用)服务。②更新观念,提供围产母儿一体化护理。③人员配置必须满足"一对一"责任制助产的需要,实施弹性排班。④人员培训:责任助产士必须有较强的独立处理助产专业问题的能力,具有发现分娩过程中异常情况的能力及应急能力。

**3.责任制助产实施的管理**

责任制助产实施的管理。①完善各项规章制度,包括岗位管理制度、助产工作制度、排班制度、绩效考核制度;②加强运行质量控制,包括督导、访谈、满意度调查及质量指标核定;③建立与完善激励机制,实行绩效分配,体现工作量、工作时间、技术难度等,多劳多得,优劳优酬。

### (二)陪产的实施与管理

**1.陪产者的选择**

(1)丈夫陪产:现代产科服务模式鼓励丈夫参与分娩活动,认为丈夫参与分娩不是问题,而是解决问题的方法之一。男性参与分娩活动,也改变了"分娩是女人的事"的传统观念,因此,丈夫陪产是孕产妇的首选。

(2)亲友陪产:浓厚的亲情、深厚的友情,使陪伴支持变得强有力,因此亲友陪产也是部分孕产妇的选择。

(3)导乐陪产:目前国内导乐的职业化尚不成熟,导乐多由产科护理人员异化而来,成为一种特需服务项目。随着医疗服务市场的完善和导乐的职业化,导乐会逐步成为现代产科服务模式中一项人性化措施的具体表现,通过同伴支持、经验分享和桥梁作用,赋予孕产妇分娩的信心和力量。

2.陪产者的培训

(1)理论培训:陪产者在理论培训中要学习分娩基本知识,医院的常规医疗程序(针对专职导乐),妇女孕期、产时、分娩及产后早期的生理、心理和感情变化的特征,产妇的需求,产程的概念、分期、进展、表现特点及守护,分娩痛的应对方法等。

(2)实践培训:包括交流技巧、移情训练、支持技巧。专职导乐要认识到每个产妇的生活经历不同、性格不同,需要也不同,克服困难的技巧也不同。要学会适宜地、机智地、积极地去发现和满足产妇及其家属的需要,并保证不干扰正常的医疗程序。

3.陪产者的职能

(1)丈夫或亲友陪伴:①鼓励、支持与安慰产妇;②提供生活上的照护,包括帮助产妇进食、饮水、如厕、沐浴、休息、睡眠、活动等。

(2)专职导乐陪伴:①分享经验与观念,输注力量;②提供生理上的帮助,包括帮助产妇进食、饮水、排尿及活动;③通过按摩、指导呼吸、调整体位等方法协助产妇应对分娩疼痛;④促进产妇、丈夫与医务人员的联系沟通。

(3)陪伴分娩支持技术:包括分娩体位的应用(舒适分娩)、分娩辅助工具的使用、拉玛泽分娩法(呼吸减痛分娩法)、神经肌肉运动训练、按摩等。

4.陪产者的管理

(1)注册与登记:专职导乐必须经过职业培训,获得相应资格;孕产妇家属必须经过医院父母学校培训,懂得陪产的一般知识和要求。

(2)考核与监管:专职导乐进入医疗机构从事陪产工作,必须出示职业资格证书及相关培训证书,并有相应的职业评价证明,如支持分娩的实践活动中服务对象、医务人员对导乐陪产工作的评价及反馈意见。

(3)专职导乐的职业素养要求:有生育经验;富有爱心、同情心和责任心;具有良好的人际交流、沟通及适应能力;有使用分娩支持工具的能力;能为产妇提供生活上的照顾和帮助;动作轻柔,态度和蔼,给人以信赖感;经过正规职业培训,熟悉工作范围,获得执业资格;有良好的服务记录。

**(三)心理护理**

(1)了解孕产妇分娩时的特殊心理变化,给予适度的关注。

(2)通过沟通,了解孕产妇的文化背景、分娩观念和行为习惯,尽量满足其合理需求。

(3)掌握一定的心理干预技术,包括倾听技术、提问技术、鼓励技术、内容反应技术、情感反应技术、面质技术、解释技术、非语言沟通技巧等,适时应用。

(4)关注分娩体验,保持正向激励。

## 四、健康指导

(1)向孕产妇及其家属说明陪伴分娩的意义:在产妇分娩的全过程中引入专职的导乐、孕产妇家属(丈夫或其他亲属)陪伴、助产士陪伴,不仅是产时服务的一项适宜技术,还是一种以孕产妇为中心的全新服务模式,可以降低手术产率,减少对分娩的干预,有利于促进正常分娩。

(2)若孕产妇选择家属陪产,应提醒准备陪产的家属完成产前健康教育课堂相关课程的学习,了解分娩基本过程和陪产过程中帮助孕产妇的实用技术,如按摩、搀扶、擦汗等生活照顾,鼓励、赞扬、感谢等情感支持。

(3)若孕产妇选择专职导乐陪产,应向导乐介绍医院的环境与制度,强调其不可以参加医疗活动,如调输液速度;也不可以替代护理人员向孕产妇发出各种影响产程的行为指令,如屏气、用力。

(4)陪产人员在陪产过程中,保持与助产士的良好沟通,充当桥梁的作用,表达孕产妇的需求。

## 五、注意事项

(1)陪伴分娩是针对住院分娩普及,产时服务中医疗干预增多而难产率上升提出的一项适宜技术,也是一种以孕产妇为中心的服务模式。

(2)助产士即陪伴孕产妇的人,她们陪伴在孕产妇身边并帮助她们自主地完成生产。守护孕产妇是助产士的使命,也是责任制助产模式的实践,因此,不能将助产士的陪产作为医院的特殊服务项目,也不能将助产士等同或异化为导乐。

(张孟娇)

# 第十五章

# 儿 科 护 理

## 第一节 小 儿 惊 厥

惊厥的病理生理基础是脑神经元的异常放电和过度兴奋。惊厥是由多种原因所致的大脑神经元暂时性功能紊乱的一种表现。惊厥发作时全身或局部肌群突然发生阵挛或强直性收缩,多伴有不同程度的意识障碍。惊厥是小儿常见的急症,有 $5\%\sim6\%$ 的小儿发生过高热惊厥。

### 一、病因

小儿惊厥可由众多因素引起,凡能造成脑神经元兴奋性功能紊乱的因素(如脑缺氧、缺血、低血糖、脑炎症、水肿、中毒变性、坏死)均可导致惊厥的发生。其病因可归纳为以下几类。

**(一)感染性疾病**

1.颅内感染性疾病

该类疾病包括细菌性脑膜炎、脑血管炎、颅内静脉窦炎、病毒性脑炎、脑膜脑炎、脑寄生虫病、各种真菌性脑膜炎。

2.颅外感染性疾病

该类疾病包括呼吸系统感染性疾病、消化系统感染性疾病、泌尿系统感染性疾病、全身性感染性疾病、某些传染病、感染性病毒性脑炎、脑病合并内脏脂肪变性综合征。

**(二)非感染性疾病**

1.颅内非感染性疾病

该类疾病包括癫痫、颅内创伤、颅内出血、颅内占位性病变、中枢神经系统畸形、脑血管病、神经皮肤综合征、中枢神经系统脱髓鞘病和变性疾病。

2.颅外非感染性疾病

(1)中毒:如氰化钠、铅、汞中毒,急性乙醇中毒及各种药物中毒。

(2)缺氧:如新生儿窒息、溺水、麻醉意外、一氧化碳中毒、心源性脑缺血综合征等。

(3)先天性代谢异常疾病:如苯丙酮尿症、黏多糖病、半乳糖血症、肝豆状核变性、尼曼-匹克病。

（4）水电解质紊乱及酸碱失衡：如低钙血症、低钠血症、高钠血症及严重代谢性酸中毒。

（5）全身及其他系统疾病并发症：如系统性红斑狼疮、风湿病、肾性高血压脑病、尿毒症、肝昏迷、糖尿病、低血糖、胆红素脑病。

（6）维生素缺乏症：如维生素 $B_6$ 缺乏症、维生素 $B_6$ 依赖综合征、维生素 $B_1$ 缺乏性脑病。

## 二、临床表现

### （一）惊厥发作形式

1.强直-阵挛发作

患儿在惊厥发作时突然意识丧失，摔倒，全身强直，呼吸暂停，角弓反张，牙关紧闭，面色青紫，持续10～20 s，转入阵挛期；不同肌群交替收缩，致肢体及躯干有节律地抽动，口吐白沫（若咬破舌头可吐血沫）。患儿呼吸恢复，但不规则，数分钟后肌肉松弛而缓解，可有尿失禁，然后入睡，醒后可有头痛、疲乏，对发作不能回忆。

2.肌阵挛发作

肌阵挛发作是由肢体或躯干的某些肌群突然收缩（或称电击样抽动），表现为头、颈、躯干或某个肢体快速抽搐。

3.强直发作

强直发作表现为肌肉突然强直性收缩，肢体可固定在某种不自然的位置，持续数秒钟，躯干四肢姿势可不对称，有强直表情，眼及头偏向一侧，睁眼或闭眼，瞳孔散大，可伴呼吸暂停、意识丧失。发作后意识较快恢复，不出现发作后嗜睡。

4.阵挛性发作

阵挛性发作时全身性肌肉抽动，左右可不对称，肌张力可升高或降低，有短暂意识丧失。

5.限局性运动性发作

发作时无意识丧失，常表现为下列形式。

（1）某个肢体或面部抽搐：口、眼、手指对应的脑皮层运动区的面积大，因而这些部位易受累。

（2）杰克逊（Jackson）癫痫发作：发作时大脑皮层运动区异常放电灶逐渐扩展到相邻的皮层区。抽搐也按皮层运动区对躯干支配的顺序扩展：面部→手→前臂→上肢→躯干→下肢。若进一步发展，可成为全身性抽搐，此时可有意识丧失。杰克逊癫痫发作常提示颅内有器质性病变。

（3）旋转性发作：发作时头和眼转向一侧，躯干也随之强直性旋转，或一侧上肢上举，另一侧上肢伸直，躯干扭转等。

6.新生儿轻微惊厥

新生儿轻微惊厥是新生儿期常见的一种惊厥形式。发作时新生儿呼吸暂停，两眼斜视，眼睑抽搐，有频频的眨眼动作，伴流涎、吸吮或咀嚼样动作，有时还出现上肢下肢类似游泳或蹬自行车样的动作。

### （二）惊厥的伴随症状及体征

1.发热

发热为小儿惊厥最常见的伴随症状。例如，单纯性或复杂性高热惊厥患儿，于惊厥发作前均有 38.5 ℃甚至 40 ℃以上高热。由上呼吸道感染引起者，还可有咳嗽、流涕、咽痛、咽部出血、扁桃体肿大等表现。如惊厥为其他器官或系统感染所致，绝大多数患儿有发热及其相关的症状和体征。

**2.头痛及呕吐**

头痛为小儿惊厥常见的伴随症状。年长儿能正确叙述头痛的部位、性质和程度,婴儿常表现为烦躁、哭闹、摇头、抓耳或拍打头部。患儿多伴有频繁的喷射状呕吐,常见于颅内疾病及全身性疾病,如各种脑膜炎、脑炎、中毒性脑病、瑞氏综合征,颅内占位性病变。患儿还可出现程度不等的意识障碍,颈项抵抗,前囟饱满,颅神经麻痹,肌张力升高或减弱,克氏征、布鲁津斯基征及巴宾斯基征呈阳性。

**3.腹泻**

重度腹泻病可导致水、电解质紊乱及酸碱失衡,出现严重低钠血症或高钠血症,低钙血症、低镁血症。补液不当造成水中毒,也可出现惊厥。

**4.黄疸**

当出现胆红素脑病时,不仅皮肤、巩膜高度黄染,还可有频繁性惊厥。重症肝炎患儿肝衰竭,出现惊厥前可见到明显黄疸。在瑞氏综合征、肝豆状核变性等的病程中,均可出现黄疸,此类疾病初期或中末期均能出现惊厥。

**5.水肿、少尿**

各类肾炎或肾病为儿童时期常见多发病。水肿、少尿为该类疾病的首起表现。当部分患儿出现急性、慢性肾衰竭或肾性高血压脑病时,可有惊厥。

**6.智力低下**

常见于新生儿窒息所致缺氧、缺血性脑病,颅内出血患儿,病初即有频繁惊厥,其后有不同程度的智力低下。智力低下亦见于先天性代谢异常疾病患儿,如未经及时、正确治疗的苯丙酮尿症、枫糖尿症患儿。

## 三、诊断依据

### (一)病史

了解惊厥的发作形式、持续时间、伴随症状、诱发因素及有关的家族史,了解患儿有无意识丧失。

### (二)体检

给患儿做全面的体格检查,尤其是神经系统的检查,检查神志、头颅、头围、囟门、颅缝、脑神经、瞳孔、眼底、颈抵抗、病理反射、肌力、肌张力、四肢活动等。

### (三)实验室及其他检查

**1.血尿粪常规**

血白细胞数显著升高,通常提示细菌感染。血红蛋白含量很低,网织红细胞数升高,提示急性溶血。尿蛋白含量升高,提示肾炎或肾盂肾炎。粪便镜检可以排除痢疾。

**2.血生化等检验**

除常规查肝功能、肾功能、电解质外,还应根据病情选择有关检验。

**3.脑脊液检查**

对疑有颅内病变的惊厥患儿,应做脑脊液常规、脑脊液生化、脑脊液培养或有关的特殊化验。

**4.脑电图**

阳性率可达 $80\%\sim90\%$。小儿惊厥患儿的脑电图上可表现为阵发性棘波、尖波、棘慢波、多棘慢波等多种波型。

5.CT 检查

对疑有颅内器质性病变的惊厥患儿,应做脑 CT 扫描。高密度影见于钙化灶、出血灶、血肿及某些肿瘤;低密度影常见于水肿、脑软化、脑脓肿、脱髓鞘病变及某些肿瘤。

6.MRI 检查

MRI 对脑、脊髓结构异常反映较 CT 更敏捷,能更准确地反映脑内病灶。

7.单光子反射计算机体层成像(SPECT)

SPECT 可显示脑内不同断面的核素分布图像,对癫痫病灶、肿瘤定位及脑血管疾病提供诊断依据。

## 四、治疗

### (一)止惊治疗

1.地西泮

每次 0.25～0.5 mg/kg,最大剂量为 10 mg,缓慢静脉注射,1 min 不多于 1 mg。必要时可在 15～30 min 后重复静脉注射一次。之后可口服维持。

2.苯巴比妥钠

新生儿的首次剂量为 15～20 mg,给药方式为静脉注射。维持量为 3～5 mg/(kg·d)。婴儿、儿童的首次剂量为 5～10 mg/kg,给药方式为静脉注射或肌内注射,维持量为 5～8 mg/(kg·d)。

3.水合氯醛

每次 50 mg/kg,加水稀释成 5%～10% 的溶液,保留灌肠。惊厥停止后改用其他止惊药维持。

4.氯丙嗪

剂量为每次 1～2 mg/kg,静脉注射或肌内注射,2～3 h 后可重复 1 次。

5.苯妥英钠

每次 5～10 mg/kg,肌内注射或静脉注射。遇到癫痫持续状态时,可给予 15～20 mg/kg,速度不超过 1 mg/(kg·min)。

6.硫苯妥钠

该药有催眠作用,大剂量有麻醉作用。每次 10～20 mg/kg,稀释成 2.5% 的溶液,肌内注射。也可缓慢静脉注射,边注射边观察,惊厥停止即停止注射。

### (二)降温处理

1.物理降温

可用 30%～50% 乙醇擦浴。在患儿的头部、颈、腋下、腹股沟等处放置冰袋,亦可用冷盐水灌肠。可用低于体温 3 ℃～4 ℃ 的温水擦浴。

2.药物降温

一般用安乃近,每次 5～10 mg/kg,肌内注射。亦可用其滴鼻,对大于 3 岁的患儿,每次滴 2～4 滴。

### (三)降低颅内压

惊厥持续发作引起脑缺氧、缺血,易导致脑水肿;如惊厥由颅内感染引起,疾病本身即有脑组织充血、水肿,颅内压增高,因而应及时降低颅内压。常用 20% 的甘露醇溶液,每次 5～10 mL/kg,静脉注射或快速静脉滴注(10 mL/min),6～8 h 重复使用。

**（四）纠正酸中毒**

惊厥频繁或持续发作过久，可导致代谢性酸中毒，如果血气分析发现血 pH<7.2，BE（碱剩余）为 15 mmol/L，可用 5% 碳酸氢钠 3～5 mL/kg，稀释成 1.4% 的等张溶液，静脉滴注。

**（五）病因治疗**

对惊厥患儿应通过了解病史、全面体检及必要的化验检查，争取尽快地明确病因，给予相应治疗。对可能反复发作的病例，还应制定预防复发的措施。

## 五、护理

**（一）护理诊断**

(1)有窒息的危险。

(2)有受伤的危险。

(3)潜在并发症有脑水肿、酸中毒、呼吸系统衰竭、循环系统衰竭。

(4)患儿家长缺乏关于该病的知识。

**（二）护理目标**

(1)患儿不发生误吸或窒息。

(2)患儿未发生并发症。

(3)患儿家长情绪稳定，能掌握止痉、降温等应急措施。

**（三）护理措施**

1.一般护理

(1)护理人员应将患儿平放于床上，取头侧位。保持安静，治疗操作应尽量集中进行，动作轻柔、敏捷，禁止一切不必要的刺激。

(2)护理人员应把患儿的头侧向一边，及时清除呼吸道分泌物；对发绀的患儿供给氧气；患儿窒息时施行人工呼吸。

(3)物理降温可用沾有温水或冷水的毛巾湿敷额头，每 5～10 min 更换 1 次毛巾，必要时把冰袋放在额部或枕部。

(4)护理人员应注意患儿的安全，预防损伤，清理好周围物品，防止患儿坠床和碰伤。

(5)护理人员应协助做好各项检查，及时明确病因；根据病情需要，于惊厥停止后，配合医师做血糖、血钙、腰椎穿刺、血气分析及血电解质等针对性检查。

(6)护理人员应保持患儿的皮肤清洁、干燥，衣、被、床单清洁、干燥、平整，以防皮肤感染及压疮的发生。

(7)护理人员应关心、体贴患儿，熟练、准确地操作，以取得患儿的信任，消除其恐惧心理；说服患儿及家长主动配合各项检查及治疗，使诊疗工作顺利进行。

2.临床观察内容

(1)惊厥发作时，护理人员应观察惊厥患儿抽搐的时间和部位，有无其他伴随症状。

(2)护理人员应观察病情变化，尤其随时观察呼吸、面色、脉搏、血压、心音、心率、瞳孔大小、对光反射等重要的生命体征，如发现异常，及时通报医师，以便采取紧急抢救措施。

(3)护理人员应观察体温变化，如患儿有高热，及时做好物理降温及药物降温；如体温正常，应注意为患儿保暖。

3.药物观察内容

(1)护理人员应观察止惊药物的疗效。

(2)使用地西泮、苯巴比妥钠等止惊药物时,护理人员应注意观察患儿呼吸及血压的变化。

4.预见性观察

若惊厥持续时间长,频繁发作,护理人员应警惕有脑水肿、颅内压增高。收缩压升高,脉率减慢,呼吸节律慢而不规则,则提示颅内压增高。如未及时处理,可进一步发生脑疝,表现为瞳孔不等大、对光反射消失、昏迷加重、呼吸节律不整甚至呼吸骤停。

## 六、康复与健康指导

(1)护理人员应做好患儿的病情观察,准备好急救物品,教会家长正确的退热方法,提高家长的急救技能。

(2)护理人员应加强患儿营养与体育锻炼,做好基础护理等。

(3)护理人员应向家长详细交代患儿的病情、惊厥的病因和诱因,指导家长掌握预防惊厥的方法。

(崔　焕)

# 第二节　小儿病毒性脑炎和脑膜炎

病毒性脑炎和脑膜炎是由病毒引起的中枢神经系统感染性疾病。由乙型脑炎病毒引起的病毒性脑炎好发于 10 岁以下儿童,在夏季、秋季流行,称为流行性乙型脑炎。其他常见病毒包括柯萨奇病毒、埃可病毒、单纯疱疹病毒、腺病毒、腮腺炎病毒和淋巴细胞性脉络丛脑膜炎病毒等。病毒性脑炎常呈弥漫性脑实质病变,也可呈局灶性病变(又称局灶性脑炎);病毒性脑膜炎则以软脑膜病变为主。

## 一、临床表现

病情轻重程度差异较大,与神经系统受累部位、病毒致病力强弱、患儿的免疫反应等因素有关。

### (一)前驱症状或伴随症状

前驱症状多表现为呼吸道或消化道症状,如咽痛、咳嗽、呕吐、腹泻、食欲缺乏。某些病毒感染可伴特殊表现。例如,腮腺炎病毒感染时腮腺肿大,埃可病毒和柯萨奇病毒感染时常有皮肤斑丘疹或黏膜疹,单纯疱疹病毒感染时可有皮肤黏膜疱疹。

### (二)发热

发热一般为低等至中等程度发热。流行性乙型脑炎常急性发病,出现高热或超高热。

### (三)脑炎的表现

1.意识障碍

发生意识障碍(或称脑症状),轻者反应淡漠、迟钝或烦躁、嗜睡;重者出现谵妄、昏迷。

2.惊厥

惊厥可为局限性、全身性或持续性的。

3.颅内压增高症

(1)年长儿持续性头痛及频繁呕吐,婴儿常表现为易激惹、烦躁、尖叫或双眼凝视。该病常伴不同程度的意识障碍。

(2)四肢肌张力升高或出现强直(去大脑强直:伸性强直和痉挛,角弓反张;去皮质强直:一侧或双侧上肢痉挛伴屈曲状,下肢伸性痉挛)。

(3)血压升高,脉搏减慢,呼吸不规则甚至暂停。

(4)婴儿前囟隆起、张力升高,继而颅缝分离,头围和前囟增大。

(5)视盘水肿,但在急性颅内压增高时常缺如,在婴儿中少见。

(6)意识障碍、瞳孔扩大、血压升高伴缓脉三联征提示为颅内压增高危象,常为脑疝的前兆。

4.锥体束征阳性

巴氏征阳性。

5.局限性脑症状

局限性脑症状与受累部位有关。

(1)脑干受损:呼吸改变,脑神经麻痹,瞳孔变化。

(2)基底核受损:震颤,多动,肌张力改变。

(3)小脑受损:共济失调。

(4)额叶受损:精神行为异常,运动性失语。

(5)颞叶受损:中枢性失聪。

(6)枕叶受损:中枢性失明。

(7)脑皮质运动功能区受损:中枢性单侧或单肢瘫痪。

**(四)脑膜炎的表现**

(1)有头痛、呕吐等颅内压增高的表现。

(2)脑膜刺激征:颈强直、克氏征和布氏征阳性。

(3)惊厥少见,意识障碍比较轻微。

## 二、实验室检查

**(一)脑脊液常规检查**

脑脊液外观多清亮,偶尔微微混浊,蛋白质含量正常或轻度升高,细胞计数为$(0\sim500)\times10^6/L$,早期以中性粒细胞为主,但很快转为以淋巴细胞为主,糖和氯化物含量正常,脑脊液培养,无细菌生长。

**(二)病原学检查**

将脑脊液送去做病毒分离。应用分子生物学技术(如聚合酶链式反应)检测脑脊液中相应病毒的基因。

**(三)其他检查**

1.脑电图检查

脑炎早期即有脑电图改变,出现弥漫性或局限性慢波,也可见尖波、棘波、尖慢复合波或棘慢复合波。

2.影像学检查

头颅 CT 检查可发现脑水肿、脑软化灶、脑膜炎等。

## 三、治疗

### (一)抗病毒治疗

对某些病毒感染可选用相应抗病毒药物。例如,对单纯疱疹病毒引起的脑炎可用阿昔洛韦,推荐剂量:每次 10～15 mg/kg,静脉滴注,8 h 1 次,共用 14～21 d。

### (二)一般治疗

(1)重症监护。

(2)对昏迷的患儿防止痰阻。患儿尿潴留时辅助其排尿。

(3)患儿需要补充的液体量为 30～60 mL/(kg·d),总张力为 1/5～1/4 N。对重症脑炎患儿在补液 12 h 左右可给予清蛋白 0.5～1.0 g/kg,最大量为每次 25 g;或给予血浆,对贫血患儿给全血,每次 10 mL/kg,以增加血浆胶体渗透压,维持组织脱水。

(4)保证热量供给,维持电解质、酸碱平衡。

### (三)恢复期及康复治疗

在恢复期可选用促进脑细胞代谢药,如脑活素。脑炎患儿易遗留各种神经系统后遗症,应及时予以相应康复治疗。

## 四、护理措施

### (一)休息与运动

患儿在急性期要卧床休息,在缓解期和恢复期可做床上被动运动或床边活动。

### (二)饮食护理

护理人员应给予患儿高热量、高蛋白质、高维生素、易消化的清淡流食或半流食,保证能量供给,维持水、电解质平衡。根据患儿的意识状态及年龄,护理人员应采取适宜的营养供给方式,对经口进食者避免呛咳及呕吐,对鼻饲者按鼻饲护理常规操作,对应用静脉营养者按静脉输液常规操作。

### (三)用药护理

静脉用药时,护理人员应根据患儿的年龄、病情及药物性质调整合适的输液速度,必要时使用输液泵控制速度;静脉应用甘露醇时要快速滴入,把 250 mL20% 的甘露醇在 50 min 内静脉输入完毕,避免药物外渗。护理人员应注意观察抗惊厥发作和抗病毒等药物的不良反应。

### (四)心理护理

护理人员应加强沟通,解除患儿及其家长的焦虑及恐惧情绪,增强患儿战胜疾病的信心和对治疗护理的依从性。

### (五)病情观察与护理

护理人员应监测患儿生命体征的变化,观察患儿神志、囟门、瞳孔的改变,警惕惊厥、脑水肿、脑疝及呼吸衰竭等的发生,备齐抢救药品及器械,加强巡视、密切观察、详细记录,以便及早发现,给予急救处理。

### (六)健康教育

(1)护理人员应给患儿做身体按摩和被动功能训练,而后让患儿逐渐下床活动。

（2）护理人员应指导患儿遵医嘱服药。

（3）护理人员应向患儿及其家长讲解关于疾病治疗、护理的知识以及影响预后的相关因素，提高患儿及其家长对治疗护理的依从性，帮助患儿及其家长树立战胜疾病的信心。

（4）有肢体瘫痪的患儿应保持肢体功能位，及早进行肌肉按摩和被动功能训练以促进康复。护理人员应指导家长协助有语言障碍的患儿进行语言训练。

（5）患儿应遵医嘱定期复查脑电图，一旦出现头痛、呕吐、惊厥等症状及早就医，以免延误病情。

（崔　焕）

# 第三节　小儿急性颅内压增高症及脑疝

急性颅内压增高症是一种常见的神经系统危急综合征。该病急性起病，小儿取侧卧位时颅内压力超过 1.96 kPa。当颅内压力不平衡时，部分脑组织可由压力较高处通过解剖上的裂隙或孔道向压力低处移位，形成脑疝。引起颅内压增高的常见原因有以下几种。①脑组织体积增大：如颅内占位病变、脑炎、脑水肿。②脑血量增多：如缺氧时脑血管扩张，高血压脑病时脑灌注压升高，心力衰竭时静脉回流受阻。③脑脊液生成增多导致良性颅内压增高、脑脊液循环梗阻。

## 一、临床表现

### （一）头痛

头痛是颅内压增高的主要症状，常最先出现，有时是唯一症状。头痛呈持续性或间歇性，多在清晨起床时明显，可因咳嗽、用力等动作而加重。头痛通常为弥漫性，但以额部或枕部疼痛较为明显。婴儿不能诉述头痛，常表现为阵发性哭闹、撞头或尖叫等。

### （二）呕吐

呕吐常在清晨空腹时或剧烈头痛时伴发，一般不伴恶心，且与饮食无关，多呈喷射性呕吐。

### （三）眼底变化

眼底出现眼静脉淤血、视网膜水肿、视盘水肿、视盘出血等变化。

### （四）展神经麻痹及复视

展神经在颅底行走较长，颅内压增高时易受压而发生单侧或双侧不全麻痹，出现复视。

### （五）惊厥

惊厥多在颅内压增高后期出现，但急性颅内压增高者也可出现频繁的抽搐发作。

### （六）意识障碍

患儿可出现不同程度的意识障碍，如烦躁不安或淡漠、迟钝，继而嗜睡甚至昏迷。

### （七）瞳孔变化

早期瞳孔可缩小或忽大忽小。如瞳孔由大变小，最后固定不变，说明已有脑干受损。婴儿前囟未闭，颅缝分离，代偿能力较强，因此颅内压增高症状可不明显。小婴儿可见头颅增大，并出现落日征。

**(八)疝的部位**

脑疝的临床表现与疝的部位有关。

1.小脑幕切迹疝

颞叶的沟回疝入小脑幕切迹。临床特征:①除出现颅内压增高症状外,还常伴有意识障碍,甚至昏迷。②受压侧的瞳孔扩大,对光反射迟钝或消失,眼睑下垂。③可有颈项强直。④呼吸不规则。⑤受压对侧肢体呈中枢性瘫痪。⑥脑疝严重时,可引起血压、脉搏、呼吸等生命体征的紊乱。

2.颅后窝占位性病变

小脑蚓体的上部及小脑前叶可逆行向上疝入小脑幕切迹,称为小脑幕切迹上疝。患儿可出现四叠体受压表现,两侧上睑下垂,两眼上视障碍,双瞳孔等大但对光反射消失,可有不同程度的意识障碍。

3.枕骨大孔疝

小脑扁桃体及邻近的小脑组织向下疝入枕骨大孔,延髓也有不同程度的下移和受压。缓慢形成枕骨大孔疝的患儿初期可因颈脊神经受牵压,后颈部疼痛加重,甚至可出现吞咽困难、饮水呛咳、锥体束征阳性,急性患儿可突然发生呼吸停止、血压下降、心率缓慢,最终死亡。

## 二、特殊检查

**(一)脑电图检查**

颅内压增高时,脑电图显示弥漫性对称高波幅慢节律。

**(二)头颅 X 线平片检查**

慢性颅内压增高时可见囟门扩大,颅缝裂开,脑回压迹(即指压痕)增多、变深,颅骨变薄,蝶鞍扩大,后床突脱钙等。

**(三)头颅 B 超检查**

婴儿前囟未闭,可进行该检查。

**(四)CT 及 MRI 检查**

CT 及 MRI 检查可发现有无脑水肿,了解脑室大小,有无出血或占位病变。

## 三、腰椎穿刺

出现颅内压增高时,应避免或暂缓进行腰椎穿刺,以免引起脑疝。如必须做腰椎穿刺,可应用小号针头缓慢、间歇地放出少量的脑脊液,穿刺后去枕并抬高下肢至少 12 h。

## 四、治疗

**(一)病因治疗**

尽快查明病因,针对病因积极进行治疗。

**(二)一般治疗**

(1)患儿必须卧床休息。护理人员应密切观察患儿的意识状态、瞳孔、脉搏、呼吸及血压的变化。

(2)保持头部高位(15°～30°)以利于颈内静脉回流,减少头部充血。

(3)控制液体入量,保持最低需要量。按 1 000 mL/(m² · d)计算,一般以达到轻度脱水为宜。应用1/5～1/3张含钠溶液,维持电解质及酸碱平衡。

(4)护理人员应保持健儿的呼吸道通畅,给予湿化的氧气吸入。为保持呼吸道通畅,对昏迷患儿可行气管插管或气管切开术。

(5)护理人员应让患儿保持安静,避免用力咳嗽或用力排便。

**(三)降低颅内压**

(1)甘露醇:常为首选。20%的甘露醇每次 0.5～1.0 g/kg,静脉推注或快速静脉滴注,每4～6 h重复一次,用药后 5～15 min 颅内压开始下降,2～3 h 颅内压降至最低水平,其降压率为50%左右,可维持 4～6 h。脑疝出现时可用较大剂量,每次 1.5～2.0 g/kg。

(2)甘油制剂:10%的甘油生理盐水注射液或 10%的甘油果糖注射液(在前者中加5%果糖配制而成),静脉滴注,对成人每次 250～500 mL,250 mL 静脉滴注时间为 1～1.5 h,每天 1～2 次;对儿童根据年龄与症状酌情使用。该药用于降低颅内压,起效较慢,持续时间较长,较少发生反跳。常与甘露醇间隔使用。

(3)呋塞米:可与脱水药同时应用。剂量为每次 1～2 mg/kg,肌内或静脉注射,每天 2～6 次。

(4)常用的肾上腺皮质激素如下。

地塞米松:抗脑水肿作用强,每次 0.25～0.5 mg/kg,每 6 h 1 次,用药后 12～36 h 见效,4～5 d 达最高峰。

氢化可的松:该药的脱水作用虽较地塞米松弱,但其作用较迅速,对于急性患儿可配合地塞米松应用,每天1～2 次。

(5)过度通气,维持 $PaO_2$ 12.0～20.0 kPa(90～150 mmHg),$PaCO_2$ 3.33～4.0 kPa(25～30 mmHg),pH 7.5 左右,可减低颅内压。

(6)侧脑室持续外引流可迅速降低颅内压,常在颅内高压危象和脑疝时采用。

## 五、护理措施

**(一)避免颅内压增高加重**

护理人员应让患儿保持绝对安静,避免躁动、剧烈咳嗽;尽可能集中进行检查和治疗;护理患儿时要动作轻柔,不要猛力转动患儿的头部和翻身;抬高床头 30°左右,使患儿的头部处于正中位以利于颅内血液回流。疑有脑疝时以平卧位为宜,但要保证气道通畅。

**(二)呼吸道管理**

护理人员应根据病情选择不同方式供氧,保持患儿的呼吸道通畅,及时清除呼吸道分泌物,以保证血氧分压维持在正常范围。护理人员应备好呼吸器,必要时人工辅助通气。

**(三)用药护理**

护理人员应按医嘱要求调整输液速度,按时应用脱水药、利尿药等以减轻水肿。使用镇静药时静脉滴注的速度宜慢,以免发生呼吸抑制。护理人员应注意观察药物的疗效及不良反应。

**(四)病情观察**

护理人员应严密观察患儿的病情变化,定时监测生命体征、瞳孔、肌张力、意识状态等。若患儿发生脑疝,护理人员应立即通知医师并配合抢救。

**(五)减轻头痛**

护理人员应关心患儿并采取轻抚、按摩、心理暗示等措施帮助患儿,分散其注意力。护理人员应正确用药,观察用药反应。

**(六)健康教育**

护理人员应向家长及患儿解释保持安静的重要性及抬高头肩部的意义,取得配合;让患儿避免剧烈咳嗽和便秘;根据原发病的特点,做好相应指导。

(崔 焕)

# 第四节 小儿心律失常

正常心律起源于窦房结,心激动按一定的频率、速度及顺序传导到结间束、房室束、左右束支及普肯耶纤维网而达心室肌。心激动的频率、起搏点或传导不正常都可造成心律失常。

## 一、期前收缩

期前收缩是由心脏异位兴奋灶发放的冲动所引起的,为小儿时期最常见的心律失常。异位起搏点可位于心房、房室交界或心室组织,分别引起房性、交界性及室性期前收缩,其中室性期前收缩多见。

**(一)病因**

期前收缩常见于无器质性心脏病的小儿,可由疲劳、精神紧张、自主神经功能不稳定引起,但也可发生于病毒性心肌炎、先天性心脏病或风湿性心脏病。另外,洋地黄、奎尼丁、锑剂中毒,缺氧,酸碱平衡失调,电解质紊乱,心导管检查,心脏手术等均可引起期前收缩。1%~2%的健康学龄儿童的有期前收缩。

**(二)症状**

年长儿可诉述心悸、胸闷、不适。听诊可发现心律不齐,心搏提前,其后常有一定时间的代偿间歇,心音强弱也不一致。期前收缩常使脉律不齐,若期前收缩发生得过早,可使脉搏短绌。期前收缩的次数因人而异,且同一患儿在不同时期亦可有较大出入。某些患儿于运动后心率加快时期前收缩减少,但也有些患儿运动后期前收缩反而增多,前者常提示无器质性心脏病,后者可能有器质性心脏病。为了明确诊断,了解期前收缩的性质,必须做心电图检查。根据心电图上有无 P 波、P 波形态、P-R 间期的长短以及 QRS 波的形态,来判断期前收缩属于何种类型。

1.房性期前收缩的心电图特征

(1)P 波提前,可与前一心动周期的 T 波重叠,形态与窦性 P 波稍有差异,但方向一致。

(2)P-R 间期大于 0.10 s。

(3)期前收缩后的代偿间歇往往不完全。

(4)一般 P 波、QRS-T 波正常,若不继以 QRS-T 波,称为阻滞性期前收缩;若继以畸形的QRS-T 波,此为心室差异传导所致。

2.交界性期前收缩的心电图特征

(1)QRS-T 波提前,形态、时限与正常窦性 QRS 波基本相同。

(2)期前收缩所产生的 QRS 波前或后有逆行 P 波,P-R 间期小于 0.10 s,如果 P 波在 QRS 波之后,则 R-P 间期小于 0.20 s,有时 P 波可与 QRS 波重叠,辨认不清。

(3)代偿间歇往往不完全。

3.室性期前收缩的心电图特征

(1)QRS波提前,形态异常、宽大,QRS波时间>0.10 s,T波的方向与主波的方向相反。

(2)QRS波前多无P波。

(3)代偿间歇完全。

(4)有时在同一导联上出现形态不一、配对时间不等的室性期前收缩,称为多源性期前收缩。

**(三)治疗**

必须针对基该病因治疗原发病。一般认为期前收缩次数不多、无自觉症状者可不必用药。若患儿期前收缩次数多于每分钟10次,有自觉症状,或在心电图上呈多源性,则应治疗。可选用普罗帕酮(心律平),口服,每次5～7 mg/kg,每6～8 h 1次。亦可服用β受体阻滞剂——普萘洛尔(心得安),每天1 mg/kg,分2～3次服;房性期前收缩患儿若用之无效可改用洋地黄类药物。室性期前收缩患儿必要时可每天应用苯妥英钠5～10 mg/kg,分3次口服;胺腆酮5～10 mg/kg,分3次口服;普鲁卡因胺50 mg/kg,分4次口服;奎尼丁30 mg/kg,分4～5次口服。后者可引起心室内传导阻滞,需心电图随访,在住院观察下应用为妥。对洋地黄过量或引起低血钾者,除停用洋地黄外,应给予氯化钾,口服或静脉滴注。

**(四)预后**

其预后取决于原发病。有些无器质性心脏病的患儿期前收缩可持续多年,不少患儿的期前收缩最后终于消失;个别患儿可发展为更严重的心律失常,如室性心动过速。

## 二、阵发性心动过速

阵发性心动过速是异位心动过速的一种,按其发源部位分室上性(房性或房室结性)和室性两种,绝大多数病例属于室上性心动过速。

**(一)室上性阵发性心动过速**

室上性阵发性心动过速是由心房或房室交界处异位兴奋灶快速释放冲动所产生的一种心律失常。该病虽非常见,但属于对药物反应良好、可以完全治愈的儿科急症之一,若不及时治疗易致心力衰竭。该病可发生于任何年龄,容易反复发作,但初次发病多发生于婴儿时期,个别可发生于胎儿末期(由胎儿心电图证实)。

1.病因

其可在先天性心脏病、预激综合征、心肌炎、心内膜弹力纤维增生症等疾病基础上发生,但多数患儿无器质性心脏病。感染为常见的诱因。该病也可由疲劳、精神紧张、过度换气、心脏手术、心导管检查等诱发。

2.临床表现

临床表现小儿常突然烦躁不安,面色青灰或灰白,皮肤湿冷,呼吸加快,脉搏细弱,常伴有干咳,有时呕吐,年长儿还可自诉心悸、心前区不适、头晕等。发作时心率突然加快,为每分钟160～300次,多数患儿的心率大于每分钟200次,一次发作可持续数秒钟至数天。发作停止时心率突然减慢,恢复正常。此外,听诊时第一心音强度完全一致,发作时心率较固定而规则等为该病的特征。发作持续超过24 h者容易发生心力衰竭。若同时有感染,则可有发热、外周血白细胞数升高等表现。

3.X 线检查

X 线检查取决于原来有无心脏器质性病变和心力衰竭,透视下见心脏搏动减弱。

4.心电图检查

心电图检查中 P 波形态异常,往往较正常时小,常与前一心动周期的 T 波重叠,以致无法辨认。如能见到 P 波,则 P-R 间期常为 0.08～0.13 s。虽然根据 P 波和 P-R 间期长短可以区分房性或交界性期前收缩,但临床上常有困难。QRS 波的形态与窦性 QRS 波的形态相同,发作时间持久者,可有暂时 ST 段及 T 波改变。部分患儿在发作间歇期可有预激综合征。

5.诊断

发作的突然起止提示这是心律失常,以往的发作史对诊断很有帮助。通过体格检查发现,心律绝对规律,心音强度一致,心率往往超出一般窦性心律范围,再结合上述心电图特征,诊断不太困难,但需与窦性心动过速及室性心动过速区别。

6.治疗

可先采用物理方法以提高迷走神经张力,如无效或当时有效但很快复发,需用药物治疗。

(1)物理方法:①用浸透冰水的毛巾敷面对新生儿和小婴儿效果较好。用毛巾在 4 ℃～5 ℃水中浸湿后,敷在患儿面部,可强烈兴奋迷走神经,每次 10～15 s。如 1 次无效,可隔 3～5 min 再用,一般不超过 3 次。②可使用压迫颈动脉窦法,在甲状软骨水平扪得右侧颈动脉搏动后,用大拇指向颈椎方向压迫,以按摩为主,每次时间不超过 5～10 s,一旦转律,便停止压迫。如无效,可用同法再试压左侧,但禁止两侧同时压迫。③以压舌板或手指刺激患儿咽部使之产生恶心、呕吐。

(2)药物治疗:①对病情较重,发作持续 24 h 以上,有心力衰竭表现者,宜首选洋地黄类药物。此类药物能增强迷走神经张力,减慢房室交界处传导,使室上性阵发性心动过速转为窦性心律,并能增强心肌收缩力,控制心力衰竭。发生室性心动过速或洋地黄引起室上性心动过速,则禁用此药。低钾、有心肌炎、室上性阵发性心动过速伴房室传导阻滞或肾功能减退者慎用此类药物。常用制剂有地高辛(口服、静脉注射)或毛花苷 C(静脉注射),一般采用快速饱和法。②β 受体阻滞剂:可试用普萘洛尔,小儿静脉注射剂量为每次 0.05～0.15 mg/kg,以 5% 的葡萄糖溶液稀释后缓慢推注,推注 5～10 min,必要时每 6～8 h 重复 1 次。重度房室传导阻滞,伴有哮喘症及心力衰竭者禁用此类药物。③维拉帕米(异搏定):此药为选择性钙离子拮抗剂,抑制 $Ca^{2+}$ 进入细胞内,疗效显著。不良反应为血压下降,并能加重房室传导阻滞。剂量:每次 0.1 mg/kg,静脉滴注或缓注,每分钟不超过 1 mg。④普罗帕酮:有明显延长传导作用,能抑制旁路传导。剂量为每次 1～3 mg/kg,溶于 10 mL 葡萄糖注射液中,静脉缓注 10～15 min;无效者可于 20 min 后重复 1～2 次;有效时可改为口服维持,剂量与治疗期前收缩的剂量相同。⑤奎尼丁或普鲁卡因胺:这两种药能延长心房肌的不应期和降低异位起搏点的自律性,恢复窦性节律。奎尼丁口服剂量开始为每天 30 mg/kg,分 4～5 次服,每 2～3 h 口服 1 次,转律后改用维持量;普鲁卡因胺口服剂量为每天 50 mg/kg,分 4～6 次服;肌内注射用量为每次 6 mg/kg,每 6 h 1 次,至心动过速为止或出现中毒反应为止。

(3)其他:对个别药物疗效不佳者可考虑用直流电同步电击转复心律,或经静脉将起搏导管插入右心房行超速抑制治疗。近年来对发作频繁、药物难以满意控制的室上性阵发性心动过速采用射频消融治疗取得成功。

7.预防

发作终止后可以维持量口服地高辛 1 个月,如有复发,则于发作控制后再服 1 个月。奎尼丁对预激综合征患儿预防复发的效果较好,可持续用半年至 1 年,也可口服普萘洛尔。

**(二)室性心动过速**

发生连续 3 次或 3 次以上的室性期前收缩,临床上称为室性心动过速。它在小儿时期较少见。

1.病因

室性心动过速可由心脏手术、心导管检查、严重心肌炎、先天性心脏病、感染、缺氧、电解质紊乱等原因引起,但不少病例的病因不易确定。

2.临床表现

临床表现与室上性阵发性心动过速相似,唯症状较严重。小儿烦躁不安、苍白、呼吸急促,年长儿可诉心悸、心前区痛,严重病例可有晕厥、休克、充血性心力衰竭等。发作短暂者血流动力学的改变较轻,发作持续 24 h 以上者则可发生显著的血流动力学改变,且很少有自动恢复的可能。体检发现心率加快,常高于每分钟 150 次,节律整齐,心音可有强弱不等现象。

3.心电图检查

心电图中心室率常为每分钟 150~250 次。R-R 间期可略有变异,QRS 波畸形,时限增宽(0.10 s),P 波与 QRS 波之间无固定关系,心房率较心室率缓慢,有时可见到室性融合波或心室夺获现象。

4.诊断

心电图是诊断室性心动过速的重要手段。有时区别室性心动过速与室上性心动过速伴心室差异传导比较困难,必须结合病史、体检、心电图特点、对治疗的反应等仔细加以区别。

5.治疗

药物治疗可应用利多卡因 0.5~1.0 mg/kg,静脉滴注或缓慢推注,必要时可每 10~30 min 重复,总量不超过 5 mg/kg。此药能控制心动过速,但作用时间很短,剂量过大能引起惊厥、传导阻滞等毒性反应,少数患儿对此药有过敏现象。静脉滴注普鲁卡因胺也有效,剂量为 1.4 mg/kg,以 5% 的葡萄糖注射液将其稀释成 1% 的溶液,在心电图监测下以每分钟 0.5~1 mg/kg 的速度滴入,如出现心率明显改变或 QRS 波增宽,应停药。此药的不良反应较利多卡因大,可引起低血压,抑制心肌收缩力。口服美西律,每次 100~150 mg,每 8 h 1 次,对某些利多卡因无效者可能有效;若无心力衰竭,禁用洋地黄类药物。对病情危重、药物治疗无效者,可应用直流电同步电击转复心律。个别患儿采用射频消融治疗后痊愈。

6.预后

该病的预后比室上性阵发性心动过速严重。同时有心脏病存在者病死率可达 50% 以上,原无心脏病者也可发展为心室颤动,甚至死亡,所以必须及时诊断,适当处理。

## 三、房室传导阻滞

心脏的传导系统包括窦房结、结间束、房室结、房室束、左右束支以及普肯耶纤维。心脏的传导阻滞可发生在传导系统的任何部位,当阻滞发生于窦房结与房室结之间,便称为房室传导阻滞。阻滞可以是部分性的(第一度或第二度),也可能为完全性的(第三度)。

**（一）第一度房室传导阻滞**

其在小儿中比较常见，大都由急性风湿性心肌炎引起，但也可发生于个别正常小儿。由希氏束心电图证实阻滞可发生于心房、室室交界或希氏束，房室交界阻滞最常见。第一度房室传导阻滞本身对血流动力学并无不良影响。临床听诊除第一心音较低钝外，无其他特殊体征。诊断主要通过心电图检查，心电图表现为 P-R 间期延长，但小儿 P-R 间期的正常值随年龄、心率不同而不同。部分正常小儿静卧后，P-R 间期延长，直立或运动后，P-R 间期缩短至正常，此种情况说明 P-R 间期延长与迷走神经的张力过高有关。对第一度房室传导阻滞应着重病因治疗。其本身无须治疗，预后较好。部分第一度房室传导阻滞可发展为更严重的房室传导阻滞。

**（二）第二度房室传导阻滞**

发生第二度房室传导阻滞时窦房结的冲动不能全部传到心室，因而造成不同程度的漏搏。

1.病因

产生原因有风湿性心脏病，各种原因引起的心肌炎、严重缺氧、心脏手术及先天性心脏病（尤其是大动脉错位）等。

2.临床表现及分型

临床表现取决于基本心脏病变以及由传导阻滞引起的血流动力学改变。心室率过缓可引起胸闷、心悸，甚至产生眩晕和昏厥。听诊时除原有心脏疾病所产生的改变外，尚可发现心律不齐、脱漏搏动。心电图改变可分为两种类型：①第Ⅰ型（文氏型），R-R 间期逐步延长，终于 P 波后不出现 QRS 波；在 P-R 间期延长的同时，R-R 间期往往逐步缩短，而且脱落的前、后两个 P 波的时间小于最短的 P-R 间期的两倍。②第Ⅱ型（莫氏Ⅱ型），此型 P-R 间期固定不变，但心室搏动呈规律地脱漏，而且常伴有 QRS 波增宽。近年来，对希氏束心电图的研究发现第Ⅰ型比第Ⅱ型常见，但第Ⅱ型的预后比较严重，容易发展为完全性房室传导阻滞，导致阿-斯综合征。

3.治疗

第二度房室传导阻滞的治疗应针对原发病。当心室率过缓，心脏搏出量减少时可用阿托品、异丙肾上腺素治疗。病情轻者可以口服阿托品，舌下含用异丙肾上腺素，情况严重时则以静脉输药为宜，有时甚至需要安装起搏器。

4.预后

预后与心脏的基该病变有关。由心肌炎引起者最后多完全恢复；当阻滞位于房室束远端，有 QRS 波增宽者预后较严重，可能发展为完全性房室传导阻滞。

**（三）第三度房室传导阻滞**

其又称完全性房室传导阻滞，在小儿中较少见。发生完全性房室传导阻滞时心房与心室各自独立活动，彼此无关，此时心室率比心房率慢。

1.病因

病因可分为获得性和先天性两种。心脏手术引起的获得性第三度房室传导阻滞最为常见。心肌炎引起的获得性第三度房室传导阻滞也常见。新生儿低血钙与酸中毒也可引起暂时性第三度房室传导阻滞。约有 50％的先天性房室传导阻滞患儿的心脏无形态学改变，部分患儿合并先天性心脏病或心内膜弹力纤维增生症等。

2.临床表现

临床表现不一，部分小儿并无主诉，获得性第三度房室传导阻滞者和伴有先天性心脏病者病情较重。患儿因心搏出量减少而自觉乏力、眩晕、活动时气短。最严重的表现为阿-斯综合征。

小儿检查时脉率缓慢而规则,婴儿脉率小于每分钟 80 次,儿童脉率小于每分钟 60 次,运动后仅有轻度或中度增加;脉搏多有力,颈静脉可有显著搏动,此搏动与心室收缩无关;第一心音强弱不一,有时可闻及第三心音或第四心音;绝大多数患儿心底部可听到Ⅰ~Ⅱ级喷射性杂音,为心脏每次搏出量增加引起的半月瓣相对狭窄所致。因为经过房室瓣的血量也增加,所以可闻及舒张中期杂音。可有心力衰竭及其他先天性、获得性心脏病的体征。在不伴有其他心脏疾病的第三度房室传导阻滞患儿中,X 线检查可发现 60% 的患儿有心脏增大。

3.诊断

心电图是重要的诊断方法。因为心房与心室都以其本身的节律活动,所以 P 波与 QRS 波无关。心房率较心室率快,R-R 间期基本规则。心室波形有两种形式:①QRS 波的形态、时限正常,表示阻滞在房室束之上。②QRS 波有切迹,时限延长,说明起搏点在心室内或者伴有束支传导阻滞,常为外科手术所引起。

4.治疗

凡有低心排血量症状或阿-斯综合征表现者需进行治疗。少数患儿无症状,心室率又不太缓慢,可以不必治疗,但需随访观察。纠正缺氧与酸中毒可改善传导功能。由心肌炎或手术暂时性损伤引起者,肾上腺皮质激素可消除局部水肿,恢复传导功能。起搏点位于希氏束近端者,应用阿托品可使心率加快。人工心脏起搏器是一种有效的治疗方法,可分为临时性与永久性两种。对急性获得性第三度房室传导阻滞者临时性起搏效果很好;对第三度房室传导阻滞持续存在,并有阿-斯综合征者需应用埋藏式永久性心脏起搏器。有心力衰竭者,尤其是应用人工心脏起搏器后尚有心力衰竭者,需继续应用洋地黄制剂。

5.预后

非手术引起的获得性第三度房室传导阻滞可能完全恢复,手术引起的获得性第三度房室传导阻滞预后较差。先天性第三度房室传导阻滞,尤其是不伴有其他先天性心脏病者,则预后较好。

## 四、心律失常的护理

### (一)护理评估

1.健康史

(1)了解既往史,对患儿情绪、心慌、气急、头晕等表现进行评估。

(2)应注意评估可能存在的诱发心律失常的因素,如情绪激动、紧张、疲劳、消化不良、饱餐、用力过猛、普鲁卡因胺等的毒性作用、低血钾、心脏手术或心导管检查。

2.身体状况

(1)主要表现:①窦性心律失常。窦性心动过速患儿可无症状或有心悸感。窦性心动过缓,心率过慢可引起头晕、乏力、胸痛等。②期前收缩。患儿可无症状,亦可有心悸或心跳暂停感,频发室性期前收缩可致心悸、胸闷、乏力、头晕,甚至晕厥。室性期前收缩持续时间过长,可诱发或加重心绞痛、心力衰竭。③异位性心动过速。室上性阵发性心动过速发作时,患儿大多有心悸、胸闷、乏力。室性阵发性心动过速发作时,患儿多有晕厥、呼吸困难、低血压,甚至抽搐、心绞痛等。④心房颤动。患儿多有心悸、胸闷、乏力,严重者发生心力衰竭、休克、晕厥及心绞痛发作。⑤心室颤动。心室颤动一旦发生,患儿立即出现阿-斯综合征,表现为意识丧失、抽搐、心跳和呼吸停止。

(2)症状、体征。护理人员应重点检查脉搏频率及节律是否正常,结合心脏听诊可发现:①期前收缩时心律不规则,期前收缩后有较长的代偿间歇,第一心音增强,第二心音减弱,桡动脉触诊有脉搏缺如。②室上性阵发性心动过速心律规则,第一心音强度一致;室性阵发性心动过速心律略不规则,第一心音强度不一致。③心房颤动时心音强弱不等,心律绝对不规则,脉搏短绌,脉率小于心率。④心室颤动患儿神志丧失,摸不到大动脉搏动,继而呼吸停止、瞳孔散大、发绀。⑤第一度房室传导阻滞,听诊时第一心音减弱;第二度Ⅰ型者听诊有心搏脱漏,第二度Ⅱ型者听诊时,心律可慢而整齐或不齐;第三度房室传导阻滞,听诊心律慢而不规则,第一心音强弱不等,收缩压升高,脉压增大。

　　3.社会-心理因素

　　患儿可因心律失常引起的胸闷、乏力、心悸等而紧张、不安。期前收缩患儿易过于注意自己的脉搏,思虑过度。心房颤动患儿可能因栓塞致残而忧伤、焦虑。心动过速发作时病情重,患儿有恐惧感。严重房室传导阻滞患儿不能自理生活。需使用人工起搏器的患儿对手术及自我护理缺乏认识,因而情绪低落、信心不足。

　　(二)护理诊断

　　1.心排血量减少

　　患儿心排血量减少与严重心律失常有关。

　　2.焦虑

　　患儿因发生心绞痛、晕厥、抽搐而焦虑。

　　3.活动无耐力

　　活动无耐力与心律失常导致心排血量减少有关。

　　4.并发症

　　并发症有晕厥、心绞痛,与严重心律失常导致心排血量降低,脑和心肌血供减少有关。

　　5.潜在并发症

　　其包括心搏骤停,与心室颤动、缓慢心律失常、心室停搏、持续性室性心动过速使心脏射血功能突然中止有关。

　　(三)预期目标

　　(1)血压稳定,呼吸平稳,心慌、乏力减轻或消失。

　　(2)忧虑、恐惧情绪减轻或消除。

　　(3)保健意识增强,病情稳定。

　　(四)护理措施

　　1.减轻心脏负荷,缓解不适

　　(1)对功能性心律失常患儿,护理人员应鼓励其正常生活,注意劳逸结合。频发期前收缩、室性阵发性心动过速或第二度Ⅱ型及第三度房室传导阻滞患儿,应绝对卧床休息。护理人员应为患儿创造良好的安静休息环境,协助做好生活护理,关心患儿,减少和避免任何不良刺激。

　　(2)护理人员应遵医嘱给予患儿抗心律失常药物。

　　(3)患儿心悸、呼吸困难、血压下降、晕厥时,护理人员应及时做好对症护理。

　　(4)终止室上性阵发性心动过速发作,可试用兴奋迷走神经的方法:①护理人员用压舌板刺激患儿的腭垂,诱发恶心、呕吐。②患儿深吸气后屏气,再用力做呼气动作。③颈动脉窦按摩:患儿取仰卧位,护理人员先给患儿按摩右侧颈动脉窦5~10 s,如无效再按摩左侧颈动脉窦,不可同时按摩两侧。按摩的同时听诊心率,当心率减慢时,立即停止按摩。④患儿平卧,闭眼并使眼球向下,护理人员用拇指按摩在患儿一侧眼眶下压迫眼球,每次 10 s。对有青光眼或高度近视者禁用此法。

(5)护理人员应嘱患儿当心律失常发作导致胸闷、心悸、头晕等不适时采取高枕卧位、半卧位或其他舒适体位,尽量避免左侧卧位,因左侧卧位时患儿常能感受到心脏的搏动而使不适感加重。

(6)患儿伴有气促、发绀等缺氧指征时,护理人员应给予氧气持续吸入。

(7)护理人员应评估患儿活动受限的原因和体力活动类型,与患儿及其家长共同制定活动计划,告诉他们限制最大活动量的指征。对无器质性心脏病的心律失常患儿,鼓励其正常学习和生活,建立健康的生活方式,避免过度劳累。

(8)保持环境安静,保证患儿充分的休息。患儿应进食高蛋白、高维生素、低钠的食物,多吃新鲜蔬菜和水果,少食多餐,避免刺激性食物。

(9)护理人员应监测生命体征、皮肤颜色及温度、尿量;监测心律、心率、心电图,判断心律失常的类型;评估患儿有无头晕、晕厥、气急、疲劳、胸痛、烦躁不安等表现;严密心电监护,发现频发、多源性、第二度Ⅱ型房室传导阻滞,尤其是室性阵发性心动过速、第三度房室传导阻滞等,应立即报告医师,协助采取积极的处理措施;监测血气分析结果、电解质及酸碱平衡情况;密切观察患儿的意识状态、脉率、心率、血压等。一旦患儿发生意识突然丧失、抽搐、大动脉搏动消失、呼吸停止等猝死表现,立即进行抢救,如心脏按压、人工呼吸、非同步直流电复律或配合临时起搏等。

2.调整情绪

患儿焦虑、烦躁和恐惧,不仅加重心脏负荷,还易诱发心律失常。护理人员应向患儿及其家长说明心律失常的可治性,稳定的情绪和平静的心态对心律失常的治疗是必不可少的,以消除患儿的思想顾虑和悲观情绪,使其乐于接受和配合各种治疗。

3.协助完成各项检查及治疗

(1)心电监护:对严重心律失常患儿必须进行心电监护。护理人员应熟悉监护仪的性能、使用方法,特别要密切注意有无引起猝死的危险征兆。

(2)特殊检查护理:心律失常的心脏电学检查除常规心电图、动态心电图记录外,还有经食管心脏调搏术等。护理人员应了解这些检查具有无创性、安全、可靠、易操作、有实用性。护理人员应向患儿解释其作用、目的和注意事项,鼓励患儿配合检查。

(3)特殊治疗的护理配合:电复律为利用适当强度的高压直流电刺激,使全部心肌纤维瞬间同时除极,消除异位心律,转变为窦性心律,与抗心律失常药物联合应用,效果更佳。人工心脏起搏器已广泛应用于临床,它能按一定的频率发放脉冲电流,引起心脏兴奋和收缩;安置起搏器后可能发生感染、出血、皮肤压迫坏死等不良反应,护理人员应熟悉起搏器的性能并做好相应护理。介入性导管消融术是使用高频电磁波的射频电流直接作用于病灶区,治疗快速心律失常,不需开胸及全身麻醉。护理人员可告知患儿及其家长大致过程、需要配合的事项及疗效。术前准备除一般基本要求外,需注意检查患儿足背动脉搏动情况,以便与术中、术后的搏动情况相对照;术中、术后加强心电监护,仔细观察患儿有无心慌、气急、恶心、胸痛等症状,及时发现心脏穿孔和心包填塞等严重并发症的早期征象;术后注意预防股动脉穿刺处出血,局部压迫止血 20 min,再以压力绷带包扎,观察 15 min,然后用沙袋压迫 12 h,将患儿术侧肢体伸直制动,并观察足背动脉和足温情况,利于早期发现栓塞症状及时做溶栓处理,常规应用抗生素和清洁伤口,预防感染。

患儿卧床 24 h 后如无并发症可下地活动。

### 五、健康教育

（1）患儿应积极防治原发病，避免各种诱发因素，如发热、疼痛、寒冷、饮食不当、睡眠不足。患儿应用某些药物后产生不良反应及时就医。

（2）患儿应适当休息与活动。无器质性心脏病患儿应积极参加体育锻炼，调整自主神经功能；器质性心脏病患儿可根据心功能情况适当活动，注意劳逸结合。

（3）护理人员应教会患儿或患儿家长检查脉搏和听心律的方法（每天至少检查 1 次）；向患儿或患儿家长讲解心律失常的常见病因、诱因及防治知识。

（4）护理人员应指导患儿或患儿家长正确选择食谱。饱食、刺激性饮料均可诱发心律失常，应选择低脂、易消化、清淡、富含营养的饮食。合并心力衰竭及使用利尿剂时应限制钠盐摄入及多进含钾的食物。应多食纤维素丰富的食物，保持大便通畅，心动过缓患儿避免排便时屏气，以免兴奋迷走神经而加重心动过缓，以减轻心脏负荷和防止低钾血症诱发心律失常。

（5）护理人员应让患儿或患儿家长认识服药的重要性，患儿要按医嘱继续服用抗心律失常药物，不可自行减量或撤换药物，如有不良反应及时就医。

（6）护理人员应教给患儿或患儿家长自测脉搏的方法，以利于监测病情；教会家长心肺复苏术以备急用；定期随访，经常复查心电图，及早发现病情变化。

（崔　焕）

# 第五节　小儿心源性休克

心源性休克是心排血量减少所致的全身微循环障碍，是某些原因使心排血量过少、血压下降，导致各重要器官和外周组织灌注不足而产生的休克综合征。小儿心源性休克多见于急性重症病毒性心肌炎，严重的心律失常如室上性心动过速或室性心动过速和急性克山病。

## 一、临床特点

### （一）原发病症状

症状因原发病不同而异。病毒性心肌炎往往在感染的急性期发病，重症者可突然发生心源性休克，表现为烦躁不安、面色灰白、四肢湿冷和末梢发绀。如该病因室上性阵发性心动过速而产生，可有阵发性发作病史并诉心前区不适，表现胸闷、心悸、头晕、乏力，听诊时心律绝对规则，心音低钝，有奔马律，并有典型的心电图改变。

### （二）休克症状

症状因病期早晚而不同。

#### 1.休克早期（代偿期）

患儿的血压及重要器官的血液灌注尚能维持，患儿的神志清楚，但烦躁不安，面色苍白，四肢湿冷，脉搏细弱，心动过速，血压正常或出现直立性低血压，脉压缩小，尿量正常或稍减少。

2.休克期(失代偿期)

出现间断平卧位低血压,收缩压降至10.7 kPa(80 mmHg)以下,脉压在2.7 kPa(20 mmHg)以下,患儿的神志尚清楚,但反应迟钝,意识模糊,皮肤湿冷,出现花纹,心率更快,脉搏细速,呼吸稍快,尿量减少或无尿,婴儿的尿量少于2 mL/(kg·h),儿童的尿量少于1 mL/(kg·h)。

3.休克晚期

重要器官严重受累,血液灌注不足,血压降低且固定不变或测不到。患儿昏迷,肢冷发绀,脉搏弱或触不到,呼吸急促或缓慢,尿量明显减少[<1 mL/(kg·h)],甚至无尿,出现弥散性血管内凝血和多脏器功能损伤。

## 二、护理评估

### (一)健康史

了解患儿发病前有无病毒或细菌感染史,有无心律失常、先天性心脏病等基础疾病。

### (二)症状、体征

测量心率、心律、呼吸、血压,评估患儿的神志、周围循环情况及尿量。评估疾病的严重程度。

### (三)社会、心理

了解患儿及其家长对疾病的严重性、预后的认识程度和家庭、社会支持系统的状况。

### (四)辅助检查

了解患儿的心功能、肺功能各参数的动态变化。

## 三、常见护理问题

### (一)组织灌注改变

组织灌注改变与肾、脑、心肺、胃肠及外周血管灌注减少有关。

### (二)恐惧

恐惧与休克所致的濒死感及对疾病预后的担心有关。

## 四、护理措施

### (一)卧床休息

患儿采取平卧位或中凹位,头偏向一侧,保持安静,注意保暖,避免受凉而加重病情。一切治疗、护理集中进行,避免过多地搬动患儿。对烦躁不安的患儿,护理人员要遵医嘱给镇静剂。

### (二)吸氧

护理人员应根据病情选择适当的吸氧方式,保持患儿的呼吸道通畅,使氧分压维持在9.3 kPa(70 mmHg)以上。

### (三)建立静脉通路

护理人员应建立两条以上静脉通路,保证扩容有效地进行;遵医嘱补生理盐水、平衡盐溶液等晶体溶液和血浆、右旋糖酐等胶体溶液。

### (四)详细记录出入液量

护理人员应注意保持患儿的出入量平衡,如果发现患儿少尿或无尿,应立即报告医师。

### (五)皮肤护理

护理人员应根据病情适时为患儿翻身,对骨骼突出部位可采用气圈。患儿翻身活动后护理人员应观察患儿的血压、心率及中心静脉压的变化。

**(六)病情观察**

(1)护理人员应监测生命体征变化,注意患儿的神志状态、皮肤色泽及末梢循环状况。

(2)护理人员应观察输液反应,因输液过快、过量可加重心脏负担,一般输液速度要小于5 mL/(kg·h)。

(3)护理人员应观察药物的疗效及不良反应,应用血管活性药物时避免药液外渗,引起组织坏死。

(4)护理人员应观察周围血管灌注,由于血管收缩,首先表现在皮肤和皮下组织,良好的周围灌注表示周围血管阻力正常。皮肤红润且温暖表示小动脉阻力降低;皮肤湿冷、苍白表示血管收缩,小动脉阻力升高。

**(七)维持正常的体温**

护理人员应注意为患儿保暖,但不宜体外加温,因为加温可使末梢血管扩张而影响休克最初的代偿机制——末梢血管收缩,影响重要器官的血流灌注,还会加速新陈代谢,增加氧耗,加重心脏负担。

**(八)保护患儿的安全**

休克时患儿往往烦躁不安、意识模糊,护理人员应给予适当的约束,以防患儿坠床或牵拉、拔脱仪器和各治疗管道。

**(九)心理护理**

(1)医务人员在抢救过程中做到有条不紊,让患儿信任,从而减少恐惧。

(2)护理人员应经常巡视病房,给予患儿关心、鼓励,让患儿最亲近的人陪伴患儿,增加患儿的安全感。

(3)护理人员应及时跟患儿及其家长进行沟通,使他们对疾病有正确的认识,增强患儿战胜疾病的信心。

(4)护理人员应适时给患儿听音乐、讲故事,以分散患儿的注意力。

**(十)健康教育**

(1)护理人员应向家长说明疾病的严重性,并要求配合抢救,不要在床旁大声哭泣和喧哗。

(2)护理人员应要求家长协助做好保暖和安全护理,在患儿神志模糊时适当做好肢体约束和各种管道的固定。

(3)护理人员应嘱家长不要随意给患儿喂水、喂食,以免窒息。

(4)护理人员应教会家长给患儿的肢体做些被动按摩,以保证肢体功能。

## 五、出院指导

(1)患儿应注意休息。例如,重症病毒性心肌炎患儿的总休息时间为3~6个月。

(2)护理人员应嘱家长为患儿加强营养,提高患儿的免疫力。

(3)护理人员应告知预防呼吸道疾病的方法,冬、春季节及时增、减衣服,少去人多的公共场所。

(4)对带药回家的患儿护理人员应让其家长了解药物的名称、剂量、用药方法和不良反应。

(5)定期门诊随访。

（崔　焕）

# 第六节　小儿心包炎

心包炎可分感染性和非感染性两类,且多为其他疾病(婴儿常见于败血症、肺炎、脓胸,学龄儿童多见于结核病、风湿病)的一种表现。

## 一、临床特点

### (一)症状

较大儿童常有心前区刺痛,平卧时加重,取坐位或前倾位时可减轻,疼痛可向肩背及腹部放射。婴儿表现为烦躁不安。患儿同时有原发病的症状表现,常有呼吸困难、咳嗽、发热等。

### (二)体征

早期可听到心包摩擦音,多在胸骨左缘第3～4肋间最清晰,但多为一过性。有心包积液时心音遥远、低钝,出现奇脉。当心包积液达一定量时,心包舒张受限,出现颈静脉怒张、肝脏增大、肝颈反流征阳性、下肢水肿、心动过速、脉压变小。

### (三)辅助检查

1.X线检查

心影呈烧瓶样增大,肺血大多正常。

2.心电图

心电图显示窦性心动过速,低电压,广泛ST段、T波改变。

3.超声心动图

超声心动图能提示心包积液的部位、量。

4.实验室检查

血沉加快。CRP(C反应蛋白)含量升高。血常规结果显示白细胞、中性粒细胞含量升高。

## 二、护理评估

### (一)病史

了解患儿近期有无感染性疾病以及有无结核、风湿热病史。

### (二)症状、体征

评估患儿有无发热、胸痛,胸痛与体位的关系。评估有无心包填塞症状,如呼吸困难、心率加快、颈静脉怒张、肝大、水肿、心音遥远及奇脉。听诊心脏,注意有无心包摩擦音。

### (三)社会、心理

评估家长对疾病的了解程度和态度。

### (四)辅助检查

了解并分析胸片、心电图、超声心动图等检查结果。

### 三、常见护理问题

#### (一)疼痛
疼痛与心包炎性渗出有关。

#### (二)体温异常
体温异常与炎症有关。

#### (三)气体交换受损
气体交换受损与心包积液、心脏受压有关。

#### (四)合作性问题
合作性问题是急性心包填塞。

### 四、护理措施

#### (一)休息与卧位
患儿应卧床休息,宜取半卧位。

#### (二)饮食
护理人员应给予患儿高热量、高蛋白、高维生素、易消化的半流质或软食,限制患儿的钠盐摄入,嘱其少食易产气的食物(如薯类),多食芹菜、海带等富含纤维素的食物,以防止肠内产气过多而引起腹胀及便秘,导致膈肌上抬。

#### (三)高热护理
护理人员应及时做好降温处理,测定体温并及时记录体温。

#### (四)吸氧
护理人员应对胸闷、气急严重者给予氧气吸入。

#### (五)对症护理
对有心包积液的患儿,护理人员应做好解释工作,协助医师进行心包穿刺。在操作过程中护理人员应仔细观察生命体征的变化,记录抽出液体的性质和量,穿刺完毕,局部加压数分钟后无菌包扎。把患儿送回病床后,护理人员应继续观察有无渗液、渗血,必要时给局部用沙袋加压。

#### (六)病情观察
(1)呼吸困难为急性心包炎和慢性缩窄性心包炎主要的突出症状,护理人员应密切观察患儿的呼吸频率和节律。

(2)当患儿静脉压升高,面色苍白、发绀,烦躁不安,肝脏在短期内增大时,护理人员应及时报告医师并做好心包穿刺准备。

#### (七)心理护理
护理人员应肯定患儿对疼痛的描述,并设法分散其注意力,减轻其不适感觉。

#### (八)健康教育
(1)护理人员应向家长讲解舒适的体位、休息和充足的营养供给是治疗该病的良好措施。

(2)若需要进行心包穿刺时,护理人员应向家长说明必须配合和注意的事宜。

### 五、出院指导

(1)护理人员应遵医嘱及时、准确地使用药物并定期随访。

（2）由于心包炎患儿的抵抗力减弱，出院后患儿应坚持休息半年左右，并加强营养，以利于心功能的恢复。

（崔　焕）

# 第七节　小儿病毒性心肌炎

## 一、概述

病毒性心肌炎是由病毒感染引起的心肌间质炎症细胞浸润和邻近的心肌细胞坏死、变形，有时病变也可累及心包或心内膜。该病可导致心肌损伤、心功能障碍、心律失常和周身症状。该病可发生于任何年龄，是儿科常见的心脏疾病之一，近年来发生率有增大的趋势。

### （一）病因

近年来病毒学及免疫病理学迅速发展，通过大量动物实验及临床观察，证明多种病毒可引起心肌炎。其中柯萨奇病毒 B6（1～6 型）常见，其他病毒（如柯萨奇病毒 A、埃可病毒、脊髓灰质炎病毒、流感病毒、副流感病毒、腮腺炎病毒、水痘病毒、单纯疱疹病毒、带状疱疹病毒及肝炎病毒）也可能致病。柯萨奇病毒具有高度亲心肌性和流行性，据报道很多原因不明的心肌炎和心包炎由柯萨奇病毒 B 所致。

病毒性心肌炎在一定条件下才发病。例如，当机体继发细菌感染（特别是链球菌感染）、发热、缺氧、营养不良、接受类固醇或放射治疗而抵抗力低下时，可发病。

医师对病毒性心肌炎的发病原理至今未完全了解，目前提出病毒学说、免疫学说等几种学说。

### （二）病理

病毒性心肌炎病理改变轻重不等。轻者常以局灶性病变为主，而重者则多呈弥漫性病变。局灶性病变者的心肌外观正常，而弥漫性病变者的心肌苍白、松软，心脏呈不同程度的扩大、增重。镜检可见病变部位的心肌纤维变性或断裂，心肌细胞溶解、水肿、坏死。心肌间质有不同程度的水肿，淋巴细胞、单核细胞和少数多核细胞浸润。左室及室间隔的病变显著。病变可波及心包、心内膜及心脏传导系统。

慢性病例的心脏扩大，心肌间质炎症浸润，心肌纤维化，有瘢痕组织形成，心内膜呈弥漫性或局限性增厚，血管内皮肿胀。

## 二、临床表现

病情轻重悬殊。轻者可无明显自觉症状，仅有心电图改变。重者可出现严重的心律失常、充血性心力衰竭、心源性休克，甚至死亡。大约 1/3 以上的病例在发病前 1～3 周或发病的同时有呼吸道或消化道病毒感染，伴有发热、咳嗽、咽痛、周身不适、腹泻、皮疹等症状，继而出现心脏症状，如年长儿常诉心悸、气短、胸部及心前区不适或疼痛、有疲乏感。发病初期患儿常有腹痛、食欲缺乏、恶心、呕吐、头晕、头痛等表现。3 个月以内婴儿有拒乳、苍白、发绀、四肢凉、两眼凝视等症状。心力衰竭者呼吸急促，突然腹痛，发绀，水肿。心源性休克者烦躁不安，面色苍白、皮肤发花、四肢厥冷或末梢发绀。发生窦性停搏或心室纤颤时患儿可突然死亡。如病情拖延至慢性期，常表现为进行性充血心力衰竭、全心扩大，可伴有各种心律失常。

体格检查：多数心尖区第一音低钝。一般无器质性杂音，仅在胸前或心尖区闻及Ⅰ～Ⅱ级吹风样收缩期杂音。有时可闻及奔马律或心包摩擦音。该病严重者心脏扩大，脉细数，颈静脉怒张，肝大并有压痛，有肺部啰音，面色苍白，四肢厥冷，皮肤发花，指(趾)发绀，血压下降。

## 三、辅助检查

### (一)实验室检查

(1)白细胞总数为$(10.0 \sim 20.0) \times 10^9/L$，中性粒细胞数偏高。血沉、抗链"O"大多正常。

(2)血清肌酸磷酸激酶、乳酸脱氢酶及其同工酶、谷草转氨酶的含量在病程早期可升高。超氧化歧化酶在急性期降低。

(3)若从心包、心肌或心内膜中分离到病毒，或用免疫荧光抗体检查找到心肌中特异的病毒抗原，电镜检查心肌发现有病毒颗粒，可以确定诊断。

(4)测定补体结合抗体以及用分子杂交法或聚合酶链式反应检测心肌细胞内的病毒核酸也有助于病原诊断。部分病毒性心肌炎患儿有抗心肌抗体，一般于短期内恢复，如抗体量持续提高，表示心肌炎病变处于活动期。

### (二)心电图检查

心电图在急性期有多变与易变的特点，对可疑病例应反复检查，以助于诊断。其主要变化为ST-T改变，有各种心律失常和传导阻滞。恢复期多见各种类型的期前收缩。少数慢性期患儿可有房室肥厚的改变。

### (三)X线检查

心影正常或不同程度地增大，多数为轻度增大。若该病迁延不愈或合并心力衰竭，则心脏扩大明显。该病合并心力衰竭可见心搏动减弱，伴肺淤血、肺水肿或胸腔少量积液。有心包炎时，有积液征。

### (四)心内膜心肌活检

心内膜心肌活检在成人患者中早已开展，该检查用于小儿患者是近年才有报道的，这为心肌炎的诊断提供了病理学依据。据报道，心内膜心肌活检证明约40%原因不明的心律失常、充血性心力衰竭患者患有心肌炎。该检查的临床表现和组织学相关性较差，原因是取材很小且局限，取材时不一定是最佳机会；心内膜心肌活检本身可导致心肌细胞收缩，而出现一些病理性伪迹。因此，心内膜心肌活检无心肌炎表现者不一定无心肌炎，临床医师不能忽视临床诊断。此项检查在一般医院尚难开展，不作为常规检查项目。

## 四、诊断与鉴别诊断

### (一)诊断要点

1.病原学诊断依据

(1)确诊指标：检查患儿的心内膜、心肌、心包或心包穿刺液，发现以下之一者可确诊心肌炎由病毒引起。①分离到病毒。②用病毒核酸探针查到病毒核酸。③特异性病毒抗体呈阳性。

(2)参考依据：有以下之一者结合临床表现可考虑心肌炎由病毒引起。①从患儿的粪便、咽拭子或血液中分离到病毒，并且恢复期血清同型抗体滴度是患儿入院检测的第一份血清的5倍或比患儿入院检测的第一份血清同型抗体滴度降低 25% 以上。②病程早期患儿血中特异性 IgM 抗体呈阳性。③用病毒核酸探针从患儿的血中查到病毒核酸。

2.临床诊断依据

(1)患儿有心功能不全、心源性休克或心脑综合征。

(2)心脏扩大。

(3)心电图改变,以 R 波为主的 2 个或 2 个以上主要导联(Ⅰ、Ⅱ、aVF、$V_5$)的 ST-T 改变持续 4 d 以上伴动态变化,窦房传导阻滞,房室传导阻滞,完全性右束支或左束支阻滞,成联律、多型、多源、成对或并行性期前收缩,非房室结及房室折返引起异位性心动过速,有低电压(新生儿除外)及异常 Q 波。

(4)CK-MB(肌酸肌酶同工酶)含量升高或心肌肌钙蛋白(cTnI 或 cTnT)呈阳性。

3.确诊依据

(1)具备 2 项临床诊断依据,可临床诊断为心肌炎。发病的同时或发病前 1~3 周有病毒感染的证据支持诊断。

(2)同时具备病原学诊断依据之一,可确诊为病毒性心肌炎,具备病原学参考依据之一,可临床诊断为病毒性心肌炎。

(3)不具备确诊依据,应给予必要的治疗或随诊,根据病情变化,确诊或排除心肌炎。

(4)应排除风湿性心肌炎、中毒性心肌炎、先天性心脏病、结缔组织病、代谢性疾病的心肌损害、甲状腺功能亢进症、原发性心肌病、原发性心内膜弹力纤维增生症、先天性房室传导阻滞、心脏自主神经功能异常、β 受体功能亢进及药物引起的心电图改变。

4.临床分期

(1)急性期:新发病,症状及检查的阳性发现明显且多变,一般病程为半年以内。

(2)迁延期:临床症状反复出现,客观检查指标迁延不愈,病程多为半年以上。

(3)慢性期:进行性心脏增大,反复心力衰竭或心律失常,病情时轻时重,病程为 1 年以上。

**(二)鉴别诊断**

在考虑九省市心肌炎协作组制定的心肌炎诊断标准时,应首先排除其他疾病,包括风湿性心肌炎、中毒性心肌炎、结核性心包炎、先天性心脏病、结缔组织病、代谢性疾病、代谢性疾病的心肌损害、原发性心肌病、先天性房室传导阻滞、高原性心脏病、克山病、川崎病、良性期前收缩、神经功能紊乱、电解质紊乱及药物等引起的心电图改变。

## 五、治疗、预防、预后

该病尚无特殊治疗方法。应结合患儿的病情采取有效的综合措施。

**(一)一般治疗**

1.休息

急性期患儿应至少卧床休息至热退 3~4 周;心功能不全或心脏扩大的患儿,更应绝对卧床休息,以减轻心脏负荷及减少心肌耗氧量。

2.抗生素

抗生素虽对引起心肌炎的病毒无直接作用,但因细菌感染是病毒性心肌炎的重要条件,故在开始治疗时,应适当使用抗生素。一般肌内注射青霉素 1~2 周,以清除链球菌和其他敏感细菌。

3.保护心肌

大剂量维生素 C 具有增加冠状血管血流量、心肌糖原、心肌收缩力,改善心功能,清除自由基,修复心肌损伤的作用。剂量为 $100\sim200$ mg/(kg·d),溶于 $10\sim30$ mL $10\%\sim25\%$ 的葡萄糖注射液,静脉注射,每天 1 次,$15\sim30$ d 为 1 个疗程;抢救心源性休克患儿时,第 1 天可用 $3\sim4$ 次。

极化液、能量合剂及 ATP 因难进入心肌细胞内,故疗效差。近年来多推荐以下几种药物:①辅酶 $Q_{10}$,1 mg/(kg·d),口服,可连用 $1\sim3$ 个月。②1,6-二磷酸果糖,$0.7\sim1.6$ mL/kg,静脉注射,最大量不超过 2.5 mL/kg,静脉注射速度为 10 mL/min,每天 1 次,$10\sim15$ d 为 1 个疗程。

(二)激素治疗

肾上腺皮质激素可用于抢救危重病例及其他治疗无效的病例。口服泼尼松 $1\sim1.5$ mg/(kg·d),用 $3\sim4$ 周,症状缓解后逐渐减量停药。对反复发作或病情迁延者,可考虑较长期的激素治疗,疗程不少于半年。对于急重抢救病例可采用大剂量,如地塞米松 $0.3\sim0.6$ mg/(kg·d),或氢化可的松 $15\sim20$ mg/(kg·d),静脉滴注。

(三)免疫治疗

动物实验及临床研究均发现丙种球蛋白对心肌有保护作用。从 1990 年开始,在美国波士顿及洛杉矶的儿童医院已将丙种球蛋白作为病毒性心肌炎治疗的常规用药。

(四)抗病毒治疗

动物实验中联合应用利巴韦林和干扰素可提高生存率,目前欧洲正在进行干扰素治疗心肌炎的临床试验,其疗效尚待确定。环孢霉素 A、环磷酰胺目前尚无肯定疗效。

(五)控制心力衰竭

心肌炎患儿对洋地黄类药物耐受性差,易出现中毒而发生心律失常,故应选用快速作用的洋地黄类药物,如毛花苷 C(西地兰)或地高辛。病重者静脉滴注地高辛,一般病例口服地高辛,饱和量为常规量的 $1/2\sim2/3$,心力衰竭不重、发展不快者可每天口服维持量。应早用和少用利尿剂,同时注意补钾,否则易导致心律失常。注意供氧,保持安静。若患儿烦躁不安,可给镇静剂。患儿发生急性左心功能不全时,除短期内并用毛花苷 C(西地兰)、利尿剂、镇静剂、吸入氧气外,应给予血管扩张剂(如酚妥拉明 $0.5\sim1$ mg/kg 加入 $50\sim100$ mL $10\%$ 的葡萄糖注射液内),快速静脉滴注。紧急情况下,可先用半量,以 $10\%$ 的葡萄糖注射液稀释,静脉缓慢注射,然后静脉滴注其余半量。

(六)抢救心源性休克

抢救心源性休克需要吸氧、扩容,使用大剂量维生素 C、激素、升压药,改善心功能及心肌代谢等。

近年来,应用血管扩张剂——硝普钠取得良好疗效,常用剂量为 $5\sim10$ mg,溶于 100 mL $5\%$ 的葡萄糖注射液中,开始时以 0.2 $\mu$g/(kg·min)滴注,以后每隔 5 min 增加 0.1 $\mu$g/kg,直到获得疗效或血压降低,最大剂量不超过 $4\sim5$ $\mu$g/(kg·min)。

(七)纠正严重心律失常

对轻度心律失常(如期前收缩、一度房室传导阻滞),多不用药物纠正,而主要是针对心肌炎本身进行综合治疗。若发生严重心律失常(如快速心律失常、严重传导阻滞),应迅速、及时地纠正,否则威胁生命。

### 六、护理

#### (一)护理诊断

(1)活动无耐力与心肌功能受损、组织器官供血不足有关。

(2)胸闷与心肌炎症有关。

(3)潜在并发症包括心力衰竭、心律失常、心源性休克。

#### (二)护理目标

(1)患儿的活动量得到适当控制,休息得到保证。

(2)患儿的胸闷缓解或消失。

(3)患儿无并发症或有并发症,但能被及时发现和适当处理。

#### (三)护理措施

1.休息

(1)急性期患儿要卧床休息至热退后3～4周,以后根据心功能恢复情况逐渐增加活动量。

(2)心功能不全的患儿或心脏扩大的患儿应绝对卧床休息。

(3)总的休息时间为3～6个月。

(4)护理人员应创造良好的休息环境,合理安排患儿的休息时间,保证患儿的睡眠时间。

(5)护理人员应主动提供服务,满足患儿的生活需要。

2.胸闷的观察与护理

(1)护理人员应观察患儿的胸闷情况,注意诱发和缓解因素,必要时给予吸氧。

(2)护理人员应遵医嘱给予心肌营养药,促进患儿的心肌恢复正常。

(3)患儿要保证休息,减少活动。

(4)护理人员应控制输液的速度和输液总量,减轻患儿的心肌负担。

3.并发症的观察与护理

(1)护理人员应密切注意患儿的心率、心律、呼吸、血压和面色改变,有心力衰竭时给予吸氧、镇静、强心等处理,应用洋地黄类药物时要密切观察患儿有无洋地黄中毒表现,如出现新的心律失常、心动过缓。

(2)护理人员应注意有无心律失常,一旦心律失常发生,需及时通知医师并给予相应处理。例如,对高度房室传导阻滞者给异丙肾上腺素和阿托品来提升心率。

(3)护理人员应警惕心源性休克,注意血压、脉搏、尿量、面色等的变化,一旦出现心源性休克,立即给患儿取平卧位,配合医师给予大剂量维生素C或肾上腺皮质激素来治疗。

#### (四)康复与健康指导

(1)护理人员应给患儿家长讲解病毒性心肌炎的病因、病理、发病机制、临床特点及诊断、治疗措施。

(2)护理人员应强调休息的重要性,指导患儿控制活动量,建立合理的休息制度。

(3)护理人员应讲解该病的预防知识,如预防上呼吸道感染和肠道感染。

(4)护理人员应对有高度房室传导阻滞者讲解安装心脏起搏器的必要性。

### 七、展望

近年来,心肌炎已成为常见心脏病之一,对人类健康构成了威胁,因而对该病的诊治研究也日益受到重视。心脏扩大、心律失常或心力衰竭为心脏明显受损的表现,心电图 ST-T 改变与异位心律或传导阻滞反映心肌病变的存在。但对于怀疑为病毒性心肌炎的患者,提倡进行心脏活检,行病理学检查。

但分离病毒检查或特异性荧光抗体检查存在以下几个问题。

(1)患儿不易接受。

(2)炎性组织在心肌中呈灶状分布,活检标本小而致病灶标本不一定取得到。

(3)提取 RNA 的质量和检测方法的敏感性不同。

(4)心脏中有病毒,而从血液中不一定检出抗原或抗体;心脏中无病毒,而从心脏中检出抗原或抗体;即使抗原或抗体呈阳性反应,也不足以证实有病毒性心肌炎;只有当感染某种病毒并引起相应的心脏损害时,心脏和血液检查呈阳性反应才有意义。在检查血液中抗原或抗体时,因检测试剂、检查方法、操作技术不同而结果迥异。

因此,病毒性心肌炎的确诊相当困难。由于抗病毒药物的疗效不显著,目前建议采用中西医结合疗法。有人用以黄芪、牛磺酸及一般抗心律失常药物为主的中西医结合方法治疗病毒性心肌炎,取得了比较满意的效果。中药黄芪除具有抗病毒、免疫调节、保护心肌的作用,还可以抑制内向钠-钙交换电流,改善部分心电活动,清除氧自由基,而广泛应用于临床。牛磺酸是心肌游离氨基酸的重要成分,也可通过抑制病毒复制,抑制病毒感染心肌细胞引起的钙电流增大,使受感染而降低的最大钙电流膜电压及外向钾电流趋于正常,使心肌细胞钙内流减少,在病毒性心肌炎动物模型及临床病毒性心肌炎患者中,具有保护心肌、改善临床症状等作用。

(崔　焕)

# 第八节　小儿充血性心力衰竭

充血性心力衰竭(congestive heart failure,CHF)是指在回心血量充足的前提下,心搏出量不能满足周身循环和组织代谢的需要而出现的一种病理生理状态。小儿时期 1 岁内发病率最高,尤以先天性心脏病引起者最多见。病毒性或中毒性心肌炎、心内膜弹力纤维增生症、心肌糖原累积症为重要原因。只要能积极治疗病因,大部分该病患儿能得到根治,但如果多次发作,则预后极差。

## 一、临床特点

### (一)症状与体征

(1)安静时心率加快,婴儿的心率大于每分钟 180 次,幼儿的心率大于每分钟 160 次,这不能用发热或缺氧来解释。

(2)患儿呼吸困难,面色青紫突然加重,安静时呼吸频率大于每分钟 60 次。

(3)肝脏肿大超过肋下 2 cm 以上,或在短时间内较之前增大 1.5 cm 以上,而不能以横膈下移等原因解释。

(4)心音明显低钝或出现奔马律。

(5)患儿突然烦躁不安、面色苍白或发灰,而不能用原有疾病解释。

(6)患儿尿少,下肢水肿,已排除营养不良、肾炎、B族维生素缺乏等病因。

### (二)心功能分级与心力衰竭分度

Ⅰ级:患儿的体力活动不受限制。

Ⅱ级:进行较重劳动时患儿出现症状。

Ⅲ级:进行轻微劳动时患儿即有明显症状,活动明显受限。

Ⅳ级:在休息状态患儿往往呼吸困难或肝脏肿大,完全丧失活动能力。

Ⅰ级无心力衰竭,Ⅱ级、Ⅲ级、Ⅳ级分别有Ⅰ、Ⅱ、Ⅲ度心力衰竭。

### (三)辅助检查

(1)X线检查:心影多呈普遍性扩大,搏动减弱,肺纹理增多,肺部淤血。

(2)心电图:左心室和右心室肥厚、劳损。

(3)超声心电图:可见心房和心室腔扩大,M型超声显示心室收缩时间延长,射血分数降低。

## 二、护理评估

### (一)健康史

询问患儿的基础疾病及发病的过程(诱因,症状出现的时间、程度等)。

### (二)症状、体征

测量生命体征,观察患儿的面色,听诊心率、心律,评估患儿左心和右心衰竭的程度、心功能级别。

### (三)社会、心理

评估家长及年长儿对疾病的了解程度及心理活动类型。

### (四)辅助检查

了解X线、心电图、超声心动图、血气分析等检查的结果。

## 三、常见护理问题

### (一)心排血量减少

心排血量减少与心肌收缩力降低有关。

### (二)气体交换受损

气体交换受损与肺循环淤血有关。

### (三)体液过多

体液过多与心功能降低、微循环淤血、肾灌注不足、排尿减少有关。

### (四)恐惧

恐惧与疾病的危险程度及环境改变有关。

## 四、护理措施

### (一)休息

护理人员应保持病房安静舒适;宜给患儿取半坐卧位或怀抱患儿,使横膈下降,有利于呼吸运动。休息以心力衰竭程度而定:Ⅰ度心力衰竭的患儿可起床活动,增加休息时间;Ⅱ度心力衰竭的患儿其应限制活动,延长卧床休息时间;Ⅲ度心力衰竭的患儿须绝对卧床休息。避免婴儿剧烈哭闹,以免加重其心脏负担。

**（二）饮食**

患儿应进食高维生素、高热量、少油、富含钾和镁、含有适量纤维素的食物，少食多餐，避免进食刺激性食物。轻者可进少盐饮食（指每天饮食中钠盐不超过 0.5 g）。重者进无盐饮食（即在烹调食物时不加食盐或其他含盐食物）。保持大便通畅。

**（三）吸氧**

护理人员应给呼吸困难、发绀、有低氧血症者供氧；患儿有急性肺水肿时，可用 20%～30% 乙醇替代湿化瓶中的水，让患儿间歇吸入，每次 10～20 min，间隔 15～30 min，重复 1～2 次。

**（四）病情观察**

（1）护理人员应及时发现早期心力衰竭的临床表现，如发现患儿心率加快、乏力、尿量减少、心尖部闻及奔马律，应及时与医师联系；患儿一旦出现急性肺水肿征兆，应及时抢救。

（2）护理人员应监测患儿的心率、心律、呼吸、血压。

（3）护理人员应控制输液速度和浓度。静脉输液的速度以小于 5 mL/(kg·h) 为宜。

（4）护理人员应记录患儿的 24 h 出入量，按时测量体重。

**（五）合理用药，观察药物作用**

（1）给患儿服用洋地黄类药物前两人核对姓名、药物、剂量、用法、时间，并测心率，如新生儿的心率小于每分钟 120 次，婴儿的心率小于每分钟 100 次，幼儿的心率小于每分钟 80 次，学龄儿童的心率小于每分钟 60 次，应停用该类药物并报告医师。

（2）护理人员应观察洋地黄类药物的毒性反应。患儿服药期间如果有恶心、呕吐、食欲减退、心率减慢、心律失常、嗜睡等，护理人员应报告医师，及时停用洋地黄类药物。

（3）如果用洋地黄制剂的同时需要应用钙剂，二者的使用应间隔 4～6 h。

**（六）心理护理**

护理人员应根据患儿的心理特点采用相应的对策，主动与患儿沟通，给予安慰、鼓励，取得合作，避免患儿抗拒哭闹，加重心脏负担。

**（七）健康教育**

（1）护理人员应宣传有关疾病的防治与急救知识。

（2）护理人员应鼓励患儿积极治疗原发病，避免诱因（如感染、劳累、情绪激动）。

（3）护理人员应教患儿家长使用洋地黄制剂期间不能用钙剂；若患儿出现胃肠道反应、头晕应立即告诉护理人员；应用利尿剂期间应给患儿补充含钾丰富的食物（如香蕉）。

## 五、出院指导

（1）给患儿适当安排休息，避免其情绪激动和过度活动。

（2）给患儿提供高维生素、高热量、低盐、易消化的食物。让患儿少食多餐。耐心喂养，给小婴儿选择大小适宜的奶嘴。

（3）根据气候变化及时给患儿增、减衣服，防止其受凉、感冒。

（4）如果患儿需使用洋地黄制剂、血管扩张剂、利尿剂，护理人员应向家长详细介绍所用药物的名称、剂量、给药时间和方法，并使其掌握疗效和不良反应。患儿出现不良反应时应及时就医。

（5）带患儿定期复查。

（崔　焕）

# 第九节　小儿原发性心肌病

原发性心肌病是指病因不明、病变局限于心肌的一组疾病。依据临床和病理改变可分为扩张型心肌病、肥厚型心肌病、限制型心肌病,以前两类常见。临床上以缓慢进展的心脏增大、心律失常及心功能不全为主要表现。病因尚不清楚,可能与遗传因素、免疫因素及感染因素有关,个别柯萨奇病毒所致心肌炎可转化为心肌病。该病的预后不良,患儿常并发心力衰竭而死亡。

## 一、临床特点

### (一)扩张型心肌病

扩张型心肌病(dilated cardiomyopathy,DCM)又称充血型心肌病(congestive cardiomyopathy,CCM),主要表现为慢性充血性心力衰竭。

1.症状与体征

较大儿童表现为乏力,食欲减退,不爱活动,腹痛,活动后呼吸困难、心动过速,尿少,水肿。婴儿出现喂养困难、体重不增、吮奶时呼吸困难、多汗、烦躁不安、食量减少。约10%的患儿会发生晕厥。体检时患儿的心率、呼吸加快,脉搏细弱,血压正常或偏低,有的患儿可有奔马律,可闻及Ⅱ～Ⅲ/6级收缩期杂音,肝脏增大,下肢水肿。

2.辅助检查

(1)X线检查:心脏增大,并以左心室为主或普遍性增大,呈球形。心搏减弱,肺淤血明显。

(2)心电图:左心肥厚,出现心律失常以及非特异性ST-T改变。

(3)超声心电图:左心房、左心室明显扩大,左心室流出道增宽,心室壁活动减弱。

### (二)肥厚型心肌病

肥厚型心肌病(hypertrophic cardiomyopathy,HCM)是一种遗传性疾病,其特征为心室肥厚,心腔无扩大。临床表现具有多变性。

1.症状与体征

患有该病的婴儿常见的症状有呼吸困难、心动过速、喂养困难。较重者发生心力衰竭。患有该病的儿童多无明显症状,常因心脏杂音而首次就诊。少数儿童有呼吸加快、乏力、心绞痛、晕厥,并可于活动后发生猝死。体检时,有的患儿可听到奔马律,有的患儿在胸骨左缘下端及心尖部可听到Ⅰ～Ⅲ/6级收缩期杂音。

2.辅助检查

(1)X线检查:可见左心室轻度到中度增大。

(2)心电图:左心室肥厚伴劳损,可有ST-T改变、病理性Q波及各种心律失常。

(3)超声心动图:室间隔非对称性肥厚,室间隔厚度与左心室后壁厚度之比大于或等于1.3。左心室流出道狭窄。

### (三)限制型心肌病

限制型心肌病(restrictive cardiomyopathy,RCM)常见于儿童及青少年,预后不良。

1.症状与体征

起病缓慢,表现为原因不明的心力衰竭。右心病变主要表现为静脉压升高、颈静脉怒张、肝大、腹水及下肢水肿,很像缩窄性心包炎。左心病变表现为呼吸困难、咳嗽、咯血、胸痛,有时伴有肺动脉高压的表现。

2.辅助检查

(1)X线检查:心影扩大,肺血减少。

(2)心电图:可见心房肥大、房性期前收缩、心房颤动、ST-T改变、P-R间期延长及低电压。

(3)超声心动图:左心房、右心房明显扩大(左心房尤为明显),左心室腔、右心室腔正常或变小。

## 二、护理评估

### (一)健康史
询问患儿的家族史和发病前有无感染的病史。

### (二)症状、体征
测量生命体征,评估心率、心律、呼吸、血压、心功能。

### (三)社会、心理
了解患儿及其家长对疾病的性质、预后的认识程度,了解他们的心理需求。

### (四)辅助检查
分析X线、心电图、超声等各种检查的结果。

## 三、常见护理问题

### (一)心排血量减少
心排血量减少与心室扩大、肥厚致心肌收缩力减弱有关。

### (二)体液过多
体液过多与肾灌注量减少、水钠潴留、尿量排出减少有关。

### (三)有感染的危险
有感染的危险与机体抵抗力降低有关。

### (四)合作性问题
合作性问题是猝死。

## 四、护理措施

### (一)限制活动
护理人员应嘱患儿应卧床休息,让患儿保持愉悦的心情。

### (二)饮食护理
护理人员应嘱患儿选择低盐饮食,增加维生素、蛋白质、微量元素的摄入;应鼓励服用利尿剂的患儿多进食含钾丰富的食物,如香蕉。

### (三)供氧
护理人员应根据缺氧程度给予鼻导管或面罩吸氧。

**(四)密切观察病情**

护理人员应监测患儿的血压、脉搏、呼吸、心律、尿量及意识状态,注意观察心力衰竭的早期表现,有无心律失常及栓塞症状。

**(五)用药护理**

应用强心药、利尿剂、扩血管药物时护理人员应观察其疗效及不良反应。患儿对洋地黄类药物耐受性差,故护理人员应警惕患儿发生中毒。

**(六)预防诱因**

心力衰竭者应避免过度劳累。饮食清淡,忌暴饮暴食,预防便秘,以免用力大便而诱发心力衰竭。护理人员应控制输液速度,保持病房安静、整洁、舒适,保持病房内空气新鲜和温度适宜,防止患儿呼吸道感染。

**(七)健康教育**

(1)护理人员应向家长解释该病的病程长及预后等情况。

(2)护理人员应合理安排患儿的活动与休息时间。

(3)当患儿出现心悸、呼吸困难时应立即停止活动,并取平卧位,必要时吸氧。

## 五、出院指导

(1)患儿要调整情绪,促进身心健康。

(2)饮食要易消化、低盐、富含维生素。少食多餐。

(3)扩张型心肌病患儿应避免劳累,宜长期卧床休息,减轻与延缓心脏扩大,促进心功能的恢复。肥厚型心肌病患儿要避免剧烈运动、情绪激动、突然用力或提取重物。

(4)该病进展缓慢,应定期复查及合理用药。

(5)家长要经常给患儿的居室通风;不让患儿去人群集中的公共场所;注意气候变化,及时给患儿增减衣服,避免其受凉。

(崔　焕)

# 第十节　小儿高血压

高血压分原发性高血压和继发性高血压两类。小儿高血压大多为继发性高血压,且以肾性高血压(占 75%～80%)最常见,其他继发性高血压主要见于嗜铬细胞瘤、先天性肾上腺皮质增生症、原发性醛固酮增生症、主动脉缩窄、肾动脉狭窄等。

## 一、临床特点

**(一)症状**

轻度高血压患儿常无明显症状,仅于体检时发现高血压。血压明显升高时可有头痛、眩晕、恶心、呕吐和视力改变。继发性高血压往往有各种基础疾病的临床表现。部分患儿可出现高血压脑病,表现有呕吐、运动失调、惊厥、失语、偏瘫和昏迷。

## (二)体征

足月新生儿的血压超过 12.0/8.0 kPa(90/60 mmHg)。早产儿的血压超过 10.7/5.3 kPa(80/40 mmHg)。婴幼儿的血压超过 13.3/8.0 kPa(100/60 mmHg)。学龄前儿童的血压超过 14.7/9.3 kPa(110/70 mmHg)。学龄儿童的血压超过 16.0/10.7 kPa(120/80 mmHg)。13 岁和 13 岁以上患儿的血压超过 18.7/12.0 kPa(140/90 mmHg)。任何年龄组的患儿的血压超过 20.0/13.3 kPa(150/100 mmHg),则为重度高血压。

## (三)辅助检查

(1)肾性高血压患儿的尿中可出现红细胞、蛋白质。血尿素氮、肌酐含量升高,血电解质发生变化。先天性肾上腺皮质增生症患儿的尿 17-羟皮质类固醇、17-酮类固醇的含量升高。嗜铬细胞瘤患儿 24 h 尿香草苦杏仁酸值升高。

(2)胸片、心电图、超声心动图、肾脏 B 超、静脉肾盂造影、同位素肾图及肾扫描可出现结果。

(3)肾活体病理检查可有阳性结果。

# 二、护理评估

## (一)健康史

了解原发病情况、高血压的程度、患儿的饮食结构,了解有无家族史。

## (二)症状、体征

测量生命体征,评估患儿有无头晕、恶心、视力改变。

## (三)社会、心理

评估家庭支持系统对患儿的影响程度、患儿的心理状态。

## (四)辅助检查

分析尿常规、血常规、心电图、B 超等各种检查的结果。

# 三、常见护理问题

## (一)舒适的改变

舒适的改变与血压升高导致头痛、头晕、恶心、呕吐有关。

## (二)合作性问题

合作性问题是高血压危象。

## (三)知识缺乏

患儿及其家长缺乏关于高血压的保健知识。

# 四、护理措施

## (一)休息

血压较高、症状明显者应卧床休息。

## (二)饮食

应适当控制钠盐及动物脂肪的摄入,避免高胆固醇食物,多食富含纤维素、蛋白质的食物,适当控制食量和总热量,以清淡、无刺激的食物为宜。

## (三)严密观察病情

对有心、脑、肾并发症的患儿护理人员应严密观察血压波动的情况,如患儿的血压急剧升高,同时出现头痛、呕吐等症状,应考虑发生高血压危象的可能,立即通知医师并让患儿卧床、吸氧,同时准备快速降压药物、脱水剂等,监测其心率、呼吸、血压、神志等。如患儿抽搐、躁动,护理人员应注意安全。

**(四)用药护理**

护理人员应观察各种药物的疗效及不良反应,及时采取措施。

**(五)心理护理**

护理人员应了解患儿的性格特征,有无引起精神紧张的心理社会因素;根据患儿不同的性格特征给予指导,训练其自我控制能力;指导家长要尽力避免各种可能导致患儿精神紧张的因素,尽可能减轻患儿的心理压力。

**(六)健康教育**

(1)疾病知识的宣教:护理人员应教患儿及其家长有关高血压的知识和讲解服用降压药物时应注意的事项。例如,使用可引起直立性低血压的降压药物(如钙拮抗剂)时,变换体位的动作应尽量缓慢,特别是在夜间起床如厕时更应注意,以免动作过快致血压骤降,引起晕厥而发生意外。

(2)饮食与运动:护理人员应协助患儿安排合理的饮食和适当的体育活动,注意改进饮食结构,减少钠、脂肪的摄入,多吃富含钾、钙的食物,并补充优质蛋白质。

(3)自我保健的教育:护理人员应对患儿及其家长进行关于高血压的自我保健的教育,并协助制定个体化的自我保健计划,指导患儿及家长掌握自测血压的方法。

### 五、出院指导

(1)护理人员应教患儿及其家长有关高血压病的知识;嘱患儿合理安排生活,注意劳逸结合,定期测量血压;提高患儿的社会适应能力,嘱其维持心理平衡,避免各种不良刺激。

(2)注意控制和调节饮食,减少钠盐、动物脂肪的摄入。

(3)保持大便通畅。

(4)适当参与运动。

(5)血压持续升高或出现头晕、头痛、恶心等症状时,应及时就医。

(6)保持心理平衡,避免情绪激动。生气和愤怒可诱发血压的升高。

(7)护理人员应指导患儿遵医嘱准时服药,不可自行改变剂量或增减药物,不可突然停药,以免造成血压突然升高;嘱其如果服药时出现不良反应,应及时就诊。

(崔　焕)

# 第十一节　小儿肠套叠

肠套叠指一部分肠管及其系膜套入邻近的肠管之中,临床上出现急性肠梗阻的症状。该病为婴儿期常见的急腹症,在 2 岁以下的婴幼儿中多见。患儿的男女之比为 2∶1 至 3∶1。该病在春季多见。

## 一、临床表现

小儿肠套叠的临床表现随年龄不同和类型不同而有差异,通常有四大特点:腹痛、呕吐、便血和腹部包块。

(1)急性腹痛:为突然发作的、剧烈的阵发性腹痛。患儿哭闹不安,面色苍白,出汗,四肢乱动,表情痛苦,疼痛缓解时可恢复安静或嗜睡,间歇 10～20 min 又复发。随病情发展,疼痛时间延长,间歇期缩短。发生肠绞窄时,疼痛无间歇,伴腹胀及腹膜炎。

(2)呕吐:腹痛初期即可呕吐,呕吐物为胃内容物。晚期病例可吐出小肠液及粪便,因完全性肠梗阻,肠道积气、积液逆反入胃,形成反流性呕吐。

(3)便血:是早期症状。一般腹痛后 6～12 h 就可出现黏液血便,似果酱样,无特殊臭味。回结型、回盲型套叠早期即有血便,小肠型套叠少有血便或血便出现得较晚。

(4)腹部包块:约 75% 的病例腹部可触及肿块,肿块一般沿结肠走向分布。

(5)患儿全身情况、营养良好,但面色苍白,烦躁不安,晚期出现精神萎靡、表情呆钝、嗜睡、高热、严重脱水、休克等症状。

## 二、辅助检查

### (一)X 线检查

空气灌肠后,X 线检查若见结肠内气柱前端呈杯口状、螺旋状阴影即可确诊。用稀钡剂灌肠,X 线检查看到的阴影更为清晰。

### (二)超声检查

超声检查可探及横切面呈同心圆形的腹部包块。

## 三、鉴别诊断

在鉴别诊断中必须排除细菌性痢疾、急性胃肠炎、急性阑尾炎、出血性肠炎、肠蛔虫症、过敏性紫癜、流行性出血热(急腹症型)等。

## 四、治疗

### (一)非手术治疗

在透视下空气灌肠或钡剂灌肠简便易行,复位可靠,适用于起病 48 h 以内、全身情况良好者。也可在 B 超监测下灌肠,灌肠复位后观察数小时,若患儿安静入睡,腹胀减轻,包块消失,让患儿口服活性炭 1 g,6 h 后由肛门排黑色炭末便,证实复位成功。在治疗过程中严格掌握灌肠复位的适应证和操作要领,90% 以上的病例都能一次复位成功。若复位失败或发生肠穿孔,可行急症手术。禁忌证:病程超过 48 h,腹胀严重,且腹部透析可见多个巨大液平,疑有腹膜刺激征或肠坏死;肿块超过脾曲,出血反复发作,疑有器质性病变。

### (二)手术治疗

手术治疗适用于晚期灌肠复位失败,合并肠道疾病或慢性肠套叠的病例。术前准备应充分、细致,包括静脉输液、纠正水和电解质失衡、应用抗生素、输血、吸氧、退热、胃肠减压等。若无肠坏死,应先行手法复位。阑尾套入受压时可同时切除阑尾。合并肠坏死、肠穿孔时,应行肠切除吻合术。

### 五、护理措施

#### (一)非手术治疗护理/术前护理措施

(1)护理人员应向患儿家长讲解治疗方法及手术的必要性,减轻家长对手术的恐惧心理。

(2)护理人员应给予患儿补液治疗,补充血容量。

(3)护理人员应密切观察患儿腹痛、呕吐、腹部包块的情况。若患儿经空气(或钡剂)灌肠复位治疗后症状缓解,常表现为安静入睡,不再哭闹,停止呕吐;腹部肿块消失;拔出肛管后排出大量有臭味的黏液血便,继而变为黄色粪水。如患儿仍然烦躁不安、阵发性哭闹,腹部包块仍存在,应怀疑肠套叠还未复位或又重新发生肠套叠,应立即通知医师。

(4)护理人员应备好吸氧管、监护仪器等用物。

(5)术前用药:通常用安定、阿托品等注射药物以消除患儿的恐惧心理,减少呼吸道腺体的分泌,保持呼吸道通畅,保持胃管通畅,减少术后并发症。

(6)饮食护理:患儿要加强营养,食用高蛋白、粗纤维、易消化的食物,适当限制盐的摄入量,少食多餐。

#### (二)术后护理措施

**1.一般护理**

患儿麻醉清醒后,护理人员应给患儿取去枕平卧位,把患儿的头偏向一侧;注意防止患儿误吸呕吐物;定时监测血压、脉搏、心率并详细记录,观察 5 h 至平稳;如发现体温不升应给患儿保暖,对高热者进行降温。

**2.疼痛护理**

护理人员应安抚患儿,患儿疼痛时使用止痛泵,并告知家长使用方法,必要时使用镇静止痛药。

**3.切口的护理**

护理人员应观察伤口的渗血、渗液情况,保持伤口敷料的清洁、干燥。

**4.引流管护理**

护理人员应保持引流管通畅,妥善固定管道,防止扭曲、折叠及患儿抓脱;密切观察和记录胃液和引流液的性质、颜色和量。

(张　妍)

## 第十二节　小儿先天性巨结肠

先天性巨结肠(congenital megacolon,Hirschsprung's disease,HD)是常见的胃肠道发育畸形,发病率为 1/5 000～1/2 000。患儿中男与女之比为 4:1。该病有遗传倾向,近年的调查显示家族性 HD 约为 4%。

HD 病变肠段神经节细胞缺如,这是一种发育停顿,目前认为是在多基因遗传因子的条件下,原胚肠发生了暂时性缺血、缺氧,故该病是遗传因素的产物。男性的发病率较高,是因为所需的基因型值较低。

神经节细胞缺如的肠段平滑肌持续收缩,呈痉挛状态,蠕动消失,形成非器质性肠狭窄,使粪便通过发生障碍。在无神经节细胞段近端正常肠段,粪便淤积,肠道将粪便推入痉挛部位,久之肠管有代偿性扩张、肥厚,形成巨大的扩张段。

## 一、新生儿巨结肠

### (一)临床表现

约 2/3 的 HD 病例在出生后 1～6 d 发生急性肠梗阻,临床表现如下。

(1)发生胎粪便秘,出生后 24～48 h 没有胎粪排出,或只有少量胎粪,必须灌肠或用其他方法处理才有胎粪排出。这是由于胎粪不能通过痉挛狭窄的乙状结肠、直肠。

(2)呕吐为常见的症状,可能呕吐次数不多,呕吐量少,但也可能呕吐频繁不止,呕吐物带有胆汁。

(3)腹部膨胀,大多数为中等程度的腹胀,部分病例腹部极度膨胀,压迫膈肌而引起呼吸困难。有时肠蠕动显著,听诊肠鸣音存在。

(4)直肠指诊对诊断颇有帮助,特点是在便秘情况下直肠壶腹空虚、无粪。指检还可激发排便反射,拔出手指后,随着胎粪或粪便排出,大量气体排除出,同时腹胀好转。

### (二)并发症

1.肠梗阻

在便秘和部分性肠梗阻的基础上,逐渐或突然发展为完全性肠梗阻。如未及时积极治疗该病,新生儿往往死亡。

2.小肠结肠炎

这是新生儿 HD 最严重和常见的并发症,主要临床表现是腹泻。医师一般认为远端梗阻(包括失弛缓性内括约肌的作用)和因此而产生的结肠极度扩张及肠壁循环缺陷是基本原因。结肠扩大和壅滞有利于感染的扩散而加重病情。

小肠结肠炎发作时,患儿的全身情况突然恶化,高热,呕吐,多次腹泻,并迅速出现严重脱水征象,腹部异常膨胀,小肠尤其结肠极度充气扩张,引起呼吸窘迫和面色青紫。腹壁皮肤发红,似有感染状,做直肠指检或插肛管时有大量奇臭的粪液或气体溢出。小肠结肠炎的病死率很高。

3.肠穿孔、腹膜炎

患有 HD 的新生儿的结肠内压力经常很高。伴发小肠炎时,黏膜可有溃疡,肠腔扩张,肠壁薄,血运较差,某些薄弱点逐渐发生坏死,最后穿孔而发生腹膜炎。乙状结肠和盲肠穿孔多见。

4.全身并发症

患有 HD 的新生儿、婴儿、幼儿由于抵抗力低下,易发生感染和全身水肿等。

### (三)辅助检查

新生儿出生后,胎粪排出时间较晚(24 h 后),量较少,或经指检、灌肠才排出胎粪,并伴有腹胀和呕吐,应怀疑为先天性巨结肠症。

1.X 线检查

摄片前不灌肠,先拍平片,然后采用钡剂灌肠。

2.直立前后位平片

典型病例的直立前后位平片显示结肠低位肠梗阻的征象,有少数小肠段扩张及液平面阴影,显示扩张的降结肠;另一个有价值的征象是直肠内无气,表现为盆腔空虚。

**3.钡剂灌肠摄片**

常见型病变位于直肠和乙状结肠,诊断的准确率约为80%。主要X线征象是无神经节细胞段与其近端结肠的直径有差别,直肠、乙状结肠扩张尚未形成,直径差异尚不显著,有时造成确定诊断困难。24 h复查多见到钡剂滞留,对诊断有帮助。

**(四)鉴别诊断**

**1.胎粪性便秘**

胎粪特别稠厚聚集在直肠内,新生儿肠蠕动微弱不能将其排出,可于出生后数天无排便。直肠指检的刺激多能发动排便反射,用盐水灌肠能清除胎粪,之后不会再有便秘。

**2.先天性肠闭锁**

直肠指检仅见少量灰绿色分泌物,用盐水灌肠也不能排出大量胎粪。

**3.新生儿腹膜炎**

新生儿有腹胀、呕吐、大便少或腹泻等症状,与新生儿HD发生小肠结肠炎的病例极为相似,鉴别诊断困难。患有该病的新生儿出生后胎粪排出正常,根据其感染的表现、发展情况和X线检查结果多能确诊。

**4.新生儿坏死性小肠结肠炎**

很难区别新生儿坏死性小肠结肠炎与HD伴发小肠结肠炎。但患该病的多是早产儿。患该病的新生儿出生后有窒息、缺氧、休克的病史,且有便血。X线平片显示肠壁囊肿或(和)门静脉积气,这在新生儿巨结肠中极罕见。

**(五)治疗原则**

新生儿巨结肠的治疗方案有下列几种。

**1.非手术疗法**

该方法适用于诊断未完全确定和有感染或全身情况较差的小儿,待小儿体重达8~10 kg或1岁左右再做根治手术。

**2.结肠造瘘术**

许多学者认为早期做结肠造瘘术是暂时处理新生儿HD较好的方法,待小儿1岁左右施行根治手术。

**3.根治手术**

对诊断肯定、情况良好的新生儿HD,近年来采用一期根治手术者越来越多。根治手术的优点是免除前两种方法在等待期间的艰难护理,使患儿早期恢复健康;其缺点是新生儿盆腔小,解剖较困难。新生儿巨结肠的根治手术的死亡率略高于婴儿、儿童巨结肠的根治手术的死亡率。

## 二、婴儿和儿童巨结肠

**(一)临床表现**

婴儿和儿童HD病史相当典型:新生儿期或婴儿期就有便秘、腹胀和呕吐等情况,之后婴儿大便秘结,需要灌肠、塞肛栓或服泻剂,便秘越来越顽固。

查体最突出的体征为腹胀,肠的形状隐约可见。腹部扣诊,有时可在左下腹触及粪石,听诊结果为肠鸣音亢进。直肠指检发现壶腹空虚。粪便停留在扩张的乙状结肠内,此征对常见型先天性巨结肠的诊断颇有价值。

**(二)诊断**

儿童巨结肠的诊断不难,患儿一般有长期便秘和腹胀等体征。为确定诊断可做下列检查。

1.钡剂灌肠 X 线检查

小儿多年便秘,钡剂检查可见到明显的狭窄段和扩张段。在常见型病例中于狭窄段的近端可见到乙状结肠近端和降结肠明显扩张,有时处于中间的漏斗区清晰显影。在短段型病例中,狭窄段只有 6~8 cm。有时甚至看不出明显的狭窄段,似乎直肠从肛门上开始扩张。

2.直肠肛管测压法

测定直肠和肛管括约肌的反射性压力变化,对诊断 HD 和区别其他原因的便秘甚有价值。

3.活体检查

直肠壁全层活检,因需住院、全身麻醉,且损伤性大,故多不采用。

直肠黏膜吸引活检:采用黏膜吸引活检钳在直肠后壁吸引、摘取小块黏膜和黏膜下层组织,进行组织学检查或乙酰胆碱酯酶组织化学检查,观察黏膜下层有无神经节细胞,诊断率接近 100%。

**(三)鉴别诊断**

1.特发性巨结肠

该病患儿有正常的神经节细胞。病因尚不完全明确,国外学者认为精神因素是主要原因,如小儿与父母关系不正常、恐惧。对该病文献上曾用不同名称,如"无动性直肠""功能性巨结肠""巨直肠""假性赫希施普龙病"。

2.继发性巨结肠

继发性巨结肠的形成乃继发于器质性原因的机械性不完全性肠梗阻。

3.其他原因的便秘

(1)呆小病患儿在婴儿期,甚至新生儿期,就开始有便秘和腹胀。

(2)大脑发育不良、大脑萎缩、小头畸形常伴有便秘和腹胀,可误诊为 HD。

## 三、特殊类型先天性巨结肠

**(一)全结肠无神经节细胞症**

该病的绝大多数患儿在新生儿期出现症状,胎粪排出延缓,呕吐,腹胀,与常见型 HD 不同,在直肠指检时多不能发生排便反射,无大量气体和胎粪排出。少数病例于新生儿期没有症状或症状极轻,之后才出现间歇性便秘,并有进行性加重,直到几个月后才发生明显的全结肠狭窄。结肠较正常的短缩,结肠袋不如正常的清楚,整个结肠壁似乎平坦、僵硬,没有正常结肠的活动度和柔软性。病理切片对确诊甚为重要。

**(二)短段型 HD**

无神经节细胞段局限于直肠末端 6~8 cm 者称为短段型 HD。短段型 HD 患儿在新生儿期即有便秘,少数略晚,症状略轻,早期腹胀不及常见型显著。钡剂灌肠摄片可见痉挛狭窄段仅占直肠末端的几厘米,其上即是扩张的直肠近端或乙状结肠。有时很难区别诊型与特发性巨结肠。短段型 HD 患儿的肛门直肠测压没有内括约肌松弛反射,组织化学黏膜固有膜乙酰胆碱酯酶呈强阳性。

**(三)肠神经元性发育异常病**

肠神经元性发育异常病是 HD 最多见的类缘病,临床表现酷似 HD。该病的病理特点:①肌间和黏膜下层神经丛增生。②交感神经发育不良。③乙酰胆碱酯酶活性升高。④黏膜肌层常有孤立的神经节细胞。

## 四、先天性巨结肠症的外科治疗

外科治疗的目的是将无神经节细胞的直肠和结肠切除,在这方面有 4 种常用的手术。现将 4 种手术简单说明。

### (一)拖出型直肠、乙状结肠切除术(Swenon 手术)

切除无神经节直肠、结肠后,将近端结肠翻出肛门外做吻合。保留直肠前壁 3 cm,后壁 1 cm。

### (二)结肠切除、直肠后结肠拖出术(Duhamel 手术)

切除无神经节结肠,于腹膜反折水平切断直肠,关闭直肠末端,把正常结肠从直肠后拖出,钳夹结肠前壁和直肠后壁。夹钳脱落后,吻合即形成。

### (三)经腹直肠、乙状结肠切除术(Rehbein 手术)

经腹切除无神经节结肠,于腹膜反折下 1 cm 切断结肠近端,与直肠吻合。

### (四)直肠黏膜剥离、结肠于直肠肌层内拖出切除术(Soave 手术)

游离无神经节结肠,将直肠黏膜剥离,直到肛门,从肛门经直肠肌鞘拖出结肠,切除直肠黏膜及游离的无神经节结肠,结肠与肛门吻合。

### (五)短段型治疗

在麻醉下强力扩张肛门,继之连续 3~6 个月(每天或隔天 1 次)在无麻醉下做直肠扩张,同时应用针刺疗法。多数短段型病例在扩张和针刺时期即能排便,不需洗肠,在疗程后也能持久排便。扩肛效果不佳者可做直肠肌层部分切除术。

### (六)全结肠型治疗

其原理是将正常回肠与无神经节细胞的结肠做侧-侧吻合术,借回肠的蠕动功能推进和排出粪便。也有人主张做全结肠切除术。

## 五、先天性巨结肠的护理

### (一)术前护理

1.饮食护理

护理人员给予患儿高热量、高蛋白、高维生素、少渣饮食,术前 2 d 改为流质饮食。

2.肠道准备

(1)术前 2 周开始,护理人员每天用生理盐水,回流灌肠,必要时每天 2 次,术前 1 d 早上、下午、晚上及术晨需行回流清洁灌肠。

(2)术前 3 d,护理人员按医嘱给予患儿口服肠道细菌抑制剂(如庆大霉素、甲硝唑),同时给患儿补充维生素 $K_1$ 110 mg,肌内注射,每天 1 次。

(3)灌肠注意事项如下。①选择大小合适的肛管或者硅胶导尿管,应把管子通过狭窄段进入巨结肠的肠腔内,用 38 ℃~41 ℃的生理盐水和甘油灌肠器行回流灌肠,必须将每次灌入的水全部排出,防止水中毒。②插管时动作要轻柔,不可用暴力,以免损伤肠壁,甚至造成肠穿孔。灌肠过程应不断调整肛管的位置和深度,同时以手法按摩患儿的腹部,向盆腔轻柔挤压,协助排便。③灌入水量应根据病情、年龄而定,一般为 100~150 mL/kg。要分次灌入和抽出灌肠液。④灌肠时要注意患儿的生命体征及全身情况,洗肠后腹部变平软甚至凹陷,应用腹带给腹部加压包扎,以防止腹压突然降低引起虚脱。⑤如近直肠处有粪石,应用手指抠出后再行回流灌肠。

**(二)术后护理**

1.病情观察

术后患儿若有腹胀,护理人员应报告医师,可在医师的指导下行肛管排气,严禁灌肠。术后1周禁用肛表。

2.饮食护理

待肠蠕动恢复,停止胃肠减压后,患儿可进少量流质饮食,以后逐步改为半流质饮食。对营养不良的患儿,护理人员在短期内可实施胃肠外营养支持疗法。

3.引流管护理

术后患儿要禁食,如患儿有持续胃肠减压,护理人员应注意保持胃管通畅,观察引流液的颜色、性质、量,如有异常,立即报告医师。

4.肛门护理

术后护理人员应注意患儿肛门口肛塞的脱落时间,一般肛塞随第一次排便时一起排出;对肛塞未脱落者应于术后48 h后拔除,保持肛门周围皮肤的清洁、干燥;患儿每次大便后,用碘附棉球清洗其肛周皮肤。

5.并发症护理

(1)大便失禁:术后护理人员应观察患儿的排便情况,对大便失禁的患儿,除做好肛门清洁、护理外,还要训练患儿养成排便习惯。

(2)小肠结肠炎:患儿出现高热、腹泻、腹胀,有水样奇臭大便,护理人员应考虑是小肠结肠炎,应协助医师抢救。

6.心理护理

护理人员应尽量减少对患儿的不良刺激,集中进行治疗和护理,保证患儿的充分睡眠;特别要做好家长的心理疏导以让家长配合治疗,树立对患儿治疗的信心。

7.健康教育

(1)护理人员应嘱患儿不要挑食,应多吃蔬菜、水果等粗纤维食物,少吃刺激性食物。

(2)护理人员应有意识地培养患儿按时排便的习惯,定期复查。

(3)护理人员应了解患儿有无肠吻合口狭窄,观察每次排便情况,若大便变细,说明有肠道狭窄,应扩肛。护理人员应教患儿家长先用手指扩肛,以后改用扩肛器扩肛,每天1次,逐渐减少次数,半年后带患儿来医院复查。

(崔　焕)

# 第十三节　小儿胆道闭锁

胆道闭锁是指各种原因引起胆道完全阻塞,因而胆汁排出有障碍。临床表现为阻塞性黄疸。该病患儿的男女比例约为1∶2。20世纪60年代末葛西教授成功治疗了不可矫治型胆道闭锁。近年来,随着早期诊断、手术技巧及术后处理的改进和提高,患儿预后明显改善,长期生存的病例数增加。

## 一、病因

胆道闭锁的病因复杂,有众多的学说,但至今确切的发病机制还不完全清楚。多数学者认为该病不是单因素所致的疾病,很可能是不同的病因表现为相同的临床表现的疾病。该病与以下几个方面有关。

(1)隐性病毒感染主要有巨细胞病毒、肝炎病毒、轮状病毒和肠病毒感染。

(2)肝外胆管形态发育有缺陷。

(3)患儿的免疫系统异常。

(4)妊娠期妇女接触有毒物质。

(5)胎儿肝、胆的发育过程中血管发育异常。

## 二、病理

胆道闭锁的病理改变是进行性胆管炎症和肝纤维化。患儿胆道阻塞的范围差异较大,可累及肝内胆道系统、肝外胆道系统,并呈节段性,亦可发生在肝门部。肝内胆管,尤其是微细胆管常不受累。肝脏的组织病理学改变是多种多样的。肝脏早期增大,随病情发展肝脏逐渐变硬。至晚期,肝脏体积缩小,质地继续变硬,被胆汁染成深绿色,表面平滑或呈颗粒状。显微镜下,初期以胆汁淤积为主要特征,即在肝细胞和毛细胆管内有胆色素沉着。肝细胞有程度不等的变性,还出现肿胀、胞浆疏松、淡染,压迫肝窦,肝细胞内胆汁沉着,呈棕黄色细颗粒或粗颗粒。晚期肝外组织和器官胆汁淤积,汇管区及小叶间结缔组织增生,新生小胆管增多且发育不全。覆有立方上皮或柱状上皮的分化成熟的胆小管少见。

## 三、分型

葛西根据胆道闭锁患儿的病理检查和手术中所见,认为先天性胆道闭锁的肝外胆管的形态多种多样,而肝内胆管简单得多。葛西在 Gross 分型(基本型)的基础上又分出许多亚型。一般分为 3 型及 7 个亚型。

### (一)Ⅰ型

Ⅰ型为胆总管闭锁型。此型属于可矫治型胆道闭锁。肝总管以上有管腔且通畅,含有胆汁,可供吻合。此型占 10%左右。进行肝总管与肠道的吻合手术,治疗的效果好。

### (二)Ⅱ型

Ⅱ型为肝管闭锁型。此型有 3 个亚型。肝管呈闭锁形态,但其中有 2 个亚型肝内胆管发育,可行肝总管与肠道吻合。

### (三)Ⅲ型

Ⅲ型位肝门部闭锁。肝门部虽然闭锁,但多数肝内胆管发育,而肝外胆道结构几乎完全不存在,呈闭锁形态。对此型以往不能行肝外胆道与肠道的吻合,故此型曾称为不可矫治型胆道闭锁。此型在临床上最常见,占近 90%。

## 四、临床表现

患儿出现黄疸的时间不一,早的在出生后 1~2 d 巩膜开始出现黄疸,部分患儿的生理性黄疸比一般新生儿重,且从未完全消退。随年龄增长,巩膜黄疸加深,并且皮肤也逐渐出现黄疸。晚的在满月后出现黄疸。病情晚期患儿的皮肤是暗黄色或略带棕绿色,全身组织液亦呈黄色,小便呈深黄色,直至为浓茶色。在胎粪排干净后,大便颜色由正常大便的黄色转为淡黄色,甚至为白陶土色。大便的颜色与患儿进食的食物和药物有关,进食奶粉者的大便比食母乳者的颜色淡,服药者受药物的影响大便呈灰色、灰黑色等。因缺乏胆汁,患儿的大便含有很多的未消化的脂肪滴,大便稍发亮,而粘有大便的尿布很油腻。

初期患儿的进食不受影响,生长发育与同龄儿无明显的差异。随着胆汁不能排入消化道,患儿出现胃纳欠佳、消化功能差,腹胀甚至腹部膨隆,腹壁的静脉逐渐显露、怒张,肝脏和脾脏明显增大,肝脏增大尤以右叶明显,并明显变硬,肝脏边缘清晰。因腹压高,超过半数的患儿出现腹股沟斜疝、睾丸鞘膜积液或脐疝。晚期出现脂溶性维生素缺乏,有出血的倾向;发生缺钙、佝偻病等。患儿还可出现生长发育缓慢甚至停止,有腹水,呼吸困难等一系列临床表现。未经治疗的胆道闭锁患儿多于1岁左右,因肝硬化、门静脉高压、肝性脑病、肝功能衰竭而死亡。

## 五、诊断与鉴别诊断

实验室检查发现谷丙转氨酶含量明显升高,血清结合胆红素和非结合胆红素含量均升高,以结合胆红素升高为主。晚期肝功能差,血清中清蛋白含量低,清蛋白与球蛋白的比例倒置。尿常规检查显示含大量胆红素,但无尿胆原和粪胆素。大便常规检查可见脂肪球。

目前对阻塞性黄疸的诊断方法有多种,但尚无一种方法是绝对可靠的。年龄越小,诊断越困难。

### (一)B超检查

B超检查对肝外部分闭锁的可矫治型胆道闭锁有帮助。但对不可矫治型的胆道闭锁与婴儿肝炎的鉴别诊断则相当困难。对胆道闭锁的B超检查,常因胆囊空瘪或未发育而未发现胆囊或胆囊发育不良。还可通过观察进食前后胆囊的收缩情况,计算进食后胆囊缩小程度,如果缩小超过50%,可排除胆道闭锁。

### (二)MRI检查

因小儿的特点,一般行不控制呼吸的磁共振胰胆管检查。磁共振胰胆管检查能清楚显示胆道解剖、胰胆管合流异常,对扩张的胆道能显示清楚。肝炎患儿的MRI检查,可见包括胆囊、胆囊管、胆总管、总肝管、左肝管、右肝管及肝内二级肝管的胆道,而胆道闭锁的患儿的MRI检查仅能显示胆囊,另外胆道闭锁患儿可见门静脉周围纤维性增厚,据此可做出诊断。据报道MRI诊断胆道闭锁的准确率达98%,灵敏度为100%,特异性达到96%,因而MRI是一种可靠、非损伤性诊断方法。门静脉周围纤维性增厚为胆道闭锁的重要特征。对小婴儿不扩张胆道的显示,在技术上还需不断改进。在对婴儿和幼儿进行检查时,因检查室内无法用监护仪器,不适合进行基础麻醉。但每次成像时间较长、噪声大,使患儿在整个检查期间保持安静、不动,是非常困难的事情。

### (三)放射性核素肝胆显像

静脉注射 $^{99m}$Tc标记的乙酰替苯胺亚氨二醋酸(IDA)类化合物,由肝细胞从血液中摄取。$^{99m}$Tc-IDA类化合物与肝细胞膜上的阴离子结合膜载体结合,进入肝细胞内,再与细胞内的受体蛋白结合,进入毛细胆管,最后经胆道系统进入肠道。正常情况下注射化合物10 min后,肝外胆管和肠道相继显影。出现胆道阻塞时,化合物可经肾异途径排出。虽然放射性核素肝胆显像诊断胆道闭锁的特异性较高,但有时会把婴儿肝炎误诊为胆道闭锁,其主要原因是胆红素水平过高,肝细胞受损,检查时患儿胆道正处于完全阻塞期。

### (四)十二指肠引流

胆道闭锁患儿的胆汁不能从肝脏经胆道排出,再流入消化道,因而十二指肠液中没有胆红素,可对十二指肠液进行测定,进行胆道闭锁和婴儿肝炎的鉴别诊断。选用直径为 2.5 mm 的软质硅胶管作为十二指肠引流管,也可用带有金属头的引流管。方法是经鼻或口插入引流管,使其达十二指肠,为确保引流管进入十二指肠,应掌握引流管插入的深度。用自身标尺测量插管深度。患儿的鼻前庭至耳根,再从耳根经剑突到髂前上棘的距离即为鼻至十二指肠降部的距离。一般 4 个月的婴儿,此距离在 40 cm 以内。将导管插入胃后(约 30 cm),帮患儿取右侧卧位约半小时,再插进约 10 cm。此时可用 pH 试纸测引流液,当引流液呈碱性时,引流管多已在十二指肠内(十二指肠液反流入胃者例外)。为确保引流管在十二指肠内,也可在 X 线观察下插管,必要时注入对比剂,证实引流管进入十二指肠后,抽液进行检查。

### (五)内镜逆行胰胆管造影

内镜逆行胰胆管造影是在纤维十二指肠镜直视下通过十二指肠乳头将导管插入胆管和(或)胰管内进行造影。用内镜逆行胰胆管造影对阻塞性黄疸的鉴别诊断,既可收集十二指肠液进行检查,又可通过造影显示胆道系统和胰腺导管的解剖和病变。

### (六)腹腔镜检查

近年来采用腹腔镜探查进行阻塞性黄疸的鉴别诊断,采用两孔或三孔的方法进行。分别在脐下和剑突下钻孔,必要时在右锁骨中线肋缘下加一孔。步骤包括用腹腔镜观察肝脏及肝外胆道、肝脏活检、穿刺胆囊行胆道造影和肝外胆道冲洗。胆道闭锁患儿的肝脏有明显的胆汁淤积,肝门区空虚,胆囊塌陷或找不到胆囊。找到塌陷的胆囊后,可沿胆囊向肝门区解剖,胆管及左右肝管均显示不清,只能看到蓝色的门静脉,用细针经胆囊底穿刺,无胆汁抽出。患有肝炎的婴儿胆囊比胆道闭锁患儿的胆囊充盈,用细针从胆囊底部穿刺可抽出黄色的胆汁,如穿刺未抽到黄色的液体,也可在注入少量盐水后,回抽到黄色的液体。再向胆囊注入稀释的亚甲蓝液体,可见肝外胆道和十二指肠内充满蓝色的液体。也可穿刺胆囊或经胆囊置管,行胆道造影,观察胆囊、肝内外胆道的情况。

## 六、治疗

对胆道闭锁的有效治疗方法唯有手术治疗,包括葛西手术以及各种改良术式和肝移植术。葛西手术可为肝移植手术创造较为理想的条件。总而言之,在胆道闭锁的治疗中,葛西手术仍具有重要的、不可替代的作用,目前仍是治疗胆道闭锁首选的手术方法。必须根据当地医疗条件、医疗技术水平以及患儿的具体情况来决定治疗方法。

葛西手术及各改良术式强调早期诊断、早期治疗。应在出生后 60 d 以前,最好在出生后 40 d 左右进行该类手术,最迟不能超过 90 d。该病造成的肝脏损害是进行性的,手术延迟,治疗效果就相应降低,出生 60 d 以后手术每延迟 10 d,胆汁良好引流的机会就会减少一半。

患儿出生超过 90 d 或葛西手术失败,或葛西手术后肝功能差,应进行肝移植。小儿肝移植术式为背驮式。小儿肝移植根据小儿的特点可进行减体积肝移植、亲属活体供肝肝移植、劈裂式肝移植。

## 七、护理措施

### (一)术前护理

(1)护理人员应选择患儿易吸收的含有中链脂肪酸的奶粉,嘱进行母乳喂养的患儿母亲多吃豆制品以改善母乳的营养。

(2)护理人员应给患儿穿棉质的、透气性好的衣物(特别是衬衣和贴身衣服);勤为患儿擦洗身体,剪短指甲。

(3)护理人员应做好家长的心理护理,告知手术的必要性及手术的预后,把相同疾病恢复好的患儿介绍给家长认识,增强家长对手术的信心。

(4)手术前准备包括备皮、备血、做药敏试验、禁饮、禁食、使用胃肠减压。

(5)护理人员应告知家长喂养患儿的注意事项及日常护理要点。

### (二)术后护理

1.呼吸道护理

术后 6 h 护理人员应给患儿取去枕平卧位,把患儿的头偏向一侧;术后 12 h 后可给患儿取斜坡卧位,通过鼻导管给氧,必要时雾化吸痰。

2.监测生命体征

护理人员应密切观察患儿的神志,15～30 min 测量一次生命体征,病情平稳后 1～2 h 测一次生命体征;密切注意体温变化,对 38.5 ℃ 以下的发热予以物理降温,必要时遵医嘱使用退热药。

3.疼痛护理

护理人员应分散患儿的注意力,在不影响疾病恢复的情况下尽量选择让患儿舒适的体位;必要时遵医嘱使用镇静止痛药;指导家长在患儿咳嗽时用双手扶住切口两侧,以减轻切口张力增加而引起的疼痛。

4.维持机体需要量

患儿术后禁食、禁饮期间护理人员应根据患儿的体重静脉补充水、电解质和营养液,以维持内环境的稳定、促进康复;胃肠道恢复蠕动后改为半量母乳或配方奶,逐渐增加乳量。

5.切口及引流管的护理

护理人员应观察切口有无渗血、渗液及感染征象;妥善固定各引流管,保持引流通畅,观察和记录引流液的性状和量,若发现短时间内有较多新鲜血性液体流出(常提示有活动出血现象,常发生在术后 24 h),应及时报告医师。护理人员应按时更换引流袋,留置腹腔引流管 48～72 h,适时拔管。小儿的腹腔容量相对较小,且腹壁薄弱,术后护理人员应常规行腹带包扎,以防伤口裂开,应注意腹带的松紧度,以免影响小儿的呼吸。

（崔　焕）

# 第十四节　小儿肾小球肾炎

## 一、急性肾小球肾炎

急性肾小球肾炎简称急性肾炎,指不同病原感染引起的一组免疫反应性急性弥漫性肾小球炎性病变。临床特征为水肿、少尿、血尿和高血压。该病可分为急性链球菌感染后肾小球肾炎和非链球菌感染后肾小球肾炎。本部分主要指急性链球菌感染后肾小球肾炎。该病多见于儿童和青少年,多见于5~14岁少年儿童,在小于2岁的婴幼儿中少见。

该病的绝大多数病原为A组β溶血性链球菌,较少见的病原体有肺炎链球菌、支原体和腮腺炎病毒等。该病病理属于弥漫性毛细血管内增生性肾炎。急性期为渗出性、增生性肾炎,恢复期为系膜增生性肾炎。

### (一)临床表现

急性肾炎的临床表现轻重悬殊,轻者仅发现镜下血尿,无其他临床症状;重者可呈急进性过程,短期内出现肾功能不全。

1.前趋感染

发病前1~4周患儿常有上呼吸道感染、扁桃体炎、脓疱疮或猩红热等链球菌前驱感染史。

2.典型表现

(1)水肿:初始于眼睑和颜面,渐下行至四肢及全身,多为轻度或中度水肿,合并浆膜腔积液者少见。水肿一般为非凹陷性,与肾病性水肿明显不同。

(2)血尿:50%~70%的患儿有肉眼血尿。尿呈鲜红色或洗肉水样(中性或弱碱性尿者),也可呈浓茶色或烟灰样(酸性尿者)。持续1~2周,肉眼血尿转为镜下血尿。

(3)尿量减少,可有少尿或无尿。尿量越少则水肿越重。

(4)蛋白尿程度不等。

(5)30%~80%的病例有高血压。不同年龄组的高血压诊断标准不同:学龄儿童的血压≥17.3/12 kPa(130/90 mmHg),学龄前儿童的血压≥16/10.7 kPa(120/80 mmHg),婴幼儿的血压≥14.7/9.3 kPa(110/70 mmHg)。患儿可有头晕、头痛、恶心、呕吐和食欲缺乏等。

3.严重表现

除上述一般病例的表现外,少数患儿在疾病早期(2周之内)可出现下列严重症状。

(1)严重循环充血:严重循环充血的表现有尿少加剧、心悸、气促、频咳、烦躁、不能平卧、呼吸深大、发绀、两肺湿啰音、心率增快,可有奔马律和肝脏进行性增大。

(2)高血压脑病:高血压脑病的表现有剧烈头痛、频繁呕吐、视物模糊、一过性失明、嗜睡、惊厥和昏迷。血压可高达21.3~26.7/14.7~18.7 kPa(160~200/110~140 mmHg)。

(3)急性肾功能不全:急性肾功能不全的表现有少尿或无尿、水肿加剧、氮质血症、代谢性酸中毒和电解质紊乱。少尿标准:学龄儿童的每天尿量少于400 mL,学龄前儿童的每天尿量少于300 mL,婴幼儿的每天尿量少于200 mL。无尿标准为每天尿量少于50 mL。

**（二）实验室检查**

**1.尿液检查**

红细胞增多,有肾小球性血尿,尿蛋白多为＋～＋＋＋,可见管型,在疾病早期可有较多的白细胞。

**2.血液检查**

常见轻度贫血,多为血液稀释所致。白细胞计数多轻度升高或正常。血沉加快。

**3.血清补体测定**

80％～90％的病例的血清补体$C_3$下降,多数于第8周恢复正常。若8周后,$C_3$仍低,则应考虑其他肾小球疾病的可能。

**（三）鉴别诊断**

**1.其他病原体感染的肾小球肾炎**

多种病原体可以引起肾小球肾炎,可从原发感染灶及各自的临床特点相鉴别。

**2.IgA肾病**

IgA肾病以血尿为主要症状,表现为反复发作的肉眼血尿。患儿多在上呼吸道感染后24～48 h出现血尿,多无水肿、高血压,血清补体$C_3$正常。确诊靠肾活检病理检查。

**3.慢性肾炎急性发作**

既往肾炎史不详,无明显前期感染,除有肾炎症状外,还有贫血、肾功能异常、低比重尿或固定低比重尿,尿改变以蛋白增多为主。

**4.特发性肾病综合征**

具有肾病综合征表现的急性肾炎需要与特发性肾病综合征鉴别。若患儿呈急性起病,有明确的链球菌感染的证据,血清补体$C_3$降低,肾活检病理为毛细血管内增生性肾炎,有助于急性肾炎的诊断。

**5.其他**

应鉴别该病与急性肾炎或其他系统性疾病引起的肾炎,如紫癜性肾炎、狼疮性肾炎。

**（四）治疗**

**1.一般治疗**

(1)休息:患儿在病程前两周卧床休息,水肿消退、血压正常和肉眼血尿消失后可下床活动;血沉正常后,可上学。

(2)饮食:对有水肿及高血压者应限制盐及水。食盐以60 mg/(kg·d)为宜。水分一般以前一天尿量加不显性失水计算水分。有氮质血症者应限制蛋白质的摄入,可摄入优质动物蛋白0.5 g/(kg·d)。

**2.防治感染**

为清除感染灶,护理人员可给予青霉素10～14 d,对青霉素过敏者可改用大环内酯类抗生素。

**3.对症治疗**

(1)利尿。酌情选用下列一种或多种利尿药。①氢氯噻嗪:每天1～2 mg/kg,分2～3次口服。②呋塞米:每次0.5～1 mg/kg,口服、肌内注射或静脉注射。

(2)降压。酌情选用下列一种或多种药物。①硝苯地平:开始剂量为0.25 mg/(kg·d),最大剂量为1 mg/(kg·d)。②卡托普利:初始剂量为0.3～0.5 mg/(kg·d),最大剂量为5～

6 mg/(kg·d),分 3 次口服。

4.对严重循环充血的治疗

(1)矫正水钠潴留,恢复正常血容量,可注射呋塞米。对肺水肿者,除对症治疗外可加用硝普钠,5～20 mg 加入 100 mL 5%的葡萄糖注射液中,以 1 μg/(kg·min)静脉滴注。用药时严密监测血压,随时调整药液滴速,每分钟不宜超过 8 μg/kg,以防低血压,注意药物需要避光。

(2)对难治病例可采用腹膜透析或血液滤过来治疗。

**(五)护理措施**

1.病情观察

(1)护理人员应观察患儿的尿量、尿色,准确记录 24 h 出入量;应用利尿药后每天测患儿的体重,每周做尿常规检查 2 次。患儿尿量增加、肉眼血尿消失提示病情好转;尿量持续减少,出现头痛、恶心、呕吐等,护理人员要警惕急性肾功能不全的发生,除限制水、钠摄入外,还要限制蛋白质及含钾食物的摄入,以免患儿发生氮质血症及高钾血症。患儿要绝对卧床休息,减轻心脏和肾脏负担。

(2)护理人员应观察血压变化,若出现血压突然升高、剧烈头痛、呕吐、眼花等(提示高血压脑病),应报告医师并配合医师积极救治。

(3)护理人员应密切观察呼吸、心率、脉搏等变化,若患儿出现明显气急、端坐呼吸、频咳、心率加快、肝大等,应警惕严重循环充血。

(4)护理人员应观察皮肤变化,应经常给患儿更换体位,防止压疮;做好生活护理,防止感染。

2.营养支持

(1)有水肿及高血压的患儿应限制钠盐的摄入,每天摄入食盐 1～2 g。

(2)患儿有氮质血症时应限制蛋白质的摄入量,每天摄入蛋白质 0.5 g/kg。护理人员可供给高糖饮食满足小儿对热量的需要。

(3)除非严重少尿或循环充血,一般不必严格限制水的摄入。

(4)在尿量增加、氮质血症消除后尽早恢复蛋白质供应,保证小儿生长发育的需要。

(5)水肿消退、血压正常后,恢复正常饮食。

3.用药护理

(1)应用降压药后护理人员应定时测量患儿的血压,检查降压效果,观察有无不良反应。

(2)患儿要避免突然起立,以防直立性低血压的发生。

(3)应用利尿药尤其是静脉注射呋塞米后,护理人员应要注意患儿有无脱水、电解质紊乱等。

4.活动与休息

(1)休息能减轻心脏负担,改善心功能,增加心排血量,使肾血流量增加,提高肾小球滤过率,减少水、钠潴留,减少潜在并发症的发生。

(2)护理人员应向患儿及其家长强调休息的重要性并取得合作,鼓励患儿及其家长参与制定休息计划。一般起病 2 周内患儿应卧床休息。

(3)待水肿消退、血压降至正常、肉眼血尿消失时,患儿可下床轻微活动或到户外散步。

(4)患病后 2～3 个月,若离心尿中每高倍视野红细胞数少于 10 个、血沉正常,患儿可上学,但应避免体育活动。

(5)患儿在 Addis 计数恢复正常后可恢复正常活动。

(6)护理人员应在患儿卧床期间给予生活上的帮助,在患儿开始活动时注意观察患儿是否疲劳。

（7）护理人员应创造良好的休息环境，尽量让患儿处于最佳状态，以促进患儿的恢复。

5.健康教育

（1）护理人员应向患儿及其家长宣传该病是一种自限性疾病，无特异疗法，主要是休息、对症处理和加强护理。

（2）患儿及家长应了解预防该病的根本方法是预防感染。因此，患儿应锻炼身体，增强体质，避免或减少呼吸道、皮肤感染。

（3）患儿出院后1～2个月适当限制活动，定期查尿常规。随访时间一般为半年。

## 二、急进性肾小球肾炎

急进性肾小球肾炎简称急进性肾炎，指一组病情发展急骤、凶险，由蛋白尿、血尿迅速发展为进行性急性肾衰竭，预后恶劣的肾炎。

该病可继发于全身性疾病，如系统性红斑狼疮、过敏性紫癜。该病也可为急性链球菌感染后肾小球肾炎所致，病因不明者称为原发性急进性肾炎。

病理特征是在肾小球鲍曼囊内有广泛新月体形成，故该病又称为新月体性肾小球肾炎。学者将该病分为以下3种类型。Ⅰ型：抗肾小球基膜抗体型；Ⅱ型：免疫复合物型；Ⅲ型：微量免疫球蛋白沉积型。

### （一）临床表现

（1）病前2～3周患儿可有疲乏、发热，30％～50％的患儿有上呼吸道感染。患儿既往无肾脏病史。

（2）该病隐匿起病或急骤起病，初起与急性肾炎相似。2～3周后水肿、血尿、蛋白尿和高血压加剧，持续性少尿或无尿，肾功能急剧减退，患儿出现尿毒症症状，如厌食、恶心、呕吐、面色苍白，可有鼻出血和紫癜等出血表现，呈中度或重度贫血貌，呼吸深大，表情淡漠，精神萎靡，病情危重。

### （二）实验室检查

（1）尿液检查：持续性血尿，可有肉眼血尿和红细胞管型，有大量蛋白尿、管型尿，白细胞计数也常增多，尿比重和尿渗透压降低且固定。

（2）血常规：常呈严重贫血，进行性加重，白细胞和血小板计数可升高。

（3）血清补体 $C_3$ 多正常，免疫复合物型的血清补体 $C_3$ 可降低。

（4）肾功能和血电解质：多有肾功能损害，且多呈进行性加重。

（5）与分型有关的血液检查。①抗基膜抗体：在Ⅰ型可呈阳性。②抗中性粒细胞胞质抗体：3型均可呈阳性，以Ⅲ型最敏感。③冷球蛋白试验：在Ⅱ型可呈阳性。

（6）肾脏B超：可发现肾脏增大或正常大小，皮髓质分界不清。

### （三）诊断标准

（1）发病3个月内肾功能急剧恶化。

（2）患儿进行性少尿或无尿。

（3）肾实质受累，表现为大量蛋白尿和血尿。

（4）患儿既往无肾脏病史。

（5）肾脏大小正常或轻度肿大。

(6)病理变化为50%以上肾小球呈新月体病变。

**(四)鉴别诊断**

1.急性链球菌感染后肾小球肾炎

其病初与急进性肾炎相似,但少尿和肾功能不全的持续时间较短,预后相对良好。该病急性期血清补体$C_3$明显降低,病理为毛细血管内增生性肾炎。

2.溶血尿毒综合征

溶血尿毒综合征有急性肾衰竭,贫血严重且为溶血性贫血,周围血红细胞呈现异形多彩性,可见较大量的破碎红细胞,血小板计数减少,有明显的出血倾向,这些有助于鉴别该综合征与急进性肾小球肾炎。

3.继发性急进性肾炎

继发性急进性肾炎有狼疮性肾炎、紫癜性肾炎等。鉴别要点在于提高对上述原发病的认识,尽早做出诊断。

**(五)治疗**

该病无特异治疗方法。近年来皮质激素及细胞毒性药物被广泛应用,加之早期透析治疗,该病的预后已大为改善。

1.一般治疗

患儿要绝对卧床休息,采用无盐或低盐、低蛋白饮食,保护残存肾功能。护理人员注意纠正水与电解质紊乱,纠正代谢性酸中毒,积极防治感染。少尿早期可考虑使用利尿剂及血药扩张剂。对高血压者积极控制高血压。

2.甲泼尼龙冲击疗法

对病情进展迅速或较重者,多采用此法。甲泼尼龙剂量为15～30 mg/(kg·d)(最大剂量不超过1 g/d),溶于100～200 mL 5%的葡萄糖注射液,静脉滴注1～2 h。连用3 d为1个疗程,或隔天1次,3次为1个疗程。最多可用3个疗程,以后改为口服泼尼松维持。部分病例取得较满意的效果。但在冲击治疗前,必须积极治疗感染及控制高血压。少数患儿冲击治疗后,可发生严重的感染或高血压脑病,应引起注意。

3.环磷酰胺冲击疗法

近年来学者提出在甲泼尼龙冲击基础上加大剂量的环磷酰胺冲击治疗。环磷酰胺的剂量为0.5～1 g/m²,每月1次,连用3～6次,以后每3个月1次静脉滴注。同时可加用雷公藤25 mg/d,口服,继而口服泼尼松来维持治疗,取得较好疗效。

4.激素的维持与减量

可在以上两种冲击治疗后,继续口服泼尼松1～1.5 mg/(mg·d)来维持,待病情稳定后,再缓慢减量。

5.血浆置换疗法

血浆置换疗法主要用于该病Ⅰ型和Ⅱ型的治疗,可有效地清除血中抗肾抗体和抗原抗体复合物,减少和阻止免疫反应。

6.四联疗法

联合应用下列药物进行治疗。

(1)肝素:每次100～150 U/kg,加入100～200 mL葡萄糖注射液中,静脉滴注,4～6 h 1次,以延长凝血时间。

(2)双嘧达莫:每天 5～10 mg/kg,分 2～3 次口服,疗程为 5～10 d,病情好转后可改为皮下注射或口服华法林,持续较长时间。

(3)环磷酰胺或硫唑嘌呤:前者每天 2～2.5 mg/kg,后者每天 2 mg/kg,均分 2～3 次口服。

(4)泼尼松:每天 2 mg/kg,分 3～4 次口服。

7.透析疗法和肾移植

主张早期进行透析治疗。对疾病慢性化至终末期的病例可行肾移植。

**(六)护理措施**

1.心理护理

由于急进型肾小球肾炎的疗程长,患儿常会在治疗过程中产生焦虑、紧张等情绪。因此,护理人员应经常与患儿交流,缓解患儿的不良情绪。

2.饮食护理

护理人员应满足患儿每天的营养需求,适当补充蛋白质,提高患儿的免疫力,促进疾病的康复。

3.基础护理

护理人员应鼓励患儿进行适当运动,保持病房空气流通,控制探视人数,避免外部感染。

4.不良反应护理

若患儿服药后出现恶心、呕吐等症状,护理人员应及时报告医师,并采取相应的护理措施。

## 三、慢性肾小球肾炎

慢性肾小球肾炎指有多种病因的、病情呈缓慢进展的一组疾病。凡病程超过一年伴有不同程度的肾功能不全和(或)持续性高血压的肾小球肾炎称为慢性肾炎。

**(一)临床表现**

(1)可以急性肾炎或肾病发病,亦可隐匿起病,易有急性发作倾向,不少病例无肾脏病史。

(2)水肿:多为凹陷性,重者可有肾病样水肿。

(3)高血压:见于多数患儿。持续性高血压多见。高血压也可为间歇性的。

(4)患儿乏力、头晕(痛)、食欲缺乏和有中度以上的贫血,易并发感染。患儿可有多尿和夜尿增多。

(5)随着病程迁延肾功能损害日渐加重,患儿可有频繁呕吐和腹泻、鼻出血、消化道出血、尿量减少、精神萎靡或烦躁、呼吸急促且深大等尿毒症症状和体征。

**(二)实验室检查**

1.尿检查

尿蛋白＋～＋＋＋＋,多为镜下血尿,多见颗粒管型和透明管型,尿比重可进行性降低且固定在 1.010 左右。

2.血检查

有中度或重度贫血,红细胞沉降率增大。少数患儿的血清补体 $C_3$ 降低,血二氧化碳结合力降低。肾病型者血清清蛋白浓度降低,血胆固醇浓度升高。

3.肾功能检查

血尿素氮和血肌酐含量升高,内生肌酐清除率降低。

4.肾脏 B 超检查

可见双肾缩小,其结构紊乱。

(三)治疗

治疗原则为去除已知病因,防止或延缓肾功能恶化,缓解临床症状,防治急性发作和严重并发症。

1.限制蛋白质的摄入

可依每天 1.25～1.6 g/100 cal 计算小儿的蛋白质摄入量,注意给予低磷食物和优质动物蛋白。

2.控制高血压

酌情选用硝苯地平、肼苯达嗪和哌唑嗪等药物。

3.血管紧张素转化酶抑制剂

可选卡托普利或依那普利等。

4.抗凝血药和抗血小板聚集药物

对呈高凝状态和易引起高凝状态的病理类型,如膜性肾病和膜增生性肾炎,宜用这两类药物。

5.肾上腺皮质激素和细胞毒性药物

一般不应用这两类药物。若肾功能正常或仅轻度受损,肾脏体积正常,且尿蛋白≥2.0 g/24 h,可试用这两类药物。

(四)护理措施

1.休息与活动

(1)患儿应保证充分休息和睡眠,应有适度的活动。

(2)对明显水肿,有大量蛋白尿、血尿,血压高,合并感染,心力衰竭,肾衰竭,处于急性发作期的患儿,护理人员应限制其活动,让其卧床休息,这样有利于增加肾血流量和尿量,减少尿蛋白,改善肾功能。病情减轻后患儿可适当增加活动量,但应避免劳累。

2.饮食护理

(1)一般情况下不必限制饮食,若患儿肾功能减退,护理人员应给优质低蛋白、低磷饮食,饮食中 50％以上为优质蛋白质。限盐,3～4 g/d。低蛋白饮食时,适当增加碳水化合物和脂肪,以满足机体生理代谢所需要的热量,避免发生负氮平衡。控制磷的摄入。

(2)护理人员应注意给患儿补充多种维生素及锌,因锌有刺激食欲的作用。

3.皮肤护理

(1)水肿患儿长期卧床,护理人员应防止患儿长压疮,每 2 h 翻身 1 次,避免局部长期受压。

(2)护理人员协助翻身时防止拖、拉、推等动作,避免造成皮肤破损。

(3)护理人员应用 50％酒精按摩受压部位,或用沾有温水的毛巾湿敷体表水肿部位。

(4)护理人员应尽量减少各种注射和穿刺。

4.心理护理

慢性肾炎的病程较长,该病易反复发作。护理人员应关心、体贴患儿,鼓励其树立与疾病做斗争的信心,密切配合治疗,战胜疾病。

5.病情观察

(1)护理人员应密切观察血压的变化,因高血压可加剧肾功能的恶化。

（2）护理人员应准确记录患儿的 24 h 出入量，监测尿量、体重和腹围，观察水肿的消长情况。

（3）护理人员应注意患儿有无胸闷、气急及腹胀等。

（4）护理人员应监测患儿的尿量及肾功能变化，及时发现肾衰竭。

6.药物不良反应观察

（1）使用利尿剂时护理人员应注意有无电解质、酸碱平衡紊乱和高凝状态的出现，是否加重高脂血症。

（2）使用降压药时护理人员应严格按规定剂量，并防止直立性低血压，应以小剂量逐步增加至治疗量。

（3）应用血管紧张素转换酶抑制剂，护理人员应防止高血钾，观察患儿有无持续性干咳，如有，应及时提醒医师换药。

（4）用血小板解聚药时，护理人员应注意观察患儿有无出血倾向，监测出血时间、凝血时间等。

（5）应用激素或免疫抑制剂，护理人员应注意观察患儿有无继发感染、上消化道大量出血、水钠潴留、血压升高、肝功能损害、骨质疏松等。

（崔　焕）

# 第十五节　小儿急性肾衰竭

急性肾衰竭（acute renal failure，ARF）是指肾脏自身原因和（或）肾外原因引起的肾功能在短期内（数小时或数天）急剧下降的一组临床综合征。患儿出现氮质血症、水及电解质紊乱和代谢性酸中毒。

## 一、分类

急性肾衰竭常见的病因可分为肾前性、肾实质性和肾后性 3 类。

### （一）肾前性肾衰竭

肾前性肾衰竭指有效血液循环量急剧降低，造成肾血流量不足、肾小球滤过率显著降低所导致的急性肾衰竭。

### （二）肾实质性肾衰竭

肾实质性肾衰竭亦称肾性肾衰竭，指各种肾实质性病变所导致的肾衰竭，或由肾前性肾衰竭未能及时去除病因、病情进一步发展所致的肾衰竭。

### （三）肾后性肾衰竭

各种原因所致的泌尿道梗阻引起的急性肾衰竭，称为肾后性肾衰竭。

## 二、临床表现

根据尿量减少与否，急性肾衰竭可分为少尿型和非少尿型。急性肾衰竭伴少尿或无尿表现者称为少尿型。非少尿型是指血尿素氮、血肌酐浓度迅速升高，肌酐清除率迅速降低，而不伴有少尿表现。临床常见少尿型急性肾衰竭，临床过程分为 3 期。

### (一)少尿期

少尿期一般持续1~2周,长者可达4~6周,持续时间越长,肾损害越重。少尿期的系统症状如下:①水钠潴留,出现全身水肿、高血压、肺水肿、脑水肿或心力衰竭等。②电解质紊乱,常见高钾、低钠、低钙、高镁、高磷等。③代谢性酸中毒,出现恶心、呕吐、呼吸深快、嗜睡甚至昏迷。④出现尿毒症,因肾排泄障碍使各种毒性物质在体内积聚。可出现全身中毒症状,例如,消化系统表现为食欲缺乏、恶心、呕吐;循环系统可表现为高血压和心力衰竭等;神经系统可表现为嗜睡、神志混乱、焦虑不安、抽搐、昏迷等。

### (二)利尿期

此期ARF患儿尿量逐渐增多,全身水肿减轻。一般持续1~2周,此期由于大量排尿,可出现脱水、低钠血症和低钾血症。早期氮质血症持续甚至加重,后期肾功能逐渐恢复。

### (三)恢复期

利尿期后,肾功能改善,尿量恢复正常,血尿素氮和肌酐逐渐恢复正常,而肾浓缩功能需数月才能恢复正常。少数患儿遗留不可逆的肾功能损害。此期患儿可表现为虚弱无力、消瘦、营养不良、贫血和免疫功能低下。

## 三、实验室检查

### (一)尿液检查

尿液检查有助于区别肾前性ARF和肾实质性ARF。

### (二)血生化检查

进行血生化检查时应注意监测电解质浓度的变化、血肌酐和尿素氮。

### (三)肾影像学检查

肾影像学检查多采用腹平片、超声波、CT、磁共振等,有助于了解肾脏的大小、形态,血管、输尿管、膀胱有无梗阻,也可了解肾血流量、肾小球的功能或肾小管的功能。使用对比剂可能加重肾损害,需慎用。

### (四)肾活检

对原因不明的ARF,肾活检是可靠的诊断手段,可帮助诊断和评估预后。

## 四、诊断依据

(1)尿量显著减少,出现少尿(每天尿量<250 mL/m²)或无尿(每天尿量<50 mL/m²)。

(2)有氮质血症,血清肌酐≥176 μmol/L,血尿素氮≥15 mmol/L,或每天血肌酐增加量≥44 μmol/L,或每天血尿素氮增加量≥3.57 mmol/L。

(3)患儿有酸中毒、水电解质紊乱等表现。无尿量减少为非少尿型ARF。

## 五、治疗

治疗原则是去除病因,积极治疗原发病,减轻症状,改善肾功能,防止并发症的发生。

### (一)少尿期的治疗

1.去除病因和治疗原发病

对肾前性ARF应注意及时纠正全身循环血流动力学障碍,措施包括补液、输注血浆和清蛋白、控制感染等。严格掌握肾毒性抗生素的用药指征,并根据肾功能调节用药剂量,密切监测尿量和肾功能的变化。

**2.饮食和营养**

应给患儿提供高糖、低蛋白、富含维生素的食物,尽可能供给足够的能量。供给热量 $210\sim$ $250\ J/(kg\cdot d)$ ,蛋白质 $0.5\ g/(kg\cdot d)$ 。应选择优质动物蛋白质。脂肪提供的热量占总热量的 $30\%\sim40\%$ 。

**3.控制水和钠的摄入**

坚持"量入为出"的原则,严格限制水、钠的摄入。如有透析支持则可适当放宽液体入量。每天液体的出入量为尿量+显性失水+不显性失水-内生水。无发热患儿每天不显性失水为 $300\ mL/m^2$ ,体温每升高 $1\ ℃$ ,不显性失水增加 $75\ mL/m^2$ ;内生水在非高分解代谢状态为 $250\sim$ $350\ mL/m^2$ 。所用液体均为非电解质液。髓袢利尿剂(呋塞米)对少尿型 ARF 可短期试用。

**4.纠正代谢性酸中毒**

对轻度、中度代谢性酸中毒一般无须处理。当血浆 $HCO_3^-<12\ mmol/L$ 或动脉 pH$<7.2$ ,可补充 5%碳酸氢钠 $5\ mL/kg$ ,提高 $CO_2$ 结合力 $5\ mmol/L$ 。纠酸时宜注意防治低钙性抽搐。

**5.纠正电解质紊乱**

纠正电解质紊乱包括对高钾血症、低钠血症、低钙血症和高磷血症的处理。

**6.透析治疗**

凡上述保守治疗无效者,应尽早进行透析。透析的指征:①严重水潴留,有肺水肿、脑水肿的倾向。②血钾 $\geqslant6.5\ mmol/L$ 。③血浆尿素氮$>28.6\ mmol/L$ 或血浆肌酐$>707.2\ \mu mol/L$ 。④严重酸中毒,血浆 $HCO_3^-<12\ mmol/L$ 或动脉 pH$<7.2$ 。⑤药物或毒物中毒,该物质又能被透析去除。透析的方法包括腹膜透析、血液透析和连续动静脉血液滤过 3 种技术。对儿童常用腹膜透析。

**(二)利尿期的治疗**

利尿期早期,肾小球功能和肾小球滤过率尚未恢复,血肌酐、尿素氮、血钾的含量和酸中毒程度仍继续升高,伴随着多尿,还可出现低钾血症和低钠血症等电解质紊乱,故应注意监测尿量、电解质和血压变化,及时纠正水、电解质紊乱。当血浆肌酐接近正常水平时,应增加饮食中蛋白质的摄入量。

**(三)恢复期的治疗**

此期肾功能日趋恢复正常,但可遗留营养不良、贫血和免疫力低下,少数患儿遗留不可逆性肾功能损害,应注意休息和加强营养,防治感染。

## 六、护理措施

**(一)一般护理**

**1.少尿期**

(1)患儿应绝对卧床休息,注意肢体功能锻炼。

(2)护理人员应饮食给予患儿高糖、高维生素的半流质饮食,严格控制含钾食物的摄入。

(3)对有恐惧心理者,护理人员应以关心、安慰为主,多鼓励。

**2.多尿期**

(1)患儿应以卧床休息为主。

(2)护理人员应供给足够的热量和维生素,给予含钾多的食物。

3.恢复期

(1)护理人员应鼓励患儿逐渐恢复活动,防止肌肉无力。

(2)护理人员应给予患儿高热量、高蛋白饮食。

(3)护理人员应告知患儿及其家长要有充分的思想准备,定期到医院复查。

**(二)特殊护理**

1.少尿期的护理

(1)护理人员应严格限制液体入量。

(2)护理人员应做好患儿的口腔及皮肤护理,严格执行无菌操作。

(3)护理人员应遵医嘱监测电解质、肌酐、尿素氮等。

(4)护理人员应做好血液透析、血液滤过、腹膜透析的准备工作。

2.多尿期的护理

(1)护理人员应准确记录患儿的出入量,特别是尿量。

(2)护理人员应做好保护性隔离,保持病房内空气新鲜,避免患儿与易感人群接触,严格控制探视人员;在进行各种介入性操作时严格执行无菌操作。

3.恢复期的护理

(1)护理人员应嘱患儿避免劳累和一切加重肾脏负担的因素,如高血压。

(2)护理人员应遵医嘱给药,指导患儿勿乱用药物。

**(三)病情观察**

(1)少尿期:护理人员应观察患儿有无嗜睡、肌张力低下、心律不齐、恶心、呕吐等症状及血压变化,心功能不全,尿毒症脑病的先兆。

(2)多尿期:护理人员应注意监测血钾、血钠及血压的变化。

(3)恢复期:护理人员应注意用药不良反应。

**(四)健康指导**

(1)护理人员应指导患儿积极治疗原发病,增加抵抗力,减少感染的发生,避免使用损伤肾脏的食物、药物。

(2)护理人员应指导患儿观察尿量,如果发现 24 h 尿量少于 400 mL,应到医院就诊。

(3)护理人员应嘱患儿定期门诊复查肾功能。

(张　妍)

# 第十六节　小 儿 贫 血

## 一、概述

贫血是指单位体积的外周血中红细胞、血红蛋白和血细胞比容低于正常或其中一项明显低于正常。贫血本身不是一种疾病而是多种疾病的伴随症状。世界卫生组织指出:6 个月至 6 岁儿童 Hb(血红蛋白)<110 g/L,6~14 岁儿童 Hb<120 g/L 为诊断儿童贫血的标准。我国小儿血液病学会暂定 6 个月以下婴儿贫血标准如下:新生儿 Hb<145 g/L;1~4 个月婴儿 Hb<90 g/L;

4～6个月婴儿Hb<100 g/L。贫血是儿童时期特别是婴幼儿时期的常见病,不但影响小儿生长发育,而且是一些感染性疾病的诱因。

临床上多根据红细胞(RBC)的数量和血红蛋白(Hb)的浓度分为轻度、中度、重度、极重度贫血,见表15-1。

表 15-1　贫血的分类

| 指标及其单位 | 轻度 | 中度 | 重度 | 极重度 |
|---|---|---|---|---|
| Hb/(g·L$^{-1}$) | 120～90 | 90～60 | 60～30 | <30 |
| RBC/(×10$^{12}$·L$^{-1}$) | 1～3 | 3～2 | 2～1 | <1 |

贫血根据病因分为造血原料缺乏性贫血、红细胞生成不良性贫血、溶血性贫血和失血性贫血。

形态上可根据红细胞平均体积(MCV)、红细胞平均血红蛋白量(MCH)、红细胞平均血红蛋白浓度(MCHC)的测定结果分类(表15-2)。

表 15-2　贫血的形态分类

| 贫血类型 | MCV(fL) | MCH(pg) | MCHC(%) | 疾病 |
|---|---|---|---|---|
| 大细胞性贫血 | >94 | >32 | 32～38 | 巨幼红细胞贫血 |
| 正常细胞性贫血 | 80～94 | 28～32 | 32～38 | 急性失血性贫血 |
| 单纯小细胞性贫血 | <80 | <28 | 32～38 | 遗传性球形红细胞增多症 |
| 小细胞低色素性贫血 | <80 | <28 | <28 | 缺铁性贫血 |

## 二、护理评估

### (一)临床症状评估与观察

(1)询问患儿的病史及喂养史,起病的急缓,发病年龄,是否有偏食、挑食现象,是否未及时添加辅食,有无消化系统疾病(如消化道溃疡)。

(2)评估患儿有无贫血表现。

一般表现:皮肤黏膜苍白,口唇、结膜、甲床处明显。年长儿可诉全身无力、头晕、耳鸣、眼前发黑等。病程长者可出现易疲乏、毛发枯黄、营养低下及体格发育迟缓等。

造血器官反应:婴幼儿常出现骨髓外造血,导致肝、脾、淋巴结增大。年龄越小,病程越长,贫血越严重,肝、脾、淋巴结增大越明显。末梢血中出现核红细胞、幼稚粒细胞。

呼吸循环系统:心悸,血压升高,呼吸加快。重度失代偿时,可出现心脏扩大和充血性心力衰竭。

消化系统:胃肠道的蠕动和消化酶的分泌功能均受影响,可出现腹胀、便秘、食欲减退、恶心等。

神经系统:表现为精神不振、注意力不集中、头痛、眩晕或耳鸣等。

(3)评估不同贫血的表现特点。

缺铁性贫血:发生隐匿。皮肤、黏膜苍白。患儿易疲乏,活动后气短。与消化系统有关的症状有食欲缺乏、恶心、腹泻、口腔炎、舌乳头萎缩等,少数患儿有异嗜癖;与神经系统有关的症状有萎靡不振或易激惹、注意力不易集中、记忆力减退、学习成绩下降等;与循环系统有关的症状有心率加快,心脏扩大,出现心前区收缩期杂音,甚至发生心力衰竭;其他如细胞免疫功能降低,因上皮组织异常而出现指甲扁平、反甲等。

巨幼细胞性贫血:神经精神症状主要是表情呆滞,对周围反应迟钝,嗜睡,少哭,不笑,智力、动作发育落后甚至出现倒退现象;缺乏维生素 $B_1$ 的患儿可出现乏力、手足对称性麻木、感觉障碍、步态不稳、行走困难,年幼儿表现为精神异常、无欲状。

溶血性贫血:①急性溶血,起病急骤,常伴发热、寒战、恶心、腹痛及腰背痛、苍白、黄疸、血红蛋白尿或胆红素尿。重者可发生心力衰竭、急性肾衰竭甚至休克。②慢性溶血,贫血多为轻度至中度,有时为重度,但一般情况下能耐受。多伴轻度黄疸,肝、脾轻度至中度肿大,多数血管外溶血患儿脾大,血管内溶血患儿肝脾肿大不明显,部分免疫性溶血患儿肝大明显。③细小病毒 B19 感染而表现贫血加重、网织红细胞减少、骨髓红系增生受抑制的现象是再生障碍危象。贫血突然加重伴黄疸、网织红细胞数升高为溶血危象。葡萄糖-6-磷酸脱氢酶缺乏症患儿常在服药、吃蚕豆、感染及接触樟脑丸等诱因作用下发生溶血,除贫血表现外,有黄疸、血红蛋白尿,严重者可出现少尿、无尿、酸中毒和急性肾衰竭。

遗传性球形红细胞增多症以不同程度的贫血、脾大、球形红细胞增多及红细胞渗透脆性增加为特征。地中海贫血多表现为慢性进行性溶血性贫血,严重者出现地中海贫血特殊面容,即头颅变大、额部隆起、颧骨变高、鼻梁塌陷、两眼距增宽。

### (二)辅助检查评估

(1)血象:根据红细胞和血红蛋白可判断贫血程度,根据红细胞大小、形态及染色情况判断疾病。红细胞较小,染色浅,中央淡染区扩大,多提示缺铁性贫血;红细胞大,中央淡染区不明显,多提示巨幼细胞性贫血;红细胞大小不等,染色浅并有异形、靶形,多提示地中海贫血。

(2)骨髓象:除再生障碍性贫血表现为增生低下外,其他贫血表现为增生活跃。缺铁性贫血为早幼红细胞及中幼红细胞比例升高,染色质颗粒致密,血红蛋白形成差。粒系细胞和巨核细胞正常。巨幼细胞性贫血骨髓增生活跃,红系细胞明显增多,有巨幼变,核浆发育不平衡。

(3)血生化检查:缺铁性贫血患儿血清铁含量降低 50 $\mu g/d$,总铁结合力升高为 360 $\mu g/d$,转铁蛋白饱和度降低为 15%,铁蛋白降低为 15 $g/L$。巨幼细胞性贫血患儿血清叶酸水平降低为 2.5 $ng/mL$,维生素 $B_2$ 小于 100 $pg/mL$。

(4)特殊检查:红细胞脆性试验里示脆性升高,考虑遗传性球形红细胞增多症,红细胞脆性降低则见于地中海贫血。红细胞酶活力测定对溶血性贫血有诊断意义。

## 三、护理问题

(1)营养低于机体需要量与摄入铁不足、吸收障碍、需求增加、丢失过多有关。

(2)活动无耐力与缺铁性贫血引起全身组织缺血、缺氧有关。

(3)有感染的危险与机体免疫功能下降有关。

(4)潜在并发症为心力衰竭。

## 四、护理目标

(1)患儿的食欲增加,偏食得到纠正,体重增加,血清铁恢复正常。

(2)患儿的活动量增加。患儿在活动时无明显心悸、气促、无力等不适感觉。

(3)患儿(或家长)能说出预防感染的重要性,减少或避免感染的发生。

(4)患儿在住院期间不发生心力衰竭或发生心力衰竭时能被及时发现、处理。

(5)患儿在住院期间不发生药物不良反应或发生药物不良反应时能被及时发现、处理。

## 五、护理措施

### (一)合理安排患儿饮食

(1)护理人员应嘱患儿家长改变不良的喂养方式,提倡合理的母乳喂养,及时添加含铁或维生素 $B_{12}$ 及叶酸丰富的辅食,如动物肝脏、瘦肉、蛋黄、黄豆、海产品、黑木耳、绿叶蔬菜。

(2)护理人员应嘱患儿家长给患儿培养良好的饮食习惯,纠正偏食,采取措施为患儿提供色、香、味、形俱全的膳食,增加患儿的食欲。

(3)葡萄糖-6-磷酸脱氢酶缺乏症患儿应避免食用蚕豆及其制品,忌服有氧化作用的药物。

### (二)用药的护理

1.对缺铁性贫血者补充铁剂的护理

(1)口服铁剂会刺激胃肠道,引起恶心等胃部不适,应从小剂量开始,逐渐增加至全量。在两餐之间服用铁剂,避免空腹服用以减少对胃的刺激。忌同时服用影响铁吸收的食品(如茶、咖啡、牛乳、谷类、钙片、植酸盐),也应避免同时服用抗酸药物及 $H_2$ 受体拮抗剂。与稀盐酸和(或)维生素 C、果糖等同服,可促进铁吸收。为避免牙齿及舌质被染黑,服用铁剂时可用吸管将药液吸至舌根部咽下,服用后漱口。护理人员应告知患儿及家长服用铁剂期间,患儿的粪便会变成黑色,是由于铁与肠内的硫化氢作用生成黑色的硫化铁,是正常现象,不必顾虑。

(2)如果需要肌内注射铁剂,应深部肌内注射,抽药和给药时必须使用不同的针头,以防铁剂渗入皮下组织,造成注射部位的疼痛及皮肤着色或局部炎症。首次注射右旋糖酐铁后应观察 1 h,警惕发生过敏现象。

(3)应用铁剂的疗效判断:用药 3～4 d,网织红细胞数上升,7～10 d 达高峰,1～2 周后血红蛋白含量逐渐上升,常于治疗 3～4 周达到正常。此时不能停药,应在血红蛋白含量恢复正常后再继续用药 6～8 周以增加铁储存。

2.对巨幼细胞贫血者补充维生素 $B_{12}$ 和叶酸的护理

(1)补充维生素 $B_2$ 和叶酸的同时口服维生素 C,恢复期加服铁剂。单纯维生素 $B_2$ 缺乏时,不宜加用叶酸,以免加重神经、精神症状。

(2)药物疗效观察:用维生素 $B_2$ 治疗 2～4 d,患儿精神好转,网织红细胞增加,6～7 d 可达高峰,2 周左右降至正常,随后红细胞数、血红蛋白含量上升,一般 1～2 个月恢复正常。神经系统的症状恢复较慢。口服叶酸后 1～2 d 食欲好转,网织红细胞数增加,4～7 d 达高峰,随后红细胞数、血红蛋白含量增加,一般 2～6 周恢复正常。

### (三)合理安排患儿的休息和活动

对轻度、中度贫血患儿,护理人员应让其规律地生活,安排患儿进行适合自身状态、力所能及的活动,限制有危险性、活动量大的活动,防止出现意外。对严重贫血者,护理人员应嘱其卧床休息以减少氧耗,减轻心脏负担,同时定时测量心率,观察有无心悸、呼吸困难等表现,必要时给氧。

### (四)预防感染

患儿的居室应阳光充足,空气新鲜,温度、湿度适宜。患儿应根据气温变化及时增减衣服,尽量不到人群集中的公共场所。护理人员应鼓励患儿多饮水,保持口腔清洁,必要时每天进行2次口腔护理,预防舌炎、口腔炎;注意保持患儿皮肤的清洁;观察皮肤、黏膜、呼吸系统等有无感染迹象,及时给予治疗、护理。

### (五)防止心力衰竭

护理人员应密切观察患儿的生命体征,注意心率、呼吸、面色、尿量等变化,若患儿出现心悸、气促、肝脏增大等心力衰竭的症状和体征,应及时通知医师,并按心力衰竭患儿进行护理。给重症贫血患儿输血、输液时护理人员要根据病情严格控制输液速度,以防患儿心力衰竭。

### (六)对急性溶血性贫血患儿的护理

护理人员要建立静脉通道并保持静脉通道的通畅,应使用输液泵均匀、准确地泵入液体,严格记录24 h出入量,密切观察患儿的尿量及尿色变化,并详细记录。

### (七)健康教育

护理人员应加强预防宣教,强调孕妇及哺乳期妇女预防小儿贫血,应提倡母乳喂养,及时添加辅食;对早产儿从2个月开始补充铁剂,对足月儿从4个月开始补充铁剂;用铁锅炒菜,选用富含铁的动物性食物,与富含维生素C的蔬菜搭配以利于铁的吸收;黄绿色蔬菜、蛋黄、肉类、动物内脏及紫菜中都含有较多的铁,可以根据孩子的消化能力及饮食习惯进行烹饪。

护理人员要指导患儿家长掌握口服铁剂、补充叶酸、维生素 $B_{12}$ 的方法及注意事项。

护理人员要对患儿要多给予关怀、疏导、理解和鼓励;对有异食癖的患儿,应正确对待,不可责备。

患儿要及时治疗各种慢性失血性疾病,避免服用可诱发疾病的各种食品和药品。

(张  妍)

# 第十七节  小儿血友病

## 一、概述

血友病是一种X染色体连锁的遗传性出血性疾病,其遗传基因定位于X染色体上,由女性传递,男性发病。病理机制为凝血因子基因缺陷导致其水平和功能降低,使血液不能正常地凝固。临床主要表现为自发性关节和组织出血以及出血所致的畸形。根据患儿所缺乏凝血因子的种类,血友病可分为血友病A(也称甲型血友病甲)、血友病B(也称乙型血友病)。临床上所见的血友病A约70%有家族史,约30%无家族史,其发病可能由基因突变所致。血友病可发生于全世界所有种族或所有地区人群,患病率为(5～10)/10万,我国有7万～10万病例。其中血友病A多见,占80%～85%,血友病B占15%～20%。

虽然血友病目前还是不可治愈的遗传性疾病,但通过及时补充因子或预防性补充因子、防治出血并发症和其他综合治疗,可使患儿获得接近正常人的生活质量与生存期。

## 二、护理评估

### (一)临床症状评估与观察

1.询问患儿的病史及家族史

多数患儿有全身各部位的自发性出血史或损伤后出血不止。可询问患儿是否有轻微外伤时较难止血史,或反复膝、肘等关节出血肿痛史,母亲家族中男性成员是否有异常出血疾病史。询问有无外伤、碰撞等诱发因素。

2.评估患儿的出血情况

自发性出血或轻微损伤时、手术时出血不只是血友病的特征。该病的出血可发生在任何部位,常见关节、软组织、肌肉、皮肤黏膜出血和血尿。危及生命的出血为中枢神经系统、咽喉和内脏的出血。

(1)评估有无关节出血情况:关节出血是血友病最典型的特征。关节出血急性期开始时患儿往往有关节轻微不适、酸胀等先兆症状,然后逐渐出现关节疼痛、肿胀、发热及活动受限。一般关节出血有自限性或经补充凝血因子治疗而停止,关节腔内出血,血液经数天或数周逐渐吸收。

(2)评估有无肌肉出血:重型血友病可自发出血,而轻型和中型血友病只有在受外伤的情况下才发生肌肉出血。出血部位常见于屈伸的肌肉群,尤其是髂腰肌、腓肠肌。肌肉出血常引起肌肉肿痛,甚至剧烈的疼痛,可引起肌肉保护性痉挛、相连关节屈曲及活动受限。

(3)评估有无泌尿道出血:血友病患儿(多大于 5 岁)还可出现泌尿道出血。出血部位包括肾、输尿管和膀胱。血尿分为镜下血尿和肉眼血尿,有一定的自限性。肉眼血尿呈洗肉水样,甚至鲜红色,有的患儿可伴有腰背痛、尿痛、尿频等症状。根据排尿过程中血尿出现的不同时间,分为初始血尿、终末血尿和全程血尿。初始血尿仅在排尿开始时出现,表示前尿道出血;终末血尿是排尿终末时出现的血尿,提示后尿道、膀胱颈部或膀胱三角区出血;全程血尿是排尿全过程中都尿血,提示病变在膀胱、输尿管或肾脏。

(4)评估有无口腔出血:患儿以口腔创口出血不止为主要表现,亦可把口腔渗血吞咽到胃部,引起胃部不适及黑便等。出血时间由数小时到数天不等。出血原因主要为外伤及牙源性出血两种。

(5)评估有无鼻腔出血:鼻出血多为一侧,也有为双侧的,出血量不定,轻者仅为从鼻孔滴血,重者出血如注。出血量超过 500 mL,会出现头昏、口渴、乏力、面色苍白;出血量超过 100 mL 者可出现胸闷、心慌、脉速无力、血压下降、出冷汗等休克症状。

(6)评估患儿是否出现假肿瘤:血友病假肿瘤又称血友病性血囊肿,发生率低,但愈后很差。假肿瘤是在骨膜下或肌腱筋膜下形成的囊性血肿,由于囊内反复出血,血肿体积渐大,并出现压迫,破坏周围组织。常见的生长部位是大腿和骨盆。

(7)评估患儿出血后是否经过止血处理,其方法及效果如何,既往检查、治疗经过和疗效。

### (二)辅助检查评估

1.活化部分凝血活酶时间(APTT)

APTT 是内源性凝血系统较为敏感的筛选试验。APTT 延长。

2.硅化凝血时间(SCT)和活化凝血时间(ACT)

SCT 和 ACT 是内源性凝血系统敏感的筛选试验。两者均延长。

### (三)体格检查评估

(1)评估发生出血的部位和范围、出血的持续时间、出血量、出血性状,以便估计出血量、出血速度及性质。

(2)评估有无关节畸形及关节的畸形程度。

## 三、护理问题

### (一)出血

出血与凝血因子缺乏有关。

### (二)疼痛

疼痛与关节、肌肉出血有关。

### (三)躯体移动障碍

躯体移动障碍与治疗性制动、关节畸形有关。

### (四)潜在并发症

潜在并发症为颅内出血。

## 四、护理目标

(1)患儿出血停止或减轻。

(2)患儿主诉疼痛减轻,表现为发松和舒适感。

(3)患儿表现为最佳的躯体活动,活动范围正常。

(4)患儿住院期间不发生颅内出血或发生时能被及时发现并处理。

(5)患儿或家长能够辨识出血的征象,说出疾病过程及治疗、护理、预防的方法。

## 五、护理措施

### (一)急性出血的观察与处理

1.关节、肌肉出血

采用 RICE 法进行处理。

(1)"R"表示 rest,休息。关节、肌肉出血时,根据出血的程度,患侧应该休息 12～24 h 或更长时间。可用夹板制动,或使用辅助器械(如拐杖、轮椅)帮助肢体休息。可以用石膏或热塑料来制作夹板。

(2)"I"表示 ice,冰敷。对活动性出血的关节或肌肉采用冰敷以帮助控制肿胀、减轻疼痛、减少炎症的发生。冰敷时间一般为 10～15 min,每 2 小时 1 次。

"RICE"中的"I"也代表固定,用石膏托或夹板来固定关节以保持其静止。固定的时间不能过长,一般为 2～3 d;固定关节不可过紧,固定后注意观察远端肢体血运情况,是否出现肿胀、发暗和变冷。

(3)"C"表示 compression,加压。施压于出血部位可以帮助收缩血管和减缓出血,可以用弹性绷带对出血的关节进行压迫。用十字形(或 8 字形)包扎受伤部位。包扎后注意观察远端手指、脚趾有无发冷、发麻或肤色改变。如果有上述症状发生,应松开绷带,重新包扎。

(4)"E"表示 elevation,抬高。将受伤的肢体放在高于心脏的位置有助于降低血管内压力、减缓出血。可以用枕头垫高患儿的手臂或小腿。

2.鼻出血

护理人员首先应让患儿采取坐位或半卧位,以降低鼻部的血压;冷敷前额部或鼻部,因为冷的刺激可使鼻内小血管收缩而有利于止血;指导患儿对流到咽部的血尽量不要吞咽,以免刺激胃部引起恶心呕吐。常用止血方法如下。

(1)指压法:用拇指、示指捏紧两侧鼻翼 5~10 min,压迫鼻中隔前下方以达到止血的目的。

(2)冷敷法:用冷水袋或湿毛巾在额部、颈部或后颈部冷敷,收缩血管,减少出血。

(3)收敛法:用 1%麻黄碱或把肾上腺素棉片塞入前鼻腔,收缩血管。

(4)填塞法:上述方法无效或出血量较大时,请专科医师做后鼻孔填塞。

3.口腔出血

(1)口腔软组织损伤:采用细针线严密分层缝合,局部加压包扎,严禁在创口放置引流管。

(2)腭部黏膜损伤:可采用黏膜创口缝合,创缘周围以碘酚棉球止血,然后在整个腭部覆盖碘仿纱条,以牙间结扎丝固定。

(3)自发性牙龈出血:先对出血处的牙齿进行牙周清洁,冲洗牙周后,用注射器将 6-氨基己酸溶液、凝血酶、肾上腺素的混合液注入牙周袋或牙龈沟内,再压迫牙龈止血,止血后用塞治剂外敷压迫保护创面。

**(二)输注凝血因子的护理**

血友病患儿发生出血是因为缺乏因子Ⅷ(FⅧ)或因子Ⅸ(FⅨ),所以替代疗法,即静脉输注含有FⅧ或FⅨ的制剂,将血浆中FⅧ或FⅨ的含量提高到止血所需要的水平仍是现今治疗和预防血友病患儿出血的最有效的措施。

1.配置药液

(1)将稀释液和浓缩剂置于室温下,如急需可用温水浸泡,但不能高于 37 ℃。

(2)取下稀释液和浓缩剂瓶的塑胶帽,消毒。

(3)取下双头针一端的针帽,将该末端插入稀释液瓶的瓶塞中心。再取下双头针另一端的针帽,插入因子浓缩剂瓶的瓶塞中心。为了减少泡沫,插入时应将稀释液瓶倒置过来,注意要让稀释液瓶子在浓缩剂瓶子的上方,插入针头的角度要能使稀释液顺着浓缩剂瓶的瓶壁流下,可调整稀释液瓶塞上的针头以保证所有的稀释液都能进入装有因子冻干粉的瓶子内。

(4)拔出双针头。

(5)不要剧烈摇晃瓶体,可轻轻地旋转瓶体使所有冻干粉都溶解。

(6)应现用现配药液,如遇特殊情况需冷藏,冷藏时间不要超过 2 h。

2.推注药液

(1)取出带滤过器的专用针头,去除保护帽。缓慢抽吸配置好的药液,排尽针管中的空气。

(2)另外取 10 mL 注射器 1 支,抽吸生理盐水,排空空气,连接静脉穿刺针(头皮针),静脉穿刺。

(3)推注少量生理盐水,确保静脉穿刺成功后,更换已抽吸好药液的注射器,缓慢给药。推注药物完毕,再推少量的生理盐水,将头皮针内的药液推入,避免浪费。

(4)拔出针头,避免血管和组织不必要损伤。压迫静脉穿刺点 2~5 min。

3.观察药物的不良反应

输注因子可能会产生变态反应,如麻疹、皮肤瘙痒、鼻塞、胸痛、头昏、气短、发热、头痛、心悸、轻度寒战、恶心和输液部位疼痛。对于有变态反应病史者,可预防性地给予抗组胺药物。

### (三)消除出血的诱发因素

大多数患儿在出血发生之前可能存在一些诱发因素,例如,跌伤、摔伤、挫伤、扭伤可引起出血。要加强看护,避免意外伤害,教育患儿了解和认识这些危险因素,并在日常生活中排除这些因素,选择适宜的活动,避免参加各种剧烈运动。护理人员尽量避免有创性操作,注意避免深部肌内注射。

### (四)血友病儿童预防注射的方法

血友病儿童应从出生开始按时进行预防接种以抵抗传染性疾病。在注射时应选用小号的注射器针头,在三角肌进行皮下注射。预防注射一般不会引起进行性出血,如发现注射处有肿、痛及发热感,可先用局部冰敷以减轻肿痛。按压穿刺部位 5～10 min,或弹力绷带包扎 24 h,以减少出血。如注射部位发生血肿,应立即与专业医师联系。

### (五)饮食指导

血友病患儿的饮食应以清淡、易消化为主。患儿应少食或忌食辛辣食品,多饮水,多吃富含维生素 C 的蔬菜和水果,保持排便通畅;尽量避免吃过热食物,以免损伤牙龈或烫伤黏膜;避免食用坚硬、油炸的食品,如麻花、锅巴;小儿食用肉、鱼、虾制品时,家长应尽量去骨、刺、皮,以防硬物刺伤口腔黏膜,导致口腔出血。

## 六、健康教育

(1)护理人员应主动对年长患儿及患儿家长传授血友病相关知识,教会家长判断出血的程度、范围,基本的止血方法,讲解预防及恢复期的注意事项。

(2)护理人员应指导患儿家长保持环境的舒适、安全;加强看护,避免外伤发生,教育孩子不玩利器;告诉家长洗澡是检查孩子是否出血的最好时机。

(3)护理人员应培养患儿养成良好生活习惯,避免挖鼻子,如有鼻腔血痂,让其自行脱落,不能硬性擦掉,气候干燥时可在鼻腔中涂抹液体石蜡,或用温湿毛巾捂住鼻子,保持鼻腔湿润;指导患儿保持口腔卫生,以免由牙周疾病引起出血;不使用牙签,使用软毛牙刷刷牙,进餐后用清水漱口。护理人员应指导婴幼儿家长帮助孩子完成口腔护理,可购买指套式婴儿牙刷或将纱布、清洁软布裹在手指上每天早、晚给孩子擦拭牙齿,喂奶后再喂少许温开水,以便及时清除牙面堆积的污垢和食物残渣,减少龋齿和牙周疾病的发生。

(4)患儿要合理饮食,加强营养,避免进食过热、过硬或带刺的食物。

(5)患儿要终身禁用抗凝药物及抑制血小板功能的药物,如阿司匹林、吲哚美辛(消炎痛)、保泰松、双嘧达莫。

(6)就医时患儿家长应将患儿血友病病史告知医师,并告知可联系的血友病医师电话以便医师之间沟通。

(7)患儿出血超过 10～30 min 或反复出血,应立即注射因子,患儿家长应请求专业医师或护士帮助。

(张　妍)

# 第十八节 小儿营养不良

营养不良是指缺乏热量和(或)蛋白质引起的一种营养缺乏症,多见于小于3岁婴幼儿。主要表现为体重下降,生长发育迟缓,消瘦及全身各系统的功能紊乱,常伴有多种营养素缺乏,易并发肺炎、腹泻等疾病。

## 一、临床特点

### (一)体重不增
体重不增为最初表现,继而体重下降,皮下脂肪逐渐减少或消失。皮下脂肪减少或消失首先发生在腹部,接下来发生于躯干、臀部、四肢,最后发生于面颊部。随病情发展营养不良程度由轻变重。

**1.轻度**

患儿的体重下降,比正常小儿减轻15%～25%。患儿的腹部皮下脂肪厚度为0.8～0.4 cm,身高不受影响,皮肤干燥,精神状态正常。

**2.中度**

患儿的体重比正常小儿减轻25%～40%,腹部皮下脂肪厚度小于0.4 cm,身高较正常小儿降低,皮肤干燥、苍白,肌张力明显减低,肌肉松弛。

**3.重度**

患儿的体重比正常小儿减轻40%以上,皮下脂肪消失,呈老人面容,皮包骨样,身高明显低于正常小儿,皮肤苍白、干燥无弹性,肌肉萎缩,肌张力低下,精神萎靡,烦躁与抑郁交替,对外界反应差。患儿常有低体温,脉细缓,血压低,心电图呈低电压、T波,可低平。患儿的食欲低下,出现便秘或腹泻,血浆蛋白浓度降低而水肿。患儿常并发营养性贫血、低血糖及各种感染性疾病。

### (二)分型
目前国内根据患儿的体重及身高减少的情况将小儿营养不良分为3种类型。

(1)体重低下型:患儿的体重低于同年龄、同性别正常小儿,提示患儿过去和(或)现在有营养不良,但不能区分急性、慢性。

(2)生长迟缓型:患儿的年龄和身高低于同年龄、同性别正常小儿,提示患儿过去或长期慢性营养不良。

(3)消瘦型:患儿的身高和体重低于同年龄、同性别正常小儿,提示患儿近期患营养不良。

### (三)辅助检查
血清总蛋白浓度下降,尤其是清蛋白浓度下降最明显,血糖、血胆固醇水平降低,多种维生素、微量元素缺乏。

## 二、护理评估

### (一)健康史
询问患儿的喂养史,有无喂养不当、摄入不足;询问患儿有无急慢性病史(如慢性腹泻)、先天性畸形、各种传染病及消耗性疾病。

### (二)症状、体征

评估患儿的体重、身长、皮下脂肪厚度、消瘦部位、精神状况、智力发育情况、有无肌张力下降及水肿。

### (三)社会、心理

评估家庭经济状况,父母及保育者是否具备科学育儿知识。

### (四)辅助检查

了解血清总蛋白、血清蛋白、血常规、血糖、微量元素、心电图等检查结果。

## 三、护理问题

### (一)营养失调

营养失调与热能、蛋白质摄入不足和(或)丢失、消耗过多有关。

### (二)体温低下

体温低下与热能摄入不足、皮下脂肪减少致产热少、散热快有关。

### (三)有感染的危险

有感染的危险与免疫功能下降有关。

### (四)有低血糖发生的可能

有低血糖发生的可能与热量摄入不足及脂肪转化供能不够有关。

### (五)有皮肤完整性受损的危险

有皮肤完整性受损的危险与免疫力低下、各种维生素缺乏有关。

## 四、护理措施

### (一)调整饮食,纠正营养失调

(1)对轻度营养不良者在基本维持原饮食的基础上,添加含蛋白质和高热量的食物。供给热量由每天418～502 kJ/kg 逐渐递增。当供能达每天 585 kJ/kg 时,体重可获满意增长。体重接近正常后将供给热量恢复为小儿正常需要量。

(2)对中度、重度营养不良者供给热量从每天 167～250 kJ/kg 开始,逐渐增加至每天 502～628 kJ/kg。待体重与身长接近正常后,将供给热量恢复至正常小儿生理需要量。

(3)给患儿适量补充维生素及矿物质,尤其是维生素 A、钾、镁,可提供新鲜蔬菜和水果。

(4)对不能进食者可采用鼻饲法或静脉全营养。

### (二)维持正常体温

护理人员应保持环境温度为 22 ℃～24 ℃,勿使患儿过多暴露,可用保暖毯、热水袋、电保温箱保暖,操作时注意安全;监测体温,每 6 h 1 次。

### (三)预防感染

(1)对中度、重度营养不良患儿护理人员应做好保护性隔离。

(2)护理人员应保持床单位清洁,保持患儿的口腔黏膜清洁。

(3)每次患儿大便后,护理人员应用温水清洗患儿的臀部并擦干,涂鞣酸软膏。

(4)护理人员应定时给患儿翻身,避免拖、拉、拽等动作,防止皮肤损伤,在骨突处多加按摩。

(5)一切侵入性操作应严格无菌。

**（四）健康教育**

（1）护理人员应向患儿家长解释导致营养不良的原因。

（2）护理人员应向患儿家长介绍科学育儿知识，鼓励母乳喂养，指导混合喂养、人工喂养的方法，纠正患儿的不良饮食习惯。

（3）患儿合理安排生活作息制度，坚持户外活动，保证充足睡眠，按时预防接种，预防感染。

（4）先天性畸形患儿应及时手术治疗。护理人员要告诉患儿家长正确的护理方法。

（5）护理人员应定期监测体重，做好生长发育监测。

## 五、出院指导

（1）鼓励母乳喂养。

（2）对人工或混合喂养的患儿，开始可给予稀释牛奶，让患儿少食多餐，若吸收良好逐渐增加牛奶量及浓度。

（3）添加辅食应遵循从少到多、从软到硬、从稀到稠、从细到粗、从一种到多种的原则。根据患儿的食欲情况、月龄大小给予适合的饮食，尽可能给予高能量、高蛋白质饮食，如豆浆、蛋类、肝、肉末、鱼泥。

（4）对幼儿期及儿童期营养不良患儿应创造舒适的进食环境，鼓励患儿进食。

（5）每次调整饮食时，要注意患儿的食欲及消化情况。

（6）定期给患儿测体重，了解饮食调整效果。

（7）给患儿或指导患儿保持个人卫生。及时给患儿添加衣服，防止受凉。家长应少带年龄小的患儿或重度患儿去公共场所，防止交叉感染。

（张　妍）

# 第十六章

# 手术室护理

## 第一节　手术室护理概述

手术室护理工作的内容主要为手术室管理和手术患者的护理。

手术室管理包括对手术室设施、仪器设备、手术器械、周围环境、常用药品的管理,要求物品配备齐全、功能完好并处于备用状态。手术间内部设施、温控、湿控应当符合环境卫生学管理和医院感染控制的基本要求。

手术室护理工作具有高风险、高强度、高应急等特点,因此必须与临床科室等有关部门加强联系,有效预防手术患者在手术过程中的意外伤害,保证手术患者的安全和围术期各项工作的顺利进行。

手术室护理实施以手术患者为中心的整体护理模式,各岗位人员各司其职,但又需相互密切合作,共同完成护理任务。

### 一、手术室巡回护士

#### (一)手术前一天

1.术前访视

术前一天至病房访视手术患者,有异常、特殊情况及时交班。

2.术前用物检查

检查灭菌手术用物是否符合规范、准备齐全;检查次日手术所用仪器、设备的性能是否正常;检查次日手术的特殊需求是否满足(如骨科和脑外科特殊体位的手术床准备)。

#### (二)手术当天

1.术前

(1)检查手术灭菌包的有效期和室内各类用物、仪器设备、医用气体是否齐全;调节室内温度、湿度,做好环境准备;检查室内恒温箱是否调节至适当温度。

(2)手术室巡回护士核对手术通知单无误后,手术室工作人员(一般为工勤人员)至病房接手术患者。病房护士陪同手术患者至手术室半限制区,与手术室巡回护士进行手术患者交接,共同核对手术患者的身份、手术信息、术前准备情况及所带入用物,正确填写《手术患者交接单》并签名,护理人员适时进行心理护理。

(3)手术室巡回护士将手术患者转运至手术间内的手术床上,做好防坠床措施,协助麻醉医师施行麻醉。

(4)按医嘱正确冲配抗生素,严格执行用药查对制度,并于划皮前 30～60 min 给药。

(5)协助洗手护士穿无菌衣。提供手术操作中所需的无菌物品(如手套、缝针)。

(6)与洗手护士共同执行手术物品清点制度。按规范正确清点纱布、器械、缝针等术中用物的数量、完整性,及时、正确地记录清点内容并签字。

(7)严格执行手术安全核查制度。在麻醉前、手术划皮前,手术室巡回护士、手术医师、麻醉医师共同按《手术安全核查表》内容逐项核查、确认并签字。

(8)尽量在手术患者麻醉后进行手术护理操作,如留置导尿管、放置肛温测温装置,尽量减少手术患者的疼痛。操作时注意保护患者的隐私。

(9)正确放置手术体位,充分暴露手术野;妥善固定患者的肢体,将约束带的松紧度调节适宜,维持肢体功能位,防止受压;保持床单平整、干燥、无褶皱;调节头架、手术操作台的高度;调整无影灯的位置、亮度。

(10)正确连接高频电刀、负压吸引器、外科超声装置、腹腔镜等手术仪器设备,划皮前完成仪器设备自检,把仪器脚踏放置在适宜的位置;完成手术仪器使用前的准备工作,例如,正确粘贴高频电刀电极板、环扎止血仪器的止血袖带。

(11)督查手术人员执行无菌操作规范的情况,如手术医师外科洗手、手术部位皮肤消毒、铺无菌手术巾的操作,及时指出违规行为。

2.术中

(1)维持手术间室内环境整洁、安静、有序。严格督查手术医师、洗手护士、麻醉医师、参观手术人员、实习学生遵守无菌操作原则、消毒隔离制度和手术室参观制度。

(2)密切关注手术进展,调整无影灯的灯光,及时供给手术操作中临时需求的无菌物品(如器械、缝针、纱布、吻合器、植入物),并记录。

(3)注意手术患者的生命体征波动。保持静脉输液通路、动脉测压通路、静脉测压通路、导尿管等通畅;观察吸引瓶中的液体量,及时提示手术医师术中出血量;定时检查、调整手术患者的手术体位,防止闭合性压疮的发生。

(4)术中输液、输血、用药必须严格遵守用药查对制度。对紧急情况下执行的术中口头医嘱,手术室巡回护士应复述 2 遍后经确认再执行,术后手术医师必须补医嘱。

(5)熟练操作术中所需仪器设备。例如,正确调节高频电刀、超声刀、心脏除颤仪等仪器设备的参数,排除变温毯的故障,拆装电钻。

(6)手术中在非手术部位盖大小适宜的棉上衣。术中冲洗体腔的盐水水温必须为35 ℃～37 ℃。在大手术中或对年老体弱的患者,根据现有条件,加用保温装置(温水循环热毯或热空气装置)。

(7)术中及时与洗手护士、手术医师核对手术标本,然后把手术标本放入标本袋(特殊情况除外)。如需快速用手术标本做冰冻切片检验,必须及早送检。

(8)术中发生应急事件(如停电、心脏停搏、变态反应),应及时按照手术室应急预案,积极配合抢救,挽救患者的生命。

(9)与洗手护士在关闭腔隙前、关闭腔隙后及缝皮后共同执行手术物品清点制度,按规范正确清点术中用物,检查其完整性,正确、及时地记录并签字确认。

(10)准确、及时地书写各类手术室护理文件和表单。

3.术后

(1)协助医师包扎手术切口,擦净血迹,评估患者的皮肤情况,采取保暖措施,妥善固定肢体,执行防坠床措施。固定各种引流管及其他管道,防止滑脱,待麻醉医师记录尿量后,将尿袋内的尿液放空。

(2)手术患者离开手术间前,手术室巡回护士、手术医师、麻醉医师、共同再按《手术安全核查表》《手术患者交接单》的内容逐项核查、确认、签字。

(3)手术人员协同将手术患者安全转运至接送车。手术人员将手术患者的病历、未用药品、影像学资料等物品随手术患者带回病房或监护室。

(4)严格执行手术室标本管理制度。手术室巡回护士、手术医师、洗手护士再次核对手术标本,正确保存、登记、送检。

(5)清洁、整理手术间的设施、设备、仪器,填写使用情况登记手册。将所有物品归原位,更换手术床床单及被套,添加手术间常用的一次性灭菌物品,如手套、缝线。若为感染手术,则按感染手术处理规范进行操作。

(6)正确填写各种手术收费单。

## 二、手术室洗手护士

### (一)手术前一天

(1)了解手术情况:了解次日手术患者的病情、手术方式、手术步骤及所需特殊器械、物品、仪器设备。

(2)协助巡回护士检查术前用物。

### (二)手术当天

1.术前

(1)协助巡回护士检查灭菌器械、敷料包是否符合规范、准备齐全;准备手术所需的一次性无菌用品,包括各类缝针、引流管、止血用物和特殊器械等。准备次日手术所用仪器、设备。

(2)严格按照查对制度检查无菌器械包和敷料包的有效期、包外化学指示胶带及外包装的完整性,检查无菌器械包和敷料包是否潮湿及被污染。在打开无菌器械包和敷料包后,检查包内化学指示卡。严格按照无菌原则打开器械包和敷料包。

(3)提前 15 min 按规范洗手,穿无菌手术衣,戴无菌手套。

(4)与巡回护士共同执行手术物品清点制度。按规范正确清点纱布、器械、缝针等术中用物,检查其完整性,按规范铺手术器械台。

(5)协助并督查手术医师按规范铺无菌巾,协助手术医师系无菌手术衣带、戴无菌手套。

(6)严格按照无菌原则将高频电刀、负压吸引器、外科超声装置、腹腔镜等的连接管路或手柄连接线交予巡回护士连接,并妥善固定在手术无菌区域。

2.术中

(1)严格执行无菌操作,遇打开空腔脏器的手术,需把碘纱布垫于其周围。及时回收处理相关器械,关闭空腔脏器后更换手套和器械。

（2）密切关注手术进展及需求，主动、正确、及时地传递器械、敷料及针线等。

（3）及时取回暂时不用的器械，擦净血迹；及时收集线头；如果无菌巾浸湿，及时更换无菌巾或加盖，手术全程保持手术操作台无菌、干燥、整洁。

（4）密切关注手术进展，若术中突发大出血、心搏骤停等意外情况，沉着冷静，积极配合手术。

（5）密切注意手术器械等物品的功能性与完整性，发现问题及时更换；规范精密器械的使用与操作。

（6）正确与手术医师核对并保管术中取下的标本，按标本管理制度及时交予巡回护士。

（7）妥善保管术中的自体骨、异体骨、移植组织或器官，不得遗失或污染。

（8）正确管理术中外科用电设备的使用，防止电灼伤患者和手术人员。

（9）术中手术台上需用药，按查对制度抽取药物，并传递给手术医师。

（10）术中需使用外科吻合器、手术植入物时，应及时向巡回护士通报型号、规格及数量，与手术医师、巡回护士共同核对后，方能在无菌区域使用。

（11）与巡回护士在关闭腔隙前、关闭腔隙后及缝皮后分别按手术用物清点规范正确清点术中用物并检查其完整性。

3.术后

（1）协助巡回护士做好手术患者的基础护理工作，并协助将患者安全转运至接送车上。

（2）按手术用物清点规范，在手术物品清点记录单上签字。

（3）与手术医师、巡回护士共同核对手术标本。

（4）对常规器械、专科器械和腹腔镜器械等进行规范清洗和处理，对精密器械和贵重器械单独进行规范清洗和处理，若手术为感染手术，则按感染手术处理规范对器械、敷料等物品进行处理。

### 三、手术室器械护士

（1）每天上午检查灭菌物品的有效期、包外化学指示胶带以及外包装情况，清点手术器械包与敷料包，及时补充一次性消毒和灭菌物品。

（2）检查包装，保持灭菌区和无菌物品存放区清洁，保持敷料柜、无菌用品柜上用物排列整齐、定位放置、标签醒目。把无菌用品柜上的无菌包和一次性消毒和灭菌物品按失效日期的先后顺序排列。

（3）检查与核对每包手术器械的清洁度、完好性，对损坏或功能不良的器械进行更换或及时送修。

（4）负责待灭菌器械及物品的包装，选择正确的包装方法及材料，按规定放置包外及包内化学指示物，并填写灭菌物品包装的标识，若遇硬质容器还应检查安全闭锁装置。

（5）负责每天预真空压力蒸汽灭菌、过氧化氢低温等离子灭菌和环氧乙烷灭菌的技术操作，保证及时供应灭菌手术物品。

（6）根据手术通知单准备并发放次日手术用器械、敷料，如需特殊手术器械，应立即灭菌，灭菌后发放。如需植入物及植入性手术器械，应在生物监测合格后发放。

（7）负责外来器械及手术植入物的接收、清点、清洗、核对、消毒、灭菌、登记、发放工作。

（8）负责手术器械的借物管理，严格执行借物管理制度。

（9）对清洗、消毒、灭菌操作过程，日常监测和定期监测进行具有可追溯性的记录，保存清洗、消毒监测资料和记录不少于6个月,保留灭菌质量监测资料和记录不少于3年。

(10)专人负责管理精密器械与贵重器械,并督查各专科组员进行保养管理工作,并做相应的记录。

(11)与各专科组长之间保持沟通,了解临床器械的使用情况,每半年对器械进行一次保养工作。

(12)根据持续质量改进制度及措施,发现问题及时处理,认真执行灭菌物品召回制度。

## 四、手术室值班护士

(1)与日班护士交班前,完成手术间内物品基数、体位垫、贵重仪器以及值班备用物品的清点和核对,做到数量相符、定位放置并登记签名。核对所有术中留取标本,确认手术标本、病理申请单、标本送检登记本的书写内容一致。

(2)与日班护士交班前,按次日手术通知单检查并核对次日手术所需器械、敷料及特殊手术用物;检查灭菌包的有效期、灭菌效果及是否按失效日期进行排列。

(3)与日班护士交接班,全面了解手术室内的各种情况,做到心中有数。

(4)根据轻重缓急,合理安排并完成急诊手术,积极并正确地应对可能出现的各种突发事件,遇到重大问题,及时与医院总值班人员或手术室护士长取得联系。

(5)仔细核对次日第一台手术患者的姓名、病区床号和住院号,如信息缺失或错误,应及时与相关病房护士和手术医师取得沟通。

(6)值班过程中,若接到次日改变手术安排的通知,应及时向手术室护士长及麻醉科汇报,征得同意,通知供应室,更换器械、敷料,准备特殊手术用物,并做好次日的晨交班。

(7)临睡前仔细巡视手术室,负责手术间内所有物品、仪器、设备归于原位。认真检查手术室内所有门、窗、消防通道、中心供气、中心负压、灭菌锅等的开关的关闭情况,及时发现问题并处理。

(8)次日早晨巡视手术间,检查特殊手术用物是否处于备用状态(如C型臂机、显微镜、腹腔镜、体外变温毯)。开启室内恒温箱,调节至适当温度并放置0.9%的生理盐水。检查洗手用品(如手刷、洗手液)是否处于备用状态。

(9)负责检查待灭菌器械的灭菌状况,保证次日第一台手术器械的正常使用。

(10)按照手术通知单顺序,安排接手术患者。迎接第一台手术患者入室,核对手术患者的身份、手术信息、术前准备情况及所带入用物,正确填写《手术患者交接单》并签名。做好防坠床和保暖工作,进行心理护理。

(11)完成手术室护理值班交班本的填写,要书写认真,字迹清楚,简明扼要,内容包括手术室巡视结果、物品及手术标本清点结果、当天手术器械及特殊手术用物的准备情况等。

(12)第一值班护士参加手术室晨间交班,汇报相关值班内容。

## 五、手术室感染监控护士

(1)每天对含氯消毒剂的浓度进行监测。每周至少对戊二醛的浓度监测一次。每月对手术室的空气、无菌物品及器械、化学灭菌剂、物体表面和手术人员的手进行细菌培养监测。每半年对紫外线灯管强度进行监测。

(2)负责收集、整理、分析相关监测数据和结果,将化验报告单按时间顺序进行粘贴并保存;

一旦细菌培养监测不合格,应及时告知护士长,查明原因,采取有效措施后,再次进行细菌培养监测,直至合格。

(3)负责将细菌培养监测的数据和结果报告护士长和医院感染控制部门。

(4)监督和检查手术室的消毒隔离措施及手术人员的无菌操作技术,对违反操作规程或可能污染环节应及时纠正,并与护士长一同制定有效的防范措施。

(5)完成手术室及医院感染知识的宣传和教育工作。

## 六、手术室护理教学工作

(1)手术室护士长根据手术室护理教学计划与实习大纲以及实习护士的学历层次,制定手术室临床带教计划,包括确立具体教学目标、教学任务、考核内容与方法,并安排教学日程。

(2)完成手术室环境、规章制度、手术室工作内容、常用手术器械、手术体位、基本手术配合等手术室专科理论教学,达到手术室护理教学计划与实习大纲的要求。

(3)进行手术室专科操作技能教学,完成外科洗手、铺无菌器械台等基本手术室操作的示教与指导;带领实习护士熟悉各种中小手术的洗手及巡回工作,并逐步带实习护士独立参加常见中小手术的洗手工作。

(4)带领实习护士参与腹腔镜手术,泌尿科、脑外科等的大型疑难手术的见习。

(5)带领实习护士参与供应室工作,完成供应室布局、器械护士的工作、常用消毒和灭菌方法及监测等的理论教学,并指导实习护士参与待灭菌器械及物品的包装等操作。

(6)开展手术室专科安全理论教育,防止实习护士发生护理差错和事故。

(7)及时与手术室护士、实习护士进行沟通,了解实习护士的学习效果,反馈信息和思想动态,及时并正确解答实习护士所提问题,满足合理的学习要求。

(8)负责组织实习护士总复习,完成手术室专业理论、专科技术操作考核;完成《实习考核与鉴定意见》的填写。

(9)进行评教评学,征求实习护士对手术室护理教学及管理的建议和意见,提出整改措施,及时向护士长及科护士长反映实习期间存在的情况。

## 七、手术室护理管理工作

手术室护士长作为手术室的主要管理者,全面负责手术室的护理管理工作,保证手术室的工作效率和有效运转。

(1)全面负责手术室的护理行政管理、临床护理管理、护理教研管理以及对外交流。

(2)制定手术室护理工作制度和各级各班各岗位护理人员职责、手术室护理操作常规、护理质量考核标准,督查执行情况,并进行考核。负责组织手术室工勤人员的培训和考核。

(3)合理进行手术室护理人员排班,根据人员情况和手术特点科学地进行人力资源调配。定期评估人力资源的使用情况,负责向护理部提交人力资源申请计划。合理地进行手术室人才梯队建设。

(4)每天巡视、检查并评估手术配合护理质量和岗位职责履行情况,参加并指导临床工作。检查手术室环境的清洁卫生和消毒工作,检查工勤人员的工作质量。

(5)定期组织与开展科室的业务学习并进行考核,关注学科及专业的发展动态。负责组织和领导科室的护理科研成果的推广和护理新技术的应用工作。

（6）对手术室护理工作中发生的隐患、差错或意外事件，组织相关人员分析原因并提出整改措施和处理意见，并及时上报护理部。

（7）填报各类手术量统计报表，与手术医师及其他科室领导进行沟通和合作。

（8）负责手术室仪器设备、手术器械购置的评估和申报。定期检查并核对科室物资、一次性耗材的领用和耗用情况，做好登记，控制成本。

（郑　伟）

# 第二节　手术室护理中涉及的法律与伦理问题

手术室是外科手术的中心，人员流动量大，工作节奏快，护理任务繁重，意外情况发生得多。手术既是外科治疗的重要手段，又是一个创伤的过程，会给患者的生理和心理方面带来影响。与护士相关的《护士管理办法》《护士条例》等，为依法行医、保护医患双方的合法权益提供了有力保障。

随着社会进步，生活水平、文化水平提高，人们的法律意识也随之提高，国家相继出台了《最高人民法院关于民事诉讼证据的若干规定》《医疗事故处理条例》《侵权责任法》等法律法规。一旦出现医疗护理纠纷，越来越多的患者会用法律武器保护自己的合法权益。因此在日常工作中手术室护士必须学习安全知识及法律知识，严格遵守法律、法规和规章制度，增强责任心和慎独精神，在维护患者合法权益的同时也维护自身的合法权益，保障护理安全，防止医疗纠纷的发生。

## 一、手术室护理中相关的法律问题

### （一）手术患者的相关权利

1.生命健康权

生命健康权指患者不仅享有生理健康的权利，还享有心理健康的权利。生命面前人人平等，生命对每个人来讲只有一次，维持健康、提高生存质量是每个人的权利。患者在未被判定为脑死亡前，医务人员应尽一切可能进行救治，不能放弃抢救，避免产生医疗纠纷。如果忽视医学道德及患者的生命权，再好的技术、再先进的设备也是无用的。因此在手术室护理工作中要为手术患者提供规范、快捷、安全、高效率的护理服务，尽最大努力满足患者对健康的需求，尊重每个患者。

2.知情同意权

在《医疗机构管理条例实施细则》《医疗事故处理条例》《侵权责任法》中都有关于知情同意权的说明。法律中规定医疗机构应尊重患者对自己的病情、诊断、治疗的知情权，在实施手术、特殊检查、特殊治疗时护理人员应当向患者做出必要的解释，若因实施保护性医疗措施不宜向患者说明情况，应当将有关情况通知家属。手术患者在术前、术中、术后都有权知道有关自己病情的一切情况、所选手术方法，并有权选择手术方法。强调患者的知情同意权，主要目的在于通过赋予医疗机构及其医务人员相应的告知义务，体现医师对患者的尊重。

3.平等医疗权

平等医疗权是指任何患者都享有平等的医疗保健权，在医疗中都有得到基本的、合理的诊治及护理的权利。患者因身心疾病而就医，希望得到及时、正确的诊治。在医疗护理中，不论患者的权利大小,关系亲疏,地位高低,经济状况好坏等,医务人员应对患者一视同仁,最大限度地满足患者的需要。而极少数医务人员以貌取人,使贫困、偏远地区的患者遭受冷遇,性病患者受到鄙夷和藐视,对待熟人和生人采取不同的服务态度,这种行为可能会激化和加深医患矛盾,导致医疗纠纷的发生。

4.隐私权

隐私权一般是指自然人享有的私人生活安宁与私人信息依法受到保护,不被他人非法侵扰、知悉、搜集、利用和公开的一种人格权。隐私权是人类文明进步的重要标志。《侵权责任法》第62条规定:"医疗机构及其医务人员应当对患者的隐私保密。泄露患者隐私或者未经患者同意公开其病历资料,造成患者损害的,应当承担侵权责任。"因此手术团队成员必须维护手术患者的隐私权,不得泄露手术患者的隐私和秘密,包括手术患者的个人信息、身体隐私、手术患者不愿告知的内容等;手术团队成员不得长时间注视手术患者的生理缺陷,不得谈论涉及手术患者隐私的话题;进行术前准备时,如导尿、放置体位、给手术部位消毒时,减少不必要的裸露,并给患者盖被、关门,做好相应的遮蔽,无关人员不可停留于该手术间;手术结束时,及时为手术患者包扎伤口、穿好衣裤。

5.身体权

身体权是指自然人保持其身体组织完整,支配其肢体、器官和其他身体组织并保护自己的身体不受他人违法侵犯的权利。医务人员有维护患者权利的责任和义务,即使是非正常的组织、器官,在未经患者或其法定代理人同意时,不能将其随意处置,否则就侵犯了患者的身体权。

6.选择权

选择权指患者有选择医院、医师、护士进行诊疗、护理操作的权利,也有选择使用医疗设备、仪器、物品的权利。术中可能选择使用的一次性器械、特殊用药、特殊耗材,手术患者有权选用或不用,手术团队成员不能擅作主张,更不能强迫其使用。

**(二)针对涉及法律的手术室护理问题的管理**

手术室易发生差错、事故、护理隐患的环节很多,一旦发生,轻者影响手术患者的治疗,延长手术时间,消耗人力与财力;重者可导致手术患者残疾或死亡。手术室护理中涉及法律的常见护理问题包括接错手术患者,把异物遗留在手术患者的体腔或切口内,未执行消毒灭菌制度,使用未灭菌用物,手术部位核对错误,术中仪器使用不当,手术患者坠床,遗失或混淆手术标本,术中用错药,手术体位放置错误等。

1.强化护理安全与法律知识教育

通过开设法制课等方法进行法律知识的培训,加强手术室护士的法制观念和法律意识,了解手术患者的各项合法权利,依法从事手术室护理,正确履行职责,保障手术室护理安全,杜绝医疗差错或事故。

2.严格遵守手术室规章制度,规范护理行为

规章制度是预防和判定差错事故的法律依据,是正常医疗活动的安全保障。建立、健全完整的规章制度,是手术室护理的可靠保证。手术室护士必须严格遵守各项规章制度,遵守无菌操作原则、消毒隔离制度,防止手术部位感染;术前、术中、术后正确清点器械、敷料、缝针及其他物品,防止异物残留;严格执行手术安全核查制度,防止开错手术部位;正确使用电外科设备,防止电灼伤手术患者;严格执行"三查七对"制度,防止术中用药错误等。在工作中不断学习,认真落实各种规章制度,防止医疗纠纷。

3.维护手术患者的合法权益,改善服务态度

以人为本,转变护理观念,尊重手术患者的权益,对手术患者要有强烈的责任感,真心实意地为患者服务,具有同情心和耐心,有效地避免有意或无意的侵权行为。手术室护士应严格规范护理行为,在医疗护理中严格要求自己,杜绝聊天、嬉笑、打闹,杜绝不良的行为和语言;应举止端正,语言文明,衣帽整洁,符合手术室的环境要求。当手术患者进入手术室时,通过亲切的问候、简短而友好的交谈,对手术患者表示安慰并鼓励;在进行护理操作前,要向手术患者解释目的及注意事项,尽量满足患者的要求;手术中不谈论与手术无关的事情,尊重手术患者。

4.严格管理医疗相关证据

(1)书证:凡是以文字、各种符号、图案等来表达人的思想,其内容对事实具有证明作用的物品都是书证。与手术患者有关的书证包括手术及麻醉知情同意书、手术护理及麻醉记录单、手术物品清点单、病理申请单、手术收费单、特殊耗材使用登记单等。对各种文字性的资料,在书写时字迹要清晰,不得涂改、缩写、简写,记录要全面、真实、准确无误、规范、合理。

(2)物证:客观物质实体的外形、性状、质地、规格等证明案件事实的证据为物证。在医疗护理中怀疑输液、输血、注射药物等引起不良后果,医患双方应当共同对现场实物(如液体、药瓶、输液器、血袋)进行封存;怀疑医疗器械引起不良后果,及时保存器械原件等。封存的现场实物由医疗机构保管。

5.实施健康宣教,确保高质量护理

由于手术患者缺乏与手术相关的知识和信息,通常会对手术室及手术有陌生感和恐惧感。手术室护士可以通过术前访视向手术患者介绍手术室环境、术前准备、入手术室后的流程等,使其对手术有大致的了解。手术医师应向手术患者介绍围术期中可能发生的情况及术后注意事项,让患者了解手术的风险性,使其术前对有关情况有全面、正确的了解,对术后可能出现的医疗并发症有充分的思想准备,避免非医务人员技术原因所造成的纠纷。

## 二、手术室护理中的伦理问题

### (一)医学伦理学

1.医学伦理学的基本概念及原则

医学伦理学是研究医学实践中的道德问题的科学,是关于医学道德的学说和理论体系,亦称医德学,是以医务人员的医德意识、医德关系、医德行为为研究对象的科学。医学伦理学的基本原则包含不伤害原则、有利原则、尊重原则和公正原则。

(1)不伤害原则:是指在医学服务中不使患者受到不应有的伤害。

(2)有利原则:是指把有利于患者健康放在第一位,切实为患者谋利益。

(3)尊重原则:是指医患交往时应该真诚地相互尊重,并强调医务人员尊重患者及其家属。

(4)公正原则:是指在医学服务中公平、正直地对待每一位患者。

2.护理伦理

护理伦理是指护理人员在履行自己职责的过程中,调整个人与他人、个人与社会之间关系的行为准则和规范的总和。它要求护理人员尊重患者的生命和权利,维护和履行护理职业的荣誉和责任,兢兢业业,不卑不亢,为维护人民的健康做出贡献。

3.护理伦理学的基本概念

(1)支持维护:是指支持、维护患者的利益和权利。

（2）行动负责：是指根据患者的实际情况采取行动,护理人员对按照标准提供的服务负有责任,对为患者提供的关怀、照顾负有责任。

（3）互助合作：鼓励护士为了患者康复的目标与其他人一起工作,将共同关心的问题置于优先地位,为了维持这种互助关系有时须牺牲个人的利益。

（4）关怀照顾：关怀、照顾患者的健康,在关怀、照顾中提供信息、咨询、药品、技术和服务。

**（二）手术过程的伦理要求**

1.术前准备的伦理要求

手术医师应严格掌握手术指征。手术治疗前,必须得到手术患者及家属对手术的同意并签订手术协议,这是让手术患者及其家属与医务人员一起承担手术风险。手术团队认真制定手术方案,根据疾病的性质、手术患者的实际情况选择手术方式、麻醉方法,对手术中可能发生的意外制定相应措施,确保手术安全进行。医务人员应帮助手术患者在心理上、生理上做好接受手术治疗的准备。

2.术中的伦理要求

手术进行时,手术团队成员不能只盯住手术视野而不顾及患者的整体情况,一旦观察指标出现异常,要及时、冷静地处置,并将情况告诉整个手术团队,以便相互配合,保证手术的顺利进行。手术团队成员的态度决定着手术是否能顺利进行,手术医师对手术的全过程要有全盘的考虑和科学的安排,手术操作要沉着果断、有条不紊。手术医师不应过分在意手术时间,其他手术团队成员不应去催促手术医师而影响其情绪,破坏手术节奏。每一名手术团队成员应对患者的隐私保密,不能随意将患者的隐私当作笑料,传播扩散。不要因为疲惫或方便把手臂或躯体压在患者身上。

3.术后的伦理要求

由于患者机体刚刚经历了创伤,虚弱,病情不易稳定。医务人员要严密观察患者病情的变化,发现异常时及时处理。患者术后常常会出现疼痛等不适,医务人员应体贴患者,尽力解除其痛苦,给予精神上的安慰。

**（三）手术知情同意中特殊问题的伦理要求**

1.手术对象为不具备自主选择能力或丧失自主选择能力的患者

医务人员首先参照我国《民法通则》对患者的自主选择能力进行判断。10周岁以下的患者不具备选择能力,应由其父母或监护人知情同意后代其做出选择;对于16～18周岁已有劳动收入的患者或18岁以上的患者,应由他们自行决定是否同意手术;对于10～18周岁、完全靠父母生活的患者,则应视具体情况而定,一般应征求本人意见,但最终应由其父母或监护人来决定是否同意手术。对病理性自主选择能力丧失的患者（如昏迷患者、精神病患者）,应将选择权转移给其家属或监护人,由他们听取医务人员介绍后做出选择。

2.有选择能力的手术患者拒绝手术治疗

对非急诊手术患者,医务人员应先弄清患者拒绝的理由,通过劝说、解释、分析利害关系,如仍无效,则应尊重患者的选择,放弃或暂时放弃手术,代之以患者可以接受的其他治疗方案,同时做好详细的书面记录,请患者签字。对急诊患者,当手术是抢救患者的唯一方案时,则可以不考虑患者的拒绝,在征得其家属或监护人的同意后,立即进行手术。这样做虽然违背了当事人的意愿,但不违背救死扶伤的医学人道主义精神,是符合医学道德的。

### (四)器官移植中的伦理问题

(1)使用活体器官的伦理问题:供移植的活体器官只限于人体个数为偶数的器官,活体不能提供个数为奇数的器官。供体身上被摘除一个器官后,其健康是否受到影响,至今仍为专家所争论。

(2)活体器官捐赠的伦理标准:1986年国际移植学会颁布有关活体捐赠者捐献肾脏的准则。①只有在找不到合适的尸体捐赠者,或没有血缘关系的捐赠者时,才可接受无血缘关系的捐赠。②接受者(受植者)及相关医师应确认捐赠者系出于利他的动机,而且应有一位社会公正人士出面证明捐赠者不是迫于压力而在知情同意书上签字。同时应向捐赠者保证,若切除后发生任何问题,均会给予援助。③不能为了个人利益,而向没有血缘关系者恳求,或利诱其捐出肾脏。④捐赠者应已达法定年龄。⑤活体无血缘关系之捐赠者应与有血缘关系之捐赠者一样,都应符合伦理、医学与心理方面的捐赠标准。⑥接受者本人或家属,或支持捐赠的机构,不可付钱给捐赠者,以免误导器官是可以买卖的。不过可以补偿捐赠者在手术与住院期间因无法工作而造成的损失,可以有其他有关捐赠的开支。⑦捐赠者与接受者的诊断和手术,必须在有经验、有资质的医院中施行,而且希望义务保护捐赠者的权益的公正人士,也是同一医院中的成员,但不是移植小组中的成员。

(3)使用尸体器官的伦理问题:利用尸体器官的伦理问题主要存在于心脏移植之中。心脏移植要求供体的心脏必须正常,而且在移植前还要采取各种措施维持供体的生理血压,以保持心跳。心脏是人体的单一器官,器官的供体只能是尸体,决不能是活体,而这具尸体的心脏又必须还在跳动。由于心脏移植涉及死亡标准及道德观念,心脏移植必然在发展过程中遇到道德阻力。可见,确立科学的脑死亡标准,已成为心脏移植的前提。

(4)器官移植高额费用的伦理问题:器官移植技术在实施过程中需消耗高额费用,费用如此之高,而移植后的患者到底能活多久,有多少社会价值,个人的生活质量又是怎样的,对这些问题人们在研究与探讨,尚未得出定论。

(5)每一次移植手术是否可行,必须通过伦理委员会讨论。伦理委员会同意表决后才能实施移植手术。

(郑 伟)

# 第三节 手术室应急情况处理

## 一、心搏骤停

心搏骤停是指各种原因(如急性心肌缺血、电击、急性中毒)导致心脏突然停止搏动,有效泵血功能消失,造成全身循环中断、呼吸停止和意识丧失而引起全身严重缺血、缺氧。一旦发生手术患者心搏骤停,手术团队成员应第一时间进行快速判断,并实施心肺复苏术。

### (一)术中发生心搏骤停的原因

1.各种心脏病

各种心脏病,如心肌梗死、心肌病、心肌炎、严重心律失常、严重瓣膜疾病。

2.麻醉意外

术中麻醉过深,或大量应用肌松剂,或气管插管引起迷走神经兴奋性升高,使原来有病变的心脏突然停跳。

3.药物中毒或过敏

常见的术中药物中毒有局麻药(普鲁卡因胺)中毒,常见的术中过敏有抗生素过敏、术中血液制品过敏等。

4.心脏压塞

心脏外科手术中,如术中未完全止血或术中出血,未及时将血引流出心包,易形成血块而导致心脏压塞。

5.血压骤降

血压骤降,如快速大量失血、失液,或术中使用过量的扩血管药物,可使手术患者的血压骤降至零,心搏骤停。

**(二)心肺复苏术的实施**

心肺复苏术(cardio pulmonary resuscitation,CPR)是针对呼吸、心跳停止的急症危重患者所采取的关键抢救措施,即胸外按压形成暂时的人工循环并恢复自主搏动,采用人工呼吸代替自主呼吸,快速电除颤转复心室颤动,尽早使用血管活性药物恢复自主循环的急救技术。若手术患者由心脏压塞引起心跳、呼吸骤停,应当马上实行手术,清除心包血块。对心跳、呼吸骤停的急救有效的指标:触及大动脉搏动,收缩压 8 kPa(60 mmHg)以上;皮肤、口唇、甲床的颜色由紫转红;瞳孔缩小,对光反射恢复,睫毛反射恢复;自主呼吸恢复;心电图表现室颤波由细变粗。

1.迅速评估

如果患者为术中已实施麻醉监护的手术患者,可以通过监护仪实时监测数据和触摸颈动脉搏动,判断脉搏和呼吸;但不可反复观察心电示波,丧失抢救时机;如果为术中未实施麻醉监护的手术患者,则手术室护士或手术医师应迅速判断其意识反应、脉搏和呼吸情况,若手术患者意识丧失,深昏迷,呼之不应,手术室护士或手术医师要用 2 根或 3 根手指触摸患者的喉结再滑向一侧,于此平面的胸锁乳突肌前缘的凹陷处,触摸颈动脉搏动,检查至少 5 s,但不要超过 10 s,如果10 s 内没有明确地感受到脉搏,应启动心肺复苏应急预案。

2.启动心肺复苏应急预案

如果麻醉师在场,手术室护士应配合麻醉师和手术医师一同进行心肺复苏。如果患者为局麻手术患者,手术室巡回护士应当立刻呼叫麻醉师来帮助,同时协助手术医师开始心肺复苏术。

3.胸外按压及呼吸复苏

(1)胸部按压:抢救者站于手术患者的一侧,使手术患者仰卧在坚固、平坦的手术床上,如果手术患者取特殊体位(如俯卧位、侧卧位),手术团队应将其翻转为仰卧位,翻转时应尽量使其头部、颈部和躯干保持在一条直线上。抢救者一只手的掌根放在手术患者胸部的中央,另一只手的掌根置于第一只手上,伸直双臂,使双肩位于双手的正上方。要用力、快速按压,胸骨下陷至少5 cm,按压频率每分钟至少 100 次,每次按压后让胸壁完全回弹,尽量减少按压中断。

(2)开放气道,进行呼吸支持:如果已给手术患者置气管插管,则应使用呼吸机或简易人工呼吸器进行呼吸支持。如果未给手术患者置气管插管,则手术室护士应协助麻醉师或手术医师用仰头提颏法和推举下颌法开放气道,同时给予人工呼吸面罩做呼吸支持,同时应尽快实施气管内插管,连接呼吸器或麻醉机。

仰头提颏法是指抢救者一只手置于手术患者的前额,用手掌推动,使其头部后仰,另一只手的手指置于颏附近的下颌下方,提起下颌,使颏上抬。推举下颌法是指抢救者同时托起手术患者的左下颌、右下颌,无须仰头,当手术患者存在脊柱损伤的可能时,应选择推举下颌法开放气道。

(3)胸内心脏按压:在胸外心脏按压无效的情况下,可实施胸内心脏按压。应用无菌器械,局部消毒,于左第 4 肋间前外侧切口进胸,膈神经前纵向剪开心包,正确地施行单手或双手心脏按压术。一般用单手按压时,拇指和大鱼际紧贴右心室的表面,其余 4 指紧贴左心室后面,均匀用力,有节奏地进行按压和放松,每分钟 60~80 次。双手胸内心脏按压用于心脏扩大、心室肥厚者。抢救者把左手放在右心室面,把右手放在左心室面,用双手手掌向心脏做对合按压,其余与单手胸内心脏按压相同。切勿用手指尖按压心脏,以防止心肌和冠状血管损伤。术后彻底止血,置胸腔引流管。

### (三)电除颤

部分循环骤停的手术患者实际上是心室颤动。在心脏按压过程中,对出现心室颤动者随时进行电击除颤,使其恢复窦性节律。

#### 1.胸外除颤

将除颤电极包上盐水纱布或涂上导电膏,把一个电极放在患者胸部右上方(锁骨正下方),把另一个电极放在左乳头下(心尖部),对成人一般选用 200~400 J,对儿童选用 50~200 J。第一次除颤无效时,可酌情加大能量,再次除颤。

#### 2.胸内除颤

术中或开胸抢救时使用胸内除颤电极板,电极板蘸以生理盐水,在左、右两侧夹紧心脏,对成人用 10~30 J,放电后立即观察心电监护波形,了解除颤效果。

## 二、外科休克

休克是一种急性的综合征,是指各种强烈致病因素作用于机体,使循环功能急剧减退,组织器官的微循环灌流严重不足,导致细胞缺氧和细胞功能障碍,以至重要生命器官的功能、代谢发生严重障碍的全身危重病理过程。休克分为低血容量性、感染性、心源性、神经性和过敏性休克。其中低血容量休克是在手术患者中最常见的休克类型,由于体内或血管内血液、血浆或体液等大量丢失,有效血容量急剧减少,于是血压降低和产生微循环障碍。脾破裂出血、肝破裂出血、宫外孕出血、四肢外伤、术中大出血等可造成低血容量性休克。

### (一)低血容量性休克的临床表现

早期患者出现精神紧张或烦躁,面色苍白,出冷汗,肢端湿冷,心跳加快,血压稍高。晚期患者出现血压下降,收缩压<10.7 kPa(80 mmHg),脉压<2.7 kPa(20 mmHg),心率加快,脉搏细速,烦躁不安或表情淡漠,严重者出现昏迷,呼吸急促,发绀,尿少,甚至无尿。

### (二)低血容量性休克的急救措施

休克的预后取决于病情的轻重程度、抢救得是否及时、抢救措施是否得力。所以一旦手术患者发生低血容量性休克,手术室护士应采取以下护理措施,协助手术医师、麻醉师,共同对手术患者进行急救。

#### 1.一般护理措施

休克的手术患者被送入手术室后,首先应维持手术患者的呼吸道通畅,同时使其仰卧于手术床上并给予吸氧;选择留置针,迅速建立静脉通路,保证补液速度;调高手术间温度,为手术患者盖棉被,同时可使用变温毯等主动升温装置,维持手术患者的正常体温。

2.补充血容量

治疗低血容量休克的首要措施是迅速补充血容量,短期内快速输入生理盐水、右旋糖酐、全血或血浆、清蛋白以维持有效回心血量。同时正确地评估失液量,可以根据临床症状、中心静脉压、尿量和术中出血量等进行判断。对休克患者术前必须常规留置导尿管,以备记录尿量。术中出血量包括引流瓶内的血量及血纱布上的血量,巡回护士应正确评估、计算术中出血量后告知手术医师。在快速补液时,手术室护士应密切观察手术患者的心肺功能,防止急性心力衰竭;在给手术患者输注库血前,要适当给库血加温,预防术中低体温的发生。

3.积极处理原发病

(1)术前大量出血引起休克:对术前因肝破裂出血、脾破裂出血、宫外孕出血等而休克的患者,手术团队成员应分秒必争,立即实施手术以止血。

(2)四肢外伤引起休克:手术室护士事先准备止血带,并协助手术医师及时环扎止血带,并记录使用的起止时间。

(3)术中大出血:洗手护士在无菌区内做好应急配合,密切关注手术野,协助手术医师采取各种止血措施,传递器械、缝针时应确保动作迅速、准确。巡回护士应及时向洗手护士提供各类止血物品和缝针,与麻醉师共同准备并核对血液制品。

(4)剖宫产术中发生大出血:手术医师可以通过按摩子宫、使用缩宫素、缝扎等方式进行止血,巡回护士应及时准备缩宫素等增强子宫收缩的药物。如遇胎盘滞留或胎盘、胎膜残留的情况,洗手护士应配合手术医师尽快徒手剥离胎盘、控制出血,若未能有效控制出血,在输血、抗休克的同时,行子宫次全切除术或全子宫切除术,巡回护士应及时给洗手护士提供手术器械、敷料及特殊用物,并准确地清点和记录添加的器械和纱布。

4.及时执行医嘱

在抢救手术患者的紧急情况下,巡回护士可以执行手术医师的口头医嘱,执行前必须复述,得到确认后方可执行。

5.做好病情观察及记录

注意观察手术患者的生命体征,记录出入量(输血量、输液量、尿量、出血量、引流量等),记录各类抢救措施、术中用药及病情变化。

### 三、输血反应

输血是临床抢救患者、治疗疾病的有效措施,在外科手术领域应用较广。一般情况下输血是安全的,但仍有部分患者在输血或输入某些血液制品后出现各种反应,可能由供者、受者的血细胞表面同种异型抗原型别不同所致。常见的输血反应为 ABO 血型不符导致的溶血反应。除了溶血反应,还有非溶血性反应(即发热反应、变态反应)。

#### (一)溶血反应

溶血反应是最严重的输血反应,死亡率高达 70% 以上。发生溶血反应的患者,临床表现与发病时间、输血量、输血速度、血型、溶血的程度密切相关而且差异性大。术中全麻患者较早出现的征象是手术野出血、渗血和不明原因的低血压、无尿。

#### (二)发热反应

发热反应是最常见的非溶血性输血反应,发生率可达 40% 以上。发热反应通常在输血后

1.5～2 h发生,症状可持续0.5～2 h,其主要表现为输血过程中手术患者发热、打寒战。如遇发生发热反应的手术患者,立即终止输血,用解热镇痛药或糖皮质激素处理。造成该不良反应的原因有血液或血制品中有致热原,受血者多次受血后产生同种白细胞或(和)血小板抗体。

### (三)变态反应

变态反应是输血常见的并发症之一,发生在输血过程中或输血后数分钟,临床表现为受血者出现荨麻疹、血管神经性水肿,重者有全身皮疹,喉头水肿,支气管痉挛,血压下降等。造成该不良反应的原因有所输血液或血制品含变应原,受血者本身为高过敏体质或因多次受血而过敏。

### (四)对输血反应的急救措施

一旦发生输血反应,应立即停止输血,更换全部输液管路。遵医嘱进行抗过敏等治疗,紧急情况下,手术医师可以下口头医嘱,但护士必须完整复述口头医嘱,得到确认后方可执行之。将未输完的血液制品及管道妥善保存,送输血科。

## 四、火灾

手术室发生火灾虽然罕见,但是如果手术室工作人员忽视防火安全管理,操作不规范,火灾就可能发生。因此手术室工作人员要充分认识到火灾的危险性,提高手术室火灾防范意识,防止发生火灾,并制定火灾应急预案,一旦发生火灾,将损失降至最低。

### (一)手术室发生火灾的危险因素

1.火源

(1)手术室内有多种仪器设备,如电刀、激光、光纤灯源、无影灯、电脑、消毒器,设备及线路老化、破损发生漏电、短路,接头接触不良,使用后忘记关闭电源等,均是手术室发生火灾的导火索。

(2)手术室相对封闭的空间:如果通风不良、湿度过低,物体间相互摩擦极易产生静电,遇可燃物或助燃剂即可能导致火灾。

(3)高危设备的使用不当:如高频电刀在使用时会产生很高的局部温度,输出功率越高,产生温度也越高,遇到高浓度氧和酒精时就会诱发燃烧。

2.氧气

氧气是最常见的助燃剂。患者在手术过程中一般需持续供氧,故手术室中特别是在患者头部可有局部高氧环境。术中采用面罩吸氧,密闭不严造成无菌巾下腔隙中的氧达到较高的浓度,可燃物在此环境中很容易燃烧。

3.可燃物

手术室内可燃物很多,有酒精、碘酊、无菌巾、纱布、棉球、胶布等,酒精挥发和氧气浓度增大可形成一种极易燃烧的混合物,一旦有火源就能燃烧,严重者可引起爆炸。

### (二)手术室火灾的预防措施

1.加强手术室管理

改进手术室的通风设备,防止氧气和酒精在空气中积聚的浓度过高;定期对仪器设备、线路进行维护和检修;氧气瓶口、压力表上应防油、防火,不可缠绕胶布或将其存放在高温处,使用完毕立即关好阀门;制定手术室防火安全制度及火灾应急预案;在手术室内放置灭火器材,保证消防通道通畅。

2.加强术中管理

使用电刀时严格控制输出功率,严禁超出电刀使用的安全值范围;使用酒精或碘酊消毒时,不可过湿擦拭,待其挥发完全后再开始使用电刀;使用任何带电的仪器设备前,必须确定不处在高氧环境中,使用完毕及时关闭电源;对需要面罩吸氧的手术患者,应尽量给予低流量吸氧。

3.加强手术室工作人员的消防安全意识

树立防患于未然的观念,杜绝火灾隐患,防止发生火灾。组织全体医务人员学习一些基本的防火灭火安全知识,掌握灭火器材的使用方法。手术室配备的灭火器主要是二氧化碳灭火器,适合扑灭易燃液体、可燃气体、带电物质引起的火。

**(三)手术室火灾的应急预案及处理**

1.原则

原则是早发现,早报警,早扑救,及时疏散人员,抢救物资,各方合作,迅速扑灭火灾。

2.现场人员应对火灾的4个步骤

(1)救援:组织患者及工作人员及时离开火灾现场;对于不能行走的患者,采用抬、背、抱等方式转移。

(2)报警:利用就近电话迅速向医院火灾应急部门报警及拨打"119"报警,有条件者按响消防报警按钮,迅速向火灾监控中心报警;在拨打"119"报警时讲清单位、楼层/部门、起火部位、火势大小、燃烧的物质和报警人的姓名,并通知邻近部门关上门窗、熟悉灭火计划和随时准备接收患者;与此同时,即刻向保卫科、院办、主管副院长汇报,并派人在医院门口接应和引导消防车进入火灾现场。

(3)限制:关上火灾区域的门、窗、分区防火门,防止火势蔓延。

(4)灭火或疏散:如果火势不大,用灭火器材灭火;如果火势过猛,按疏散计划,及时组织患者和其他人员撤离现场。

3.救助人员灭火、疏散的步骤

救助人员接到报警而到达后,立即采取以下步骤展开灭火和疏散。

(1)报警通报:立即通知所有相关领导、部门以及可能殃及的区域,要求相关人员到位,启动相应流程,做好灭火和疏散准备。

(2)灭火:①确定火场情况,做到"三查三看"。一查火场是否有人被困,二查燃烧的是什么物质,三查从哪里到火场最近;一看火烟,定风向,定火势,定性质,二看建筑,定结构,定通路,三看环境,定重点,定人力,定路线。②在扑救中,参加人员必须自觉服从现场最高负责人的指挥,沉着、机智,正确地使用灭火器材,做到先控制、后扑灭。③抓住灭火的有利时机,对存放精密仪器、昂贵物资的部位,应集中使用灭火器灭火,一举将火灾扑灭在初起阶段。④有些物品在燃烧过程中可产生有毒气体,扑救时应采取防毒措施,例如,使用氧气呼吸面罩,用湿毛巾、口罩捂住口鼻。

(3)疏散:积极抢救受火灾威胁的人员,应根据救人任务和现有的灭火力量,首先组织人员救人,同时部署一定力量灭火,在力量不足的情况下,应将主要力量投入救人工作。

4.疏散的原则和方法

(1)火场疏散先从着火的房间开始,再向着火层以上各层疏散救人;本着患者优先的原则,医院员工有责任引导患者向安全的地方疏散。即先近后远,先上后下。要做好安抚工作,不要惊慌、随处乱跑,要服从指挥;对于被火围困的人员,应通过内线电话或手机等通信工具,告知其自救办法,引导他们自救脱险。

(2)疏散通道被烟雾所阻时,应用湿毛巾或口罩捂住口鼻,尽量把身体贴近地面,匍匐前进,向消防楼梯转移,离开火场;对火灾中的受伤人员,抢救人员应用担架、轮椅等,及时将伤员撤离出危险区域。

(3)禁止使用电梯,防止突然停电造成人员被困在电梯里。在疏散通道口必须设立哨位指明方向,保持通道畅通无阻;最大限度地分流,避免大量人员涌向一个出口,造成伤亡事故。

(4)疏散与保护物资:对受火灾威胁的各种物资,是进行疏散还是就地保护,要根据火场的具体情况决定,目标是尽量避免或减少财产的损失。在一般情况下,应先疏散和保护贵重的、有爆炸和毒害危险的以及处于下风向的物资。疏散出来的物资不得堵塞通路,应放置在免受烟、火、水等威胁的安全地点,并派人保护,防止丢失和损坏。

# 五、停电

手术室停电通常可分为由人为原因造成的停电和意外情况引起的停电。如维修线路、错峰用电、拉闸限电或打雷时保护性地关闭电源等,应事先告知手术室,手术室工作人员要做好停电准备,保证手术安全。若停电由恶劣天气、火灾、电路短路等意外情况引起,虽无法事先预料,但要提高警惕,完善应急工作。

**(一)手术室停电的预防措施**

1.按手术室建筑标准做好配电规划

医院及手术室应建立两套供电系统,当其中一路发生故障时,自动切换至备用系统,保障手术室及其他重要部门的供电。医院及手术室还应备有应急自供电源系统,当两套外供系统全部出现故障时,可紧急启动自供电源系统,维持短时间供电,为抢修赢得时间,为患者的安全提供保障。

2.加强手术室管理

每个手术间配备有足够的电插座,术中用电尽量使用吊塔与墙上的电源插座,少用接线板,避免地面拉线太多。对电插座应加盖密封,防止进水,避免电路发生故障。每个手术间有独立的配电箱及带保险管的电源插座,以防一个手术间故障影响整个手术室的运作。设备科相关人员必须定期对手术室的电器设备进行检测和维护。手术室内严禁私自乱拉、乱接电线。如发生断电,应马上通知相关人员查明原因。

3.加强手术室工作人员的用电安全意识

制定防止术中意外停电制度、停电应急预案,组织学习安全用电知识,术中合理使用电器设备,防止仪器短路。

**(二)手术室停电的应急预案及处理**

1.手术间突发停电

(1)手术室工作人员立即报告科主任、护士长,电话报告医院相关部门。

(2)巡回护士使用应急灯照明,保证手术进行,对清醒的患者做好安抚工作。

(3)断电后麻醉呼吸机、监护仪、微量输液泵等用电设备均停止工作,尽量使用手动装置替代动力装置,如把使用呼吸机改为手控呼吸器,监护仪蓄电池失灵无法正常工作,应手动测量血压、脉搏和呼吸,以及时判断患者的生命体征,保证手术患者的呼吸、循环支持。

(4)防止手术野的出血,维持手术患者的生命体征稳定。如单间手术间停电,可以先将电刀、超声刀等仪器接手术间外的电源;如整个手术室停电,应立即启动应急电源。

(5)关闭所有用电设备的开关(除接房外电源的仪器外),由专业人员查明断电原因,解决问题后恢复供电。

(6)做好停电记录,包括停电时间及过程。

2.手术室内计划停电

(1)医院相关部门提前通知手术室停电时间,手术室工作人员做好停电前准备。

(2)停电前相关部门再次与手术室工作人员确认,以保证手术的安全。

(3)解决问题后及时恢复供电。

(郑 伟)

# 第四节 手术室护士职业危害及防护

手术室护士在工作中常需面对各种高危因素,如患者的血液、体液、放射线、有害气体,而且每天工作繁重,节奏紧张,因此手术室护士是容易受到职业危害的群体。手术室护士必须树立职业安全意识,妥善处理现存及突发问题,正当防护,最大限度地保证自己的健康。

## 一、血源性感染

手术室的工作环境特殊,工作人员直接接触患者的血液、分泌物、呕吐物等,因此感染血源性传染病的概率较高。

### (一)血源性感染的危险因素

医院内血源性传播的疾病有 20 多种,常见且危害性大的是乙型病毒性肝炎、丙型病毒性肝炎、艾滋病。体液按所含病毒浓度从高到低依次为血液、血液成分、伤口感染性分泌物、阴道分泌物、羊水、胸腔积液、腹水。乙型肝炎病毒(HBV)感染是手术室护士意外血源性感染中最常见的,有研究表明手术室护士的 HBV 感染率明显高于内科及外科护士,其感染率高达 30%。目前我国艾滋病发病率呈迅猛增长的趋势,当发生针刺伤时,0.004 mL 带有艾滋病病毒(HIV)的血液足以使伤者感染。此外,从感染病毒到发生血象转移有一定时间,如 HBV 的为 8 周,HCV 的为 8 周,HIV 的为 6 个月。从感染病毒到出现症状的时间可能更长,如 HBV 的为 45～60 d,HCV 的为 45～60 d,HIV 的为 12 年。这段时间内,伤者作为病毒携带者也成为危险因素之一。

### (二)血源性感染的途径

血源性感染主要分为经非完整性皮肤传播和黏膜传播。经非完整性皮肤传播具体表现为护理操作和传递器械的过程中,意外发生针刺伤、刀割伤,新鲜伤口或皮肤的陈旧性伤口直接接触到沾有患者的体液或血液的敷料、器械后感染病毒。经黏膜传播具体表现为手术配合中患者的体液、血液直接溅入手术室护士的眼内,手术室护士通过角膜感染病毒。血源性感染的途径不包括通过吸入血气溶胶传播。

### (三)血源性感染的防范措施

1.个人防护

手术室护士应定期进行健康检查,接种相关疫苗,加强个人免疫力。定期培训,强调防止意外血源性感染的必要性,增强个人防范意识。

2.术前评估

做好术前访视。除急诊手术外,术前应了解患者相关检查和化验的结果,如肝功能,有无乙型肝炎病毒(HBV)、丙型肝炎病毒(HCV)、梅毒病毒、艾滋病病毒(HIV)。针对检查和化验结果呈阳性的手术患者,手术人员应在术中采取相应的防护措施;针对无化验结果的手术患者,应视其为阳性,手术人员做好标准预防。

3.防护措施

根据具体情况做好充分的自我安全防护。进行有可能接触手术患者体液的护理操作时必须戴手套,手部皮肤有破损者戴两层手套,脱去手套后再用皂液和流动水充分冲洗。手术医师和洗手护士应戴具有防渗透性能的口罩、防护眼镜或带有面罩的口罩,穿具有渗透性能的手术衣,阻挡可能飞溅到面部的血液、体液。手术配合中需保持思想高度集中,避免疲劳操作,正确放置和传递锐器;回收针头等锐器时,避免锐利端朝向接收者,防止刺伤;传递锐器时,应将其放入弯盘进行传递;卸除锐器时必须使用持针器,不能徒手卸除。

4.术后处理

完成感染手术后,参加手术的人员必须脱去污染的手术衣、手套、换鞋(脱鞋套),完成之后方能离开手术间,沐浴、更换衣裤后才能参加其他手术。术后按规范处理物品,清洗回收器械时,注意先将针头、刀片等锐器卸下,并弃入有特殊警示标记的锐器医疗废弃物桶。手工清洗器械时,应戴护目镜、防渗透性口罩,穿防水隔离衣,戴手套。术后应用含氯溶液或酸水湿式清洁手术间的地面及物品。

**(四)意外血源性感染后的处理**

1.皮肤接触血液、体液

立即用皂液和流动水清洗污染皮肤。

2.黏膜接触血液、体液

若手术患者的血液或体液溅入眼睛,立即用大量清水或生理盐水冲洗,然后滴含有抗生素的眼药水。

3.针刺或刀割伤

(1)立即脱去手套,向远心端挤出血液并用大量肥皂水或清水清洗伤口,再将手浸泡于3%碘附内3 min,最后贴上敷料。

(2)受伤后处理:伤后24 h内报告护士长及预防保健科,登记在册。暴露源不明者按阳性处理。72 h内做HIV/HBV/HCV等基础水平检查,怀疑HBV感染者,立即注射乙肝高价免疫球蛋白和乙肝疫苗;怀疑HIV感染者,短时间内口服大剂量叠氮胸苷(AZT),然后进行周期性(6周、12周、6个月)复查。

## 二、化学性危害

相对其他临床科室而言,手术室环境封闭,存在多种危害因素,例如,空气中常常存在一定浓度的挥发性化学消毒剂和吸入性麻醉药,这些都直接或间接地影响医务人员的健康。

**(一)化学性危险因素**

1.化学消毒剂

手术间及手术物品的消毒与灭菌、标本的浸泡都要用到一些化学消毒剂,如甲醛、戊二醛、含氯消毒剂、环氧乙烷。这些消毒剂对人的神经系统、呼吸道、皮肤、眼睛、胃肠道等有损害。长期吸入高浓度混有戊二醛的空气或者直接接触戊二醛容易引起眼灼伤、头痛、皮肤黏膜过敏等;甲醛会直接损害呼吸道黏膜,引起支气管炎、哮喘,急性大量接触可致肺水肿,使细胞突变,可能致畸、致癌;环氧乙烷侵入人体可损害肝、肾和造血系统。

**2.挥发性麻醉气体**

目前手术室普遍采用禁闭式麻醉装置,但仍有许多麻醉废气直接或间接排放在手术室内。若麻醉机呼吸回路泄漏以及手术结束后拔除气管导管,患者自然呼吸,可使麻醉气体排放到手术间内,造成空气污染。这对医务人员的听力、记忆力、理解力、操作能力等都会造成一定影响。长期接触该类气体,该类气体的毒性会在人体内的蓄积,影响肝、肾功能,可引起胎儿畸变、自发性流产和生育力降低。

**3.臭氧**

开启紫外线灯对房间进行消毒时,会产生臭氧。在空气中可嗅知的臭氧浓度为 $0.02\sim$ 0.04 mg/L,当臭氧浓度达到 $5\sim10$ mg/L 时可引起心跳加速,对眼、黏膜和肺组织都有刺激作用,能破坏肺表面活性物质,引起肺水肿和哮喘等疾病。

**4.化疗药物**

肿瘤手术过程中经常需要配制化疗药,巡回护士处理这些化疗药物时不可避免地吸入含有药物的气溶胶,或皮肤沾染药液,虽然剂量较小,但其累积作用可产生远期影响,如白细胞计数减少,自然流产率升高。环磷酰胺在尿液中的代谢物有诱发尿道肿瘤的危险。

**(二)化学性危害的防范措施**

**1.化学消毒剂**

减少化学消毒剂的使用,尽量用等离子灭菌替代戊二醛浸泡及环氧乙烷灭菌。医务人员避免接触化学消毒剂,减轻职业损害。工作人员在检查、使用和测试化学消毒剂时,必须戴好帽子、口罩、手套、防护眼罩,准确操作,如不慎把化学消毒剂溅到皮肤和眼睛上,要用清水反复冲洗。应尽量使消毒、灭菌容器密闭,例如,给戊二醛消毒容器加盖,减少消毒剂在空气中挥发;在使用以戊二醛等消毒剂浸泡的器械前,必须将消毒剂冲洗干净;应把环氧乙烷灭菌器置于专门的消毒室内,并安装良好的通风设施,减少有害气体在手术室内残留。

**2.化疗药物**

配制化疗药物时,先要做好自身防护,穿隔离衣,戴手套、口罩、帽子,必要时戴防护眼罩;熟练掌握化疗药物的配制方法,防止药液和雾粒逸出。孕妇禁止接触化疗药物。加强化疗废弃物的管理,将其与其他物品分开管理,将其存放于规定的密闭容器中,送有关部门做专业处理。

**3.麻醉废气管理**

工作人员加强自身防护。选用密闭性良好的麻醉机,进行定期检测,防止气源管道系统泄漏。加强麻醉废气排污设备管理,改善手术室的通风条件。根据手术种类及患者的具体情况,选择合适的麻醉方式,并合理安排手术间。护士在妊娠期间应尽量减少接触吸入性麻醉药的机会。

## 三、物理性危害

手术室内众多物理因素(如噪声、手术过程中产生的烟雾、电灼伤及辐射)威胁着手术室工作人员的健康。

**(一)物理性危险因素**

**1.噪声**

手术室内的噪声持续存在,却经常被忽视,噪声常来源于监护仪、负压吸引器、电锯等。手术室工作人员长期暴露于噪声中,可产生头痛、头晕、耳鸣、失眠、焦虑等症状。噪声不仅对人体听觉、神经系统、消化系统、内分泌系统以及人的情绪有负面影响,还可能不利于团队协作及正常工作的开展。

2.手术烟雾

术中使用电外科设备、高热能激光、外科超声设备,腔镜手术中二氧化碳气体泄漏等可产生烟雾,对人体产生负面影响。由气溶胶、细胞碎片等组成的手术烟雾,可能引起呼吸道炎症反应、焦虑、眩晕、眼部刺激症状等,此外手术烟雾还可能成为某些病毒的载体,传播疾病。

3.辐射

随着外科手术日趋数字化和精细化,C型臂机不只用于骨科手术,已运用于越来越多的科室手术。手术室工作人员如对其放射的 X 线不进行有效防护,容易导致自主神经功能紊乱以及恶性肿瘤,而且会影响生育能力,导致不孕、流产、死胎、胎儿畸形等。

**(二)物理性危害的防范措施**

1.噪声防护

为防止或减少手术室内噪声,手术室工作人员走路要轻而稳,不得高声谈笑,说话声音要低。在实施各类操作或放置物品时,动作应轻柔。定期对手术室所有仪器设备进行普查和检修,淘汰部分陈旧且噪声大的仪器;对器械台、麻醉机、推车的车轮定期维修并上润滑剂,使用时尽量减少推、拉的次数。手术中对电动吸引器等产生较响声音的设备即用即开。严格管理手术过程中的参观及进修人员。

2.手术烟雾防护

手术室工作人员均应正确佩戴外科口罩,遇特殊情况可佩戴 N95 口罩或激光型口罩,以有效隔离手术烟雾。术中使用易产生手术烟雾的仪器设备时,洗手护士应主动或提醒手术医师及时吸尽烟雾。腹腔镜手术时严格检查气腹机与二氧化碳连接处是否密闭,二氧化碳储存瓶是否有泄漏。手术室应配备便携式烟雾疏散系统和便携式吸引电刀,及时吸尽产生的手术烟雾。

3.辐射防护

进行有 X 线透视的手术,手术前手术室工作人员必须穿好铅制护颈和铅袍以保护甲状腺和躯干,并于手术间内设置铅屏风,避免 X 线直接照射身体。孕妇避免接触 X 线辐射。在放射性暴露过程中,所有人员至少离开X线射线管 2 m,并且退至铅屏风之后。在放射性暴露中应尽可能使用吊索、牵引装置、沙袋等维持手术患者的正确体位,手术室工作人员不应用手来维持患者的体位,若迫不得已,应佩戴防护性铅制手套。进行X线透视的手术间门外应悬挂醒目的防辐射标识,提示其他人员远离。应把铅袍或铅衣摊平或垂直悬挂。专业人员定期进行测试和检查各类防辐射设施。手术室管理者合理安排手术人员,避免手术室护士短时间内大剂量接受 X 线照射,并要求参加该类手术的护士佩戴 X 射线计量器,定期交防保科监测,以便了解护士接受 X 射线的剂量。

4.电灼伤防护

定期请专业人员检修手术室专用线路和电器设备。手术室护士要严格遵守用电原则,熟悉仪器操作,避免电灼伤,记录各类仪器的使用情况,出现问题及时报告维修。

## 四、身心健康危害

随着医疗技术的发展,高、精、尖技术的广泛应用,手术室护士承担的工作明显加重。手术室护士应在紧张而有序的工作与生活中保持自身的身心健康,应对各种工作压力源,提高工作效率及护理工作质量,同时促进个人身心健康,更好地适应手术室工作。

**(一)影响身心健康的危险因素**

手术室护理工作繁重,工作的连续性强,机动性强,加班概率高,长期连续工作导致饮食不规律、站立时间长,使许多护士患有胃十二指肠溃疡、下肢静脉曲张、胃下垂、颈椎病等。长期的疲劳与困顿,无疑对工作、学习、生活产生负面影响。

**(二)身心健康的维护**

1.调整好心态

手术室护士应调整好心态,保持乐观的心境;对工作全身心投入,不把消极情绪带入工作,用积极情绪感染和影响别人;善于学习和积累应对各种困难和挫折的经验,改变自身的适应能力;通过自我调节、自我控制,使自己处于良好的状态。

2.加强业务学习,提高工作能力

手术室护士应掌握手术室护理理论及知识,熟悉手术类别及手术医师的习惯,提高配合手术的能力及应急处理能力,增强工作自信心。

3.保持良好的生理、心理状态

手术室护士应安排好作息时间,保证充足的睡眠;增强自身体质,均衡营养,坚持体能锻炼;建立良好的人际关系,创造和谐的工作氛围,丰富业余生活,缓解精神压力,消除心理疲劳。

4.关爱护士,引导减压

人性化管理,尊重、爱护每一位护士。低年资护士缺少工作经验,害怕应对复杂的手术,常会紧张、失眠,可开展"一对一"传、帮、带活动,设立心理调适课程等,帮助护士自我减压。

5.创造良好的工作环境

管理人员的认知与决策对护士行为起着重要的导向作用,因此在管理上应适当调整护士的工作强度,采取弹性排班制。安排护士依次公休,且保证每位护士的自主公休,安排外出旅游。

(郑 伟)

# 第五节 手术前患者的护理

从患者确定进行手术治疗到进入手术室的一段时间,称手术前期。这一时期对患者的护理称手术前患者的护理。

## 一、护理评估

**(一)健康史**

(1)一般情况:注意了解患者的年龄、性别、职业、文化程度和家庭情况等,患者对手术有无思想准备、顾虑等。

(2)现病史:评估患者本次疾病的发病原因和诱因、入院前后的临床表现、诊断及处理过程,重点评估疾病对机体各系统功能的影响。

(3)既往史:①了解患者的个人史、宗教史和生活习惯等情况。②详细询问患者有无心脏病、高血压、糖尿病、哮喘、慢性支气管炎、结核、肝炎、肝硬化、肾炎和贫血等病史,既往对疾病的治疗和用药情况等。③注意既往是否有手术史,有无药物过敏史。

**(二)身体状况**

(1)重要器官功能:了解心血管功能、肺功能、肾功能、肝功能、造血功能、内分泌功能和胃肠道功能等。

(2)体液平衡状况:手术前,了解脱水的性质、程度、类型,电解质代谢和酸碱失衡程度,并加以纠正,可以提高手术的安全性。

(3)营养状况:手术前,若患者有严重营养不良,术后容易发生切口延迟愈合、感染等并发症。应注意患者有无贫血、水肿,可对患者进行身高测量、体重测量、血浆蛋白测定、肱三头肌皮褶厚度测量、氮平衡试验等,并综合分析,以判断营养状况。

**(三)辅助检查**

(1)实验室检查。①常规检查:血常规检查应注意有无红细胞、血红蛋白、白细胞和血小板计数异常等现象;尿常规检查应注意尿液的颜色、比重,尿中有无红细胞、白细胞;大便常规检查应注意粪便的颜色、性状,有无出血及隐血等。②凝血功能检查:包括测定出血时间、凝血时间、血小板计数和凝血酶原时间等。③血液生化检查:包括电解质检查、肝功能检查、肾功能检查和血糖检测等。

(2)影像学检查:查看 X 线、CT、MRI、B 超等检查结果,评估病变的部位、大小、范围及性质,有助于评估器官状态和手术耐受力。

(3)心电图检查:查看心电图检查结果,了解心功能。

**(四)心理社会状况**

术前,应对患者的个人和家庭的心理社会状况充分了解。患者大多于手术前会产生不同程度的心理压力,出现焦虑、恐惧、忧郁等反应,表现为烦躁、失眠、多梦、食欲下降和角色依赖等。

## 二、护理诊断及合作性问题

**(一)焦虑和恐惧**

焦虑和恐惧与罹患疾病、接受麻醉和手术、担心预后及住院费用等有关。

**(二)知识缺乏**

患者缺乏有关手术治疗、麻醉方法和术前配合等的知识。

**(三)营养失调**

营养失调与原发病造成营养物质摄入不足或消耗过多有关。

**(四)睡眠形态紊乱**

睡眠形态紊乱与疾病导致不适、住院环境陌生、担心手术安全性及预后等有关。

**(五)潜在并发症**

潜在并发症有感染等。

## 三、护理措施

**(一)非急症手术患者的术前护理**

1.心理护理

(1)向患者及其家属介绍医院环境、主管医师和责任护士的情况、病房环境、同室病友和规章制度,帮助患者尽快适应环境。

（2）工作态度:态度和蔼,热心地接待患者及其家属,赢得患者的信任,使患者有安全感。

（3）术前宣教:可根据患者的不同情况,给患者讲解有关疾病及手术的知识。对于手术后会有身体、形象改变的患者,应选择合适的方式,将这种情况告知患者,并做好解释工作。

（4）加强沟通:鼓励患者说出感受,也可邀请同病房或做过同类手术的患者,介绍他们的经历及体会,以增强心理支持的力度。

（5）必要时,遵医嘱给予适当的镇静药和安眠药,以保证患者充足的睡眠。

2.饮食护理

（1）饮食:根据治疗需要,按医嘱决定患者的饮食,帮助能进食的患者制定饮食计划,计划包括饮食的种类、性状、烹调方法、量和进食的次数、时间等。

（2）营养:向患者讲解营养不良对术后组织修复、抗感染方面的影响,营养过剩、脂肪过多给手术带来的影响。根据手术需要及患者的营养状况,鼓励和指导患者合理进食。

3.呼吸道准备

（1）吸烟者:术前需戒烟2周以上,减少呼吸道的分泌物。

（2）有肺部感染者:术前遵医嘱使用抗菌药物治疗肺部感染。对痰液黏稠者给予超声雾化吸入,每天2次,使痰液稀释,易于排出。

（3）指导患者做深呼吸和有效的咳嗽排痰练习。

4.胃肠道准备

（1）饮食准备:对胃肠道手术患者,入院后即给予低渣饮食。术前1～2 d,患者进流质饮食。其他手术患者按医嘱进食。为防止患者在麻醉和手术过程中呕吐,引起窒息或吸入性肺炎,于手术前禁食12 h,禁饮4 h。

（2）留置胃管:对消化道手术患者,术前应常规放置胃管,减少手术后胃潴留引起的腹胀。对幽门梗阻患者,术前3天每晚以温高渗盐水洗胃,以减轻胃黏膜充血水肿。

（3）灌肠:对择期手术患者,术前1天,可用0.1%～0.2%肥皂水灌肠,以防麻醉后肛门括约肌松弛,术中排出粪便,增加感染的概率。急症手术不给予灌肠。

（4）其他:对结肠或直肠手术患者,术前3天遵医嘱给予口服抗菌药物(如甲硝唑、新霉素),减少术后感染的机会。

5.手术区皮肤准备

手术区皮肤准备简称备皮,包括手术区皮肤的清洁、皮肤上毛发的剃除,其目的是防止术后切口感染。手术区皮肤准备的范围如下。①颅脑手术:整个头部及颈部。②颈部手术:由下唇至乳头连线,两侧至斜方肌前缘。③乳房及前胸手术:上至锁骨上部,下至脐水平,两侧至腋中线,包括同侧上臂上1/3和腋窝。④胸部后外侧切口手术:上至锁骨上及肩上,下至肋缘下,从一侧腋中线向对侧腋中线备皮,前胸、后胸都超过中线5 cm以上。⑤上腹部手术:上起乳头水平,下至耻骨联合,两侧至腋中线,包括脐部清洁。⑥下腹部手术:上自剑突水平,下至大腿上1/3前、内侧及外阴部,两侧至腋中线,包括脐部清洁。⑦肾区手术:上起乳头水平,下至耻骨联合,两侧均过正中线。⑧腹股沟手术:上起脐部水平,下至大腿上1/3内侧,两侧到腋中线,包括会阴部。⑨会阴部和肛门手术:自髂前上棘连线至大腿上1/3前侧、内侧和后侧,包括会阴部、臀部、腹股沟部。⑩四肢手术:以切口为中心,上、下方不少于20 cm,一般为整个肢体备皮,修剪指（趾）甲。

手术区皮肤准备的范围见图16-1。

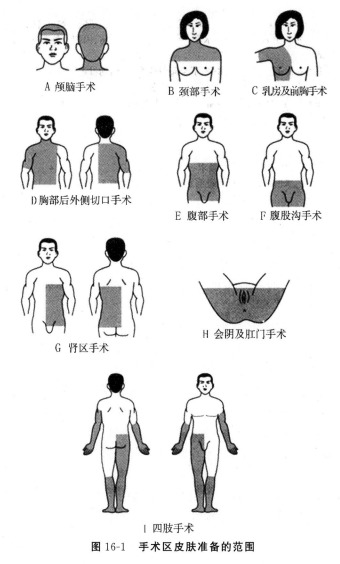

图 16-1　手术区皮肤准备的范围

（1）特殊部位的皮肤准备要求。①颅脑手术：术前 3 天剪短毛发，每天洗头，术前 3 小时再剃头 1 次，清洗后戴上清洁帽子。②骨科无菌手术：术前 3 天开始准备，用肥皂水洗净，并用 70％ 的酒精消毒，用无菌巾包扎；手术前一天剃去毛发，用 70％ 的酒精消毒后，用无菌巾包扎；手术日早晨重新消毒后，用无菌巾包扎。③面部手术：清洁面部皮肤，尽可能保留眉毛，作为手术标志。④阴囊和阴茎部手术：入院后，每天用温水浸泡，并用肥皂水洗净，术前一天备皮，范围与会阴部手术的备皮范围相同，剃去阴毛。⑤小儿皮肤准备：一般不剃毛，只做清洁处理。

（2）操作方法：①先向患者讲解备皮的目的和意义，以取得理解和配合。②将患者接到换药室或者处置室，若在病房内备皮，应用屏风遮挡，注意保暖及照明。③铺橡胶单及治疗巾，暴露备皮部位。④用持物钳夹取肥皂液棉球，涂擦备皮区域，一手绷紧皮肤，一手持剃毛刀，分区剃净毛发，注意避免皮肤损伤。⑤清洗该区域皮肤，对脐部则用棉签清除污垢。

6.其他准备

（1）做好药物过敏试验，根据手术大小，必要时备血。

（2）填写手术协议书，让患者及其家属全面了解手术过程、存在的危险性、可能出现的并发症等。

7.手术日早晨护理

（1）测量生命体征，若发现发热或其他生命体征波动明显，如女患者月经来潮，应报告医师，由其决定是否延期手术或进行其他处理。

（2）逐一检查手术前各项准备工作是否完善。

（3）遵医嘱灌肠，置胃肠减压管，排空膀胱或留置导尿管，术前半小时给予术前药。

（4）帮助患者取下义齿、发夹、首饰、手表和眼镜等，将钱物妥善保管。

（5）准备手术室中需要的物品，如病历、X线片、CT和MRI片、引流瓶、药品，在用平车护送患者时，一并带至手术室。

（6）与手术室进行交接，必须按照床号、姓名、性别、住院号、手术名称等交接清楚。

（7）做好术后病房的准备，必要时，安排好监护室。

8.健康指导

应注意向患者及其家属介绍疾病及手术的有关知识，如术前用药、准备、麻醉及术后恢复的相关知识；指导患者进行体位训练、深呼吸练习、排痰练习、床上排便练习以及床上活动等，有利于减少术后并发症，促进机体尽快恢复。

**（二）急症手术患者的术前护理**

急诊手术是指病情危急，需在最短时间内迅速进行的手术。术前准备须争分夺秒，争取在短时间内做好手术前必要的辅助检查。嘱患者禁食、禁饮；迅速做好备皮、备血、药物过敏试验；完成输液、应用抗菌药物、术前用药等必要准备。在可能的情况下，向患者家属简要介绍病情及治疗方案。

（郑　伟）

# 第六节　手术中的护理配合

## 一、洗手护士配合

### （一）洗手护士的工作流程

洗手护士的工作流程主要包括以下几个步骤：①准备术中所需物品；②外科手消毒；③准备无菌器械台；④清点物品；⑤协助铺手术巾；⑥传递器械、物品，配合手术；⑦清点物品；⑧关闭伤口；⑨清点物品；⑩手术结束，将器械送到消毒供应中心。

### （二）洗手护士的职责

1.术前准备职责

洗手护士应工作严谨、责任心强，严格落实查对制度和无菌技术操作规程；术前了解手术步骤、配合要点和特殊准备；准备术中所需的手术器械，力求齐全。

2.术中配合职责

洗手护士应提前15 min洗手，进行准备。具体工作分为器械准备、术中无菌管理和物品清点几个部分。

（1）器械准备包括以下几方面：①整理器械台,定位放置物品；②检查器械的零件是否齐全,关节性能是否良好；③正确、主动、迅速地传递手术医师所需器械和物品；④及时收回用过的器械,擦净血迹,保持器械干净。

（2）术中无菌管理包括以下几方面：①协助医师铺无菌巾；②术中严格遵守无菌操作原则,保持无菌器械台及手术区整洁、干燥,无菌巾如有潮湿,应及时更换或重新加盖无菌巾。

（3）物品清点包括以下几方面：①与巡回护士清点术中所需所有物品,术后确认并在物品清点单上签名；②把术中病理标本及时交予巡回护士管理,防止遗失；③关闭切口前与巡回护士共同核对术中所用的所有物品,正确无误后,告知主刀医师,才能缝合切口,关闭切口及缝合皮肤后再次清点所有物品。

3.术后处置职责

术后擦净手术患者身上的血迹,协助包扎伤口；术后确认器械的数量无误后,用多酶溶液将器械浸泡 15 min,然后送消毒供应中心按器械处理原则集中处理,对不能正常使用的器械做好标识并通知相关负责人员及时更换。

## 二、巡回护士配合

### （一）巡回护士的工作流程

巡回护士的工作流程主要包括以下几个步骤：①术前访视手术患者；②核对患者身份、所带物品、手术部位；③检查设备、仪器、器械、物品；④麻醉前实施安全核查；⑤放置体位；⑥开启无菌包,清点物品；⑦协助手术患者上台；⑧配合使用设备、仪器,供应术中物品,加强术中巡视与观察；⑨手术结束前清点物品,保管标本；⑩手术结束后与病房交接。

### （二）巡回护士的工作职责

1.术前准备职责

（1）实施术前访视,了解患者的病情、身体状况、心理状况以及静脉充盈情况,必要时简单介绍手术流程,给予心理支持；了解患者的手术名称、手术部位、术中要求及特殊准备等。

（2）术前了解器械、物品的要求并准备齐全,检查所需设备及手术室环境。

（3）认真核对患者的姓名、床号、住院号、手术名称、手术部位、血型、皮试、皮肤准备情况,按物品交接单核对所带物品,用药时认真做到"三查七对"。

（4）根据不同手术和医师要求放置体位,使手术野暴露良好,使患者安全、舒适。

2.术中配合职责

（1）与洗手护士共同清点所有物品,及时、准确地填写物品清点单,并签名。

（2）协助手术患者上台,术中严格执行无菌操作,督查手术人员的无菌操作。

（3）严密观察病情变化,在重大手术中做好应急准备。

（4）严格执行清点查对制度,清点、查对各种手术物品、标本等,及时增添所需用物。

（5）保持手术间安静、有序。

3.术后处置职责

（1）手术结束,协助医师包扎伤口。

（2）注意给患者保暖,保护患者的隐私。

（3）详细登记患者需带回病房的物品,并与工勤人员共同清点。

（4）整理手术室内一切物品,物归原处,并保证所有仪器、设备完好,呈备用状态。

（5）若手术为特殊感染手术,按有关要求处理。

## 三、预防术中低体温

低体温是手术过程中最常见的一种并发症,60%～90%的手术患者可发生术中低体温。术中低体温可导致诸多并发症,由此增加的住院天数和诊疗措施会导致额外医疗经费的支出。因此手术室护士应采取有效的护理措施来维持手术患者的正常体温,预防低体温的发生。

### （一）低体温的定义和特点

通常当手术患者的核心体温低于 36 ℃时,将其定义为低体温。在手术过程中发生的低体温呈现出 3 个与麻醉时间相关的变化阶段:即重新分布期、直线下降期和体温平台期。重新分布期:在麻醉诱导后的 1 h 内,核心温度迅速向周围散布,可导致核心温度下降大约 1.6 ℃。直线下降期:在麻醉后的数个小时内,手术患者热量的流失超过新陈代谢所产热量。在这一时期给患者升温能有效限制热量的流失。体温平台期:在之后一段手术期间内,手术患者的体温维持不变。

### （二）与低体温相关的不良后果和并发症

手术过程中出现的低体温,除了给手术患者带来不适、寒冷的感觉外,在术中及术后可能导致一系列不良后果和并发症,包括术中出血增加,导致外源性输血、术后伤口感染率增加、术后复苏时间延长、麻醉复苏时颤抖、心肌缺血、心血管并发症、药物代谢功能受损、凝血功能障碍、创伤手术患者的死亡率增加、免疫功能受损、深静脉血栓发生率增加。

### （三）与低体温发生相关的风险因素

1.新生儿和婴幼儿

由于新生儿和婴幼儿的体积较小,体表面积相对较大,热量快速地通过皮肤流失;同时新生儿和婴幼儿的体温中枢不完善,体温调节能力较弱,其容易受环境温度的影响,当手术房间的室温过低时,其体温会急剧下降。

2.外伤性或创伤性手术患者

失血、休克、快速低温补液、急救时被脱去衣服等多因素导致外伤性或创伤性手术患者极易在手术过程中发生低体温,而且研究显示术中低体温会增加创伤性手术患者的死亡率。

3.烧伤手术患者

被烧伤的组织引起热辐射,暴露的组织与空气进行对流传导以及皮肤保护功能受损伤,都使烧伤手术患者成为发生低体温的高危人群。

4.麻醉

全麻和半身麻醉(包括硬膜外麻醉和脊髓麻醉)过程中使用的麻醉药物尤其是抑制血管收缩类药物,使手术患者的血管扩张,导致核心温度向患者的体表散布。麻醉过程长于 1 h,患者发生低体温的风险增加。

5.年龄

老年手术患者器官的功能减退,例如,新陈代谢率降低,对温度的敏感性减弱,对麻醉和手术的耐受性和代偿功能明显下降,因此更容易出现低体温。

6.其他与低体温发生相关的因素

这些因素包括代谢障碍(甲状腺功能减退和垂体功能减退)、使用电动空气止血仪、手术室室温过低、低温补液、输注血液制品等。

#### (四)围手术期体温监测

**1.围手术期体温监测的重要性**

围手术期体温监测能够为手术室护士制定护理计划提供建议;将体温监测结果与风险因素的评估结合,有助于采取有效措施,预防和处理低体温。

**2.体温监测方式**

能准确监测核心体温的方法是鼓膜监测法、食管末梢监测法、鼻咽监测法和肺动脉监测法,前3种方法在围手术期可行性较高。此外,常用的体温监测部位包括肛门、腋窝、膀胱、口腔和体表等。

#### (五)围手术期预防低体温的护理干预措施

**1.术前预热手术患者**

进行麻醉诱导前对手术患者进行至少 15 min 的预热,能有效缩小患者核心温度和体表温度的温度梯度,同时能减小麻醉药物引起的血管扩张作用,预防低体温的发生。

**2.使用主动升温装置**

(1)热空气加温保暖装置:临床循证学已证明热空气动力加温保暖装置能安全、有效地预防术中低体温,对新生儿、婴幼儿、病态肥胖患者均有效果。

(2)循环水毯:将循环水毯铺于手术患者身下能有效地将热量通过接触传给患者,维持正常体温。

**3.加温术中所需的补液或血液**

术中,当手术患者需要大量输液或输血时,尤其当成年手术患者每小时的输液量大于 2 L时,应该考虑使用加温器将补液或血液加温至 37 ℃,防止输入过量低温补液引起低体温。有研究表明热空气动力加温保暖装置与术中静脉补液加温联合使用,预防低体温的效果更佳。

**4.加温术中灌洗液**

在进行开放性手术的过程中,当需要进行腹腔、胸腔、盆腔灌洗时,手术室护士可将灌洗液加温至 37 ℃左右或用事先放于恒温箱中的灌洗液进行术中灌洗。

**5.控制手术房间的温度**

巡回护士应有效控制手术间的温度,避免室温过低。在手术患者进手术间前 15 min 开启空调,使手术间的室温在手术患者到达时已达到 22 ℃~24 ℃。

**6.减少手术患者的暴露**

将大小适宜的棉上衣盖在非手术部位,保证非手术区域的四肢与肩部不裸露,起到保暖的作用。在运送手术患者至复苏室或病房的过程中,选用相应厚薄的被,避免手术患者的肢体或肩部裸露在外。

**7.维持手术患者的皮肤干燥**

术前进行皮肤消毒时,须严格控制消毒液的剂量,避免过剩的消毒液流至手术患者身下;术中洗手护士应及时协助手术医师维持手术区域的干燥,及时将血液、体液和冲洗液用吸引装置吸尽;手术结束时,应及时擦净、擦干患者的皮肤,更换床单以保持干燥。

**8.湿化加温麻醉气体**

对麻醉吸入气体进行湿化加温,这对预防新生儿和儿童发生低体温非常有效。

### 四、外科冲洗和术中用血、用药

**(一)外科冲洗**

外科冲洗即在外科手术过程中采用无菌液体或药液冲洗手术切口、腔隙及相关手术区域,达到减少感染、辅助治疗的目的。外科冲洗常用于以下两种情况。

1.肿瘤手术患者

常采用 1 000～1 500 mL 42 ℃低渗灭菌水冲洗腹腔,或用化疗药物稀释液冲洗手术区域,并保留 3～5 min,可以有效防止肿瘤脱落细胞的种植。

2.感染手术患者

常采用 2 000～3 000 mL 0.9%的生理盐水冲洗,或低浓度消毒液体冲洗感染区域,尤其对于消化道穿孔的手术患者可以有效降低术后感染率。

**(二)术中用血**

1.术中用血的方式

根据患者的病情,可采用以下几种方式。①静脉输血:经外周静脉、颈内静脉、锁骨下静脉进行输血。②动脉输血:经左手桡动脉穿刺或切开置入导管输血,是抢救严重出血性休克患者的有效措施之一。该法不常用,可迅速补充血容量,并使输入的血液首先注入心脏冠状动脉,保证大脑和心脏的供血。③自体血回输:使用自体血回输装置,将术中患者流出的血进行回收,经抗凝、过滤、离心,将分离、沉淀所得的红细胞加晶体液回输给患者。

2.术中用血的注意事项

术中用血具有一定的特殊性,应注意以下几个方面:①巡回护士应将领血单、领取血量、手术房间号等交接清楚;输血前巡回护士应与麻醉医师实施双人核对;核对无误,双方签名后方可输血,以防输错血。②避免快速、大量地输入温度过低的血液,以防患者体温过低而加重休克症状。③输血过程中应做好记录,及时计算出血量和输血量,结合生命体征,为手术医师提供信息以帮助其准确地判断病情。④手术结束而输血没有结束,必须与病房护士当面交班,以防出错。⑤谨防输血并发症及变态反应,特别是在全麻状态下,许多症状可能不典型,必须严密观察。

**(三)术中用药**

对手术室的药品除了常规管理外,还必须注意以下几点:①应严格区分静脉用药与外用药品,统一贴上醒目标签,以防紧急情况下拿错。②在上锁的专柜中放置麻醉药,严格管理;应妥善保管对人体有损害的药品。建立严格的领取制度,使用时须凭专用处方领取。③对生物制品、血制品及需要低温储存的药品应置于冰箱内保存,定期清点。

## 五、手术物品的清点

手术过程中物品的清点和记录非常重要,应遵循以下原则:①清点遵循"二人四遍清点法"原则,即洗手护士和巡回护士两人,在手术开始前、关闭腔隙前、关闭腔隙后、缝合皮肤后分别进行清点;②在清点过程中,洗手护士必须说出物品的名称、数量和总数,清点后由巡回护士唱读并记录;③清点过程中必须"清点一项、记录一项";④如果在清点手术用物时,发现清点有误,巡回护士必须立即通知手术医师,停止关闭腔隙或缝合皮肤,共同寻找物品的去向,直至物品清点无误,再继续操作。物品清点单作为病史的组成部分具有法律效力,不可随意涂改。

### 六、手术室护理文书记录

护理文书是以书面记录护理工作并保存的档案,是整个医疗文件的重要组成部分,护理文书与医疗记录均属于具有法律效力的证明文件。规范的手术室文书记录对提高手术室护理质量、确保手术安全、提高患者的满意度起到了重要的辅助作用。

**(一)手术室护理文书记录的意义**

手术护理文书指手术室护士记录手术患者接受专科护理治疗的情况,能客观反映事实。部分手术护理文书需保存在病历内,并且具有法律效力。《医疗事故处理条例》引入了"举证责任倒置"这一处理原则,护理文书书写的规范及质量显得更为重要。手术室护士应本着对手术患者负责、对自己负责的态度,根据原卫生部 2010 年 3 月 1 日印发的《病历书写基本规范》要求及手术室护理相关规范制度,如实、准确地书写各类护理文书。

**(二)手术室护理文书记录的主要内容**

手术室护理文书记录的主要内容一般包含:手术患者交接、手术安全核查、术中护理及手术患者情况和手术物品清点情况。

1.手术患者交接记录

记录的护理表单是《手术患者转运交接记录单》。手术患者入手术室后,巡回护士与病区护士进行交接,对手术患者的神志、皮肤情况、导管情况、带入手术室的药物及其他物品等交接、记录并签名;手术结束后,巡回护士对手术患者的神志、皮肤情况、导管情况、带回病区或监护室的药物及其他物品等进行记录并签名。

2.手术安全核查

记录的护理表单是《手术安全核查表》。手术室巡回护士与手术医师、麻醉师应分别在麻醉实施前、手术划皮前和患者离开手术室前进行手术安全核查,核查必须按照手术安全核查制度的内容和流程进行,每核对一项内容,并确保正确无误后,巡回护士依次在《手术安全核查表》相应核对内容前打钩以表示核对通过。核对完毕且无误后,三方在《手术安全核查表》上签名确认。巡回护士应负责督查手术团队成员正确执行手术安全核查制度和签名确认,不得提前填写《手术安全核查表》或提前签名。

3.术中护理及患者情况

记录的护理表单是《手术室护理记录单》。内容主要包括手术体位的放置、消毒液的使用、电外科设备及负压吸引器的使用、手术标本的管理、术前及术中用药、术中止血带的使用和植入物的管理等内容。

4.手术物品清点情况

记录的护理表单是《器械、纱布、缝针等手术用品清点单》。手术室护士应记录手术中所使用的器械、纱布、缝针等手术用品的名称和数目,确保所有物品不遗落在手术患者的体腔或切口内。手术过程中如需增加用物,应及时清点并添加记录。手术结束,巡回护士与洗手护士应确认物品清点情况,然后签名确认。

**(三)手术室护理文书的书写要求**

根据《病历书写基本规范》,填写手术护理记录单时,应符合以下要求:①使用蓝黑墨水或碳素墨水填写各种记录单,要求各栏目齐全、卷面整洁,符合要求,并使用中文和医学术语,时间应具体到分钟,采用 24 h 制计时。②书写应当文字工整、字迹清晰、表述准确、语句通顺、标点正确;出现错字时在错字上用双划线,不得采用刮、粘、涂等方法掩盖或去除原来的字迹。③内容应客观、真实、准确、完整,重点突出,简明扼要,并由注册护理人员签名;实习医务人员、试用期医务人员书写的病历应当经过本医疗机构合法执业的医务人员审阅、修改并签名。④护士长、高年资护士有审查、修改下级护士书写的护理文件的责任。修改时,应当使用同色笔,必须注明修改日期、签名,并保持原记录清楚、可辨。⑤如果抢救患者,必须在抢救结束后 6 h 内据实补记,并加以注明。

### 七、手术标本的处理

**(一)标本处理流程**

1.病理标本

手术医师在术中取下标本,交给洗手护士;洗手护士将标本交予巡回护士;巡回护士将标本放入容器,并贴上标签,写明标本名称,术后与医师核对后,加入标本固定液,登记,签名,将标本交给专职人员送病理科,并由接收方核对、签收。

2.术中冰冻标本

手术医师在术中取下标本,交给洗手护士;洗手护士将标本交给巡回护士;巡回护士将标本放入容器,并贴上标签,写明标本名称,立即与手术医师核对,无误后登记、签名,将标本交给专职人员送病理科,并由接收方核对、签收;病理科完成检查后打电话通知手术室护士,同时传真书面报告;巡回护士接到检查结果后立即通知手术医师。

**(二)注意事项**

(1)应及时把术中取下的标本交予巡回护士。巡回护士及时把标本装入标本容器,贴上标签,分类放置。

(2)应把术中标本集中放在既醒目又不易触及的地方,妥善保管。传送的容器应密闭,以确保标本不易打翻。

(3)术后手术医师与巡回护士共同核对,确认无误后巡回护士加入标本固定液,登记、签名后将标本置于标本室的指定处。

(4)专职工勤人员清点标本总数,确认准确无误后把标本送到病理室。病理室核对无误后签收。

(郑 伟)

# 第七节 手术后患者的护理

从患者手术结束返回病房到基本康复出院阶段的护理,称手术后护理。

## 一、护理评估

**(一)手术及麻醉情况**

了解手术和麻醉的种类和性质、手术的时间及过程;查阅麻醉及手术记录,了解术中出血、输血、输液的情况,手术中病情的变化和引流管的放置情况。

### (二)身体状况

**1.生命体征**

局部麻醉及小手术后,可每 4 h 测量并记录生命体征 1 次。有影响机体生理功能的疾病、麻醉、手术等因素存在时,应密切观察,每 15～30 min 测量并记录 1 次,病情平稳后,每 1～2 h 测量并记录1 次,或遵医嘱执行。

(1)体温:术后,机体对手术后损伤组织的分解产物和渗血、渗液的吸收,可引起低热或中度热,一般在 38.0 ℃,临床上称外科手术热(吸收热),于术后2～3 d 逐渐恢复正常,不需要特殊处理。若体温升高的幅度过大、时间超过 3 d 或体温恢复后又再次升高,应注意监测体温,并寻找发热原因。

(2)血压:连续测量血压,若较长时间患者的收缩压<10.7 kPa(80 mmHg)或患者的血压持续下降 0.7～1.3 kPa(5～10 mmHg),表示有异常情况,应通知医师,并分析原因,遵医嘱及时处理。

(3)脉搏:术后脉搏可稍快于正常值,一般小于每分钟 90 次。脉搏过慢或过快均不正常,应及时告知医师,协作处理。

(4)呼吸:术后,可能由于舌后坠、痰液黏稠等,患者呼吸不畅;也可因麻醉、休克、酸中毒等,出现呼吸节律异常。

**2.意识**

及时评估患者术后意识情况,并根据患者意识恢复的状况安排体位、陪护和其他护理工作。

**3.记录液体出入量**

术后,护士应观察并记录患者的液体出入量,重点评估失血量、尿量和各种引流量,进而推算出入量是否平衡。

**4.切口及引流情况**

(1)切口情况:应注意切口有无出血、渗血、渗液、感染、敷料脱落及切口愈合等情况。

(2)引流情况:观察并记录引流液的性状、量和颜色;注意引流管是否通畅,有无扭曲、折叠或脱落等。

**5.营养状况**

术后,机体处于高代谢状态,且部分患者又需要禁食,应重点评估患者的营养摄入是否能够满足术后的需要,以便进行适当的营养支持,促进患者尽快痊愈和康复。

### (三)心理社会状况

手术结束,麻醉作用消失,患者度过危险期后,患者的心理有一定程度的焦虑或解脱感。随后又可出现较多的心理反应,术后不适或并发症的发生可引起患者焦虑、不安等不良心理反应;若手术导致功能障碍或身体形象的改变,患者可能产生自我形象紊乱的问题;家属的态度及家庭经济情况也可影响患者的心理。

## 二、护理诊断及合作性问题

### (一)疼痛

疼痛与手术切口、创伤有关。

### (二)体液不足

体液不足与术中出血、失液或术后禁食、呕吐、引流和发热等有关。

### (三)营养失调

营养失调与分解代谢水平升高、禁食有关。

### (四)生活自理能力低下

生活自理能力低下与手术创伤、术后强迫体位、切口疼痛有关。

### (五)知识缺乏

患者常缺乏有关康复锻炼的知识。

### (六)舒适的改变

舒适的改变与术后疼痛、腹胀、便秘和尿潴留等有关。

### (七)潜在并发症

潜在并发症有出血、感染、切口裂开和深静脉血栓形成等。

## 三、护理措施

### (一)一般护理

1.体位

应根据麻醉情况、术式和疾病性质等安置患者的体位。①全麻手术:对麻醉未清醒者,采取去枕平卧位,把患者的头偏向一侧,防止误吸口腔分泌物或呕吐物;麻醉清醒后,可根据情况调整体位。②蛛网膜下腔麻醉术:去枕平卧 6～8 h,防止术后头痛。③硬膜外麻醉术:应平卧 4～6 h。④按手术部位不同安置体位:颅脑手术后,若无休克或昏迷,可取 15°～30°头高足低斜坡卧位;颈部、胸部手术后多取高半坐卧位,以利于血液循环,增加肺通气量;腹部手术后,多取低半坐卧位或斜坡卧位,以利于引流,防止发生膈下脓肿,并降低腹壁张力,减轻疼痛;脊柱或臀部手术后,可取俯卧或仰卧位。

2.饮食

术后饮食应按医嘱执行,开始进食的时间与麻醉方式、手术范围及是否涉及胃肠道有关。能正常饮食的患者进食后,应鼓励患者进食高蛋白、高热量和高维生素饮食;对禁食的患者暂时采取胃肠外营养支持。①非消化道手术:局部麻醉或小手术后,不必严格限制饮食;椎管内麻醉术后,若患者无恶心、呕吐,4～6 h 给予水或少量流质,之后酌情给半流质或普通饮食;全身麻醉术后可于次日给予流质饮食,以后逐渐给半流质或普通饮食。②消化道手术:一般在术后 2～3 d禁食,待肠道功能恢复、肛门排气后开始进流质饮食,应少食多餐,后逐渐改为半流质及普通饮食。开始进食时,患者应避免食用牛奶、豆类等产气食物。

3.切口护理

术后常规换药,一般隔天一次,对感染或污染严重的切口应每天换药一次;若敷料被渗湿、脱落或被大小便污染,应及时更换;若无菌切口出现明显疼痛,且有感染迹象,应及时通知医师,尽早处理。

4.引流护理

术后有效的引流是防止术后发生感染的重要措施。应注意:①正确接管,妥善固定,防止松脱。②保持引流通畅,避免引流管扭曲、受压或阻塞。③观察并记录引流液的量、性状和颜色。④更换引流袋或引流瓶时,应注意无菌操作。⑤掌握各类引流管的拔管指征及拔除引流管的时间。一般于术后 1～2 d 拔除较浅表部位的乳胶引流片;单腔或双腔引流管多用于渗液、脓液较多的患者,多于术后 2～3 d 拔除;胃肠减压管一般在肠道功能恢复、肛门排气后拔除;导尿管可留置1～2 d。具体拔管时间应遵医嘱。

5.术后活动

指导患者尽可能地进行早期活动。①术后早期活动的意义:增加肺活量,有利于肺的扩张和分泌物的排出,预防肺部并发症。促进血液循环,有利于切口愈合,预防压疮和下肢静脉血栓形成。促进胃肠道蠕动,防止腹胀、便秘和肠粘连。促进膀胱功能恢复,防止尿潴留。②活动方法:对一般手术无禁忌的患者,在手术后当天麻醉作用消失后即可鼓励患者在床上活动,活动包括深呼吸、活动四肢及翻身;术后1～2 d可试着离床活动,先让患者坐于床沿,双腿下垂,然后让其下床站立,稍做走动,之后可根据患者的情况、能力,逐渐增加活动范围和时间;对病情危重、体质衰弱的患者(如休克、内出血、剖胸手术后、颅脑手术后的患者),仅协助患者做双上肢、下肢活动,促进肢体的血液循环;对限制活动的患者(如脊柱手术、疝修补术、四肢关节手术后的患者),协助患者进行局部肢体被动活动。③注意事项:在患者活动时,应注意随时观察患者,不可随便离开患者;活动时,注意保暖;每次活动不能过量;患者活动时,若出现心悸、脉速、出冷汗等,应立即辅助患者平卧休息。

**(二)心理护理**

患者术后往往有自我形象紊乱、担心预后等心理顾虑,应根据具体情况做好心理护理工作。为患者创造良好的环境,避免各种不良的刺激。

**(三)术后常见不适的护理**

1.发热

外科手术热一般不超过38.5 ℃,可暂时不对其做处理;若体温升高幅度过大、时间超过3 d或体温恢复后又再次升高,应注意监测体温,并寻找原因。若体温超过39 ℃,可给予物理降温,如用冰袋降温、酒精擦浴。必要时,可应用解热镇痛药物。发热期间应注意维护正常体液平衡,及时给患者更换潮湿的床单或衣裤,以防感冒。

2.切口疼痛

麻醉作用消失后,可出现切口疼痛。一般术后24 h内疼痛较为剧烈,2～3 d后逐渐缓解。护士应明确疼痛原因,并对症护理。对于引流管移动所致的切口牵拉痛,应妥善固定引流管;对于切口张力增加或震动引起的疼痛,应在患者翻身、深呼吸、咳嗽时,用手保护切口部位;在对较大创面换药前,适量应用止痛剂;对于大手术后24 h内的切口疼痛,遵医嘱肌内注射阿片类镇痛剂,必要时,可4～6 h重复使用或术后使用镇痛泵。

3.恶心、呕吐

恶心、呕吐多为麻醉后胃肠道功能紊乱的反应,一般于麻醉作用消失后自然消失。腹部手术后频繁呕吐,应考虑急性胃扩张或肠梗阻。护士应观察并记录恶心、呕吐发生的时间及呕吐物的量、颜色和性质;协助患者取合适的体位,把患者的头偏向一侧,防止发生误吸;患者呕吐后,给予患者口腔清洁护理,整理床单;可遵医嘱使用镇吐药物。

4.腹胀

术后因胃肠道功能未恢复,故肠腔内积气过多,这可引起腹胀。腹胀多于术后2～3 d,胃肠蠕动功能恢复、肛门排气后自行缓解,无须特殊处理。对严重腹胀需要及时处理,方法如下:①遵医嘱禁食,持续性胃肠减压或肛管排气。②鼓励患者早期下床活动。③针刺足三里、气海、天枢等穴位。对非胃肠道手术的患者可给予促进胃肠道蠕动的中药。对肠梗阻、低血钾、腹膜炎等原因引起腹胀的患者,应及时遵医嘱给予相应处理。

5.呃逆

神经中枢或膈肌受刺激时,可出现呃逆,多为暂时性的。术后早期发生暂时性呃逆者,可经压迫眶上缘、短时间吸入二氧化碳、抽吸胃内积气和积液、镇静或解痉药物处理后缓解。若患者在上腹部手术后出现顽固性呃逆,应警惕膈下感染,要及时告知医师。

6.尿潴留

尿潴留多发生在腹部、肛门、会阴部手术后,主要由麻醉后排尿反射受抑制、膀胱和后尿道括约肌反射性痉挛以及患者不适应床上排尿等引起。若患者术后 6～8 h 尚未排尿或虽有排尿但尿量少,应在耻骨上区叩诊。若叩诊发现有浊音区,应考虑尿潴留。对尿潴留者应及时采取有效措施,缓解症状。护士应稳定患者的情绪,在无禁忌证的情况下,可协助其坐于床沿或站立排尿。诱导患者建立排尿反射,如让患者听流水声。若上述措施均无效,可在严格无菌技术下导尿。若导尿量超过 500 mL 或有骶前神经损伤、前列腺增生,应留置导尿管。留置导尿管期间,应注意导尿管护理及膀胱功能训练。

**(四)并发症的观察及处理**

1.出血

(1)病情观察:一般在术后 24 h 内发生。出血量小,仅有切口敷料浸血,或引流管内有少量出血;若出血量大,则术后早期即出现失血性休克。在输给足够的液体和血液后,休克征象或实验室指标未得到改善,甚至加重或一度好转后又恶化,都提示有术后活动性出血。

(2)预防及处理:对术后出血应以预防为主,手术时严密止血,切口关闭前严格检查有无出血点。对有凝血机制障碍者,应在术前纠正凝血障碍。对出血量小(切口内少量出血)的患者,更换切口敷料,加压包扎,遵医嘱应用止血药物止血;对出血量大或有活动性出血的患者,应迅速加快输液、输血,以补充血容量,并迅速查明出血原因,及时通如医师,完善术前准备,准备进行手术止血。

2.切口感染

(1)病情观察:切口感染常发生于术后 3～4 d。表现为切口疼痛加重或减轻后又加重,局部常有红、肿、热、痛或触及波动感,甚至出现脓性分泌物。全身表现有体温升高、脉搏加速、血白细胞计数和中性粒细胞比例升高等。

(2)预防及处理:严格遵守无菌技术原则;注意手术操作技巧,防止残留无效腔、血肿,切口内余留的线不要过多、过长;加强手术前后处理,术前做好皮肤准备,术后保持切口敷料的清洁、干燥和无污染;改善患者的营养状况,增强抗感染能力。一旦发现切口感染,早期应勤换敷料、局部理疗、遵医嘱使用抗菌药物。若已形成脓肿,应拆除部分缝线,敞开切口,通畅引流,创面清洁后,考虑做二期缝合,以缩短愈合时间。

3.切口裂开

(1)病情观察:切口裂开多见于腹部手术后,发生时间多在术后 1 周。主要原因有营养不良、缝合技术存在缺点、腹腔内压力突然升高和切口感染等。切口裂开包括完全裂开和不完全裂开。完全裂开往往发生在腹内压突然升高时,患者自觉切口剧疼和突然松开,有大量淡红色液体自切口溢出,可有肠管和网膜脱出;不完全裂开是指除皮肤缝线完整,深层组织裂开,线结处有血性液体渗出。

(2)预防:手术前纠正营养不良状况;手术时,避免强行缝合,采用减张缝合,术后适当延缓拆线时间;手术后用腹带包扎切口处;患者咳嗽时,注意为其保护切口,并积极处理其他原因引起的

449

腹内压升高;预防切口感染。

(3)处理:一旦发现切口裂开,应及时处理。完全裂开时,应立即安慰患者,消除其恐惧情绪,让患者平卧,立即用无菌等渗盐水纱布覆盖切口,并用腹带包扎,通知医师,护送患者进手术室重新缝合;若有内脏脱出,切忌在床旁还纳内脏,以免造成腹腔内感染。切口不完全裂开或裂开较小时,可暂不手术,待病情好转后择期进行切口疝修补术。

4.肺不张及肺部感染

(1)病情观察:肺不张及肺部感染常发生在胸部、腹部大手术后,多见于慢性肺气肿或肺纤维化的患者,还易发生于长期吸烟的患者。这些患者的肺弹性减弱,术后呼吸活动受限,分泌物不易咳出,易堵塞支气管,造成肺部感染及肺不张。开始表现为发热、呼吸和心率加快,持续时间长,可出现呼吸困难和呼吸抑制。体检时,肺不张部位叩诊呈浊音或实音,听诊呼吸音减弱、消失或为管样呼吸音。血气分析显示 $PaO_2$ 下降和 $PaCO_2$ 升高,继发感染时,血白细胞计数和中性粒细胞比例增加。

(2)预防:术前做好呼吸锻炼,胸部手术者加强腹式深呼吸训练,腹部手术者加强胸式深呼吸训练。手术前 2 周患者要停止吸烟,有呼吸道感染、口腔炎症等情况者待炎症控制后再手术。全麻手术拔管前,吸净气管内分泌物;术后鼓励患者深呼吸、有效咳嗽,同时可应用体位引流或给予雾化吸入。

(3)处理:若发生肺不张,做如下处理。遵医嘱给予有效的抗菌药物来预防和控制炎症。应鼓励患者深吸气,有效咳嗽、咳痰,帮助患者翻身,为其拍背,协助痰液排出。对无力咳嗽排痰的患者,用导管插入气管或支气管吸痰,若痰液黏稠,应用雾化吸入稀释。对有呼吸道梗阻症状、神志不清、呼吸困难者,做气管切开。

5.尿路感染

(1)病情观察:手术后尿路感染与导尿管的插入和留置密切相关,尿潴留是基本原因。尿路感染分为下尿路感染和上尿路感染。下尿路感染主要是急性膀胱炎,常伴尿道炎和前列腺炎,主要表现为尿频、尿急、尿痛和排尿困难,一般无全身症状。尿常规检查有较多红细胞和脓细胞。上尿路感染主要是肾盂肾炎,多见于女性,主要表现为畏寒、发热和肾区疼痛,血常规检查白细胞计数升高。中段尿镜检有大量白细胞和脓细胞。做尿液培养可明确菌种,为选择抗菌药物提供依据。

(2)预防与处理:及时处理尿潴留是预防尿路感染的主要措施。鼓励患者多饮水,保持每天尿量在 1 500 mL 以上,并保持排尿通畅。根据细菌培养和药敏实验选择有效的抗菌药物。对残余尿 50 mL 以上者,应留置导尿管,放置导尿管时,应严格遵守无菌操作原则。遵医嘱给患者服用碳酸氢钠以碱化尿液,减轻膀胱刺激症状。

6.深静脉血栓形成和血栓性静脉炎

(1)病情观察:深静脉血栓形成和血栓性静脉炎多发生于术后长期卧床、活动少或肥胖患者,多见于下肢。患者感觉小腿疼痛。检查时可见肢体肿胀、充血,有时可触及索状物,可出现凹陷性水肿。腓肠肌挤压试验或足背屈曲试验结果呈阳性。常伴体温升高。

(2)预防与处理:强调早期起床活动。对不能起床活动的患者,指导患者学会做踝关节伸屈活动的方法,或采用电刺激、充气袖带挤压腓肠肌以及被动按摩腿部肌肉等方法,加速静脉血回流。术前,可使用小剂量肝素,皮下注射,连续使用 5～7 d,可以有效防止血液高凝状态。一旦发生深静脉血栓或血栓性静脉炎,应抬高、制动患肢,严禁局部按摩及经患肢输液,同时遵医嘱使用抗凝剂、溶栓剂或滴注复方丹参液。必要时,手术取出血栓。

**(五)健康指导**

(1)心理保健:某些患者因手术而形象改变,从而心态也发生改变。要指导患者学会自我调节、自我控制,提高心理适应能力和社会活动能力。

(2)康复知识:指导患者进行术后功能锻炼,教会患者自我保护、保健的知识。教会患者缓解不适及预防术后并发症的简单方法。

(3)营养与饮食:指导患者建立良好的饮食习惯,合理地摄入营养,促进康复。

(4)合理用药:指导患者遵医嘱按时、按量服用药物,讲解服药后的毒副反应及特殊用药的注意事项。

(5)按时随访。

(郑　伟)

# 第十七章

# 护理管理

## 第一节 护理工作制度

### 一、护理管理工作制度

#### (一)护理质量管理制度

(1)根据医院护理工作发展情况,定期开展质量教育,提高全员的质量意识,保证护理安全。

(2)医院成立护理质量持续改进委员会(质量管理组),负责修订护理质量标准及相关规章制度等,做到质量标准化并对护理质量实施三级(二级)控制与管理。

(3)制定持续质量改进的工作计划,建立护理质量保障体系,以定期检查和抽查的形式对医院护理质量进行督导与评价。

(4)对护理质量问题及时分析、反馈,提出整改意见,限期整改,跟踪监控,达到质量持续改进的效果。

(5)护理部应充分使用现代质量管理工具,收集日常客观、真实的数据,建立院内护理质量评价指标,找出现状值与目标值的偏差,深入分析并制定改进对策,定期进行效果评价,推动护理质量持续改进。

(6)建立护理质量三级管理档案,包括质量工作年计划、检查标准、检查安排、检查记录、总结、数据分析、专题会议记录。

#### (二)护理部工作制度

(1)护理部有健全的领导体制,在主管院长领导下实行三级(二级)管理,对全院护理人员进行垂直管理。

(2)根据国家、地区及医院整体目标,结合临床医疗和护理工作情况制定中长期工作规划(3~5年)及年度工作计划,做出季度工作安排,划定月工作重点,并认真组织落实,年终做总结。

(3)建立健全各项护理管理制度、疾病护理常规、操作规程、工作标准及各级护理人员岗位职责,并实时修改。

(4)护理部负责全院护理人员的聘任、培训、考核、调配、奖惩等有关事宜,对护理人员的晋升、任免以及调动提出建议,负责对护理人员技术档案的登记与管理。

(5)加强对外交流活动,拓宽管理思路,使护理管理工作不断创新。

(6)建立和完善护理安全管理体系,包括建立安全管理委员会、护理不良事件报告系统,以促进护理安全管理的持续改进。

(7)健全科护士长、护士长的考核标准,定期考评,择优竞聘。

(8)护理部定期组织护理查房,协助临床解决实际问题。

(9)定期召开护理部、科护士长、护士长及全院护士大会。

(10)建立护理继续教育体系,包括成立继续医学教育委员会,制定各类人员(在职护士、护生、进修护士)教学/培训大纲,制定培训计划并有效落实措施。

(11)定期对护理人员岗位技术能力实施评价工作,并定期进行考核,将成绩纳入技术档案。

(12)做好与院内相关部门的协调工作,保证临床科室工作的顺利进行。

(13)定期进行住院(出院)患者、门诊患者的满意度调查,并对调查结果进行分析,提出整改对策。

(14)组织护理科研成果及新技术的推广工作。

**(三)护理人员管理制度**

(1)护士的聘用与使用须按照《护士条例》相关规定执行,护士执业应当经执业注册取得护士执业证书并按照《护士条例》从事护理活动,未经护士执业注册者不得单独从事护理工作。

(2)护士在执业期间如遇延续注册、中断执业后重新注册、变更执业地点等情况,均应按照《护士条例》相关程序办理。

(3)应采取各种措施保障护士享有《护士条例》规定的权利,如享受国家规定的工资、福利、医疗保健及社会保障等待遇并享受同工同酬、参加院内职业安全防护培训、获得与本人业务能力和学术水平相应的专业技术职务、职称等权利。

(4)在执业过程中,注册护士如违反《护士条例》规定的义务,按情节轻重给予相应处理。

(5)护理部应明确护理各岗位的职责、任职资质及临床能力要求,并实施各层级能力晋级考核,定期评价,不断提升护理人员的能力。

(6)为提高护士的专业水平,护理部应当结合医院实际情况,根据本单位护士岗位工作需要,制定并落实护士的培训制度及培训计划,为护士提供可持续发展的职业空间。

(7)结合人力资源配置要求,合理配置护理人力,建立完善的绩效考核制度和激励机制,为护士营造积极、公平的职业环境,稳定护理队伍。

**(四)护理人员分级管理制度**

(1)医院根据临床护理岗位的技术和专业要求,对护士进行分层级管理。

(2)根据护士的工作年限、专业技术职称、学历、工作经验、技术能力等综合因素,确定层级划分标准。

(3)依据护士分层级准入标准、岗位职责、考核标准、培训重点等实施护士分层级管理工作。

(4)制定各层级护士的培训计划,实施相应层级的专业培训,考核合格,方具备晋级条件。

(5)科室应根据患者的病情、护理难度和技术要求等要素,对责任护士进行合理分工、分层管理,体现能级应对。

(6)医院应定期遵照考核标准及晋级条件,对各层级护士进行综合考核及评定,考核合格,方能晋级。

（7）医院对护士进行综合考核时，应当以日常工作表现及临床护理实践能力为主要依据，做到公开、公平、公正、客观、科学。

（8）护士的薪酬分配向临床一级护理工作量大、风险较高、技术性强的岗位倾斜，并与层级护士考核相结合。

（9）各层级护士的比例应科学合理，$N_1 \sim N_4$ 护士的比例原则上为 4：3：2：1，可根据医院及科室的实际情况酌情调整。

（10）护理部成立考评组织，$N_0 \sim N_2$ 级护士由科室组织实施考核，$N_3 \sim N_4$ 级护士由护理部组织实施考核。

**（五）护理人员培训与考核制度**

（1）护理人员培训包括新入职护士培训、继续教育培训、专科护士培训和护理管理培训。

（2）护理部针对护士不同层级和护士职业生涯发展制定培训计划并有考核记录。考核培训效果与绩效挂钩。

（3）建立护理人员培训档案。

（4）应设专人管理，负责培训大纲、计划的制定与实施。培训要从基本理论、基本知识和基本技能入手，可采用岗位实践、脱产进修、建立导师制等多种途径，不断提高和深化专业理论、实践能力以及外语水平。

（5）各级管理人员定期对培训考核结果进行分析、反馈，针对问题进行整改，提高护士的专业素质及综合能力。

**（六）专科护士培养使用制度**

（1）医院护理部负责制定专科护士培养计划，明确培养目标，制定个性化职业发展规划并监督落实。

（2）专科护士均应符合国家、地区的资质要求。

（3）完成相应级别的专科护士培训并考核。

（4）按期完成专科护士的继续教育及考评。

（5）获得资质后的专科护士应在相关专业领域从事临床工作并发挥骨干作用，工作内容包括专业查房、护理会诊、护理教学、护理研究及参与科室护理管理工作。

（6）护理部建立专科护士培训考核档案，记录专科护士的成长过程。

（7）医院应为专科护士提供发展平台。

**（七）聘用护士薪酬管理制度**

（1）贯彻落实国家关于卫生行业薪酬管理的相关规定，结合医院特点，制定相应科学、合理的薪酬分配与管理制度，做到同工同酬。

（2）设立专门部门管理聘用护士的薪酬。

（3）薪酬分配应当根据岗位所承担的责任、风险、技术，并综合考虑工作质量、服务质量、工作数量、创新能力等因素，在规范成本核算的基础上，以量化考核为主，难以量化考核的部门主要以岗位职责为基础进行考核。

（4）薪酬的分配应当重实绩、重贡献，向优秀人才和关键岗位倾斜。

**（八）护理人员绩效考核制度**

（1）按照公平、激励、竞争的原则进行护理人员绩效考核。

（2）根据护理人员分层管理原则建立考核综合量化指标、评价标准、考核内容，充分体现多劳多得、优绩优酬。考核内容应侧重护理人员的实际工作能力,要包括护理工作数量、护理工作质量、技术难度、患者满意度等。

(3)成立院、科两级考核委员会,坚持公平、公开的原则,对照绩效考核标准对所有护理人员进行考核,对同一岗位的护理人员执行相同的考核标准。

(4)考核评价结束,双方签字确认。

(5)考核结果将与收入分配、年度考核、职位/职称晋升、学习进修、奖励评优等相结合。

**(九)职业卫生安全防护制度**

(1)严格执行消毒隔离制度和操作规程,减少各种危险行为。

(2)强化职业安全意识,建议医务人员酌情接种乙肝疫苗。

(3)严格遵循标准预防的原则,熟练掌握和正确使用防护技术和用品。

(4)避免有可能造成医务人员伤害的操作,正确处理意外刺伤事件。

(5)正确处理患者使用后的设备、污染物品以及医疗废物。

(6)当出现职业暴露伤害时,应遵循暴露后的处理原则,按规定进行报告、登记、评估、预防性治疗和定期随访。

**(十)护理查房制度**

(1)护理查房包括护理部主任查房、科护士长查房、护士长查房、教学查房等。通过查房逐步建立护理质量 PDCA 循环管理体系,促进护理质量持续改进。

(2)护理查房要有组织、有计划、有重点、有专业性。通过护理查房针对患者的病情提出护理问题,制定护理措施并针对问题及措施进行讨论,以提高护理质量。

(3)护理查房要结合临床实际介绍新技术、新业务的进展,注重经验教训的总结,通过查房解决实际护理问题,促进临床护理技能及护理理论水平的提高。

(4)查房前要进行充分的准备,例如,如质量查房前进行预查房,个案查房前选择适宜病例,查阅有关资料并做好个案报告,并提前通知参加人员查房时间及内容。

(5)各级管理者应对整个查房过程给予指导并进行质量监控,评价查房效果,制定改进措施,提高临床护理服务的水平。

(6)护理部主任查房在三级管理体制医院每季度不少于一次,在二级管理体制医院每两月一次。科护士长查房每两月不少于一次,护士长查房每月不少于一次。

**(十一)护理会诊制度**

(1)关于复杂病、疑难病、危重症患者在本学科内或本院内无法解决的疑难问题,应及时申请会诊。

(2)科间会诊由要求会诊科室的责任护士提出,护士长同意后填写会诊申请单,将会诊申请单送至被邀请科室。被邀请科室接到通知后由护士长或专科护士赴申请科室会诊,并记录会诊意见。

(3)全院性会诊由申请科室提出,填写会诊申请单送至护理部,护理部应及时组织相关科室的护士长或专科护士到该科室参加全院会诊。责任护士说明会诊目的并报告病情,认真记录会诊意见。

(4)会诊原则上在接到申请后 24~48 h 完成。紧急会诊要及时进行。会诊地点设在申请科室。

(5)会诊专家查阅病历及检查患者后,提出会诊意见并将其记录在会诊单上,最后签全名。

**（十二）护理制度、操作常规变更批准制度**

（1）护理制度、操作常规的修订均应遵守相关法律、法规和规章，立足于确保患者生命安全，实事求是，提高工作效率和工作质量。

（2）护理制度、操作常规的修订由护理质量管理组负责。如有修订需求，科室向护理质量管理组提出申请，待批准后，再做出修订。

（3）修订文件应遵照试行、修改、批准、培训、执行程序，修订的文件要有修订标识。

（4）变更程序：①对现有的护理制度、操作常规进行完善和补充。②对开展的新项目、新技术制定新的护理制度和操作常规。③将修改的或新制定的护理制度、操作常规提交护理质量管理组。护理质量管理组提出意见或建议，进一步完善。④对变更后或新制定的护理制度、操作常规，应设置3～6个月试行期，其经过可行性再评价后经护理质量管理组批准，方可正式实施。⑤修订或新定护理制度、操作常规后，文件上均标有该制度执行的起止时间及批准人。

（5）将变更后的护理制度、操作常规及时通知全院护士，认真组织培训并贯彻执行。

（6）重大护理制度、操作常规的变更要与医疗管理职能部门做好协调，保持医疗护理的一致性，并向全院通报。

**（十三）安全管理制度**

（1）做好防火、防盗、防损伤的安全管理工作，应妥善保管贵重物品。

（2）对氧气应做到"四防"（防火、防油、防震、防热）。室内应禁止吸烟，要定点存放、妥善保管易燃易爆的危险物品。

（3）应定位放置病房设施，使其处于安全、良好的状态，如果发现问题，应及时处理。

（4）消防通道畅通、无障碍，消防设备齐全，标识醒目，放于固定位置，由专人管理。有火灾事故的应急预案，发现意外情况时能及时组织患者撤离现场，保证人身安全。

（5）公共区域应设有明显标识，保持地面干燥、防滑，防止患者跌倒。

（6）做好患者的安全保护工作。教育患儿远离危险物品，不能将锐利的玩具、易碎物品带入病房，避免意外发生。

（7）对患儿，昏迷、危重症等成人患者做好安全保护工作，防止坠床。

（8）对可能自杀、自伤、伤人、逃跑等的患者必须加强安全管理，防止意外事件的发生。

（9）加强对陪伴和探视人员的安全教育及管理，根据病情开具陪伴证，如发现可疑人员应立即通知保卫部门。

（10）各科室根据特点建立安全风险防范及应急预案程序。

（11）各科室应设有预防意外伤害的安全防范措施（如床护栏、约束带、防滑设施），警示标识及告知程序，防止患者跌倒、坠床等。

（12）入院时护士应主动向患者介绍各项安全注意事项（如禁用电器、禁烟、防火、贵重物品保管）以及发生紧急情况时如何呼叫医务人员。

（13）严格执行查对制度，准确识别患者的身份，对危重症、意识不清、手术、有创诊疗等患者以腕带作为识别标识，确保患者的安全。

（14）应用高危药，执行静脉输液及输血操作，均应执行双人核对，保证安全给药。

（15）各科室应备有抢救车，有专人负责，按要求放置车内物品。

（16）有专人负责仪器测试及维修登记，且可追溯。

（17）危险品管理：对于易燃、易挥发的医用液体（如酒精、甲醛）应根据医院危险品管理流程按需领取,该类液体应存放于上锁的专柜,由专人管理,有领取使用登记。

**(十四)护理不良事件管理制度**

(1)在医疗护理活动中,科内一旦发生或发现护理不良事件,当事人或知情人应履行上报程序,根据事件性质逐级上报,并有完整记录。

(2)对Ⅰ级警讯事件、Ⅱ级不良后果事件必须遵循主动及时上报原则,在24 h内通过强制性的报告系统完成逐级上报。遇重大紧急情况事件,应在处理事件的同时口头上报上级管理人员。

(3)对Ⅲ级未造成后果事件、Ⅳ级临界错误事件遵循保密非惩罚错误原则自愿上报。

(4)各级护理管理部门应定期(科室每月组织一次,护理部每季度至少一次)针对护理不良事件案例,进行分析、讨论,制定整改策略并做记录。

(5)一旦发生或发现医疗过失行为,医务人员应立即采取有效措施,避免或减轻对患者身体健康的损害,防止不良后果发生。

(6)科室管理人员应及时将科内不良事件上报至护理部,护理部定期审核确认后,通过不良事件管理系统上报至相关部门。

**(十五)皮肤压疮管理制度**

(1)对可能发生皮肤压疮的高危患者(如瘫痪、意识不清、大小便失禁、营养不良、痴呆、病情危重、强迫体位患者),入院当天必须完成初次评估,并且每班评估一次,当患者的病情发生变化时随时评估。

(2)如存在上述危险因素,要及时制定防范措施,加强巡视,随时了解患者的情况,做好记录及交接班。

(3)发生压疮,应准确填写皮肤压疮评估表,写明压疮的部位、分度等,落实压疮护理措施并评价转归效果。

(4)科室发现Ⅱ期及以上压疮,应及时上报至护理部,由护理部组织伤口小组进行现场评估,视压疮程度给予指导。

(5)当患者转科时,认真进行交接并将压疮记录交与转入科室。

(6)发现压疮,按照不良事件上报流程逐级上报。对疑难压疮组织护理会诊。

## 二、护理核心制度

**(一)护理分级制度**

分级护理是指患者在住院期间,医务人员根据患者的病情和生活自理能力进行综合评定,确定并实施不同级别的护理。分级护理分为特级护理、一级护理、二级护理、三级护理。

1.特级护理

(1)分级依据:①需要抢救性治疗的重症监护患者。②病情危重,病情随时可能发生变化,需要进行监护、抢救的患者。③各种复杂手术或大手术后,有严重创伤或大面积烧伤的患者。

(2)护理要点:①严密观察患者的病情变化,监测生命体征,准确记录出入量。②制定护理计划或划定护理重点,有完整的护理记录,详细记录患者的病情变化。③根据医嘱,正确实施治疗、给药措施。④根据患者的病情,护理人员正确实施基础护理和专科护理,如口腔护理、压疮护理、气道护理及管路护理,实施安全措施。⑤保持患者的舒适和功能体位。

2.一级护理

(1)对以下患者实行分级护理:①病情趋向稳定的重症患者。②病情不稳定或病情随时发生变化的患者。③手术后或治疗期间需要严格卧床的患者。④自理能力重度依赖的患者。

（2）护理要点：①每30 min巡视患者，根据患者的病情，测量生命体征，随时观察患者病情的变化，做好护理记录。②根据医嘱，正确实施治疗、给药措施。③根据患者的病情，正确实施基础护理和专科护理，如口腔护理、压疮护理、气道护理及管路护理，实施安全措施。④提供护理相关的健康指导。

3.二级护理

（1）分级依据：①病情趋于稳定或未明确诊断前，仍需观察且自理能力轻度依赖的患者。②病情稳定，仍需卧床且自理能力轻度依赖的患者。③病情稳定或处于康复期且自理能力中度依赖的患者。

（2）护理要点：①每1～2 h巡视患者，根据患者的病情，测量生命体征，一旦患者发生病情变化，应及时记录。②根据医嘱，正确实施治疗、给药措施。③根据患者的病情，正确实施护理措施和安全措施。④提供护理相关的健康指导。⑤协助患者进行生活护理。

4.三级护理

（1）分级依据：病情稳定或处于康复期，自理能力轻度依赖或无须依赖的患者。

（2）护理要点：①每3 h巡视患者，观察患者病情的变化。②根据患者的病情，测量生命体征。③根据医嘱，正确实施治疗、给药措施。④提供护理相关的健康教育及康复指导。

**（二）查对制度**

1.严格执行服药、注射、输液查对制度

（1）执行药物治疗医嘱时要进行"三查七对"，即操作前、操作中、操作后分别核对床号、姓名、药名、剂量、浓度、时间、用法。

（2）清点药品时和使用药品前，要检查药品的质量、标签、有效期和批号，如不符合要求不得使用。

（3）给药前注意询问患者有无过敏史；使用麻、精、限、剧药时要反复核对；静脉给药要注意药品有无变质，瓶口有无松动、裂缝，给予多种药物时，要注意配伍禁忌。

（4）摆药后必须有二人分次核对，无误方可给药。

2.严格执行输血查对制度

（1）输血前严格执行查对制度，要求在取血时、输血前、输血时必须经双人核对，无误后方可输血。

（2）取血时，护士持交叉配血报告单与血库发血者共同查对患者的姓名、性别、年龄、病案号、科别、床号、血型（含RH因子）、交叉配血试验结果以及血袋的外观等，准确无误，双方共同签字后方可取血。

（3）输血前由两名护士核对交叉配血报告单及血袋标签等内容，检查血袋有无破损、渗漏，血液颜色是否正常，准确无误方可输血。

（4）输血时，由两名护士持交叉配血报告单到床旁核对患者的姓名、性别、年龄、病案号、科别、床号、血型（含RH因子）等，确认与配血报告相符，再次核对，准确无误后进行输血，并由双人在交叉配血报告单上签字，并将其粘贴在病历中。

（5）输血后，把空血袋低温保存24 h，以备特殊情况核对和送检。

3.严格执行医嘱查对制度

（1）开医嘱、处方或进行治疗时，应查对患者的姓名、性别、床号、病案号。

（2）医嘱下达后,办公室护士按要求处理并做到班班查对和签字。

（3）对有疑问的医嘱必须与医师核实,确认无误后方可执行。

（4）在紧急抢救的情况下,对医师下达的口头医嘱护士应清晰复诵,经医师确认后方可执行,并在执行时实施双人核对,操作后保留安瓿,经二人核对后方可弃去。抢救结束后督促医师即刻据实补记医嘱。

（5）整理医嘱单后,须经第二人查对。

（6）办公室护士及夜班护士每天各查对一次医嘱。

（7）护士长每周查对一次医嘱。

（8）建立医嘱查对登记本,办公室护士、夜班护士每天查对医嘱,护士长每周查对医嘱后应在登记本上记录医嘱核实情况,注明查对时间签名。

4.饮食查对制度

（1）每天查对医嘱后,以饮食单为依据核对床头饮食卡。

（2）发放饮食前,应查对饮食单与饮食种类是否符合。

（3）送餐前在患者床前再核对一次。

**（三）患者身份识别制度**

（1）建立以腕带为识别标识的制度。腕带标识清楚,须注明患者的姓名、性别、出生年月日、病案号等信息,作为操作前、用药前、输血前等诊疗活动时识别患者的一种有效手段。

（2）护士根据病历填写患者的腕带信息,双人核对后,逐一与患者或其家属进行再次核对,确认无误后方可给患者佩戴腕带。若腕带损坏或丢失,仍需要双人按以上方法核对,然后补戴。

（3）在实施介入或有创诊疗活动、采集标本、给药或输液、输血或血制品等诊疗活动前,必须严格执行查对制度,应至少同时使用两种患者身份识别方法(如姓名、年龄等患者信息,禁止仅以房间或床号作为识别的唯一依据)。

（4）完善各专科关键流程的患者识别措施,健全转科交接登记制度。尤其是在急诊、病房、手术部、ICU、产房、新生儿室之间转接的关键流程中,应建立并执行对患者身份确认的具体措施、交接程序,填写双方交接项目的记录文书,由双方签字。

**（四）交接班制度**

（1）交接班必须准时,接班者提前上岗。护士长应重点巡视危重症及手术患者。接班者清点物品及麻精药,阅读交班报告,交班者必须交接清楚方可离去。

（2）听取交班报告,巡视病房,检查专科及重症护理的落实情况。对危重患者做到床前交接。

（3）交班者应做到报告书写清楚,叙述准确。接班者应认真听取交班报告,仔细检查患者的皮肤及有关情况。

（4）交接班时要做到"六不"交接:着装不规范不交接,环境不整洁不交接,上班为下班的物品准备不齐不交接,重症护理不周不交接,本岗工作未完成不交接,药品、物品不齐全不交接。

（5）交班中如发现病情、治疗、物品交代不清时应立即查问,保证医疗护理措施的实施。接班时发现问题应由交班者负责,接班后再发现问题则由接班者负责。

**（五）抢救制度**

（1）病情危重需抢救者方可进入抢救室。抢救工作应在主管医师/值班医师、护士长/带班护士的组织和指挥下实施,对重大抢救需根据病情制定抢救方案,并立即呈报有关部门。

（2）参加抢救人员应分秒必争地抢救患者。做到明确分工、紧密配合、听从指挥、坚守岗位,严格执行各项规章制度。

(3)抢救器材及药品必须完备,做到"四定":定人保管、定量储存、定位存放、定时清点。抢救物品不外借,用后及时补充,班班交接。

(4)参加抢救的医务人员必须熟练掌握各种疾病抢救流程及操作技术,以保证抢救的顺利进行。

(5)严密观察病情及生命体征的变化,按抢救时间、用药剂量、抢救方法及患者的临床表现做好重症记录。

(6)严格执行无菌操作,遵守各项操作抢救程序。

(7)严格交接班制度和查对制度。

(8)抢救完毕及时清理物品,进行消毒,保证各种抢救药品、物品处于完好状态。

(9)在紧急抢救的情况下,对医师下达的口头医嘱护士应清晰复诵,经医师确认后方可执行,并在执行时实施双人核对,操作后保留安瓿,经二人核对后方可弃去。抢救结束后督促医师即刻据实补记医嘱。

(10)科室进行重大抢救时,应及时向医院有关部门及院领导报告。

**(六)药品管理制度**

(1)科室应根据具体情况保存适量的常用药品(口服药、注射药),便于临床应急。

(2)根据药品的种类及性质分别放置药品,由专人负责领取和保管。

(3)高浓度电解质(如超过0.9%的氯化钠溶液)、氯化钾溶液、磷化钾溶液、肌肉松弛剂、细胞毒化疗药等特殊药品必须单独存放,禁止与其他药品混合存放,要有醒目标识。

(4)对包装相似、听似、看似的药品,一品多规或多剂型药品的存放要有明晰的警示标识,临床人员应具备识别能力。

(5)对特殊及贵重药品应注明床号、姓名,存放于上锁的专柜,班班交接,做好记录。

(6)需要冷藏的药品(如清蛋白)应放在2℃~8℃冰箱,对冰箱温度应有监测记录。

(7)除抢救车内固定基数的抢救用药外,病房针剂必须存放在药物原包装盒内。药品有效期以安瓿上的日期为准,对即将到失效期(1~3个月)的注射药物,应提前与药房联系进行更换。

(8)对口服基数药无须注明有效期,每年应定期更换一次。

(9)分装药品后,应在其外包装上注明药品的名称、剂量、批号。

(10)药学部门应定期提供药物识别技能的培训与药品识别警示信息,规范药品名称与缩写标准。

(11)麻醉药品与精神药品管理:①建立麻醉药品与精神药品使用登记本,注明患者的姓名、床号,使用药品的药名、剂量、使用日期、使用时间、护士签名。如有余药要弃去,应由执行护士与核对护士签名。②设专柜存放,专人管理,上双锁,实施双人核对,并按需保存一定基数,每班严格交接、清点,双方签名。③医师开医嘱及专用处方后,方可给患者使用药品,使用药品后应保留空安瓿。④如医师开出p.r.n医嘱,在患者需要时仍需由医师开具医嘱、专用处方,使用药品后保留空安瓿。

(12)胰岛素的储存和使用:①未开启的瓶装胰岛素或胰岛素笔芯应储存在2℃~8℃冰箱内冷藏,切忌冷冻,不能超过有效期。②已开启的瓶装胰岛素或胰岛素笔芯可在室温下保存,应注明开启时间(保存期为开启后1个月,且不能超过有效期)。③胰岛素避免受热或阳光照射,防止震荡。④抽取胰岛素前,先确认是否存在晶状体、浮游物或者发生颜色变化等异常现象。⑤常规注射胰岛素必须在患者用餐备好后遵医嘱双人核对后执行。⑥选择注射胰岛素的部位时,应评估患者餐后 1 h 的运动情况,注射时避开将要运动的部位,例如,患者餐后要打羽毛球,则不宜选择在四肢注射胰岛素。⑦注射胰岛素前应采用 75％酒精进行皮肤消毒。⑧应一次性使用胰岛素专用注射器及胰岛素注射笔专用针头,注射装置与胰岛素剂型相匹配,切忌混用。⑨注射混合剂型胰岛素时,先在长效胰岛素瓶中注入等量空气,再向短效瓶中注入等量空气,先抽吸短效胰岛素,后抽吸长效胰岛素(切忌将短效胰岛素注入长效胰岛素瓶中,或颠倒抽吸顺序)。

**(七)安全输血制度**

(1)科室应根据《医疗机构临床用血管理办法》和《临床输血技术规范》的要求,做到科学、合理地用血。

(2)取血时,护士核对医嘱,持交叉配血报告单至输血科(血库)取血。取血者与发血者共同查对患者的姓名、性别、年龄、病案号、科别、床号、血型(含 RH 因子)、交叉配血试验结果以及血袋的外观等,准确无误,双方共同签字后方可取血。

(3)血液自输血科(血库)取出后,应用专用器具放置,运送过程中勿剧烈震动。

(4)血液取回病房后在室温下放置 15～30 min,复温后即刻输入,不得自行贮血。

(5)输血前由两名医务人员核对交叉配血报告单及血袋标签的各项内容,检查血袋有无破损、渗漏,血液颜色是否正常,准确无误,方可输血。

(6)输血时,由两名医务人员持交叉配血报告单到床旁核对患者的姓名、性别、年龄、病案号、科别、床号、血型(含 RH 因子)等,确认信息与配血报告相符,再次核对血液准确无误后,将血袋内的成分轻轻混匀,用符合标准的输血器进行输血,并由双人在交叉配血报告单上签字,再将其粘贴在病历中。

(7)输血前后用生理盐水冲洗输血管道。连续输用不同供血者的血液时,中间输入生理盐水。输血过程中禁止随意加入其他药物。

(8)输血的起始速度宜慢,观察 15 min,患者无不适后,根据病情、年龄及输注血液制品的成分调节滴速。

(9)输血过程中严密观察患者有无输血反应。如出现输血反应,应立即减慢或停止输血,更换输液器,用生理盐水维持静脉通路。通知医师给予治疗和抢救,做好记录。按要求填写输血反应回报单,上报输血科。如发生严重输血反应,应将余血(必要时抽取患者的血样)送回输血科。

(10)输血完毕,把空血袋低温保存 24 h 后按医疗废物处理。

**(八)护理文件管理制度**

(1)护理文件由病房护士长或办公室护士负责管理。

(2)要定点存放患者住院期间的医疗文件,非该病区医务人员不得随意翻阅这些文件。

(3)病历中各种表格均应按要求排列整齐。不得撕毁、撤销、涂改或丢失病历,用后必须归还原处。

(4)患者不能自行携带病历出病房,外出会诊或转院时按院方规定携带或复印相应资料。

(5)患者需复印病历时,按《医疗事故处理条例》有关规定执行,家属不得自行复印病历。

(6)患者出院或死亡后,护士需按规定顺序将病历排列整齐,与病案室工作人员进行交接。

(7)要将住院患者病情交班报告书、病房医嘱本保存一年以备查阅。

### 三、临床护理制度

#### (一)病房管理制度

(1)病房由护士长及科主任全面负责管理。

(2)保持病房整洁、舒适、安静,注意通风,避免噪声。工作人员做到走路轻、关门轻、说话轻、操作轻。

(3)统一病房陈设,室内物品和床位要摆放整齐、固定位置,精密贵重仪器有使用要求并专人保管。

(4)护理人员按医院规定统一着装,保持衣帽整洁,严格遵守各项规章制度及操作流程。

(5)护士长全面负责保管病房财产、设备,并分别指派专人管理,建立账目,定期清点,如有遗失,及时查明原因,按规定处理。

(6)护士长根据工作量、患者的病情等分配责任护士,做到能级对应。责任护士为患者提供责任制整体护理服务。

(7)对患者进行健康教育,定期召开患者座谈会,征求意见,改进病房工作。

(8)患者着患者服装,未经主管医师批准不得随意离院,院外会诊应有工作人员陪同,并且在医务部门备案。

(9)做好陪伴家属及病房的安全管理工作。

#### (二)患者转院、转科交接制度

(1)接到患者转院、转科医嘱后,及时与相关部门沟通,做好转院、转科准备。

(2)患者转出前,责任护士及主管医师向患者或家属告知相关注意事项,取得患者及其家属的配合。

(3)转科时应当一并交接病历。转院时应当将医师的病历摘要及其他必要资料备妥,随同转院,保障医疗信息资料的连续性。

(4)制定转院、转科过程中突发病情变化的应急预案,保障转运过程患者的安全。

#### (三)住院患者饮食管理制度

(1)患者的饮食类别由医师根据病情决定。医师开具或更改饮食医嘱后,护士应及时通知营养科,并填写或更改饮食标记。

(2)根据医嘱为患者配送饮食,对于治疗性饮食应向患者讲解清楚,取得合作。

(3)工作人员送餐时应洗手、戴口罩,保持衣帽整洁,严格执行饮食查对制度,保证送餐及时、准确。

(4)进餐前停止一般治疗,协助卧床患者如厕、洗手,安排舒适卧位准备进餐,并保持室内清洁。

(5)观察患者的进餐情况,必要时协助患者进餐。

(6)患者进餐后,要清洗其用过的餐具并消毒。应按要求单独处理传染病患者的餐具。

#### (四)患者知情同意告知制度

(1)患者知情同意是患者对病情、诊疗(手术)方案、风险程度、费用开支、临床试验等真实情况有了解与被告知的权利,患者在知情的情况下有选择、接受与拒绝的权利。如患者拒绝接受相应治疗或检查,主管医师应当在病程记录中做详细记录,并向上级医师或科主任报告。

(2)应由患者本人行使知情同意权。如果患者不具备完全行为能力,应当由符合相关法律规定的监护人、委托代理人代为行使知情同意权。

（3）医院需要列出对患者执行书面"知情同意"的目录，并对临床医师进行相关培训，由主管医师以患者易懂的方式和语言充分告知患者，履行书面知情同意手续。

（4）对急诊、危重患者，需实施抢救性手术、有创诊疗、输血、血液制品、麻醉时，在患者无法履行知情同意手续又无法与家属联系或家属无法在短时间内到达，且病情可能危及患者生命安全时，应当紧急请示报告上级部门进行批准备案。

（5）对死亡患者进行尸体病理解剖前，必须有患者的直系亲属签字同意；国家法规规定需行尸检者及因司法工作需要进行尸检者除外。

**（五）手卫生管理制度**

（1）医院必须配备有效、便捷的手卫生设备和设施，重点部门必须安装非接触式洗手设施。

（2）掌握正确的洗手、卫生手消毒及外科手消毒方法，达到手卫生效果。

（3）进行侵入性操作时必须戴无菌手套，戴手套前后必须洗手。

（4）当手部有血迹或其他体液等肉眼可见的污染时，应用皂液和流动水洗手。

（5）手部皮肤无肉眼可见污染时，宜使用速干手消毒剂代替洗手。

（6）医务人员在接触患者的血液、其他体液、分泌物、排泄物以及被传染性致病微生物污染的物品后，必须先洗手，然后进行卫生手消毒。

（7）外科手消毒应遵循先洗手后消毒的原则，不同患者的手术之间、手套破损或手被污染时、术中更换手术衣时应重新进行外科手消毒。

（8）洗手后的干手物品或设施应当不会造成二次污染。使用一次性纸巾擦干双手。

（9）配备清洁剂，宜为一次性包装。应每周清洁重复使用的容器并消毒。

（10）按照医院感染卫生学监测的要求对重点部门进行手卫生消毒效果的监测，当怀疑流行暴发与医务人员的手有关时，及时进行监测。

**（六）消毒隔离制度**

（1）应根据《消毒技术规范》的要求，结合医院的实际情况，制定科学、可操作的消毒、灭菌制度与标准操作程序，并具体落实。

（2）应加强对医务人员及消毒、灭菌工作人员的培训，并提供相应的防护用品，保障医务人员的职业安全。

（3）对使用后的诊疗器械、器具与物品的处理应根据医疗物品危险度分类标准，采用相应的消毒或灭菌方法。

（4）应保持诊疗环境、物体表面清洁与干燥，遇污染应及时进行、有效地清洁与消毒。对感染高风险的部门应定期进行消毒。

（5）对特殊感染患者应严格执行相关感染隔离措施，防止医院感染。

（6）医务人员严格执行手卫生制度，预防医院感染。

（7）应按照环境卫生学监测的要求定期对物体表面、空气、医务人员的手等进行卫生学监测并记录。

（8）医务人员应按照医院要求报告医院感染的病例，对监测发现的感染危险因素进行分析，并及时采取有效的控制措施。

（9）医务人员根据该病区医院感染防控的主要特点开展针对性风险因素监测。怀疑医院感染暴发时，应及时报告医院感染管理部门，并配合调查，认真落实感染控制措施。

**(七)约束器具使用制度**

(1)医院要尊重患者自主选择治疗的权利(精神病患者应除外)。

(2)对患者使用约束器具必须严格掌握指征,只有当患者的自主活动危及自身、他人与诊疗操作安全时,在帮助性措施无效的情况下,才能使用约束器具。

(3)对清醒患者需实施保护性约束时,应由医师或护士对病情进行评估,向患者或家属讲解保护性约束的必要性,取得患者的配合,方可实施操作,并做好记录。

(4)对有精神障碍的患者,通知家属说明约束的目的和重要性,取得家属的理解和配合后实施强制性约束,填写约束知情同意书并由家属签字。

(5)使用约束器具的过程中,应预防约束器具所致并发症及意外情况的发生,及时评估患者的病情,尽早解除约束。

**(八)仪器、设备管理制度**

(1)建立健全仪器、设备管理制度,并认真贯彻执行。

(2)仪器、设备要由专人管理。定位存放,定期检查、维护仪器、设备,注意防尘、防潮、防腐蚀。应妥善保管各种仪器、设备的说明书。

(3)严格执行操作规程。使用新仪器、新设备前应由专业人员对操作者进行培训,讲解仪器的性能、使用方法、保管、维修及注意事项,并示范操作。

(4)建立仪器登记本,记录仪器、设备的品名、损坏和报废日期等情况。

(5)对贵重的仪器应做到每班清点,保持清洁及性能完好。对需要维修的仪器应设有标识,及时维修,并做好维修记录。

**(九)物品管理制度**

(1)护士长应负责病房的物品、器材的领取、保管、报损,并建立账目,分类保管,定期检查,做到账务相符。

(2)应指定专人管理各类物品,做到每班交接,每月清点并登记。

(3)注意各类物品的性能,分别保管,定期保养,及时维修。防止生锈、霉烂、虫蛀等以提高使用率。

(4)建立设备、器材维修登记制度,以利于仪器、设备的保养及使用。借出物品必须登记,经手人签名,须经护士长同意,方可外借贵重器械。

(5)应由专人保管精密仪器,经常保持仪器干燥,使用后应由保管者验收并签名。

**(十)换药室管理制度**

(1)换药室应设专人管理,非工作人员不得进入。

(2)工作人员在换药室内进行换药操作时必须戴口罩、帽子,严格遵循无菌操作原则,操作前、后严格执行手卫生规范。

(3)把换药室的清洁区域与污染区域划分明确并有标识。

(4)换药顺序依次为清洁伤口、污染伤口、感染伤口,最后给特异性感染伤口换药。

(5)对特异性感染伤口,必须严格执行隔离制度,专人换药;必须把使用过的敷料按医疗废物处理,给器械另行消毒、灭菌,避免医院感染。

(6)保持环境清洁,每天擦拭物体表面、地面,定时通风换气或用紫外线消毒2次。按医院环境卫生学监测的要求进行物体表面、空气、手的卫生学监测并做记录。

(7)用完非一次性的换药器具,将其放在密闭的装载容器内,由消毒供应中心及时回收并进行清洗、消毒。

**(十一)治疗室管理制度**

(1)治疗室应设专人管理,非工作人员不得进入。

(2)工作人员在治疗室内进行无菌技术操作时必须戴口罩、帽子,操作前、后严格执行手卫生规范。

(3)应定位存放各类物品,标识清楚。分别放置无菌物品与非无菌物品。无菌包外有物品标识、消毒指示带、有效日期及签名。

(4)应当加锁保管麻醉药品和精神药品,严格交接。

(5)保持环境清洁,每天擦拭物体表面、地面,定时通风换气或用紫外线消毒2次。按医院环境卫生学监测的要求进行物体表面、空气、手的卫生学监测并做记录。

(6)治疗室有专用清洁工具,用后清洗干净,单独存放。

**(十二)检查室管理制度**

(1)检查室应设专人管理,非工作人员不得进入。

(2)进入检查室要衣帽整洁,操作前洗手、戴口罩,严格执行手卫生规范。

(3)把室内检查设备及物品放置在固定位置,合理布局,摆放有序,保持清洁。

(4)应保持检查室整洁,每天擦拭物体表面,定时通风或进行紫外线消毒。

(5)医务人员在检查过程中要严格执行操作技术规范。

(6)检查过程中注意保护患者的隐私,观察患者的反应,如有异常,及时停止检查并给予处理。

(7)定期对检查仪器及器械进行检测、维修及保养。

(8)每位患者检查后更换一次性床单。应把传染病患者安排到最后检查。检查后严密地给仪器、设备消毒。

(9)用完各类医疗物品,按医疗废物规范分类处置。

**(十三)危急值报告制度**

(1)医院应制定出适合本单位的危急值报告制度、流程及项目表。

(2)危急值报告应有可靠途径且医技部门(含临床实验室、医学影像部门等)能为临床提供咨询服务。危急值报告的重点对象是急诊科、手术部、各类重症监护病房的危急重症患者。

(3)护士在接获口头或电话通知的患者危急值或其他重要的检验/检查结果时,必须规范、完整、准确地记录患者的识别信息、检验结果/检查结果和报告者(如姓名与电话),进行复述,确认无误后及时向主管或值班医师报告,并做好记录。

(4)对危急值报告的项目实行严格的质量控制,尤其是分析前对标本的质量控制措施,如做出标本采集、储存、运送、交接处理的规定并认真落实。

**(十四)医疗废物管理制度**

(1)医院应当按照《医疗废物管理条例》和《医疗卫生机构医疗废物管理办法》的规定对医疗废物进行严格的管理。

(2)根据医疗废物的分类,使用不同的包装容器,不得混放各类医疗废物。

(3)对损伤性医疗废物应使用印有医疗废物警示标识并加注"损伤性废物"字样的医疗废物利器盒来盛装。

(4)对所有的化疗废物集中后统一放入双层防渗漏、印有医疗废物标识并加注"感染性废物"

字样的黄色医疗废物包装袋,包装袋外标注"化疗废物"警示标识。

(5)对医疗机构收治的隔离传染病患者或者疑似传染病患者产生的生活垃圾,使用黄色医疗废物包装袋盛装,双层双扎,并在包装袋外注明所在科室、启用日期及废物种类。

(6)医疗废物包装容器内置的污物达 3/4 时,应将袋口扎紧并在包装容器外标注警示标识。应随时整理医疗废物,不可堆积。

**(郑丹萍)**

# 第二节　护理安全管理

## 一、护理风险管理与护理安全管理

医疗护理风险是一种职业风险。风险包括经济风险、政治风险、法律风险、人身风险。因此,现代医院管理者必须对风险因素进行安全管理及有效控制。

### (一)护理风险管理与护理安全管理

1.护理风险与护理安全的概念

护理风险指患者在医疗护理过程中,由风险因素直接或间接地影响导致的可能发生的一切不安全事件。护理风险除具有一般风险的特征外,还具有风险水平高,存在客观性、不确定性、复杂性及风险后果严重等特征。

护理安全是指在医疗服务过程中,既要保证患者的人身安全不因医疗护理失误或过失而受到危害,又要避免发生事故和医源性纠纷而造成医院及当事人承受风险。

2.护理风险管理与护理安全管理的概念

(1)护理风险管理是指对患者、医务人员、医疗护理技术、药物、环境、设备、制度、程序等不安全因素进行管理的活动。采用护理风险管理程序的方法,有组织、有系统地消除或减少护理风险事件、风险对患者和医院的危害及经济损失,以保障患者和医务人员的安全。

(2)护理安全管理是指为保证患者的身心健康,对各种不安全因素进行有效控制。护理安全管理可以提高医务人员的安全保护意识,最大限度地降低不良事件的发生率,是护理质量管理中的重要组成部分。

护理安全管理强调的是减少事故及消除事故,而护理风险管理是为了最大限度地降低由各种风险因素造成的损失,其管理理念是提高护理风险防范意识,预防护理风险的发生。护理风险管理不但包含了预测和预防不安全事件,而且延伸到保险、投资甚至政治风险等领域,以此保证患者及医务人员的人身安全。由于护理风险管理与护理安全管理的着重点不同,它们的控制方法存在差异。

3.护理风险管理的理念

护理风险管理的理念即将发生不良事件后的消极管理变为事件发生前的前馈控制。瑞士奶酪模式已经用于临床风险的管控,其理论被称为"累积行为效应"。该理论认为在一个组织中,事件的发生有 4 个层面(4 片奶酪)的因素,包括组织的影响、不安全监管、不安全行为先兆、不安全的操作行为。每一片奶酪代表一层防御体系,每片奶酪上的孔代表防御体系中存在的漏洞和缺陷。这些孔的位置和大小都在不断变化,当每片奶酪上的孔排列在一条直线上时,风险就会穿过所有防御屏障上的孔,导致风险事件的发生。如果每个层面的防御体系对漏洞可以拦截,系统就不会因为单一的不安全行为而发生风险事件。加强护理风险防范和管理则需要不断强化护理人员的风险防范意识,加强质量监管,以预防为主,及时发现安全问题,通过事前控制对可能发生的风险事件进行预警,防止风险事件的发生,保证患者的安全。

**(二)护理风险管理程序**

护理风险管理程序是指对患者、工作人员、探视者等可能产生伤害的潜在风险进行识别、评估,采取正确行动的过程。

1.护理风险的识别

护理风险的识别是对潜在的和客观存在的各种护理风险进行系统地、连续地识别和归类,并分析产生护理风险事件原因的过程。常用的护理风险识别方法有以下几种。

(1)鼓励护理人员及时上报风险事件,掌握可能发生风险事件的信息,以利于进一步监控全院风险事件的动态,制定回避风险的措施,以杜绝类似事件的发生。

(2)通过常年积累的资料及数据分析并掌握风险的规律,使管理者能抓住管理重点(如各类风险事件的高发部门、高发时间、高发人群),针对薄弱环节加强质量控制,规避风险事件。

(3)应用工作流程图(包括综合流程图及高风险部分的详细流程图),了解总体的医疗护理风险分布情况,全面、综合地分析各个环节的风险,以预测临床风险。

(4)采用调查法,通过设计专用调查表调查重点人员,以掌握可能发生风险事件的信息。

2.护理风险的评估

护理风险的评估是在护理风险识别的基础上进行的。评估的重点是识别可能导致不良事件的潜在危险因素。在明确可能出现的风险后,对风险发生的可能性及造成损失的严重性进行评估,对护理风险进行定量、定性地分析和描述并对风险的危险程度进行排序,确定危险等级,为采取相应的风险预防管理对策提供依据。

3.护理风险的控制

护理风险的控制是护理风险管理的核心,是经过风险的识别和评估之后,对风险问题所应采取的措施,主要包括风险预防及风险处置两方面内容。

(1)风险预防:在风险识别和评估的基础上,在风险事件出现前采取防范措施,例如,长期进行风险教育,加强新护士规范化培训,举办医疗纠纷及医疗事故防范专题讲座,强化护理人员的职业道德、风险意识及法律意识,进一步增强护理人员的责任感,加强护理风险监控。

(2)风险处置:包括风险滞留和风险转移两种方式。①风险滞留是将风险损伤的承担责任保留在医院内部,由医院自身承担风险。②风险转移是将风险责任转移给其他机构,最常见的方式是购买医疗风险保险,将风险转移至保险公司,达到保护医务人员利益的目的。

4.护理风险的监测

护理风险的监测是对风险管理手段的效益性和适用性进行分析、检查、评估和修正。例如,对通过调查问卷、护理质控检查、理论考试等方法获得的数据进行分析和总结,评价风险控制方案是否最佳,所达效果如何,以完善内控建设,进一步提高风险处理的能力并为下一个风险循环管理周期提供依据。

## 二、护理安全文化与护理行为风险管理

### (一)安全文化概念

#### 1.安全文化

早在 1986 年,国际原子能机构的国际和安全咨询组在苏联切尔诺贝利核电站核泄漏事故报告中,首次提出"安全文化",即实现安全的目标必须将安全文化渗透到所要进行的一切活动中,进一步树立了安全管理的新理念。

安全文化即借助一种文化氛围,将"以人为本"的理念渗透到安全管理的过程中,通过潜移默化的教育、影响塑造良好的安全素质,营造一种充满人性,互相尊重、关爱的人文氛围,形成一种安全、高效的工作环境,以建立起安全、可靠的保障体系。

#### 2.护理安全文化

通过长期的安全文化教育和培养,进一步强化护理人员的质量意识、责任意识、法规意识、风险意识,并通过潜移默化的影响,使护理人员能够约束个人的思想和行为,以道德规范、价值观念为准则,将安全第一、预防为主的理念转化为自觉的行为,使其从"要我做"变为"我要做",保障护理安全。

### (二)安全文化和安全法规在规范护理行为中的作用

2003 年,Singer 等提出:安全文化可以理解为将希波克拉底的格言"无损于患者为先"整合到组织的每一个单元,注入每一个操作规程,就是将安全提升到最优先地位的一种行为。

安全行为的建立受多种因素(包括内因及外因的作用)影响,其中安全文化和安全法规、规章对安全行为的影响非常重要。

#### 1.安全文化对安全行为的影响

安全文化是无形的制度,它依赖于内在的约束机制。安全文化有助于员工建立并形成自觉的安全行为准则、安全目标及安全价值观,使护理人员在护理实践中,逐步认识到自己对社会所承担的责任,并将个人的价值观和维护生命与健康的重任统一起来,建立关爱患者、关爱生命的情感及良好的慎独修养,以高度的敬业精神不断完善行为,更好地履行安全法规、规范、操作规程,规避风险的发生。

#### 2.安全法规、规章对安全行为的影响

安全法规、规章均为由国家制定并强制实施的行为规范。护理制度、护理常规均是在长期的护理实践中总结的客观规律,是指导护理行为的准则。两者均为有型的、依赖外在约束而发挥作用的他律制度,逐步形成护理人员所遵循的工作规范,因此具有强制性的管理作用。

安全行为的产生既要依赖于安全、法规、规章、制度,又要依赖于安全文化。因为任何有形的安全制度都无法深入护理过程的细枝末节中,也无法完全调动护理人员的安全创造力,安全法规只有与安全文化相结合,才能达到规范安全护理行为的效果。

#### 3.营造非惩罚性的安全文化

要想构建安全文化,护理管理者首先要更新观念,积极倡导安全文化,建立不良事件自愿报告系统。安全文化的重要标志之一是针对"系统+无惩罚环境",调动护理人员的积极性,主动报告不良事件并不受惩罚,畅通护理缺陷的上报系统,使被动地事后分析转变为主动汇报潜在隐患,有利于尽早发现不安全因素,调动护理人员主动参与护理安全管理,从根源上分析原因,并对系统加以改进,使护理人员从发生的事件中得到启示,以有效预防护理风险的发生。

### (三)护理行为风险的防范措施

(1)建立健全风险管理组织,使其风险管理活动有系统、有计划、有目的、有程序,以此形成长效、稳固的风险管理体系,保证有效监管临床护理工作及控制护理风险。

(2)护理管理者应根据行业标准要求,制定并及时修订相关的工作制度、操作规范、操作流程及各项护理风险预案,抓好安全管理的环节,并在制定预案的基础上,进一步完善事件发生后的应急处理措施,使护理风险降至最低水平。

(3)各级护理管理人员应加强质量改进意识,在牢固树立"预防为主、强化一线、持续改进"原则的基础上,充分运用现代护理安全管理工具和方法,针对临床质量问题建立院内护理质量评价体系,以此发现问题,聚焦重点,把握要因,落实对策,促进临床护理质量的持续改进。

(4)合理配置护理人力资源,使护理人员的数量与临床实际工作相匹配,并根据护理人员的资质、专业水平、工作经历等,合理构建人员梯队,使护理人员最大限度地发挥专长,进一步增强责任心和竞争意识,减少和避免护理不安全因素。

(5)加强护理专业技术培训和继续医学教育,护理管理者要有计划、有目的地结合专业需求,组织护士进行业务学习,选送护理骨干参加专科护士培训或外出进修,使其不断更新知识,以适应护理学科的发展。

(6)护理人员在工作中要建立良好的护患关系,加强与患者的沟通,及时将可能发生的风险因素告知患者及其家属,并在进行特殊治疗、检查、高风险的护理操作时,要认真履行告知义务,征得患者及其家属的同意,并执行知情同意制度,以将职业风险降到最低限度。

(7)构建安全文化,将安全文化视为一种管理思路,将其运用到护理管理工作中,使安全文化的理念不断渗透到护理行为中,影响护理人员的安全管理的态度及信念,使护理人员能够从法规的高度认识职业的责任、权利和义务,规范安全护理行为,以建立安全的保障体系。

## 三、患者安全目标管理规范

随着医疗领域高科技设备在临床广泛应用和药品的更新速度不断加快,医疗过程中的不安全因素日益凸显出来。患者安全和医疗护理过程中潜在的风险已成为世界各国医院质量管理关注的焦点。患者安全目标的制定对于进一步加强医疗安全管理、强化患者安全意识是至关重要的。

### (一)严格执行查对制度,正确识别患者身份

患者身份确认是指医务人员在医疗护理活动中,通过严格执行查对制度对患者的身份进行核实,使所执行的诊疗活动准确无误,保证每一位患者的安全。

(1)对门诊就诊和住院患者执行唯一标识(医保卡、新型农村合作医疗卡编号、身份证、病案号等)管理,制定准确地确认患者身份的制度和规程,并在全院范围内统一实施。

(2)建立以腕带为识别标识的制度,作为操作前、用药前、输血前识别患者的一种有效手段。①住院患者应佩戴腕带,特别是对手术部、重症监护病房、急诊抢救室、新生儿科/室的患者,意识不清、要抢救、需要输血、语言不同、有交流障碍及无自主能力的重症患者使用腕带来识别患者身份。②腕带标识清楚,须注明患者的姓名、性别、出生日期、病案号等信息。有条件的医院可以使用带有可自动识别的条码的腕带识别患者身份。对于有传染病、药物过敏、有精神病等特殊患者,应有明显的识别标识(腕带、床头卡等)。③佩戴腕带前护士应根据病历填写腕带信息,双人核对后与患者或其家属再次核对,确认无误后方可给患者佩戴腕带。若腕带损坏或丢失,仍需要

双人按以上方法核对,再给患者补戴。④患者佩戴腕带应松紧适宜,保持皮肤完整、无损伤,手部血供良好。⑤患者出院时,须将腕带取下。

(3)职能部门应落实其督导职能并有记录。

### (二)强化手术安全核查、手术风险评估制度及工作流程

(1)多部门共同合作制定与执行手术部位识别标识制度、手术安全核查制度与手术风险评估制度及其工作流程。

(2)对择期手术患者在完成各项术前检查、病情和风险评估以及履行知情同意手续后方可下达手术医嘱。

(3)手术医师应在术前对患者的手术部位进行体表标识,并主动请患者参与认定,避免错误手术的发生。

(4)接患者时将手术患者确认单与病历核对,确认后,手术室工作人员、病房护士与手术患者或其家属共同核对患者信息、手术部位及标识,三方核对无误后签字。确认手术所需物品及药品均已备妥,方可接患者。

(5)认真执行安全核查制度,手术医师、麻醉医师、手术室护士应共同合作实施三步安全核查流程,并进行三方确认签字。

第一步:实施麻醉前,由麻醉医师主持,三方根据手术安全核查单的内容,依次核对患者身份、手术方式、知情同意情况、手术部位与标识、麻醉安全检查、皮肤是否完整、术野皮肤准备、静脉通道建立情况、患者的过敏史、抗菌药物皮试结果、术前备血情况、假体、体内植入物、影像学资料等内容。若患者局部麻醉,由手术医师、巡回护士和患者本人共同核对。

第二步:手术开始前,由手术医师主持,三方共同核查患者身份、手术方式、手术部位与标识,并确认风险预警等内容。手术物品准备情况的核查由手术室护士执行,手术室护士向手术医师和麻醉医师报告。准备切开皮肤前,手术医师、麻醉医师、巡回护士共同遵照手术风险评估制度规定的流程,再次核对患者身份、手术部位、手术名称等,并根据手术切口的清洁程度、麻醉分级、手术持续时间判定手术风险分级并正确记录。

第三步:患者离开手术室前,由巡回护士主持,三方共同核查患者身份、实际手术方式,核查术中用药、输血的情况,清点手术用物,确认手术标本,检查皮肤的完整性、动静脉通路、引流管,确认患者去向。

(6)手术安全核查项目填写完整。

### (三)加强医务人员之间有效沟通的程序,完善医疗环节交接制度

1.建立规范化信息沟通程序,加强医疗环节交接制度

它包括医疗护理交接班、患者转诊转运交接、跨专业团队协作等。

2.规范医嘱开具、审核、执行与监管程序及处理流程

(1)正确执行医嘱:①在诊疗活动中医务人员之间应进行有效沟通,正确执行医嘱。对有疑问的医嘱,护士应及时向医师查询,严防盲目执行。除抢救外不得使用口头医嘱或电话通知医嘱。②在对危重症患者紧急抢救的特殊情况下,对医师下达的口头医嘱护士应复诵,经医师确认后方可执行,并在执行时实施两人核对,操作后保留安瓿,经两人核对后方可弃去安瓿。抢救结束后督促医师即刻据实补记医嘱。③开具医嘱后,护士必须分别将医嘱打印或转抄至各类长期医嘱治疗单或执行单上,并由两人核对,核对无误后在医嘱执行单上签名。④执行医嘱后,执行护士在医嘱执行单上的执行栏内注明执行时间并签名。

（2）患者危急值的处理：护士在接获信息系统、电话或口头通知的患者危急值或其他重要的检验/检查结果时，必须规范、完整、准确地记录患者的识别信息、检验结果/检查结果和报告者的信息（如姓名与电话），进行复述，确认无误后及时向主管医师或值班医师报告，并做好记录。

3.严格执行护理查对制度

（1）严格执行服药、注射、输液查对制度：①执行药物治疗医嘱时要进行"三查七对"，即操作前、操作中、操作后分别核对床号、姓名、药名、剂量、浓度、时间、用法。②清点药品时和使用药品前，要检查药品的质量、标签、有效期和批号，如不符合要求，不得使用。
③给药前注意询问患者有无过敏史；使用麻醉药品、精神药品时要经过反复核对；静脉给药要注意药品有无变质，瓶口有无松动、裂缝，给予多种药物时，要注意配伍禁忌。④摆药后必须经二人分次核对，无误，方可给药。

（2）严格执行输血查对制度：在取血时、输血前、输血时必须经两人核对，无误，方可输血。输血时须注意观察，保证安全。

（3）严格执行医嘱查对制度：①开医嘱、处方或进行治疗时，应查对患者的姓名、性别、床号、病案号。②医嘱下达后，办公室护士按要求处理并做到班班查对和签字。③对有疑问的医嘱必须与医师进行核实，确认无误后方可执行。④在紧急抢救的情况下，对医师下达的口头医嘱，护士应清晰复诵，经医师确认后方可执行，并在执行时实施两人核对，操作后保留安瓿，经两人核对后方可弃去安瓿。抢救结束后督促医师即刻据实补记医嘱。⑤整理医嘱单后，须经第二人查对。⑥办公室护士及夜班护士每天各查对一次医嘱。⑦护士长每天查对医嘱，每周组织大查对。⑧建立医嘱查对登记本，办公室护士、夜班护士每天查对医嘱、护士长每周查对医嘱后应在登记本上记录医嘱核实情况并注明查对时间，最后签名。

**（四）减少医院感染的风险**

（1）严格遵守手卫生规范，落实医院感染控制的基本要求。①按照手卫生规范正确配置有效、便捷的手卫生设备和设施，为执行手卫生提供必需的保障与有效的监管措施。②医务人员在临床诊疗活动中，应严格遵循手卫生相关要求，尽可能降低医院感染的风险。③对医务人员提供手卫生培训，要求医务人员严格掌握手卫生指征，提高手卫生的依从性，正确执行六步洗手法，确保临床操作的安全性。

（2）医务人员在无菌操作过程中，应严格遵循无菌操作规范，确保临床操作的安全性。

（3）各临床科室应使用在有效期内的、合格的无菌医疗器械（器具、耗材）。

（4）有创操作的环境消毒应当遵循医院感染控制的基本要求。

（5）各部门的医疗废物处理应当遵循医院感染控制的基本要求。

**（五）提高用药安全**

1.严格执行药品管理制度

（1）认真执行诊疗区药品管理制度。

（2）认真执行特殊药品管理制度。①必须单独存放高浓度电解质（如超过0.9%的氯化钠溶液）、氯化钾溶液、磷化钾溶液、肌肉松弛剂、细胞毒化疗药等特殊药品，要有醒目标识，禁止将其与其他药品混合存放。②有麻醉药品、精神药品、放射性药品、医疗用毒性药品及药品类易制毒化学品等特殊药品的存放区域、标识和贮存方法的相关规定。③对包装相似、听似、看似的药品、一品多规或多剂型药品的存放要有明晰的警示标识，临床人员应具备识别能力。④药学部门应定期提供药物识别技能的培训与药品识别警示信息，规范药品名称与缩写标准。

2.严格执行服药、注射、输液安全用药原则

(1)转抄和执行医嘱均应严格执行核对程序,由转抄者或执行者签名。

(2)严格执行"三查七对"制度,保证患者身份识别的准确性。

(3)执行医嘱给药前认真评估患者的病情,如发现患者不宜使用该药物,应停止执行医嘱,保证患者安全,并告知医师。

(4)用药前仔细阅读药品说明书,开具与执行医嘱时要注意药物的配伍禁忌,熟悉常用药物的用量、给药途径、不良反应、处理方法等。

3.严格执行输液操作规程与安全管理制度

(1)护士应掌握配制药物的相关知识:静脉输液用药要合理,按照输液加药顺序,分组摆药,双人核对;静脉输液时不可将两瓶以上液体以串联形式同时输入;评估患者的情况,根据药物作用机制调节静脉输液速度,密切观察用药过程中的输液反应,并制定其应急预案。

(2)药师应为其他医务人员、患者提供合理用药的方法及用药不良反应的咨询。

**(六)建立临床实验室危急值报告制度**

某项危急值检验结果出现时,患者可能处于危险状态,此时临床医师如能及时得到检验信息,迅速给予患者有效的治疗措施,即可能挽救患者的生命,否则失去最佳的抢救时机。

(1)医院应制定出适合本单位的危急值报告制度、流程及项目表。

(2)危急值报告应有可靠途径且医技部门(含临床实验室、医学影像部门等)能为临床提供咨询服务。危急值报告重点对象是急诊科、手术室、重症监护病房及普通病房的急危重症患者。

(3)对危急值报告的项目实行严格的质量控制,尤其是分析前对标本的质量控制措施,如做出标本采集、储存、运送、交接、处理的规定并认真落实。

(4)危急值项目可根据医院实际情况认定,至少应包括血钙、血钾、血糖、血气、白细胞计数、血小板计数、凝血酶原时间、活化部分凝血活酶时间。

**(七)防范与减少患者跌倒、坠床、压疮等事件**

1.防范与减少患者跌倒、坠床等意外事件

(1)有防范患者跌倒、坠床的相关制度,并体现多部门协作。

(2)评估住院患者跌倒、坠床的风险,根据病情、用药变化再评估,并在病历中记录。

(3)主动告知患者跌倒、坠床的风险及防范措施,并有记录。

(4)医院环境中有防止跌倒的安全措施,如走廊有扶手,地面防滑。

(5)对特殊患者(如儿童患者、老年患者、孕妇),主动告知跌倒、坠床的危险,采取适当措施防止跌倒、坠床等意外,如贴警示标识、用语言提醒、搀扶、设床护栏。

(6)建立并执行患者跌倒/坠床报告与伤情认定制度和程序。

2.防范与减少患者的压疮

(1)建立压疮风险评估与报告制度和程序。

(2)认真实施有效的压疮防范制度与措施。

(3)制定压疮诊疗与护理规范,并对发生压疮案例进行分析及制定改进措施。

(4)护理部建立对上报压疮的追踪、评估及评价系统。

**(八)加强全员急救培训,保障安全救治**

(1)建立全员急救技能培训机制,确定必备急救技能项目,并有相关组织培训机构。

(2)对过敏性休克、火灾、地震、溺水、中暑、电梯事故、中毒等进行应急培训和演练,对相关人

员进行高级生命支持的培训。

（3）医院建立院内抢救车及药品规范管理制度,在规定的地点部署并实施统一的管理。

（4）定期对员工的急救技能及应急能力进行考评,建立考评标准及反馈机制。

（5）加强对员工的自身防护意识及自身救护能力的评估,保障员工安全。

## 四、医疗事故的管理

### （一）医疗事故分级

医疗事故是指医疗机构及其医务人员在医疗活动中,违反医疗卫生管理法律、行政法规、部门规章制度和诊疗护理规范,常规或发生过失造成患者人身损害的事故。根据对患者人身造成的损害程度,医疗事故分为四级。

（1）一级医疗事故:造成患者死亡、重度残疾者。

（2）二级医疗事故:造成患者中度残疾,器官组织损伤导致严重功能障碍者。

（3）三级医疗事故:造成患者轻度残疾,器官组织损伤导致一般功能障碍者。

（4）四级医疗事故:造成患者明显人身损害的其他后果者。

### （二）医疗事故中医疗过失行为责任程度的标准

专家鉴定组综合分析医疗过失行为在导致医疗事故损害后果中的作用,患者原有疾病状况等因素,判定医疗过失行为的责任程度。医疗事故中医疗过失行为责任程度分为以下几方面。

1.完全责任

完全责任指医疗事故损害后果完全由医疗过失行为造成。

2.主要责任

主要责任指医疗事故损害后果主要由医疗过失行为造成,其他因素起次要作用。

3.次要责任

次要责任指绝大部分医疗事故损害后果由其他因素造成,医疗过失行为起次要作用。

4.轻微责任

轻微责任指绝大部分医疗事故损害后果由其他因素造成,医疗过失行为起轻微作用。

### （三）医疗纠纷

患者、家属或其他亲友对医疗服务的过程、内容、结果、收费或服务态度不满而发生争执,或医患双方对同一医疗事件的原因、后果、处理方式或轻重程度产生分歧、发生争议,称为医疗纠纷。

### （四）医疗事故、医疗纠纷上报及处理规定

对医疗事故、医疗纠纷的处理已逐渐向法制化、规范化发展,这对维护医患双方合法权益、保持社会稳定起到积极的作用。

1.医疗事故、医疗纠纷上报程序

（1）在医疗护理活动中,一旦发生或发现医疗事故及可能引起医疗事故或医疗纠纷的医疗过失行为,当事人或知情人应立即向科室负责人报告;科室负责人应当及时向本院负责医疗服务质量监控部门及护理部报告;护理部接到报告后应立即协同院内主管部门进行调查核实,迅速将有关情况如实向主管院领导汇报。

（2）一旦发生或发现医疗过失行为,医疗机构及护理人员应当立即采取有效抢救措施,避免或减轻对患者身体健康的损害,防止不良后果。

（3）如果发现下列重大医疗护理过失行为:导致患者死亡医疗事故者、导致可能二级以上医

疗事故者、导致3人以上人身损害后果者,医院应将调查及处理情况报告上一级卫生行政部门。

2.医疗事故或医疗纠纷的处理途径

(1)处理医疗事故与医疗纠纷的首要途径是立足于化解矛盾,即经过医患双方交涉,多方联系沟通,进行院内协商解决,避免矛盾激化。

(2)院内协调无效时,可申请由上级机构(即医学会医疗事故技术鉴定专家组)进行医疗鉴定或人民调解机构解决医疗纠纷。

(3)通过法律诉讼程序解决。

3.医疗纠纷病历的管理规定

(1)病历资料的复印或复制:应当由负责医疗服务质量监控的部门负责受理复印或复制病历资料的申请。申请人按照下列要求提供有关证明。①申请人为患者本人,应提供其有效身份证明。②申请人为患者代理人,应提供患者及其代理人的有效身份证明、申请人与患者代理关系的法定证明材料。③申请人为死亡患者的近亲属,应当提供患者的死亡证明、申请人是死亡患者近亲属的法定证明材料。④申请人为死亡患者近亲属代理人,应提供患者的死亡证明、死亡患者近亲属及其代理人的有效身份证明、死亡患者与其近亲属关系的法定证明材料、申请人与死亡患者近亲属代理关系的法定证明材料。⑤申请人为保险机构,应当提供保险合同复印件、承办人员的有效身份证明、患者本人或者其代理人同意的法定证明材料。

(2)紧急封存病历程序:①患者家属提出申请后,护士应及时向科主任、护士长汇报,同时向医务部门或专职人员汇报;若事情发生在节假日或夜间,应直接通知医院行政值班人员。②在各种证件齐全的情况下,在医院管理人员或科室医务人员、患者家属双方在场的情况下封存病历(可封存复印件)。③封存的病历由医院负责医疗服务质量监控部门保管,护士不可直接将病历交给患者或家属。

(3)封存病历前护士应完善的工作:①完善护理记录,护理记录要完整、准确、填写及时,护理记录的内容与医疗记录一致。②检查体温单、医嘱单记录是否完整,医师的口头医嘱是否被及时记录。

(4)可复印的病历资料:包括门(急)诊病历和住院病历中的住院志(入院记录)、体温单、医嘱单、化验单、医学影像检查资料、特殊检查同意书、手术同意书、手术及麻醉记录单、病理报告、护理记录、出院记录。

4.医疗纠纷实物的管理

(1)疑似输液、输血、注射药物等引起不良后果,医患双方应共同对现场实物进行封存和启封,封存的现场实物由医院保管;需要检验的,应当由双方共同指定的、依法具有检验资质的机构进行检验;双方无法共同指定检验机构时,由卫生行政部门决定。

(2)疑似输血引起不良后果,需要对血液进行封存保管的医院应当通知提供该血液的采供血机构,让其派专人到场。

## 五、护理不良事件的管理

护理不良事件是指在诊疗护理活动中,违反医疗卫生法律、规章和护理规范、常规等造成的任何可能影响患者的诊疗结果、增加患者痛苦和负担并可能引发护理纠纷或护理事故的事件。医院应积极倡导、鼓励护理人员主动报告护理不良事件,通过提高对错误的识别能力和防范能力,在质量管理与持续改进过程中,提升保障患者安全的能力。

（一）护理不良事件的分级

护理不良事件按照事件的严重程度分为4个等级。

（1）Ⅰ级（警讯事件）：非预期死亡，或在非疾病自然进展过程中造成永久性功能丧失。

（2）Ⅱ级（不良后果事件）：诊疗活动而非疾病本身造成患者的机体与功能损害。

（3）Ⅲ级（未造成后果事件）：虽然发生了错误事件，但未给患者的机体与功能造成任何损害，或虽有轻微损害，但不需任何处理患者可完全康复。

（4）Ⅳ级（临界错误事件）：由于及时发现，错误事件在对患者实施之前被发现并得到纠正。

（二）护理不良事件的分类

1.药物事件

药物事件即给药过程相关的不良事件，如医嘱开立、配液、输液过程相关的不良事件。

2.输血事件

输血事件是与输血过程相关的不良事件，如医嘱开立、备血、输血过程相关的不良事件。

3.手术事件

它是发生于术前、术中、术后的不良事件。

4.医疗处置事件

医疗处置事件是与医疗护理措施及治疗处置相关的不良事件。

5.院内非预期心跳、呼吸骤停事件

院内非预期心跳、呼吸骤停事件即发生在院内，非原疾病病程可预期的心脏、呼吸骤停事件。

6.管路事件

它包括任何管路滑脱、自拔、错接、阻塞、未正常开启等事件。

7.跌倒/坠床事件

它是意外跌倒/坠床造成的不良事件。

8.组织损伤事件

它包括手术、卧床等因素导致压疮、烫伤，静脉注射时药物外渗导致组织损伤等不良事件。

9.检查、检验病理标本事件

它是与检查、检验病理标本过程相关的不良事件。

10.其他事件

它是除上述类型以外的导致患者损伤的事件。

（三）护理不良事件报告系统

1.报告护理不良事件的原则

护理不良事件报告系统根据所报告事件的种类可分为强制性报告系统和自愿报告系统。

（1）强制性报告系统：针对Ⅰ级警讯事件、Ⅱ级不良后果事件，要求必须遵循主动、及时上报的原则。该系统有助于分析事件原因。

（2）自愿报告系统：针对Ⅲ级未造成后果事件、Ⅳ级临界错误事件，鼓励自愿报告不良事件，遵循保密、非惩罚、自愿上报原则。该系统充分体现了护理安全质量管理的人性化特点。

2.不良事件自愿报告系统的特点

（1）非惩罚性：报告者不用担心因为报告而受到责备和处罚。

（2）保密性：为患者、报告者和报告科室保密，不将有关上报信息泄露。

（3）独立性：报告系统应独立于任何有权处理报告者和组织的报告部门。

（4）时效性：临床专家及时分析上报事件，迅速提出改进建议，为临床反馈准确而有指导价值的信息，有助于借鉴和防范相关事件的发生。

（5）系统性：能够将上报的护理不良事件进行深入分析，例如，对工作流程、管理体系、仪器、人、环境等问题提出改进建议，以避免事件再次发生。

**（四）护理不良事件的报告途径**

1.匿名报告

发生事件的个人或他人通过电话、书面报告等形式报告至相关部门。

2.建立护理不良事件网络上报系统

通过网络上报系统使护理不良事件的上报更规范化、系统化，同时简化了上报流程。目前系统上报的护理不良事件主要包括药物事件、管路事件、跌倒/坠床事件、组织损伤事件、输血事件等，报告内容主要包括事件的名称、性质、发生时间、发生部门、涉及人员、事件结果、原因分析、采取对策等，内容简洁，便于上报及汇总分析。

**（五）SHEL 模式在护理不良事件分析中的应用**

国外学者认为个体犯错误的背后大多存在某种产生错误的条件和环境，个体犯错误主要由系统缺陷所造成，并非仅由个人的因素所致。个人仅是一系列环节中的最后一环，因此采用多角度的临床事件系统分析有助于安全体系的完善。本部分仅介绍 SHEL 模式事故分析法。

（1）S（soft）为软件部分：包括医务人员的业务素质和能力，具体包括医德素质、专业素质、技术素质、身体素质等。

（2）H（hard）为硬件部分：指与医务人员工作相关的设备、材料、工具等硬件。

（3）E（environment）为临床环境：是指医务人员工作的环境。

（4）L（litigant）为当事人及他人：从管理者及他人的因素（患者的违医行为等）分析，找出管理者存在的问题。

应用 SHEL 模式对护理不良事件分析发现，护理不良事件容易发生在以人为中心的与硬件、软件、环境等相关作用的界面上。护理不良事件是上述因素相互作用的结果，很少由单一因素引发。对于发生的护理不良事件，应分析管理者及他人因素，从而发现管理环节存在的问题及护理质量管理体系的缺陷并加以改善。

（刁咏梅）

# 第三节　护理服务质量管理

## 一、优质护理服务管理

优质护理服务即深化"以患者为中心"的服务理念，紧紧围绕"改革护理模式、实施岗位管理、履行护理职责、提供优质护理服务、提高护理水平"的工作宗旨，充分调动临床广大护理工作者的积极性，以贴近患者、贴近临床、贴近社会为重点，进一步加强护理专业内涵建设，为人民群众提供全程、全面、优质的护理服务，保证医疗安全，改善患者就医体验，促进医患和谐，达到患者满意、社会满意、政府满意。

**(一)加强护理工作领导,加大支持保障力度**

(1)医院要充分认识改善护理服务对于提高医疗服务质量和医院运行效率、促进医院健康可持续发展的重要意义。

(2)要切实加强对护理工作的领导,实行在护理副院长领导下的护理部主任-科护士长-护士长三级垂直管理体系,建立并落实岗位责任制。

(3)要建立人事、财务、医务、护理、后勤、药学等多部门联动机制,采取有效措施提高护士的福利待遇,改善护士的工作条件。建立医护合作机制,规范临床用药行为。

**(二)加强护理人力配备,满足临床护理服务需求**

(1)医院要高度重视护士人力资源的配备,优先保证临床护理岗位护士的数量,并根据科室的疾病特点和护理工作量,合理配置护士。

(2)医院可以聘用并合理配备一定数量、经过规范培训并取得相应资质的护理员,在责任护士的指导和监督下,对患者提供简单的生活护理等。医院要对护理员实施规范管理,严禁护理员代替护士从事治疗性护理专业技术工作,保证护理质量和医疗安全。

**(三)加强护士规范培训,提升护理服务能力**

医院要加强护士岗位规范化培训,完善以岗位需求为导向、以岗位胜任力为核心的护士规范培训机制,结合责任制整体护理要求,制定有针对性的培训内容,提高护士对患者的评估、病情观察、康复指导和护患沟通等能力。

**(四)加强护理科学管理,充分调动护士的工作积极性**

(1)医院要按照开展护士岗位管理的有关要求,结合实际情况,科学设置护理岗位,明确护理岗位的任职条件和工作职责。

(2)责任护士分管患者的原则:①在实施责任制整体护理的基础上,根据患者的病情、护理难度和技术要求等要素,对责任护士进行合理分工,分层管理,体现能级对应、分层不分等。危重患者护理由年资高、专业能力强的高级责任护士担任,病情稳定的患者可由低年资护士负责。②责任护士分管的患者应相对固定,每名责任护士分管患者的数量平均为 6~8 人,在此基础上可根据患者的病情及护士的能力做适当调整。③责任护士在全面评估分管患者的病情及自理能力基础上,侧重危重患者及自理能力有缺陷的患者的护理,兼顾其他患者,保证按需服务及患者的安全。④兼顾临床需要和护士的意愿合理排班,减少交接班次数,以利于责任护士对患者提供全程、连续的护理服务。

(3)护理部应根据护士工作的数量、质量、患者满意度,结合护理岗位的护理难度、技术要求等要素,建立绩效考核制度及考核方案,并将考核结果与护士的评优、晋升、奖金分配等结合,实现优劳优酬、多劳多得,调动护士的积极性。

**(五)深化优质护理,改善护理服务**

1.明确门(急)诊护理服务职责,创新服务形式

(1)医院要建立门(急)诊护理岗位责任制,明确并落实护理服务职责。

(2)优先安排临床护理经验丰富、专业能力强的护士承担分诊工作,做好分诊、咨询、解释和答疑工作。

(3)对急症、危重症患者要实行优先诊治及护送入院。

(4)对候诊、就诊患者要加强巡视,密切观察患者的病情变化,给予及时、有效的处置。

(5)要采取各种措施加强候诊、输液、换药、留观期间患者的健康教育。

2.规范病房患者入院、出院护理流程,改善服务面貌

(1)责任护士应当按照要求为患者提供入院、出院护理服务,不得交由进修护士和实习护士代替完成。

(2)有条件的医院,应当派专(兼)职人员为出院患者提供有针对性的延续性护理服务,保证护理服务的连续性,满足患者的需求。

3.落实病房责任制整体护理,规范护理行为

(1)强化病房落实责任制整体护理,根据患者的疾病特点,生理、心理和社会需求,规范提供地身心整体护理。责任护士全面履行护理职责,为患者提供医学照顾;协助医师实施诊疗计划,密切观察患者的病情,及时与医师沟通;对患者开展健康教育、康复指导,提供心理支持。责任护士根据重症患者需求制定护理计划,划定护理重点,将护理措施落实到位。

(2)要严格落实护理分级制度,按照病情对患者实施全面评估,并予以必要的专业照护。

(3)根据患者的病情及护理级别定时巡视患者,及时观察病情变化、用药及治疗后的反应,发现问题,及时与医师沟通,并采取有效措施。

(4)临床护理服务充分体现专科特色。将基础护理与专科护理有机结合,保障患者的安全,体现人文关怀。

(5)要求责任护士在具有专业能力的基础上,对患者实施科学、有效的个性化健康教育,注重用药、检查、手术前和手术后注意事项及疾病相关知识等的指导。

(6)中医类医院要广泛应用中医特色护理技术,优化中医护理方案,创新中医护理服务模式,增强中医护理服务能力,充分体现中医护理特色优势。

4.强化人文关怀意识,加强护患沟通

(1)护士要增强主动服务和人文关怀意识,深化"以患者为中心"的理念,尊重和保护患者的隐私,给予患者悉心照护、关爱、心理支持和人文关怀。

(2)要加强与患者的沟通交流,关注患者的不适和诉求,并及时帮助患者解决问题。

(3)树立良好的护理服务形象,持续改善护理服务态度,杜绝态度不热情、解释没耐心、服务不到位等现象,防止护理纠纷的发生。

## 二、基础护理及危重护理质量管理

### (一)基础护理质量管理要求

基础护理是指满足患者生理、心理和治疗需要的基本护理技能,是护理工作中最常用的,也是提高护理质量的重要保证。基础护理包括对床单位、皮肤、口腔、头发、各种导管、出院、入院等的护理,其标准是患者清洁、舒适、安全。

(1)患者在住院期间,护士根据患者的病情和生活自理能力进行综合评定,确定并实施不同级别的护理。分级护理与医嘱、病情、患者的生活自理能力相符,标识明确。护士根据患者的病情,正确实施基础护理和专科护理,如口腔护理、压疮护理、气道护理及管路护理,在操作过程中注意保护患者的隐私。

(2)病房环境:保持病房清洁、安静、舒适、安全。室内温度保持在18 ℃～22 ℃,相对湿度保持在50%～60%。病房定时通风,保证室内空气新鲜。保持床单位清洁、干燥、平整、美观、舒适。患者均穿患者服装。病房内物品摆放整齐,床旁桌清洁,床上、床下无杂物,患者通行安全。

(3)患者的清洁与皮肤护理:做好患者的生活护理,早晨、晚间护理质量合格,保证患者"三

短"，即患者指（趾）甲、头发、胡须短，甲端光洁；"四无"即床上无臭味、褥垫无潮湿、床单位无皱褶，皮肤无压疮；"六洁"即患者面部、口腔、皮肤、手、足、会阴清洁。对长期卧床患者，根据病情适时用温水擦浴，每周清洗头发，如患者的头发有异味或患者感到不适，随时为其清洗，并梳理整齐。对于压疮高危患者，采用定时翻身、垫软枕或体位垫、使用减压床垫或减压贴等方法做好压疮预防。

（4）卧位护理：根据病情取舒适体位，协助患者翻身、坐起或床上移动，进行有效咳嗽，患者有伤口时注意保护伤口，对特殊患者根据病情需要保持功能位。

（5）管路护理：管路标识清晰，妥善固定管路，防止其滑脱、扭曲、打折和受压。保持引流通畅，严密观察引流液的颜色、性质及量。

（6）饮食护理：指导患者合理饮食，切实落实治疗饮食。保持进餐环境清洁，根据患者的需要协助患者进食、进水。

（7）排泄护理：协助卧床患者在床上使用便器，注意会阴部皮肤清洁，对失禁的患者采取相应措施，如留置导尿管，可给男患者采用尿套。妥善固定尿管及尿袋，定期更换，及时观察尿液的颜色、性状及量，及时倾倒尿液。

（8）睡眠护理：夜间拉好窗帘，定时熄灯，为患者创造良好的睡眠环境。

（9）巡视病房：护士根据护理级别巡视病房，严密观察患者的病情、输液情况、有无输液反应等，了解患者的需求，如有特殊情况，及时给予相应处理。

**（二）危重患者护理质量管理**

危重患者是指病情严重，随时可能发生生命危险的患者。危重患者的护理是指用现代监测、护理手段解决危及患者生命和健康的各种问题。面对病情复杂的危重患者，高质量的护理是保证患者生命和健康的前提，也是反映医院护理水平的重要指标。危重患者护理质量在达到基础护理质量标准的同时，还应满足以下要求。

1.保证患者安全

（1）对危重患者应进行各项高危评估，包括压疮、跌倒、坠床、管道滑脱等评估并实施相应预防措施。

（2）对危重或昏迷患者加床护栏以防止坠床。

（3）对抽搐患者使用牙垫。

（4）对双眼不能闭合的患者，应采用生理盐水润湿的纱布遮盖。

（5）危重患者避免佩戴首饰，贵重物品应交与家属保存。

2.病情观察方面

（1）护士要掌握患者的姓名、诊断、病情、治疗情况、护理情况、饮食、职业、心理状态、家庭情况、社会关系等，汇报病例应层次清楚、简洁、突出重点。

（2）能运用护理程序密切观察患者的病情变化，护理措施具体。准确地记录生命体征，详细地记录病情变化，即症状、与疾病相关的阴性及阳性体征、特殊检查结果、治疗性医嘱、出入量等。

（3）静脉输液通畅，根据患者的病情、年龄及药物性质合理调整滴速，密切观察用药后反应，及时、准确地做好记录。

（4）管路标识清晰。妥善固定管路，防止滑脱管路、扭曲、打折和受压。保持引流通畅，严密观察引流液的颜色、性质及量。

(5)保证患者呼吸道通畅,协助患者排痰。吸痰方法正确,符合操作规程。

(6)严格执行交接班制度和查对制度,对病情变化、抢救经过、用药情况等要做好详细交班并及时、准确地记录危重症患者的护理过程。

(刁咏梅)

# 第四节　病区护理管理

## 一、病区的设置和布局

每个病区设有病房、危重病房、抢救室、治疗室、护士办公室、医师办公室、配膳室、盥洗室、浴室、库房、洗涤间、厕所、医护休息室和示教室等。有条件时应设置学习室、娱乐室、会客室和健身室。

## 二、病区的环境管理

医院的物理环境有以下几方面。

### (一)空间

为了保证患者有适当的活动空间,方便治疗和护理,病床之间的距离不得少于 1 m。床与床之间应有围帘,必要时进行遮挡,保护患者的隐私。

### (二)室温

一般来说,保持 18 ℃～20 ℃的室温较为适宜。对新生儿及老年人,维持室温为 22 ℃～24 ℃为宜。

### (三)湿度

湿度为空气中含水分的程度,一般指相对湿度。病房相对湿度一般以 50%～60%为宜。湿度过高或过低均对患者不利。

### (四)光线

病房采光分为自然光源及人工光源两种。光线充足有利于观察患者、进行诊疗和护理工作。普通病房除有吊灯外,还应有床头灯、地灯,既能保证患者自用和夜间巡视时进行工作,又不影响患者的睡眠。此外,还应备有一定数量的鹅颈灯,以适应不同角度的照明,为特殊诊疗提供方便。

### (五)音响

音响是指声音存在的情况。根据世界卫生组织(WHO)规定的噪声标准,白天医院较为理想的噪声强度应维持在 35～45 dB。护士在说话、行走和工作时尽量做到"四轻",同时要向患者及其家属宣传保持病房安静的重要性,共同为患者创造良好的休养环境。在杜绝噪声的同时,也应避免绝对的安静。

### (六)通风

通风换气可使室内空气与外界空气交换,增加氧含量,降低二氧化碳在空气中的浓度,以保持室内空气新鲜。通风还能调节室内的温度和相对湿度,刺激皮肤的血液循环,促进汗液的蒸发和热的散失,增加患者的舒适感。一般情况下,开窗通风 30 min 即可达到置换室内空气的目的。

通风时注意保护遮挡患者,避免直接吹风,冬季通风时要注意给患者保暖。

**(七)装饰**

病房布置应以简洁、美观为主,有条件的医院可以根据各病房的不同需求来设计和配备不同颜色,并应用各式图画、各种颜色的窗帘和被单等来布置病房,这样不仅使人感觉身心舒适,还可产生特殊的治疗效果。一般病房墙壁上方可涂白色,下方可涂浅蓝色。走廊中可适当摆放一些绿色植物、花卉盆景等以美化环境,增添生机。

医院是社会的一个组成部分,也是就诊患者集中的场所。患者住院后对接触的人员、院规、陈设、声音及气味等会感到陌生和不习惯,以致产生一些不良的心理反应。所以,认真评估患者心理、社会方面的需求并予以满足,帮助患者建立和维持良好的人际关系,消除其不良的心理反应,使其尽快适应医院的社会文化环境是护士的基本职责之一。

医院常见不安全因素包括物理性损伤、化学性损伤、生物性损伤、心理性损伤、医源性损伤等,护士需随时对威胁患者安全的环境保持警觉,并及时给予妥善处理。

**(刁咏梅)**

# 第五节 门诊护理管理

## 一、门诊护士服务规范

**(一)护士的仪表**

(1)护士的仪表应端庄、文雅,护士可以化淡妆上岗,展现出亲切、纯洁、文明的形象。

(2)护士应保持工作衣、帽干净、整洁,勤换洗,正确佩戴胸牌(左上方)。

(3)护士应保持头发清洁、整齐,短发前不遮眉,后不过领;如有长发,需盘起。

(4)护士要保持手部清洁,不留长指甲,不涂指甲油。

(5)护士要穿护理部、门诊部统一发放的白色鞋子和肤色袜子,并保持鞋子、袜子清洁、无破损,不穿高跟鞋、其他有响声的鞋。

(6)护士上班期间除项链、耳钉外,不佩戴其他首饰。

(7)护士外出期间着便装,不穿工作服进餐馆就餐或出入其他公共场所。

**(二)文明服务规范**

(1)护士仪表端庄,符合职业要求,挂胸牌上岗。护士要准时到岗,不擅离工作岗位,不聚堆聊天,专心工作。

(2)接待患者态度亲切,服务热心。有问必答,主动服务,语言规范。

(3)预检护士要熟悉普通、专科、专家门诊的出诊时间,为患者提供正确的预检服务。

(4)巡回护士要站立服务,根据就诊患者的人数,及时进行引导和疏导服务,并保持两次候诊秩序良好。

(5)护士对政策照顾对象,按政策要求予以照顾就诊。

(6)护士对老、弱、残、孕等行动不便的患者提供迎诊服务及搀扶服务和陪诊服务。

(7)各楼层免费提供饮用水和一次性水杯,并实行其他便民服务。

(8)护士如果发现问题,主动联系相关部门,尽可能为患者提供方便,帮助其解决问题,不推卸责任,不推诿,构建和谐的医患关系。

(9)尊重患者的人格与权利,尊重其隐私,保守医疗秘密。

(10)注重自我修养,树立为患者服务的意识,展现良好的医德、医风和精益求精的职业风范。

(11)以不同形式(如讲座、咨询)开展健康教育。

(12)接待患者时,使用礼貌用语,语言坦诚、亲切。

**(三)护士礼貌用语**

(1)护士与人交谈时要保持稳定的情绪和平和的心态,做到自然大方。

(2)牢记和熟练运用服务用语"十声九字",不对患者使用"四语"。①"十声":问候声、欢迎声、请托声、致谢声、征询声、应答声、称赞声、祝贺声、道歉声、送别声。②"九字":您好、欢迎、谢谢、对不起。③"四语":蔑视语、烦躁语、否定语、斗气语。

## 二、门诊护理工作的质量标准

(1)护士岗位要求:仪表端庄,挂胸牌上岗,准时到岗,不擅离岗位。

(2)对患者态度亲切,服务热情,不生硬,不推诿。

(3)主动服务,语言规范,有问必答,首句说普通话,实行首问负责制,无患者投诉。

(4)患者就诊服务流程为预检、挂号、候诊、就诊。

(5)预检护士在挂号前10 min开始预检。护士要熟悉普通、专科、专家门诊的时间。正确分诊,做到"一问、二看、三检查、四分诊、五请示、六登记"。对传染病患者及时分诊、隔离。

(6)巡回护士站立服务,根据就诊人数,及时进行疏导,并根据工作安排,进行健康教育。

(7)候诊区环境整洁,就诊秩序良好,有两次候诊流程。

(8)各诊室内环境整洁,秩序良好,单人诊室内一医一患;多人诊室内诊台、诊察床有遮隔设施,诊察床单位整洁,患者使用后及时更换垫巾。

(9)治疗室清洁,物品放置有序,标识清楚。医务人员严格按《医院消毒隔离质量标准》工作。医用垃圾分类正确。

(10)各楼层有便民服务措施。对政策照顾对象按政策照顾就诊。对病重、老、弱、残、孕者提供迎诊服务、陪诊服务和搀扶服务。免费提供饮用水和一次性水杯。

## 三、门诊预检分诊管理

(1)预检护士由资深护士担任,要具有高度的责任心。严格遵守卫生管理法律、法规和有关规定,认真执行临床技术操作规范以及有关工作制度。

(2)患者来院就诊,预检护士严格按照"一看、二问、三检查、四分诊、五请示、六登记"原则,正确分诊。

(3)根据《中华人民共和国传染病防治法》有关规定,预检护士对来就诊患者预先进行有关传染病方面的甄别、检查与分流。发现传染病或疑似传染病患者,通知专科医师到场鉴别。排除传染病者到相应普通科就诊;对疑似者发放口罩、隔离衣等保护用具,由专人护送到特定门诊。要对接诊区进行消毒。特定门诊预检护士按要求通知医务处、防保科、门诊办公室,并做好传染病登记工作。

(4)如遇患者病情突变,预检护士立即联系医师就地抢救;同时联系急诊,待病情许可时,专人护送患者至急诊。

(5)遇突发事件,预检护士立即通知医务处、护理部、门诊办公室,按相关流程启动应急预案。

## 四、发热门诊管理

(1)在门诊部和急诊室设立预检分诊处,在醒目处悬挂清晰的发热预检标识。急诊室预检工作实行24 h值班制,要做好患者的信息登记工作。经预检查出的发热患者,由预检处的工作人员陪送到发热门诊。

(2)发热门诊相对独立,并有明显标识,配有专用诊室、留观室、抢救设施、治疗室、放射线摄片机、检验室、厕所。

(3)发热门诊设有双通道,工作人员和患者从不同路径出入发热门诊。发热门诊有明确的清洁区、半污染区和污染区划分,设置有效屏障,安装非接触式洗手装置。

(4)医师和护士须经过专业培训,合格后方可上岗。

(5)医务人员须准时上岗,24 h均按排班表落实。不擅自离岗,不以任何理由延误开诊。如确有特殊情况,必须提前一天向医务部及门诊部请假,由医务部安排其他人员。

(6)坚持首诊负责制,对每个发热患者必须首先进行详细的流行病学资料收集及认真检查,根据流行病学资料、症状和体征、实验室检查和肺部影像学检查综合判断,进行临床诊断,避免漏诊。

(7)严格执行疫情报告制度,一旦出现可疑患者,第一时间对其进行隔离观察、治疗(一人一室),并立即向医务科报告。遇疑难病症,及时会诊,以免延误病情。

(8)必须立即按程序上报确诊或疑似病例,6 h内报当地疾病控制中心,同时填写传染病疫情报告卡,不得延误或漏报。

(9)严格执行交接班制度,并做好患者信息登记以及转运交接记录。

(10)医务人员在岗时做好个人防护,接触患者(含疑似患者)后,及时更换全套防护物品。

(11)进入发热门诊就诊患者应在医务人员指导下做好相应防护。

(12)保证诊室通风良好,有独立的空调系统,每天常规进行空气消毒,定时给地面、物品表面消毒。患者离去后立即进行终末消毒。

(13)医务人员的防护、设备消毒、污染物品处理等,按卫健委统一文件执行。

## 五、肠道门诊管理

(1)认真学习《中华人民共和国传染病防治法》及有关肠道传染病业务知识,按要求完成培训。

(2)认真填写门诊日志。对前来就诊的腹泻患者建立肠道门诊卡,并逐例按腹泻患者专册登记项目要求登记,每天核对。将专卡、专册、登记册保存3年。

(3)做好肠道传染病的登记工作。按规定时间向防保科移交传染病报告卡,并做好交接记录。发现疑似或确诊甲类传染病,立即打电话报告防保科。

(4)每月填写"肠道门诊月报表"交防保科、卫生防疫站,并留存一份。

(5)对就诊患者认真询问腹泻病史、流行病史,进行必须的体征检查、粪常规检查,做到"有泻必采,有样必检"。对可疑对象进行霍乱弧菌培养。对确诊或疑似细菌性痢疾患者及重点职业(幼托机构保育员、饮食从业人员、水上作业人员、工作中与粪便接触人员)腹泻患者需进行细菌性痢疾培养。

(6)发现食物中毒、集体性腹泻(3 例以上,含 3 例)病例,立即打电话报告卫生防疫站和卫生监督所。

(7)加强肠道门诊的日常消毒、隔离工作,严格按消毒隔离规范、肠道门诊医院感染管理制度工作,防止医院内感染发生的。对患者的呕吐物、粪便和"检后标本",被污染的物品、场所及废弃物应立即进行相应消毒、隔离处理。对重症腹泻患者立即隔离,防止疾病蔓延、扩散。

## 六、门诊换药室、治疗室管理

(1)换药室、治疗室的布局合理,清洁区、污染区分区明确,标志清楚。

(2)环境清洁、干燥,有专用清洁工具,每天 2 次清洁地面。如有脓、血、体液污染,及时用 2 000 mg/L 含氯消毒液擦拭消毒。

(3)护士按各自的岗位职责工作,无关人员不得入内。

(4)严格执行无菌技术操作规程,每次操作前、后洗手。各种治疗、护理及换药操作按清洁伤口、感染伤口分区域进行,无菌物品必须一人一用,换药时要戴手套。

(5)按消毒日期的前后顺序使用无菌物品,有效期为 2 周,梅雨季节有效期为 1 周。将使用后的器械、换药用具等物品统一送供应室处理。置于无菌罐中的消毒物品(棉球、纱布等)一经打开,使用时间最长不超过 24 h,提倡使用小包装。对疑似过期或污染的无菌物品需重新消毒。

(6)治疗车上的物品应摆放有序,上层为清洁区、下层为污染区。车上应备有快速手消毒液或消毒手套。

(7)给破伤风、气性坏疽等特殊伤口换药应在特殊感染换药室进行。使用一次性换药器具。把换下来的敷料及用过的换药器具放入带有警示标识的双层黄色垃圾袋。对换药室进行紫外线空气消毒,对地面用 2 000 mg/L 含氯消毒液擦拭。

(8)把污染敷料和使用过的一次性医疗废弃物丢入黄色垃圾袋,由专人收取、处理并交接登记。

(9)每天对换药室、治疗室进行紫外线空气消毒,做好记录。

(10)每天开窗通风,保持空气流通。

## 七、入院处管理

入院处是医院的一个特殊窗口,与医院其他部门有着纵横交错的联系。为确保患者的合法权利,提高入院处的服务质量,制定下列管理规范。

**(一)常规工作规范**

(1)每天上班即与各病区办公室护士或护士长联系当日出院情况,了解床位调整,确定收治床位。按流程为已有确定床位的患者办理全套入院。

(2)接受患者的入院登记,填写入院须知(兼入院通知单)并交给患者。对于要办理特殊手续患者做重点指导。

(3)普通患者住院采取预约制,对其按照时间先后顺序处理;在入院通知单上告知住院需等待以及办理入院时所需要携带的相关证件和日常生活必需品;对急诊或有紧急需求患者,优先安排入院。

(4)按照当天床位情况,尽早安排入院。及时通知患者入院,使患者有较充裕的准备时间。

（5）热情接待登记患者,如无床位,做好解释工作,帮助患者了解入院手续。

（6）热情接待患者的查询（来电、来人）,耐心听取患者倾诉。对患者及其家属提出的疑问耐心解释,做到有问必答。

（7）加强与各科医师及病区护士的联系,根据登记患者的男女比例及时调整床位。

（8）每天整理各科入院登记卡,对于登记时间较长的入院登记卡要定期处理、清理。

**（二）办理登记流程**

（1）患者首先在门诊或急诊挂号、就诊。

（2）医师评估患者的疾病后,对于符合收治标准的患者开具入院登记卡,入院处按相关规定安排入院。

（3）核对医师在入院登记卡上填写的基本信息、科别、疾病诊断、医师签名等。项目无遗漏,由患者或其家属签名确认,并在入院卡上填写联系电话。

（4）入院处工作人员收下住院卡,认真填写入院须知（兼入院通知单）,交给患者,并告知患者相关内容:等候入院电话通知,办理入院手续时带好相关证件、预付款、物品。

**（三）办理入院流程**

（1）患者接到电话通知后,持入院通知单到入院处办理入院手续,同时出示门诊就医磁卡（医保卡）、门诊病历本,患者本人必须到院。

（2）入院处收回入院通知单,电脑登录患者信息（姓名、性别、诊断及病区等）,复印患者本次入院的门诊病历,并置于住院病历中。

（3）患者到财务窗口交住院预付款,并正确填写入院凭证上的基本信息（姓名、现住址、联系电话、联系人姓名等）。

（4）患者须出示身份证（医保卡）、入院登记卡、入院凭证,工作人员在电脑中输入上述详细信息并打印病案首页、床头卡及腕带。

（5）完成入院登记手续,按照相关规定使患者安全进入病区。患者如行动不便、病情较重或沟通困难,入院处工作人员将其护送至病区,并与病区护士做好交接。

## 八、特需门诊管理

特需门诊是医院为满足患者的特殊需求而开设的门诊。除了具备普通门诊的功能之外,更着重于为患者提供优质的一条龙服务,减少就诊中间环节,缩短候诊时间。挂号、就诊、交费、取药等环节均有专人指引、陪伴,过程相对快捷、方便,为患者提供更温馨、舒适的就诊服务。

**（一）严格的专家准入条件**

特需门诊专家应是具有副高级以上卫生技术职称并经医院聘任的有长期临床工作经验的医师。医院建立专家准入制,由门诊办公室和所属科室双重审核,根据专业特长、学术成就、科研成果及同行认可,确认专家资格,方可准入。

**（二）特需门诊的规范管理**

1.环境管理

特需门诊要有较好的环境,候诊室应有较大的空间。环境布置要人性化,候诊室有鲜花、盆景、软候诊椅、硬候诊椅、饮水机、一次性水杯、中央空调,并设有健康教育栏和用于健康宣教的多媒体;专家介绍栏展出专家照片、简历,公开专家的技术职称、专业特长及诊治范围,有利于患者择医,为患者创造温馨的就医环境。

2.诊室管理

开设独立的、符合有关规定的诊室,严格一医一患,安排具体的接诊时间,由专人负责各诊室的管理。

3.挂号管理

特需门诊的挂号通过电脑统一安排,登记姓名、性别、年龄、地址、就诊时间、科别等,防止专家号被倒卖,损害患者的利益。开展实名制预约挂号服务,可以定人、定时,使患者有计划就诊。

4.专家管理

(1)要求专家保证出诊时间,请假需提前3个工作日。严格执行工作制度及医疗质量控制标准,执行首诊负责制,合理检查与用药,杜绝人情方、大处方。对就诊人数实行定额管理,以保证特需门诊的诊疗质量。

(2)对违反相应规定的医务人员严肃处理,以保证患者的权利。

5.护士管理

要求护士仪表端庄、举止优雅;资深护士业务能力强,具有全科知识,准确分诊;护士要及时解决各类问题,发现和化解矛盾,合理安排就诊,保证就诊的有序进行。

## 九、门诊患者及家属健康教育规划

门诊健康教育是通过有计划、有组织的信息传播和行为干预,促使患者及其家属自觉地采纳有益于健康的行为和生活方式,消除或减轻影响健康的危险因素,预防疾病,促进健康,提高生活质量。

### (一)门诊健康教育的目的

通过健康教育稳定患者的情绪,维持良好的医疗秩序。让患者获得卫生保健知识,树立健康观念,自愿采纳有利于健康的行为和生活方式。

### (二)门诊健康教育的服务对象

门诊健康教育的服务对象是门诊患者及其家属。

### (三)门诊健康教育的策略

(1)因人、因病实施健康教育,并将健康教育伴随医疗活动的全过程。在就诊过程中,护士随时与患者进行交谈,针对不同需求,进行必要而简短的解释、说明、指导、安慰。

(2)健康教育内容精炼、形式多样,具有针对性和普遍性。

### (四)门诊健康教育的形式

1.语言教育方法

该方法包括健康咨询、专题讲座、小组座谈。

2.文字教育方法

该方法包括用卫生标语、卫生传单、卫生小册子、卫生报刊、卫生墙报、卫生专栏、卫生宣传画进行健康教育。

3.形象化教育方法

该方法包括用图片、照片、标本、模型、示范、演示等进行健康教育。

4.电化教育方法

该方法包括用广播、投影、多媒体等进行健康教育。

（五）门诊健康教育的方法

1.接诊教育

护士在分诊过程中通过与患者交流，了解其心理，识别病情的轻重缓急，针对患者最关心的问题及他们没有意识到的问题，进行简短的解释、说明和安慰。

2.候诊教育

护士对候诊患者进行健康知识宣教，设置固定的健康教育课程，内容以常见病、多发病、流行病的防治知识为主，形式多样，内容精炼，语言通俗易懂。通过健康教育安定患者的情绪，向患者及其家属传播卫生科学常识及自我保健措施。

（李兰珍）

# 第十八章

# 健 康 管 理

## 第一节 健康管理的概念与发展

### 一、健康管理的概念

健康管理的概念的提出和实践最初出现在美国。健康管理虽然在国际上已出现 30 余年,目前还没有公认的定义、概念及内涵表述。健康管理学在国内外还没有形成一个完整的学科体系,各国研究的重点领域及方向也不尽相同。

欧美学者有关健康管理概念的表述是"健康管理是指对个人或人群的健康危险因素进行全面检测、评估与有效干预的活动过程;健康管理就是要将科学的健康生活方式提供给健康需求者,变被动的护理健康为主动的健康管理,更加有效地保护和促进人类的健康"。

在 1994 年苏太洋主编的《健康医学》一书中指出,"健康管理是运用管理科学的理论和方法,通过有目的、有计划、有组织的管理手段,调动全社会各个组织和每个成员的积极性,对群体和个体健康进行有效的干预,达到维护、巩固、促进群体和个体健康的目的"。这是国内较早的健康管理的概念表述。

2007 年《健康管理师》(培训教材)中关于健康管理的定义是"健康管理是对个体或群体的健康进行监测、分析、评估,提供健康咨询和指导以及对健康风险因素进行干预的全面过程。健康管理的宗旨是调动个体和群体及整个社会的积极性,有效地利用有限的资源来达到最大的健康效果。健康管理的具体做法就是为个体和群体(包括政府)提供有针对性的健康科学信息,并创造条件采取行动来改善健康"。

中华医学会健康管理学分会、中国健康管理学杂志编委会在 2009 年发表的《健康管理概念与学科体系的初步专家共识》中,对健康管理的表述为"以现代健康概念(生理、心理和社会适应能力)和新的医学模式(生理-心理-社会)以及中医治未病为指导,通过采用现代医学和现代管理学的理论、技术、方法和手段,对个体或群体整体健康状况及其影响健康的危险因素进行全面检测、评估、有效干预与连续跟踪服务的医学行为及过程。其目的是以最小投入获取最大的健康效益"。

## 二、健康管理的形成与发展

20 世纪 70 年代的美国面临人口老龄化加剧、急性传染病和慢性病的压力,医疗费用剧增的严峻挑战,而不断增长的医疗费用并没有有效地预防各种健康风险因素对健康的 80％人口的损害,传统的以疾病诊治为中心的卫生服务模式应对不了新的挑战,在这种环境下,以个体和群体健康为中心的健康管理模式应运而生了。

美国保险业率先提出健康管理这个概念并推动了健康管理业的发展,医疗保险公司通过健康风险评估和疾病预测技术能够精确地预测出高风险的个体中哪些人需要昂贵的治疗,从而可以开展有针对性的健康管理,通过帮助高风险人群减少对急诊、抢救和(或)住院治疗的需求来降低医药费用。目前,疾病风险预测技术被越来越多地应用到健康保险服务中,保险项目的成本效益比有了很大的改善,保险报销费用有了较大的下降。

美国健康管理的发展日益迅速。1990 年美国政府制定了"健康人民"的健康管理计划,由政府、社会和专业组织合作,每 10 年一个计划。该计划包括两个目标:一是提高健康生活的质量,延长健康寿命;二是消除健康差距。政府在美国的全民健康管理中起到了积极的倡导作用,在政策上大力支持,使美国健康管理取得了显著的成就,不断提高居民健康水平。如今,美国健康管理服务组织的形式趋于多元化(包括政府、医疗保险公司、医疗集团、健康促进中心、社区服务组织、大中型企业等),都为大众提供各种形式、内容多样的健康管理项目及其相关服务。美国健康管理的实施是从政府到社区,从医疗保险和医疗服务机构、健康管理组织到雇主、员工,从患者到医务人员,人人参与健康管理,有 7 700 万的美国人在大约 650 个健康管理组织中享受医疗服务,超过 9 000 万的美国人成为健康管理服务计划的享用者。美国密执安大学健康管理研究中心主任第·艾鼎敦博士曾经提出:美国经过20 多年的研究得出了这样一个结论,即健康管理对于任何企业及个人都有这样一个秘密,即 90％和 10％,具体就是 90％的个人和企业通过健康管理后,医疗费用降到原来的 10％,10％的个人和企业未做健康管理,医疗费用比原来上升 90％。

美国的医疗机构将健康管理作为医院发展与竞争的重要措施,例如,凯撒医院形成一套完整的、较科学的服务体系。医院-医师-保险公司组成一个医疗资源网络,重视患者的健康教育;重视疾病防治一体化服务,同时有把预防落到实处的机构设置、考核体系和严格的医师培训,降低了运营成本,提高效益。

实践证明,通过健康管理,在 1978—1983 年美国的疾病发生率大幅度下降,冠心病、高血压的发生率分别下降 16％和 4％。数据证实,在健康管理方面投入 1 元,相当于减少 3.6 元医疗费用,如果加上由此产生的劳动生产率提高的回报,实际效益是投入的 8 倍。1972—2004 年,美国的心脑血管疾病的死亡率下降了 58％。由此可见,使用科学的管理方法对慢性病进行健康管理,干预和指导人们的生活方式,可以使慢性病的患病率明显下降。

世界上许多发达国家近年来也开始逐步推广健康管理理念,希望通过有效的健康干预和健康促进措施,提高国民的健康素质和生存质量。

英国国民医疗保健服务系统为节约服务成本,立足于将人的健康生活质量问题解决在基层,把居民健康管理放在社区,在居民家庭中进行宣教和管理,实现社会服务系统与医疗保健的合作。调查数据显示,英国居民 80％的健康生活质量问题能够通过基层卫生机构解决。日本于1988 年提出了全民健康计划,包括健康测定、运动指导、心理健康指导、营养指导、保健指导等。日本 2002 年通过了《健康促进法》,有 60 多万营养师为人们提供专业的健康管理服务,政府和民间健康管理组织合作,对全部国民进行健康管理。

随着健康管理事业的发展,健康管理研究与服务的内容也由单一的健康体检、生活方式指导发展为国家或国际组织的全民健康促进规划、个体或群体全面健康检测、健康风险评估与控制管理。进入 21 世纪后,健康管理在发展中国家逐步兴起与发展。

健康管理于 21 世纪初在我国真正兴起。自 2001 年国内第 1 家健康管理公司注册到今天,健康管理已经迈出了艰难而又重要的一步。健康管理在我国兴起,一方面是因为国际健康产业和健康管理业发展的影响;另一方面,我国老龄化速度快,慢性病已构成对广大居民严重的健康威胁,医疗费用急剧上升,个人、集体和国家不堪重负。通过健康管理预防和控制慢性病、降低疾病负担已成为更多人的共识。

我国健康管理服务业虽然是一个新兴产业,但发展速度较快。2000 年以来,我国健康管理(体检)机构的数量以平均每年新增 25% 的速度增长,目前有 6 000 多家,年服务人群超过3亿,从业人数有数十万人。我国健康管理机构主要有附属于医疗机构的健康管理(体检)中心,其工作与临床诊疗结合;由社区卫生服务机构提供健康管理服务,在本辖区内对高血压、糖尿病等慢性病患者进行管理;社会办的专业体检中心的工作以健康体检为主导,以检后咨询、指导与健康教育讲座为辅助。

我国于 2007—2008 年,2012 年进行过两次健康管理(体检机构)的调查。2008 年的调研结果表明,健康管理相关机构的数量不少于 5 744 家,其中体检中心机构占机构总数的 65%;社会认识不足、人力资源匮乏、服务质量参差不齐和自主性缺乏是机构面临的主要问题。2012 年对103 家健康管理(体检)机构进行问卷调查,结果表明自 2008 年以来机构规模不断扩大,年体检量呈逐年递增趋势,54% 的机构开展了健康或疾病风险评估服务;调查表明存在的主要问题包括有 46% 的机构仍停留在单一的体检服务,机构的学科建设明显滞后,专业人才匮乏,机构的服务特色和优势不明显,信息化水平、服务质量有待提高。

糖尿病、高血压管理是我国基本公共卫生服务的内容。近年来,一些地区也在尝试通过健康管理进行慢性病管理,结果表明社区综合干预对改善糖尿病前期的血糖水平,延缓糖尿病的发生具有积极作用,对老年高血压的控制有明显效果。知己健康管理可以帮助糖尿病患者掌握自我管理疾病和健康的方法,并且在患者的心理因素方面起到积极的作用,是一种比较有效的糖尿病管理方法。

由于目前我国医疗卫生体制的限制,现在的健康管理主要是从开拓医疗市场的角度出发,采用的大多是以疾病为中心,主要对高端人群进行健康管理的做法,属于增加医疗需求,促进医疗消费的管理思路,服务的适宜阶层大多是高收入人群,对更需要健康服务的普通群众利益不大。这些实践远远不能达到健康管理服务效果好、效率高、覆盖面广、节约资源的目的,更不能满足普通群众对健康服务方便、有效、省钱的要求。

综上所述,我国健康管理事业任重道远。健康管理要在我国慢性病预防与控制工作中发挥重要作用,亟须加强以下工作。

(1)加强政府主导力度,努力实现全民健康管理。2012 年原卫计委等 15 个部门制定了《中国慢性病防治工作规划(2012—2015 年)》(以下简称规划)。规划明确了各级政府和各相关部门在慢性病防治工作中的职责,并提出将健康融入各项公共政策的发展战略。规划是我国慢性病预防与控制的顶层设计,为实现全民健康管理提供了政策支持。但规划的落实还有许多工作要加强。预防慢性病,一是必须要努力建立各级政府主导,多部门协调的机制,推进规划的实施;二是转变工作理念,各相关部门在制定发展规划时应将居民的健康产出和健康影响作为重要内容之一;三是加强政策研究和经费支持,将慢性病一级预防和慢性病高危人群基本健康管理逐渐纳入公共卫生项目,提高公共卫生对居民健康的保障作用。

(2)加大政策支持力度,形成健康管理的服务网络。我国应努力建成多元化的健康管理服务体系和网络,满足对慢性病控制的需要和不同人群的健康需求。健全疾病预防控制机构、基层医疗卫生机构和大医院分工合作的慢性病综合防治工作体系。增加投入,扩大健康管理服务范围,努力做到全民健康管理。努力促进社区卫生服务模式从临床治疗为主向健康管理转变,建立配套的措施,完善必要的支持,提高社区卫生人员健康管理的专业水平,大力开展以社区为基础,以人群为目标的慢性病健康教育,对慢性病高危人群早发现、早预警、早干预,控制危险因素,遏止、扭转和减少慢性病的蔓延和健康危害;大中型医疗机构应将健康管理融入医疗服务之中,提高治疗效果,预防并发症;社会办的健康管理机构应努力满足广大服务对象对健康管理的不同需求,通过多种干预手段,帮助服务对象预防和控制慢性病危险因素;各级疾病预防机构开展对主要慢性病的监测,开展慢性病危险因素评估和慢性病预防控制措施评价,开展健康教育和指导,提高广大群众的自我保健能力。

(3)加快成果转化,努力提高健康管理服务水平。目前,我国应用的健康管理技术主要从美国引进的。提升健康管理水平,要努力将国外的技术本地化,研究制定适合当地居民主要的健康管理方法;要制定针对健康人群、亚健康状态人群和慢性病高风险人群的健康管理指南和方法;要采取多种办法加强人才培养,使健康管理能扎扎实实地开展起来。

(4)加大宣传力度,努力扩大社会参与程度。广大群众参与是健康管理成功的重要指标。各级政府应组织多部门合作,利用多种媒体开展健康宣传,使广大群众充分认识到我国慢性病的发生率不断攀升的严峻形势、健康管理的重要性,了解和掌握改善健康的知识和技能,真正做到在健康上"要我做"到"我要做"的转变,健康管理的最终目的是个人对自己健康的认真、科学的管理,只有这样才能达到健康管理的目的。

### 三、健康管理的内涵

世界卫生组织明确提出:关于健康长寿,遗传因素占15%,社会因素占10%,医疗条件占7%,而60%取决于个人。也就是说,健康掌握在个人的手中。健康管理新理念就是变人类健康被动管理为主动管理,帮助人们科学地恢复健康、维护健康、促进健康。

一个人从健康到患病的过程如图18-1所示。一般来说,这个过程是从低风险状态、高危险状态、早期病变,到出现临床症状,形成疾病。这个过程可以很长,往往需要几年甚至十几年,乃至几十年的时间。期间的变化多数不被轻易地察觉,各阶段之间也无明显的界线。健康管理主要是在形成疾病以前进行有针对性的预防干预,可成功地阻断、延缓疾病的发生和发展进程,从而实现维护健康的目的。

健康管理的价值就是针对相对健康的人群、患有小病的人群和患有大病的人群,采取不同的科学方法确认和去除健康危险因素以达到维护和促进健康的目的。确认和去除健康危险因素,这是现有医疗卫生体系没有提供的,是人们迫切需要的,代表的是先进的生物-心理-社会-环境医学模式。因此,这是健康管理的实质。

健康管理是对个体及群体的健康危险因素进行全面管理的过程,即对健康危险因素的检测(发现健康问题)、评价(认识健康问题)、干预(解决健康问题)不断循环的过程。健康管理不断循环运行使管理对象走上健康之路。其目的是调动管理对象的自觉性和主动性，达到最大的健康改善效果。

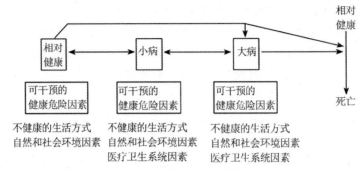

**图 18-1　从健康到患病的过程**

我国有多篇文献介绍了健康管理的主要步骤：①收集服务对象的健康信息。健康信息包括个人一般情况，目前健康状况，疾病家族史，生活方式（膳食、体力活动、吸烟、饮酒等），医学体检（身高、体重、血压等）和实验室检查（血脂、血糖等）。②进行健康风险评估。根据所收集的个人健康信息预测个人在一定时间内发生某种疾病或健康危险的可能性，从而让被评估者准确地了解自己的健康状况和潜在隐患，并可为个人量身定制健康改善计划。健康风险评估是开展健康管理的基本工具与核心技术。在美国，正是健康风险评估的出现，引发了人们开展健康管理的需求。③进行健康干预。在前两步的基础上，帮助个人采取改善饮食、运动、调整生活方式等措施纠正不良的生活方式和习惯，控制健康危险因素，实现健康管理目标。④进行健康效果评估。在进行健康干预一定时间后要进行效果评价，主要包括近期效果（获取健康知识、态度变化情况等），中期效果（行为习惯改变、人体生理指标控制情况等），远期效果（使用的成本、产生的效益、发病率、死亡率等）。通过健康干预所取得的效果进一步改进干预方法及措施。

可以通过互联网的服务平台及相应的用户端计算机系统帮助实施健康管理。

对于健康的个人，健康管理帮助其增加健康知识，进一步保持健康的生活方式，预防慢性病危险因素的发生；对于亚健康、有慢性病危险因素的个人，健康管理帮助其知晓健康风险，学会控制健康危险因素的知识和技能，预防疾病的发生；对于患者，健康管理帮助其在规范治疗的同时，进行有针对性的健康指导和干预，可以提高患者的整体治疗水平，进而延缓和减少并发症的发生。

（丁　会）

# 第二节　健康管理服务的分类和主要内容

自 2009 年以来，天津市健康管理协会积极开展健康管理实践，针对不同健康需求，重点开展了基本健康管理、亚健康状态管理和慢性病危险因素专项管理。

## 一、基本健康管理

在天津市政协的支持下，天津市健康管理协会组织 5 家医疗机构连续 3 年对上千名政协委员进行基本健康管理,结果证明基本健康管理适合群体和健康个体。

通过对群体、个体进行基本健康管理,使服务对象及时了解自己的健康状况和患慢性病的风险,掌握预防和控制慢性病危险因素的健康知识、技能,形成健康的生活方式,提高自我保健能力。基本健康管理的周期一般为一年。

**(一)收集健康信息**

健康管理师向服务对象介绍基本健康管理的目的、内容、要点,发放电子或书面健康信息调查表,健康管理师指导或协助服务对象填写个人健康信息调查表。

为进行健康评估,收集服务对象近期体检结果。对未进行健康体检者进行体检,同时发放体检温馨提示,提示体检注意事项。体检基本项目包括身高、体重、腰围、血压、空腹血糖、总胆固醇、甘油三酯、高密度脂蛋白、低密度脂蛋白、血尿酸。

**(二)建立电子档案并进行保管**

健康管理师负责建立永久性个人电子健康管理档案,该档案内容包括体检数据、家族史、生活习惯、饮食情况、运动状况、个人疾病史及医师处方等所有健康相关信息。可在工作时间提供电话查询或上门查询,随时更新健康档案信息。

**(三)健康风险评估**

健康管理师利用商业化的计算机软件对每一位服务对象进行健康风险评估。健康风险评估的内容有以下几点。

1.个人健康信息汇总

全面汇总服务对象目前的健康状况、疾病史、家族史、饮食习惯、体力活动情况、生活方式及体检结果的异常信息,同时,针对目前存在的健康风险因素进行专业提示。

2.生活方式评估报告

综合分析服务对象的整体生活方式,并通过生活方式得分评价健康年龄。

3.疾病风险评估报告

对服务对象未来5～10年患某些疾病(肺癌、高血压、糖尿病、缺血性心血管疾病)的风险进行预测,并提示主要相关的风险因素及可改善的危险因素。

4.危险因素重点提示

评估出服务对象目前存在的可改变的健康危险因素,评估这些因素对健康的危害,评估控制这些危险因素将为降低疾病风险所贡献的力量等。

健康风险评估可以帮助服务对象全面地认识自身的健康风险;制定个性化的健康干预计划,鼓励和帮助服务对象改善不良的饮食、运动习惯和生活方式。

**(四)制定健康改善计划**

针对健康风险评估的结果,根据个体情况制定健康改善计划。制定健康改善计划和指导服务对象实施计划是健康管理的关键。目前健康改善计划多数设定在膳食营养与运动的项目上,对其他不合理生活方式的干预都是根据个体情况在干预追踪中落实的。

1.个性化膳食处方

根据服务对象当前的健康与运动情况,建议一日三餐应摄取的热量及食物搭配,描述分量及等值食物交换等。

2.个性化运动处方

根据服务对象当前的健康状况,建议一周运动计划,给出不同运动内容(有氧运动、力量练习、柔韧性练习）的建议运动方式、运动频率和运动强度。

3.健康管理师要进行健康计划指导和咨询

至少对服务对象提供一次面对面的专家健康咨询，讲解健康风险评估结果和健康改善计划。

**（五）开展多种形式的健康教育**

健康教育主要是结合服务对象的健康需求和健康问题，通过以下方式提供健康知识。

1.健康科普读物

定期发送电子健康科普读物，发放健康读物印刷品，提供健康知识、国内外发生的与健康有关的事件、健康预警等。

2.温馨短信

利用短信、微信，定期发放有关健康内容的温馨提示、指导等。

3.健康大讲堂

根据需求，组织健康讲座，请专家介绍健康知识和技能，达到健康教育的目的。

4.专题健康咨询

根据需求，进行专题健康咨询，由医疗、营养、运动、心理、中医保健等专家进行有针对性的指导，给服务对象带来改善健康的实践体验。

5.组织大型健康娱乐会

活动包括健康讲座、健康咨询、健康知识竞赛、发放健康手册、无创健康检测、音乐疗法体验、保健品展示等。

6.开通健康咨询电话，提供健康咨询

咨询内容包括营养、运动、养生保健、慢性病预防与控制、健康管理等基本健康知识，常见传染病预防与控制知识等。

**（六）健康管理综合分析**

每年进行一次群体的健康状况综合分析，包括健康行为及生活方式评估、体检结果分析和影响健康的相关因素分析等。

## 二、亚健康状态健康管理

通过分析、评估确定亚健康状态的症状与原因，采取相应的干预措施，改善、缓解亚健康症状；掌握预防与控制亚健康的健康知识、技能，促进形成健康的生活方式，提高自我保健能力。亚健康状态健康管理的周期根据需求确定。

**（一）收集健康信息**

收集基本健康信息；通过采取量表评估、血液检测、仪器检测确定亚健康状态的主要问题，分析造成亚健康状态的原因。

**（二）建立电子档案并进行保管**

健康管理师负责建立永久性个人电子健康管理档案。该档案包括基本健康信息、亚健康状态评估、分析等。

**（三）制定健康改善计划**

根据亚健康状态分析结果，健康管理师安排相适应的健康改善活动。

**（四）开展健康管理活动**

针对服务对象亚健康状态的问题和需求，采取以下适宜的健康管理项目。

1.膳食指导

进行膳食调查、分析;营养师设计个性化的饮食方案;根据各种危险因素的营养治疗原则,设计营养干预方案;设计中医食疗方案;指导服务对象采用平衡膳食。

2.运动技能和方法指导

根据个体情况指导开展运动项目;运动专家对运动方式、方法、运动不适时的紧急处理进行指导;通过运动能量仪,对运动和能量消耗进行分析,帮助确定有效的运动方式和时间。

3.心理辅导

心理专家根据个体情况进行心理辅导,缓解个体的心理压力。

4.音乐理疗

音乐治疗专家根据个体情况安排音乐疗法的课程,进行适宜的音乐理疗以缓解个体的心理压力,改善睡眠等。

5.中医疗法

首先用专业软件进行中医体质辨识。中医专家根据个人体质、健康状况、季节等因素,设计个性化的中医药养生调理方案,进行中医养生指导。结合健康需求,进行推拿、按摩、刮痧、拔罐,调整机体功能,改善机体的不适状况。

6.物理疗法

结合健康需求,用物理疗法改善局部的不适感及症状,如颈痛、肩痛、腰痛、腿痛。

7.保健品选择指导

根据服务对象的健康状况,指导服务对象选择适宜的保健食品、用品,讲解保健品的使用方法和功效。

8.牙齿保健

在专业口腔医疗机构,每年进行一次口腔检查与清洁牙齿。

## 三、慢性病危险因素专项健康管理

在基本健康管理的基础上,对有慢性病危险因素的服务对象进行专项健康管理。通过有针对性、系统的健康管理活动,使服务对象增加健康知识、纠正不健康的生活方式,自觉地采纳有益于健康的行为和生活方式,消除或减轻影响健康的危险因素,预防或推迟疾病的发生。健康管理一般为3个月的强化健康管理和9个月巩固期的随访管理。

慢性病危险因素专项干预技术的依据为国家制定的相应技术指南。

### (一)健康评估

为每一位服务对象配专门的健康管理师。在健康管理前,健康管理师收集服务对象的健康信息调查表、体检结果,采用健康评估软件对服务对象进行健康评估、危险因素预警。根据健康评估结果,健康管理师制定全过程跟踪、个性化的健康改善计划,确定符合服务对象健康需求的强化干预和健康维护的项目,向服务对象详细介绍计划。

### (二)强化健康管理

健康管理师要指导进行全过程的健康管理,及时了解服务对象的健康状态、健康改善情况,及时完善健康档案及指导方案。

强化健康管理目标:第一个月——通过4次健康管理指导,使服务对象掌握合理膳食的基本知识,了解自己膳食存在的主要问题及解决方法;学会适量、规范地运动。健康管理师要和服务对象互动,要以诚恳、热情的态度,科学、优质的服务质量,调动服务对象的主观能动性和依从性。第二个月——服务对象能够依照规范的膳食、运动处方,实现能量平衡,在健康管理师的指导下,改变不良生活习惯。第三个月——服务对象能够巩固各项干预措施,建立起健康的生活方式,减少健康危险因素。

采用健康管理软件对服务对象的膳食和运动情况进行分析。

1.首诊

(1)主管健康管理师向服务对象详细介绍项目的安排,发放健康管理使用手册。

(2)进行相关物理检查(身高、体重、血压、腰围)。

(3)向服务对象讲解健康评估结果和健康改善计划,并向服务对象提供纸质的健康管理计划。

(4)指导服务对象记录膳食日记。嘱其每周记录好两天代表正常膳食情况的膳食日记,并嘱其保持原有的饮食习惯。

(5)教会服务对象使用运动能量仪,通过运动能量仪,对运动和能量消耗进行分析,确定有效的运动方式和时间。嘱服务对象坚持佩戴运动能量仪,保持原有的运动习惯。

2.第1次复诊(第一周)

(1)测量体重、血压、腰围(为每次复诊必检项目)。

(2)检查运动能量仪的使用情况,传输运动数据,进行运动图形分析和有效运动分析。对服务对象的表现给予充分肯定,同时指出需要改进的地方,重点指导其建立适量运动的习惯。

(3)核对膳食日记、教给服务对象食物重量的估算方法;通过膳食日记寻找饮食方面存在的突出问题(或与能量相关的问题);录入膳食日记,进行膳食结构分析。

(4)根据运动和膳食分析的结果,开出首次饮食、运动处方,并根据饮食、运动方面存在的主要问题,有针对性地进行指导。发放有针对性的慢性病防治知识的健康教育材料。

3.第2次复诊(第二周)

(1)检查运动处方的执行情况,纠正不合理的运动方法等,开出适合其个性的运动处方。

(2)检查膳食日记和不良饮食习惯的改进情况,进一步教服务对象估量食物重量,调整膳食结构,开出适合其个性的膳食处方。

4.第3次复诊(第三周)

(1)检查运动习惯和规律建立的情况,指导服务对象提高运动强度,达到有效运动量。

(2)督促服务对象完整、准确地记录膳食日记。

(3)向服务对象征询对健康管理的意见和建议,得到服务对象的认同,使其积极配合,改善不良生活方式,主动参与到管理中来。

5.第4次复诊(第四周)

(1)进一步规范运动,确定相对固定的运动量及有效运动量,完成规范运动的阶段目标。

(2)重点平衡热量,并根据服务对象的习惯,调整饮食结构(三大营养素的比例和三餐热能的比例)。

6.第5次复诊(第六周)

(1)巩固规范的运动处方;结合服务对象的实际体质,适当指导服务对象进行力量性锻炼及柔韧性运动,达到丰富运动项目、增强体质、提高运动积极性的目的。

(2)通过膳食分析,重点调整服务对象的膳食结构。

（3）教给服务对象食物交换份的知识,调配丰富多彩的膳食。

（4）用无创手段,为服务对象进行相关危险因素检查,了解危险因素的变化情况。

（5）进行阶段小结:内容为运动量变化趋势、三大营养素改变趋势、三餐比例变化趋势和危险因素指标变化情况。①打印阶段小结报告:运动、膳食、能量平衡和危险因素的监测分析。②阶段小结的目的:了解经过健康管理,整体健康状况的变化趋势;是否实现健康管理的阶段目标;总结已取得的有效方法、还存在的问题;充分肯定健康管理的成果,鼓励服务对象完成下阶段管理任务。

7.第6次复诊(第八周)

（1）检查并干预服务对象的饮食,检查运动处方的执行情况,巩固能量平衡的成果。

（2）进一步规范饮食结构,三大营养素的比例和三餐热量的比例合理。

（3）在平衡膳食的基础上,重点应用食物交换份丰富食物的品种。

（4）指导其他不良生活习惯的改进,传授戒烟、限酒的方法。

8.第7次复诊(第十周)

（1）检查、巩固各项干预措施的落实情况,促使服务对象建立起健康的生活方式。

（2）安排服务对象进行体检,填写个人信息调查表,收集健康信息。

9.第8次复诊(第十二周)

（1）检查、巩固各项干预措施的落实情况。

（2）进行第2次健康评估,并进行前后两次评估报告的对比分析。

（3）做强化管理期总结,包括健康知识的掌握情况、运动情况、危险因素的变化和各项检查指标的评估。根据评估结果制定巩固期健康管理计划。向服务对象讲解评估结果。

（4）强化期结束,转为巩固期,进行随访指导。

**（三）巩固期随访健康管理**

巩固期健康管理时间:从第4个月开始,到第12个月结束。根据具体情况确定随访方法,每个月随访1次。

随访内容:通过电话随访继续跟踪指导,主要是检查、巩固强化管理期的成果,鼓励服务对象坚持健康的生活方式;利用短信、微信发送健康信息;发放健康知识资料;鼓励服务对象每3个月进行1次血液检查,了解危险因素的变化情况;必要时进行面对面指导。

在健康管理过程中,根据健康需求和服务对象的要求,远程监测血压、血糖、心电,根据监测结果及时进行健康指导。

巩固期结束,安排服务对象做健康体检,填写个人信息调查表,为健康管理效果评估收集必要的信息。

**（四）健康管理效果评估**

健康管理12个月后进行健康管理效果评估,评估内容如下。

（1）是否掌握必要的健康知识。

（2）是否坚持健康的生活方式。

（3）危险因素改善的情况如何。

评估后,提出下一步健康改善建议。

### 四、慢性病健康管理

对患有一些慢性病的患者进行疾病健康管理。通过有针对性、系统的健康管理活动,使服务对象增加健康知识、纠正不健康的生活方式,消除或减轻影响健康的危险因素,坚持合理药物治疗,以达到促进健康、延缓慢性病进程、减少并发症、降低伤残率、提高生活质量的目的。慢性病健康管理的周期根据需求确定。

（丁　会）

## 第三节　与健康管理相关的功能学检验指标及含义

### 一、功能医学的基本概念

#### (一)功能医学的概念

功能医学是从 20 世纪 70 年代开始的一门新兴的医学模式。它是以科学为基础的保健医学,属于预防医学领域。功能医学是一种评估和治疗疾病潜在因素的医疗保健方法,通过个体化治疗方法使机体恢复健康和改善功能。

功能医学是具有科学基础的医学,除了治疗疾病外,它还提倡健康的维护,利用各种特殊功能性检查来了解和系统分析身体各系统功能下降的原因,再依其结果设计一套"量身定做"式的营养治疗建议、生活方式指导和功能恢复方法,以预防疾病,改善亚健康症状,辅助治疗慢性病,使患者享受更优质的生活。

#### (二)功能医学的健康观念

功能医学认为健康乃是积极的活力,而不仅是没有疾病而已,健康应是精神、情绪、体能等处于最佳状态。功能医学提倡的是提升器官的储备能力,器官功能年轻化,提高生活品质,让人健康地老化,无疾而终,而并非因疾病老去。

### 二、功能医学检测

#### (一)功能医学检测的概念

功能医学检测是以科学为基础,以先进、准确的实验为工具,检测个人的生化指标、代谢平衡状态、内生态环境,以早期改善并维持生理、情绪/认知及体能的平衡的检测方法。

简单地说,功能医学检测是根据每一个亚健康状态的人的体质,评估器官无临床症状的功能状况,评估器官的功能。功能医学检测包括基因检测、免疫系统功能分析、内分泌系统分析、代谢功能分析,生理代谢功能分析、胃肠道功能分析、营养状况分析等。

#### (二)功能医学检测的意义

1.了解人体器官功能

任何疾病的形成,都需要时间累积。在器官病变之前,通常器官的功能先下降;当下降到一个临界点时,器官才会有器质性病变;当出现器质性病变时,功能下降会更加明显,这是一个量变到质变的过程。功能医学检测是在生病之前,了解各个器官功能的指标是不是在正常范围之内,发现那些已经下降的指标,了解它们对身体产生的影响,通过科学的方法改善它们,减慢功能下降的速率,达到防患于未然的目的。

2.发现疾病和亚健康的原因

传统的医学检测更多的是检测疾病,告诉患者身体哪里已经发生病理性变化,功能医学检测更多的是强调哪些指标的下降导致生病,也就是病因,为疾病提供一种全新的辅助检查方式。

人们通常因为有一些不适(如消化不良、睡眠不佳、容易疲劳、记忆力下降、关节酸痛)去医院看病,各种检查、化验后无大问题,医师建议注意休息、舒缓压力、调解饮食、多运动。其实这些不适就是亚健康的表现,亚健康的形成是由于饮食、环境、不良生活方式导致器官功能下降,改变了身体内环境的稳定状态。功能医学检测能发现亚健康形成的原因,具体检测出身体中已经不在正常范围的指标。

3.分析机体衰老的速度

人体衰老有各种各样的原因,每个人体内器官指标的变化程度不一样,衰老程度也就不同。只有真正了解人体各种健康和衰老指标,才能真正地针对性地延缓衰老。功能医学检测能检测出人体各种指标的状况,每种指标都有对身体及衰老的影响,综合所有指标,也就能更容易地评估出身体衰老的速度是否正常,有没有比同龄人更容易衰老。

4.根据功能医学检测结果有目标地补充营养

生活中,许多人比较盲目地补充一些保健食品,对身体健康的意义不大。功能医学检测可以帮助人们了解身体内部缺少哪种元素,了解身体真正的需求及需求量。

**(三)功能医学检测的方法**

功能医学检测只需收集个人的粪便、尿液、唾液、血液及毛发,通过物理、化学、分子生物方法,检测人体在无临床症状时期器官功能的改变程度。

## 三、功能医学检测的内容及其含义

**(一)基因检测**

1.基因的概念

基因(遗传因子)是遗传的物质基础,是 DNA(脱氧核糖核酸)或 RNA(核糖核酸)分子上具有遗传信息的特定核苷酸序列。基因通过指导蛋白质的合成来表达自己所携带的遗传信息,从而控制生物个体的性状表现,它也是决定人体健康的内在因素。

2.基因检测的概念

基因检测是指通过基因芯片等对被检者的血液、体液或细胞的 DNA 进行检测的技术,是从染色体结构、DNA 序列、DNA 变异位点或基因表现度,分析被检者所含致病基因、疾病易感性基因等情况的一种技术。基因检测可以诊断疾病,也可用于疾病风险的预测。

3.检测疾病类型

基因检测疾病类型包括恶性肿瘤疾病,心脑血管疾病,代谢与免疫系统疾病,呼吸、消化、泌尿、生殖系统疾病,肌肉、关节疾病、神经疾病,眼、耳、鼻、喉及皮肤疾病,精神类疾病等。

**(二)免疫系统功能分析**

1.免疫系统功能评估

免疫系统是执行免疫应答及免疫功能的重要系统,由免疫器官、免疫组织、免疫细胞和免疫分子组成,是防卫病原体入侵最有效的"武器"。它能发现并清除异物、外来病原微生物。免疫系统功能评估内容是主要免疫细胞的数量、比例、活性及细胞增生与凋亡情况,了解机体免疫系统的作用,有助于正确地调节免疫功能,维持身体的正常防御功能。

(1)评估嗜中性粒细胞、淋巴细胞、单核细胞、嗜酸性粒细胞、嗜碱性粒细胞、T 淋巴细胞、辅助性 T 细胞、抑制性 T 细胞、B 淋巴细胞、自然杀伤细胞的活性、细胞分裂周期和细胞凋亡比率。

(2)适合做免疫功能检测人群:免疫功能低下、年龄超过 50 岁、易生病、易发生感染、患有各种慢性病者。

2.自然杀伤细胞功能评估

自然杀伤细胞是一种细胞质中具有大颗粒的细胞,也称 NK 细胞(natural killer cell,NK)。NK 细胞是机体抗感染和细胞恶性转化的免疫调节细胞,无须抗原预先致敏即可直接杀伤靶细胞,包括肿瘤细胞、病毒或细菌感染的细胞以及某些正常细胞。

3.食物变应原分析

食物不耐受是指一种复杂的变态反应性疾病,人的免疫系统把进入人体内的某种或多种食物当成有害物质,从而针对这些物质产生过度的保护性免疫反应,产生食物特异性 IgG 抗体,IgG 抗体与食物颗粒形成免疫复合物,可引起组织发生炎症反应,如慢性鼻炎、关节痛、慢性疲劳、便秘、过敏性肠综合征、胀气、痤疮、湿疹、荨麻疹。慢性食物变应原检测在功能医学检查中是一项基础检查,包括常见食物的慢性过敏 IgG 的强度分析,可分析检测出个人确切的食物变应原。

(1)常见食物变应原包括肉类、海产品类、蛋类、奶类、谷物类、坚果类、蔬菜类、水果类等。

(2)适合检测的人群包括眼睛有时发痒或多泪水,偶尔有胀气、腹泻、便秘情况,有肌肉和关节酸痛情况,有皮肤荨麻疹或其他种皮炎,注意力不集中或易感疲劳,经常有气喘、咳嗽、鼻炎、支气管炎,有焦虑、头痛及偏头痛现象的人群。

**(三)代谢功能评估**

1.代谢功能分析

代谢功能分析是评估尿液中 40 余种有机酸,这些有机酸是体内碳水化合物、氨基酸、脂肪酸、肝毒素等经过代谢所产生的酸性产物,可提供观察机体细胞代谢过程及代谢功能效率的途径,了解细胞能量产生、神经内分泌失衡、环境毒素暴露、维生素缺乏、肠道菌群失调等问题。当代谢障碍被确认,可制定个性化营养方案,使机体症状得到缓解。

(1)代谢功能检测内容包括:己二酸、辛二酸、乙基丙二酸、丙酮酸、乳酸、γ-羟基丁酸、枸橼酸、顺式乌头酸、异柠檬酸、α-酮戊二酸、琥珀酸、焦磷酸、苹果酸、羟甲基戊二酸、α-酮异戊酸、α-酮异己酸、2-酮-4-甲基戊酸、β-羟基异戊酸、甲基丙二酸、亚胺甲基麸胺酸、香草基扁桃酸、高香草酸、5-羟吲哚醋酸、L-犬尿氨酸、喹啉酸、2-甲基马尿酸、乳清酸、葡萄糖酸、β-羟丁酸、焦谷氨酸、硫酸、D-乳酸、对羟基苯乙酸、靛、苯丙酸、对羟基苯甲酸。

(2)适合检测人群:超重/肥胖者,营养不均衡者,易疲劳者,记忆力衰退、失眠者,胃肠功能失调、便秘、胀气者,情绪不稳定、易烦躁者,抗压能力不足者,抵抗力不足,反复感染者,易过敏者。

2.肝脏解毒功能分析

肝脏解毒功能是指在机体代谢过程中,门静脉收集来自腹腔的血液,血中的有害物质及微生物抗原性物质将在肝内被解毒和清除。肝脏解毒功能分析是利用小剂量的物质(如咖啡因、醋氨酚、水杨酸)来刺激肝脏,并收集唾液及尿液标本,分析肝脏的解毒功能,评估肝脏的解毒能力及自由基的伤害。肝脏解毒功能失调可能导致的疾病包括慢性疲劳综合征、多重化学物质过敏、帕金森病、多发性硬化症、肌萎缩侧索硬化等。

适合检测人群:高血压、高甘油三酯、高胆固醇、吸烟、过量饮酒、肝功能下降、糖尿病、胆结石、常暴露于汽车废气中、居住或工作场所新铺地毯或新刷油漆、乙型肝炎病毒携带者等。

3.代谢综合征所致心血管疾病健康评估

心血管疾病与基因、后天环境因素、饮食、运动等密切相关。根据我国十大死因统计,心血管相关疾病占其中的四项,包括心脏病、糖尿病、脑血管疾病和高血压。代谢综合征所致心血管疾病健康评估包括血脂代谢、血管壁完整性、炎症因子、糖化与氧化压力,可提供心血管健康的全面性评估。

(1)代谢综合征所致心血管疾病健康检测包括:甘油三酯、总胆固醇、低密度脂蛋白胆固醇、高密度脂蛋白胆固醇、脂蛋白 a、TG/HDL-C、TL/HDL-C、LDL-C/HDL-C、同型半胱氨酸、非对称性二甲基精氨酸、C 反应蛋白、纤维蛋白原、空腹胰岛素、空腹葡萄糖、糖化血红蛋白、血清铁蛋白、辅酶 $Q_{10}$、谷胱甘肽。

(2)适合检测人群:年龄超过 35 岁者,肥胖者(BMI>24),有糖尿病家族史或病史者,有高血压、心血管疾病家族史或病史者,有高血脂家族史或病史者,有妊娠糖尿病者或多囊性卵巢病史者,少运动者,工作压力大者等。

4.骨质代谢健康评估

骨质代谢分析是对骨钙素、甲状旁腺激素、造骨所需的维生素 D、维生素 K、骨代谢标志物(NTx)及血钙进行分析,来全面了解骨质破坏与增生的平衡性,以评估骨质生长或骨质疏松的真实情况。医师可据此做出正确的临床治疗或营养补充治疗,以达到维护骨骼健康的目的。

**(四)内分泌系统分析**

1.激素分析

激素在人体调节中扮演着强大的角色,激素平衡是维持健康的重要条件。许多人在进入更年期的时候,会经历一系列由激素不平衡引起的症状,包括丧失性欲、思维模糊、体重增加、忧郁、失眠、多梦等。此外,激素还能保护机体免受忧郁和心脏病的困扰。激素缺乏或者过量会影响睡眠质量、代谢和抵抗疾病的能力。

激素检测包括检测多巴胺、去甲肾上腺素、肾上腺素、5-羟色胺、γ-氨基丁酸、色氨酸、褪黑素、酪氨酸。

2.雌激素代谢分析

雌激素是一类主要的女性激素,包括雌酮、雌二醇等。雌二醇是重要的雌激素。雌激素主要由卵巢分泌,少量由肝、肾上腺皮质、乳房分泌。雌激素缺乏会出现骨质疏松、无月经、停经综合征等困扰,过多则有月经过多、子宫肌瘤、乳腺癌、焦虑和易怒等问题。雌激素代谢分析是评估雌激素在肝脏的代谢是否顺畅,可以测定尿液中雌激素与雌激素代谢产物的含量,是评估保护雌激素代谢机制的重要步骤。

(1)雌激素代谢检测包括检测雌酮、雌二醇、雌三醇、2-羟基雌酮、4-羟基雌酮、16α-羟基雌酮、2-甲氧基雌酮、4-甲氧基雌酮、2-羟基雌酮与 16α-羟基雌酮的比值、2-甲氧基雌酮与 2-羟基雌酮的比值。

(2)适合检测人群:乳房肿胀、有乳房纤维囊肿、乳腺癌、焦虑、忧郁、有经前综合征、有子宫肌瘤、有子宫内膜异位症、有子宫内膜癌、有卵巢癌、肥胖、长期口服避孕药者,有乳腺癌、子宫内膜癌等家族史者。

3.肾上腺皮质压力分析

当内在认知与外在事件冲突时,就会产生压力,这时肾上腺就会分泌大量的肾上腺素以应付压力,此时抗压激素分泌增加,身体处在一种平衡的状态,以避免内在的伤害。如果抗压激素与压力激素无法平衡,就会产生许多情绪及疾病。肾上腺皮质压力分析是功效大又精准的非侵入性检验方法,也是测量压力反应的可靠指标,也是发现肾上腺激素不均衡的重要工具。

肾上腺皮质压力分析包括检测促肾上腺皮质素、肾上腺皮质醇、脱氢表雄酮(硫酸酯)、分泌型免疫球蛋白 A 等。

4.女性激素分析

女性激素包括数种在女性身上比较多的激素。卵巢分泌两大类女性激素:雌激素和孕激素。雌激素之中最重要的是雌二醇。孕激素之中最重要的是黄体酮。这些激素的分泌量与平衡关系与女性卵巢周期、生育能力、妇科相关疾病、心血管健康、认知与情绪等皆有关。女性激素分析可用于预防和治疗与激素不平衡相关的疾病和症状,与激素不平衡相关疾病风险的评估,包括乳腺癌、卵巢癌和子宫内膜癌。

(1)女性激素检测包括检测孕烯醇酮、黄体酮、脱氧皮质酮、皮质酮、醛固酮、皮质醇、雄烯二醇、雄烯二酮、睾酮、二氢睾酮、还原胆烷醇酮、雄酮、雄烯二醇、雌酮、雌二醇、雌三醇、性激素结合球蛋白等。

(2)适宜检测人群:月经不规律者,不孕者,月经前出现烦躁易怒、水肿、头痛或情绪不稳者,更年期出现热潮、经期不规律、心情郁闷者,对性行为没有兴趣者。

5.男性激素分析

男性激素是促进第二性征发育、男性生殖器官成熟并维持其正常功能的一类激素。激素的分泌量与平衡关系与男性的活力、生育能力、心血管健康、认知与情绪、前列腺健康等有关。男性激素健康分析能检测出许多扰乱睾酮分泌节律的因素,包括老化、慢性病、感染、接触病毒、抽烟、创伤等,有助于预防和治疗与激素不平衡的相关疾病和症状,评估激素不平衡相关疾病的风险。

(1)男性激素分析包括检测孕烯醇酮、黄体酮、脱氧皮质酮、皮质酮、醛固酮、皮质醇、雄烯二醇、雄烯二酮、睾酮、二氢睾酮、还原胆烷醇酮、雄酮、雄烯二醇、雌酮、雌二醇、雌三醇、性激素结合球蛋白、前列腺特异抗原等。

(2)适宜检测人群:年龄超过 35 岁者,性功能低落或勃起困难者,经常情绪低落、沮丧者,肤色变浅者,体重增加者,有前列腺癌或睾丸癌家族史者,没有生殖能力者。

(五)营养分析

1.氨基酸平衡性分析

氨基酸是构成蛋白质的基本单位,赋予蛋白质特定的分子结构形态,使其分子具有生化活性。蛋白质是生物体内重要的活性分子,包括催化新陈代谢的酶。氨基酸是构建人体结构组织和激素的必需物质。氨基酸平衡性分析是通过检测了解饮食中蛋白质的摄取与吸收是否足够与平衡,体内氨基酸如处于不平衡状态,可提供许多相关疾病的信息。通过检测结果制定个性化氨基酸营养处方,可以改善胃肠道功能、促进血管健康、改善解毒功能、改善神经肌肉功能以及改善神经系统与行为问题。

(1)氨基酸平衡性分析包括检测精氨酸、组氨酸、异亮氨酸、亮氨酸、牛磺酸、苏氨酸、色氨酸、缬氨酸、丙氨酸、门冬酰胺、天冬氨酸、半胱氨酸、谷氨酸、谷氨酸盐、甘氨酸、脯氨酸、丝氨酸、酪氨酸。

（2）适宜检测人群：注意力不集中、厌食、抑郁、免疫力下降、性欲缺乏、有慢性疲劳综合征者。

2.抗氧化维生素分析

维生素是一系列有机化合物的统称。它们是生物体所需要的微量营养成分，需要通过饮食等手段获得。维生素对生物体的新陈代谢起调节作用，缺乏维生素会导致严重的健康问题。适量的抗氧化维生素浓度有助于防止自由基对身体的伤害及慢性病的形成。

（1）抗氧化维生素分析包括检测维生素 A、番茄红素、α-胡萝卜素、β-胡萝卜素、叶黄素、δ-维生素 E、γ-维生素 E、α-维生素 E、维生素 C。

（2）适宜检测人群：长期处于疲倦状态、有过敏问题、经常肌肉或关节疼痛、经常感冒或有鼻炎问题、工作压力大、吸烟或接触二手烟者。

3.氧化压力分析

氧化压力是指体内自由基过多与抗氧化物不足所产生的结果。一般状况下，机体会自动修补氧化压力所带来的伤害。若身体存在过多的自由基，却无足够的抗氧化物来平衡自由基，就会造成细胞损伤。现代人的工作压力大，情绪紧张，饮食不当，存在环境污染，这些因素经常会让身体处于高氧化压力状态。评估氧化损伤与抗氧化储备能力之间的平衡，有助于找出慢性病的潜在原因。氧化压力分析可早期评估组织伤害状况，确定不平衡的程度，有助于设计具体的针对性的补充或调整方案，达到身体的平衡，提高自身抗氧化水平。

（1）氧化压力检测包括测血脂、自由基、血浆丙二醛、红细胞超氧化物歧化酶、含硫化合物、总谷胱甘肽、红细胞谷胱甘肽过氧化物酶、谷胱甘肽转硫酶。

（2）适宜检测人群：长期处于疲倦状态、有过敏问题、经常肌肉或关节疼痛、经常感冒或有鼻炎问题、工作压力大、经常吃快餐、经常接触汽车废气、吸烟或接触二手烟者。

**（六）胃肠道功能分析**

肠漏症是指当肠道因为各种因素（如发炎、过敏）失去其完整性，使肠道的渗透力增加，未消化的大分子或微生物毒素透过小肠进入血液循环，刺激活化免疫及自体免疫系统，危害肝脏、胰腺等器官，从而引起各种疾病。

（1）小肠渗透力检测包括乳果糖回收百分比、甘露醇回收百分比、乳果糖与甘露醇的比例，以评估小肠的吸收力及屏障功能。

（2）适宜检测的人群：腹胀、腹痛、腹泻、便秘、体臭、头痛、眩晕、皮肤粗糙或发痒、有荨麻疹、食物过敏、有关节炎、腰酸背痛者。

（丁　会）

# 第四节　健康风险评估

## 一、健康风险评估的定义

风险指某种损失或后果的不确定性。风险识别和风险评估是进行风险管理的基础，风险管理的目标是控制和处置风险，防止和减少损失及不利后果的发生。从这个意义上说，健康管理也就是建立在健康风险识别和健康风险评估基础上的健康风险管理，其目的是控制健康风险，实施健康干预以减少或延缓疾病的发生。

健康风险评估指对某一个体评定未来发生某种特定疾病或由某种特定疾病导致健康损害甚至死亡的可能性。健康风险评估是建立在健康风险识别、健康风险聚类和健康风险量化的基础上的。因此,可以通过健康风险评估的方法和量化工具,对个体健康状况及未来患病和(或)死亡危险性做量化评估。

## 二、健康风险评估的目的

### (一)识别健康危险因素和评估健康风险

健康风险评估的首要目的是对个体或群体的健康危险因素进行识别,对个体的健康风险进行量化评估。在疾病发生、发展过程中,疾病相关危险因素很多,正确判断哪些因素是引起疾病的主要因素和辅助因素,对危险因素的有效干预和疾病预防控制至关重要。慢性非传染性疾病属于多基因疾病,多危险因素和遗传因素交互作用,其发病过程隐蔽,外显率低,病程较长,持续的健康监测和科学的健康风险评估是该类病早期发现和早期干预的基础,也是预防、控制该类病的有效手段。

### (二)制定健康指导方案和个性化干预措施

健康风险评估是健康管理的关键技术,其目的是在风险评估基础上,为个体制定健康指导方案和个性化干预措施。健康到疾病的逐步演变过程具有可干预性,慢性非传染性疾病、生活方式相关疾病和代谢疾病的可干预性强,一级预防的效果好。科学的健康指导方案和个性化干预措施能够有效降低个体的发病风险,降低或延缓疾病的发生。

### (三)干预措施及健康管理效果评价

健康风险评价可以用于干预措施、健康管理的效果评价。健康管理是连续不断的监测—评估—干预的周期性过程。实施健康管理和个性化干预措施以后,个体的健康状态和疾病风险可以通过健康风险评估得到再确认。有效的健康干预和健康管理可以改善健康状态,降低疾病风险,对健康管理中出现的问题可通过健康风险评估去寻找原因,从而进一步完善健康指导计划和干预方案。

### (四)健康管理人群分类及管理

健康管理可依据管理人群的不同特点做分类和分层管理。健康风险评估是管理人群分类的重要依据。可将管理人群根据健康危险因素的多少、疾病风险的高低、医疗卫生服务利用水平及医疗卫生费用等标准进行划分,对不同管理人群采取有针对性的健康管理、健康改善和健康干预措施。一般来说,健康危险因素多、健康风险和疾病风险高的群体或个体的健康管理成本和医疗卫生费用相对较高,增加基本医疗保障和基本公共卫生服务费用可以有效降低疾病风险和医疗费用。

## 三、健康风险评估的种类

健康风险评估的目的是了解健康状态和疾病风险,其核心是评估方法和技术。健康风险评估包含获取健康相关信息和疾病相关信息、依据健康危险因素建立疾病风险预测模型、完成健康风险评估报告。健康风险评估可根据其应用领域、评估对象和评估功能进行分类。

### (一)按健康风险评估应用领域分类

(1)临床风险评估:主要对个人的疾病状态、疾病进展和预后进行评估。

（2）健康状态评估：主要对健康状况、健康改变和可能患某种疾病的风险进行评估。

（3）专项评估：指针对某个健康危险因素或干预因素（如生活方式、健康行为和膳食）进行的健康风险评估。

（4）人群健康评估：指从群体角度进行的健康危害和风险评估。

### （二）按健康风险评估对象分类

（1）个体评估：指对个体进行的健康状况、健康危害和疾病风险的评估。

（2）群体评估：指在个体评估的基础上对特定人群所做的健康风险和疾病风险评估。需要强调的是，健康风险评估中的个体评估和群体评估是相对的和相互依存的，群体评估来源于对不同的个体评估的集成，而个体评估依据的健康危害识别和预测模型是建立在来自群体的大量数据信息、流行病学研究结果和循证医学证据基础上的。

### （三）按健康风险评估功能分类

（1）一般健康风险评估：指针对健康危险因素对个体做出的健康风险评估，主要用于健康危害识别、健康风险预测、健康改善及健康促进。

（2）疾病风险评估：指针对特定疾病及疾病相关危险因素对个体的疾病风险、疾病进程和预后所做的评估。特定疾病的风险评估从危险因素到建立预测模型的指标参数与一般健康评估有较大不同，因而可以用来进行疾病预测、预警，并可通过在疾病预测、预警模型中设定不同的预警水平实现对患者、高危人群甚至一般人群的预测、预警。

### （四）健康风险评估的技术与方法

早期的健康风险评估主要采用流行病学、数学和统计学的原理和方法。以特定人群和特定疾病的患病率或死亡率作为评价指标，评估和预测个体暴露于单一健康危险因素或综合健康危险因素可能患这种疾病的风险。疾病风险可用相对危险度和绝对危险度表示。相对危险度是暴露于某种健康危险因素人群的患病率（或死亡率）与非暴露于该健康危险因素人群的患病率（或死亡率）之比，反映的是健康危险因素与疾病的关联强度及个体相对特定人群患病危险度的增减。绝对危险度是暴露于某种健康危险因素人群的患病率与非暴露于该健康危险因素人群的患病率之差，反映的是个体未来患病的可能性。从病因学的角度来说，建立在单一健康危险因素和患病率关系基础上的疾病危险性评价和预测方法比较简单，偏倚相对容易控制，不需要很多指标和大量的数据分析，因而成为健康管理和风险评估早期采用的主要方法，现在仍然为一些健康管理项目所采用。但是，疾病尤其是慢性非传染性疾病往往是多种健康危害因素共同作用及环境与遗传交互作用的结果。因此，单一健康危险因素的危险性评价和疾病预测存在着很大的局限性。

后期发展起来的健康风险评估技术主要采用数理统计、流行病学和病因学的研究方法，能对多种健康危险因素导致的疾病的危险性做出评价和预测，更接近疾病发生和发展过程，涵盖了更多的疾病相关参数，对疾病的风险评估也更加准确。这类方法比较经典和成功的例子是 Framingham 冠心病预测模型，该模型将重要的冠心病危险因素作为参数列入模型指标体系，采用 logistic 回归分析危险因素与疾病的关联，设计危险评分标准、冠心病预测模型和评价工具，并在冠心病风险评估过程中应用，取得了令人满意的效果。但该模型由人群、地域和年龄的影响造成的预测误差相对较大。在这种经典模型的基础上陆续开发出一些改良的危险评分标准和预测模型，如欧洲人心脏手术危险因素评分系统、欧洲心脏病学会推出心血管疾病预测和处理软件以及法国 MEDI 公司开发的鹰眼心血管疾病监测和评估系统。现在有些疾病风险评估模型和评估工具已经开发成实用软件,对疾病预测和风险评价起到了积极的作用,但这些评估工具往往是针对心血管患者的,主要预测心脏手术风险、预后和 ICU 费用。虽然能进行危险因素分析和预测,但针对全人群的预测、预警功能不强。

随着生物医学和生命科学的发展以及大数据时代的到来,人们对生命和疾病过程认识的逐步加深,计算机技术、网格技术和网络技术的进步使与健康和疾病相关的海量数据的存储、分析、处理和共享成为可能。越来越多的前瞻性队列研究、Meta 分析方法和循证医学的研究方法被用于健康和疾病风险评估。多元数据处理技术和数据挖掘技术的不断成熟为健康风险和疾病风险评价提供了强有力的技术支持。贝叶斯预测模型、人工神经网络和支持向量机技术被用于疾病风险评估和疾病预测,其对疾病数据的处理能力和对疾病预测的效能将会比以往的疾病模型更加强大,也更加智能化。我们有理由相信,未来的健康风险评估可对个体、疾病群体和全人群进行评估,在疾病预测、预警,疾病预防控制和健康管理中发挥重要的作用。

（丁　会）

# 第五节　健　康　干　预

## 一、健康和疾病的可干预性

从现代医学模式的角度看,人的健康状况受生物、心理和社会诸多因素的影响,健康向疾病的转化过程及疾病的进展和预后同样也受上述因素的影响。很多健康危险因素是可以干预的,这种可干预性是健康干预的基础。以心脑血管疾病为例:国内外研究证实心脑血管疾病的发生和发展与遗传背景、个体敏感性、性别、年龄、高血压、脂代谢异常、糖尿病、胰岛素抵抗、炎症、凝血异常、吸烟、生活方式等因素有关。研究报道的心脑血管相关危险因素已达上百种。在与心脑血管疾病相关健康的危险因素中,除了年龄、性别、家族史等健康危险因素不可干预,绝大多数健康危险因素是可干预的。针对不同人群和不同健康危险因素对心脑血管疾病进行健康教育、健康干预和药物干预,可以有效推迟心脑血管疾病的发病时间和降低发病率。美国疾病控制中心研究发现,在美国引起疾病和死亡的健康危险因素中,70%以上是可干预的因素。哈佛公共卫生学院疾病预防中心的研究表明,通过有效地改善生活方式,80%的心脏病与糖尿病、70%的中风以及50%的癌症是可以避免的。可见,个人的健康危险因素是可以控制并降低的,有效的健康干预所获得的健康效益也将是十分明显的。

## 二、健康干预的意义

### (一)降低疾病风险

健康管理的意义在于通过健康干预有效控制健康危险因素,降低疾病风险。对一般人群的健康干预能够充分发挥一级预防的作用,从而有效预防和控制疾病。世界卫生组织研究报告表明:人类 1/3 的疾病通过预防保健就可以避免,1/3 的疾病通过早期发现可以得到有效控制,1/3 的疾病的治疗效果通过积极、有效的医患沟通能够提高。

**（二）控制疾病进展**

健康干预可以有效降低疾病风险，对患者群体的早期干预可以有效控制病情进展和并发症的出现。美国的健康管理经验证明，通过有效的主动预防与干预，健康管理服务的参加者按照医嘱定期服药的概率提高了 50%，其医师能开出更为有效的药物，设计出有效治疗方法的概率提高了 60%，从而使健康管理服务对象的综合风险降低了 50%。

**（三）减少医疗费用**

疾病一级预防和早期干预是有效疾病控制和性价比高的手段，通过对一般人群和患者群体的健康干预，可以明显减少医疗费用和降低健康损失。数据证实，在健康管理方面投入 1 元，相当于减少 3～6 元医疗费用的开销。如果加上劳动生产率提高的回报，实际效益可达到投入的 8 倍。

## 三、健康干预的形式

健康管理的目的在于识别和控制健康危险因素，降低疾病风险，促进个体和群体健康。有效的健康干预是健康管理的重点和实现健康管理目标的重要手段。根据干预对象、干预手段和干预因素的不同，健康干预可有多种形式，具体包括以下几方面。

**（一）个体干预**

个体干预指以个体作为干预对象的健康干预，所干预的健康危险因素可以是单一危险因素，也可以是综合危险因素。

**（二）群体干预**

群体干预指以群体为干预对象的健康干预。例如，孕期增补叶酸预防出生缺陷就是对孕妇群体的干预措施。

**（三）临床干预**

临床干预主要指对特定患者个体或群体在临床上采取的以控制疾病进展和并发症的干预措施。临床干预包括对患者实施的药物干预。

**（四）药物干预**

药物干预指以药物为手段，以降低疾病的风险和防止病情进展为目的的干预措施。药物干预既可以是针对患者群体的临床干预，又可以是对特殊群体的预防性干预措施，如采用小剂量他汀类药物对心脑血管高危人群的干预。

**（五）行为干预**

行为干预指对个体或群体的不健康行为（如吸烟、酗酒）进行的干预。

**（六）生活方式干预**

生活方式干预指对个体或群体的生活方式（如膳食结构、运动）进行的干预。

**（七）心理干预**

心理干预指对可能影响个体或群体健康状况并引发疾病的健康危险因素进行的干预。

**（八）综合干预**

综合干预指同时对个体或群体的多种健康危险因素进行的干预。在健康管理中通过健康监测和风险评估所形成的健康指导方案应包括综合干预措施。

（丁　会）

# 第六节　健　康　教　育

## 一、健康教育的概念与发展

### (一)健康教育的概念

健康教育是旨在帮助对象人群或个体改善健康相关行为的系统的社会活动。健康教育在调查研究的基础上采用健康信息传播、行为干预等措施,促使人群或个体自觉地采纳有益于健康的行为和生活方式,消除或减轻影响健康的危险因素,从而达到预防疾病、治疗、康复、增进身心健康、提高生活质量和健康水平的目的。

健康教育的核心在于教育人们树立健康意识,改善健康相关行为,进而防治疾病、促进健康。慢性非传染性疾病(如心脑血管疾病)和传染性疾病等许多疾病与人类的行为密切相关,且目前缺乏有效的预防控制手段和治愈方法,这使得健康教育成为医疗卫生工作中的一个相对独立和十分重要的领域。健康教育又是一种工作方法,可参与其他卫生工作领域的活动或为其提供相关技术支持。针对健康相关行为及其影响因素的调查研究方法、健康教育干预方法及评价方法已广泛应用于临床医学和预防医学的各个领域。此外,健康相关行为及其影响因素的复杂性决定了健康教育须不断地从其他领域(如卫生政策与管理学、社会营销学、健康传播学、教育学、行为科学、预防医学、心理学)。

### (二)健康教育的意义

1.健康教育是世界公认的卫生保健的战略

健康教育已成为人类与疾病做斗争的客观需要。健康教育促使人们自愿地采纳健康生活方式与行为,能够控制致病因素,预防疾病,促进健康。

2.健康教育是实现初级卫生保健的先导

健康教育是实现初级卫生保健任务的关键,在实现所有健康目标、社会目标和经济目标中具有重要的地位和价值。

3.健康教育是一项低收入、高产出、效益大的保健措施

健康教育引导人们自愿改变不良行为、生活方式。追求健康,从成本—效益的角度看是一项低投入、高产出的保健措施。

### (三)健康教育工作步骤

健康教育是预防医学的实践活动,所有健康教育工作都为改善对象人群的健康相关行为和防治疾病、促进健康服务。当健康教育以项目形式开展时,过程大体可分为以下几个阶段。

1.调查研究与计划设计阶段

通过现场调查、专家咨询、查阅文献等方式收集信息,进行诊断/推断,以期发现社区人群的生活质量、目标疾病、危险行为和导致危险行为发生、发展的因素及其分布等,进而根据这些结果进行健康教育干预计划的设计。

2.准备阶段

制作健康教育材料,动员及培训预试验和实施过程中涉及的人员和组织,筹集建设资源,准

备物质材料等。

3.实施阶段

动员目标社区或对象人群,利用组建的各级组织和工作网络,全面实施多层次、多方面的健康教育干预活动。

4.总结阶段

对干预进程和结果进行检测与评价。

当然,并非所有的健康教育工作都需要完整经历上述过程,例如,当既往工作已将某个健康问题的相关行为及其影响因素基本查清时,就不必另行组织调查。

**(四)健康教育发展概况**

健康教育是人类较早的社会活动之一。早在远古时代,为了个体的生存和种族的延续,人类就不断地积累并传承关于伤害避免、疾病预防的知识和技能。随着社会经济和科学技术的发展、生活水平的逐步提高、行为与生活方式的改变、健康知识的不断积累,人们对健康的要求不断提高,健康教育越来越受到重视。自20世纪70年代以来,健康教育的理论和实践有了长足的进步,在全世界范围内迅速发展。旨在研究健康教育基本理论和方法的科学——健康教育学也被纳入预防医学专业课程。

我国最早的医学典籍——《黄帝内经》中就论述了健康教育的重要性,甚至谈及健康教育的方法。20世纪初健康教育学科理论引入我国,使得健康教育活动开始在科学基础上活跃起来。中华人民共和国成立后,健康教育在学科建设、人才培养、学术水平、国内外交流等方面取得了长足的进步。健康教育专业机构、人才培养机构、研究机构和学术团体不断发展壮大,1984年在北京成立了中国健康教育协会。1985年《中国健康教育》专业学术期刊创刊。1986年中国健康教育所建立。健康教育领域的专科、学士和硕士人才的招收、培养,一批批健康教育工作者到健康教育水平先进的国家或地区的学习进修,促进了我国健康教育学科的建设、学术水平的提高,增进了国际学术交流。新的理论和工作模式的引进,逐步加强了健康教育工作的横向联系及与其他社会部门的协作,丰富了健康教育的途径、方式方法,促进了国际合作。

世界各国健康教育的发展极不平衡,发达国家起步较早,但真正重视健康教育也是在20世纪70年代以后。例如,1971年后美国设立了健康教育总统委员会,国家疾病控制中心设立了健康促进/健康教育中心,联邦卫生福利部设立了保健信息及健康促进办公室等。近年来,一些国家的健康教育发展得较快,例如,新加坡将健康教育计划纳入全国卫生规划;澳大利亚在健康教育人才培养方面有特色,取得了不少成绩和经验;韩国、马来西亚、菲律宾等国家在制定国家卫生政策、建设健康教育机构、健康教育项目开展等方面有很大的进步。

目前与健康教育有关的国际组织如下。

1.国际健康促进和教育联合会

国际健康促进和教育联合会是唯一通过公共卫生的推广和教育、社区行动和公共卫生政策来改善人类健康、提升公共卫生发展水平的全球性科学组织,其主要活动是组织大型国际性专题会议,深入探讨健康教育的重大问题。

2.世界卫生组织(WHO)

其下设有公共信息与健康教育司,互联网网站上提供各种相关的健康促进、健康教育材料。

3.联合国儿童基金会

其互联网网站上提供各种健康教育、健康促进材料。

4.联合国人口基金会

其互联网网站上提供与生育和妇女生殖健康、预防性传播疾病和艾滋病、保护妇女权益和制止家庭暴力等内容有关的健康教育、健康促进材料。

5.联合国艾滋病规划署

其互联网网站上提供丰富的性传播疾病和艾滋病方面的文献和数据,特别是"最佳实践"文献中包含许多健康教育的成功范例,对健康教育干预具有很好的指导意义。

## 二、健康相关行为

### (一)人类行为

行为是有机体在内部、外部刺激作用下的反应。美国心理学家 Woodworth 提出了著名的"S-O-R"行为表示式,S(stimulation)代表内部、外环境的刺激,O(organism)代表有机体,R(reaction)代表行为反应。人的行为由五大基本要素构成,分别为行为主体(人)、行为客体(人的行为所指向的目标)、行为环境(行为主体与行为客体发生联系的客观环境)、行为手段(行为主体作用于行为客体时的方式方法和所应用的工具)和行为结果(行为对行为客体所致影响)。人类的行为受自身因素和环境因素的影响,与其他动物的行为相比,其主要特点是既具有生物性,又具有社会性。著名心理学家 Kurt Lewin 指出,人类行为是人与环境相互作用的函数,用公式 $B=f(P \cdot E)$ 表示。其中,B(behavior)代表行为,P(person)代表人,E(environment)代表环境,主要指社会环境。人类的行为可分为本能行为和社会行为。前者是人类最基本的行为,主要包括摄食、睡眠、躲避、防御、性行为、好奇和追求刺激的行为;后者是由人的社会性所决定的,通过社会化过程确立的。人类行为还具有目的性、可塑性和差异性。

### (二)健康相关行为

健康相关行为是指个体或团体与健康或疾病有关联的行为,可分为两大类。

1.促进健康的行为

促进健康的行为指个体或团体表现出的客观上有利于自身和他人健康的一组行为,具有有利性、规律性、和谐性、一致性和适宜性的特点,可细分为以下几方面。①日常健康行为:指日常生活中有益于健康的基本行为,如膳食合理、睡眠充足、适量运动;②预警行为:指对可能发生的危害健康事件给予警示,以预防事故的发生并在事故发生后正确处置的行为,如驾车时使用安全带,预防车祸、火灾、溺水等意外事故;③保健行为:指合理利用现有的卫生保健服务,以实现三级预防、维护自身健康的行为,如定期体检、预防接种、患病后遵医嘱;④避开环境危害行为:指避免暴露于自然环境和社会环境中的有害健康的危险因素,如远离受污染环境,积极应对各种紧张生活事件;⑤戒除不良嗜好:如戒烟、不酗酒、不滥用药物。

2.危害健康的行为

危害健康的行为指偏离自身、他人乃至社会健康期望方向的,客观上不利于健康的一组行为,具有危害性、稳定性和习得性的特点,可细分为以下几方面。①不良生活方式:如吸烟、酗酒、熬夜,对健康的影响具有潜伏期长、特异性弱、协同作用强、个体差异大、存在广泛等特点,研究证实,肥胖、高血压、糖尿病、心脑血管疾病、癌症等疾病的发生与不良生活方式有着密切的关系;②致病性行为模式:是导致特异性疾病发生的行为模式,目前 A 型和 C 型行为模式在国内外的研究较多,前者与冠心病发生密切相关,后者与肿瘤发生有关;③不良疾病行为:指个体从感知自身患病到疾病康复全过程所表现出的不利于健康的行为,如疑病、瞒病、不及时就诊;④违反社会法律法规、道德规范的危害健康行为:既直接危害行为者自身的健康,又严重影响社会健康与正常的社会秩序,如药物滥用、性乱。

3.健康教育行为改变理论

健康教育的目的是使受教育对象采纳健康相关建议,帮助人们的行为向有利于健康的方向变化、发展。健康教育行为改变包括终止危害健康的行为、实践促进健康的行为以及强化已有的健康行为。为使健康教育达到预期目的,必须对目标行为及其影响因素有明确的认识。近年来,涉及健康相关行为的影响因素及其作用机制等方面的理论快速发展,这为解释和预测健康相关行为,实施和评价健康教育计划奠定了基础。

目前,国内外健康教育实践中常用的健康相关行为理论从应用水平上有三个层次,即应用于个体水平、人际水平及社区和群体水平的理论,其中运用较多、较成熟的行为理论包括知信行模式、健康信念模式、行为变化阶段模式等。知信行模式将人们行为的改变分为获取知识、产生信念及形成行为三个连续过程,表示为知—信—行。健康信念模式认为人们要接受医师的建议而采取某种有益健康的行为或放弃某种危害健康的行为,首先需要察觉到威胁,认识到严重性,其次坚信一旦改变行为会得到益处,同时也要认识到行为改变中可能出现的困难,再次人们要有信心、有能力通过长期的努力改变不良行为。行为变化阶段模式则认为人的行为改变通常要经过无转变打算、打算转变、转变准备、转变行为和行为维持阶段,而且行为改变中的心理活动包括认知层面及行为层面。从这些健康相关行为理论中可看出,影响人的行为的因素是多层次、多方面的。在实际健康教育工作中必须考虑到多种因素对目标行为的协同作用,动员各种力量,采用各种策略和措施,对多种关键的、可改变的措施进行干预。

## 三、健康教育与健康传播

健康教育作为卫生事业发展的战略措施,目的在于帮助个体和群体掌握卫生保健知识,树立健康观念,采取有益于健康的行为和生活方式,从而实现预防疾病、促进健康和提高生活质量的目的。因此,健康教育是由一系列有组织、有计划的健康信息传播活动和健康教育活动所组成的。

**(一)健康传播的概念**

健康传播是指通过各种渠道,运用各种传播媒介和方法,为维护和促进人类健康而收集、传递、分享健康信息的过程。该概念最早出现在美国公共卫生专业刊物上。"治疗性传播"这一概念应用较早,主要用于与疾病治疗和预防有关的医学领域,而不包括避孕、延长寿命等重要的内容,于是20世纪70年代中期被"健康传播"这一涵盖内容更丰富的概念所替代。虽然关于健康传播的概念还有许多提法,每个概念的侧重点不同,但最终目的都是为了预防疾病、促进健康、提高生活质量。

**(二)健康传播的特点**

健康传播是应用传播策略来告知、影响、激励公众、专业人士、领导以及政府、非政府组织机构人员等,促使相关个人及组织掌握健康知识与信息,转变健康态度,做出决定并采纳有利于健康的行为的活动。健康传播作为一般传播行为在医疗卫生保健领域具体化和深化。健康传播除了具有传播行为的基本特性外,还有特点和独特的规律,表现为以下几方面。

1.健康传播对传播者有特殊的素质要求

一般来说,人人都可作为传播者。但是健康传播者应是专门的技术人才,有特定的素质要求。

2.健康传播传递的是健康信息

健康信息指一切有关人的健康的知识、观念、技术、技能和行为模式。

3.健康传播的目的明确

健康传播旨在改变个人和群体的知识、态度、行为，使其向有利于健康的方向转化。根据健康传播对人的心理、行为的作用，按达到传播目的的难易程度，由低到高的顺序可将健康传播的效果分为知晓健康信息、认同健康信念、形成健康态度、采纳健康行为。

4.健康传播过程具有复合性

从信息来源到最终的目标人群，健康信息的传播往往经历了数个甚至数十个的中间环节，呈复合性传播，具有多级传播、多种传播途径、多次反馈的特点。

**（三）健康传播的意义**

健康传播是健康教育的重要的手段和基本策略。有效运用健康传播的方法与技巧有助于健康教育资源的收集、挖掘，为健康教育调研做准备，提高健康教育活动效率，以最有效的投入获得最大的产出。健康传播的原理可为健康教育决策提供科学依据，从而影响决策者对健康促进政策的制定。而且，健康教育是促进公众健康的手段之一，可从个体、群体、组织、社区和社会水平上影响目标人群。它可动员社会各团体，引起群众关注、支持并参与健康教育活动；针对不同目标人群开展多种形式的健康传播干预，有效地促进行为改变、疾病的早期发现和治疗，从而降低疾病对公众健康的危害；也可收集反馈信息，用于监测、评价、改进和完善健康促进计划。

**（四）健康传播方式**

人类健康信息的传播活动形式多样，可从多个角度进行分类，例如，按传播的符号可分为语言传播、非语言传播；按使用的媒介可分为印刷传播、电子传播；按传播的规模可分为自我传播、人际传播、群体传播、组织传播和大众传播。各种传播方式在健康教育与健康促进中有各自的应用。例如：人际传播的信息比较全面、完整、接近事实，可用形体语言、情感表达来传递用语言和文字所传达不出的信息，而且反馈及时，可及时了解对方对信息的理解和接受程度，可根据对方的反应来随时调整传播策略、交流方式和内容，在健康教育中常用的形式有咨询、交谈或个别访谈、劝服和指导。群体传播在群体意识的形成中起着重要的作用，主要用于收集、传递信息以及促进态度和行为改变。组织传播是沿着组织结构而进行的，有明确的目的，其反馈具有强迫性，主要有公关宣传、公益广告和健康教育标识系统宣传三种类型。

**（五）健康传播的影响因素及对策**

健康传播最终要使受众从认知、心理、行为三个层面上产生效果。从认知到态度再到行为改变，层层递进，效果逐步累积、深化和扩大，这一过程正与健康教育所追求的"知—信—行"改变。研究影响健康传播效果的因素，提出相应的对策，将有利于健康传播，这也是健康传播学研究的重要内容。影响健康传播的因素主要有以下几方面。

1.传者因素

健康传播者的素质直接关系到传播效果，因此对健康传播者要严格把关，树立良好的形象。

2.信息因素

依据传播的目的和受众的需要适当取舍信息内容，科学地设计，使健康信息内容具有针对性、科学性和指导性。而且，对同一信息在传播中须借助不同方式反复强化，并应注重信息的反馈，及时了解受众的反应，分析传播工作状况，找出问题，提高健康传播的质量。

3.受者因素

受者存在差异和群体特征,对健康信息的需求存在多样性,应收集、分析和研究受众的需求,根据受众个体和群体的心理特点制定健康传播策略。

4.媒介因素

健康传播活动中,应充分利用媒介资源,共用多种传播媒介,优势互补,提高健康传播效率。

5.环境因素

环境因素包括自然环境(如传播活动的时间、天气、地点、场所、环境布置)和社会环境(如特定目标人群的社会经济状况、文化习俗、社会规范、政策法规、社区支持力度)。健康传播者要对这些因素事先进行研究,深入了解,在实际健康传播计划的设计和实施中考虑这些因素。

## 四、健康教育计划

健康教育活动是通过施加一定影响,使目标人群改变原有行为和生活方式中不利于健康的部分、建立/加强有利于健康的部分、使之向促进健康的方向转化而设计的、有机组合的一系列活动和过程。在一项健康教育项目工作中,通过调查研究,充分了解目标人群健康问题、健康相关行为、可利用资源等情况后,紧接着进行健康教育计划的制定和实施。

### (一)健康教育计划的制定

健康教育计划的制定应遵循客观性和系统性的原则,主要有以下步骤。

1.确定优先项目和优先干预的行为因素

优先项目的选择应遵循重要性和有效性两大原则。确定为优先项目的健康问题应是严重威胁着人群健康,对经济发展、社会稳定的影响性较大,并可通过健康教育干预获得明确的健康收益的。确定优先干预的健康问题后,紧接着应对与该问题有关的心理和行为进行分析、归纳、推断和判断,选出关键的、预期可改善的行为作为干预的目标行为。对于导致危险行为发生、发展的三类行为影响因素——倾向因素、促成因素、强化因素也存在选择重点和优先的问题。

2.确定计划目标

目的和目标是计划存在与效果评价的依据。计划的目的是项目最终利益的阐述,具有宏观性和远期性;目标是目的的具体体现,具有可测量性,有总体目标和具体目标之分。

3.确定健康教育干预框架

健康教育干预框架包含确定目标人群、三类行为影响因素中的重点和干预策略。其中,策略的制定应充分运用健康教育行为改变理论。干预策略一般可分为教育策略、社会策略、环境策略和资源策略。在实际中,要综合应用各类干预策略,方可达到事半功倍的效果。

4.确定干预活动的内容和日程

依据干预策略合理地设计各阶段各项干预活动的内容、实施方法、地点、所需材料和日程表等。

5.确定干预活动的组织网络与工作人员队伍

干预活动所需的网络组织是多层次、多部门参与的,除各级健康教育专业机构外,还应包括政府有关部门、大众传播部门、教育部门、社区基层单位及其他医疗卫生部门。工作人员队伍以专业人员为主,并吸收网络组织中其他部门人员参加。

6.确定干预活动的预算

干预活动预算是干预经费资源的分配方案,制定时必须认真细致、科学合理、厉行节约、留有余地。

7.确定监测与评价计划

监测与评价贯穿于项目始终,是控制项目进展状态、保证项目目标实现的基本措施。在计划设计时就应根据项目的目标、指标体系、日程安排、预算等做出严密的监测与评价方案。

8.形成评价

主要通过专家评估或模拟试验形成对项目本身的评价,评价计划设计是否符合实际。

**(二)健康教育计划的实施**

健康教育计划的实施是按照计划设计的方法和步骤来组织具体活动,并在实施过程中修正和完善计划。一个完整的健康教育计划主要包括以下几方面。

1.回顾目标

进行项目背景情况、目的与目标的回顾,为进一步的目标人群的分析、健康干预场所的选择、干预策略和活动的设计奠定基础,确保项目目标得以实现。

2.细分人群

根据目标人群的社会人口学特征,目标人群中包含哪些亚人群及影响各类亚人群的人文因素和自然环境因素进一步对目标人群进行细分。这可以使人们对目标人群的理解更为清晰,从而使设计的健康教育干预策略和活动能覆盖全部目标人群,易于被不同亚人群所接受,取得预期效果。

3.确定干预场所

健康教育干预场所是指针对项目目标人群的健康教育干预活动的主要场所,在项目中也经常需要许多中间性的干预活动场所。

4.制定实施进度表

在项目计划的日程安排基础上,在干预实施前制定实施进度表,从而从时间和空间上将各项措施和活动整合起来,使得项目计划启动后,各项任务能以进度表为指导有条不紊地进行,逐步实现工作目标。

5.建立项目组织机构

积极动员目标社区或对象人群,建立并完善健康教育协作组织和工作网络。

6.培训各层次骨干人员

根据项目的目的、执行手段、教育策略等对项目有关人员进行培训,促使他们具备进行健康教育所需的知识和技能。培训工作应遵循按需施教、学用结合、参与性强、灵活性高以及少而精的原则,内容包括项目管理知识、专业知识和技能,并评价培训工作的过程、近期效果和远期效果。

7.管理健康教育传播资料

根据健康教育计划有目的地制作健康教育传播材料,并选择正确的传播渠道有计划、有准备地发放和使用。认真监测材料的发放和使用情况,调查实际使用人员对材料内容及使用情况的意见,为材料的进一步修改打好基础。

8.实施干预活动和质量控制

按计划全面展开多层次、多方面的健康教育干预活动。在实施健康教育干预的过程中,建立质量控制系统,保障项目按计划进度和质量运行,收集反馈信息和建立资料档案,为项目评价做准备。质量控制的内容涉及工作进度监测、干预活动质量监测、项目工作人员能力监测、阶段性效果评估和经费使用监测。

(丁　会)

# 第七节　高血压健康管理

高血压健康管理主要依据《中国高血压防治指南 2010》。通过健康管理,使被管理的对象掌握以下内容。

## 一、什么是高血压

高血压是常见的慢性病,是我国脑卒中和冠心病患者发病及死亡的主要危险因素。国内外的实践证明,高血压是可以预防和控制的疾病,降低高血压患者的血压水平,可明显减少脑卒中及心脏病事件,明显改善患者的生存质量,有效降低疾病负担。

高血压定义:在未使用降压药物的情况下,收缩压≥18.7 kPa(140 mmHg)和(或)舒张压≥12.0 kPa(90 mmHg)为高血压。根据血压升高水平,又进一步将高血压分为 1 级、2 级和3 级。一般需要非同日测量 3 次来判断血压升高及其分级。

要注意的是,大多数患者早期没有明显症状,有的患者即使血压很高,也不会感到身体不适。

## 二、我国人群高血压的重要危险因素

### (一)人口学因素

原发性高血压是一种由多基因、多环境危险因子交互作用而形成的慢性病。世界卫生组织调查显示,男性的收缩压每年增加 0.04～0.12 kPa(0.3～0.9 mmHg),女性的收缩压每年增加0.08～0.17 kPa(0.6～1.3 mmHg),随着年龄增长,更年期前,男性的血压比女性的血压增加得快,更年期后女性的血压增加得较快。高血压具有家族聚集倾向,遗传因素大约占 40%,环境因素大约占 60%。

### (二)高钠、低钾膳食

人群中,钠盐(氯化钠)的摄入量与血压水平和高血压患病率呈正相关,而钾盐的摄入量与血压水平呈负相关。膳食中钠与钾的比值与血压的相关性更强。高钠、低钾膳食是导致我国大多数高血压患者发病的主要危险因素之一。

### (三)超重和肥胖

身体脂肪含量与血压水平呈正相关。体重指数(BMI)与血压水平呈正相关。我国 24 万成人随访资料的汇总分析显示,BMI≥24 kg/m² 者发生高血压的风险是体重正常者的 3～4 倍,腰围≥90 cm(男性)或腰围≥85 cm(女性),发生高血压的风险是腰围正常者的 4 倍以上。

### (四)饮酒

过量饮酒也是引起高血压的危险因素,高血压的患病率随饮酒量增加而升高。虽然少量饮酒后短时间内血压会有所下降,但长期少量饮酒可使血压轻度升高;过量饮酒则使血压明显升高。如果每天平均饮酒量超过 3 个标准杯(1 个标准杯相当于 12 g 酒精),收缩压与舒张压分别平均升高 0.47 kPa(3.5 mmHg)与 0.28 kPa(2.1 mmHg),且血压上升幅度随着饮酒量增加而增大。

### (五)精神紧张

长期精神过度紧张也是高血压发病的危险因素,长期从事精神高度紧张工作的人群高血压的患病率增加。

## 三、高血压的危害

高血压对人体危害非常大,不但直接产生头痛、头晕、失眠、烦躁、心悸、胸闷等一系列症状,而且长期高血压对心、脑、肾及其他器官的损伤是非常严重的。许多高血压患者死于脑卒中、心力衰竭和肾衰竭。高血压的危害如下。

### (一)引起心力衰竭

长期高血压会加重左心室的负担,使左心室出现代偿性肥厚、扩张,引起心力衰竭。

### (二)高血压可引起脑卒中

高血压会引起脑部血管病变及硬化,当血管发生阻塞、产生栓塞时,高血压导致血管破裂,引起脑卒中。研究发现,收缩压每升高 1.3 kPa(10 mmHg),亚洲人群脑卒中与致死性心肌梗死的风险分别增加 53% 与 31%。

### (三)高血压可引起冠心病

长期高血压将加速动脉粥样硬化,引起冠心病(包括心绞痛、心肌梗死等)。高血压是我国心脑血管疾病的首位危险因素,心血管死亡病例中至少一半与高血压有关。

### (四)高血压引起其他疾病

长期高血压可以导致肾脏损害、肾衰竭(严重的引起尿毒症)。重度高血压患者的终末期肾病的发生率是血压正常者的 11 倍以上。高血压可以引起眼睛损坏、眼底动脉硬化。

## 四、高血压健康管理的目标

(1)限制钠盐,每人每天通过各种食物摄入的食盐量小于 6 g,增加钾盐的摄入量。

(2)降低体重 5%~10%,最好达到 BMI<24 kg/m²。

(3)戒烟,限酒。

(4)坚持适量运动,每周进行适量体力活动 3~5 次,每次不少于 30 min。

(5)减轻精神压力,保持心理平衡。

(6)如有其他慢性病危险因素,要进行干预,使其得到一定的改善。

(7)维持健康血压:收缩压<16.0 kPa(120 mmHg)和舒张压<10.7 kPa(80 mmHg)。

(8)坚持合理用药。

## 五、高血压健康管理的内容

### (一)减少钠盐的摄入量

首先在膳食评估中要了解服务对象的钠盐的摄入量和钠盐的来源。指导其尽可能减少钠盐的摄入量,并增加食物中钾盐的摄入量。主要措施包括以下几点。

(1)尽可能减少烹调用盐,建议使用可定量的盐勺。

（2）减少味精、酱油等含钠盐的调味品的用量。

（3）少食或不食含钠盐量较高的各类加工食品,如咸菜、火腿、香肠以及各类炒货。

（4）增加蔬菜和水果的摄入量。

（5）注意补充钾和钙,膳食中应增加含钾多、含钙高的食物,如鲜奶。

（6）肾功能良好者使用含钾的烹调用盐。

一日膳食举例如下。

早餐:1袋脱脂牛奶、面包或花卷、鸡蛋、卤豆腐干、拌卷心菜。

午餐:二米饭、蒸红薯、清蒸鱼、拌海带丝、炒小白菜、番茄鸡蛋汤。

加餐:柑橘。

晚餐:麦片大米粥、2个发面馒头、卤豆腐干、鸡肉丝烩金针菇、豆皮拌芹菜。

### (二)控制体重

具体内容参考第四章第五节相关内容。减重的速度因人而异,通常以每周减重 0.5～1.0 kg 为宜。非药物措施减重效果不理想的重度肥胖患者应在医师指导下使用减肥药物控制体重。

### (三)戒烟

健康管理师应强烈建议并督促高血压患者戒烟,并指导患者以药物辅助戒烟,同时也应对戒烟成功者进行随访和监督,避免其复吸。

### (四)限制饮酒

长期大量饮酒可导致血压升高,限制饮酒量则可明显降低高血压的发病风险。所有患者均应控制饮酒量,男性和女性每天的酒精摄入量分别不超过 25 g 和 15 g。不提倡高血压患者饮酒,如饮酒,则应少量:白酒、葡萄酒、啤酒的量分别少于 50、100 和 300 mL/d。

### (五)运动指导

定期的体育锻炼可产生重要的治疗作用,可降低血压、改善糖代谢等。每天应进行适当的体力活动(每天 30 min 左右),而每周则应有 3 次以上的有氧体育锻炼。指导服务对象坚持适量运动并进行运动情况监测。

### (六)心理干预

长期的精神压力和心情抑郁是引起高血压和其他慢性病的重要原因。因此,要鼓励高血压患者参加体育锻炼、绘画等活动,参与社交活动,可向同伴们倾诉心中的困惑,得到同龄人的劝导和理解,保持乐观心态。

在进行健康管理时,应了解服务对象的心理状况,并进行相应的心理辅导。健康管理师应采取各种措施,帮助服务对象预防和缓解精神压力,纠正和治疗病态心理,必要时建议服务对象寻求专业心理辅导或治疗。

### (七)坚持定期测量血压

正常成年人每年至少测量 1 次血压;35 岁以上的所有就诊患者,均应测量血压;易患高血压的高危人群,每 6 个月至少测量 1 次血压;高血压患者中的血压达标者每周测量血压 1～2 d;血压未达标者,每天测量血压 1 次。提倡高血压患者进行家庭血压测量,学会正确地测量血压:测量前至少休息5 min,坐在靠背椅上测血压,要裸露右上臂,使袖带紧贴上臂,使袖带与心脏保持在同一水平线上,测血压时保持安静,不活动肢体,每回测血压 3 次,每次间隔 1～2 min,以 3 次的平均值为结果。

### (八)高血压的药物治疗指导

(1)不要乱用药物。降压药有许多种,作用也不完全一样。要根据个体情况,遵循医嘱用药,不要听别人推荐而用药,不听信广告宣传而用药。

(2)降压不能操之过急。有些患者一旦发现高血压,恨不得立即把血压降下来,随意加大药物剂量,很容易发生意外。短期内降压幅度最好不超过原血压的20%,血压降得太快或过低都会发生头晕、乏力、重的还可导致缺血性脑卒中和心肌梗死。

(3)服药期间定时测量血压,及时调整服药剂量。有些患者平时不测血压,仅凭自我感觉服药。感觉无不适时少服一些,不适时就加大剂量。其实,自觉症状与病情并不一致,血压过低也会出现头晕不适,继续服药很危险。正确的做法是定时测量血压,及时调整剂量,维持巩固。

(4)切莫间断服药。有的患者用降压药时服时停,血压一高就吃几片降压药,血压一降马上停药。这种间断服药,不仅不能使血压稳定,还可使病情发展。

(5)最好不要在临睡前服用降压药。临床发现,睡前服降压药易诱发脑血栓、心绞痛、心肌梗死。正确的方法是睡前2 h服药。

(丁　会)

## 第八节　糖尿病健康管理

糖尿病高危人群的健康管理主要依据《中国2型糖尿病防治指南(2010年版)》和《中国成人2型糖尿病预防的专家共识》。

### 一、什么是糖尿病高危人群

糖尿病是一种代谢性疾病。它是由于胰岛B细胞分泌胰岛素的功能异常,胰岛素分泌绝对或相对不足以及靶细胞对胰岛素的敏感性降低,引起糖、蛋白质和脂肪代谢紊乱,进而出现血中葡萄糖水平升高及尿糖呈阳性。

#### (一)糖尿病高危人群的定义

糖尿病高危人群包括血糖正常性高危人群和糖尿病前期人群。

**1.血糖正常性高危人群**

成年人(>18岁)具有下列任何一个及以上的糖尿病高危因素,可定义为糖尿病高危人群:①年龄≥40岁。②既往有糖尿病前期病史。③超重、肥胖(体重指数≥24 kg/m²),男性腰围≥90 cm,女性腰围≥85 cm。④有静坐的生活方式。⑤一级亲属中有患2型糖尿病的。⑥有巨大儿(出生体重≥4 kg)生产史,有妊娠期显性糖尿病或妊娠期糖尿病病史。⑦有高血压[收缩压≥18.7 kPa(140 mmHg)和(或)舒张压≥12.0 kPa(90 mmHg)]或正在接受降压治疗。⑧血脂异常(高密度脂蛋白胆固醇≤0.91 mmol/L及甘油三酯≥2.22 mmol/L,或正在接受调脂治疗)。⑨患有动脉粥样硬化性心脑血管疾病(CCVD)。⑩有一过性类固醇性糖尿病病史。⑪有多囊卵巢综合征。⑫有严重精神病和(或)长期接受抗抑郁药治疗。

**2.糖尿病前期人群**

糖尿病前期人群指空腹血浆葡萄糖和(或)口服葡萄糖耐量试验(OGTT)2小时血浆葡萄糖

(2 h PG)升高但未达到糖尿病的诊断标准的人群,即该人群存在空腹血糖受损(IFG)或糖耐量减低(IGT)或两者兼具(IFG+IGT)。

### (二)糖尿病高危人群的筛查

对无糖尿病病史者,首先根据高危因素进行初筛,对于具有一项危险因素者进一步进行空腹血糖或任意点血糖筛查。

1.空腹血糖

建议以空腹血糖≥5.6 mmol/L 作为行 OGTT 的切点。

2.任意点血糖

建议以任意点血糖≥7.8 mmol/L 作为行 OGTT 的切点。

## 二、糖尿病前期的危害

流行病学资料显示,糖尿病高危人群中,每年有 10%～20%自然转归为糖尿病患者。杜群的研究显示,孤立性空腹血糖受损(I-IFG)转变为糖尿病的年转变率为 5.1%,孤立性糖耐量减低(I-IGT)转变为糖尿病的年转变率为 11.5%,IGT 的糖尿病年转变率为 14.1%,IGT 合并 IFG 转变为糖尿病的年转变率为 20.2%。

糖尿病引起微血管、大血管疾病的危害已被熟知。实际上,高血糖的损害在糖尿病诊断之前就已经发生,因此糖尿病前期可以被认为是一种标志或分水岭,它的出现标志着将来发生大血管疾病,糖尿病,轻微的肾、视网膜和神经的微血管疾病,肿瘤和痴呆等的危险性升高。美国内分泌医师协会(AACE)认为糖尿病前期患者短期内罹患糖尿病的绝对风险增加,糖尿病前期人群中 IFG+IGT 发展为糖尿病的风险最高。

国内外大型临床研究都显示有效的生活方式干预可以减少糖尿病的发病率。糖尿病前期干预方式中,在健康教育和咨询的基础上强化生活方式是行之有效的措施,可使糖尿病发生的风险下降28%～63%。国内外权威卫生组织都认为强化生活方式也是迄今最安全的和不需要支付医药费用的方式。

## 三、糖尿病高危人群健康管理的目标

### (一)生活方式干预

每天饮食总热量减少 400～500 kcal,饱和脂肪酸的摄入量占总脂肪酸摄入量的 30%以下,膳食纤维摄入量大于 30 g/d。体力活动增加到每周 250～300 min。

### (二)体重控制

肥胖或超重的糖尿病前期人群应减少体重 5%～10%,并使体重指数长期维持在健康水平($<24$ kg/m²)。

### (三)血糖控制

强调个体化,根据年龄与预期寿命,是否存在微血管和大血管疾病、CCVD 危险因素,是否存在可导致严重低血糖的疾病及危险因素,社会因素,经济条件和健康需求等确定血糖控制水平。

理想水平:空腹血糖不超过 6.1 mmol/L,OGTT 2 h PG(血清胰高血糖素)不超过 7.8 mmol/L。餐后 2 h PG 不超过 7.8 mmol/L。

糖尿病前期人群理想的控制目标是将血糖水平逆转至糖耐量正常(NGT)水平。如无法逆转至该水平,至少应尽力维持在糖尿病前期,力争阻止或延缓其进展为糖尿病。

### (四)心脑血管病危险因素的控制

心脑血管危险因素的控制目标见表 18-1。

**表 18-1　心脑血管危险因素的控制目标**

| 指标 | 控制目标 |
|---|---|
| 血压 | |
| 　收缩压 | <18.7 kPa(140 mmHg) |
| 　舒张压 | <12.0 kPa(90 mmHg) |
| 血脂 | |
| 　LDL-C | 无 CCVD 风险或风险较小患者的 LDL-C≤2.6 mmol/L<br>已存在 CCVD 或多于 2 个危险因素患者的 LDL-C≤1.8 mmol/L |
| 　甘油三酯 | <2.3 mmol/L |
| 　HDL-C | 男性 HDL-C>1.0 mmol/L;女性 HDL-C>1.3 mmol/L |

CCVD:心脑血管疾病;LDL-C:低密度脂蛋白胆固醇;HDL-C:高密度脂蛋白胆固醇。

## 四、糖尿病高危人群健康管理的内容

### (一)糖尿病高危人群健康管理的基本原则

1.平衡膳食

(1)良好的饮食控制是降低糖尿病风险的重要内容,基本原则是固定热量、均衡营养、控制血糖、改善血脂。

(2)主食一般以米面为主。杂粮(如燕麦、玉米面)富含膳食纤维,膳食纤维具有降低血糖的作用,对控制血糖有利。

(3)最好选择适量大豆制品为蛋白质来源。一方面其所含蛋白质的量多、质量好,另一方面其不含胆固醇,具有降脂作用,故可代替部分动物性食品(如肉)。

(4)在控制热量期间,如感到饥饿,可多食用含糖少的蔬菜,加一些佐料拌着吃。由于蔬菜所含的膳食纤维多,水分多,具有饱腹作用。

(5)禁食白糖、红糖、葡萄糖及糖制甜食。

(6)用植物油代替动物油。

(7)选择血糖生成指数低的水果,可在两餐间食用。

(8)了解食物的血糖生成指数(GI)。

近年来的研究证明,不同的碳水化合物由于结构不同,消化吸收速率不同,对血糖的影响也不同。GI 是进餐后 2 h 血浆葡萄糖曲线下总面积与摄入等量葡萄糖后 2 h 血浆葡萄糖曲线下总面积的比较。GI 表示某种食物与葡萄糖相比升高血糖的速度和能力。葡萄糖的血糖生成指数是 100;如果某种食物升高血糖的速度比葡萄糖快,那么其 GI>100,如果升高血糖的速度低于葡萄糖,则 GI<100。就是说低 GI 食物引起血糖的变化小。

一般而言,食物 GI>70,为高 GI 食物;GI 55～70,为中 GI 食物;GI<55,为低 GI 食物。

食物的 GI 的用途和意义:低 GI 的食物在体内缓慢消化,血糖上升缓慢和血糖升高幅度减小,从而降低了胰岛素分泌量,能够使糖尿病患者很好地控制血糖,对健康人群也同样有益。长期食用低 GI 的膳食,可以降低 2 型糖尿病和心脏病的发生率。世界卫生组织推荐全民以低 GI 食物作为饮食基础。

低 GI 的食物有黑米、大麦、玉米糁、粉条、藕粉、魔芋、豆制品、牛奶及奶制品等。

高 GI 的食物(指数>70)会引起血糖急剧地大幅度升高。这种能量供应只能维持较短的时间,身体很快又会感到饥饿乏力。一般加工越精细、加工温度越高的食物,GI 越高。高 GI 食物还会导致胰岛素大量分泌。

如何利用 GI 选择食物呢? 要注意食物的类别和精度。同类食物中,可选择硬质的加工的食物。

注意选择蔬菜类和薯类。蔬菜类膳食纤维高,无论单吃还是与粮谷类合吃,都能有效地延迟消化、吸收,所以对降低血糖有好处。需要控制根茎类蔬菜的食用量,特别是蒸煮得很烂的根茎类蔬菜可以很快升高血糖。可吃一些红薯、土豆、芋头、山药等,但土豆、红薯富含淀粉,蒸煮得很烂时与面粉一样可以很快升高血糖。

选择适宜的水果。水果所含的糖大部分是果糖。果糖的吸收、代谢不需要胰岛素的帮助。从水果的 GI 来看,多数水果对血糖的影响很小。一般来说,水果酸度越高,对血糖影响就越小。水果对血糖的影响与吃的方式有很大关系,建议不要煮了再吃,不要榨汁吃,也不要挑熟透了的吃。

每一餐食物生糖指数的计算:查表了解各种食物的碳水化合物含量,根据该餐食物重量计算食物碳水化合物的含量。

评价某一种食物碳水化合物占该餐总碳水化合物的比例,例如,250 g 牛奶的碳水化合物为 8.5 g,该餐总碳水化合物如果为 40 g,则 8.5/40=0.2125。

计算牛奶的 GI 值,查表得知牛奶 GI 为 27.6,用 0.2125×27.6=5.865。该餐所有食物的 GI 总和即为该餐的 GI 值。

2.运动指导

合理运动能加速糖的分解,降低胰岛素抵抗,提高胰岛素的敏感度,还可以提高机体的免疫功能和抵抗力。糖尿病高危人群适合的运动是有氧运动。指导服务对象坚持适量运动并进行运动情况监测。

3.心理干预

好的心态对糖尿病的预防是有积极作用的。心理不平衡会进一步加强胰岛素抵抗,促使糖尿病发生。

在进行健康管理时,应了解服务对象的心理状况,进行相应的心理辅导。健康管理师应采取各种措施,帮助服务对象预防和缓解精神压力,纠正和治疗病态心理,必要时建议服务对象寻求专业心理辅导或治疗。

**(二)血糖正常的糖尿病高危人群的管理**

(1)健康教育:建议每位高危者和(或)家属(照护者)接受系统的教育,并且做到每年巩固 1 次。教育的内容至少应包括糖尿病前期及糖尿病相关知识,如什么是糖尿病前期及糖尿病、膳食营养治疗、运动和戒烟的基本知识,还应包括该人群的其他 CCVD 风险的管理知识。

(2)生活方式干预:每天饮食总热量减少 400~500 kcal。饱和脂肪酸的摄入量占总脂肪酸摄入量的 30% 以下。膳食纤维的摄入量>30 g/d。体力活动增加到每周 250~300 min。这是干预的基础。开始生活方式干预后,须定期随访该人群的执行度。

(3)对其他 CCVD 风险的管理非常重要。

(4)监测:开始生活方式干预后,须定期随访该人群的血糖变化情况。建议该人群每年至少1次到医院进行空腹血糖和(或)OGTT 检查。

### (三)糖尿病前期人群的管理

1.IFG 人群的管理

(1)健康教育:与对血糖正常的糖尿病高危人群的健康教育相同。

(2)其他干预:生活方式干预及对其他 CCVD 风险的管理与对血糖正常的糖尿病高危人群的干预与管理相同。必须再次强调,强化生活方式干预是基础。

(3)降糖药干预:如严格执行生活方式干预 6 个月以上而血糖仍控制不佳(空腹血糖>6.1 mmol/L),或高血糖进展,且年轻,经济条件好,有高的健康需求,可考虑使用药物。

(4)监测:开始生活方式干预后,需定期随访其血糖变化情况。建议该人群每年至少 1 次到医院进行空腹血糖和(或)OGTT 检查。若已进行药物干预,每次随访时检测空腹血糖。定期监测体重及其他危险因素指标。

2.IGT 人群的管理

(1)健康教育:与对血糖正常的糖尿病高危人群的健康教育相同。

(2)其他干预:生活方式干预及对其他 CCVD 风险的管理与对血糖正常的糖尿病高危人群的干预与管理相同。

(3)降糖药干预:如严格执行生活方式干预 6 个月以上而血糖仍控制不佳(餐后血糖>7.8 mmol/L),或高血糖进展,且年轻,经济条件好,有高的健康需求,可考虑使用药物。

(4)监测:对该部分人群重点监测餐后血糖。血糖监测频率、其他监测指标及频率与 IFG 人群的相同。

3.IFG+IGT 人群的管理

(1)健康教育:积极进行教育,教育频率应提高到每年至少 1 次。

(2)其他干预:应立即启动强化生活方式干预。

(3)降糖药干预:如强化生活方式干预 6 个月以上血糖仍控制不佳[空腹血糖>6.1 mmol/L 和(或)餐后血糖>7.8 mmol/L],或高血糖进展,且年轻,经济条件好,推荐早期使用药物干预。

(4)监测:该人群的血糖监测频率为每 6 个月至少1次,具体血糖监测指标及其他监测指标与 IGT 的相同。

（丁　会）

# 参 考 文 献

[1] 吴卓洁,冷静.儿科护理[M].北京:人民卫生出版社,2020.

[2] 王淑妹.现代临床护理常规与护理管理[M].昆明:云南科学技术出版社,2019.

[3] 王绍利.临床护理新进展[M].长春:吉林科学技术出版社,2019.

[4] 马秀芬,王婧.内科护理[M].北京:人民卫生出版社,2020.

[5] 赵丽梅.现代常见病临床护理进展[M].上海:上海交通大学出版社,2019.

[6] 邹静,翟义,吕明欣.现代外科常见病护理新进展[M].汕头:汕头大学出版社,2019.

[7] 狄树亭,董晓,李文利.外科护理[M].北京:中国协和医科大学出版社,2019.

[8] 赵安芝.新编临床护理理论与实践[M].北京:中国纺织出版社,2020.

[9] 秦建锐.临床护理基础与护理管理[M].南昌:江西科学技术出版社,2019.

[10] 孙彩琴.当代临床护理新实践[M].长春:吉林科学技术出版社,2019.

[11] 王为民.内科护理[M].北京:科学出版社,2019.

[12] 刘爱平,袁春霞.内科护理[M].长沙:中南大学出版社,2019.

[13] 张金华.基础护理[M].郑州:郑州大学出版社,2019.

[14] 艾翠翠.现代疾病护理要点[M].长春:吉林科学技术出版社,2019.

[15] 毕经芳.实用临床常见疾病护理[M].北京:中国纺织出版社,2019.

[16] 刘莉.临床常见病诊疗策略与护理[M].天津:天津科学技术出版社,2019.

[17] 隋建玲.实用常见病临床护理精要[M].上海:上海交通大学出版社,2019.

[18] 杨佳霞.实用临床护理操作指南[M].上海:上海交通大学出版社,2019.

[19] 郑学风.实用临床护理操作与护理管理[M].北京:科学技术文献出版社,2020.

[20] 任潇勤.临床实用护理技术与常见病护理[M].昆明:云南科学技术出版社,2020.

[21] 魏晓莉.医学护理技术与护理常规[M].长春:吉林科学技术出版社,2019.

[22] 郭延莉.护理基础与基本技能[M].天津:天津科学技术出版社,2019.

[23] 吴欣娟.临床护理常规[M].北京:中国医药科技出版社,2020.

[24] 潘桂兰.精编常见疾病护理思维[M].汕头:汕头大学出版社,2019.

[25] 魏敏.现代疾病临床护理要点[M].合肥:安徽科学技术出版社,2019.

[26] 单珊.消化内科常见病护理新进展[M].汕头:汕头大学出版社,2019.

[27] 陈晓凤.现代常见病临床护理精要[M].上海:上海交通大学出版社,2018.

[28] 徐爱香.临床护理新进展[M].郑州:郑州大学出版社,2019.

[29] 张旭光.现代护理技术与要点[M].长春:吉林科学技术出版社,2019.

[30] 管清芬.基础护理与护理实践[M].长春:吉林科学技术出版社,2020.

[31] 丛玉霞.现代全科护理[M].郑州:郑州大学出版社,2019.

[32] 贾雪媛,王妙珍,李凤.临床护理教育与护理实践[M].长春:吉林科学技术出版社,2019.

[33] 刘奉,成红英.儿科护理[M].武汉:华中科学技术大学出版社,2020.

[34] 周秉霞.实用护理技术规范[M].长春:吉林科学技术出版社,2019.

[35] 蔡华娟,马小琴.护理基本技能[M].杭州:浙江大学出版社,2020.

[36] 张晓丽.糖尿病患者的内科护理的效果研究[J].世界最新医学信息文摘,2019(43):293,297.

[37] 张妙.内科护理管理中优质护理管理模式的应用[J].中国卫生产业,2019,16(26):1-2,5.

[38] 徐小妹,张之洁.慢性阻塞性肺病患者的个案护理[J].医药界,2019(7):62.

[39] 高海燕.骨科护理中的风险因素评估与防范对策[J].世界最新医学信息文摘,2019,19(85):300,306.

[40] 黄剑虹,刘波.甲状腺手术患者护理质量在护理人员方面的影响因素分析[J].中国药物与临床,2019,19(20):3498-3500.